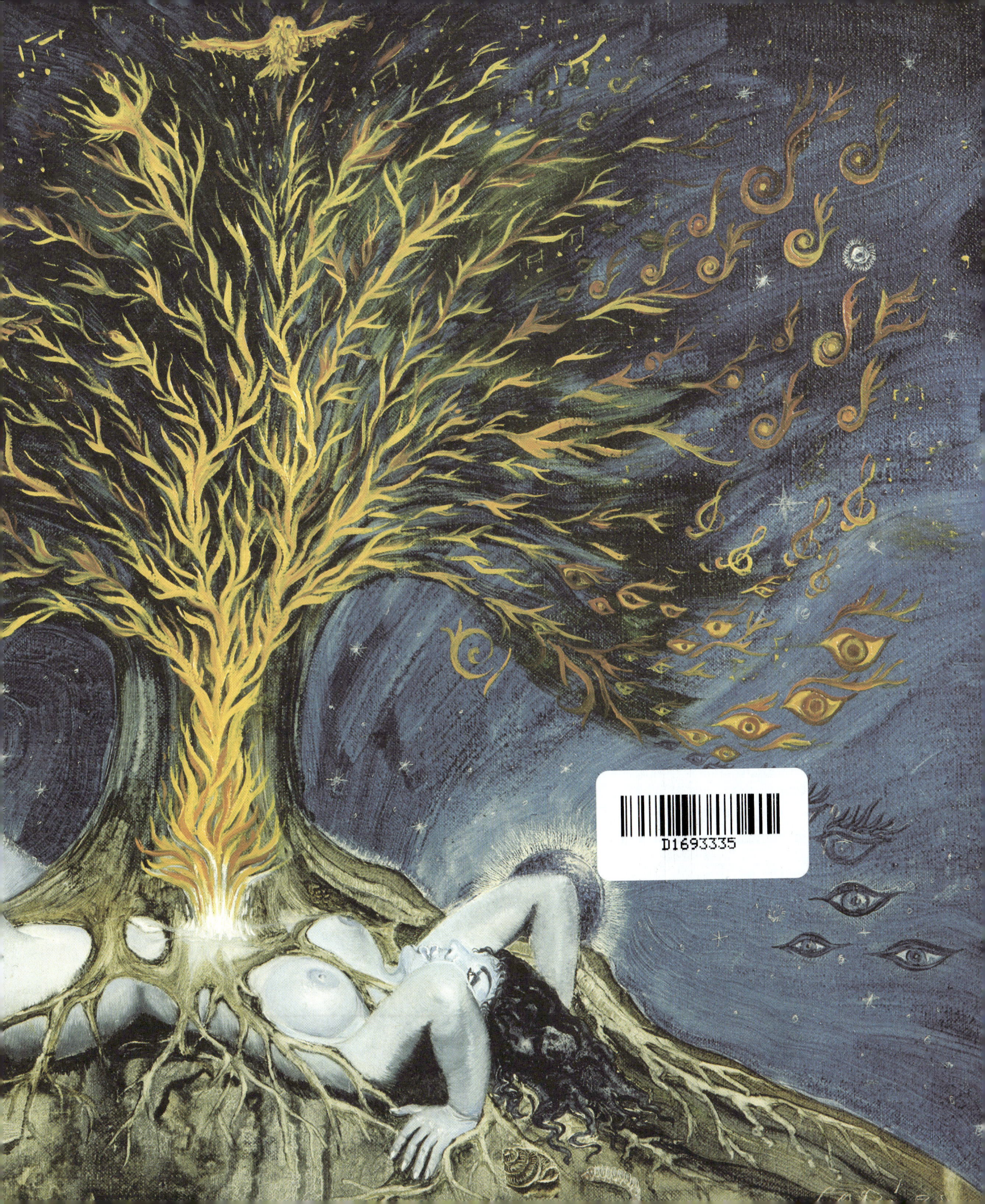

Peter Raba

Göttliche Homöopathie

Vom notwendigen Erwachen
im 3. Jahrtausend

ANDROMEDA

»*Alles ist durch eine weitläufige Ähnlichkeit
miteinander verbunden*

WALT WHITMAN

Peter Raba

GÖTTLICHE HOMÖOPATHIE

Vom notwendigen Erwachen
im 3. Jahrtausend

Ein-Fälle zum Nach-Denken
über homöopathische Grundprinzipien
sowie über die Natur
ausgewählter homöopathischer Arzneien
und ihre Beziehung zu
archetypischen menschlichen Fehlhaltungen
verdichtet
zu Worten und Bildern
von
Peter Raba

Eine Sonder-Edition der Reihe HOMÖOTHEK
zur Feier der Jahrtausendwende

ANDROMEDA

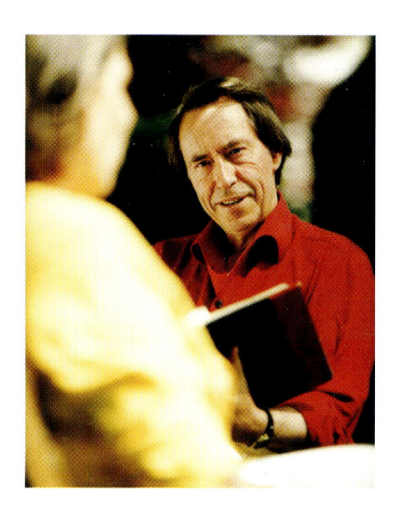

Für alle, die auf der Suche sind nach ihrem besseren Selbst und dem weiten Land ihrer Seele ...

Mein besonderer Dank

für die ästhetische Gestaltung des vorliegenden Werks
gilt meiner Typografin
CHRISTINE PADBERG, Ohlstadt,
die mit souveränem Können, unermüdlichem Fleiß
und subtilem Einfühlungsvermögen
meine Vorstellungen bei Satz, Layout und Bildgestaltung verwirklichte
sowie ihrerseits bereichernde Ideen mit beisteuerte.

Herzlichen Dank auch meinem Lektor
DR. WOLF FRIEDERICH, München,
mit dem ich mich seit vielen Jahrzehnten
geistig verbunden fühle.

2. Auflage 2003

ANDROMEDA-Verlag für geisteswissenschaftliche und ganzheitsmedizinische Literatur
Peter Raba, 82418 Murnau-Hechendorf, Telefon 0 88 41/95 29, Fax 4 70 55,
Internet: www.andromeda-buch.de.
Alle Rechte der Vervielfältigung auf diversen Informationsträgern, – sowie der –
auch auszugsweisen – Wiedergabe über die Medien Presse, Film, Fernsehen und andere,
beim Autor und Verlag.

Titelbild: *Gemini* – das astrologische Sternbild der Zwillinge von Albert Belasco,
Copyright und Weltrechte: Curt Reich, Baden-Baden
Photos: Peter Raba,
Adrian Bela Raba, S. 50/51
Satz & Layout: kreativ & mehr Padberg, 82441 Ohlstadt, Telefon 0 88 41/7 90 91
Druck: Graphische Kunstanstalt J. C. Huber KG, 86911 Dießen, Ammersee

ISBN: 3-932938-03-8

WICHTIGER HINWEIS

Die eigenverantwortliche medizinische Versorgung des mündigen Patienten, wie sie durch das Heilsystem der Klassischen Homöopathie SAMUEL HAHNEMANNS in vielen Fällen möglich und gegeben ist, wird sich in der Zukunft als ein immer wichtiger werdender Bestandteil medizinischer Vorsorge erweisen. Auch im Sinne einer Dämpfung der explodierenden Kosten im Gesundheitswesen sind die Möglichkeiten der Homöopathie beachtenswert.

Die in diesem Buch beschriebenen Heilmittel und Methoden müssen jedoch mit Vorsicht und Umsicht angewandt werden. Ein gewisses homöopathisches Grundwissen ist unabdingbar. Ich empfehle deshalb allen Lesern u.a. das aufmerksame Studium meines diesbezüglichen Werks HOMÖOPATHIE – DAS KOSMISCHE HEILGESETZ[1] sowie den Besuch von Seminaren zur Grundausbildung und Fortbildung in Klassischer Homöopathie. Näheres zu meinen eigenen Seminaren findet sich im Anhang dieses Werks.

Weder Verlag noch Autor können für Folgen verantwortlich gemacht werden, die durch unrichtige, unvollkommene oder übertriebene Anwendung der hier beschriebenen Methoden oder Pharmaka entstehen sollten. Das Angebot der etablierten Medizin zur Sicherstellung klarer klinischer Diagnosen sollte wahrgenommen werden. Für die Behandlung der Infektionskrankheiten, speziell der meldepflichtigen, akuten Geschlechtskrankheiten, ist die Lehrmedizin bzw. der Facharzt zuständig. Bei chronischen Beschwerden empfiehlt es sich darüber hinaus, einen homöopathischen Arzt oder Heilpraktiker aufzusuchen.

Heilreaktionen in Form sogenannter Erstverschlimmerungen sind bei der Homöotherapie nicht unerwünscht, sollen aber gegebenenfalls dem behandelnden Arzt angezeigt werden. »Nebenwirkungen« durch Anwendung der hochpotenzierten Arznei sind ausgeschlossen.

Bisher gewohnte allopathische Medikamente, auf die der Patient ärztlicherseits eingestellt wurde, können bzw. müssen noch über das Einsetzen einer heilenden Wirkung des homöopathischen Mittels hinaus eingenommen werden. Eine gegenseitige Beeinträchtigung oder Unverträglichkeit ist nicht zu befürchten, da die homöopathische Arznei auf andere und höherstrukturierte Schaltkreise einwirkt als ein Pharmakon chemischer Provenienz. Erst nach deutlich erkennbarer Heilwirkung können solche Mittel allmählich abgesetzt, bzw. »ausgeschlichen« werden.

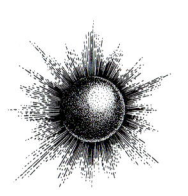

---

[1] Auch dem zweiten Band dieser Reihe HOMÖOTHEK®, meinem Werk EROS UND SEXUELLE ENERGIE DURCH HOMÖOPATHIE, kann der interessierte Leser weitere detaillierte Beschreibungen der Charakterzüge vieler homöopathischer Arzneien entnehmen.

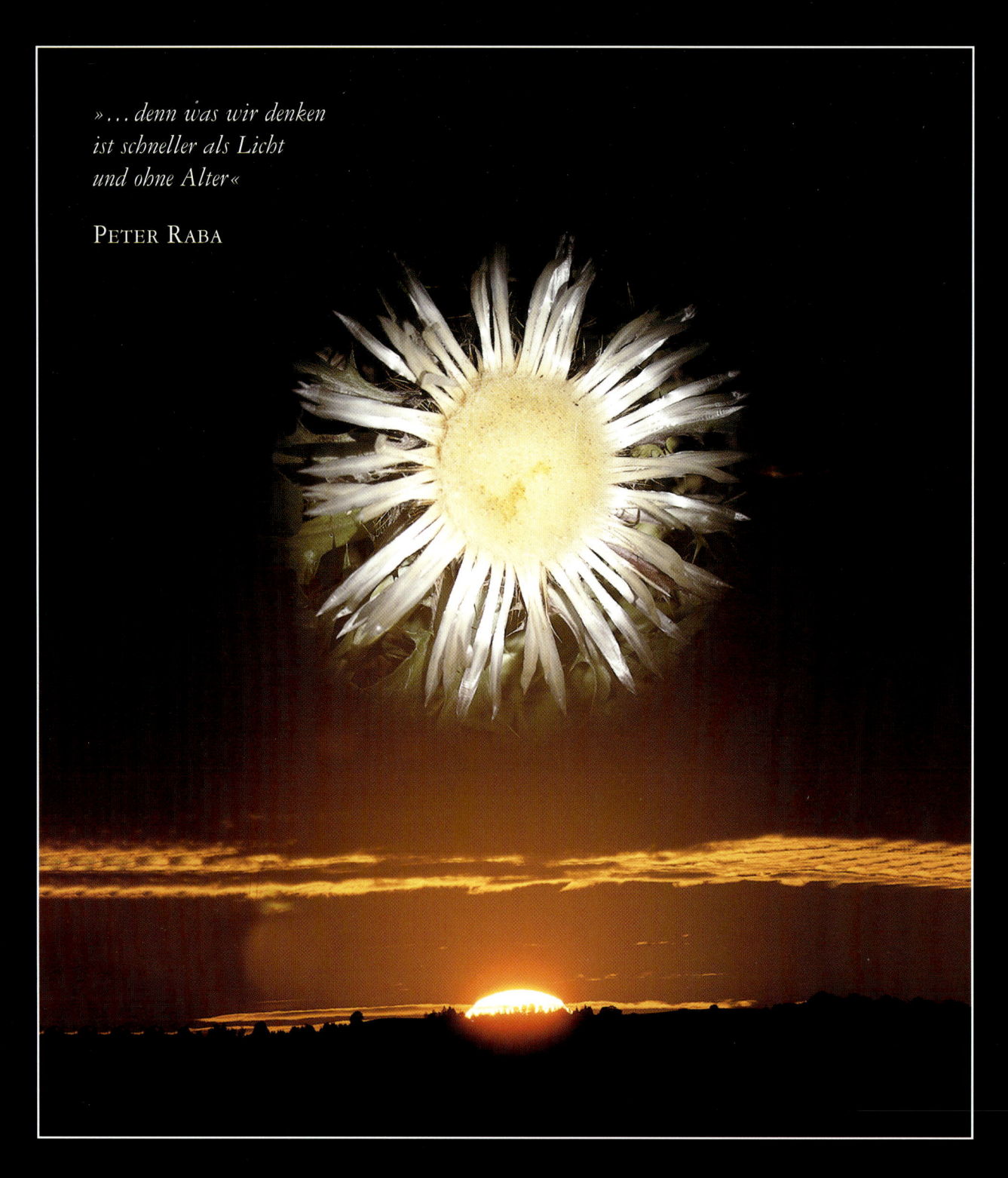

*»...denn was wir denken
ist schneller als Licht
und ohne Alter«*

PETER RABA

Zu dieser Publikation ist eine CD unter dem Titel ICH BIN – EIN-FÄLLE ZUM NACH-DENKEN erschienen, die über den ANDROMEDA-Verlag bezogen werden kann. Mehr Informationen finden Sie auf Seite 456.
Musik: LUDGER SAUER, Augsburg
Auslieferung: ANDROMEDA-Verlag, 82418 Murnau-Hechendorf, Bahnhofsweg 2,
Telefon (0 88 41) 95 29, Fax (0 88 41) 4 70 55, www.andromeda-buch.de

INHALT

WICHTIGER HINWEIS

EINFÜHRUNG
Die Geburt der Dynamis   12

DIE ALCHEMIE DER PERSÖNLICHKEIT

Die Wandlung der Erde   16
Goldenes Zeitalter oder globale Katastrophe?   16
Entzweiung oder Alleinigkeit?   16
Gaia – ein Lebewesen   24
    Homöopathie für die kranke Erde   25
    Homöopathie für kranke Bäume   26
    Homöophilie in der Architektur   28
    Elementarwesen und Erdakupunktur   31
    Vom Parasiten zum Symbioten   33
    Geld – die materialisierte Dynamis   35
Die zu erwartenden geophysikalischen Veränderungen   42
Die unmittelbaren Folgen der Frequenzsteigerung für den Menschen   45
Die unmittelbaren Folgen der Frequenzsteigerung für die Technik   47
Die Kornkreise als homöopathische Stimulatoren der Evolution   47
Zur Entstehung der Piktogramme   53
Das Geschenk der Götter – der Grasdorfer Plattenfund   55
Die Blume des Lebens – Ursymbol des Schöpfungswillens   61
Die Sprache der Zeichen im Korn   62
Mythen als Spiegel unserer innerseelischen Wirklichkeit   68
Die Renaissance des Weiblichen   72
Psycho-Homöopathie – Der Traum   78
Die Aufgabe der Homöopathie   80
Anwendung und Wirkungsweise der Arzneien   84
Auraskopie – der ganze Mensch in einem Tropfen Blut   87

Physik und Metaphysik   90
Schneller als Licht – Die Zeitmaschine – keine Utopie?   90
»Schwerkraft« - eine Bewußtseinseinschränkung? – De Levitatione – über das Leichte   98
Tachyonen-Energie – Der Mensch als Supra-Leiter?   103
Erleuchtung – ein Quantensprung in der Evolution der Erkenntnis   107
Vorgedachte Lebenspläne – die indischen Palmblatt-Bibliotheken   110
Von der Wirklichkeit über das Wirkende zum Erwirkten   114
Die sieben Schwestern der Lust   120

HOMÖO-VISION 124

Vom Homo Sapiens zum Homo Spiritualis des 3. Jahrtausends 124
Vom topographischen zum holographischen Weltbild 131
Mind-Machines 134
Die Reorganisation unserer Gen-Bibliothken 135

ICH BIN 139

Die Anrufung der ICH-BIN-Gegenwart 139
Der HOFFMANN-Quadrinity-Prozeß 142
ICH BIN – Identifikation mit dem göttlichen Kern 144
Der Schutzcharakter einwanderhebender Persönlichkeitsanteile 149

PROLOG
ZU DEN ICH-BIN-GEDICHTEN UND
HOMÖOPATHISCHEN ARZNEIEN 153

ENTSCHLUSSKRAFT	156	LYCOPODIUM	158
EMPFÄNGNIS	164	ARNICA	166
SICH-ENT-BINDEN	170	CAULOPHYLLUM	172
HERZINNENRAUM	174	CACTUS GRANDIFLORUS	176
BUCH DER WAHRHEIT	180	TARANTULA HISPANICA	182
SPRACHE	186	LACHESIS und NAJA	188
AUSEINANDERSETZUNG UND GESPRÄCH	196	HEPAR SULPHUR	198
SORGE UND EINSICHT	202	CALCIUM CARBONICUM	204
ANGST UND ENTRÜSTUNG	208	SEPIA	210
EINBILDUNG	214	BELLADONNA	216
VERBLENDUNG	220	STRAMONIUM	222
SEHNSUCHT	230	OPIUM	232
EIN-FÄLLE	236	MEDORRHINUM	238
ÜBERWINDUNG	242	ALLIUM CEPA	244
GEHEN UND FALLEN	248	THUJA	250
GLEICHGÜLTIGKEIT – ODER GLEICHE GÜLTIGKEIT?	256	HELLEBORUS	258
HÖREN UND HÖRIGKEIT	262	SPIGELIA	264
SELBSTGENÜGSAMKEIT UND SELBSTVERWIRKLICHUNG	268	ARSENICUM ALBUM	270
HINGABE UND SPIEL	274	PHOSPHORICUM ACIDUM	276
SCHÖNES UND HÄSSLICHES	280	NITRICUM ACIDUM	282
REICHTUM UND ARMUT	284	PSORINUM	286
GEBEN UND NEHMEN	288	LAC CANINUM	290

ERWARTUNG UND ENTTÄUSCHUNG	292	IGNATIA	294
SCHWÜRE UND VERSPRECHEN	296	SILICEA	298
MITLEID UND BARMHERZIGKEIT	302	CAUSTICUM	304
STÄRKE UND SCHWÄCHE	308	STANNUM	310
LEIDENSCHAFT UND MUT	312	PULSATILLA	314
TUGEND UND LASTER	318	HYOSCYAMUS	320
SCHAM UND REUE	324	COFFEA	326
ABSONDERUNG UND SÜNDE	328	STAPHISAGRIA	330
WAHRNEHMUNG UND WIRKLICHKEIT	334	ANHALONIUM	336
ZUFALL UND SCHICKSAL	340	NATRIUM MURIATICUM	342
FREIHEIT UND GEBUNDENHEIT	346	ARANEA DIADEMA	348
LUST UND SCHMERZ	350	SULPHUR	352
UNHEIL UND HEILUNG	356	BUFO RANA	358
DULDEN UND GEDULD	364	NUX VOMICA	366
VERTRAUEN	372	AURUM	374
MEDITATION	376	CHAMOMILLA	378
FEUERLAUF	380	ARGENTUM NITRICUM	382
STEIN DER WEISEN	386	TUBERCULINUM	388
ERNTE	392	SECALE CORNUTUM	394
CHAOS UND KOSMOS	400	SYMPHYTUM	402
TOD UND LEBEN	406	ACONIT und CONIUM	408
LIEBE UND GNADE	412	CARCINOSINUM	414
MEISTERSCHAFT	422	PHOSPHOR	426

Bibliographie 431

Bildnachweis 442

In eigener Sache 443

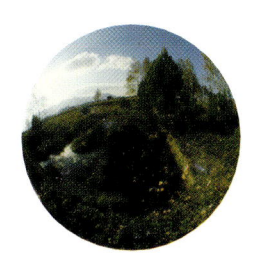

*»Durchschreite das Gefängnis Deiner
selbstgezimmerten Vorstellung von Begrenzung.
Freiheit beginnt damit, daß du dir erlaubst,
das scheinbar Unmögliche zu denken«.*

PETER RABA

11

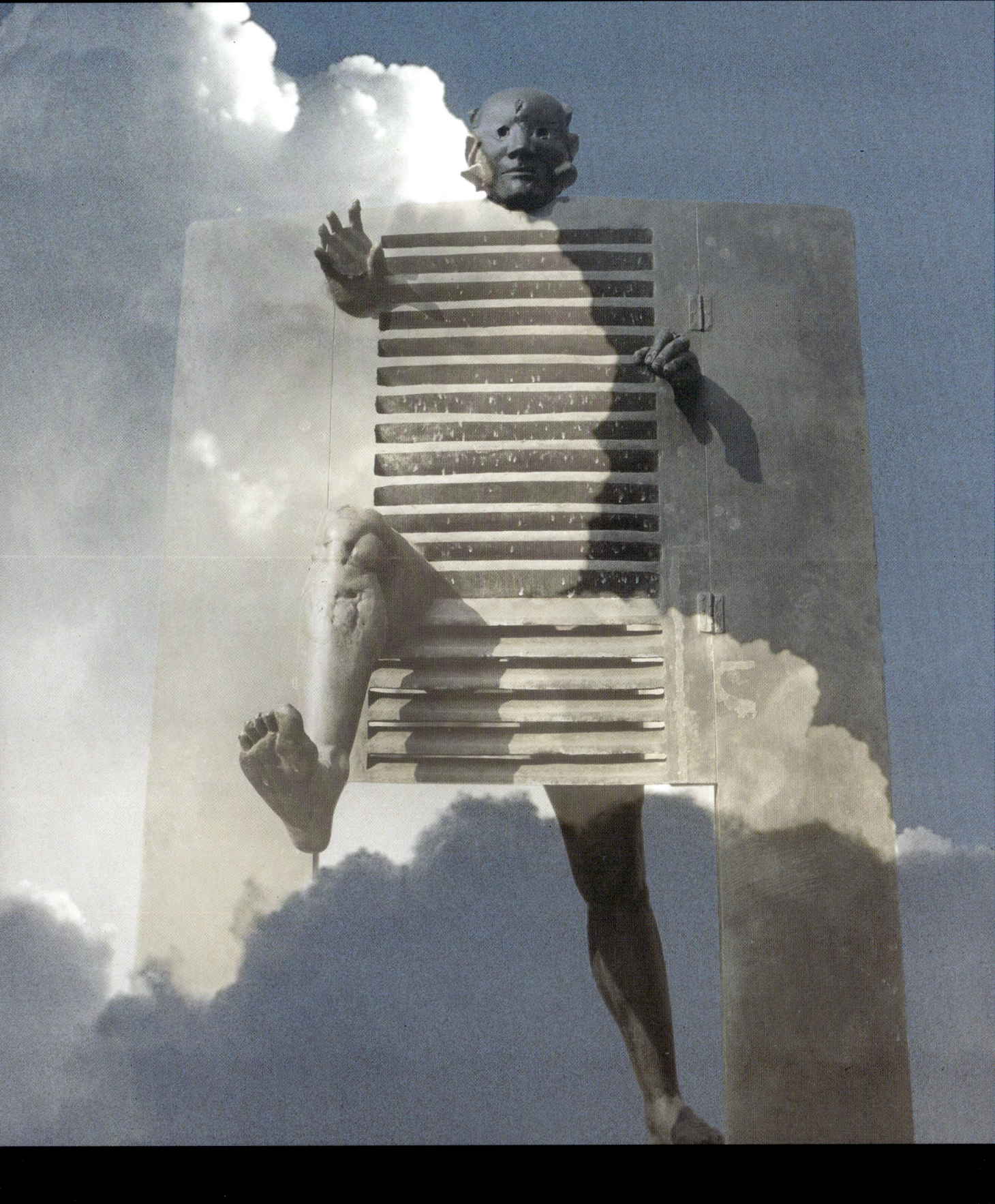

EINFÜHRUNG

Die Geburt der Dynamis

Am Anfang aller Dinge legte die Göttin SCHWARZGEFLÜGELTE NACHT[2] ein silbernes Ei[3] in den Schoß der Dunkelheit. In einer Sphäre jenseits von Raum und Zeit brütete ihr dem Chaos innewohnender Wille *Eros* aus, die schöpferische Antriebskraft des Universums. Eros entschlüpfte zweigeschlechtlich und goldgeflügelt dem Ei und setzte das All in Bewegung.

Vom Beginn an wohnten ihm zwei gegensätzliche Kräfte inne, die letztlich zur Entwicklung der beiden Geschlechter führten. Hat sich diese Trennung vollzogen, so bleibt in beiden Teilen die Triebkraft der Sehnsucht erhalten, läßt sie einander suchen, sich finden und wieder vereinigen.

Somit ist Eros ein der Urenergie innewohnender Wille zur Wiedervereinigung alles Getrennten, das nach Einheit strebt. Eros ist der intelligente kosmische Kitt, der, unsichtbar waltend, auch noch über scheinbar weiteste Entfernungen hinweg gedankenschnell Verbindungen herstellt und aufrechterhält. Und so offenbart sich uns urplötzlich: Die *Dynamis* SAMUEL HAHNEMANNS entspringt einer Metamorphose des *Eros*. Oder anders gesagt: *Eros* ist nichts anderes als die *Dynamis*, jener Treibstoff alles Lebendigen, der nach seinen eigenen nicht un-moralischen aber »amoralischen Gesetzen« handelt, jenseits der eingetrübten und höchst beschränkten Sichtweise menschlichen »Urteils-Vermögens«.

Die alten Griechen nannten Eros auch PHANES, - den »Offenbarer« und sahen in ihm eine laut summende himmlische Biene. Im Bienenstock glaubte man die ideale Staatsform zu erkennen, und so wurde Phanes zum Gleichnis für den Mythos des Goldenen Zeitalters, in welchem die Naturreiche noch miteinander verbunden waren und der Honig von den Bäumen tropfte[4]. Die in dieser Zeit lebenden Menschen mußten nicht arbeiten. Sie ernährten sich von wilden Früchten und dem die Essenz des Lebens enthaltenden Honig sowie von der Milch der Schafe und Ziegen. Wenn in der Bibel von dem Land gesprochen wird, in welchem Milch und Honig fließen, so ist das eine Anspielung auf jene im Dämmer des Mythos versunkene Urzeit.[5]

Die Seelen dieser Menschen waren Hüter des Glücks und der »Ge-rechtig-keit«, – diese, hier noch verstanden als das Wissen um den rechten Fluß des den Kosmos durchwaltenden Willens des Schöpfers, dem man sich wortlos fügte. Es war die sogenannte Goldene Rasse, der dann in stetigem Abstieg die Silberne –, die Bronzene – und schließlich die Eisen-Rasse unserer Tage folgte, welche bis auf den heutigen Tag, in immer noch zunehmendem Maße, ihres einstmals magischen Wissens verlustig ging und nun einer gegenseitigen Ausbeutung huldigt, von dem Glauben umfangen, im täglichen Kampf ums Dasein anders nicht überleben zu können. So verloren die Menschen mehr und mehr den Respekt vor der natürlichen Schöp-

---

[2] Gemeint ist APHRODITE. Ihr waren viele Namen zueigen, welche die hinter ihrer äußeren Schönheit versteckte dunkle, nächtliche Seite betonen. So nannte man sie auch MELAINIS = »Die Schwarze« oder SKOTIA = »Die Dunkle«, ja sogar ANDROPHONOS = »Die Männertöterin.«

[3] Eine Anspielung auf den Mond.

[4] Noch heute können wir im Museum von Delphi den *Omphalos* = »Nabel der Welt«, in Gestalt eines etwa 70 cm hohen steinernen Bienenkorbs, betrachten. Dieser stand ursprünglich in der Nähe der Delphischen Orakelstätte, dem Reich der weissagenden Pythia und des Apollon.

[5] Vergl. das Kapitel über SEHNSUCHT und OPIUM.

fungsordnung und wurden auf weiten Strecken grausam, böswillig und verräterisch. Entsprechend schwierig scheint es derzeit zu sein, sich aus dem Lehm der Anhaftungen an die Welt der Materie zu befreien.

Was moderne Physiker gerade erst zu erkennen beginnen: der mystische Naturforscher FRIEDRICH VON HARDENBERG[6], besser bekannt unter seinem Dichternamen NOVALIS, wußte um die hinter den äußeren Erscheinungen waltenden Geistkräfte und ihre Wechselbeziehungen untereinander und mit dem Weltganzen, bis hin zu den entferntesten Regionen unseres Kosmos. Seine Dichtung stellt ein einziges heilsames *Homoion* dar, ein Gleichnis, in dem die Dinge in ihrer magischen Wesensverwandtschaft erkannt und dem einheitlichen Urgrund des Goldenen Zeitalters wieder zugeordnet werden.

Diejenigen, welche die magische Einheit mit den Naturreichen wieder herzustellen bestrebt sind, müssen sich bemühen, »echte Physiker« zu werden, die das Kindhafte im Gegenüber entdecken können und dieses zu potenzieren verstehen.

In seiner Parabel *Die Lehrlinge von Sais* (1798) liefert Novalis uns das Selbstportrait des nach ewiger Wahrheit Suchenden, der den Schleier der Isis im Tempel zu Sais hebt, um darunter – Wunder über Wunder – sich selbst zu erkennen.

Das magische Bindeglied zwischen der Welt der Götter und der irdischen Welt stellt der Künstler dar, welcher die Signaturen der Natur aus einer liebenden Versenkung heraus deuten kann und diese Zeichen einer längst vergessenen Sprache, denen die da hören wollen, wieder beibringt.

So erkennt der im ganzheitlichen Denken geschulte Jünger Hahnemanns in der Dichtung dieses Frühvollendeten die geglückte Synthese zwischen naturwissenschaftlicher Betrachtungsweise einerseits und vergeistigter Schau der Phänomene dieser Welt andererseits: Vom Eros seiner Liebe zu der frühverstorbenen SOPHIE VON KÜHN getrieben, enthüllt uns Novalis die Vision der Wiedererweckung des Goldenen Zeitalters im Licht einer göttlichen Homöopathie. Nicht zufällig schrieb er an seinen *Lehrlingen von Sais* und dem Einweihungsroman *Heinrich von Ofterdingen* zu einer Zeit, als die Erstausgabe von SAMUEL HAHNEMANNS *Organon der Heilkunst* gerade erst erschienen war.

Es ist auch die Sehnsucht nach der völkerverbindenden »heiligen Sprache«, welche die Suchenden in der Erzählung von den Jünglingen vorantreibt; jener Ur-Sprache, wie sie vor dem Sturz in das »babylonische Sprachengewirr« die menschliche Rasse einte und wie sie nur wieder zu erlangen sein wird, wenn wir uns liebend einander ähnlich machen. Das kann geschehen durch Übung der Gemüts- und Seelenkräfte.

Heute ist der sonnenstürmende, beflügelnde Eros auf weiten Strecken beleidigt. Das Gold seiner Flügel hat stark gelitten. Die Schwingen selbst sind ihm gestutzt, sodaß ihm bisweilen schon Flugunfähigkeit droht. Zwar verschießt er nach wie vor seine Pfeile. Aber immer weniger oft glänzen ihre goldenen Spitzen in der Sonne. Immer öfter scheinen sie stattdessen bewehrt mit stumpfen bleiernen Enden, wie jene, die er einstmals der DAPHNE ins Herz jagte, damit sie stumpf würde gegenüber dem Liebeswerben des APOLL. Krankheiten und Seuchen sind die Folge. Aber nicht nur das. Schon jetzt scheinen statistische Erhebungen zu belegen, daß die zeugungsfähigen Spermien im Ejakulat von Männern der Industriestaaten auf weniger als die Hälfte zurückgegangen sind, wobei Ausnahmen die Regel bestätigen. Wenn das so weitergeht, brauchen wir uns schon von dieser Seite her keine Gedanken mehr um eine mögliche Überbevölkerung auf unserer Erde machen.

Betrachten wir unvoreingenommen, was dem menschlichen Organismus in besserwisserischer Manier an Hormonen, antibiotischen Mitteln, Pestiziden und anderen Chemikalien zugemutet wird, so mögen derlei

---

[6] 1772 - 1801.

Nachrichten vielleicht noch einen sich an rein materialistischen Denkschienen orientierenden Naturwissenschaftler in Erstaunen versetzen. Der darüber hinaus in geisteswissenschaftlichen Kategorien denkende Ganzheitsmediziner wundert sich schon lange nicht mehr.

Aber es finden sich Ansätze zu einer Umkehr. Die Menschheit beginnt zu erwachen. Um dem geknickten Eros zu einem Satz neuer Flügel zu verhelfen, wird in Zukunft der *Homoeopathia divina* –, der »Göttlichen Homöopathie« –, ein nicht unbeträchtlicher Anteil zukommen.

Das kosmische Heilgesetz vom Ähnlichen, das sein ihm Ähnliches zu heilen im Stande ist, ist seinem Wesen nach so alt wie das Universum. Soweit wir das zurückverfolgen können, sind Anfänge dieser Erkenntnis im Abendland erstmals bei HIPPOKRATES (etwa 460-377 v.Chr.) auf der griechischen Insel Kos feststellbar. Sodann hat sich dieses Gesetz der große mittelalterliche Arzt PARACELSUS (1493-1541) zunutze gemacht, der seine vergeistigten Arzneien auf alchemistische Weise bereitete.

Seit ihrer Neugeburt vor 200 Jahren durch ihren eigentlichen Begründer, den Arzt und Chemiker SAMUEL HAHNEMANN (1755-1843) befindet sich diese Homöopathie nun auf einem stetig voranschreitenden Siegeszug auf der via regia der Medizinkunst des nächsten Jahrtausends, denn: »Die Ideen des Künstlers erregen ähnliche Ideen seines Lehrlings, wenn ihn die Natur mit einer ähnlichen Proportion der Gemütskräfte versehen hat.«[7]

So entsteht vor unserem geistigen Auge allmählich eine neue Vision. Es ist dies nicht nur die Vision eines sich ergänzenden Miteinanders von Lehrmedizin und Homöopathie, es ist die HOMÖO-VISION schlechthin: Ein Zeitalter, in dem die Menschheit ihre Ähnlichkeit mit dem Göttlichen wieder entdecken wird.

Dieses Buch stellt einen Versuch dar, mit dem mir zur Verfügung gestellten Potential an Begabung, Wissen und durch stete Bemühung erworbenem Können sowie persönlich erarbeiteten finanziellen Mitteln ein klein wenig dazu beizutragen, daß es auf dieser Welt vielleicht wieder etwas lichter werden möge und daß der eine oder andere meiner Leser um ein geringes achtsamer und toleranter, fröhlicher und liebenswerter werden und sich dadurch seiner Gott-Ähnlichkeit wieder erinnern möge.

Peter Raba, im März 1999

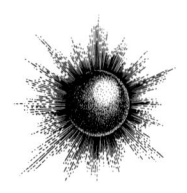

---

[7] Immanuel Kant: Kritik der ästhetischen Urteilskraft (1790), in Kant Werke in 6 Bdn. Hrsg. v. Wilhelm Weischedel, Bd. V, § 47, S.409, Darmstadt 1983.

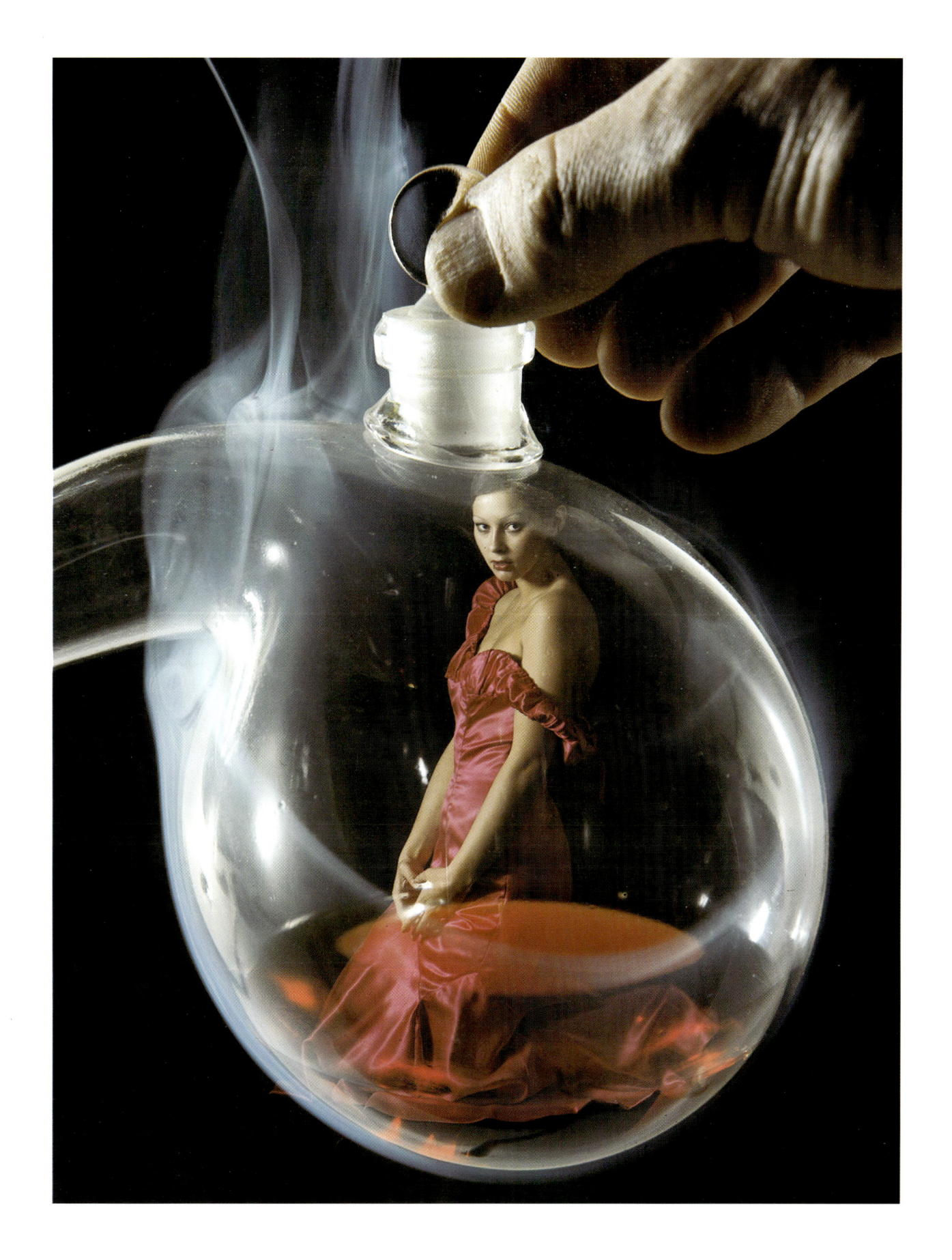

DIE ALCHEMIE DER PERSÖNLICHKEIT

Die Wandlung der Erde

*»Nicht nur die Vernunft von
Jahrtausenden - auch ihr Wahnsinn bricht an uns aus.
Gefährlich ist es, Erbe zu sein.«*

FRIEDRICH NIETZSCHE
(Also sprach Zarathustra)

Goldenes Zeitalter oder globale Katastrophe?

Wer aus der Metaposition des emotionslosen inneren Zeugenbewußtseins heraus beobachtet, was sich in den vergangenen Jahrhunderten auf dieser Erde an Ereignissen abgespielt hat, die wir »Geschichte« zu nennen belieben, der wird sich vielleicht fragen, ob der von uns bewohnte und so schändlich behandelte Himmelskörper nicht wirklich ein Lernplanet für die Sitzen-Gebliebenen dieses Universums sein könnte. Alle »heiligen Zeiten« entschließt sich dann irgendein auferstandener Meister mit kosmischen Doktorwürden, in himmlischem Erbarmen, fleischliche Gestalt anzunehmen und herniederzusteigen, um den armen Hilfsschülern Nachhilfeunterricht in Sachen Selbsterkenntnis und Nächstenliebe zu erteilen.

Um nun in den vor uns liegenden rund 2500 Jahren Weltgeschichte, die unter der Einstrahlung des Sternbilds WASSERMANN liegen, eine Wiederkehr des ehemals Goldenen Zeitalter zu ermöglichen, wie uns das von den Weisen und Sehern – zumindest was die nächsten 1000 Jahre angeht – prophezeit worden ist, bedarf es grundlegender Wandlungen auf diesem Erdenrund.

Es muß aber jeder Veränderung im Außen zunächst eine Wandlung im Inneren, also im geistigen Um- und Vorfeld einer Wesenheit vorangegangen sein. Hier geht es um das Lebewesen Erde, welches die meisten Menschen noch nicht als einen selbständigen Organismus erfaßt haben. Würden sie das erkennen, wären sie von Ehrfurcht ergriffen und würden alles ihnen nur Mögliche dazu tun, um dieses Wesen, – von dem sie letzten Endes selbst abhängig sind –, auf jede erdenkliche Weise zu pflegen und zu veredeln.

Da das auf breiter Ebene immer noch nicht geschieht, greift dieses Lebewesen inzwischen zur Selbsthilfe. Selbsthilfe heißt hier: Die Erde beantwortet die brutale Vergewaltigung und Ausbeutung durch den Menschen mit einem heilsamen Fieber und bestimmten Symptomen, die dazu beitragen werden, daß nunmehr beschleunigt eine tiefgreifende Verwandlung in der menschlichen Wahrnehmung und Erfahrung stattfinden wird.

Der Geologe, ehemalige NASA-Wissenschaftler und Bewußtseinsforscher GREGG BRADEN spricht von einer »kollektiven Einweihung« in höhere Bewußtseinsebenen. In seinem aufsehenerregenden Buch: *Das*

Erwachen der neuen Erde,[8] entwirft er in bestechender Klarheit und mit einer durch handfeste Untersuchungen gefestigten Überzeugungskraft eine Prognose für die nächsten zwölf Jahre, der man sich kaum entziehen kann.

Alles deutet darauf hin, daß wir soeben dabei sind, in einen neuen geophysikalischen Zyklus einzutreten: Die Erde scheint gewissermaßen müde zu sein, sich immer mit derselben Geschwindigkeit um ihre Achse zu drehen. Sie verlangsamt ihre Rotationsgeschwindigkeit. Zur gleichen Zeit verliert auch das erdmagnetische Feld an Stärke, während sich der »elektromagnetische Puls« – die sogenannte Schumann-Resonanz –, erhöht.

Viele Ereignisse der jüngeren Vergangenheit lassen den aufmerksamen Beobachter aufhorchen:
Die Tätigkeit der Vulkane nimmt in erschreckendem Maße zu, – so wie es von den Sehern immer schon für das auslaufende Jahrtausend prophezeit worden war. Die Erde windet sich gleichsam in Krämpfen. Gegen die zunehmende Überhitzung der Atmosphäre, welcher vor allem durch die explosive Energiewirtschaft Vorschub geleistet wird, erfolgt eine meteorologische Gegenbewegung in Form abkühlender Wirbelstürme.
Man denke nur an den Jahrhundertsturm von 1993, bei dem weite Gebiete der Vereinigten Staaten unter einer Schneedecke begraben lagen. Ebenfalls im Jahr 1993 kam es zu abnormen Minusgraden an Orten, die so etwas bislang gar nicht gekannt hatten, wie in Syracuse, wo bis zu minus 30° C gemessen wurden. Es gab völlig abnorme Regenfälle, welche Überschwemmungen nach sich zogen, und andernorts wieder außergewöhnliche Hitzewellen.
Immer mehr neue Viren und Bakterien tauchen auf, die sich resistent gegenüber den bisher bekannten antibiotischen Mitteln erweisen. Auf die Kampfansage des Menschen, den Mikroorganismen gegenüber, folgt die Antwort der erfindungsreichen Natur, die ihn lehren will, daß Kampf kein Mittel ist, um zu siegen. Alternative Heilmethoden, allen voran die Klassische Homöopathie, feiern dagegen Triumphe, manchmal sogar in schier aussichtslos scheinenden Fällen.
Praktisch alle bestehenden Systeme, seien sie ökologischer wie ökonomischer oder gesellschaftlicher Natur, streben in Richtung einer chaotischen Auflösung der alten Ordnung. Bisher funktionstüchtige kleinere Wirtschaftsunternehmen kollabieren oder müssen fusionieren und sich zu größeren Einheiten zusammenschließen, um im Überlebenskampf bestehen zu können. Ehen und andere zwischenmenschliche Beziehungen zerbrechen in nie gekanntem Ausmaß. Folgsam übernommene Glaubensmuster großer Religionen – allen voran der christlichen Kirchen – werden infrage gestellt, da sie keine befriedigenden Antworten auf die essentiellen Fragen der Menschheit nach dem Sinn ihres Daseins liefern können. Eine Hochrechnung, zu welch neuer Ordnung hin sich das Ganze bewegen könnte, erscheint im Augenblick schwierig. Soviel scheint sicher:
Das kommende Jahrtausend wird im Zeichen der Energie, der Information und der liebevollen Kommunikation untereinander stehen müssen. Bevor jedoch der Neue Mensch, der dieses Äon bevölkern wird, geboren sein kann, muß der alte durch das Fegefeuer der Selbsterkenntnis gehen. Eine neue Ethik muß und wird die intellektualisierte und dämonisierte Wissenschaft einzuholen haben. Der Mensch wird nicht mehr einem von Gesellschaft, Politik und Kirche etablierten und naturgemäß nie zu erreichenden Idealbild nachrennen, sondern bemüht sein müssen, sein sogenanntes Böses zu erkennen, zu versöhnen und seiner Person in verwandelter Form zu reintegrieren.

---

[8] GREGG BRADEN: *Das Erwachen der neuen Erde – Die Rückkehr einer vergessenen Dimension*, Hans Nietsch-Verlag, 1999. Bradens Publikation fußt zum Teil auf Erkenntnissen von Bob Frissell, die dieser in seinem Werk: *Zurück in unsere Zukunft ... Vorwärts, in die Vergangenheit Die* MER KA BA: *– Ein Schlüssel zu den höheren Dimensionen,* bekanntgegeben hat. Dieses Buch ist erschienen bei ET.- Publishing unlimited, und erhältlich über den Michaelis-Verlag, Sonnenbichl 12, 86971 Peiting, Telefon 08861-59018.

Soll also die Vision der Propheten nicht nur im Hinblick auf die drohende Apokalypse, sondern auch auf das Goldene Zeitalter Wirklichkeit werden, so muß der Wandlung des Lebewesens Erde zunächst eine Wandlung und Verfeinerung des Menschen vorangehen, damit er wieder Zugang zu der für ihn vorgesehenen ursprünglichen Informationsfülle erhalten kann.

Wir erinnern uns an LOTS Dialog mit GOTT: Wenn auch nur ein einziger Gerechter gefunden werden könne in Sodom, dann würde die Stadt verschont bleiben.
Heute geht es nicht mehr um eine Stadt. Es geht um unseren ganzen Heimatplaneten. Aber – der »Gerechten« sind heute viele. Das gibt Hoffnung.
Trotz katastrophaler Auswirkungen – der bisherigen aus Egoismus und Profitgier geborenen Fehlhaltungen und -handlungen – auf die Geographie, Geologie und das gesamte Weltklima mehren sich die Hinweise auf Keimzellen eines neuen Denkens und Handelns, welche hier und da auf dieser Erde im Entstehen begriffen und von Liebe für das Ganze getragen sind. Die Menschen, die bereits jetzt dergestalt an sich und der Veränderung der Welt arbeiten, bemühen sich, diese Vision des Neuen Zeitalters und der zu ahnenden, geradezu gigantischen Möglichkeiten auf allen Gebieten des Seins wachzutanzen.

Was die Naturwissenschaften angeht, so wird es ab sofort unabdingbar sein, überholte oder nur für einen Teilbereich des Seins geltende Paradigmen in Frage zu stellen. Solange ein genialer Querdenker seine Anstellung verliert, weil er auf Neues stößt, das sich nicht der geltenden Lehrmeinung einfügen läßt, solange noch Versuchsanordnungen innerhalb von Universitäts-Instituten abgebaut werden dürfen, weil dabei zutage tretende, bislang unbekannte Gesetzmäßigkeiten einer starren Doktrin nicht in den Kram passen, oder weil angenommen wird, daß durch ihre wirtschaftliche Verwertung Arbeitsplätze gefährdet würden, solange hat sich nichts geändert an einer erkenntnisfeindlichen, engstirnigen Einstellung ebenso machtvoller wie bornierter Lehrstuhlinhaber, die schon vor Jahrhunderten einen Galileo Galilei dazu bringen wollten, der von ihm erkannten Wahrheit abzuschwören.

Man denke nur daran, daß es bis auf den heutigen Tag unmöglich ist, eine Maschine patentieren zu lassen, deren Beschreibung auch nur den Schatten eines Verdachts aufkommen ließe, daß es sich dabei um ein *perpetuum mobile* handeln könnte, weil so etwas dem 2. Hauptsatz der Wärmelehre zufolge nicht möglich ist. Daß bereits Erfahrungen mit derlei Maschinen vorliegen, welche Energie zum Nulltarif liefern, zählt hierbei nicht, – noch nicht. Das gängige Argument: Man kann einem System nicht mehr Energie entnehmen, als man ihm vorher zugeführt hat. Allerdings wird dabei unterschlagen, daß dieser Satz seine Gültigkeit lediglich für in sich geschlossene Systeme hat. Nachdem unser Weltall jedoch ein offenes System darstellt, müßten hierfür neue Parameter erarbeitet werden. Ein ebenso unbequemes wie schwieriges Unterfangen, mit dem kaum ein Lob, geschweige denn ein Nobelpreis zu erlangen sein dürfte. Die jeweils nach Jahrhunderten erfolgte Rehabilitierung diverser Genies nützt diesen dann nichts mehr, – ist ihnen jedoch sicherlich auch gleichgültig.

Viele »Er-Finder« stehen heutzutage mit bahnbrechenden Neuerungen auf unterschiedlichsten Gebieten in den Startlöchern und kommen immer noch nicht zum Zuge, weil eine fortschrittsfeindliche Politik einerseits und ein angstbesetztes Wirtschaftsmanagement andererseits das durch den Aufkauf von Patenten zu verhindern wissen. Sie, die Forscher, haben ihre Errungenschaften meist unter primitivsten äußeren Verhältnissen und dem Einsatz ihres privaten Vermögens entwickeln müssen. Noch immer wird auf breiterer Ebene nicht restlos verstanden, daß ein energetisch autarker Bürger dem Staat deswegen noch lange nicht verloren geht.[9]

---

[9] Vergl. hierzu: GOTTFRIED HILSCHER: *Energie für das 3. Jahrtausend – Innovation statt Strukturelle Ignoranz*, Verlag für Außergewöhnliche Perspektiven, Wiesbaden 1996, ISBN 3-922367-64-X, sowie JEANE MANNING: *Freie Energie - Die Revolution des 21. Jahrhunderts*, Omega-Verlag, Gisela Bongart und Martin Meier GbR, Krefelder Str. 81, 40549 Düsseldorf, ISBN 0-89529-713-2.

Entzweiung oder Alleinigkeit

Primär geht es um Einigkeit. Zunächst um Einigkeit mit uns selbst. Sodann um Einigung mit unserem Nächsten. Des weiteren um Einigkeit der Völker untereinander, damit das »babylonische Sprachengewirr« ein Ende haben möge und die Menschen sich wieder auf der Wellenlänge der Liebe verständigen können. Somit würde nicht mehr gegeneinander, sondern miteinander gehandelt –, und damit entstünde Eintracht aus Zwietracht. Es geht also um »All-Einigkeit« schlechthin.

Diese ist nur zu erreichen, wenn wir zunächst mit »all« dem, was wir in uns selbst vorfinden, ins Reine gelangen. Das sind nun meist Dinge, die wir gar nicht so gern als zu uns gehörig betrachten und deshalb lieber entweder unter den Teppich unserer – längere Zeit geduldigen – Psyche kehren oder von uns weg – und einem anderen aufprojizieren.

Dazu gehören unter anderem die sogenannten 7 Todsünden und ihre Ableger, als da sind: Zorn und Haß, Neid und Geiz, Eifersucht und Eitelkeit, Hochmut, Feigheit, Trägheit, Völlerei und vieles mehr.

Letzten Endes speisen sich all diese geistigen Fehlhaltungen aus einer einzigen gemeinsamen Quelle: Angst. Angst bedeutet Abwesenheit von Liebe. Wo Liebe wohnt, hat Angst keinen Platz mehr.

Die Geburt des Neuen Zeitalters verlangt von uns, Ängste aller Art zu überwinden, um diese Liebesfähigkeit in uns zu befreien. Auf dem Weg dahin werden wir uns immer wieder der Herausforderung zu stellen haben, Dinge zu tun, von denen wir nicht genau wissen, ob sie gelingen werden, um danach festzustellen, daß wir größer sind, als wir dachten.

Von einer höheren Warte aus betrachtet, wird es dabei egal sein, ob wir an der einen oder anderen Aufgabe auch einmal scheitern, solange wir nur unser ganzes Vermögen, unsere ganze Begeisterung und Liebe mit ins Spiel bringen.

Mut zum Risiko ist gefragt. Das beginnt damit, daß wir den Weg in unser eigenes Inneres antreten, um uns selbst und die in uns lauernden Dämonen kennenzulernen und sie zu besiegen. Besiegen heißt in diesem Fall: sie zu verwandeln, nicht sie zu unterdrücken.

Hier und zuallererst hier wird Liebe als Instrument zur Versöhnung der Gegensätze in uns gefragt sein. Gelingt es uns, die in uns schlummernden Drachen zu verwandeln, indem wir uns selbst lieben und annehmen lernen, wie wir sind, so kommen wir an die von ihnen zu ihrem Unterhalt benötigte Energie heran, mit der wir diese Unholde normalerweise füttern. Es ist das jene Kraft, die uns im täglichen Leben fehlt, weil wir sie außerdem auch noch zum Aufbau und Unterhalt von psychischen und physischen Schutzwällen benötigen, mit denen wir unsere seelischen Verletzungen und körperlichen Wunden umkleiden.

Der oben geforderten Einigkeit nähern wir uns also in dem Maße an, wie wir Seelenanteile, die unser wertender Verstand als schlecht oder böse in ein Schattendasein abgedrängt hat, wiederum liebend umarmen und uns auf diese Weise »mit Gott und der Welt versöhnen«. Letztlich geht es also immer wieder darum, die Welt als gut anzunehmen, so wie sie ist und nicht wie wir sie haben wollen, wobei unter »Welt« alles gemeint ist, was der natürlichen Schöpfungsordnung entspringt.

Ein anderer wesentlicher Bestandteil und notwendiger Faktor zur Erschaffung des Neuen Menschen in uns wird – nach der Versöhnung mit unserer persönlichen Vergangenheit – in dem Versuch begründet liegen, die Kräfte der Intuition mit denen des Intellekts zu einer harmonischen Einheit zu verschmelzen. Gelingt es, die Tätigkeit unserer rechten Gehirnhemisphäre dergestalt anzuregen, daß sie mit der linken eine harmonische Einheit bildet, werden sich unsere Fähigkeiten in einem bisher kaum abzuschätzenden Maße erweitern lassen. Da bei der Mehrzahl der Erdenbewohner eine Dominanz der männlichen, aktiven, verstandesbetonten, linken Hirnhemisphäre gegenüber der weiblichen, intuitiven, gefühlsbetonten rechten Hemisphäre vorherrscht, versucht die Menschheit derzeit leider immer noch in überwiegendem Maße, all ihre Probleme auf rein verstandesmäßigem Weg zu lösen. Wie man an den Auswirkungen sehen kann, ein höchst fragwürdiges und gefährliches Unterfangen, dem durch eine einseitige Ausrichtung der Lehrpläne an unseren Schulen noch weiter Vorschub geleistet wird.

Reines Faktenwissen kann uns nichts lehren über die Geheimnisse des Lebendigen. Deshalb wird es über kurz oder lang Schulen geben müssen, in denen holistisches Denken gelehrt wird. Auf diese Weise kann der in uns schlummernde Embryo des Übermenschen allmählich aus dem Ei schlüpfen. Aber jeder von uns trägt seinen Herkules in sich. Der Nemeische Löwe will allerdings auch von jedem einzelnen für sich gezähmt werden.[10]

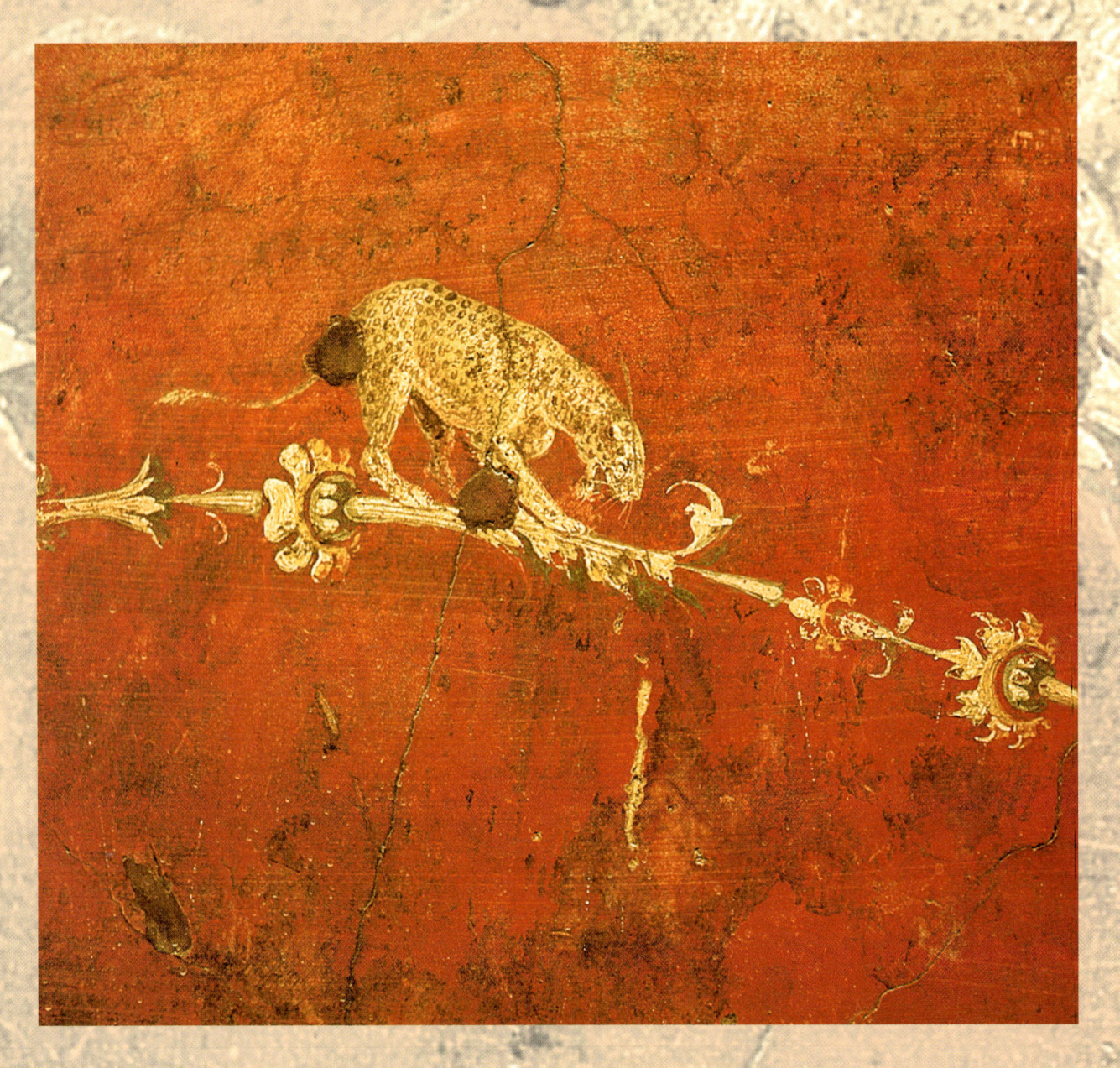

[10] Vergl. CHRISTIANE LUTZ: *Jeder ist Herakles - Süchtig handeln oder zum Ich entscheiden*, Bonz-Verlag, Leinfelden-Echterdingen.

Ich ahne die Möglichkeit futuristischer Schulen, die nicht mehr nur einseitig darauf ausgerichtet sein werden, den Verstand und das logische Denkvermögen zu fordern, sondern die – getragen von der Liebe zum Menschen – alle Sinne zum »Be-greifen« von Phänomenen mit einbeziehen werden. Das lediglich analytische »Auseinander-Nehmen« einer Sache in ihre Einzelbestandteile mit dem Wunsch, hierdurch Aufschluß über ihr Wesen zu bekommen, wird ergänzt werden müssen durch eine geisteswissenschaftliche Durchdringung des ihr innewohnenden Genius – der »Bildekräfte« –, die sich hinter den äußeren Erscheinungen verbergen. Dazu muß das Objekt der Betrachtung durch die Erfahrung eines sinnlichen Erfassens ergänzt werden, damit der heranwachsende Mensch nicht nur eingetrichtertes Faktenwissen anreichert, sondern zu einer ganzheitlichen Schau der Erscheinungen dieser Welt gelangt und so ein Optimum an Möglichkeiten für seine Entwicklung – im wahrsten Sinn des Wortes »in die Hand bekommt«. Spielerisches Lernen in einem neuen Arkadien. Geistiges Neuland, greifbar gemacht.

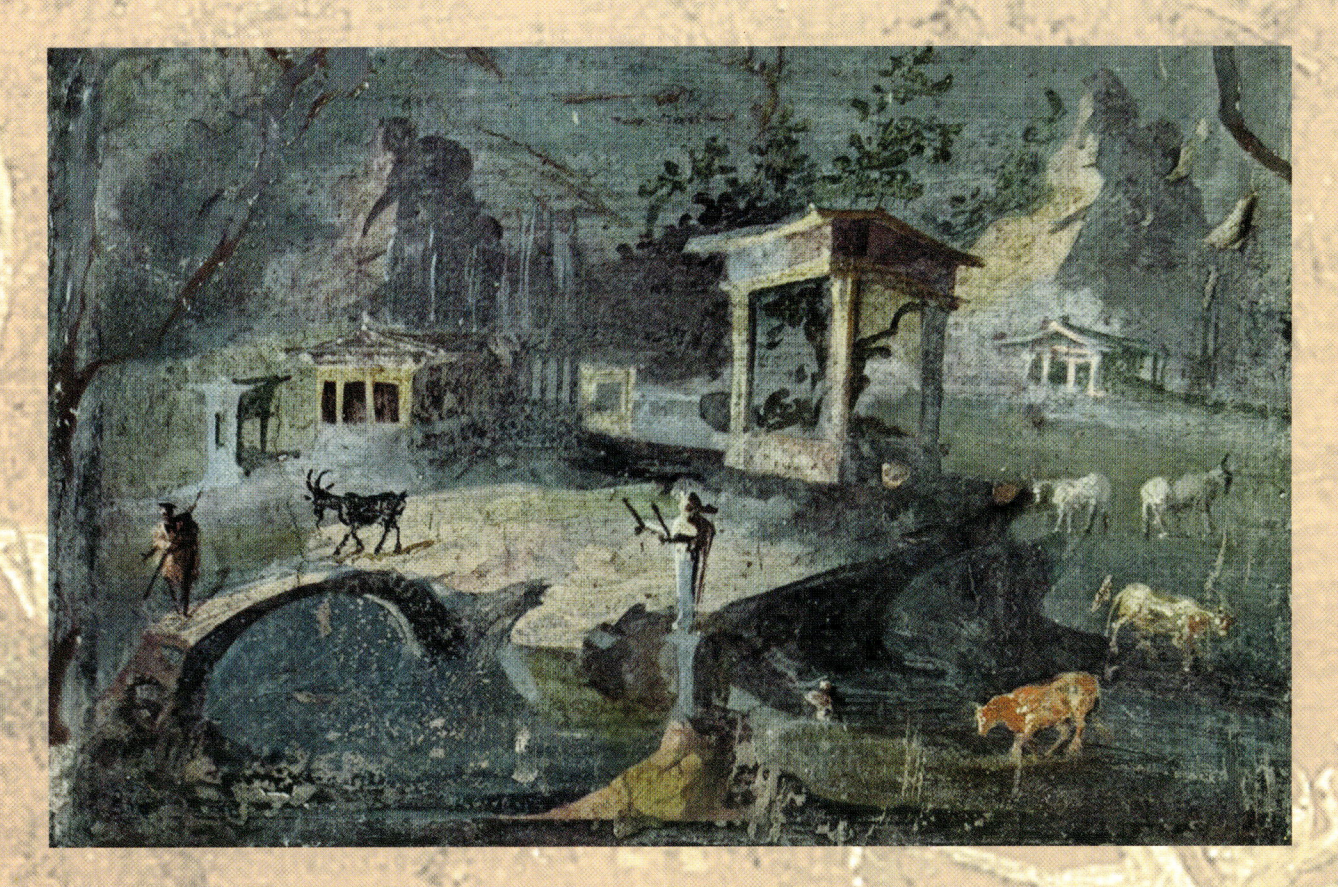

Höchst beachtenswerte Ansätze in dieser Richtung machte unter anderem der Schriftsteller, Architekt, Pädagoge, Philosoph und Künstler HUGO KÜKELHAUS (1900-1984), unter anderem im Jahr 1978, mit einem Versuchsfeld zur Organerfahrung im Umgang mit physikalischen Phänomenen.[11]
Nun sieht es allerdings immer mehr so aus, als würde der schon erwähnte GREGG BRADEN Recht behalten, indem nämlich die Erde selbst dem Menschen entgegenkommt, damit dieser einen Quantensprung in seiner Bewußtseinsevolution hin zu einem holographischen Erfassen verschiedener Wirklichkeitsebenen vollziehen kann.

[11] Vergl. HUGO KÜKELHAUS: *Fassen – Fühlen – Bilden*, und *Organ und Bewußtsein*, sowie: *Unmenschliche Architektur*, alle im Gaia-Verlag Köln.

»Seht, ich lehre euch den Übermenschen!
Der Übermensch ist der Sinn der Erde.
Euer Wille sage:
der Übermensch sei der Sinn der Erde!«

FRIEDRICH NIETZSCHE
(Also sprach Zarathustra)

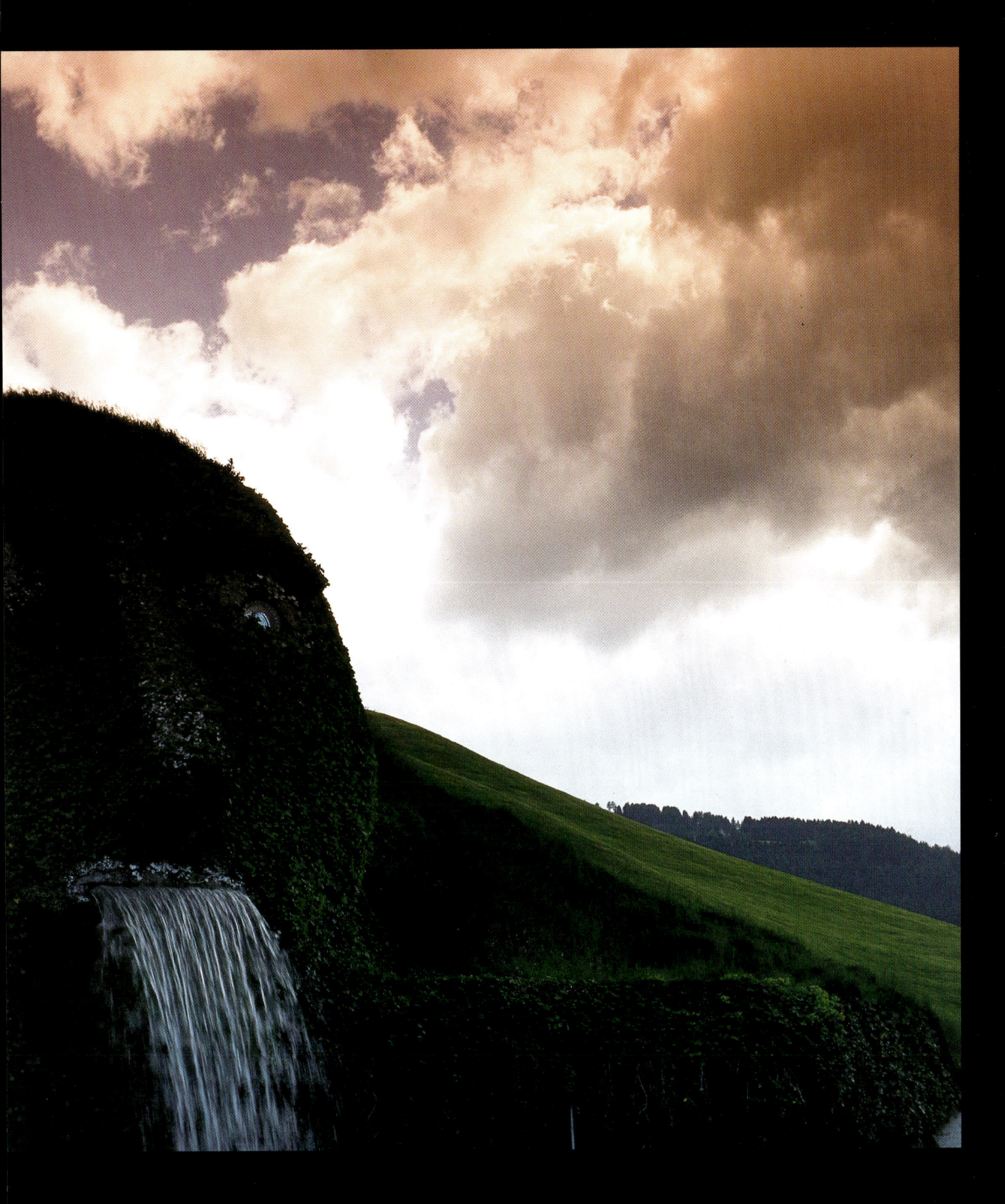

Gaia - ein Lebewesen

Das moderne naturwissenschaftliche Weltbild wird es sich mehr und mehr gefallen lassen müssen, durch die Erkenntnisse der Geisteswissenschaft eines JAKOB LORBER, RUDOLF STEINER und anderer erweitert zu werden. Inzwischen werden in zunehmendem Maße auch borniertste und in rein materiellen Denkmustern festgefressene Naturwissenschaftler durch ihre eigenen Forschungsergebnisse immer mehr mit der Feststellung konfrontiert, daß analog dem 2. hermetischen Prinzip der Entsprechung der gesamte Kosmos beseelt ist. Dem Mikrokosmos Mensch entspricht als nächstgrößere Einheit die Erde als wesensidentischer Makrokosmos.

Bereits im Jahr 1847 schrieb Lorber sein Werk *Erde und Mond*[12], in dem auf einleuchtende Weise aufgezeigt wird, daß Gaia ein pulsierendes, atmendes Wesen ist, mit Adern, Nerven und Organsystemen, das einem eigenen geistigen Entwicklungsplan folgt. Die Tätigkeit der Elementarwesen entspricht dabei der Gefühlsebene von »Mutter Erde«[13]. Lorbers durch innere Schau erlangte Einsichten wurden lange Zeit angezweifelt, erfahren jedoch durch immer präzisere Details aus Bereichen der Geologie, Geophysik und Meteorologie in zunehmendem Maße Bestätigung. Seit der Mensch sich in den Raum hinausgewagt und den Mond besucht hat, konnte auch der Wahrheitsgehalt mancher seiner Aussagen bezüglich unseres Erdtrabanten überprüft und bestätigt werden.

So darf beispielsweise mit Fug und Recht angenommen werden, daß Ebbe und Flut nicht durch die sogenannte Massenanziehung des Mondes entstehen, sondern durch ein rhythmisches Geschehen innerhalb der Erde selbst. Wie ein Mensch atmet auch unser Heimatplanet ein und aus, dehnt sich dabei und zieht sich zusammen, wodurch eben die Wassermassen der Ozeane bewegt werden.

NIKOLA TESLA, eines der größten naturwissenschaftlichen Genies, welches auf dieser Erde wandelte, äußerte einmal bezüglich eines von ihm entwickelten Apparates zum drahtlosen Transport von Information: »Ich konnte nun den Puls der Erde selbst fühlen.«[14]

Auch der weithin bekannte englische Biologe JAMES LOVELOCK sprach bereits in den siebziger Jahren von der Erde als einem lebendigen Organismus:

»Wir verstehen unter Gaia ... eine komplexe Einheit, die die Biosphäre der Erde, die Atmosphäre, die Ozeane und den Erdboden einschließt; in ihrer Gesamtheit stellt sie ein rückgekoppeltes oder kybernetisches System dar, das für das Leben auf diesem Planeten optimale Bedingungen zu schaffen sucht ... Diese Selbstregulierung – die Tatsache, daß das Leben selbst aktiv für die Bedingungen zu seiner Aufrechterhaltung besorgt zu sein scheint – legt es für eine zunehmende Zahl von Wissenschaftlern nahe, von einer lebendigen Erde zu sprechen.«[15]

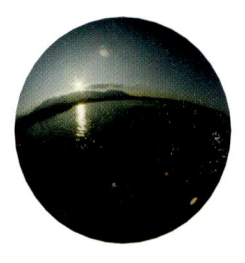

---

[12] LORBER, JAKOB: *Erde und Mond,* Lorber-Verlag, Bietigheim/Württ. Vergl. auch die Schrift: *Lorber und das moderne Weltbild,* aus dem gleichen Verlag.
[13] Vergl. POGACNIK, MARKO: *Elementarwesen – die Gefühlsebene der Erde,* Knaur-Verlag, München 1997.
[14] GEHRINGER, PETRA: *Geomantie – Wege zur Ganzheit von Mensch und Erde,* S. 40, Neue Erde-Verlag, Saarbrücken.
[15] LOVELOCK, JIM E.: *Unsere Erde wird überleben. Gaia – eine optimistische Ökologie.* S. 26f. München 1982.

Homöopathie für die kranke Erde

»Es ist an der Zeit, daß der Mensch sich sein Ziel stecke.
Es ist an der Zeit, daß der Mensch den Keim seiner höchsten Hoffnung pflanze.
Noch ist der Boden dazu reich genug.
Aber dieser Boden wird einst arm und zahm sein,
und kein hoher Baum wird mehr aus ihm wachsen können.«

FRIEDRICH NIETZSCHE
(Also sprach Zarathustra)

Mittels des Gesetzes der heilenden Ähnlichkeit können wir die Bestrebungen der Erde, sich selbst zu helfen, auf vielerlei Weise unterstützen. MARKO POGACNIK, der sich in zahlreichen Büchern eingehend mit Landschaftskunst, Geomantie und Erdheilung beschäftigt, empfiehlt verschiedene Heilmethoden zur Wiederbelebung der kranken Gaia und einzelner ihrer Organe. Dazu gehört unter anderem ein »Akupunktur-Singen«, bei welchem die Sänger an besonders sensiblen Nervenbahnen der Erde Resonanzen mit den örtlich vorhandenen Schwingungsmustern zu erzeugen versuchen. Im Fall besonderer Verschmutzungen kann es nach dem Prinzip »Ähnliches dem Ähnlichen« zunächst zu etwas dissonanten Darbietungen kommen, welche geeignet sind, eine auf dem Ort lastende, zerstörerische Energiematrix aufzulösen. Danach wird versucht, das ursprüngliche, harmonische energetische Muster zu reaktivieren. Durch Visualisierung und reinigende Tänze, denen bestimmte Figuren zugrunde liegen, werden die Vorgaben verstärkt dem psychonoetischen Feld dieses Orts eingeprägt. Sollten die Menschen in den nächsten Jahrzehnten in zunehmendem Maß ihre Heimatscholle mit derartigen Streicheleinheiten verwöhnen, könnte dies mit zur Überwindung der Krise beitragen.

Das beginnt schon bei ganz einfachen Dingen. Beispielsweise hat VIKTOR SCHAUBERGER im Zuge seiner Implosionsforschungen bereits zu Anfang des vergangenen Jahrhunderts festgestellt, daß die Verwendung von kupfernen Pflugscharen beim Bestellen der Felder zu enorm gesteigerten Ernteerträgen führt. Der feine Abrieb von Eisen während des Pflügens laugt dagegen den Boden immer mehr aus, weil die oxidierenden Eisenpartikelchen die Erde ihrer natürlichen Spannung berauben und durch eine Störung der erdmagnetischen Feldlinien zur Entladung des Wassers führen.

Die auf RUDOLF STEINER zurückgehenden anthroposophischen Lehren zur biodynamischen Landwirtschaft benutzen das alchimistische Prinzip der Verwandlung und steigern das dabei entstehende Produkt noch durch homöopathische Potenzierung: Kuhhörner werden mit Kuhmist gefüllt und einen Winter lang im Erdreich vergraben. Hierdurch erhält man eine humusähnliche, geruchlose Substanz, die mit Regenwasser verdünnt, den Ausgangsstoff für die weitere Potenzierung mittels Verwirbelung liefert. Die im Endprodukt enthaltenen Informationen und die aus der Stofflichkeit befreiten astralen Kräfte durchstrahlen den Boden und sind in der Lage, selbst nahezu abgestorbene Böden neu zu beleben. Vor allem in Australien revitalisierten Farmer über eine Million Morgen Land auf diese Weise und konnten außerdem dabei auf chemischen Pflanzenschutz verzichten. Die Herstellungsweise für ein weiteres Präparat zur Verbesserung des Lichtstoffwechsels der Pflanzen und zur Steigerung des Aromas und Geschmacks der Früchte ist die gleiche, nur wird als Ausgangsstoff Quarzmehl verwendet.[16]

---

[16] Nähere Angaben bei: TOMPKINS, PETER und BIRD, CHRISTOPHER: *Das Geheimnis der guten Erde,* Knaur-Verlag, München o.J.

Homöopathie für kranke Bäume

Längst könnte auch dem Baumsterben auf viel breiterer Ebene begegnet werden, als das der Fall ist, denn durch Aufbereitung von schadstoffbelastetem Regenwasser mittels der Potenzierungsmethoden der Homöopathie gelang es, fast völlig kahle Bäume innerhalb von vier Wochen neu zu begrünen. Der Entdecker dieser Möglichkeit, KARL-WILHELM TRIPPNER, fügte dem zu potenzierenden Wasser noch weitere für das Pflanzenwachstum wichtige Mineralien und Spurenelemente wie beispielsweise organisches Germanium und Uronsäure bei und erreichte durch seine spezielle Zusammenstellung eine Auflösung der Blockaden im Kapillarsystem der Bäume sowie eine Reorganisation der geschädigten Mikrorrhiza-Stämme im Feinwurzelbereich der Bäume. Die energetisch-informativen Impulse dessen, was den Baum kränkt, bewirken auf höherer Schwingungsebene eine innere Umstimmung und Erstarkung der Baumwesen, sodaß sie sich fortan gegenüber den schädigenden Umwelteinflüssen behaupten können. Wie in der Homöopathie üblich, genügt eine tropfenweise Zuführung dieses Pflanzen-Elixiers in das Gießwasser. Zehn Liter reichen für einen ganzen Hektar Wald.[17]

Inzwischen darf jedoch als erwiesen gelten, daß der Hauptanteil des Waldsterbens nicht auf chemische Schädigungen durch sauren Regen und die von Winden ausgetragenen Kohlen- und Stickoxide zurückzuführen ist, sondern auf elektromagnetische Einflüsse durch Sendeanlagen wie Radar, Radio- und Fernsehsender sowie den zunehmenden Funkverkehr, die Hochspannungsleitungen und – nicht zu vergessen –, radioaktive Strahlung. Als besonders störend haben sich Wellen im Mikro- und Dezimeterbereich erwiesen, weil diese zu den »Blatt- und Nadel-Antennen« der Bäume in direkter Resonanz stehen.

Wie das Max-Planck-Institut für Biophysik bereits im Jahr 1953 feststellte, erhöhen diese Wellen die elektrische Leitfähigkeit in organischen Geweben auf das Dreifache, mit der Folge einer Änderung des Ladungszustandes der Zellmembranen. Hierdurch wird ein gesunder Informationsaustausch der Zellen untereinander behindert, und es kommt zu chemischen Reaktionen innerhalb des Säftehaushalts der Bäume. Das Ergebnis: *Dyskrasis* –, eine »Säfteentmischung« bei den Bäumen. Im Prinzip nichts anderes als das, was der Homöopath beim Menschen *Psora* nennt.

    Es hat seine tiefe Bedeutung, daß die Blattrispen und Nadeln Antennen gleichen. Sie haben sich mit ihrer Strukturierung der Einstrahlung des Orgon, der durch das Sonnenlicht in Bewegung gesetzten Vitalenergie, angepaßt. Nun werden diese Schwingungsmuster durch millionenfach stärkere, vom Menschen künstlich erzeugte Frequenzen nicht nur gestört, sondern regelrecht überprägt. Im Spiegel der sterbenden Wälder erblicken wir ein Zerrbild unserer eigenen, der Schöpfungsordnung entglittenen Innenwelt. Eine Zukunft ohne Funkverkehr wird es für den Menschen nicht geben. Aber wie es gegen jede Störung ein Gegenmittel gibt, so auch hier. Die Lösung heißt: Resonanztherapie.

    Das ist nun wiederum nichts anderes als physikalische Homöopathie. Mittels Fernübertragung von Informationen an kranke Waldgebiete kann diesen ein Muster zu ihrer Reorganisation gesendet werden. Das geschieht mit den Mitteln der Radionik über die für das menschliche Auge unsichtbaren, gestaltbildenden Felder der Wälder, denen die Frequenzen gesunder Pflanzenteile - vorzugsweise Blätter und

---

[17] Von der Firma Germania GmbH, Hochstr. 6, Ruppenrod kann dieses Mittel unter der Bezeichnung *Silpan* bezogen werden. Telefon 0 64 39 / 70 05, Fax 68 27.

Nadeln von ähnlichem Strukturaufbau – aufmoduliert werden. Es handelt sich also um eine Übertragung arteigener Baupläne an den Ätherleib der in dem betreffenden Gebiet ansässigen Bäume. Auf diese Weise erhalten sie die notwendige Immun-Stimulation, um der auf sie einwirkenden Streßsituation wirkungsvoll begegnen zu können.[18]

Die Bäume sind aber nicht nur einem zunehmenden Elektrosmog ausgesetzt. Jede Pflanze reagiert auch äußerst empfindlich auf Felder destruktiver Gedanken und Emotionen, was wiederholt bewiesen wurde. Die Versuche von CHRISTOPHER BIRD und PETER TOMPKINS sprechen diesbezüglich eine deutliche Sprache.[19] Der Anschluß von Pflanzen an Lügendetektoren zur Messung ihrer galvanischen Ströme in emotionalen Streßsituationen – (ein Mann betrat den Raum in der Absicht ein Blatt der Versuchspflanze zu verbrennen) – ergab extrem hohe Ausschläge des Galvanometers. Auch das Erinnerungsvermögen der Pflanzenzellen wurde auf diese Weise nachgewiesen.
Pflanzen reagieren mit synchronen Gefühlsmustern zu ihrem Besitzer, selbst wenn dieser sich weit entfernt von ihnen aufhält. Das erklärt im übrigen die geisterhafte Fernwirkung von Gedanken in Verbindung mit rituellen Handlungen, wie sie beispielsweise beim sogenannten Fern-Reiki stattfindet. Das hermetische *Prinzip der Entsprechung* wird inzwischen, wie wir noch sehen werden, von Physikern, die sich mit dem Phänomen der Überlichtgeschwindigkeit beschäftigen, bestätigt.

Große Bedeutung wird deshalb der Kontrolle der Gedanken und Gefühle zukommen, die ein geistig erwachender Mensch des vor uns liegenden Jahrtausends pflegen muß wie seinen Körper. Nicht allein körperliche, auch geistige und emotionale Hygiene sind gefordert, denn die sich ausbreitenden Felder von Haß, Gewalt und Zerstörungswut während kriegerischer Auseinandersetzungen wirken sich nicht nur verheerend auf unsere Mitmenschen aus, sondern in ebensolcher Weise auch auf die ätherischen Körper der für uns lebensnotwendigen Pflanzen.

Die Natur wird sich dem pervertierten Denken des Menschen nicht anpassen. Sie wird ihn überwältigen. Der Mensch muß sich der Natur ähnlich machen – und zwar auf allen Ebenen –, wenn er überleben will. Eine globale homöopathische Anpassung an die natürliche Schöpfungsordnung ist gefordert. Was der Mensch zerstören will, weil es ihm nicht gefällt, das wird ihn zerstören. Er kann es lediglich nach Absprache mit der Natur verwandeln, kann es »zerlieben«.

Ein Flußlauf, dessen natürlicher Mäander durch eine Begradigung gebändigt werden soll, wird sich das auf Dauer nicht gefallen lassen. Seine »Schlangenkraft« läßt ihn früher oder später über seine Ufer treten. Der Oderbruch ist nur ein Beispiel unter vielen für diese Verkennung natürlicher Grenzen. Dieses: »Macht euch die Erde untertan!« bedeutet eine Aufforderung zum weisen Verwalten, nicht zur rüden Vergewaltigung.
Allmählich beginnen einsichtige Grenzgänger zwischen Biologie und Technik, der Natur einige ihrer Geheimnisse abzulauschen. Sie nennen sich *Bioniker* und haben mittlerweile unter anderem herausgefunden, warum beispielsweise der Walhai und andere Haie sich so schnell und scheinbar mühelos im Wasser voranbewegen. Es liegt an deren rauher, sandpapierähnlicher Oberflächenstruktur. Die bei der Bewegung entstehenden Wirbel an den Riefen der Haifischhaut, erzeugen Millionen von Mikro-Implosionen und damit einen Sog nach vorne, der äußerst kräftesparend für den Hai ist.

---

[18] Ausführlich berichtet PETRA GEHRINGER über die angesprochenen Phänomene in ihrem Buch *Geomantie - Wege zur Ganzheit von Mensch und Erde,* Verlag Neue Erde GmbH, 66111 Saarbrücken.

[19] TOMPKINS, PETER und BIRD, CHRISTOPHER: *Das geheime Leben der Pflanzen,* Fischer-Verlag, Frankfurt M., 1996 und *Die Geheimnisse der guten Erde,* Knaur-Verlag.

Nun hat man dieses Modell übertragen auf Flugzeuge, deren Überzugsfolien nach den gleichen Prinzipien mit trapezförmigen Rillen ausgestattet wurden, woraufhin der Spritverbrauch der Testflugzeuge sofort deutlich zurückging.

Die Befürchtung, diese Überzüge seien schwerer zu reinigen, erwies sich ebenfalls als falsch. Die Lotusblume, Inbegriff der Reinheit, hat keine glatten, sondern rauhe Blätter. Verunreinigt man sie mit Ruß, so reinigen sie sich durch einen nachfolgenden Regenguß völlig selbständig und wie von Zauberhand. Bisher galt die Überzeugung: Glatt ist gleich sauber. Entsprechend schwierig war es für die Bioniker, Neuerungen durchzusetzen.

Dies ist nur ein Beispiel unter vielen, um zu zeigen, daß auch die Technik in Zukunft gut daran tun wird, sich der Natur ähnlich zu machen und von ihr zu lernen, was diese in Millionen von Jahren als die jeweils beste Möglichkeit herausgefunden hat.

Das Prinzip des Homoion, besser bekannt als das *2. hermetische Prinzip der Entsprechung*, erweist sich als die eleganteste Lösung der Anpassung an bestehende Verhältnisse.

Homöophilie in der Architektur

Das gilt für alle Lebens- und Wirtschaftsbereiche gleichermaßen. In der Baukunst genau so wie in der Geldwirtschaft. *Architektur* –, das bedeutet eigentlich »ursprüngliches Bauen«. Aber auch auf diesem Gebiet haben wir uns von den natürlichen Formen als Ausgangspunkt für sinnvolle, harmonische und gesundheitsfördernde Gebäude weit entfernt. Die durch das sogenannte biologische Bauen, inklusive des Einsatzes von Solarenergie und der Beachtung der Gesetze des *Feng-Shui*[20], bis zum heutigen Zeitpunkt erreichten Verbesserungen entsprechen nur zu einem geringen Teil den ungeheuren Möglichkeiten, welche sich durch ein Ablauschen der Geheimnisse des natürlichen, harmonikalen Formenreichtums eröffnen würden. Man bedenke, welch harmonisierende Rückwirkungen auf das Gemüt und damit auf den innersekretorischen Säftehaushalt bereits durch den Einsatz von einfachen, kristallinen Formen, wie der einer Pyramide zu erreichen sind!

Diesbezüglich lieferte der Begründer der Anthroposophie, RUDOLF STEINER, bereits in den 20er Jahren des 20. Jahrhunderts wesentliche Anregungen. Im Sinne einer allumfassenden »Weisheit vom Menschen«, forderte er, daß auch in der Architektur Wachstumsprozesse nachgeahmt werden sollten, wie sie uns die Natur vor allem in den Formen zahlreicher Pflanzen vor Augen führt. Architektur müsse wie gewachsen aussehen, um »das Ganze wie beseelt zu bilden ... Friede und Harmonie wird sich ausgießen in die Herzen durch dieses Formen. Gesetzgeber werden solche Bauten sein.«[21]

Im Jahr 1924 fertigte der unter dem Künstlernamen FIDUS bekannt gewordene HUGO HÖPPENER Pläne für eine riesige, klanggerechte Tonhalle, gegenüber der sich das Bayreuther Festspielhaus eher wie eine Notbaracke ausnimmt. Was die Gestaltung der Fidus-Planung angeht, so entlehnte dieser seine Ideen dabei dem Aufbau und den Strömungsverhältnissen, wie sie innerhalb einer Muschel herrschen, um die optimale Ausbreitung der Schallwellen zu gewährleisten. Ein filigranes Kunstwerk von höchster Ästhetik bei größt-

---

[20] Wörtlich: »Wind und Wasser«. Nach ROSSBACH die Kunst, die Wohnqualität durch harmonische Gestaltung des Umfeldes zu verbessern.

[21] Zitiert aus: LEPP, NICOLA (Hrsg.): *Der Neue Mensch – Obsessionen des 20. Jahrhunderts*, Katalog einer Ausstellung, Cantz-Verlag, 73760 Ostfildern-Ruit 1999.

möglicher Effizienz. Die Frucht einer jahrzehntelangen Einfühlung in die Vorgaben der Natur und dessen, was die Evolution in Millionen von Jahren zweckentsprechend zur strömungsphysikalisch optimalen Form gestaltet hatte. Die bis ins Detail durchdachten Pläne erarbeitete Fidus im eigenen Interesse und ohne Anpassung an irgendwelche Auftraggeber. Leider ist auch dieser Bau – wie von ihm schon vorausgeahnt –, nie verwirklicht worden.[22]

Dem Pariser Architekten RENÉ BINET (1866 - 1933) diente für das von ihm konzipierte Monumentaltor zur Pariser Weltausstellung von 1900, eine der vielen Radiolarien-Zeichnungen des Biologen ERNST HAECKEL als Vorbild. HAECKEL selbst verwendete seine mit ungeheurer Präzision bis in die feinsten Details hinein gezeichneten Studien von Kleinstlebewesen der Weltmeere unter anderem als Vorlagen für Stuckdeckendekors in seinem ehemaligen Wohnhaus.[23]

Die gleiche Thematik schlägt der Pflanzenliebhaber und Professor der Berliner Malakademie KARL BLOSSFELDT an, der um die Wende zum 20. Jahrhundert den Zeichenstift mit einer Plattenkamera vertauschte und auf Hunderten photographischer Negative *Urformen* der Kunst festhielt, die wir heute in einem schön aufgemachten Bildband bewundern können.[24] Auf diesen Photographien wird erstmals die Hahnemannsche Dynamis – die Lebensenergie, optisch erfahrbar. WALT DISNEY hat dann 1953 in dem weltberühmt gewordenen und mit einem Oskar gekrönten Dokumentarfilm *Die Wüste lebt*, die dynamischen Triebkräfte hinter dem Pflanzenwachstum durch die Technik der Zeitrafferaufnahmen noch anschaulicher gemacht.

Aus den in der Pflanze waltenden archaischen Urkräften könnte eine Renaissance architektonischer Harmonie für die Bauten des nächsten Jahrtausends erwachsen. Würden wir uns darauf besinnen, die in den vegetativen Urformen steckende Energie für die Architektur erneut verfügbar zu machen – (antike Kulturen hatten das im Ansatz schon verwirklicht) – so hätte das mit Sicherheit enorme Rückwirkungen auf die fehlende Harmonie der Menschen untereinander.

Denkt man an die Entwürfe der visionären Architektin MERETE MATERN, so fängt die Seele an zu erklingen. In ihrem Projekt Dombauhütte e.V. entstand unter anderem schon vor Jahren der Plan für das harmonikale Gesamtkunstwerk eines Musikdoms, dessen Form an eine sich öffnende Artischocke erinnert. Staunend stehen wir vor Zeichnungen und Modellen fließender Gebilde, welche den Eindruck vermitteln, als habe sich Musik in frei schwingende Formen gegossen und sei dort zu Arabesken erstarrt. Meretes kühne Konstruktionen sind zwar preisgekrönt, konnten aber aus Gründen bürokratischer Engstirnigkeit und fehlender Gelder bis heute nicht umgesetzt werden. Ihre Öko-Dörfer gleichen lichtdurchflossenen Landschaften aus Blüten, Sternen und Spiralen, welche mit ihren energetischen Strahlungen wohltuend auf das Befinden der in ihnen lebenden Menschen zurückwirken:

»So wenig Materie wie möglich, damit wir die uns von Gott gegebenen Stoffe schonen, den Materie-Kreislauf minimieren ... Für mich bedeutet die Entwicklung einer antimateriellen, spirituell-ökologischen Gesellschaft als ganzheitliches Kulturmodell einen Auftrag, den ich zu erfüllen habe.«[26]

---

[22] FIDUSWERK, Fidus-Verlag GmbH. Woltersdorf bei Erkner-Berlin 1933.
[23] HAECKEL, ERNST: *Kunstformen in der Natur*, Prestel-Verlag, München, 1998.
[24] BLOSSFELDT, KARL: *Urformen der Kunst - Wundergarten der Natur*, Schirmer/Mosel, 1994.
[25] Interessierte wenden sich an MERETE MATERN, Garmpoint, 83253 Rimsting am Chiemsee. Telefon 0 80 51 / 16 04.
[26] Aus einem Artikel über Merete Matern in der Zs. esotera.

Daß es möglich ist, Träume zu verwirklichen, bewies inzwischen der Wiener »Fassadenkünstler« und Einzelkämpfer für einen »natur- und menschengerechten« Baustil FRIEDENSREICH HUNDERTWASSER. »Häßlichkeit tötet die Seele des Menschen«, sagte er und: »Meine Häuser sind gebaute Kinderträume«. Auch für ihn ist es bei jeder Planung eine Voraussetzung, daß geistige Ideen und Neuerungen immer im Einklang mit Schönheit und in Harmonie mit der Natur stehen. Anderenfalls würde es lediglich zu einer weiteren »optischen Umweltverschmutzung« kommen. Auch bei Hundertwasser finden wir die Bestätigung für den Unfug der »gottlosen« geraden Linie, die »den Übergang von Mensch zu Gott ermordet«.

Deshalb wird sich eine menschengerechte Architektur im 3. Jahrtausend not-wendigerweise den fließenden Linien zuwenden müssen. Architektonische Körper erzeugen Energien. Die Würfelform, von der unsere Architekten auf weiter Ebene immer noch ausgehen, ist dabei am ehesten geeignet, problematische Schwingungen ins Leben zu rufen, zu verstärken und an ihren Wänden zu reflektieren.

Der Homöopath fühlt sich automatisch an die kubische Form des Kochsalzkristalls erinnert. Salz ist so alt wie die Erde. Wir tragen es in unserem Blut, aber es ist auch Bestandteil unserer Tränen. Salz trägt die Signatur der psychisch schwierig zu bewältigenden Kubusstruktur in sich. Kochsalz in höherer, zum Geist der Arznei hin potenzierten Form gilt deshalb als eines unserer besten Mittel gegen tiefsitzende Kümmernisse.

Bewegen wir uns weg von geraden Linien oder einem kubischen Raum, so führt das sofort zu Erleichterung bei vielerlei Beschwerden. Man denke nur daran, wie wohltuend es ist, nach zu langer Fahrt auf einer schnurgeraden Autobahn wieder die Abwechslung einer gewundenen Landstraße zu genießen.

Jemand, der dieses Wissen ebenfalls in die Tat umgesetzt hat, ist die Kölner Garten- und Innenarchitektin MARY BAUERMEISTER. Wenn sie der Stimme ihrer innersten Natur folgt, so wird sie aus diesem Zentrum ihres Wesens heraus angeleitet, Gärten und Räume zu gestalten, die gleichsam Lichtskulpturen sind. Mittels unterschiedlicher Kristalle, Linsen, Glaskugeln gelingt es ihr, den umgebenden Raum einzufangen, ihn zu vergrößern oder zu verkleinern. Auf diese Weise erschafft sie neue Räume im Raum und macht uns ein holographisches Universum im wahrsten Sinn des Wortes »be-greif-bar«. Ebenso liebevoll wie exakt gesetzte Spiralen und Rotunden aus Tausenden einander ähnlicher Kiesel und Halbedelsteine, welche in abnehmender Größe übereinandergeschichtet sind, erzeugen harmonisch-energetische Muster, potenzieren die von den Steinen abgegebene Information zu einer heilsamen Matrix. Die Harmonisierung des Gemüts kann von Bedürftigen und Leidenden fast augenblicklich wahrgenommen werden. Das ist der tiefere Hintergrund von Mary Bauermeisters Bemühungen: Eine Einheit von Künstler, Heiler und Priester herzustellen, Energien zu fokussieren und auf Personen zu übertragen, die sie zu ihrer inneren Neuordnung benötigen. Ihre Vision für die Zukunft:

»Das Wohngebäude ist eine Skulptur, und der Mensch schläft darin, singt darin, tanzt darin, wird schwerefrei. Es ist eine ›Lichthöhle‹, eine Höhle, die den Menschen birgt und trotzdem von Licht durchflutet ist. Ich sehe das Wasser, das durch diese Skulptur wäscht, in dem die Menschen baden können. Ich höre die Töne, die Klänge, die in den Felsen innen echoartig durch den Wind oder durch das Wasser entstehen. Der Mensch ist ganz im Einklang mit den Harmonien und mit der Natur … Meine Utopie ist, daß der Künstler seine Signatur vergißt und ein Gemeinschaftswerk schafft zur Ehre eines höheren Prinzips als sich selber. Und der Wunsch, daß dieses Werk viele Menschen in einen Zustand bringt, der uns wieder heil macht, daß die Wunden wieder geschlossen werden können, die wir uns und der Erde beigebracht haben, das ist Gegenstand meiner Arbeit.«[27]

---

[27] Zs. esotera 6/90, S. 57

Elementarwesen und Erdakupunktur

Sicher würde auch eine Sensibilisierung des Menschen zur erneuten Kenntnisnahme der Elementarwesen und eine Zusammenarbeit mit deren Bemühungen um die kranke Erde nicht zu unterschätzen sein. Daß eine auf Respekt gegründete Würdigung dieser feinstofflichen Intelligenzen zu außergewöhnlichen Resultaten führt, können wir an der spirituellen Gemeinschaft *Findhorn* im Norden Schottlands, nahe der Mündung des Findhorn-River, sehen. Hier begann im Jahr 1963 der stellungslose PETER CADDY zusammen mit seiner Frau Eileen, seinen drei Söhnen und DOROTHY MACLEAN von seinem Wohnwagen aus, einen angeblich völlig unfruchtbaren Sandboden zu kultivieren. In meditativer Versenkung erhält Dorothy Hinweise, sich auf die »höheren, alles überstrahlenden Naturgeister« einzustellen. Sie hat diese selbst nie gesehen, bekommt aber genaue Instruktionen, wann gesät, gedüngt und bewässert werden sollte. Im weiteren Verlauf kommt es zu einer bewußt symbiotischen Beziehung der Caddys mit den Pflanzendevas[28], Faunen und dem alles befruchtenden Gott PAN. Nach relativ kurzer Zeit verwandelten sich die Böden in fruchtbare Felder, auf welchen zwischen herrlichen Blumen unter anderem bis zu 40 Pfund schwere Kohlköpfe geerntet werden konnten. Nach wie vor kommen heute von überall aus der Welt Besucher in die Findhorn-Enklave, um dieses Wunder zu bestaunen. Professor R. LINDSAY ROBB von der Britischen Boden-Gesellschaft beschäftigte sich mit Bodenuntersuchungen und kam zu folgendem Schluß:

»Die Kraft, Gesundheit und das Blühen der Pflanzen in diesem Garten mitten im Winter, und zwar auf Boden, der fast nur aus unfruchtbarem, pudrigem Sand besteht, kann nicht durch die bescheidene Verwendung von Kompost oder die Anwendung von irgendwelchen Methoden organischen Gartenbaus erklärt werden. Hier sind andere Faktoren am Werk, und die sind ausschlaggebend.«[29]

In Island ist es seit Urzeiten eine Selbstverständlichkeit, daß sogar größere Steine, in denen nach Aussage hellsichtiger Leute Gnome und Elfen wohnen, beim Bau neuer Häuser oder Straßen nicht versetzt werden dürfen. Das hat sich als sehr sinnvoll erwiesen, denn im Gegenzug zu dieser Achtung des ihnen angestammten Terrains kümmern sich diese Wesenheiten um das Wohl der Landschaft und ihrer Menschen.

Das Planungsamt in Reykjavik hat sogar mithilfe einer sensitiven Expertin für Naturgeister, ERLA STEFANSDOTTIR, erstmals einen »Lageplan der Zwergenwelt« gedruckt, auf dem die Hauptwohnstätten der Feen, Elfen und Gnome verzeichnet sind. Obwohl nicht jedermann in Island diese Wesen sehen kann, sollen laut einer Umfrage neun von zehn Menschen aufgrund ihrer Erfahrungen von deren Existenz absolut überzeugt sein und großen Respekt vor ihren Fähigkeiten haben. Nachdem sogar der Bau einer Straße durch ein Hauptwohngebiet der »Huldufolks« immer wieder sabotiert worden war, was unnötigerweise viel Geld verschlang und die Fertigstellung der Straße um viele Monate verzögerte, entschloß man sich schließlich, die Trasse in einem Bogen um einen Hügel herum zu führen, anstatt diesen mittels der Straße zu durchtrennen.[30]

Man mag darüber lachen, aber die – zugegebenermaßen kitschigen – Gartenzwerge können als ein heutzutage sinnentleerter und sicher weitgehend unbewußter Versuch angesehen werden, durch das Ähnlichkeitsgesetz Resonanzen herzustellen, um mit den Naturgeistern in Kontakt zu kommen.[31]

---

[28] Sanskrit *Deva* = »Himmlisches Wesen«. Die Mitglieder der Findhorn-Familie verstehen unter Devas engelhafte Wesen, von denen jedes für das Wohl einer ganzen Pflanzenfamilie Sorge trägt.
[29] Siehe Zs esotera 4/97, IRENE DALICHOW: *Grüße aus dem Reich des PAN*
[30] Vergl. Zs. esotera 11/92
[31] Wer sich näher mit der Welt der Naturgeister beschäftigen möchte, lese das Buch des Geomanten MARCO POGACNIK: *Elementargeister*, Droemer/Knaur 1995.

Noch sind wir die Psora dieser Erde, ein entsetzliches Miasma, das den ganzen Planeten mit pestilenzartigen Ausdünstungen einhüllt. In dem Maß, wie wir daran arbeiten werden, Gaia zu heilen, werden wir uns selbst heilen. Eine wesentliche Erkenntnis ist, daß wir die Achtung vor den unsichtbaren Geistern der Elemente und der Natur zurückgewinnen und mit diesen zusammenarbeiten müssen.

Im Augenblick sieht es allerdings nicht so aus, als würde dieses Ansinnen auf breiterer Ebene verwirklicht werden können. Im Gegenteil. Es bestehen Ansätze zur Monopolisierung der Lebensmittel. Das will sagen, daß in manchen Ländern dieser Erde bereits kein unverzüchtetes Saatgut mehr gekauft werden kann. Stattdessen kommen genmanipulierte Hybriden auf den Markt. Die Zeit scheint nicht mehr allzu fern, in der wir aus unserer Nahrung keine Lebenskraft mehr beziehen können. Das geistige Konzept für solche Bestrebungen geht von Menschen aus, die sich über den Genius der Lebenskraft selbst nie Gedanken gemacht haben. Gespenstischerweise belegt man das Ergebnis solcher Versuche sogar mit dem richtigen Namen. Ein Hybrid ist ein Bastard. Hybris bedeutete in der antiken Welt soviel wie »Schändung, frevelhafte Selbstüberhebung und Beleidigung der Götter.«

Dem Setzen von Monolithen zur Verstärkung von Erdenergien an Orten der Kraft könnte zum Eingang des neuen Jahrtausends allmählich neue Bedeutung zukommen. Diese Drachenpunkte, von denen noch die Rede sein wird, sind gleichsam Gaias erogene Zonen. Wenn wir davon ausgehen, daß wir es bei Mutter Erde mit einem Lebewesen zu tun haben, so genießt diese den sanften Kitzel durch Setzen eines Granitfindlings an ihren Energie-Meridianen mit Sicherheit mehr, als wenn ihre Haut durch Atombomben aufgerissen und durch brennende Ölfelder versengt wird. Ganz zu schweigen davon, daß wir die Wunden, die wir Gaia zufügen, bis jetzt nie geschlossen haben. Oder kam je irgendwer auf die Idee, die riesigen Hohlräume, welche wir durch Absaugen ihres Blutes erzeugen, wenigstens mit Wasser wieder aufzufüllen?

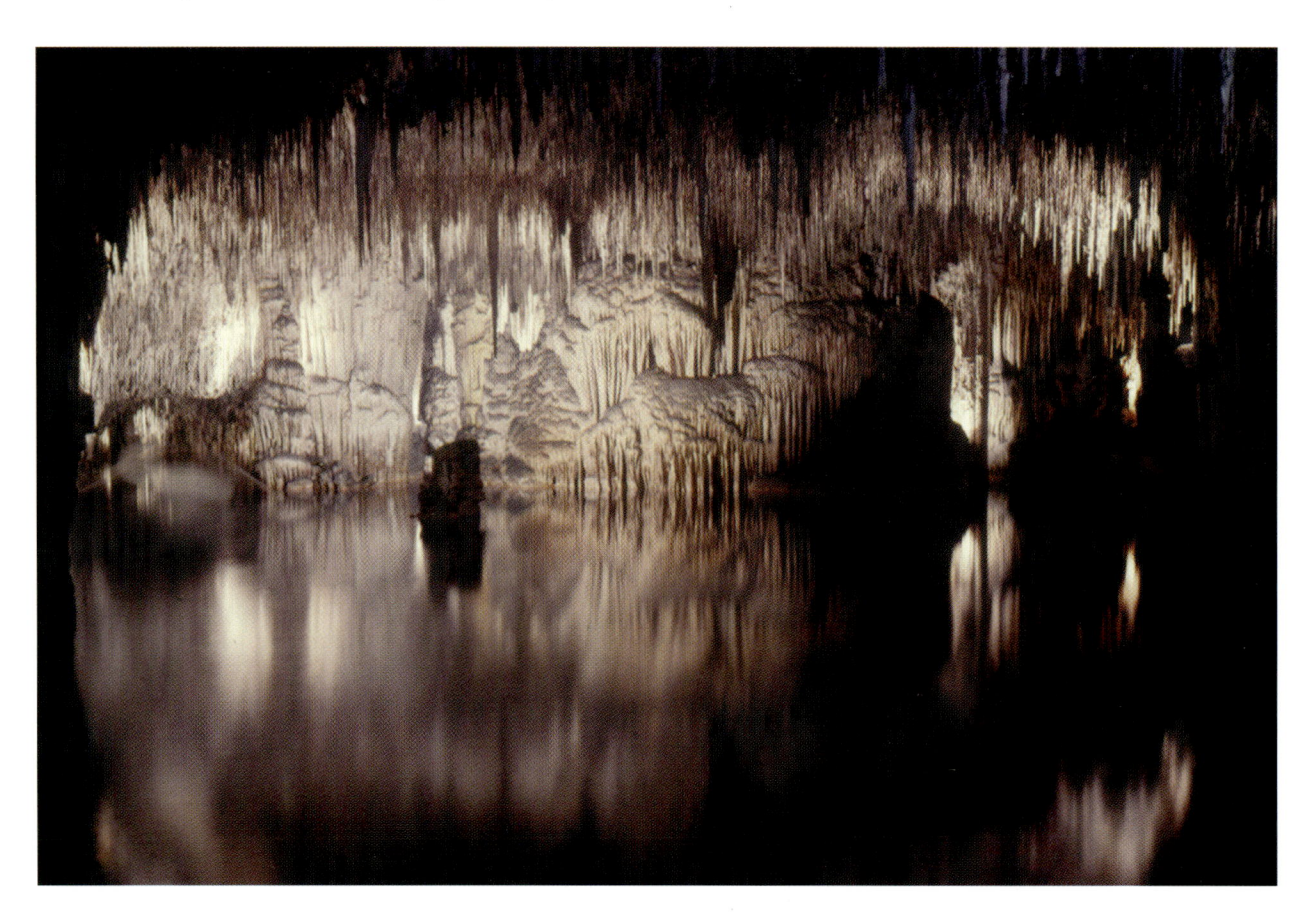

Vom Parasiten zum Symbionten

*»Muß man ihnen erst die Ohren zerschlagen,
daß sie lernen, mit den Augen zu hören?
Muß man rasseln gleich Pauken und Bußpredigern?
Oder glauben sie nur dem Stammelnden?*

FRIEDRICH NIETZSCHE
(Also sprach Zarathustra)

Mit blauäugiger Unschuldsmiene bringen wir Gaias homöostatische Balance durcheinander. Wir saugen an ihren Brüsten und machen uns vor, es ginge uns gut dabei. Doch die Milch der reinen Denkungsart ist das schon lange nicht mehr, und wie lange noch werden wir von Gaias Lebenskraft schmarotzen können? Wie lange bringt dieses Lebewesen Erde die Geduld auf, die lästigen parasitären Winzlinge, die da auf ihr herumkrabbeln, zu ertragen, ohne sie mit einem kräftigen Schwall aus den Wassern ihrer Ozeane zu ertränken?

Aber es gibt da ein biologisches Grundgesetz: Über Jahrmillionen hinweg zeigt es sich, daß schmarotzenden Parasiten, wie zum Beispiel bestimmten Baumpilzen vom Typus Glomus, die Fähigkeit innewohnt, sich zu Symbionten zu wandeln, also zu Wesenheiten, die dafür, daß sie etwas bekommen, auch etwas zurückgeben. Und wann passiert das? Immer dann, wenn diese Wesen feststellen, daß nach den altbiblischen sieben fetten Jahren auf Kosten des Wirts, irgendwann einmal die sieben mageren Jahre folgen. Dann beginnt ein großer Umdenk- und Anpassungsprozeß:

»›Moment, was ist hier los. Eben noch war's so lecker. Und jetzt? Der Boden auf dem wir hier unsere Nahrung finden, vertrocknet. Womöglich sind wir selbst schuld. Was können wir machen?‹ Die Pilze waren nicht faul und beriefen eine Konferenz ein mit dem Thema: ›Ist der Baum ein Lebewesen?‹ Glücklicherweise für die Pilze und für die Biosphäre wurde im Verlauf dieser Konferenz beschlossen: ›Jawohl, der Baum ist ein Lebewesen.‹«[32]

Nachdem das mit den Pilzen geklappt hat, darf erwartet werden, daß auch wir, – die zugegebenermaßen geistig etwas beschränktere, weil spezialisiertere Spezies –, demnächst darauf kommen werden, daß wir Gaia etwas schulden. Daß vorher noch etliche zig Millionen ins – vielleicht schon nicht mehr vorhandene – Gras beißen werden, ficht sie dabei nicht an. Auf jeden Fall werden auch wir uns allmählich von Parasiten zu Symbionten wandeln. Wo nicht, werden wir diesen Nachhilfeunterricht zum besseren Verständnis der ehernen kosmischen Gesetze, – Gott ist gnädig –, auf einer anderen Ebene als der irdischen erhalten.

Ursachen für Verhaltensänderungen liegen nicht nur in der Vergangenheit. Auch aus der Zukunft wirken Kräfte zurück auf das Hier und Jetzt. Das ist Teil des selbstregulativen Prozesses, in den wir eingebunden sind. Dem Astronauten RUSTY SCHWEICKART, wurde bei seinem ersten Ausflug ins All ebenfalls schlagartig klar, daß unsere Erde ein lebendiges Wesen ist und er glaubte dabei noch etwas anderes festzustellen. Auf einer

---

[32] MICKY REMANN: *Gaias neue Kleider,* in: *Gaia – das Erwachen der Göttin,* S. 228, Hsg. von Susanne G. Seiler, Aurum-Verlag, Braunschweig, 1991.

Konferenz in Budapest bekannte er in Anwesenheit von sechzig weiteren Astronauten, er glaube seiner intuitiven Wahrnehmung vertrauen zu können, wenn er behaupte, Gaia befände sich zur Zeit in einem Geburtsprozeß. MICKY REMANN stellt die Frage in den Raum, wie sie das denn mache:

»Keiner weiß es ... Jede Geburt ist ein außergewöhnliches, ein natürliches, zugleich ein katastrophisches Ereignis, aber es macht einen Unterschied, ob wir den Blick auf die Symptome geheftet halten oder ob wir das Ziel des Prozesses betrachten ... Wer hat schon mal einen Planeten im Kreißsaal gesehen? Wie sieht das aus? Kommen dann nach der Niederkunft irgendwelche Götter herunter und rufen: ›Es ist ein Junge! Es ist ein Mädchen!‹ Oder sagen sie: ›Es ist ganz der Vater, ganz die Tante soundso ...‹ Keine Ahnung ... Es wäre die Überlegung wert, was sich ändern würde, wenn wir Gaias Geburt anerkennen und uns als Hebammen betätigen würden, statt den prekären Vorgang mit unserer Verwirrung, unserer Schuld und unserem Unverständnis zu komplizieren. Was würde, müßte sich ändern, wenn wir uns zu der Erkenntnis durchringen: Die Technosphäre der Erde ist Gaias Umstandskleid?
Denn eins ist klar – wenn wir uns darauf einigen könnten, daß Gaia gebiert, dann ergibt sich daraus eine klare Forderung: Schwangerschaftsschutz für die Erde!«[33]

Als die Erde zum letzten Mal einen Foeten austrug, führte das zur Geburt des Mondes. Das ist aus anthroposophischer Sicht so gut wie erwiesen. So wird das aber diesmal nicht ablaufen. Es steht kaum zu erwarten, daß unser Mond binnen Kürze ein Schwesterchen oder Brüderchen bekommen wird. Ich glaube, Rusty Schweickart meinte etwas anderes, als er von dem Geburtsprozeß sprach, durch welchen die Erde gegenwärtig geht. Ich meine, der Eindruck, den er hatte, spricht dafür, daß die Erde selbst sich neu gebären will, daß sie gewissermaßen ein Verpuppungsstadium durchmacht, aus dem sie sozusagen »runderneuert« wieder auferstehen wird. Wie könnte nun solch eine Runderneuerung aussehen und welche Indizien weisen darauf hin?

Auf jeden Fall wird eine verängstigte und gequälte Frau wie Gaia keine leichte Geburt zu erwarten haben, und jeder von uns sollte überlegen, auf welche Weise er ganz persönlich dazu beitragen kann, ihr die Entbindung von ihrem alten Selbst ein wenig zu erleichtern, denn wenn sie sich bei ihren Wehen aufbäumte, also der Kreisel Erde dabei ein wenig ins Trudeln käme ...?! Was eine Kontinentalplattenverschiebung größten Ausmaßes und innerhalb kürzester Zeit – auf Grund der Massenträgheit – bedeuten würde, kann sich auch ein relativ phantasieloser Mensch vermutlich plastisch vorstellen.

Bevor wir uns diesem neuen Thema zuwenden, bedarf es allerdings einer grundlegenden Erkenntnis über jene Wirkmechanismen, die bis auf den heutigen Tag dafür sorgen, daß sich der Mensch nicht vom Schmarotzer zum Symbionten wandeln kann.

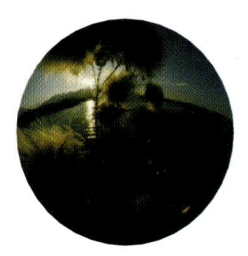

---

[33] MICKY REMANN: *Gaias neue Kleider,* in: *Gaia – das Erwachen der Göttin,* S.234 f.

Geld – die materialisierte Dynamis

*»Seht mir doch diese Überflüssigen! Reichthümer erwerben sie und werden ärmer damit.
Macht wollen sie und zuerst das Brecheisen der Macht, viel Geld, – diese Unvermögenden!«*

FRIEDRICH NIETZSCHE
(Also sprach Zarathustra)

Welches ist die Funktion des Geldes und was müßte im Hintergrund menschlichen Denkens eigentlich passieren, damit Gaia sich ein neues schöneres Kleid anziehen kann? Die Antwort ist so lächerlich einfach, daß man es schier nicht zu glauben gewillt ist.

Um zu begreifen, daß wahr ist, was am Ende dieser Betrachtungen herauskommt, müssen wir uns klar machen, was Geld eigentlich bedeutet und welche Funktion ihm innewohnt.

Obwohl es die Namensähnlichkeit vermuten läßt, kommt der Begriff Geld nicht von Gold, sondern von »gelten«. Gold und Silber als besonders schöne und gewichtige Edelmetalle bedeuteten ursprünglich einen Gegenwert für getauschte Waren. Man wählte Gold, weil es schön, schwer und unverrottbar ist. Als wertvoll gelten Dinge von langer Lebensdauer oder begehrte Kunstgegenstände von geringer Stückzahl. Im Prinzip könnte man genausogut Muscheln oder gelochte Kieselsteine als Geld benutzen, wie das bei bestimmten Südsee-Insulanern ja auch schon der Fall war. Heute wird der Einfachheit halber Geld auf Papier gedruckt. So weit, so gut. Wichtig ist eine andere Erkenntnis.

Wenn wir einem Stück Papier die Macht einräumen, lebensnotwendige Güter dafür einzukaufen oder uns durch seine Vergabe von einem Ort zum anderen bewegen können, ohne dafür unsere Beine benutzen zu müssen, dann muß hinter diesem Stück Materie eine Menge Energie verborgen stecken.

Nun ist es aber ein Grundgesetz, daß jedwede Energie nach dem kosmischen *panta rhei* die Tendenz hat, zu fließen und sich zu verwandeln. Was passiert, wenn wir den natürlichen Bewegungsdrang der uns durchströmenden Energie blockieren, können wir sehr schmerzlich am eigenen Leibe beobachten. Dann würgen wir in bestimmten Partien unseres Körpers die orgonotische Strömung ab, weil wir uns, erschreckt oder beleidigt durch Geschehnisse und Erfahrungen, für die unser Bewußtsein zu diesem Zeitpunkt nicht weit genug entwickelt war, in uns zurückziehen. In der Folge meldet uns ein Schmerz aus eben jener Körperzone, daß wir auf der Nabelschnur zur kosmischen *Dynamis* stehen, wie Altmeister HAHNEMANN die Lebensenergie nannte. Er sprach, wie wir wissen, von der »leidenden Lebenskraft als Ursache der Erkrankung«. Machen wir einen Lernschritt, bringen uns – auf die eine oder andere Weise – wieder in Fluß, so sind wir wieder gesund. Wo nicht, geraten wir tiefer in Stagnation und damit näher in Richtung Tod, denn Stagnation und Tod sind eins.

Nicht anders ist es mit Geld. Wenn dieses gleichbedeutend ist mit einer Art gefrorener Energie, dann kann seine Funktion nur sein, wieder in Fluß zu kommen, damit Bewegung entsteht. Hortet man Geld, so beginnt Stagnation. Warum häufen Menschen Geld an? In der Regel aus zweierlei Gründen. Einmal aus Angst um die persönliche Sicherheit in Notzeiten. Sodann, um Macht auszuüben. Wie wird Macht ausgeübt? Im weitesten Sinn durch eigennützige Einflußnahme auf die Weltgeschicke. Und wie geschieht das? Unter anderem, indem Geld gegen Zinsen an Minderbemittelte ausgeliehen wird, um mehr davon zurückzubekommen. Auf diese Weise werden die Reichen immer noch reicher und die Armen ärmer. Das herrschende Zinssystem beutet vor allem die Menschen der dritten Welt aus und verschuldet diese Länder mehr und mehr.

Die Idee des Geldes an sich ist eine gute und sinnvolle Sache. Es ist dieses Prinzip der Ausbeutung, was der eigentlichen Natur des Geldes als eines Tauschmittels zuwiderläuft, warum es mit den Menschen auf diesem Erdenrund, und deshalb auch mit Gaia, nicht vom Fleck geht. Was müßte geschehen? Sehr einfach: Eine völlige Abschaffung der Zinswirtschaft und eine Besteuerung derer, die Geld nicht in Umlauf bringen. Mit der prozentual ansteigenden Quellensteuer für die Reichen ist ein zaghafter Anfang in dieser Richtung gemacht.

Würden selbstlos auf das Wohl des Volkes bedachte Regierungen zum gegenwärtigen Zeitpunkt jedoch die Zinsforderungen gegen Null fahren, erhöbe sich auf Seiten der Banken sofort großes Wehklagen. Zwar wird die Lösung des Problems von diesen durchschaut, jedoch aus Eigennutz mit großer Eloquenz verschleiert. Außerdem stehen hinter den Banken die sogenannten grauen Eminenzen, welche die Mehrheit des Weltkapitals in Händen halten und deshalb von Eingeweihten für die geheime Weltregierung gehalten werden.

Eine beliebte Werbung der Banken heißt: »Lassen Sie Ihr Geld für sich arbeiten!« Wer aber hat jemals in seinem Leben Geld arbeiten sehen. Menschen arbeiten, Maschinen arbeiten. Geld wird lediglich umverteilt.

Geld ist also das materialisierte Homoion der Dynamis selbst. Es wohnt ihm eine potentielle Energie inne, die danach strebt, Dinge in Bewegung zu setzen. Würde man diese Dynamis des Geldes, ihrem Wesen entsprechend einsetzen, so könnte Gaia inklusive ihrer Wüstengebiete in wenigen Jahrzehnten zum Erblühen gebracht werden.

MARGRIT KENNEDY ist eine promovierte Architektin und Städteplanerin, seit 1972 betraut mit Forschungsprojekten für das Schulbau-Institut der Länder (Berlin) und die UNESCO in vielen Ländern Europas sowie in Nord- und Südamerika. Sie war jahrelang Leiterin des Forschungsbereichs Energie und Ökologie und baute Ende der achtziger Jahre unter anderem eine Munitionsfabrik-Siedlung zu einem ökologischen und spirituellen Gemeinschaftswohnheim um. Anläßlich einer Konferenz vom 20. bis 27. Mai 1990 in Todtmoos im Schwarzwald hielt sie einen Vortrag zur *Ökonomie der Ökologie*. Margrit Kennedy weiß, wovon sie spricht, wenn sie auf die Lösung des Geldproblems hinweist:

»Versucht man sie jedoch umzusetzen (Anm.: die Lösung) und ein besseres Geldsystem zu schaffen, begreift man auch das zentrale Problem, denn dieser Versuch wird zum Spiegel des Verhältnisses des Menschen zu sich selbst und zu seiner Umwelt, der Unfähigkeit, den Grundsatz ›Liebe deinen Nächsten wie dich selbst‹ endlich ernst zu nehmen.«[34]

Margrit Kennedy weist darauf hin, daß heutzutage 80 Prozent der Bevölkerung mehr an Zinslasten zu tragen haben, als sie selbst durch Zinsen einnehmen. Bei 10 Prozent der Menschen ist dieses Verhältnis ungefähr ausgeglichen, wohingegen das letzte Zehntel beträchtlich profitiert. Aber nicht einmal das wäre wirklich problematisch. Das eigentliche Desaster entsteht durch die letzten 0,000001 Prozent, denen allein in Deutschland ungefähr 80 Einfach-Milliardäre angehören. Gemäß einer Untersuchung der Zeitschrift *Forbes* müßten etwa 450 000 Arbeitnehmer mit ihren gesamten Nettoeinnahmen zur Kasse gebeten werden, um bei einem geschätzten Zins von 6% die Zinseinnahmen dieser Schmarotzer abzudecken.
Noch katastrophaler wirkt sich das Zinssystem auf die Entwicklungsländer aus: »Zwei Millionen Dollar Zinsen bekommen wir, die reichen Länder, täglich von den ärmsten Menschen dieser Welt«, weiß Margrit Kennedy. Wir sprechen vom finsteren Mittelalter weil die Leute damals den »Zehnten« dessen abgeben

---

[34] Vergleiche auch MARGRIT KENNEDY: *Geld ohne Zinsen und Inflation. Ein Tauschmittel, das jedem dient.* (Ohne Verlagsangabe).

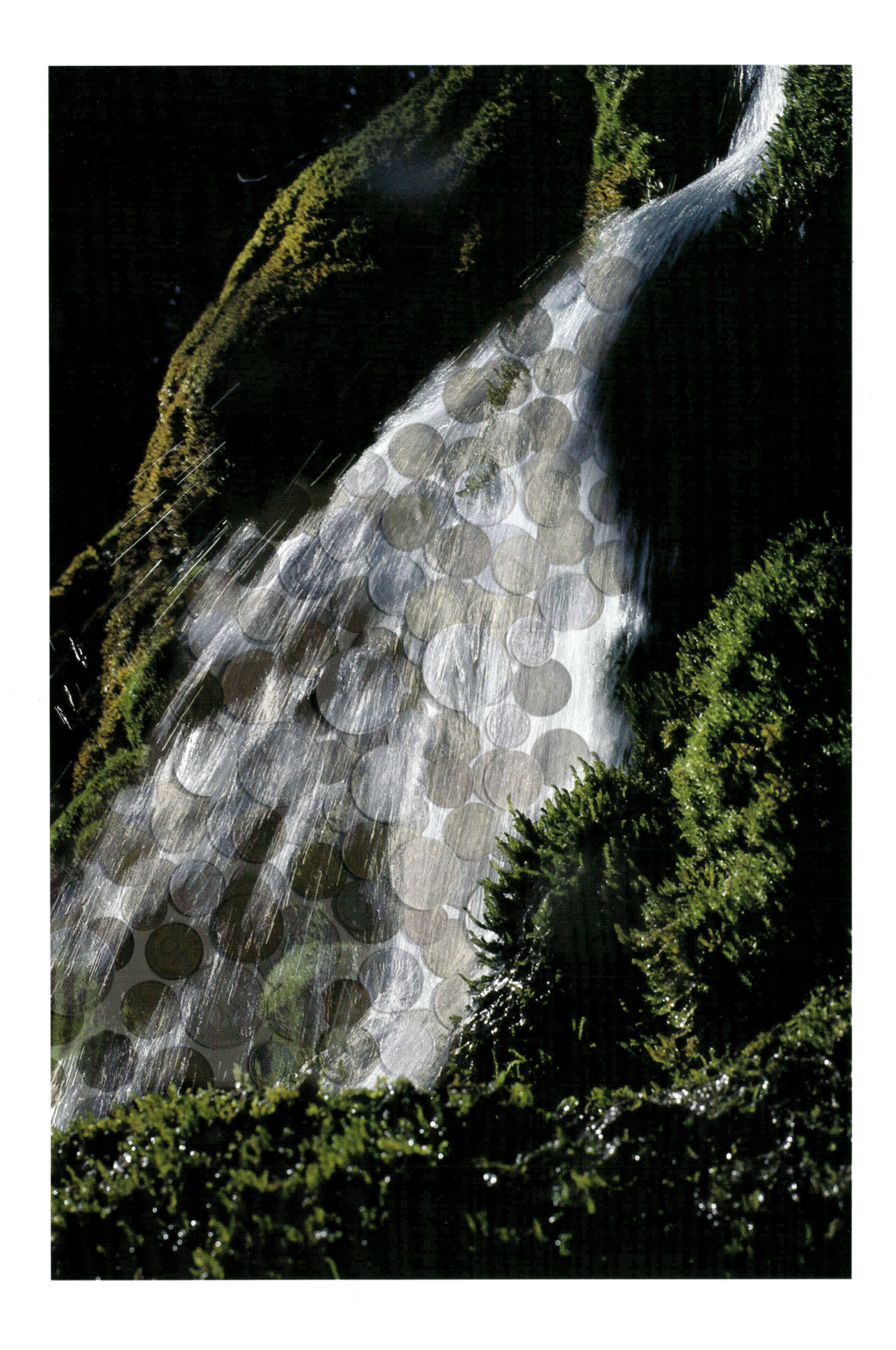

mußten, was sie einnahmen. Heute ist aus diesem zehnten Teil bereits die Hälfte geworden, ohne daß das von den meisten Menschen überhaupt realisiert wird. Dabei sind die Reichen keineswegs die Bösen. Sie durchschauen oftmals genauso wenig wie der einfache Arbeiter die Tücken unseres geltenden Geldsystems:

»In absoluten Zahlen werden in der Bundesrepublik 400-600 Millionen Mark pro Tag von denen, die arbeiten, an jene, die Geld besitzen, umverteilt ... Wir sagen:›Geld regiert die Welt‹. In diesem Sinne leben wir hier und heute nicht in einer Demokratie, sondern in einer Oligarchie.[35] Unsere demokratischen Wahlen und unser Grundgesetz sind angesichts der Macht des Geldes in den Händen von wenigen Menschen, die nicht demokratisch legitimiert entscheiden, im Grunde genommen eine Farce ... Das probate Mittel, das von allen Ländern ergriffen wird, um die Schere zu schließen, heißt, mehr Geld drucken, und das bedeutet Inflation, ... eine weitere Steuer, die die Menschen dadurch bezahlen, daß ihr Geld entwertet wird.

Alles, was wir machen müssen, um die Zinsen abzuschaffen und trotzdem sicherzustellen, daß Geld im Umlauf bleibt, ist, daß die Leute eine kleine ›Parkgebühr‹ dafür zahlen, wenn sie an ihrem Geld festhalten. Statt etwas für ihr Geld zu bekommen (Zins), zahlen sie eine Nutzungsgebühr, wenn sie es nicht weitergeben.

Leute, die sich Geld leihen wollen, zahlen auch keine Zinsen, sondern nur die Arbeit der Bank plus eine Versicherungsprämie für den Fall, daß der Kredit nicht zurückgezahlt wird. Das ist zusammen ungefähr 1,5% der Kreditkosten. Es würde sich nicht viel ändern, die Banken würden ihre Funktionen nach wie vor ausüben, nur: Der Kreditnehmer zahlt keine Zinsen für seinen Kredit, und der Sparer kriegt keine Zinsen für sein Geld. Allerdings steht jetzt die Bank unter dem Zwang, das Geld wieder in Umlauf zu geben, denn sie würde auch mit 0,5 Prozent Negativzins belastet werden, wenn das Geld auf den Sparkonten ihrer Anleger bei ihr liegenbleibt.«[36]

Daß dieses System funktioniert, bewies bereits in den dreißiger Jahren des 20. Jahrhunderts die Gemeinde Wörgl im österreichischen Vorarlberg. Ein aufgeweckter Bürgermeister hatte damals erfolgreich versucht, die Ideen eines Mannes namens SILVIO GESELL in die Tat umzusetzen, der im Jahre 1916 erstmals ein Buch unter dem Titel *Die natürliche Wirtschaftsordnung* veröffentlicht hatte.[37] Nach Zustimmung seiner Gemeinde brachte der Stadtrat 32 000 »Freie Schillinge« – also zinsfreies Geld – in Umlauf. Dieses Geld wurde durch den gleichen Betrag an österreichischen Schillingen bei der Bank abgedeckt:

Die Gemeinde arbeitete derart erfolgreich mit diesem Geld, daß sich innerhalb eines Jahres an die 300 weitere Gemeinden für dieses Modell interessierten, woraufhin die Österreichische Nationalbank ihr Monopol gefährdet sah und jede weitere Bestrebung in dieser Richtung zu unterbinden verstand. Die Chance für ein größeres Experiment dieser Art wurde damit vergeben.

Margrit Kennedy verweist auch auf das sogenannte Brakteatengeld, das es im Mittelalter zwischen dem zwölften und fünfzehnten Jahrhundert gab. Es bestand aus Gold- und Silbermünzen, deren Wert von den Landesfürsten ein- bis dreimal pro Jahr um bis zu einem Drittel beschnitten wurde. Das brachte die Leute dazu, in soliden Immobilien und schönen Kunstgegenständen zu investieren, anstatt Geld zu horten. Es kam kaum zu kriegerischen Auseinandersetzungen in dieser Zeit und deutsche Kunst und Kultur erlebten eine Hochblüte. Das Geschenk dieser Art von Geldwirtschaft haben jedoch die damals lebenden Menschen gar nicht verstanden und so wurde es nach drei Jahrhunderten wieder aufgegeben.

---

[35] Die Herrschaft weniger; aus griech.: *oligo* = »wenig« und *archein* = »herrschen«.
[36] Aus SUSANNE G. SEILER (Hg): GAIA – *das Erwachen der Göttin,* S. 215 ff., Aurum-Verlag, Braunschweig, 1991.
[37] Dieses Buch wurde im Jahr 1949 in Lauf bei Nürnberg letztmals neu aufgelegt und ist vermutlich nur noch antiquarisch über Suchanzeige aufzuspüren. Wer sich heute für diese Ideen näher interessiert, lese BINSWANGER, HANS CHRISTIAN: *Die Magie des Geldes – Deutung und Kritik der modernen Wirtschaft,* Stuttgart 1985, oder CREUTZ, HELMUT, SUHR, DIETER und ONKEN, WERNER: *Wachstum bis zur Krise – drei Aufsätze,* Berlin 1988.

Im Wissen darum, daß der Zins den sozialen Organismus zerstört, haben auch die großen Religionsführer, diesen immer verdammt. Wo – wie bei den Juden – ein solcher eingeführt war, wurde er alle sieben Jahre, automatisch annulliert. Das war dann das »Jubeljahr«.

Ein weiterer Irrglaube entspringt der Idee, man könne der Inflation begegnen, indem man mehr Geld druckt und in Umlauf bringt. Doch ist das Augenwäscherei, denn dieses Vorgehen gleicht einer Suppressionstherapie in der Medizin. Man behandelt das Symptom und unterdrückt die Krankheitsursache. Also passiert das Gegenteil von dem, was man sich wünscht. Um ein anschauliches Bild zu liefern: Ein luftgefüllter Ballon gewinnt keine Levitationsenergie dadurch, daß wir sein Volumen erhöhen. Er wird höchstens platzen. Genau das aber sagt das Wort Inflation aus. Es leitet sich her von dem lateinischen Wort *inflare,* was soviel heißt wie »aufblasen, anschwellen lassen«. Margrit Kennedy bringt es auf den einfachen Nenner:

»Das bedeutet, daß Inflation nichts anderes ist als eine weitere Steuer, die die Menschen dadurch bezahlen, daß ihr Geld entwertet wird. Es wird nur nicht Steuer genannt, und wenn Bankfachleute sagen, wir hätten zur Zeit eine hohe Inflationsrate oder der Zinssatz gehe rauf, klingt das so, als wäre es ein unabwendbares Naturereignis, und es würde ein Gewitter über uns kommen. Dabei sind Zinssatz und Inflationsrate die Mechanismen, mit denen die Wirtschaft bewegt werden kann, und ebenso wie das Geld vollkommen künstliche, vom Menschen erfundene Werkzeuge, die auch von uns – und nur von uns – verändert und verbessert werden können.«[38]

Fazit: Es wäre allerhöchste Zeit, das Gesetz des *Panta Rhei* im Hinblick auf den Fluß des Geldes anzuwenden. Ohne die Dynamis des Geldes im ursprünglichen Sinn dieses Wortes keine Gesundung der Weltwirtschaft.

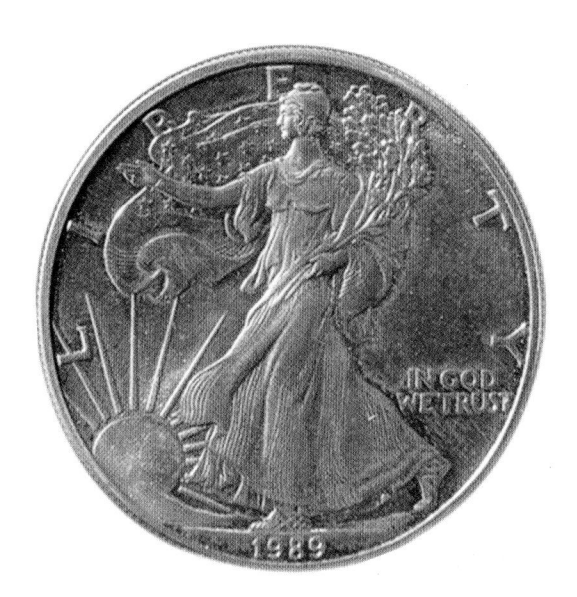

---

[38] Aus *Die Ökonomie der Ökologie* in *Gaia – Das Erwachen der Göttin,* S. 219.

*»Ich liebe alle Die,
welche wie schwere Tropfen sind,
einzeln fallend aus der dunklen Wolke,
die über den Menschen hängt:
sie verkündigen, daß der Blitz kommt,
und gehn als Verkündiger zu Grunde.*

*Seht, ich bin ein Verkündiger des Blitzes
und ein schwerer Tropfen aus der Wolke:
dieser Blitz aber heißt Übermensch. –*

*Und wahrlich, lange muß als
schweres Wetter am Berge hängen,
wer einst das Licht der Zukunft
zünden soll! – «*

FRIEDRICH NIETZSCHE
(Also sprach Zarathustra)

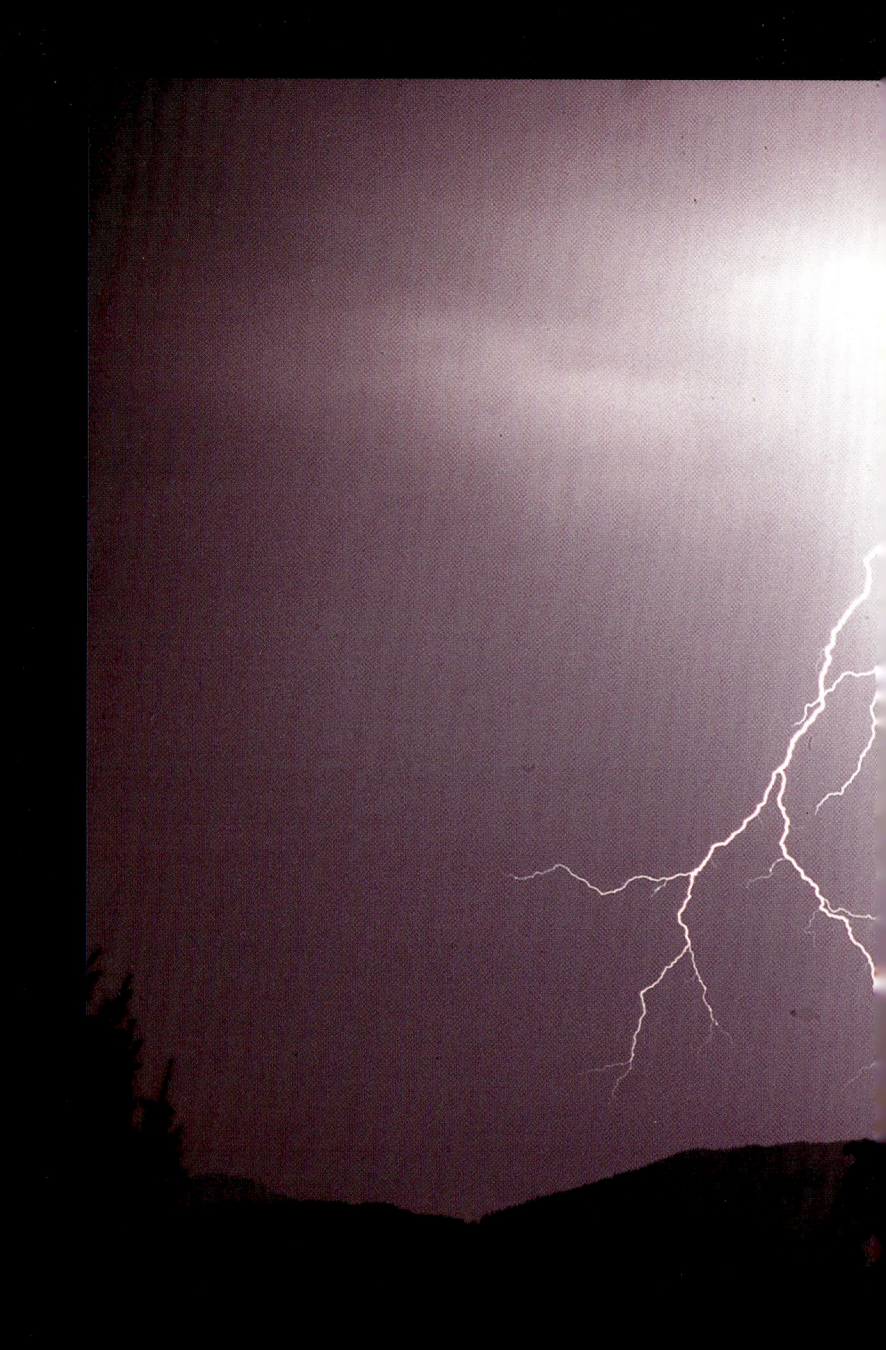

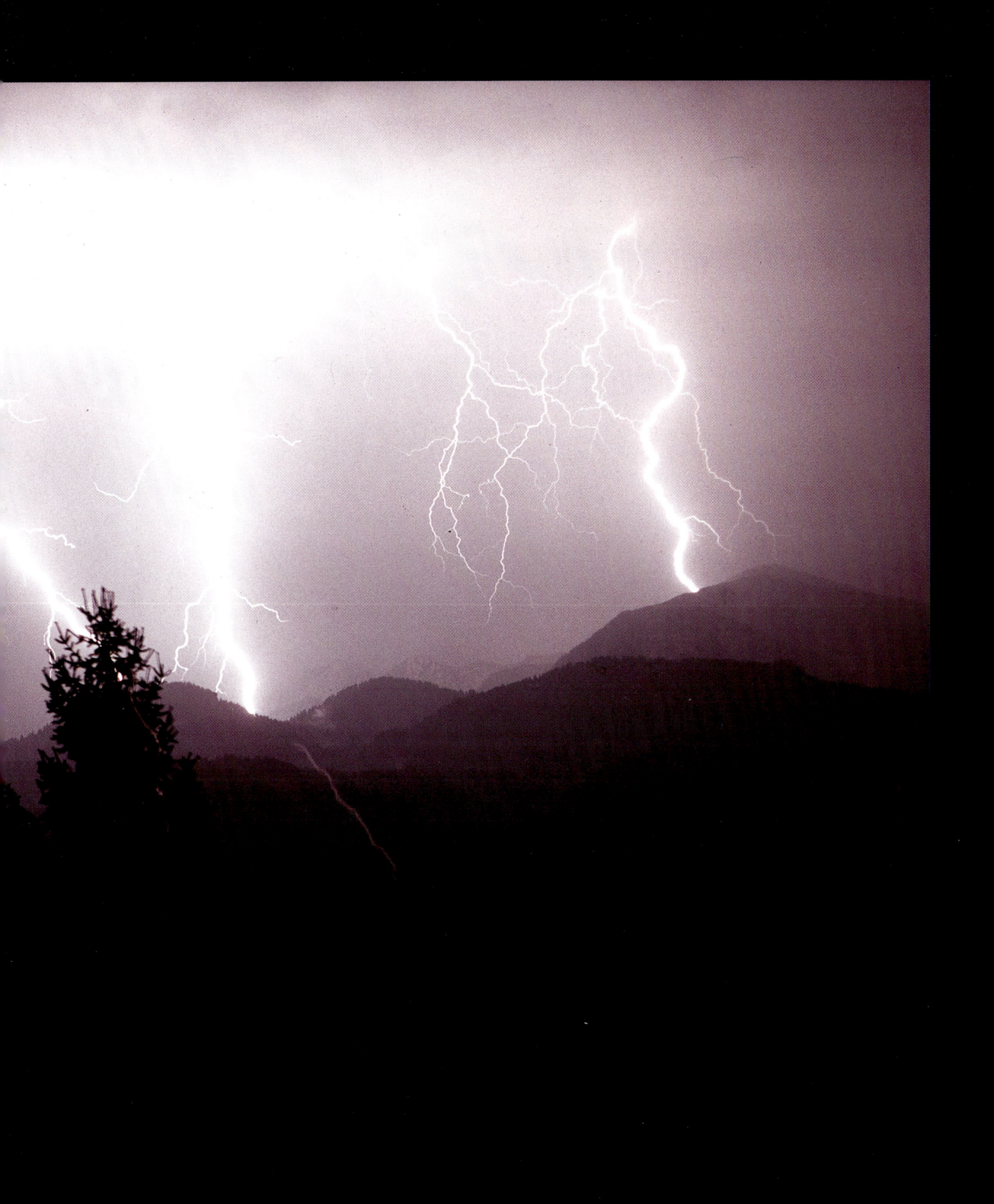

Die zu erwartenden geophysikalischen Veränderungen

»Siehe die Guten und Gerechten!
Wen hassen sie am meisten? Den, der zerbricht ihre Tafeln der Werthe,
den Brecher, den Verbrecher: – das aber ist der Schaffende.«

FRIEDRICH NIETZSCHE
(Also sprach Zarathustra)

Wenden wir uns nun den Vorgängen zu, die Gaia gegenwärtig selbst produziert.

1. Aufgrund der gesteigerten »Stoffwechselprozesse« des Organismus Erde erhöht sich auch ihr elektromagnetischer Pulsschlag, die sogenannte *Schumann-Frequenz*.[39] Sie entsteht, indem der gigantische Kondensator Erde, in seinem Inneren Elektrizität speichert und in Form von Blitzen wieder abgibt, welche dann dem Erdfeld ein Schwingungsmuster aufprägen.

Diese Schwingungsrate der Erdfrequenz betrug vor einigen Jahrzehnten noch konstant 7,8 Hertz. In den 80er Jahren erhöhte sie sich kontinuierlich auf 8 Hertz und erreichte inzwischen bereits den Wert von 8,6 Hz. Es scheint, als ob dieser »Erd-Puls« sich in dem Maß beschleunigt, wie unser Planet in einer Art Fieber liegt. Es sieht gegenwärtig so aus, als strebe er mit zunehmender Geschwindigkeit einer neuen Konstante von 13 Hz entgegen.[40]

Da sich die Frequenzmuster aller biologischen Zellen nach dem ihnen von der Erde vorgegebenen Schrittmacher richten, trachten also derzeit sämtliche Systeme danach, sich der Steigerung der Schwingungsrate anzupassen. Somit wären bereits einige der vorgenannten Störungen im Gesellschaftsleben wie auch im körperlichen Wohlbefinden Einzelner erklärbar. Dabei können sich beispielsweise ausgesprochene Schwächephasen mit einer Neigung zu Depressionen, leichten Schwindelanfällen und erhöhter Schlafsucht mit solchen von gesteigerter Antriebskraft in Verbindung mit gleichzeitiger Schlaflosigkeit abwechseln.

Es wird großer Geschmeidigkeit bedürfen, um die Überprägung mit dem neuen, vermutlich weiterhin ansteigenden Rhythmus des Erdtakts unbeschadet zu überstehen. Loslassen von Althergebrachtem und Hingabefähigkeit an das Neue werden gefordert sein. Wer das schon jetzt und in der Folge übt, kann in der Akutphase der Umstellung anderen als Lehrer dienen.

2. Die Geschwindigkeit der Erdumdrehung nimmt ab. Sie hat sich in den vergangenen Jahrzehnten um ein geringes verlangsamt, sodaß die nach ihr eingestimmten Cäsium-Atomuhren in Boulder, Colorado/USA bis-

---

[39] So benannt nach Prof. SCHUMANN, der diese Erdschwingung im Jahr 1952 entdeckte. NIKOLA TESLA hat, – so BRADEN –, diese Frequenz jedoch schon vor ihm, im Jahre 1899 während seiner Forschungen in Colorado Springs genutzt.

[40] Die Veränderung dieses Pulsschlags scheint wie alle anderen Funktionen des Lebendigen, der sogenannten »FIBONACCI-Reihe« zu folgen, einem Zahlencode, der sich entwickelt, wenn man 1 mit sich selbst addiert und im weiteren Verlauf das Ergebnis zur nächsthöheren Ausgangszahl dazurechnet, also 1+1=2, 1+2=3, 2+3=5, 5+3=8, 8+5=13 usw. Teilt man nun ein Resultat durch das nächsthöhere, so ergibt sich in jedem einzelnen Fall eine Konstante von rund 0,618. Es ist dies die Zahl des »Goldenen Schnitts«, welcher hinter allem organischen Leben sichtbar wird. Man kann sich des Eindrucks kaum erwehren, daß GREGG BRADEN Recht hat, wenn er annimmt, daß auch der Wandel der Schumann-Frequenz dieser Gesetzmäßigkeit folgen wird.

her schon 3 mal korrigiert werden mußten. Das will sagen, wir haben jetzt etwas längere Tage und Nächte. Tendenz rapide steigend. Es könnte der Schluß gezogen werden, daß die Rotation in nicht allzu ferner Zeit gänzlich zum Stillstand kommt. Den Weissagungen zufolge rund drei Tage und Nächte lang. Das heißt, für die Dauer von 72 Stunden befindet sich sodann die eine Hälfte der Erde im gleißenden Sonnenlicht, während auf der anderen Seite Nacht herrscht.

Das entspricht den übereinstimmenden Voraussagen der alten Mysterienschulen, den Tafeln des THOT[41] – (denen in Kurzfassung die Aussagen der 7 Hermetischen Prinzipien entsprechen) – sowie dem Kalendarium der Maya-Kultur[42] und den Prophezeiungen der Hopi-Indianer, die erstmals anläßlich einer Kongregation der Stammes-Ältesten im Jahr 1979 der Weltöffentlichkeit offeriert wurden.

Bei seiner Suche nach Belegen für ein ähnliches Phänomen in grauer Vorzeit, stieß BRADEN auf das Buch *Versunkene Reiche* von ZECHARIA SITCHIN, mit Berichten der Andenbewohner Perus, wonach es solch eine ungewöhnliche 20 Stunden anhaltende »Nacht ohne Morgendämmerung« etwa um 1394 v. Chr. gegeben haben soll. Wenn es sich dabei wirklich um einen Stillstand der Erde gehandelt haben sollte, mußte es, – so folgerte Sitchin – auf der entgegengesetzten Seite des Globus zur gleichen Zeit einen ebenso langen Tag gegeben haben. Von solch einem Ereignis, – das Bibelforscher auf das Jahr 1393 v. Chr. datieren –, wird tatsächlich im Buch Josua, Vers 10/12,13 berichtet, wo es heißt:

»Damals redete Josua mit dem HERRN an dem Tage, da der HERR die Amoriter vor den Kindern Israel dahingab, und er sprach in Gegenwart Israels: Sonne, steh still zu Gibeon, und Mond, im Tal Ajalon! Da stand die Sonne still und der Mond blieb stehen, bis sich das Volk an seinen Feinden gerächt hatte. Ist dies nicht beschrieben im Buch des Redlichen? So blieb die Sonne stehen mitten am Himmel und beeilte sich nicht, unterzugehen fast einen ganzen Tag. Und es war kein Tag diesem gleich, weder vorher noch danach, daß der Herr so auf die Stimme eines Menschen hörte; denn der HERR stritt für Israel.«

In dieser Zeitspanne der Aufrechterhaltung des Null-Punkts, kommen alle Funktionen des Erdballs und seiner Lebewesen zur Ruhe. Es wird vermutet, d.h. die Prophezeiungen sprechen davon, daß dem Gesetz des Rhythmus zufolge die Erde dann im gegenläufigen Sinn zu drehen anheben wird, sodaß wir die Sonne im Westen aufgehen sehen.

Braden nimmt sogar an, daß die Hopi-Vision vom Aufgang einer zweiten Sonne, dem »blauen Stern«, durch Entzündung des Gasgiganten Jupiter nicht auszuschließen ist.

Zusätzlich steht zu erwarten, daß sich während der genannten Vorgänge auch die Neigung der Erdachse um ein geringes verändern wird, sodaß wir eine Verlagerung der bisher bekannten Klimazonen erleben werden.

3. Je langsamer die Erde sich dreht, umso mehr nimmt auch das magnetische Feld ab. Rutengeher, welche die magnetischen Feldlinien bei ihren Messungen mit einbeziehen, berichten schon längere Zeit von unkalkulierbaren Einbrüchen des Feldes. Die Untersuchungen der Geologen lassen erkennen, daß die Stärke des Magnetfeldes im Verlauf der letzten 2000 Jahre um etwa 5 Prozent während eines Jahrhunderts abgenommen hat.

---

[41] THOT = der altägyptische Gott des Mondes, der Weisheit und Schreibkunst. Bildliche Darstellungen zeigen ihn meist als einen Menschen mit dem Kopf eines Ibis.
[42] Vergl. hierzu JOSÉ ARGUELLES: *Der Maya-Faktor*

Um seine These weiter zu stützen, weist Braden auf den Geophysiker ALLAN COX von der Stanford University hin. Eine Hochrechnung von dessen Meßergebnissen aus den 70er Jahren läßt erwarten, daß der Magnetismus der Erde um das Jahr 2000 herum, gänzlich gegen Null gehen könnte. Während des angenommenen 72-Stunden-Stillstands der Erde wäre dann das Magnetfeld vollkommen in sich zusammengefallen. Es baut sich aber beim Wiedereinsetzen der Erdrotation in entgegengesetzter Richtung, erneut auf.

Die alles bewegende Kraft der *Dynamis* bleibt auch, wie bereits durch Lord KELVIN[43] postuliert und inzwischen durch die Quantenmechanik bestätigt, in einem Vakuum und ohne elektromagnetisches Feld erhalten. So wird in dieser Zeit fast völliger Ruhe eine gigantische Neujustierung aller von der Erde abhängigen Energiefunktionen vor sich gehen, welche sich dabei den vorgegebenen erhöhten Frequenzen anpassen.

Der nachfolgenden Rotations-Umkehr zufolge, wird sich ein magnetischer Südpol dort ausbilden, wo wir jetzt den Nordpol haben. Wie WILHELM REICH nachgewiesen hat, ist auch der Magnetismus als Funktion der Lebensenergie, also der orgonotischen Strömung bzw. der *Dynamis* HAHNEMANNS anzusehen. In jedem Fall erstellt er sich – ebenso wie zum Elektronenfluß in einem elektrischen Leiter – im 90°-Winkel zu dieser Primärenergie.

Bei einer Umkehr der Erdumdrehung würde natürlich auch der Energiefluß des Orgon und der Strom der Elektronen im gleichen Sinn mit dieser verlaufen.

Vergessen wir auch nicht, daß durch die immer noch anhaltenden nuklearen Versuche das die Erde umgebende Orgonfeld ständig neue Irritationen erfährt, wodurch das hiervon abhängige Magnetfeld zusätzlich geschwächt wird. Luftverschmutzung, Elektrosmog und Überwärmung der Atmosphäre durch Verbrennung fossilen Materials sorgen für eine automatische Gegenregelung durch die Dynamis (das Orgonfeld), mit der Folge zunehmender Wirbelstürme, welche für Abkühlung sorgen. Gaia versucht auf diese Weise ihr Fieber zu regulieren.

Wer all diese Annahmen mit einem Handstreich abtun und ins Reich der Phantasie verweisen möchte, muß es sich gefallen lassen, auf bestimmte diesbezügliche Untersuchungen von Geologen hingewiesen zu werden. Anhand von Strukturuntersuchungen von Lavamineralien und der Messung ihres Alters mittels der Radiocarbonmethode glauben die Wissenschaftler erkennen zu können, daß Polsprünge in unregelmäßigen Abständen von jeweils einigen zigtausend Jahren stattfinden. Zuletzt – und das läßt sich mit ziemlicher Sicherheit konstatieren –, hat solch ein Ereignis vor ca. 13 200 Jahren stattgefunden.

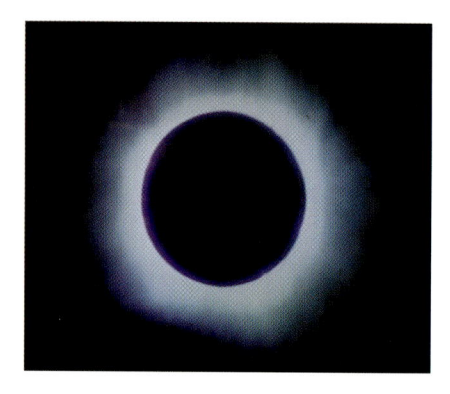

---

[43] Der schottische Physiker WILLIAM THOMSON (1824-1907) wurde im Jahr 1892 wegen bahnbrechender Erfindungen geadelt und ging als LORD KELVIN in die Geschichte ein. Vor allem seine Erkenntnisse über das Wirbelatom erschütterten die überkommene Sichtweise von der Materie. Vergleiche: *Wissenschaft der Götter – Zur Physik des Übernatürlichen* von DAVID ASH und PETER HEWITT, Verlag Zweitausendeins, Frankfurt

Die unmittelbaren Folgen der Frequenzsteigerung für den Menschen

*»Und sie wurden wieder lebendig und herrschten mit Christus tausend Jahre.
Die übrigen Toten wurden nicht lebendig, bis die tausend Jahre vollendet waren.
Dies ist die erste Auferstehung.«*

DIE OFFENBARUNG DES JOHANNES 20/4

An der chemischen Zusammensetzung unseres Planeten, der sich im wesentlichen auf der Basis von Kohlenstoff und Silizium aufbaut, wird sich nichts verändern. Durch den Anstieg seiner Grundfrequenz von bisher rund 8 Hz auf vermutlich 13 Hz werden jedoch Gedankenstrukturen niederer Schwingungsrate nicht länger existenzfähig sein und in sich zusammenbrechen. Das heißt, der Mensch wird in einer nie dagewesenen Weise provoziert werden, sich mit seinen von ihm selbst aufgebauten Elementalen[44], negativen Schöpfungen, kurz: seinen Schattenanteilen – im wahrsten Sinn des Wortes – »aus-einander-zu-setzen«.

Nach der »großen Reinigung« durch ein verändertes Denken und Fühlen wäre dann der Weg frei für eine »Auferstehung« in die nächsthöhere Dimension für all diejenigen, welche die Anpassung zu ertragen gewillt sind. Sollte sich die Entwicklung weiterhin in der schon begonnenen Weise vollziehen, käme das einer kollektiven Initiation in das Christus-Bewußtsein gleich, das heißt, eine Ausgewogenheit von Geist, Seele und Körper, bei gleichzeitig erhöhter Fähigkeit zu magischer Bewußtheit und Schöpferkraft.

Das Training einer Reinheit des Denkens scheint allerdings vor In-Kraft-Treten dieses Zustands angebracht, ja geradezu notwendig, denn proportional zur Verminderung des Magnetismus, wachsen die Fähigkeiten zur spontanen Umsetzung von Gedanken, Wunschvorstellungen und Ängsten an. Die materielle Ernte einer geistigen Saat wird sehr viel schneller zur greifbaren Realität. Ein hoher Magnetismus bildet also gewissermaßen einen Schutzschild gegenüber zu schneller Verwirklichung von Ideengut.

Deshalb waren die alten Mysterienschulen bemüht, innerhalb ihrer Einweihungsstätten durch Anwendung der heiligen Geometrie und das Wissen um Resonanzeffekte besonders gestaltete und ausgestattete Kammern zu schaffen, in denen ein niedriger Magnetismus oder gar eine Nullpunkt-Zone herrschte. Der Novize konnte darin die direkte Konfrontation mit den von ihm erzeugten geistigen Mustern, – seinen Elementalen – und ihren Auswirkungen auf ihn selbst in Erfahrung bringen. Er bewegte sich dabei in einem Grenzbereich zwischen Licht und Finsternis und lernte mit beiden Bereichen angstfrei umzugehen. Hatte er das gemeistert, so konnte er seine gesamte Energie darauf verwenden, willentlich seine inneren Strukturen bis in die Gene hinein zu verändern. Auf diese Weise betrat er das Reich der Dauer und enthob sich damit der Sterblichkeit.[45]

---

[44] Der Begriff geht zurück auf den cypriotischen Geistheiler STYLIANOS ATESHLIS, kurz DASKALOS genannt. Er bezeichnet wiederholte Gedankenformen, welche durch emotionale Aufladung Gestalt im psychonoetischen Raum annehmen.

[45] Die Königskammer der Großen Pyramide von Gizeh, und darin speziell der *Sarkophag,* das »fleischfressende« Behältnis aus einem einzigen Stück Rosenquarzgranit. Dieser diente bei den Ägyptern ursprünglich nicht als Grab, sondern war Initiationsstätte, innerhalb derer der Adept bei seiner letzten Einweihung für 72 Stunden in totaler Selbstkonfrontation und durch einen Deckel von der Umwelt abgeschottet, verbleiben mußte. Die Grundschwingung der Kammer entspricht dem »Kammerton« A. Nach erfolgreich bestandener Prüfung in dieser Klausur auf engstem Raum war der Eingeweihte fortan nicht mehr dazu verdammt, durch das Tor des Todes zu gehen. Er hatte eine Schwingungsebene erreicht, in der sein Organismus fähig war, dem Verfall seiner Zellen durch den Zahn der Zeit zu widerstehen.

Auf der körperlichen Ebene befindet sich das Zentrum des gestaltenden Willens und der mit Information beladenen Wellen an der hinteren Basis des Gehirns im Gebiet der *Medulla Oblongata,* die in direktem Kontakt zum Rückenmarkskanal steht. PARAMAHANSA YOGANANDA spricht von ihr als dem »Mund Gottes«.

Während der globalen dreitägigen Ruhephase werden – so es denn wirklich dazu kommen sollte – die Menschen in einem Zustand innerer Einkehr verharren, welche einerseits zu Depressionen, teilweisen Absencen, und psychosomatischen Ausnahmezuständen führen kann, andererseits aber starke Gefühle der Liebe und Alleinigkeit mit der Schöpfung freisetzen wird. Dabei kann die erhöhte Grundfrequenz der Erde zu einer beschleunigten Erweckung des Herzchakras und der inneren und äußeren Auferstehung führen, was auch als Aufstieg in die 4. Dimension oder als »Weisheit des fühlenden Herzens« bezeichnet wird:

»Viele Menschen werden mit ihren Ängsten konfrontiert werden, wenn sie beobachten, wie plötzlich bereits Erleuchtete vor ihren Augen verschwinden.[46] Jeder hat sich in vielen Inkarnationen auf den Moment der Auferstehung vorbereitet. Doch wenn er eintritt, hat man keine Zeit zum Überlegen und für Rücksichten auf andere. Die neuen kosmischen Töne werden die Energiefelder derjenigen, die im entsprechenden Augenblick zur Aufnahme der neuen Klänge bereit sind, sehr schnell in Bewegung bringen. Raum für Unentschlossenheit bleibt nicht.«

Im 1. Brief des PAULUS an die Korinther (15/51), liest sich das folgendermaßen:

»Siehe, wir werden nicht alle entschlafen, wir werden aber alle verwandelt werden; und dasselbe plötzlich, in einem Augenblick, zur Zeit der letzten Posaune.«

Nach erfolgter Umstrukturierung der formgebenden geistigen Matrizen kommt der Zustand, von dem hier die Rede ist, der Neugeburt auf einer höheren Seins-Ebene gleich. Das »Erwachen«, von dem so oft gesprochen wird, macht sich dann tatsächlich als ein Zustand gesteigerter Wach- und Bewußtheit bemerkbar, in dem die bisher ungenutzten Areale unseres »Gehirns« in Aktion zu treten beginnen, was uns sodann erst das Gefühl vermitteln wird, »Voll-Ständigkeit« erlangt zu haben:

»Der Mensch ist in einem Prozeß der Veränderung hin zu Formen des Lichts, die nicht von dieser Welt sind; er wächst mit der Zeit in die Formlosigkeit hinein auf der Ebene eines höheren Zyklus. Wisse, du mußt formlos werden, bevor du eins wirst mit dem Licht.«[48]

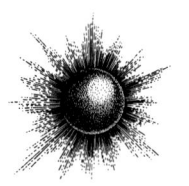

---

[46] (in die vierte Dimension; der Übersetzer)
[47] GREGG BRADEN: *Das Erwachen der neuen Erde,* S. 94.
[48] Die Smaragd-Tafeln von THOT, Tafel 8.

Die unmittelbaren Folgen der Frequenzsteigerung für die Technik

Im Verlauf des vermuteten 72 Stunden währenden Stillstands unseres Planeten gingen fürs erste alle technischen Errungenschaften, die nicht mit der neuen Grundschwingung des Erdballs in Resonanz treten können, zu Bruch, was einer Selbstheilung des Lebewesens Erde gleichkäme:

»Alle elektrischen und magnetischen Technologien, die auf dem Fluß von Elektronen basieren, werden nicht mehr funktionieren. Der Grund hierfür: Die modernen Technologien entstanden auf der Grundlage, daß sich Elektronen mit einer konstanten Geschwindigkeit in bestimmter Richtung durch einen Leiter bewegen. Nach dem Polsprung kann die herkömmliche Elektrizität jedoch nicht mehr funktionieren, weil sich der Richtungsfluß dieser Elektronen ebenfalls ändert. Verbrennungsmaschinen, herkömmliche Energiesysteme, Computer, Rundfunk und Fernsehen werden ihren Dienst versagen, da die physikalisch-geologischen Voraussetzungen dafür fehlen werden. (Deshalb wird in Workshops bereits über die technischen Möglichkeiten diskutiert, die auf einer Nutzung der Erdresonanzfrequenz basieren).«[49]

Und an anderer Stelle:
»Alle Materie, die keine Resonanz mehr findet, wird sich in die elementaren Bestandteile auflösen. Dazu werden, wie erwähnt, alle künstlichen Verbindungen, die unter hohem Druck und mit unnatürlichen Temperaturen von Menschenhand erzeugt worden sind, gehören. Das ist die endgültige Heilung der Erde.«[50]

In dem ehemals verlorengegangenen biblischen Buch HENOCH, in welchem dieser METHUSALEM gegenüber von seinen Visionen spricht, heißt es:

»Und alles, was auf Erden je geschaffen wurde, wird zu seiner Zeit vergehen ... In diesen Tagen werden die Früchte der Erde nicht zu ihrer Zeit reifen ... Der Himmel wird stillstehen. Der Mond wird seine Gesetze ändern und nicht zu gewohnter Zeit erscheinen.«

Diese wenigen Hinweise mögen genügen und lediglich zum Nachdenken anregen. Wenden wir uns noch einem weiteren Phänomen zu, das mit der Wandlung der Erde in Zusammenhang zu stehen scheint. Betrachten wir es aus einer gleichsam »medizinischen Metaposition« heraus, so können wir ihm die Überschrift geben:

Die Kornkreise als homöopathische Stimulatoren der Evolution

Auch wenn die etablierte Wissenschaft sich immer noch davon distanziert, so häufen sich doch die Beweise, daß unsere Erde nicht erst seit Jahrhunderten, sondern sogar seit Jahrtausenden von unterschiedlichen außerirdischen – oder zumindest überirdischen – Intelligenzen besucht wird, die ihre mehr oder weniger auffälligen Spuren hier hinterlassen.

---

[49] GREGG BRADEN: *Das Erwachen der neuen Erde,* S. 83
[50] GREGG BRADEN: *Das Erwachen der neuen Erde,* S. 88

Die Beweggründe für deren Exkursionen und Eingriffe in irdische Belange scheinen unterschiedlicher Natur zu sein. Die Literatur darüber ist umfangreich und soll uns nicht im einzelnen interessieren. Lediglich eine Stelle möchte ich kurz erwähnen. JOHANNES VON BUTTLAR zitiert in seinem Buch *Drachenwege* eine Tagebuchstelle des belgischen Jesuitenpaters ALBERT D'ORVILLE, der bereits im 17. Jahrhundert als einer der ersten Mitteleuropäer das sagenumwobene Tibet bereiste. Zur Zeit seines Aufenthalts im November des Jahres 1661 wurde seine Aufmerksamkeit durch einen Flugkörper in Form eines »doppelten chinesischen Hutes« erregt, der sich leise, wie von Zauberhand gedreht, fortbewegte. Ein Lama klärte ihn auf:

»Mein Sohn, was Du gesehen hast, war keine Zauberei. Denn Wesen von anderen Welten befahren seit Jahrhunderten die Meere des Raums und brachten den ersten Menschen, die die Erde bevölkerten, geistige Erleuchtung. Sie verurteilten alle Gewalt und lehrten die Menschen, einander zu lieben, obwohl diese Lehren wie ein Samenkorn sind, das auf Stein ausgesät wurde und nicht keimen kann. Diese Wesen, die hellhäutig sind, werden von uns stets freundlich empfangen und landen oft in der Nähe unserer Klöster, wenn sie uns lehren und Dinge enthüllen, die verlorengegangen sind in den Jahrhunderten der Kataklysmen, die das Angesicht der Erde verändert haben.«[51]

Bereits in dem gewaltigen, aus Tausenden von Strophen bestehenden altindischen Versepos *Mahabharata* finden sich Stellen, die von einer Zeit berichten, in der – vor etwa 4000 Jahren – die Menschen mit Göttern verkehrten, welche über geheimnisvolle Flugmaschinen verfügten, die sich ebenso langsam wie »gedankenschnell« durch die Luft bewegen und nachts »gleich Lampen am Himmel« stehen konnten.

»Als erste übertrug die Internationale Akademie für Sanskrit-Forschung in Mysore, Indien, den Sanskrit-Text von M. Bharadwaja, einem Seher der Frühzeit, in moderne Terminologie. Hier wird zum Beispiel in acht Kapiteln die Herstellung von verschiedenen Typen von Fluggeräten – sogenannter Vimanas – beschrieben, die nicht nur auf der Erde bequeme Flüge, sondern auch störungsfreie interplanetarische Reisen ermöglichen.
   Der Sanskrittext berichtet unter anderem im einzelnen über das Geheimnis, unzerbrechliche Flugmaschinen zu bauen, die kein Feuer fangen können; diese stillstehen zu lassen, ja sogar unsichtbar zu machen; das Geheimnis, Gespräche und Geräusche in Apparaten des Feindes mitzuhören; das Geheimnis, das Innere von feindlichen Flugobjekten bildlich festzuhalten; die Richtung festzustellen, aus der sich feindliche Flugmaschinen nähern; ihre Besatzung zu betäuben, und das Geheimnis, feindliche Flugmaschinen zu zerstören. Showaka zufolge sind sechzehn verschiedene Metallsorten zum Bau von Flugmaschinen geeignet, die Licht und Hitze absorbieren. Von großen indischen Weisen wurde dafür sogar ausschließlich die Verwendung dieser Metalle empfohlen.«[52]

Auch sumerische Texte sprechen von den »Anunnaki, – jene, die vom Himmel auf die Erde kamen« – und zwar bereits vor 450 000 Jahren! Es könnte sich dabei um jene »Gottessöhne« gehandelt haben, von denen im *Alten Testament* die Rede ist, wo es heißt:

»Als aber die Menschen sich zu mehren begannen auf Erden und ihnen Töchter geboren wurden, da sahen die Gottessöhne, wie schön die Töchter der Menschen waren, und nahmen sich zu Frauen, welche sie wollten ... Zu der Zeit und auch später noch, als die Gottessöhne zu den Töchtern der Menschen eingingen und sie ihnen Kinder gebaren, wurden daraus die Riesen auf Erden. Das sind die Helden der Vorzeit, die hochgerühmten.«[53]

Ein besonders begnadetes, hochbegabtes Menschengeschlecht von übermenschlicher Körpergröße müßte also aus der Verbindung der Gottessöhne mit den Menschentöchtern hervorgegangen sein, wenn wir der biblischen Überlieferung Glauben schenken wollen.

---

[51] JOHANNES VON BUTTLAR: *Drachenwege,* S. 54f., Herbig-Verlag, München
[52] JOHANNES VON BUTTLAR: *Adams Planet,* S. 53f., Herbig-Verlag, München
[53] 1. MOSE 6/2,4

In den sumerischen Texten heißt es, die Anunnaki wären ursprünglich zur Erde gekommen mit dem Ziel, Gold für ihre Raumfahrzeuge zu schürfen.

In diesem Zusammenhang ist es nicht uninteressant, sich daran zu erinnern, daß auch heute wieder die Helme der Astronauten sowie die Scheiben des Space Shuttle durch Aufbrennen eines Goldsublimats gegen die kosmische Strahlung adäquaten Schutz erhalten: Eine Homöopathie der besonderen Art; – das Ähnliche dem Ähnlichen; – das Sonnenmetall Gold, um sich gegenüber den solaren Einflüssen, der Photonenstrahlung des Sonnenwinds zu schützen.

Nach BRADEN, wie auch anderen Autoren, verfügt die NASA über Beweismaterial jüngeren Datums für die Existenz außerirdischer Wesenheiten, das jedoch aus Gründen der Staatssicherheit und Angst vor Panik unter der Bevölkerung immer noch zurückgehalten wird. Filme wie *Cocoon* oder Fernseh-Serien wie *Akte X* sollen angeblich dazu dienen, die Völker schonend auf die Möglichkeit von Direktkontakten mit außerirdischen Besuchern vorzubereiten.

Vieles deutet mittlerweile darauf hin, daß unseren Besuchern auch Intelligenzen angehören, die ein außerordentliches Interesse an der Aufrechterhaltung harmonischer Abläufe innerhalb unseres Sonnensystems haben. Ohne sich direkt einzumischen, scheinen sie dennoch bemüht, durch minimale notwendige Veränderungen Einfluß auf eine beschleunigte Entwicklung zur Heilung der Erde wie zur schnelleren Entfaltung des Bewußtseins der Menschen zu nehmen.

Bereits JAKOB LORBER entwirft in tiefsichtiger Schau das vergeistigte Naturbild unserer Erde als eines selbständigen Lebewesens, das genau wie der Mensch über Blutgefäße, Nerven und Organe verfügt.[54] Darüber hinaus gibt es feinstoffliche energetische Kanäle, welche den Akupunktur-Meridianen beim Menschen gleichen, in England *Ley Lines* genannt.[55] Das Wissen um ihre Existenz und ihren Verlauf machten sich unsere Altvordern zunutze, indem sie solche Orte zur Errichtung von Kultstätten bevorzugten, da hier Bedingungen herrschen, die ein beschleunigtes inneres Erwachen ermöglichen. Vermutlich würden Messungen einen erniedrigten Magnetismus ergeben, was günstige Voraussetzungen für die Entwicklung einer prophetischen Schau liefert.

Laut POGACNIK sind die Ley Lines etwa vier bis acht Meter breit und hunderte bis tausende von Kilometern lang. Ihre Hauptkraftquelle konzentriert sich auf einen etwa 80 cm breiten Streifen mit beidseitig verketteten Energiewirbeln. Diesen soll die Aufgabe zukommen, Lebensenergie in den umgebenden Raum zu transportieren und Verbrauchtes aus der Landschaft anzuziehen und zu erneuern. Diese Doppelfunktion von Reinigung und Ernährung läßt sie als ein Simile zum menschlichen Blutkreislauf erscheinen.

An sternförmigen Zentren vereinen sich aufsteigende Kräfte aus der Erde mit niederströmenden Energien aus dem Kosmos und nähren so die sie umgebende Landschaft. Das Netz der Ley Lines und seiner Sternzentren

---

[54] JAKOB LORBER: *Erde und Mond,* 256 S., Verlagsgemeinschaft Friedrich Zluhan, 74308 Bietigheim

[55] So benannt von ALFRED WATKINS, der in England Anfang des 20. Jahrhunderts eng mit dem Altertumsforscher WILLIAM HENRY BLACK zusammenarbeitete und zusammen mit Black diese Linien untersuchte. Er stellte fest, daß alle mit der Silbe »ley« endenden Dörfer und Städte mittels eines nicht gleich in Erscheinung tretenden Liniennetzes miteinander verbunden waren. Das brachte ihn auf die Idee, diese Geraden Ley-Lines zu nennen. Vergl. JOHANNES VON BUTTLAR: *Drachenwege,* S. 229f., Herbig-Verlag, München

scheint eine Entsprechung zum Nervensystem des Menschen, mit seinen Ganglien und Synapsen zu bilden. Viele Urwege der Kelten bewegten sich entlang dieser »Bahnen des Erdgeists«. Es war bekannt, daß man aufgrund der gebündelten energetischen Abstrahlungen auf ihnen schneller voran kam. Allerdings stieg proportional dazu auch die Ermüdbarkeit der Wanderer. Einiges deutet darauf hin, daß auch die Römerstraßen diesen Nervensträngen der Ley Lines folgten.

Durch das Setzen großer Granitmonolithen sogenannten Menhire[56], an entsprechend wichtigen Punkten, erreichten die Geomanten[57] vergangener Tage zudem eine weitere Steigerung der günstigen Strahlung. Offensichtlich verstanden sie es, regelrechte Kraftfelder aufzubauen, innerhalb derer ein erleichterter Dimensionswechsel in andere Bewußtseinszustände durch holographisches Erfassen höherer Wirklichkeitsebenen möglich war – und vielleicht immer noch ist.

Wie es die von den amerikanischen Voyager-Sonden gesendeten Bilder belegen, finden wir solch gleitende Strömungsfelder, ins Riesenhafte übertragen, auf dem Planeten Jupiter vor.

---

[56] Aus bretonisch: *men* = »Stein« und *hir* = »lang«. Eine besonders berühmte Stätte dieser Art, die durch hunderte von Menhiren besticht, befindet sich in Carnac in der Bretagne.

[57] Von *Geomantie,* der »Weissagung durch die Erde«, aus griech.: *geo* = »Erde« und *manteia* = »Weissagung«.

51

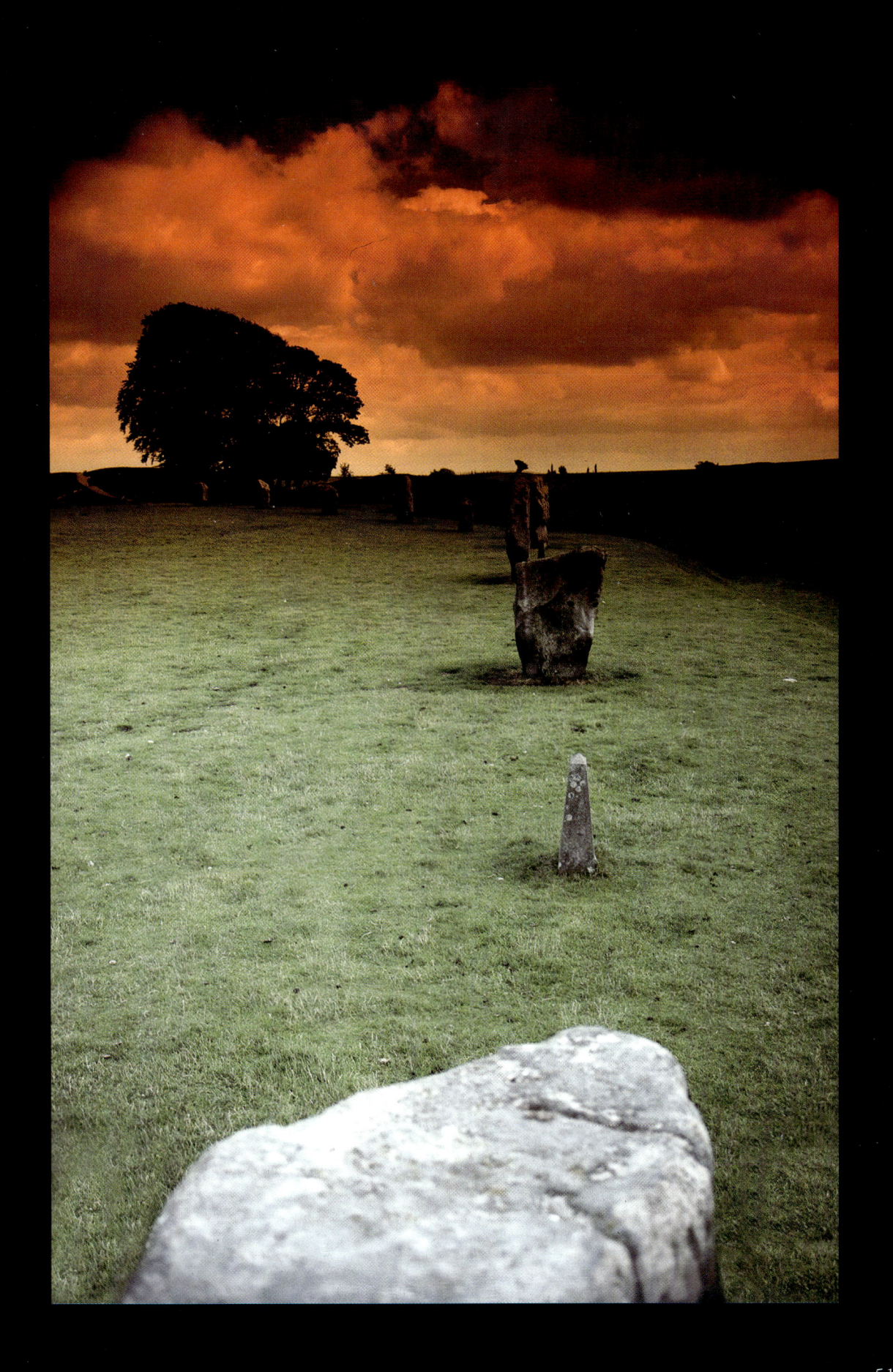

Dies scheinen übrigens auch Orte zu sein, die für eine Verständigung mit überirdischen oder außerirdischen Wesenheiten besonders geeignet sind. JOHANNES VON BUTTLAR nennt sie »Drachenpunkte«, wohl in Anlehnung an die symbolische Darstellung der Lebenskraft als Drache oder Schlange. Die Darstellung einer Schlange mit Flügeln ist ja nichts anderes als eine Metapher für die erhebende Kraft der vom Menschen sinnvoll eingesetzten Lebensenergie.

Auf welche Weise könnten nun Wesenheiten, denen die Gabe prophetischer Vorausschau gegeben ist, auf dieser Erde Zeichen setzen, ohne dabei gewaltsam die Gesetze der natürlichen Evolution zu verletzen?
In jedem Fall müßte es sich um Botschaften handeln, welche sich unter Umgehung des logischen Verstandes direkt an das kollektive Unbewußte wenden. Dort würden sie dann auf ebenso sanfte wie unnachgiebige Weise ihre stimulierende Wirkung in Richtung einer Veränderung des Denkens und Verhaltens ausüben, ohne daß dies vom Kollektiv bemerkt werden könnte.

Dies alles scheint sich in jenen »merk-würdigen« Zeichen kundzutun, die unter dem Begriff »Kornkreise« seit nunmehr über 20 Jahren von sich reden machen. Wenn wir das Phänomen nach Altmeister HAHNEMANN aus der Sicht der »geistartig gemachten Wirkung der Arznei« betrachten, so würden die verschiedenartigen Piktogramme in den Kornfeldern auf dem gesamten Erdenrund die vorgenannten Voraussetzungen in geradezu idealer Weise erfüllen. Wie BRADEN meint, brauchen wir sie nämlich nicht einmal persönlich aufzusuchen, um ihrer stimulierenden Wirkung teilhaftig zu werden. Diese breitet sich ganz von selbst über *morphogenetische Felder*[58] aus – und das sowohl auf die durch den Menschen zutiefst gestörte Erde, wie auch auf ihn selbst.
Erinnern wir uns: Homöopathie ist jedes nichtstoffliche Agens mit Botschaftscharakter, das aufgrund seiner Ähnlichkeit zu bestehenden Mustern in diesen eine Resonanz erzeugen kann.

Wie verschiedentlich zu erfahren ist, tauchten Piktogramme auch schon in vergangenen Jahrhunderten immer einmal wieder da oder dort auf. Aber erst seit Beginn der 70er Jahre des zwanzigsten Jahrhunderts wurden sie unserer bewußten Wahrnehmung zugänglich. Auch sah man sie niemals vorher in solcher Fülle. Diese scheint sogar von Jahr zu Jahr immer noch zuzunehmen. Ebenfalls bemerkenswert: Die Figuren haben sich mittlerweile zu einer immer differenzierteren Gestaltung hin verfeinert.
Selbst wenn – wie die Fachleute inzwischen zu wissen glauben – etwa 30% der Zeichen als das Werk von Spaßvögeln und Nachahmern entlarvt werden konnten, so bleibt eine überwältigende Fülle »echter« Kreise, die sich durch eine geradezu bestechende Formschönheit und Exaktheit auszeichnen, ohne daß ihr Umfeld auch nur berührt worden wäre. Diese echten Zeichen können also nach menschlichem Ermessen entweder nur von einem Gefährt im darüberbefindlichen Luftraum nach unten projiziert worden sein oder aus dem Erinnerungsreservoir der Erde selbst hervorgerufen werden. Hierbei würden »gestaltbildende Schwingungsfelder« aus dem psychonoetischen Feld der Erde eine Matrix zur Erzeugung der Muster wachrufen, der dann die materielle Ausgestaltung der Zeichen auf dem Fuß folgt.

Ich denke dabei vor allem an Zeichen von mehreren hundert Metern Ausdehnung, welche generell innerhalb kürzester Zeiträume, in keinem Fall länger als in einer Nacht entstanden sind, wobei die Anrainer von selt-

---

[58] Von griech.: *morphe* = »Gestalt«, also »gestaltbildende Felder«. Vergleiche hierzu die Ausführungen des englischen Physikers und Biologen RUPERT SHELDRAKE, z.B. in seinen Werken *Das schöpferische Universum – Die Theorie des morphogenetischen Feldes,* Ullstein-Verlag, Berlin, oder: *Das Gedächtnis der Natur, – das Geheimnis der Entstehung der Formen der Natur,* Piper-Verlag.

sam hohen, einander zum Teil überlagernden Summtönen berichteten, welche während der Entstehung der Zeichen zu hören waren. Auch kugelförmige Lichter, die über den betreffenden Feldern schwebten, wurden wahrgenommen.

Aus all dem ist zu schließen, daß – wenn es sich denn um Botschaften handelt, die an die Erde und deren Bewohner übermittelt werden sollen – deren Dringlichkeit zunimmt.

Zur Entstehung der Piktogramme

Bevor wir nun zu einer möglichen Erklärung der Erscheinung weitergehen, möchte ich mich noch kurz über die mutmaßliche Entstehung dieser Metaphern im Korn äußern:

Vieles spricht dafür, daß es sich hierbei um Phänomene handelt, wie sie durch morphische Resonanz verursacht werden. Jedenfalls scheint eine direkte mechanische Einwirkung, – wenn wir von jenen vergleichsweise doch recht stümperhaften Nachahmungen der echten Zeichen durch menschliche Hand absehen – ausgeschlossen.
Manche Menschen sehen die Zeichen als das Werk von Naturwesenheiten an. Das mag möglich sein, jedoch scheint mir eine andere Möglichkeit wahrscheinlicher:

Der eine oder andere Leser erinnert sich vielleicht noch an die *Chladnischen Klangfiguren* aus dem Physikunterricht.[59] Vor einer Gesellschaft des Fürsten Thurn und Taxis in Regensburg führte Chladni vor, wie sich Materie in Form feinen Sandes auf einer Glasplatte verhielt, wenn er diese durch Anstreichen mit einem Geigenbogen in Schwingung versetzte. Je nach Intensität und Qualität der Strichführung ordnete sich der Sand zu unterschiedlichen, mehr oder weniger regelmäßigen, geometrischen Figuren an. Die gleiche Schwingung erzeugt auch ein gleiches Muster. Das ist eine der fundamentalen Erkenntnisse jener Wissenschaft, die sich heute *Cymatik* nennt und deren Erforschung der Schweizer HANS JENNY sich zur Aufgabe gemacht hat.

GOETHE wiederholte den Chladnischen Versuch im Jahre 1788 im Beisein von Frau von Stein und Charlotte von Kalb: »...Goethe stand am Fenster, hatte eine Glasscheibe in der Hand und einen Bogen, zeigte, wie bei jeder Bewegung des Bogens der Sand auf dem Glase verschiedene Figuren bildete.«

Wir können uns heute leicht diese Versuche in differenzierter Form vor Augen führen, indem wir Teller mit verschiedenen Flüssigkeiten oder kleinen Materiepartikelchen wie Mehlstaub oder Sand auf Lautsprecher stellen und die Auswirkungen unterschiedlicher Musiken auf diese beobachten. Es werden sich komplexe Ordnungen von ästhetischem Reiz bilden, die an Mandalas erinnern.

»Nada Brahma. Die Welt ist Klang, Sie ist Klang in den Pulsaren und Planetenbahnen. Und im spin der Photonen und Elektronen. In den Quanten der Atome und in der Struktur der Moleküle. In Makro- und Mikrokosmos. Aber sie ist auch Klang im Bereich dazwischen – in der Welt in der wir leben.«[60]

---

[59] ERNST FLORENS CHLADNI (1756-1827).
[60] JOACHIM ERNST BEHRENDT: *Nada Brahma – Die Welt ist Klang,* S. 121, Insel-Verlag 1983.

Töne regen die Bausteine des Lebendigen an, sich zu geometrischen Grundstrukturen zu fügen. Die geistigen Matrizen der in die Materie hineingebildeten Urformen sind die folgenden als »Platonische Körper« bekannt gewordenen fünf regelmäßig geformten Körper. Diese sind dem Mineralogen geläufig und uns aus der Beobachtung der Welt der Kristalle bekannt: Der Tetraeder, eine auf der Basis eines gleichschenkligen Dreiecks gebildete Pyramide. (Silicium kristallisiert auf diese Weise aus).
Der Hexaeder oder Würfel (die Grundstruktur eines Kochsalzkristalls).
Der Oktaeder, ein aus acht gleichseitigen Dreiecken gebildeter Körper.
Der Dodekaeder, ein aus zwölf Flächen mit jeweils fünf Ecken gebildeter Körper.
Der Ikosaeder, ein gleichmäßiger Körper, gebildet aus den Flächen zwanzig gleichschenkliger Dreiecke.

Bei der Entwicklung des menschlichen Embryos teilen sich unsere Zellen gemäß den in ihnen gespeicherten Engrammen der Platonischen Körper. Das sind in diesem Fall einander durchdringende Tetraeder, wie sie dem Silicium als wichtigstem Strukturbildner für den Aufbau gesunder Zellsubstanz zueigen sind. Vom Aufbau her gleichen sie einer sich aus einem Zentrum heraus bildenden Blume in Kugelgestalt.

    Das Wissen um solche Schwingungsmuster ist dem Menschen systemimmanent. Sollten sich auf die eine oder andere Weise ähnliche Formen in unserem ökologischen Umfeld bilden, wie das beispielsweise bei den Kornkreisen der Fall ist, so werden sie über ihre gestaltbildenden Felder Einfluß auf uns ausüben, – auch wenn wir sie nicht zu Gesicht bekommen.

Hinter der sichtbaren äußeren Gestalt wirkt das jeweilig bewegende Formprinzip aus der atomaren Ebene heraus. So wie dessen spezifische Schwingung seine Information in die materielle Form hinein erstarren läßt und geometrische Figuren zu erzeugen imstande ist, wirken umgekehrt geometrische Körper durch die von ihnen ausgesandten Schwingungsmuster auf ihr Umfeld zurück. Darauf beruht unter anderem die Bedeutung einer wohlproportionierten Architektur für das Wohlbefinden des in ihr hausenden Menschen. In Japan wird das Wissen darum seit Jahrhunderten in den Gesetzen des *Feng Shui* für die Wohnkultur praktisch umgesetzt.

»Am Anfang war das Wort«, – ein Laut also, ein Ton, der den »Geist Gottes, der auf dem Wasser schwebte« in Vibration und damit die Schöpfung in Bewegung brachte. »Om« heißt dieser heilig-heilende Urlaut in den Schriften der Veden.

    Somit wären Töne als Ursache von Bewegung anzusehen. Materie ist gleichsam eingefrorener Klang. »Triffst du nur das Zauberwort« – triffst du nur den rechten Klang, so kommt der verdichtete Stoff in Resonanz. Man denke an die Posaunen, welche die Mauern von Jericho zum Einsturz brachten.

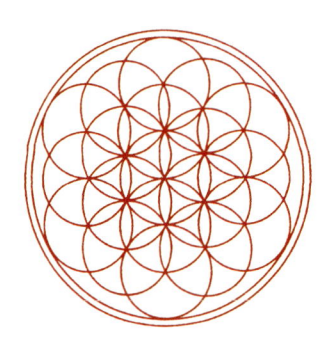

Das Geschenk der Götter – Der Grasdorfer Plattenfund

Eine aufsehenerregende Entdeckung wurde im Jahr 1991 gemacht. Ich habe lange gezögert, ob ich sie diesem Werk – das sich ja im wesentlichen mit Phänomenen der Homöopathie beschäftigt –, überhaupt eingliedern soll. Da jedoch bereits über die mutmaßliche Entstehung der Kornkreise und ihre Homöopathizität für Erde und Mensch geschrieben wurde, bietet der folgende Bericht, wie ich meine, eine wichtige Ergänzung zu den bereits vorgetragenen Ideen. Dabei sei es jedem meiner Leser anheimgestellt, inwieweit er bereit ist, sich auf die hier vorgetragenen Äußerungen einzulassen, – vor allem was die Aussagen des hellsichtigen Reutlinger Mediums HERMANN ILG[61] zu den merkwürdigen Plattenfunden angeht, von denen gleich die Rede sein wird. Immerhin handelt es sich um einen Fund, wie er an keinem Ort der Erde zuvor, und auch seither nicht mehr gemacht wurde. Sollte sich also tatsächlich alles so verhalten, wie hier geschildert, dann gibt es eine uns sehr ähnliche, in technischer und ethischer Hinsicht jedoch weit überlegene menschliche Rasse, welche uns in Liebe verbunden ist und über Jahrtausende hinweg – sozusagen in homöopathischer Dosierung – minimale Anstöße für unsere eigene Entwicklung gibt: *Göttliche Homöopathie*.

Am 2. August 1991, grub ein junger Mann nach Anweisung einer Stimme in seinem Traum der vergangenen Nacht unter Zuhilfenahme eines Metalldetektors in 40 cm Tiefe unter Deutschlands damals schönstem Piktogramm in einem Kornfeld in Grasdorf bei Hildesheim drei gegossene Metallplatten von etwa 30 cm Durchmesser aus unterschiedlichen Metallen aus. Er schien dabei innerlich gut geführt, denn die Aktion soll sehr schnell beendet gewesen sein.

Eine der Platten bestand – wie sich bei einer späteren Material-Prüfung herausstellte –, aus einer Kupfer-Zinn-Legierung, die zweite aus Silber von höchster 99,9%iger Reinheit und die dritte aus Gold oder einer goldähnlichen Legierung unbekannter Zusammensetzung. Diese Platten schienen die materielle Matrix ihres ins Riesenhafte in das Kornfeld projizierten Musters zu sein, denn sie enthielten ein getreues Abbild desselben in Form reliefartiger Erhöhungen und Vertiefungen.

Der junge Mann muß wohl in besonders guter »homöopathischer Resonanz« zu dem Muster im Kornfeld gestanden haben, um zu den Anweisungen zu gelangen, die ihm im Traum gegeben wurden. Oder – wenn man einer etwas exotischeren Vorstellung den Vorzug geben will: er wurde von außerirdischen Wesenheiten – (aufgrund seiner Vorliebe für das Suchen von Münzen mittels seines Metalldetektors) – für diese Durchsage und den damit verbundenen Auftrag als geeignet erachtet. Allerdings hatte er laut Hermann Ilg die Weisung, die von ihm aufgespürten Platten dem Besitzer des Kornfelds abzuliefern, was er – vermutlich aus Eigennutz – unterließ. Jedenfalls war er nach seinem Fund aus Angst vor der Polizei und womöglich auf ihn zukommender Verhöre zur Klärung der Besitzverhältnisse in der Versenkung verschwunden. Nicht ohne vorher in einem Umschlag ohne Absender das Farbphoto der goldfarbenen Platte, an den Eigentümer des Kornfeldes abgeschickt zu haben.

Wenig später gelangten zwei der Fundstücke für einen fünfstelligen Betrag in den Besitz eines Großindustriellen aus dem Ruhrgebiet. Die golden anmutende Platte hatte der Finder zu diesem Zeitpunkt bereits an einen Juwelier verkauft, der ihm bestätigt haben soll, daß es sich dabei um »Altgold« von besonders hohem Reinheitsgrad handelte.

---

[61] Der 1999 verstorbene HERMANN ILG hatte als Diplom-Ingenieur durchaus beide Beine fest auf dem Boden der irdischen Tatsachen. Er hat also keineswegs nur geistige Flügel in den Himmel ausgespannt. Seine Aussagen scheinen mir durchaus wert, ernst genommen zu werden. Es gibt übrigens eine Fülle aussagekräftiger und brillant formulierter Schriften von Ilg, die über den Buchdienst ERWIN DIEM, 97980 Bad Mergentheim, Tel. 0 79 31/4 28 66, angefordert werden können.

Die von dem Tübinger Justiziar Dr. JOHANNES ROEMER-BLUM aufgegebene Suchanzeige nach dem Finder erreicht zwar nicht diesen, wird jedoch von dem neuen Besitzer der Platten gelesen, der sich bereit erklärt, die zwei ihm verbliebenen Stücke einer Untersuchung in der Bundesanstalt für Materialforschung und -Prüfung, Berlin, zugänglich zu machen. Die Untersuchung erbringt im wesentlichen das oben angedeutete Ergebnis. Die Bronzeplatte enthält neben einem Zinngehalt von rund 15% noch einen Anteil von 1% Nickel und Spuren von Eisen. Die silberne Platte wiegt 4,97 kg. die bronzene ist 5,5 kg schwer.

Durch Vermittlung eines in Frasdorf ansässigen Künstlers, der mit dem jetzigen Plattenbesitzer in Kontakt steht, gelang es, die Platten ein Jahr danach, auf der Düsseldorfer Konferenz *Dialog mit dem Universum* im Oktober 1992 der Öffentlichkeit zugänglich zu machen.

Bereits drei Jahre zuvor hatte besagtes Medium Hermann Ilg einen Artikel in der Zeitschrift DIE BUNTE gelesen, in dem unter der Überschrift: »Ein Bett im Kornfeld – von Außerirdischen?« die Frage aufgeworfen wurde, ob bei den mysteriösen Zeichen im Korn »eine uns unbekannte Kraft im Spiel ist, die durch intelligente Wesen ausgelöst wird.«[62]

Als Hermann Ilg daraufhin am 10.11.1988 auf mentaltelepathische Weise die Frage an den »kosmischen Zentralcomputer« stellte, woher die wie ausgestochen wirkenden Kreisflächen in den Kornfeldern nahe der prähistorischen Stätten in England kämen, erhielt er die folgenden Durchsagen, die von Johannes Roemer-Blum dokumentiert wurden und die ich hier mit dessen Einverständnis in toto wiedergebe:

»Die Meinung des Wissenschaftsteams über die Herkunft der Phänomene ist richtig. Diese regelmäßigen Kreisflächen entstanden durch den Energiestrahl eines außerirdischen Raumschiffs, das der prähistorischen Anlage von Stonehenge einen Besuch abstattete, um auf die Zusammenhänge zwischen früheren außerirdischen Besuchern und den Erbauern der Kultstätte von Stonehenge aufmerksam zu machen. Denn diese Anlage wurde unter Hilfeleistung von außerirdischen Betreuern der Ur-Einwohner der heutigen Britischen Inseln, nämlich der Kelten, errichtet. Die riesigen, tonnenschweren Monolithen konnten nur durch Aufhebung der Schwerkraft, also durch Antigravitationsenergie transportiert und zu dieser Kultstätte zusammengebaut werden.

Die Kelten stammten in Wahrheit, wie so viele andere Volksstämme dieser Erde, von einem anderen Planeten außerhalb unseres Sonnensystems. Sie wurden aus denselben Gründen ausgesiedelt wie z.B. die Mayas und Inkas, die Indianer und die gelbe Rasse: Es fehlte der Wille, sich der Höherentwicklung ihres Heimatplaneten anzuschließen. Alle liebevollen Bemühungen, sie aus ihrer Lethargie herauszuführen, halfen nichts, und so blieb nur noch die Möglichkeit der Aussiedlung auf einen dafür geeigneten Planeten, um nicht den kosmisch bedingten Evolutionsschritt auf eine geistig höhere Lebensstufe zu verzögern. Dies geschah in Abstimmung mit anderen Wohnplaneten, die sich in einer ähnlichen Lage befanden. Für die Aussiedlungen wurde der dritte Planet eures Sonnensystems ausgewählt, da dieser die besten Voraussetzungen für entsprechende Schulungs- und Läuterungsmöglichkeiten bot.
Die Kultstätte von Stonehenge ist rund 2500 Jahre alt. Sie wurde nach dem Willen der keltischen Priester, der Druiden, errichtet und diente als Versammlungsstätte zur Verehrung und Anrufung der ›Götter‹. In vielen alten Kulturen hat sich der Götterkult als Religionsform bis in die heutige Zeit erhalten. Die Wurzeln dieser Religion gehen auf die außerirdische Abstammung vieler Volksgruppen zurück, denn es kommt darin nichts anderes zum Ausdruck, als die im Unterbewußtsein schlummernde Verbundenheit mit den Betreuern ihres (damaligen) Heimatplaneten, die sie wegen ihrer fliegenden ›Himmelswagen‹ als Götter ansahen und verehrten.

Die neuerlichen Besuche der ›Götter‹ über Südengland sollen die dort lebenden Menschen als Abkömmlinge der einstigen Kelten an ihre wahre Vergangenheit erinnern und sie auf den wieder bevorstehenden Evolutionssprung ihres jetzigen Wohnplaneten aufmerksam machen. Um diese wohlmeinende Absicht noch durch auffallende Zeichen zu unterstreichen, wurden nach intelligenten Mustern die weithin sichtbaren, exakten Kreisflächen in die Weizenfelder südenglischer Grafschaften mittels Energiestrahlen eingedrückt. Aber wer wird diese Zeichen wohl verstehen?«

[62] JOHANNES VON BUTTLAR in Zs. DIE BUNTE vom 27.10.1988.

Was nun die Grasdorfer Platten und die Deutung der in ihnen zum Ausdruck kommenden Reliefzeichen angeht, so erhielt Hermann Ilg erste Erklärungen hierzu am 3.8.1991. Demnach handelt es sich um eine einfache Symbolsprache, die sich in kosmischen Ideogrammen ausdrückt. Nach den mir übermittelten Aufzeichnungen, ergibt sich als Entschlüsselung – in der Reihenfolge der einzelnen Zeichen von links nach rechts:

1. Sichelzeichen (mit Halbkugel im Inneren):

»Wir besuchen euch als eure kosmischen Nachbarn, ohne daß es uns gelungen ist, einen vollständigen Kontakt mit euch herzustellen. Es liegt nun an euch, die Lücke vollends zu schließen.«

2. Der »Spiegel« (rechts davon):

Ihr sucht ziellos nach außerirdischen Kontakten.[63]

3. Die »Hantel« (mit Sphärensymbol rechts darunter):

Sucht Verbindung mit uns und ihr seid an eine Konföderation fortgeschrittener Planeten angeschlossen.

4. Der große Kreis (ganz unten, mit »Stumpen«):

Noch größere Verbindungen warten auf euch.

5. Der Kreuzring und die Halbkugel darunter:

Die Erde ist der Erlösungsplanet (Das Kreuz im Kreis).[64] Die nach rechts führende waagrechte Linie symbolisiert wie auch sonst oft die weitere Entwicklungsrichtung.

Die weitere Ausdeutung der Zeichen erfolgte am 22.10.1991 und ergab:

6. Die Halbkugel mit Kontakt zur Entwicklungslinie:

Zur weiteren Läuterungsschulung der irdischen Nachzügler wird dieser Planet (das ist hier ein Zeichen für einen ganz bestimmten) diejenigen aufnehmen, die noch der geistigen Betreuung bedürfen, da sie zu sehr mit ihrer irdischen Vergangenheit behaftet sind. (Der Planet liegt etwas abseits der genannten Entwicklungslinie). Ihre früheren Erdengeschwister werden die Betreuung übernehmen, so wie die Santiner[65] über Jahrtausende eine noch viel schwierigere Betreuungsmission für die verirrte Brudergemeinschaft der Erde auf sich genommen haben.

7. Die Halbkugel am Ende der Entwicklungslinie:

Auf diesem (ebenfalls ganz bestimmten Planeten) werden sich weitere irdische Nachzügler inkarnieren, die sich aber innerlich von früheren irdischen Bindungen bereits befreit haben, sodaß sie aus eigener Kraft und aus selbst erarbeitetem, geistigem Wissen ihre Läuterungsinkarnation ohne die Befürchtung eines Versagens abtragen und höhere Entwicklungsstufen durch Selbstschulung erreichen werden.

---

[63] Gemeint sind vermutlich unsere ziellos mittels Kapseln ins All geschickten Botschaften über die menschliche Rasse.

[64] Das könnte zusätzlich bedeuten, daß das senkrechte, geisteswissenschaftliche Denken (in Urmustern von oben nach unten), wieder dem waagrechten, naturwissenschaftlichem Denken zu reintegrieren ist. Vergl. das Kapitel *Wirklichkeit, Wirkendes und Erwirktes* in diesem Buch.

[65] Die uns verwandte, höher entwickelte menschliche Rasse nennt sich gemäß der Durchgaben von Hermann Ilg *Santiner*. Angeblich sollen sie von einem Planeten des Sterns *Metharia* im *Alpha-Centauri*-Gebiet stammen. Interessanterweise sind diese Santiner, wie ich höre, der irdischen Bruderschaft der Rosenkreuzer ein lebendiger Begriff.

8. Die darunter liegende Halbkugel im geöffneten Sphärenkreis:

Dann werden auch diese Nachzügler der Erde in die Lebensgemeinschaft eurer Sternengeschwister aufgenommen.

9. Die Vier-Kreise-Formation

Diese Lebensgemeinschaft besteht aus einer gut nachbarlichen Verbindung zwischen vier Planetensystemen (Alpha-Centauri 4,3 Lichtjahre entfernt/8 Planeten bewohnt; Epsilon Eridani 10, 7/7; BD plus 5 Grad 1668 12,2/7; Krüger 60 A 12, 8/8).

Am 18.9.91 erhielt Ilg auf seine Frage nach dem Zusammenhang zwischen den Platten und der offenkundigen Übereinstimmung ihrer Gußform mit dem 100 mal größeren Piktogramm im Kornfeld, die folgenden Antworten:

»Die aufgefundenen Scheiben stehen in einem unmittelbaren Zusammenhang mit den Piktogrammen. Sie wurden vor etwa 300 Jahren bei einem ›Götterbesuch‹ der Erde anvertraut, um der irdischen Nachwelt den Beweis eines außerirdischen Besuches zu hinterlassen.

Die Scheiben bestehen übrigens nicht aus Gold wie angenommen, sondern aus Metall-Legierungen, die für die irdische Wissenschaft – zumindest in einem Fall – recht ungewöhnlich sind ... Das vorliegende Prüfungszeugnis der Bundesanstalt für Materialforschung ist korrekt. Bemerkenswert ist jedoch, daß die metallurgische Untersuchung der ersten Platte ein nahezu reines Silber ergab. Es ist wohl kaum anzunehmen, daß eine solche Scheibe mit ihren rätselhaften Zeichen von einem irdischen Silberschmied gegossen wurde, nur um sein Kunstwerk dem Erdboden zu übergeben und seine Entdeckung dem Zufall zu überlassen. Insofern spricht diese Silberscheibe mit ihrer zeichengleichen Darstellung der Kornkreis-Gravuren für ihre außerirdische Herkunft.

Die zweite Platte besteht aus einer üblichen Bronze-Legierung und dient als Duplikat der ersten Platte (wie man ja auch sonst etwas wiederholt, um es zu betonen)[66] als Hinweis auf die besondere symbolhafte Bedeutung dieser Piktogramme.

Aus all diesen Zusammenhängen ergibt sich die einzig vernünftige Schlußfolgerung, nämlich die Anerkennung einer außerirdischen Intelligenz, die auf diese Weise versucht, eine in Irrtümern befangene Brudermenschheit aus ihrer Isolation zu befreien und sie auf eine höhere Bewußtseinsstufe zu geleiten. Die Zeit dafür ist gekommen.«

Alle Scheiben wurden übrigens an jenen drei Stellen innerhalb des Kornfeld-Piktogramms gefunden, welche die nach oben gewölbten Halbkugeln zeigen, die von nicht geschlossenen Ringen umgeben sind, welche Zeichen in der Sprache der Piktogramme für das offene System des Schöpfungsalls oder Universums stehen.

Ein Medium aus meiner Umgebung, das namentlich nicht genannt sein will, bekam auf seine Anfrage an die Akasha-Chronik bezüglich der Platten die folgende Information:

»Die Beantwortung dieser Frage ist für deine persönliche Entwicklung nicht wichtig. Es sind Informationen für Menschen, die sie auch verstehen. Die Informationen kommen aus anderen Systemen. Eingeweihte Menschen produzieren hier auf der Erde nach mentaler Anweisung Geräte aus Metall, die Strahlungen aus dem Kosmos empfangen, speichern und zu bestimmter Zeit in vorgegebener Vergrößerung an die Natur abgeben. Die Entschlüsselung ist nur für bestimmte Menschen von Bedeutung. Zu diesen Menschen gehörst du nicht.«

Diese Botschaft schließt jedoch nicht aus, daß speziell die Grasdorfer Platten tatsächlich von den eigentlichen Initiatoren vor rund dreihundert Jahren dort bereits deponiert worden sind, wie das Hermann Ilg auf seine Frage hin erfuhr.

---

[66] Vergl. die Potenzierung durch wiederholte Verschüttelung oder stetes Aufsagen von Mantren.

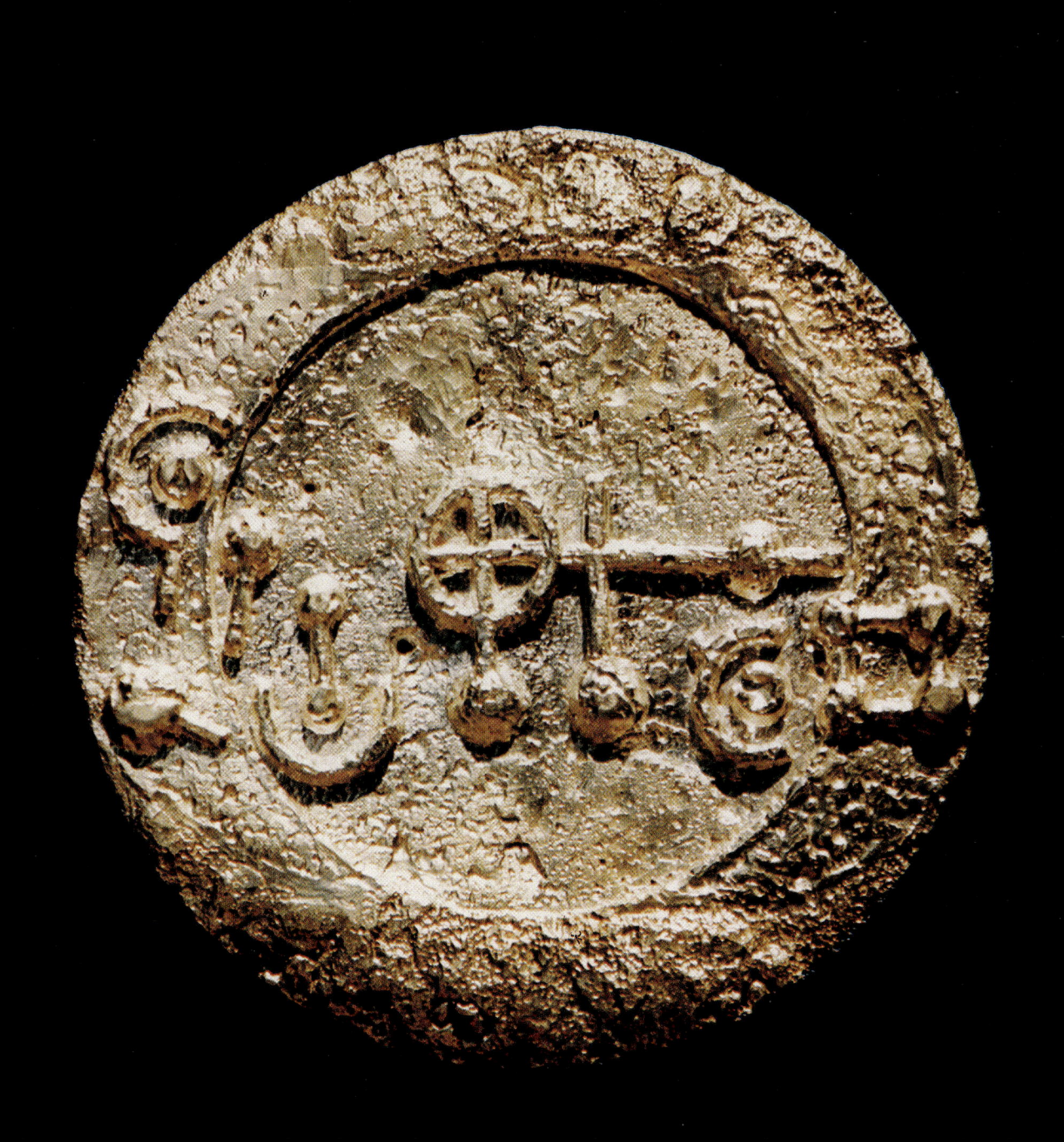

60

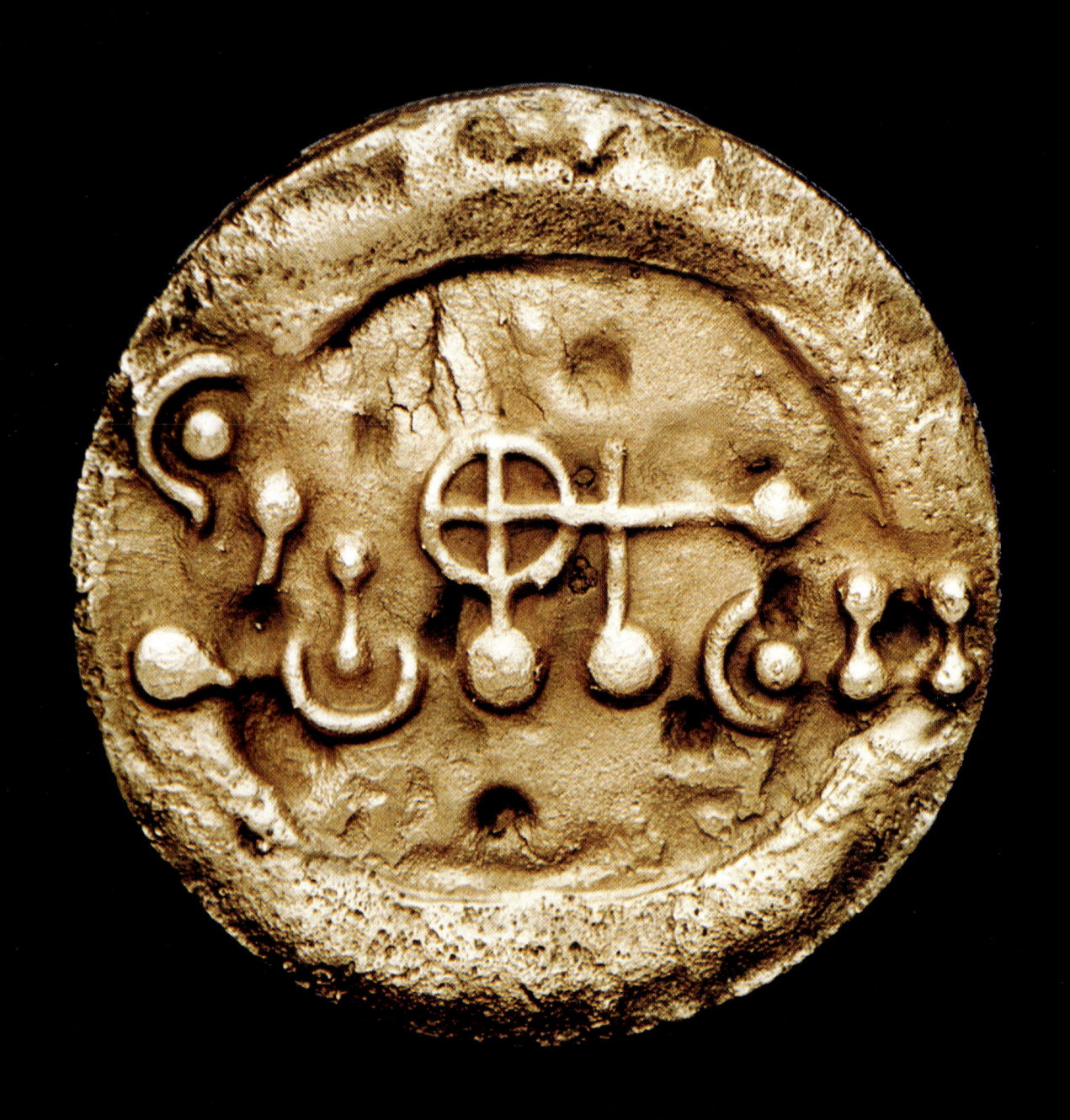

Die Blume des Lebens – Ursymbol des Schöpfungswillens

*»Tief im Herzen der Erde liegt die Blume,
die Quelle des Geistes, der alles in seiner Form bindet.
Denn wisse, daß die Erde in einem Körper lebt,
genauso wie du in deiner eigenen Form lebst.«*

DIE SMARAGD-TAFELN DES THOT, TAFEL 13

Um eine weitere Stütze für seine zugegebenermaßen bestechende Annahme von der morphischen Resonanz als Ursache für die Bildung der Kornfeld-Piktogramme aufzurichten, zieht nun GREGG BRADEN den auf etwa 13 000 Jahre geschätzten ägyptischen und dem Gott Osiris geweihten »Tempel der Auferstehung« heran, der sich am Westufer des Nils, etwa 140 km stromaufwärts von Luxor, in Abydos befindet:

An seinen Wänden finden sich nach Art eines Mandalas, von einem Zentrum ausgehende, ineinanderverschlungene Kreise, die zu einer »Blume des Lebens« gestaltet sind. Die Art der Darstellung eines als »Blume« bezeichneten Piktogramms vom 5. August 1994 von Froxfiels/Wilts, entspricht genau jener an einer Wand des »Osirion« genannten ägyptischen Tempels.

Noch etwas ist eigenartig bei dieser Blume in der Tempelwand. Sie ist dort weder aufgemalt, noch hineingeritzt oder gemeißelt, sondern erscheint als ein exakt ineinander gewobenes Muster zur Kugelgestalt modellierter Kreise. Die etablierte Wissenschaft verfügt bis auf den heutigen Tag über keine vernünftige Erklärung für ihre Entstehung, es sei denn, man ginge von der Annahme einer Gestaltbildung durch holographische Schwingungsresonanz aus.

Braden weist auf den spirituellen Lehrer DRUNVALO MELCHIZEDEK hin, der die in der Blume enthaltene Botschaft des Lebens entschlüsselt hat und die praktische Anwendung der dahinterstehenden Gesetze der heiligen Geometrie in neuntägigen Workshops lehrt.[67]

In ihr liegen die Gesetze verborgen, die für den Aufbau der menschlichen Gene von entscheidender Bedeutung sind: »Die Länge, die Anzahl der Verzweigungen und sogar der Winkel der Verzweigungen in den Aminosäuren der DNS entsprechen genau den Proportionen innerhalb der ›Blume des Lebens‹«.[68]

Es ist also durchaus einleuchtend, wenn wir annehmen, daß durch das Aussenden gesunder Urmuster des Lebens über die Kornkreise unter anderem auch Einfluß genommen werden könnte auf eine entartete menschliche Erbsubstanz. Diese Idee gewinnt umso mehr an Bedeutung, wenn wir an die miasmatischen Entgleisungen wie Psora, Sykosis und Syphilis denken, welche alle in der inzwischen weltweit verbreiteten Erscheinung gipfeln, die wir AIDS nennen.[69]

Auffallend ist übrigens, daß bei der Bildung der Figuren im Korn die Ähren mit großem Respekt behandelt scheinen, indem die Halme nicht gebrochen sind, wie das bei den durch Menschenhand angelegten Imitationen der Fall ist. Sie schmiegen sich vielmehr spiralförmig dem Untergrund an und können dort wei-

---

[67] GREGG BRADEN: *Das Erwachen der neuen Erde*, S. 123
[68] GREGG BRADEN: *Das Erwachen der neuen Erde*, S. 124
[69] AIDS = *Aquired Immune-Deficienty-Syndrom* = »Erworbener Immun-Defekt-Symptomenkomplex«.

terreifen. Daß die Zeichen überdies ins Korn, als ein Grundnahrungsmittel des Menschen gesetzt sind, mutet wie eine Verbeugung vor der Göttin der Fruchtbarkeit, der altgriechischen CERES an, nach der heute noch alle Backwaren als »Zerealien« bezeichnet werden.

Im Licht dieser Betrachtungen werden die Aussagen der Smaragdtafeln des HERMES TRISMEGISTOS oder THOT[70] erst bis in ihre letzten Konsequenzen hinein verständlich:

»Tief in den Hallen des Lebens wuchs eine Blume, flammend, sich immer mehr ausdehnend und die Nacht verdrängend. Im Zentrum befand sich ein Strahl von großer Macht, Leben spendend, Licht spendend und alles mit Energie speisend, was in seine Nähe kam.«

Die Smaragdtafeln des THOT, Tafel 2

»Tief im Herzen der Erde liegt die Blume, die Quelle des Geistes, der alles in seiner Form bindet. Denn wisse, daß die Erde in einem Körper lebt, genauso wie du in deiner eigenen Form lebst. Die Blume des Lebens ist auch der Ort des Geistes in dir, und sie strömt durch die Erde, wie sie durch deine Form fließt. Sie schenkt der Erde und ihren Kindern Leben und kleidet den Geist in immer neue Formen. Dies ist der Geist, der dein Körper ist, ihn formt und modelliert.«

Die Smaragdtafeln des THOT, Tafel 13

Laut Braden soll das Antriebs-Zentrum des blumenförmigen Gitternetzes stehender Wellen aus reiner Lebenskraft »von einem Punkt tief in der Erde« ausgehen, – »von einem Raum einer uralten, verschütteten Tempelanlage, der als die ›Hallen von Amenti‹ bekannt und immer noch energetisch aktiv ist.«[72]

Die Sprache der Zeichen im Korn

»Und ich werde Wunder tun oben am Himmel und Zeichen unten auf der Erde.«

APOSTELGESCHICHTE 2,19

Eine weitere Unterstützung der Annahme, daß die Metaphern im Korn unter anderem heilend und erweiternd auf unsere Gene einwirken sollen, wird durch die Entdeckung eines Zeichens gefördert, das nach BETH DAVIS[73] als Zeichen der »Schlange« oder »Gehirn« bekannt wurde. Es besteht aus schlangenförmig gewundenen Linien, die an bestimmten Stellen unterbrochen sind. Braden sieht in diesem Piktogramm eine »Karte der genetischen Veränderungen, die durch den bevorstehenden Wandel hervorgerufen werden.« Tatsächlich lassen Untersuchungen bezüglich der Lokalisation der Unterbrechungen in Korrelation zu einem kreisförmig angeordneten Gen-Modell erkennen, daß exakt an diesen Unterbrechungen auf natürliche Weise neue In-

---

[70] Die Tafeln von Thot sollen angeblich im Jahr 1925 zum letzten Mal gesehen worden sein. Danach verschwanden sie auf genau so unerklärliche Weise wie beispielsweise das mysteriöse »Bernsteinzimmer«.
[71] Vergl. das von Heinrich VIII um 1540 in der Grafschaft Kent gegen einen möglichen Angriff der Franzosen errichtete *Dean Castle*. Es gleicht exakt der Blume des Lebens, wie wir sie in manchen Kornkreisen wiederfinden: 2 mal 6 konzentrische Blütenblätter die sich um einen zentralen Kreis herum ausbilden.
[72] GREGG BRADEN: *Das Erwachen der neuen Erde*, S. 126.
[73] BETH DAVIS: *Ciphers in the Crops*, 1991

formationen eingelagert werden können, ohne daß die Reproduktion des Gesamtcodes dadurch behindert wäre. Sollten sich also im Zuge der Frequenzerhöhung und gleichzeitigen Abnahme des Magnetismus auf der Erde neue Aminosäuren und Proteine bilden – was sehr wahrscheinlich ist –, so werden diese aller Voraussicht nach an jenen Stellen eingelagert werden können. Eine Gentherapie der besonderen Art also, die ebenso effizient sein dürfte, wie sie eines natürlichen Ursprungs ist.

Ein anderes Zeichen, das »Apfelmännchen«, ist eine Metapher für die sogenannte »Mandelbrotmenge«[74], welche den Übergang von chaotischen Zuständen zu einer von höheren Gesetzmäßigkeiten induzierten Neuordnung symbolisiert. Es war dies das erste Symbol, das unmißverständlich als ein wissenschaftliches Zeichen identifiziert werden konnte. Es tauchte erstmals am 12. August 1991 auf und zwar in einem Kornfeld südlich von Cambridge. Generell ist auffallend, daß eine überwältigende Mehrzahl der Zeichen in die Kornfelder von England gesetzt wird und das wiederum in unmittelbarer Nähe der Ley Lines und alter Kultstätten.

Es würde zu weit führen, im einzelnen auf die unterschiedlichen Zeichen einzugehen. Es wird empfohlen, sich hierüber anderenorts zu informieren.[75] Aus dem Vorangesagten dürfte bereits klar geworden sein, daß sich die Botschaft der Piktogramme an die im Zellgedächtnis eingelagerten Strukturmuster wendet, welche unseren Energiekreislauf stimulieren. Das geschieht, indem der von den Anthroposophen so benannte »Bildekräfteleib« energetisch-informative Anstöße zu einer Neuorientierung erhält und zwar mittels einer Symbol-Sprache, die seit Jahrtausenden im Kollektivbewußtsein der Menschen unterschiedlicher Länder und Rassen eingelagert ist und somit von diesen auf einer Ebene jenseits des Verstandes erkannt und zur Beschleunigung der Veränderung benutzt wird.
Da jedoch verschiedene Völker bisweilen auch auf ein Reservoir unterschiedlicher Symbole zurückgreifen, wird die Botschaft in verschiedenen Sprachmustern gesendet: »Die Kornkreise sind die physischen Entsprechungen unserer Gedanken und Gefühle, die sich durch Worte nicht ausdrücken lassen.«[76]

Somit erhalten sie die Qualität der hochpotenzierten homöopathischen Arznei in Form einer strahlenden Informationsquelle, nach dem Prinzip: Das Ähnliche wirkt auf sein ihm Ähnliches ein. Dergestalt beschleunigen sie global die persönliche Entwicklung des Einzelnen im Sinne seiner geistig-seelischen Höherentwicklung. Sie wirken als Katalysatoren für Bewußtseinsveränderung und führen zur Wiederentdeckung einer neuen-alten Weisheit des Körpers in Verbindung mit einem friedvolleren Gemüt, gesteigerter Aufnahmefähigkeit für Neuinformation, größerer Kreativität und einer liebevolleren zwischenmenschlichen Kommunikation.

Wie zu erkennen ist, geht es um zwei unterschiedliche Ebenen, auf denen die Botschaft der Chiffren im Korn vermittelt wird:

Auf der ersten findet unter Umgehung des Wachbewußtseins eine Einwirkung auf unbewußte Teile unseres Bewußtseins statt. Die zweite Ebene verwendet eine wissenschaftliche Symbolsprache, denn die hier angebotenen Zeichen entsprechen bestimmten Ideogrammen, die von der Ratio her eingeordnet werden können.

---

[74] So benannt nach BENOIT MANDELBROT, der bei der Umsetzung von Hochrechnungen innerhalb der Chaos-Physik am Computer auf geometrische Formen stieß, die den Punkt der Umkehr von einer Auflösung alter Ordnung zur beginnenden Neuordnung markieren.

[75] Ein wissenschaftlich gut fundierter Artikel über die Kornkreise findet sich beispielsweise in der Dreimonatsschrift ZeitenSchrift Nr. 10, vom März - Mai 1996, ZeitenSchrift-Verlag, Neugass 21, CH-9442 Berneck, Tel. 00 41-71-71 66 44, Fax 71 66 50. Weitere Werke: Michael Hesemann: Kornkreise – die Geschichte eines Phänomens, Silberschnur-Verlag, und Milo Sediq: Theorien über die Kornkreise, Verlag Bimax, (Siehe Bibliographie unter 5. Kulturgeschichte – Mythologie – Philosophie).

[76] GREGG BRADEN: *Das Erwachen der neuen Erde,* S. 178.

Was die erste Ebene angeht, so wirken die Symbolbilder im Korn nach den Gesetzen der Klassischen Homöopathie als Resonanzmuster, welche von Zellen und Genen erkannt werden, weil deren Grundprogramm ihnen generell ähnlich ist. Insbesondere bedarf unser Erbgut wegen seiner jahrtausendealten degenerativen, miasmatischen Veränderungen dringend einer Reorganisierung und Revitalisierung. Diese wird uns hierdurch offenbar auf breiter Ebene und ohne unser eigenes Dazutun angeboten. Nennen wir sie die passive Botschaft.

Doch damit nicht genug. Darüber hinaus will es scheinen, als hätte die Menschheit nunmehr einen Entwicklungspunkt erreicht, an dem die Gunst der Stunde einen zusätzlichen Quantensprung in eine neue Dimension des Denkens, Fühlens und Erkennens möglich macht. So sollte also die derzeitige Situation nicht nur als Auflösung des Alten und eine Zeit der Katastrophen gesehen werden. Der Zerfall des Alten bedeutet auch, daß aus dessen Ruinen das Neue und wahrhaft Fortschrittliche erst erwachsen kann.

Es ist ein Naturgesetz, daß die Raupe sich in ihre Einzelbestandteile auflösen muß, bevor sie als Schmetterling erwachen wird. So sollten wir das Wort *Katastrophe* in seiner eigentlichen Bedeutung zu verstehen suchen, als eine »völlige Umkehr« weg vom Eigenwillen und zurück zu einem Leben im Einklang mit der Schöpfungsordnung.

Weil man keinem Schmetterling den Kokon öffnen darf, da er sonst nicht flugfähig sein wird, werden auch wir aufgefordert, die not-wendigen Schritte in Richtung Erkenntnis selbst zu tun. Die Förderung von oben schließt eine Herausforderung zur Eigenleistung mit ein. Das ist die aktive Seite, welche die Metaphern ebenfalls in sich tragen.

Im folgenden sei kurz zusammengefaßt, zu welchen Ergebnissen Braden bezüglich der »Sprache« der Piktogramme kam. Er fand insgesamt fünf Sprachmuster:

1. Zeichen aus der »Heiligen Geometrie«, zur Erweckung der Sprache des Herzens.

2. Zeichen aus dem genetischen Code, mit Symbolen und Resonanzstrukturen, welche unsere Chromosomen zum Mitschwingen anregen.

3. Symbole aus der Welt der Elektrizität. Viele Zeichen gleichen Signalen aus der Sprache elektrischer Schaltkreise. Es sind dies vor allem optische Kürzel, wie sie verwendet werden als Zeichen für Plattenkondensatoren. Ähnliche Bilder befinden sich schon seit Urzeiten auf prähistorischen Töpferwaren der Hopi-Indianer. Auch unsere Erde ist ein einziger riesiger – wenngleich runder – Kondensator. Dabei ist der Erdboden negativ –, die höheren Luftschichten sind positiv geladen. Die Entladung durch Blitze schafft den Ausgleich.
Meine eigene Meinung: Offensichtlich haben diese speziellen Zeichen eine ausgleichende Steuerfunktion. Es will scheinen, als stellten sie eine homöopathische Botschaft zur Entspannung des durch den Menschen mit verursachten Ungleichgewichts zwischen den elektromagnetischen Kräften des Erdinneren und übergroßen atmosphärischen Spannungen dar. Man denke dabei an die gesteigerten seismischen Aktivitäten einerseits und die meteorologischen Veränderungen andererseits.

4. Es finden sich ins Graphische umgesetzte Darstellungen mathematischer Konstanten. Vor allem solche aus der Welt der Astronomie und Astrophysik. Darstellungen von Sonne und Sichelmonden, Planetenumlaufbahnen in Form offener Schwingkreise, wie sie z.B. der Konstanzer Arzt Dr. PALM in dem von ihm konstruierten *Kosmoton* schon seit Jahren anbietet.

Allein im Jahr 1994 lieferte England hervorragende Beispiele hierfür: so das Unendlichkeitssymbol in Form einer liegenden 8 vom 28. Juli, das bei West Overton, entdeckt wurde.

Der »dreifache Halbmond« von Olivers Castle vom 27. Juli.

Die »Galaxie« vor dem Golden Ball Hill vom 23. Juli.

Das riesige Diagramm von Barbury-Castle vom 16. Juni 1991 zeigt uns die wechselseitigen Zusammenhänge von Materie, Elektrizität und Magnetismus auf und weist auf die endgültige Lösung all unserer Energieprobleme hin.

5. In manchen Mustern erkennen wir Symbole aus der Welt unserer Vorfahren, archaische Muster aus Kreisen, Strichen, Kreuzen und Spiralen, wie wir sie über die ganze Welt verbreitet schon auf Felsplatten, großen Einzelsteinen und in Höhlen der Frühsteinzeit vorfinden. Mythische Ursymbole des Lebens oder Hinweise auf galaktische Bruderrassen, wie bei den Grasdorfer Platten?

6. Es gibt darüber hinaus weitere Zeichen, welche Braden nicht erwähnt. So entdeckte man z.B. symbolische Darstellungen von Tieren, wie den riesigen »Skorpion« von Devizes vom 15. Juli 1994, der mit geradezu unglaublicher Präzision in das Korn gesetzt wurde. Auch bei diesen Bildern spielt die Kreisform eine alle anderen Gestaltungsprinzipien überragende Rolle.

Der Skorpion als ein Prinzip der Wandlung und Erneuerung ist nicht nur dem Homöopathen geläufig. Es darf die vage Vermutung in den Raum gestellt werden, ob die Installierung solch eines Symbols als psychohomöopathische Entsprechung gedacht war, gleichsam zur Kompensation zerstörerischer Impulse auf dieser Erde? Diese Idee findet Bestätigung, wenn wir an die ägyptische Göttin SELKET denken, deren ursprüngliche Namensform *Serket-hetu* bedeutet: »die, die Kehlen atmen läßt«. Selket, mit dem ihr zugeordneten Schutztier, dem Skorpion, galt in dieser Zeit als ein vor Unheil bewahrendes Zeichen.[77]

Eine weitere Möglichkeit wäre der Hinweis auf das Sternzeichen SKORPION oder gar auf das Skorpionzeitalter, das allerdings schon über 20 000 Jahre zurückliegt und etwa der Zeitepoche entspricht, in der von vielen Forschern die Existenz von Atlantis angenommen wird.

Eine Entsprechung zu den in Abständen auftauchenden Skorpionzeichen im Korn haben wir seit Urzeiten in der berühmten Steinformation von Kautzen in Niederösterreich. Hier liegen, zwischen Heidelbeerbüschen im Wald versteckt, zwölf keineswegs nur vom Zahn der Zeit geschliffene und bearbeitete Granitsteine, deren Anordnung exakt dem Sternbild Skorpion entspricht. Es gibt da einen »Gebärstein«, einen »Warzenstein«, einen »Opferstein« und einen »Energiestein«, um nur einige der bekanntesten zu nennen. Diese offensichtlich von menschlicher – oder außerirdischer – Hand gefertigte Anlage, die sich über eine Länge von 200 Metern erstreckt, diente Jahrhunderte lang als Kultplatz, denn es kreuzen sich hier zahlreiche Energielinien der Erde, die sich nach verschiedenen Richtungen und über Hunderte von Kilometern ausdehnen. Erst in jüngster Zeit wurde offenbar, daß man bei der Gestaltung der Anlage offensichtlich astronomischen Gesichtspunkten folgte. – In Analogie hierzu konnte man in einer 1990 in Südengland entdeckten Folge von Kornkreisen – aufgrund ihrer fast identischen geometrischen Muster – ganz offensichtlich eine Entsprechung zu der Anlage des »Himmels-Tempels« in Peking erkennen.

Fazit: »Die Erde als Teil des Sonnen-Stromkreises ist an einer von der Menschheit lange erwarteten und vielfach prophezeiten Schwelle angelangt. Jetzt werden sich die Erde und die menschliche Form rapide verändern.«[78]

---

[77] Vergl. MANFRED LURKER: Lexikon der Götter und Symbole der alten Ägypter, Scherz-Verlag, 1998
[78] GREGG BRADEN: *Das Erwachen der neuen Erde*, S. 197.

Wir haben vom »Baum der Erkenntnis« gegessen und sind in den vergangenen Jahrtausenden den Weg der Erkenntnis von Gut und Böse gegangen. Für eine vielleicht größere Anzahl von Menschen scheint es an der Zeit, zum »Baum des Lebens« zurückkehren zu dürfen. Eine symbolische Darstellung dieses Baums des Lebens dürfte bereits vielen Lesern aus dem Wissen um die jüdische Kabbala bekannt sein.

»Und er zeigte mir einen Strom des lebendigen Wassers, klar wie Kristall, der ausgeht vom Thron Gottes und des Lammes. Auf beiden Seiten des Stromes mitten auf der Gasse ein Baum des Lebens, der trägt zwölfmal Früchte und bringt seine Früchte alle Monate, und die Blätter des Baumes dienen zur Heilung der Völker.«

Die Offenbarung des Johannes, 22,2.

»Grün ist des Lebens goldener Baum«, sagt Goethe. Mit dieser Metapher, dieser Wort-Verdichtung gelingt es dem Dichter, den Zustand des Paradieses auszudrücken. Scheinbare Widersprüche werden sich auflösen, wenn wir ein ausgewogenes Verhältnis unserer drei Körper, des physischen, psychischen und spirituellen Leibes, zu erzeugen imstande sind. Wenn wir durch willentliche Beeinflussung und die Ausrichtung auf hohe Gefühle der Liebe und Herzlichkeit unseren »Gotteswagen«, die sogenannte *Merkaba*[79], das »Lichtkörper-Geist-Gefährt« in kreisende Bewegung zu bringen versuchen, dann erhält die menschliche Gestalt die Chance, bis in die atomaren Strukturen ihrer einzelnen Silicium-Stern-Tetraeder hinein in Resonanz mit höheren Frequenzen zu kommen, was dann in der Folge so etwas wie eine »Auferstehung« überhaupt erst möglich macht.

Buchstäblich in letzter Minute vor Drucklegung dieses Buches erreicht mich eine Nachricht, daß mittlerweile eine Serie sogenannter *Starseed Essences* aus den mit spezifischen Informationen aufgeladenen Getreidekörnern besonders markanter Kornkreise hergestellt wird. Die Initiatorin dieser Versuche, welche auf den schönen Namen ANGELA hört, ohne daß im Augenblick von mir ihr Nachname ausfindig zu machen wäre, begann, einer Eingebung folgend, damit, die von den Körnern aus Kornkreisen in der Nähe ihres Wohngebietes in Holland abgegebenen Botschaften mit Quellwasser zu potenzieren. Angela geht davon aus, daß die Körner galaktische Informationen aus anderen Dimensionen enthalten, welche als Katalysatoren für eine Reorganisation gestörter Genmuster dienen und uns ermöglichen sollen, unser Leben licht- und kraftvoller zu gestalten. Untersuchungsergebnisse von Biochemikern scheinen zu bestätigen, daß die Ähren auf eine uns bekannte Weise energetisch imprägniert worden sind.
Die Essenzen können bezogen werden über *Starseed Essences*, Maastrichterlaan 7A, NL-6291 EK Vaals.
Ich werde in der Zukunft darum bemüht sein, eigene Erfahrungen mit diesen »Potenzen« zu machen und mich an anderer Stelle über eventuelle Ergebnisse äußern.

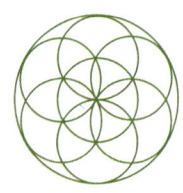

---

[79] Hebräisch: *Mer-ka-ba* = »Licht – Körper – Geist – Fahrzeug«: Bei einer Ausrichtung unseres Wesens auf hohe Gedanken und Gefühle der Liebe geraten die räumlich ineinander verschränkten Tetraeder der Silicium-Kristalle unseres Organismus in erhöhte Schwingung und machen ab einer bestimmten Rotationsgeschwindigkeit einen Dimensionswechsel möglich.

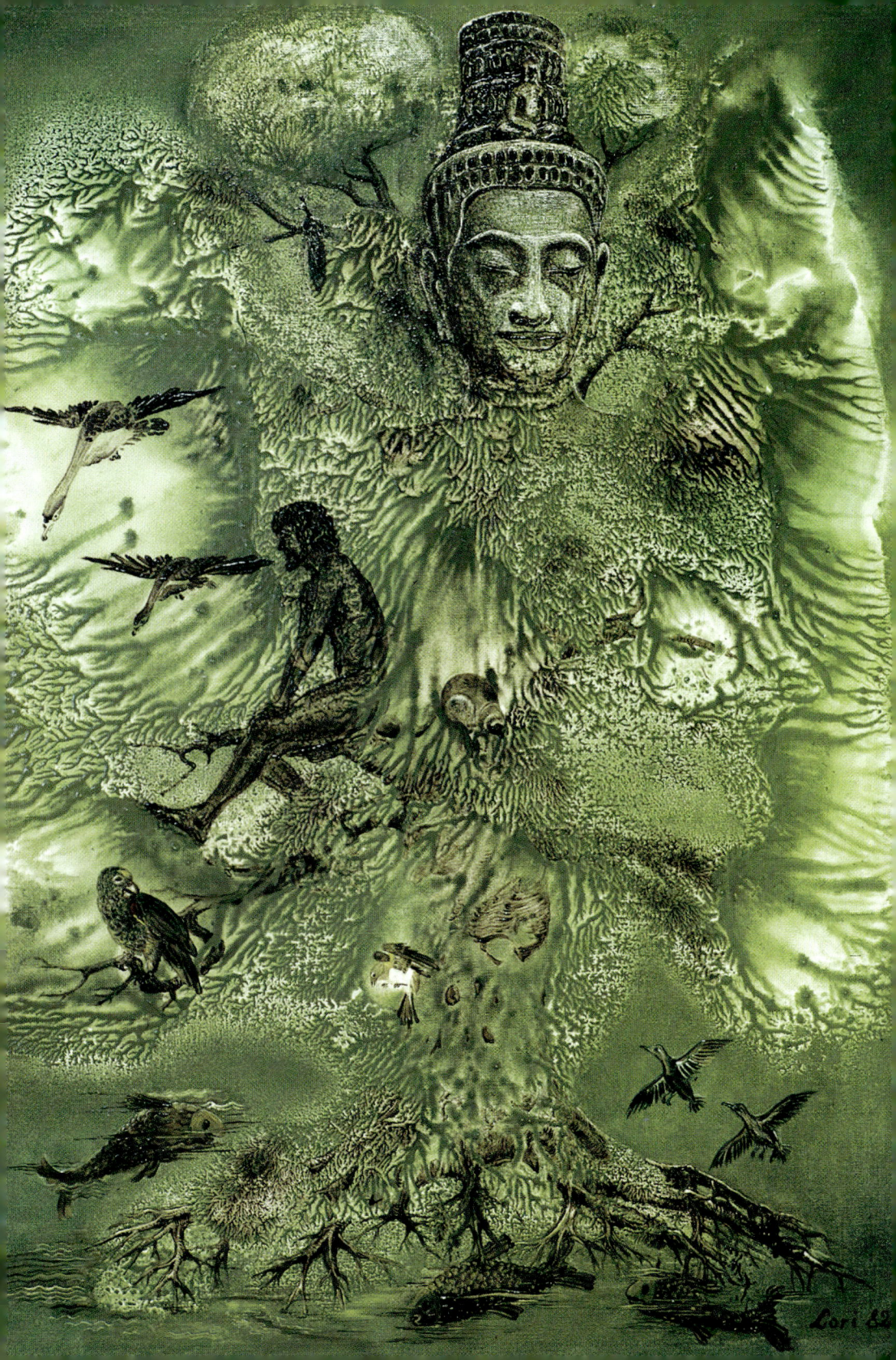

Mythen als Spiegel innerseelischer Wirklichkeit

*»Unter allen Völkerschaften haben die Griechen
den Traum des Lebens am schönsten geträumt«*

Johann Wolfgang Von Goethe

Die Menschen der heutigen Zeit kranken unter anderem daran, daß kein ihnen gemeinsamer Mythos sie mehr miteinander verbindet.

Was sind Mythen?

Ein Volk ist gesund und lebendig, wie es und solange es aus der Kraft seiner Mythen schöpft, heißt es. Also muß ein Mythos weit mehr sein, als eine symbolische Geschichte.[80]
Mythen sind Spiegel unserer innerseelischen Wirklichkeit. Sie enthalten und entfalten Weisheit als Summe kollektiv erlebten Wissens. Wir können sie nicht willentlich erschaffen, sondern sie wachsen und erblühen aus den Tiefen des Unbewußten, das in *religio* – in »Rückbindung« steht zum göttlichen Allwissen unseres innersten Wesenskerns. So sind Mythen Nahrung für unsere Seele. Ebenso wie wie Träume nicht willkürlich und sinnlos aus der Wirklichkeit unserer Psyche aufsteigen, sondern zum Ziel haben, uns mit uns selbst zu versöhnen, so bilden sich auch Mythen nicht willkürlich. Innerseelische ewige Inhalte und Strukturen drängen in symbolische Gestalt. Und solange dieser einer natürlichen Schöpfungsordnung entspringende Gestaltwerdungsprozeß nicht unterbunden wird, bleiben Individuum und Volk gesund.

Deshalb sind Mythen heilsam, weil sie den heilig-heilen Urgründen der Seele entquellen und auf dieser Ebene von ihr auch wieder verstanden werden. Wir haben diese Nahrung lange verschmäht, weil wir in üblicher menschlicher Überheblichkeit glaubten, darauf verzichten zu können. Aber unsere Seelen lassen sich auf Dauer kein konstruiert sinnentleertes Weltbild gefallen, weshalb wir unter anderem neuerdings eine Renaissance und Hochkonjunktur der Märchenliteratur erfahren. Deshalb auch der Versuch, in der allerorts auftauchenden Fantasy-Literatur neue Mythen zu schaffen oder alte neu zu beleben, als Antwort auf die Nüchternheit des materialistischen Denkens in unserer Epoche.

Mythen werden irgendwann aus innerer Schau heraus geboren, sind gleichsam Fenster zu Teilaspekten unvergänglicher Wahrheit. Sie formulieren den Schöpfungsprozeß in Gestalt bildhafter Gleichnisse, sind dauerhafte Meßlatten, um sich an das Maß aller Dinge zu erinnern. Wir können sie als heilsames Simile für archetypische Fehlhaltungen ansehen, als gleichnishafte Korrekturhilfen bei seelischen Entgleisungen.

Die homöopathischen Ärzte Michael Hadulla und Jörg Wachsmuth haben sich die Mühe gemacht. *Homöopathische Archetypen bei Homer* aufzuspüren und die antiken Götter und Helden in dieser *»Archäologie der Seele«* in Beziehung zu setzen zu ihrem arzneilichen Simile. Ein durchaus sinnvolles Unterfangen, denn der Archäus entsprechender homöopathischer Arzneien läßt sich relativ leicht mit den Idealgestalten mythologischer Gestalten zur Deckung bringen.

---

[80] griech.: *mythos* = »Rede«, »Erzählung«, »Sage«.

Wenn Mythen also geboren werden, heißt das dann, daß sie auch irgendwann einmal sterben? Haben sie, wie Micky Remann das nennt, eine »Halbwertszeit«? Zerfallen sie in immer kürzeren Abständen zur Hälfte ihres ursprünglichen Gehalts? Sicher nicht. Der Gehalt bleibt derselbe, nur ihre Gestalt wandelt sich, paßt sich dem Zeitgeist und dem Bewußtsein derer an, für die sie zum heilenden Homoion werden können. Archetypen zerfallen nicht so einfach. Auch sie sind durch eine übergeordnete Ähnlichkeit miteinander verbunden. Und dieses Gesetz des Homoion unterliegt keinem Verfallsdatum, genauso wenig, wie die hochpotenzierte Arznei. Auch deren Information ist unzerstörbar. Selbst wenn wir homöopathische Mittel mit kochendem Wasser übergießen, – mag sein, die Information zieht sich dann in noch geistigere Bezirke zurück, entweicht aus dem Globulus und sucht ihre geistige Heimat, angezogen von ihrem Urmuster in der Ewigkeit. Selbst die Matrix der Saurier ist nicht verloren. Da ein linearer Zeitablauf lediglich in unserem Bewußtsein existiert, nicht jedoch in einer höheren Wirklichkeit, – was also hindert uns an einen geistigen Jurassic-Park innerhalb der Akasha-Chronik zu glauben?

Die Wahrheit kosmischer Gesetzmäßigkeiten ist unzerstörbar. Man kann sie, dem Zeitgeist entsprechend, mit neuen Gewändern versehen, sie neu inszenieren. Bisweilen kann sich ein Mythos aus einer wahren Begebenheit heraus entwickeln, aber keinesfalls jedes geschichtliche Ereignis ist dazu angetan, ein Mythos zu werden.

Der heute auf weiter Ebene verleugnete Primat des Geistes über die Materie führte zu einer Entseelung der einseitig an der Ratio orientierten Naturwissenschaften. Diese analysierten zwar auf den verschiedensten Ebenen akribisch die Phänomene, sehen sich aber außerstande, zu erklären, welche dahinter wirkenden, geistigen Urbilder eben diese Phänomene erzeugen. Keine einzige Disziplin dieser Art Wissenschaft hat es bisher fertiggebracht, noch wird sie es je fertigbringen, die Gemütsqualitäten des Menschen zu verbessern, mit einfachen Worten – ihn glücklicher zu machen. Und solange der Mensch nicht wieder in der Dreieinigkeit seiner körperlich-seelisch-geistigen Ganzheit zugelassen und erfahren wird, kann es keine Erlösung von den Übeln einer solchermaßen agnostischen Wissenschaft geben. Aber die Wende zeichnet sich auch hier ab. Immer mehr stößt naturwissenschaftliches Denken an Grenzen, die es nur durch einen Bewußtseinswandel überwinden kann:

Nachdem in jüngerer Zeit beobachtet wurde, daß bestimmte chemo-physikalische Experimente unter gleichen Versuchsbedingungen zur gleichen Zeit, am gleichen Ort zu meßbaren, unterschiedlichen Ergebnissen führten, begann man zu erwägen, ob nicht unbewußte und unmeßbare innerseelische Potentiale der betreffenden Versuchsleiter Einfluß auf das Ergebnis hatten nehmen können. Inzwischen ist diese Tatsache bereits Bestandteil der etablierten Wissenschaft.

Die beginnende Wandlung zur Rückbesinnung auf mehr Ehrfurcht und Demut vor der Schöpfungsordnung wird das Unergründliche, das Numinose, das geheimnisvolle, weite Land der Seele, kurzum das Göttliche, wieder miteinbeziehen müssen in ihr Kalkül. Der Mythos als heilendes Gleichnis wird den ihm gebührenden Platz in der Rangordnung zur Wiederbelebung des entarteten Menschseins erneut einnehmen.

Das Ei der Leda birgt nach wie vor Überraschungen:

»*Immer noch zergliedern die Intellektuellen das Zen
im Labor und verkünden feierlich, es sei nicht darin.
Wie recht sie doch beinahe haben!*«

Christmas Humphreys

70

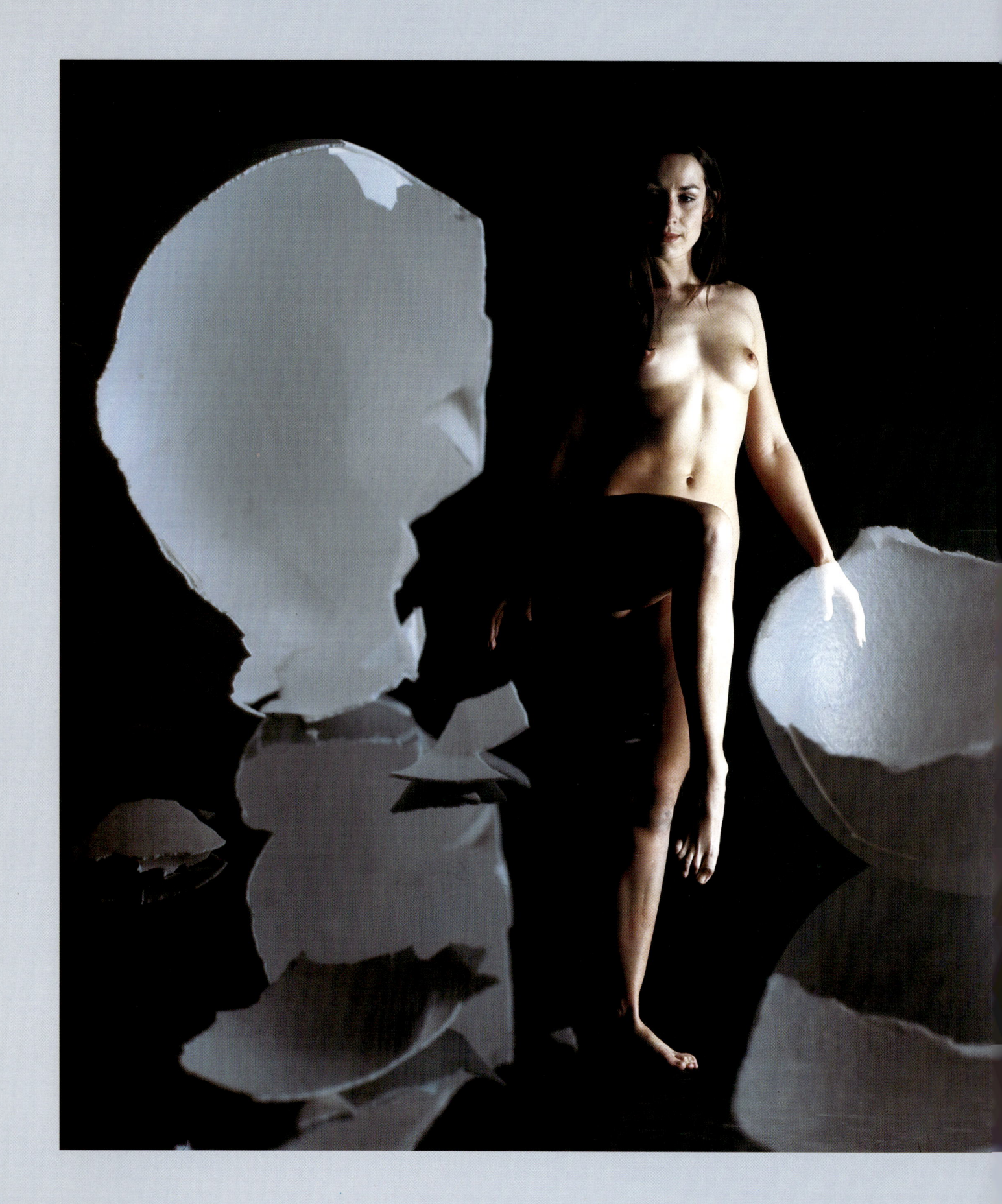

71

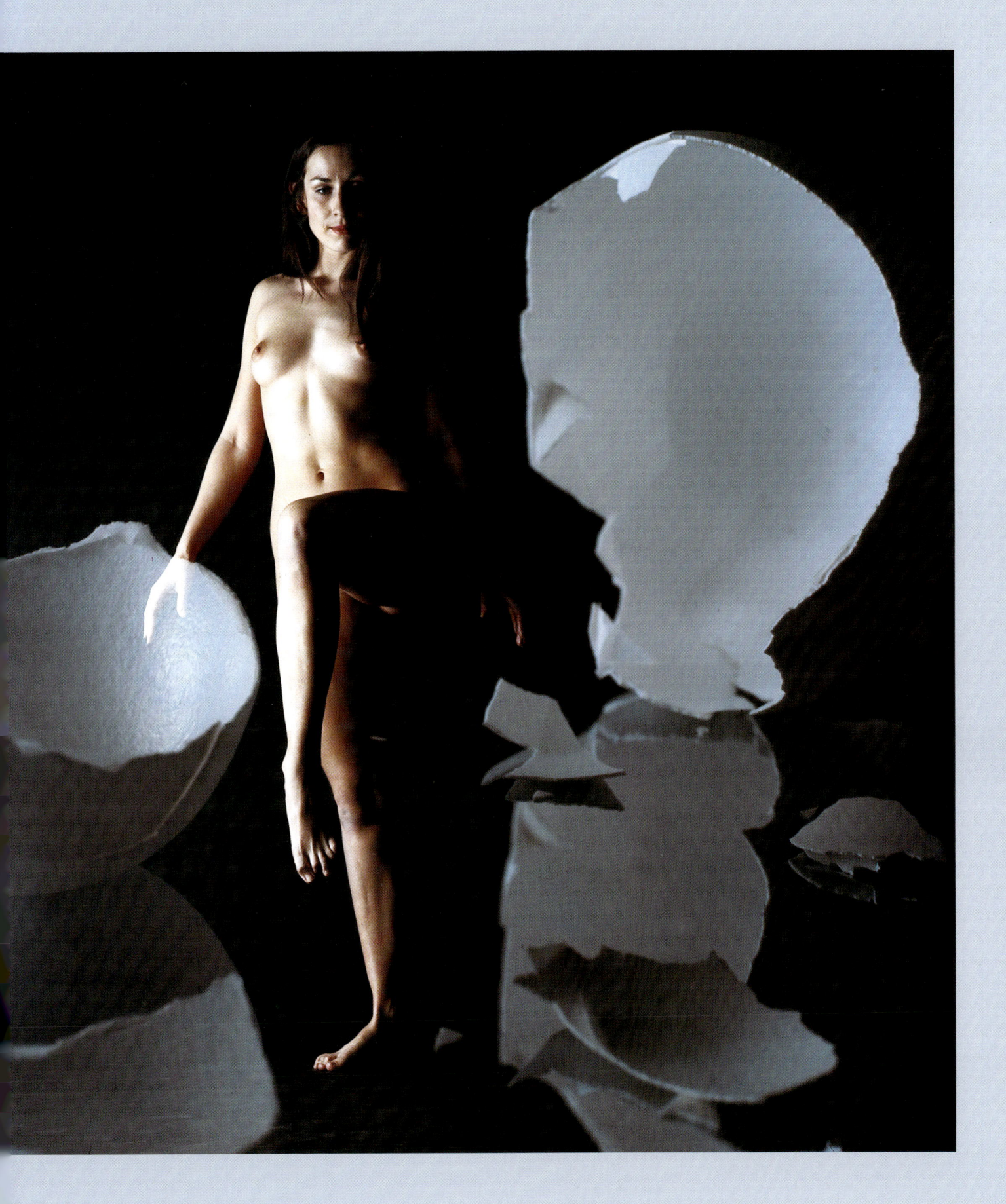

Die Renaissance des Weiblichen

*»Es ist die Frau, die Göttin, die das Geheimnis der Schöpfung kennt –
das Geheimnis des Lebens, des Todes und der Wiedergeburt.
Eines der größten mythischen Themen überhaupt.«*

Mircea Eliade

Bekannte Matriarchatsforscherinnen, wie Marija Gimbutas und Heide Göttner-Abendroth, weisen in ihren gut fundierten Veröffentlichungen auf eine vor rund 9000 Jahren bestehende, hochentwickelte europäische Kultur- und Staatsform hin, welche von Frauen regiert wurde, bis diese schließlich von aus dem Osten eindringenden patriarchalisch orientierten Reitervölkern besiegt und unterjocht wurden.

Heute ist zwar keine alleinige Frauenherrschaft mehr angesagt, jedoch erscheint eine Erstarkung des weiblichen Pols innerhalb der überwiegend von männlicher Seite aus gesteuerten Gesellschaftsordnung dringend notwendig. Die große Göttin will wieder erwachen und das in jedem Einzelnen von uns. Die Kräfte des Mondes, der Einfühlung und Hingabefähigkeit an das Numinose müssen erneut in uns erstarken. Vorerst wird das nur vereinzelt und an speziellen Schulen – wenigstens teilweise – gelehrt. Ansätze hierzu bieten die Waldorf-Schulen der Anthroposophen.[81] Aber eben nur Ansätze. Anderes muß man sich in den Klöstern der Shaolin oder Zen-Buddhisten holen. Wieder anderes vielleicht bei Rosenkreuzern, Schamanen oder modernen Hexen.

Für Marko Pogacnik liegen die Wurzeln der Umweltzerstörung begründet in der seit Jahrtausenden unvermindert anhaltenden Unterdrückung, Mißachtung und Verdrehung des weiblichen Ausdruckswillens. Durch die unaufhörliche Verdrängung dieser Kräfte, kam dem Menschen die Fähigkeit abhanden, sich »gefühlsmäßig in die subtilen Zusammenhänge der irdisch-kosmischen Ganzheit einzuordnen.« Gaias Weiblichkeit, die sie uns in der Fruchtbarkeit der Natur anbietet, wurde zur bloßen Materiewelt degradiert, die es auszubeuten gilt und die als politisches Instrument zur Machtausübung mißbraucht werden kann.

Mit der Verdrängung der weiblichen Kräfte hängt auch unser gestörtes Verhältnis zum Tod zusammen. Dieser wird auf weiter Ebene nicht mehr gesehen als eine Möglichkeit zur Hingabe an die Kräfte der Erneuerung und Verwandlung, sondern als ein Schlußpunkt, nach dem »nichts mehr kommt.«

Dem Betrachter der Photographien in diesem Buch wird auffallen, daß – soweit es dabei um eine Darstellung des Menschen geht –, dem weiblichen Pol eine überwiegende Mehrzahl an Bildern gewidmet ist. Das erklärt sich aus dem vorab Gesagten und ist als eine Reverenz gegenüber der großen Göttin zu verstehen, die in uns allen zu Hause ist. Wir sind es gewohnt, den weiblichen Aspekt Gottes in unseren Anrufungen auszusparen. So wir denn beten, sprechen wir zu Gottvater. Kaum jemandem wird einfallen, die Große Mutter in sich anzurufen. Die ICH-BIN-Gegenwart beinhaltet jedoch auch den in unseren Betrachtungen meist vernachlässigten Aspekt des Weiblichen, dem ich hierdurch meine Ehrerbietung erweise.

---

[81] Anthroposophie: Die Weisheit vom Menschen, aus griech.: *anthropos* = »der Mensch« und *sophia* = »die Weisheit«.

Der jüdische Religionsphilosoph FRIEDRICH WEINREB, dessen Hauptwerk *Schöpfung im Wort* die Bibeltexte bis in ihre innersten Strukturen hinein durchleuchtet, spürte dieser Unterdrückung des Weiblichen nach, indem er unter Einbeziehung biblischer Wortwurzeln aufzeigt, daß dieser häufig gebrauchte Ausdruck »Herr«, wenn es dabei um den Gottesbegriff geht, keinesfalls eine männliche Person bezeichnet, sondern ursprünglich ein »Herrschen im Sein« bedeutet, wobei beide Aspekte, das Männliche wie auch das Weibliche miteingeschlossen sind. In einer eigens angefertigten Schrift mit dem Titel *GottMutter – Die weibliche Seite Gottes,* dringt Weinreb dabei ebenso tief wie einfühlsam in die weibliche Seite des Göttlichen ein.[82]

In Indien war dieser weibliche Teil Gottes von jeher in die religiöse Vorstellung integriert. Zumindest einer der drei Hauptaspekte des allumfassenden BRAHMA, nämlich SHIVA, wird zumeist in Kopulation mit SHAKTI, der gestaltgewordenen Lebensenergie dargestellt. Auch von WISHNU heißt es, daß er sich mit seiner Göttin LAKSHMI häufigen Umarmungen hingibt. Wenn er sodann im süßen Schlummer liegt, atmet er Myriaden von Universen in Form kleiner Bläschen aus. So dargestellt auf einem indischen Metallrelief, das auf der bereits erwähnten Konferenz *Dialog mit dem Universum*[83] zu bewundern war. Überraschenderweise stimmt diese Vision überein mit den neueren Theorien der Astrophysiker über die Struktur einer Art »Raum-Zeit-Schaum«, der sozusagen »von Anfang an« da war.

Die Muttergöttin der Sumerer hieß *Mami*, ein Wort, das sich bis auf den heutigen Tag erhalten hat, und das lateinische Wort für das ernährende Prinzip, das in der mütterlichen Brust Gestalt angenommen hat, heißt *Mamma.*

Der fröhliche Götterhimmel der griechischen Antike war dem Weiblichen alles andere als abhold, eine dem natürlichen Empfinden leichter zugängliche Vorstellung als die von einem strengen, männlichen und oftmals strafenden Gott der Christen.[84]

Damit erhebt sich die Frage, auf welche Weise ein lustvoller Energie-Austausch zwischen den Geschlechtern in Zukunft stattfinden wird. Diverse Möglichkeiten zur Heilung der auf weiter Strecke dämonisierten Sexualität unserer Zeit habe ich in *Eros und Sexuelle Energie durch Homöopathie* aufgezeigt. Insgesamt läßt sich feststellen, daß es vermutlich trotz der im Augenblick noch fortschreitenden Tendenz zu einer Gesellschaft von *Singles* sowie einer immer noch anwachsenden Reizüberflutung wieder zu einer Gegenbewegung kommen wird, in der Möglichkeiten zur Verschmelzung der Polaritäten durch die Gewalt des Eros gesucht und gefunden werden. Das wird so sein, weil es dem Prinzip des Rhythmus entspricht. Unsere Seelen lassen sich – und Gott sei Dank hierfür – nicht auf Dauer betrügen, ohne ernsthaft krank zu werden. Jede Bewegung trägt im Keim ihre Gegenbewegung schon in sich.

Gegenwärtig beobachten wir eine zunehmende Spaltung zwischen immer bizarreren Methoden zur Erschaffung von Lust einerseits und der Erzeugung von Nachkommenschaft andererseits. Beiden Bewegungen liegt eine Entfremdung der Geschlechter zugrunde, die ihren Höhepunkt noch nicht überschritten hat. Im ersten Fall wird der Distanzierung durch die fortschreitende Computertechnik Vorschub geleistet. »Un-verbindlicher« Sex via PC oder im Cyberspace, treiben den Einzelnen in eine von ihm selbst gewählte Isolation.

---

[82] FRIEDRICH WEINREB: *GottMutter – Die weibliche Seite Gottes,* Thauros-Verlag, 88168 Weiler im Allgäu.
[83] Vom 16. - 19. Oktober 1992 im Düsseldorfer Nikko-Hotel.
[84] Zu den vielen Gestalten, welche die Göttin im Laufe der Jahrtausende auf dem ganzen Erdenrund angenommen hat, vgl. PATRICIA MONOGHAN: *Lexikon der Göttinen,* Scherz Verlag, Bern-München-Wien, für O.W. Barth-Verlag, 1997.

Im zweiten Fall wird eifrig drauflos geklont, und man könnte durchaus in Versuchung kommen, an die Horrorvision einer Elite-Gesellschaft zu glauben, welche wahlweise hyperintellektuelle Nobelpreisträger oder uniforme Arbeits-Homunculoiden aus der Retorte zaubert.

Doch wenn, zwecks scheinbarer »Erbgutverbesserung«, auch noch so viel geklont wird: Die tantrische Idee, das Feuer des Sexus für eine ekstatische Verschmelzung der Seelen zu nutzen, wird, – wenn wir eine Frequenzerhöhung der Erde mit ins Kalkül ziehen, vielleicht in nicht allzu ferner Zukunft –, nicht nur ein Ziel von einigen Wenigen sein. Bereits jetzt herrscht eine offenbar aus dieser Sehnsucht heraus geborene ungeheure Nachfrage nach Videobändern, welche östliche Liebestechniken des Tantra oder Kamasutra in ästhetischer Form präsentieren und dabei auch deren geistige Hintergründe mit berücksichtigen.

Der Hunger nach Lust als einer sanften Arznei, die der eigene innere Arzt verordnet, um seelischen Schmerz zu lindern, wird nicht durch ein Mehr an Sex, sondern nur durch verfeinerte erotische Begegnungen zu stillen sein. Der beleidigte Eros läßt sich durch ein forciertes Wollen auf Dauer kein Mehr an Lust abzwingen. Das ist gemeint, wenn von der 7. Todsünde der »Wollust« die Rede ist. Nur in einem liebevollen und lebendigen Austausch der gegengeschlechtlichen Energien wird unseren Seelen jener Nektar zuteil, der zu neuen Ufern eines befreiteren und glücklicheren Lebens führt und uns beflügelt, höhere Regionen des Daseins zu erreichen.

Das Weibliche wird zu neuem Selbstbewußtsein erwachen und dabei die Männer, welche nicht rechtzeitig umlernen, – zumindest vorübergehend – in arge Verlegenheit bringen, was RÜDIGER DAHLKE zu dem ironisch-humorvollen Satz veranlaßte: »Wollen werden sie dann vielleicht schon müssen, aber eventuell nicht mehr können. Es wird sicher deutlich schwieriger werden, einen zu erwischen, der noch kann, wie er will, geschweige denn einen, der kann, wie sie will.«[85]

Andererseits wird sich die Frau im vor uns liegenden Jahrhundert einer Herausforderung gegenübergestellt sehen, die schon fast einer Quadratur des Kreises gleichkommt. Wie wird sie den Balanceakt schaffen, immer mehr in männliche Herrschaftsbereiche einzudringen, ohne dabei gleichzeitig ihre Fähigkeit zur Hingabe und sexuellen Genußfähigkeit einzubüßen? Gelingt es ihr, die alten matriarchalischen Muster neu zu beleben und dabei ihre Liebesfähigkeit zu erhalten, so wäre eine Gesellschaft vorstellbar, in der reine Zweierbeziehungen zwar vorkommen, aber ein Leben in Gruppen gleicherweise möglich ist. Das könnte zu Vereinbarungen führen, innerhalb derer – ähnlich wie bei den Thyrrhenern im alten Griechenland – die Frauen mit jedem sexuellen Verkehr haben, der ihnen gefällt. Aus solchen Verbindungen hervorgehende Kinder wurden damals von den Thyrrhenern gemeinsam aufgezogen.

Die Frau der Zukunft wird irgendwann gelernt haben, mit ihrem Körper und seinen Funktionen so gut in Zwiesprache zu kommen, daß sie in zunehmendem Maß Kontrolle über den Zeugungsakt bekommt. Das heißt, es wird nur noch Wunschkinder geben. Daß so etwas möglich ist, haben bereits in den 70er Jahren des 20. Jahrhunderts acht Frauen bewiesen, die sich für ein halbes Jahr von Reizüberflutung und Gesellschaft in die Einsamkeit zurückzogen, um sich selbst und ihr jeweiliges Gegenüber besser kennenzulernen. Sie lernten dabei nicht nur ihre Menstruation vollkommen zu harmonisieren, sondern auch mit ihren Eierstöcken auf eine Weise zu kommunizieren, daß sie fähig waren, willentlich einen Eisprung zu erzeugen oder auch zu verhindern.[86]

---

[85] Aus einem Artikel *Gemeinsam zur Einheit,* in Zs. esotera 3/99
[86] ROSEMARIE L. RODEWALD: *Magie, Heilen und Menstruation,* Verlag Frauenoffensive, München 1978.

Schon jetzt zeichnet sich ab, daß homoerotische Beziehungen keiner geringschätzigen Bewertung mehr unterworfen sein werden. Die in jedem Menschen unterschwellig vorhandenen bisexuellen Anlagen werden aller Voraussicht nach immer stärker zum Tragen kommen und auch ohne falsche Scham ausgelebt werden. Es wird vielmehr von Wichtigkeit sein, daß schwelendes Aggressionspotential durch Liebe transformiert und dadurch für lustvolle und schöpferische Prozesse freigesetzt werden kann. Das wird nur zu bewerkstelligen sein, wenn die männlich intellektuelle Seite der weiblich intuitiven wiederum die Hand reicht.

Es darf übrigens inzwischen als erwiesen gelten, daß der homosexuelle LEONARDO DA VINCI, der in den Jahren von 1504 bis 1517 an seiner Mona Lisa gemalt hat, sich in dem Bildnis als Androgyn selbst verewigt hat. Diesen Beweis glaubt eine Expertin der Bell-Laboratories in USA erbracht zu haben. Mithilfe eines Computers brachte sie geringfügige Veränderungen an der Kopie eines Selbstportraits Leonardos an, löschte die Augenbrauen und Tränensäcke, zog den linken Mundwinkel leicht nach oben und hervor kam Leonardos Seelenportrait in Gestalt der Mona Lisa.[87]

Die Herausforderung zur Vereinigung der beiden gegensätzlichen Pole in einem Menschen ergeht darüber hinaus an jeden von uns: Wenn in der Bibel davon gesprochen wird, daß KAJIN (Kain) den HABEL (Abel) tötet, so ist das ein Gleichnis dafür, daß der intellektuelle, leistungsbetonte männliche Anteil in uns, den gefühlsbetonten, intuitiven weiblichen umbringt:

»*Kajin* bedeutet soviel wie ›Leistung‹, er ist der Leistungsmensch in uns. Der, der ›ackert‹, sich müht. *Habel* bedeutet soviel wie ›Nichts‹. Es ist also neben dem leistungsorientierten Menschen in uns ein ›Nichts‹ in uns, etwas Verborgenes. Während Kajin vernünftig, rational, kausal ist, ist Habel unvernünftig, irrational, akausal. Es sind die Träume in uns, die Nachtträume wie die Tagträume. Beide Teile wollen sich Gott nähern. ›Sich nähern‹ heißt im Hebräischen *korban,* was bei Luther mit ›opfern‹ übersetzt wird. Kajin ist nicht böse, er bringt das ihm bestmögliche Opfer. Und das heißt: schneller, höher, weiter, mächtiger, reicher, religiöser, schlauer, schöner usw. Habel aber bringt einen Teil seiner schwachen Seele, ein Schäfchen, näher zu Gott. Weil Gott die Leistung weniger interessiert als das Schwache, entsteht bei uns Aggressivität. Der Leistungsmensch in uns tötet das Zarte, Träumerische in uns …«[88]

Besonders kraß und auffällig ist der Bruch von Intellekt und Intuition in der heutigen Medizin zu beobachten, die sich immer noch weitgehend an materialistischen Denkmustern orientiert. In *Homöopathie – Das kosmische Heilgesetz* habe ich diese Problematik ausführlich abgehandelt.

Der Leser möge sich in Erinnerung rufen, daß noch um die Jahrhundertwende, der deutsche Zellularpathologe VIRCHOW kraft seiner Autorität allen Ernstes behaupten konnte, er habe beim Sezieren von menschlichen Leibern noch niemals eine Seele gefunden und müsse deshalb davon Abstand nehmen, deren Existenz zu bejahen.

Solange noch Begriffe wie Geist und Gehirn von Medizinstudenten gedankenlos gegeneinander ausgetauscht werden können, ohne daß ihnen sofort von seiten ihres Professors an der Universität gehörig auf die Finger geklopft wird, so lange haben wir uns dem Ideal einer ganzheitlichen Medizinkunst – zumindest von der derzeit anerkannten lehrenden Instanz her – keineswegs angenähert.

---

[87] Ich entnehme dies einem Bericht von TONI MEISSNER, der unter dem Titel *Mann oder Frau oder was?* in der Zeitschrift MADAME 3/1993 erschienen ist.
[88] JÖRG BAUM: *Fasten-Fibel,* (aus einer noch unveröffentlichten Ur-Fassung), Michaelistr. 38/89, 31134 Hildesheim.

Wer »Augen an den Enden seiner Finger« in sich zu entwickeln beginnt, wie das der heute nicht mehr unter den hier Lebenden weilende große amerikanische homöopathische Arzt und Krebsspezialist ELI G. JONES, M.D. von einem angehenden Mediziner fordert, der kann auf teure Diagnose-Apparaturen nicht nur verzichten; er wird sogar noch treffsicherer in seinen Diagnosen sein.[89] Was nicht heißen soll, daß wir ab sofort sämtliche Apparate beiseite stellen sollten. Aber es verhält sich hierbei mit Sicherheit ähnlich wie mit der Erfindung des Telephons: Wer viel telephoniert, verliert die Fähigkeit zu telepathieren.

RUDOLF STEINER, der – wie sich heute bewahrheitet – immer wieder eine erstaunliche Treffsicherheit bezüglich der von ihm geäußerten Prophezeiungen an den Tag legte, meinte bereits in den zwanziger Jahren, eine völlige Erneuerung der Medizin werde eines Tages ausgehen von jener Vereinigung, die sich die Rosenkreuzer nennen. Dieser Gedanke ist durchaus nachvollziehbar, da deren ganzheitlich geschulter Geist zusätzlich getragen wird von ihrer Liebe zum Menschen, welche die Idee der Erlösung mit einschließt.

Welche Möglichkeiten bieten sich nun an, um diesbezüglich, und wenn es um unsere eigene Entwicklung geht, ein paar Schritte voranzukommen?
Alles beginnt mit der Notwendigkeit einer persönlichen »Vergangenheits-Bewältigung« sowie der Reintegration abgespaltener Persönlichkeitsanteile aus dem Schattendasein unserer Seele. Hierbei haben sich diverse, gleichsam homöopathische Vorgehensweisen immer wieder als erfolgreich erwiesen.
Ein Ähnliches für unseren gegenwärtigen Bewußtseinszustand oder einen gerade anstehenden Konflikt wird uns Nacht für Nacht frei Haus in Form von Träumen eingespielt, in denen die Seele die Alchemie der Persönlichkeit ebenso liebevoll wie unerbittlich vorantreibt.

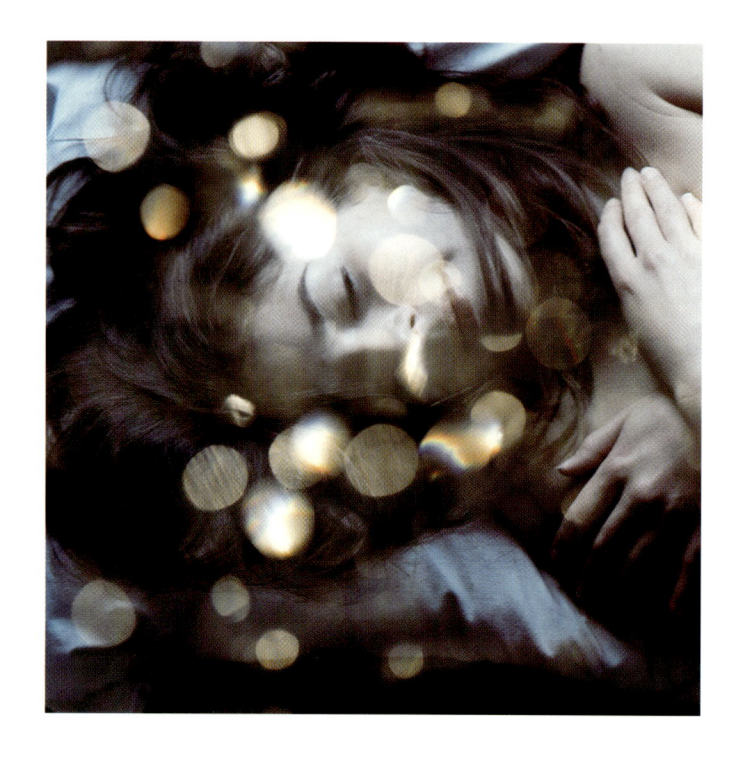

---

[89] JONES, ELI G.: *Cancer – Its Causes, Symptoms and Treatment, Giving the Results of over Forty Years' Experience in the Medical Treatment of this Disease*, B. Jain Publishers, New Delhi-110029, eventuell noch beziehbar über Homöopathie-Vertrieb Peter Irl, München-Gauting.

77

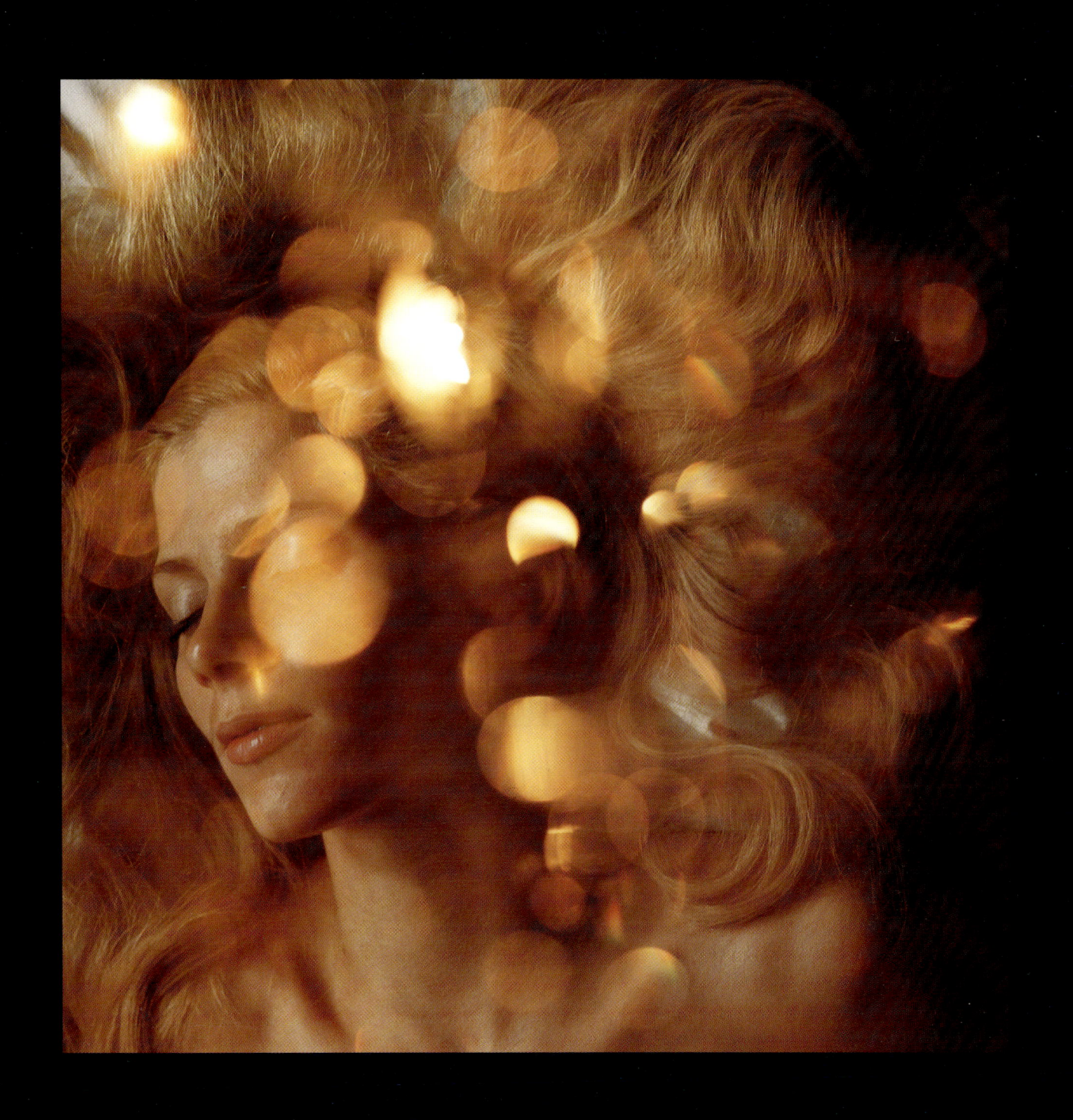

Psycho-Homöopathie – Der Traum

»Die Seele ist nicht von heute! Ihr Alter zählt viele Millionen Jahre.
Das individuelle Bewußtsein aber ist nur der saisongemäße Blüten- und Fruchtständer,
der aus dem perennierenden unterirdischen Rhizom emporwächst.«

CARL GUSTAV JUNG
(Symbol und Libido)

Die gestalttherapeutische Arbeit mit Träumen kann sehr hilfreich sein, um sich die in symbolische Bilder gekleideten Botschaften selbst zu entschlüsseln.[90] In unseren Träumen offeriert uns die Seele auf homöopathischem Wege Lösungsvorschläge für Konflikte und zur Ausscheidung von belastendem Seelenmüll in Form bildhafter Gleichnisse und symbolischer Geschichten.

Sinn diesbezüglicher Seminare zur aktiven Traumarbeit ist es, aus den einzelnen Scherben des Traums, welche jeweils einen verzerrten Persönlichkeitsanteil widerspiegeln, schrittweise den ganzen Spiegel zu rekonstruieren, sodaß Selbsterkenntnis stattfinden kann. Dabei werden die Traumbilder allmählich aufgelöst, und die hinter den Metaphern sorgfältig gehüteten Gefühle freigesetzt.[91]

Es ist immer wieder beglückend, zu erfahren, wie schnell diese Arbeit zu einer beschleunigten Blockadelösung und Persönlichkeits-Entfaltung der Seminar-Teilnehmer führt. Besonders interessant ist dabei die oftmals gemachte Beobachtung, daß ein Teilnehmer, der gerade aktiv an seinem Prozeß arbeitet, zum heilsamen Simile für die anderen wird, welche zu diesem Zeitpunkt lediglich Zuhörer sind. Das erklärt sich aus der Tatsache, daß es bei dieser Psycho-Archäologie in vielen Fällen um die Aufdeckung archetypischer Muster geht, welche für jeden Menschen ein Quentchen Gleichnishaftes in sich tragen und somit genug Ähnlichkeit zu deren eigener Symptomatik aufweisen, um im Räderwerk des Unterbewußtseins positive Veränderungen zu induzieren.

So bewirkte beispielsweise die Bearbeitung sich wiederholender Friedhofsträume bei einer Teilnehmerin, daß eine andere junge Frau nach einiger Zeit, sichtlich erleichtert, lächeln konnte, ohne daß wir bis dahin an ihr Hauptproblem – furchtbare Todesängste – durch direkte Intervention überhaupt gerührt hätten. Ähnliches heilt das Ähnliche. Dieses kosmische Grundgesetz bewahrheitet sich immer wieder auf allen Seinsebenen.

Viele Meister wußten und wissen um die bewegende Kraft der heilenden Ähnlichkeit durch das Erzählen gleichnishafter Metaphern. Ein Gleichnis ist eine symbolische Geschichte, die dem Problemkontext des Klienten oder Patienten möglichst ähnlich sein soll, um Erfolg zu haben. In modernen psychotherapeutischen Praxen werden therapeutische Metaphern mit großem Erfolg eingesetzt.[92]

---

[90] Beispiele und Vorgehensweise, siehe: *Homöopathie – das kosmische Heilgesetz,* S.231-277, sowie *Eros und Sexuelle Energie durch Homöopathie,* S. 64-71.

[91] Am Ende des Buches findet der Interessierte darüber hinaus einen Hinweis auf die Möglichkeit zur Buchung von Seminaren zur aktiven Traumarbeit.

[92] Anregungen in dieser Richtung liefert ein Buch von D. GORDON: *Therapeutische Metaphern,* Junfermann-Verlag, Paderborn, 1995.

Einer der wohl bedeutendsten Psychotherapeuten der Moderne, welcher vorzugsweise mit derartigen Techniken arbeitete, war der inzwischen verstorbene Amerikaner MILTON H. ERICKSON. Seit vielen Jahren gibt es eine Fülle von Literatur von ihm und über ihn, sowie Institute – mittlerweile auch in Deutschland –, welche seine Methoden lehren und verbreiten.[93]

So erweist sich also das Heilgesetz der heilenden Ähnlichkeit, wie es SAMUEL HAHNEMANN vor 200 Jahren in dem knappen Satz: »Similia similibus curantur« formulierte und niederschrieb, auch in der Psychotherapie als der wahrscheinlich am besten zündende Funke, um die Alchemie der Persönlichkeit anzufeuern und den Menschen aus dem Schattenreich seiner selbstgezimmerten Gedankenwelt herauszuführen. »O! Ein Gott ist der Mensch, wenn er träumt, ein Bettler, wenn er nachdenkt, und wenn die Begeisterung hin ist, steht er da wie ein mißratener Sohn, den der Vater aus dem Hause stieß, und betrachtet die ärmlichen Pfennige, die ihm das Mitleid auf den Weg gab«, läßt FRIEDRICH HÖLDERLIN seinen Hyperion sagen.

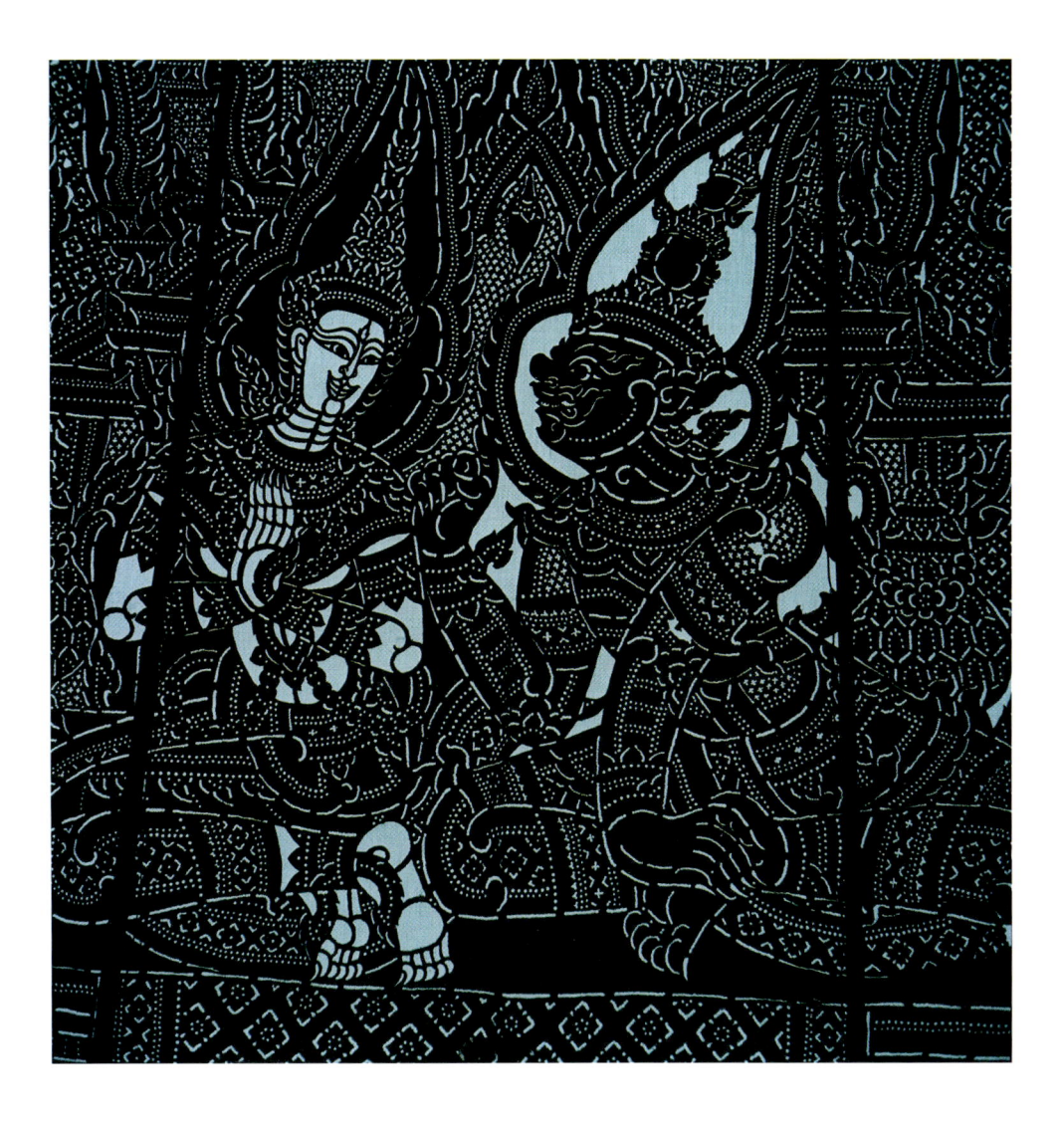

---

[93] z.B. die Milton-Erickson-Gesellschaft für klinische Hypnose (M.E.G.), in der Konradstraße 16, 80801 München, Telefon und Fax 0 89/34 02 97 20 oder das Milton Erickson Institut, Bernhard Trenkle, Bahnhofstraße 4, 78628 Rottweil, Telefon 07 41/4 77, Fax 4 17 73.

Die Aufgabe der Homöopathie

*»Die Zukunft der Medizin
liegt in der Wirksamkeit kleinster Entitäten.«*

Rudolf Steiner

Die Potenzierung einer homöopathischen Arznei gleicht der ständigen Wiederholung einer Affirmation. Die Wirkung baut sich stetig auf, und so ist die an den energetischen Transport gebundene Information schließlich fähig, bis in die feinsten Seelenstrukturen vorzudringen, um sich dort einzupflanzen. Ein Inder der unermüdlich bestimmte Sanskrit-Mantren rezitiert, macht im Grunde nichts anderes, und wenn eine gläubige Christin ihren Rosenkranz zum wiederholten Male betet, ist das wiederum ein Ähnliches, wobei die Perlen der Kette lediglich dazu benutzt werden, die Aufmerksamkeit zu fokussieren.

Auch der Vater des positiven Denkens, Prentice Mulford, wußte um die aufbauende Kraft der Potenzierung, als er sagte:

»Darum können neue Intuitionen nicht oft genug wiederholt werden: Es gibt eine höchste Macht und waltende Kraft, die alles durchdringt und belebt. Wir sind ein Teil dieser Kraft. Und als solchen ist uns die Fähigkeit gegeben, durch dauerndes und schweigendes Verlangen, Beten oder Wünschen immer mehr von den eingeborenen Qualitäten dieser höchsten Macht in uns zu ziehen.«[94]

Der Homöopathie kommt also eine entscheidende Rolle bei diesem Prozeß der Rückbesinnung auf die natürliche Schöpfungsordnung zu. Homöopathische Mittel wirken gleichsam als Katalysatoren innerhalb der Evolution des menschlichen Bewußtseins. Sie erfüllen nicht nur das Gebot der Potenzierung. Sie tragen darüber hinaus eine spezifische Botschaft in sich, die sowohl körperliche wie seelische Störungen anderer Seinswesen korrigieren kann – wenn dabei nur genügend Ähnlichkeit mit der verursachenden geistigen Fehlhaltung vorhanden ist. Auf diese Weise verfeinern sie die Natur aller Lebewesen und veredeln deren Charakter.

Bereits in den frühen zwanziger Jahren wies Rudolf Steiner auf die tiefe bewegende Kraft der homöopathischen Medizin als einer Möglichkeit hin, »helianthische Heilungen«[95] einzuleiten, denn sie helfe dabei, Karma abzutragen, wohingegen die traditionelle Lehrmedizin lediglich »halluzinatorische Heilungen«[96] zuwege brächte.

Mittlerweile scheint sich das immer mehr zu bestätigen und wir dürfen mit einigem Recht annehmen, daß eine alle Gebiete des Seins durchziehende Homöopathie innerhalb der kommenden Jahrzehnte als Leitidee einer holistischen Medizinkunst des 3. Jahrtausends erkannt werden wird, auch wenn das heute von Seiten

---

[94] Mulford, Prentice: *Der Unfug des Sterbens*, S. 36. Verlag Albert Langen, München.
[95] Aus griech.: *helios* »Sonne« und *anthos* = »Blüte«, eigentlich »Sonnenblumen-Heilungen«, also Heilungen, die von innen nach außen aus dem Kern des Selbst heraus geschehen, um im Zuge dieser Entwicklung mit ihrer Strahlkraft letztendlich auch die Körpersymptomatik aufzulösen.
[96] Irrheilungen, geboren aus falschen Vorstellungen über die wahre Natur der Krankheit, aus lat.: *halucinatio* = »gedankenloses Reden, Träumerei, Verwirrt-Sein«.

der Schulmedizin noch nicht in diesem Maß verstanden werden kann. Bis jetzt wurden deren Jünger leider weitgehend daran gewöhnt, nur das gelten zu lassen, was – durch unsere zugegebenermaßen recht beschränkten 5 Sinne – erkennbar ist und den geltenden Denkmustern nicht zuwiderläuft, oder mit herkömmlichen Methoden meßbar gemacht werden kann. So gelten auch heute nach wie vor die Worte, welche GOETHE dem Mephistopheles im *Faust* in den Mund legt:

»Daran erkenn ich den gelehrten Herrn!

Was ihr nicht tastet, steht euch meilenfern:

Was ihr nicht faßt, das fehlt euch ganz und gar!

Was ihr nicht rechnet, glaubt ihr sey nicht wahr;

Was ihr nicht wägt, hat für euch kein Gewicht;

Was ihr nicht münzt, das, meint ihr, gelte nicht.«

Das A und O bei einer homöopathischen Behandlung ist es immer wieder, eine Rangordnung der Symptomatik nach ihrer Wichtigkeit vorzunehmen, um schließlich zu einem Erfolg zu kommen. Dem entspricht der berühmte §153 des Hahnemannschen *Organon der Heilkunst,* in dem zum Ausdruck kommt, daß es vornehmlich die »auffallenderen, sonderlichen und charakteristischen Zeichen und Symptome« seien, die zur Bestimmung des heilenden Medikaments »besonders und fast ausschließlich ins Auge zu fassen« seien.

In der zweiten Ausgabe des *Organon* aus dem Jahre 1819, verlegt durch die Arnoldsche Buchhandlung Dresden, besitzt dieser Paragraph noch die Bezifferung 160. Er hieß damals im vollen Wortlaut:

»Bei dieser Aufsuchung eines homöopathisch spezifischen Heilmittels, das ist, bei dieser Gegeneinanderhaltung des Zeichen-Inbegriffs der natürlichen Krankheit gegen die Symptomenreihen der vorhandenen Arzneien, um diesen eine dem zu heilenden Uebel in Aehnlichkeit entsprechende Kunstkrankheits-Potenz zu finden, sind die *auffallenderen, sonderlichen, ungewöhnlichen* (charakteristischen) Zeichen und Symptomen des Krankheitsfalles vorzüglich fest ins Auge zu fassen; denn *vorzüglich diesen müssen sehr ähnliche in der Symptomenreihe der gesuchten Arznei entsprechen,* wenn sie die passendste zur Heilung seyn soll. Die allgemeinen und unbestimmten: Eßlust-Mangel, Kopfweh, Mattigkeit, unruhiger Schlaf, Unbehaglichkeit usw. verdienen in dieser Allgemeinheit und Unbestimmtheit, und wenn sie nicht näher bezeichnet sind, wenig Aufmerksamkeit, da man so etwas Allgemeines fast bei jeder Krankheit und fast von jeder Arznei sieht.«

Darüber hinaus weist Altmeister HAHNEMANN auch auf die Wichtigkeit der geistigen Symptome hin, welche gleichzusetzen sind mit bestimmten Charakter- und Gemütsstrukturen eines Individuums. Ihrer Natur gemäß wohnt vor allem den sogenannten großen Mitteln eine Fülle solcher geistigen Signaturen inne:

»Dies geht so weit, daß der Gemütszustand des Kranken bei homöopathischer Wahl eines Heilmittels oft am meisten den Ausschlag gibt; denn er ist ein Zeichen von bestimmter Eigenheit, welches dem genau beobachtenden Arzt unter allen am wenigsten verborgen bleiben kann.« (§211)

Und so weiß PARAMAHANSA YOGANANDA, wovon er spricht, wenn er sagt:
»Große Heiler, Menschen geistiger Vollkommenheit, heilen nicht durch Zufall, sondern durch exaktes Wissen.«

»*Die Welt muß romantisiert werden.*
So findet man den ursprünglichen Sinn
wieder. Romantisieren ist nichts als
eine qualitative Potenzierung.
Das niedere Selbst wird mit einem besseren
Selbst in dieser Operation identifiziert.
So wie wir selbst eine solche qualitative
Potenzreihe sind.
Diese Operation ist noch ganz unbekannt.«

NOVALIS
(Fragmente)

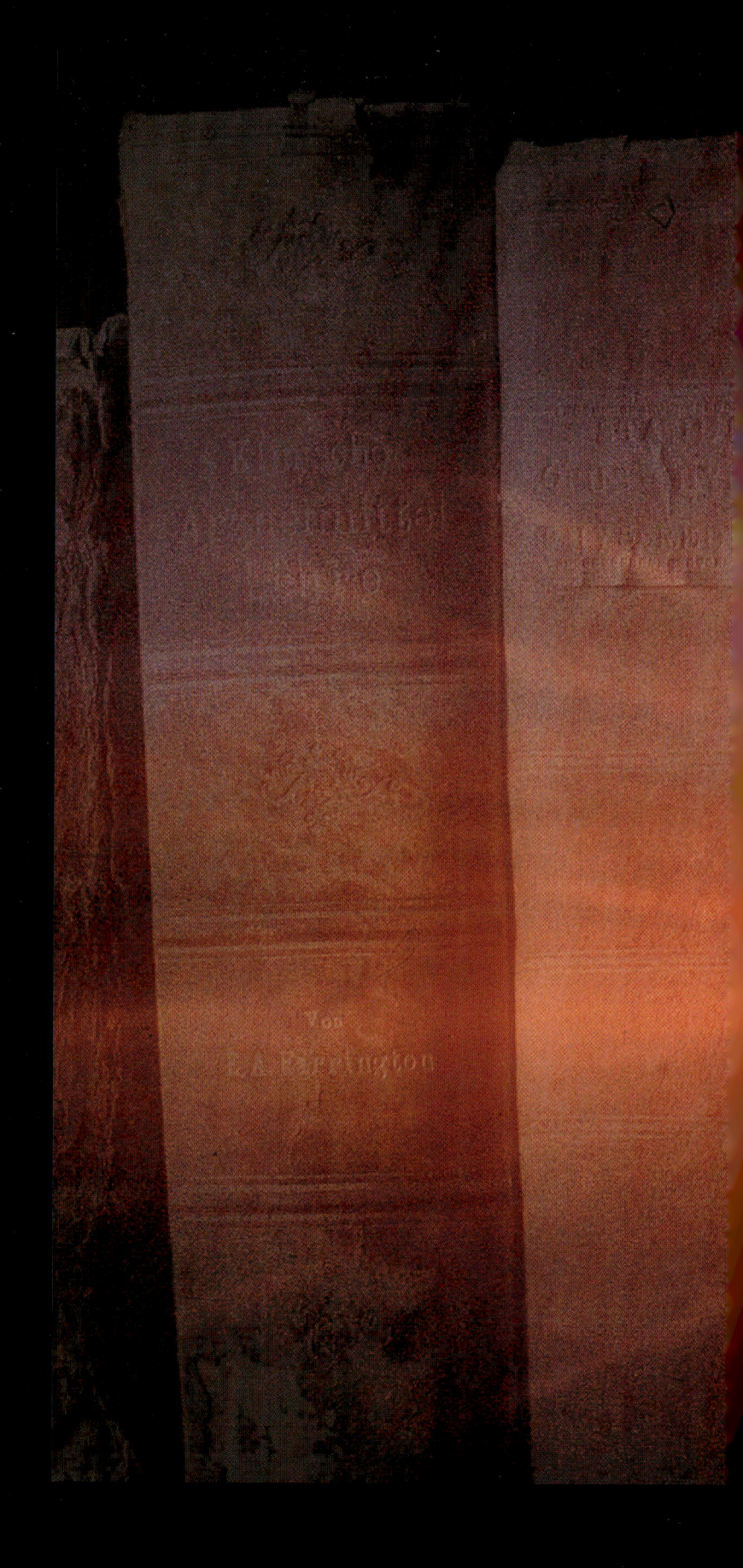

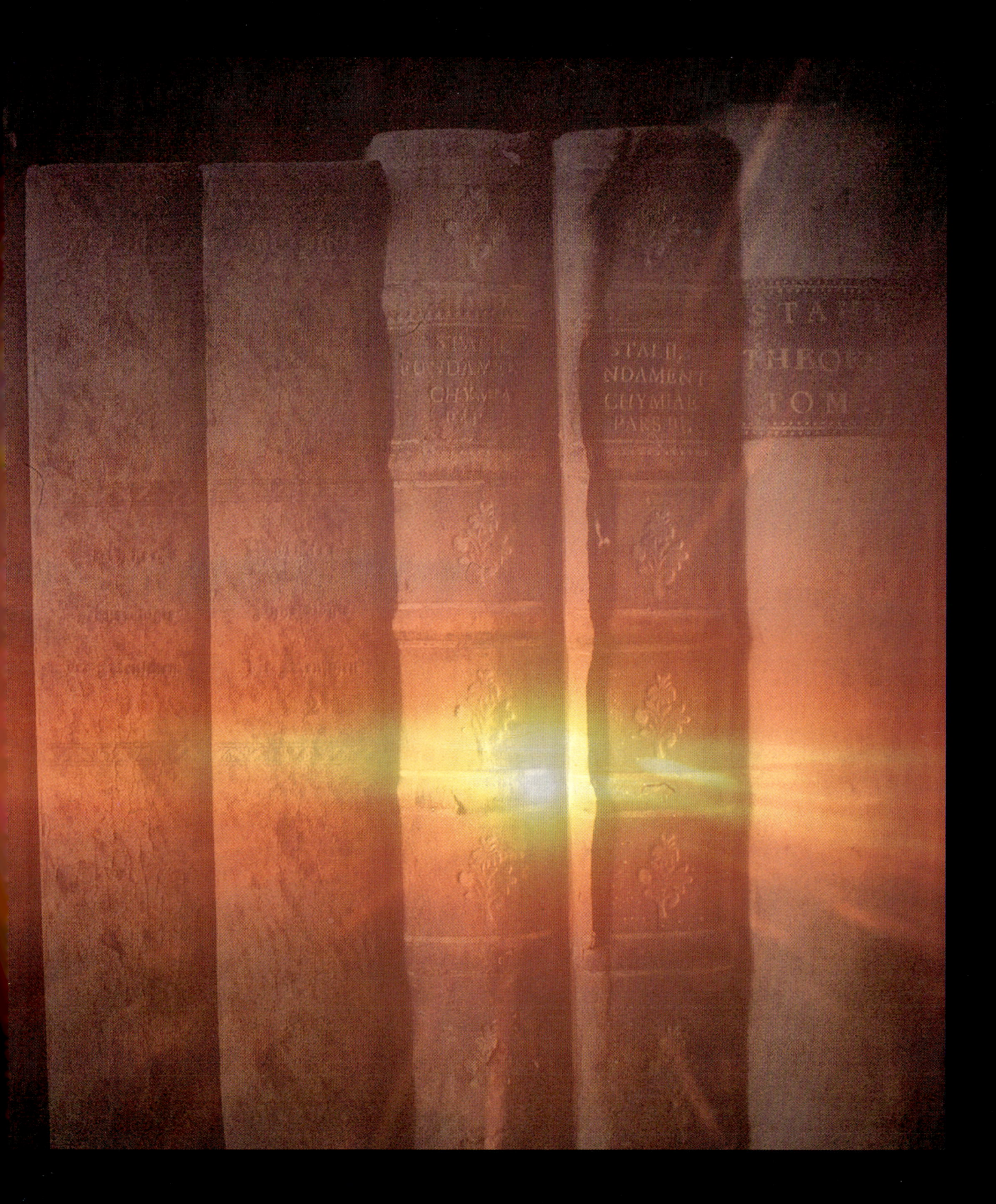

Anwendung und Wirkungsweise der Arzneien

»Medizin heilt Krankheit.
Die ganze Welt ist Medizin.
Was ist das Ich?«

Yün Men

Es hat sich herausgestellt, daß die von Hahnemann gegen Ende seines Lebens erfundenen sogenannten LM- oder Q-Potenzen besonders weich und elegant im kranken Organismus wirken und fast allen körperlichen und seelischen Leiden gerecht werden können.

Wenn in diesem Buch Hinweise auf Mittel gegeben werden, welche für die angegebenen geistigen Fehlhaltungen oder körperlichen Leiden infrage kommen, beginne man beispielsweise mit einer LM 6 oder LM 12 und steigere dann allmählich, jeweils nach Beendigung eines Fläschchens, in Sechserschritten auf eine LM 18, LM 24 und LM 30 –, immer unter der Voraussetzung, daß die Mittelwahl sich als richtig erweist und etwas positiv zu verändern in der Lage ist. Dabei genügt in der Regel die Einnahme von 1 x 3-5 Tropfen – möglichst nüchtern – täglich.[97]

Es soll nach Möglichkeit immer nur ein Mittel gleichzeitig zur Anwendung kommen. Man bedenke: Fast jedes homöopathische Pharmakon beinhaltet aufgrund seines am gesunden Menschen geprüften und differenzierten Arzneimittelbildes in sich schon eine enorme Vielfalt therapeutischer Möglichkeiten, und am besten lernt man diese neben dem Studium der Arzneimittellehren eben durch genaue Beobachtung ihrer Wirkung im Fall einer gesundheitlichen Störung kennen.

Homöopathie ist eine Reiztherapie. Sie reizt den Organismus, Kräfte zur Überwindung einer geistigen Fehlhaltung oder eines bereits manifest gewordenen Krankheitsgeschehens zu mobilisieren. Deshalb sind sogenannte Erstverschlimmerungen, die hin und wieder auftreten können, als Heilreaktionen anzusehen und nicht als Nebenwirkungen im Sinne einer Therapie mit chemischen Mitteln.

Bisweilen tauchen während der Behandlung vorübergehend früher vorhandene Zustände wieder auf, werden von der Psyche – meist in einem gesteigerten nächtlichen Traumleben – bearbeitet und können dann – falls eine Konfliktlösung stattfindet – endgültig verabschiedet werden, woraufhin auch das damit verbundene Symptom verschwindet.

Im Zuge einer positiven Entwicklung kann der Patient unter Umständen die Dosis der bis dahin eingenommenen Medikamente chemischer Herkunft allmählich verringern und schließlich ganz absetzen. »Das chemische Princip ist dem figurierenden Prinzip zuwider – es zerstört Figuren«.[98]

---

[97] Nach Hahnemann sollte man die LM-Potenzen in flüssiger Form zu sich nehmen, um sie vor der Einnahme jeweils um ein paar rhythmische Schüttelschläge in ihrer Schwingungsamplitude zu erhöhen. Somit wird der Organismus jedesmal etwas tiefgreifender erreicht. (LM: röm. Zahlzeichen für 50 = L; röm. Zeichen f. 1000 = M = *mille;* auch Abk. Q gebräuchlich = Quinqaginta-millesimal-Potenzen).

[98] Aus: Novalis – *Geheimnisvolle Zeichen,- Alchemie, Magie, Mystik und Natur bei Novalis* Edition Leipzig, 1998, S.14.

NOVALIS spricht hier von Figuren als die in die Materie hinein geronnene »In-formation« – die Erscheinung eines geistigen Wirkungsfeldes. Steht dieses Feld mit dem Weltgeschehen in einer harmonischen Beziehung, so ist die *figura* – »das Gestaltete« – gesund. Alles Figürliche ist als eine Form, die in sich Vergangenes, Gegenwärtiges und Zukünftiges vereint, einem ständigen Wandel unterworfen und muß sich naturgemäß auch wieder »verflüssigen«. Hat sich »Gekränktes« konfiguriert, so wird sich auch dieses unter der Einwirkung des von Gott zum rechten Zeitpunkt geschickten Ähnlichen wieder auflösen.

Die homöopathische Arznei sollte zwecks Stabilisierung des erwünschten Zustands lange genug weitergegeben werden. Dies wird sowohl von Therapeuten wie von privaten Anwendern häufig mißachtet, was zur Folge hat, daß ein bereits erreichtes, jedoch noch labiles Gleichgewicht wieder ins Kippen kommt. Man hat dabei nicht beachtet, daß vorerst nur die nach außen hin sichtbare Spitze eines Eisbergs abgeschmolzen wurde.

Ein gut nach Symptomenähnlichkeit gewähltes Medikament wirkt aber wie der Anstoß auf ein in Ruhe befindliches Pendel. Erst einmal in Schwung gekommen, bewegt es sich auch eine Zeit lang von alleine weiter. Es muß nicht jedesmal neu angestoßen werden, was heißt, daß unter Umständen ein Mittel nicht jeden Tag wiederholt werden muß.

Wird die Einnahme der Arznei vom Patienten nach und nach immer häufiger vergessen, so kann das bedeuten, daß sie nicht weiter benötigt wird, um den erreichten Zustand aufrechtzuerhalten. Es kann jedoch auch anzeigen, daß der betreffende Mensch hierdurch eine ihn derart bedrängende Konfrontation mit seinen Vermeidungen erlebt, daß er das Mittel deshalb vorzeitig absetzt, ohne sich letztlich darüber im klaren zu sein, warum er das tut. Ich nenne so etwas »Panzerung gegen die eigene Heilung«. Rückhaltlose Selbsterforschung wäre in solch einem Fall angezeigt, jedoch ist jede Entscheidung zu respektieren.

Homöopathie rüttelt an den Wurzeln unserer Energieblockaden und setzt an der gestörten *Dynamis* an, wie Hahnemann die Vitalsphäre nannte. Es gehört zum Wesen dieser Behandlungsweise, daß sie wiederaufrichten und heilen kann, was ge-stört, jedoch nicht, was bereits zer-stört ist. Aber sie kann Zerstörungsprozesse durch die Beseitigung der dahinter wirkenden Ursachen stoppen und oft auch noch in solchen Fällen weitgehend Beschwerdefreiheit erzielen.

Die Schubkraft und positive Wirkung eines gut gewählten homöopathischen Heilstoffes geht weit über die Indikation hinaus, deretwegen sie ursprünglich eingenommen wurde, und macht sich allumfassend in einer Erhöhung der Lebensfreude und Lebenskraft bemerkbar. Das erklärt sich aus der ganzheitlichen Wirkung dieser Therapie, welche Geist, Seele und Körper gleichermaßen zu erfassen in der Lage ist.

Noch ein Wort zu der häufig gestellten Frage nach den Potenzen. Unter tieferen Potenzen versteht man jene zwischen einer D 6 bis D 12, welche mehr organbezogen *(organotrop)* wirken. Mittlere Potenzen wären demzufolge solche zwischen einer D 12 und einer D 30 oder C 30, deren Wirkung sich schon ein wenig in höhergelagerte, energetische Muster hineinbewegt.

Die hohen und höchsten Potenzen sind fähig, dort anzusetzen, wo die Seele aus ihrer kosmischen Ordnung gefallen ist und der Geist sich an Glaubensmuster klammert, die der gesunden Entwicklung der Persönlichkeit abträglich sind.[99]

---

[99] Über Herstellungsmodus und Bedeutung der Bezeichnungen der einzelnen Potenzstufen habe ich mich ausführlich in meinem Basiswerk *Homöopathie – Das kosmische Heilgesetz* ausgelassen. Zur besseren Verständlichkeit für diejenigen Leser, die vielleicht durch das vorliegende Buch mit der homöopathischen Heilkunst zum ersten Mal in Kontakt kommen, wurden die lateinischen Bezeichnungen der Arzneien immer ausgeschrieben und zusätzlich ihre deutschen Namen genannt.

»*Du fragst nach Menschen, Natur? Du klagst, wie ein Saitenspiel, worauf des Zufalls Bruder, der Wind, nur spielt, weil der Künstler, der es ordnete, gestorben ist? Sie werden kommen, deine Menschen, Natur! Ein verjüngtes Volk wird dich auch wieder verjüngen und du wirst werden wie seine Braut, und der alte Bund der Geister wird sich erneuern mit dir. Es wird nur eine Schönheit sein; und Menschheit und Natur wird sich vereinen in Eine allumfassende Gottheit.*«

FRIEDRICH HÖLDERLIN
(Hyperion, 1797 – ein Jahr nach Erscheinen von Hahnemanns *Organon der Heilkunst*)

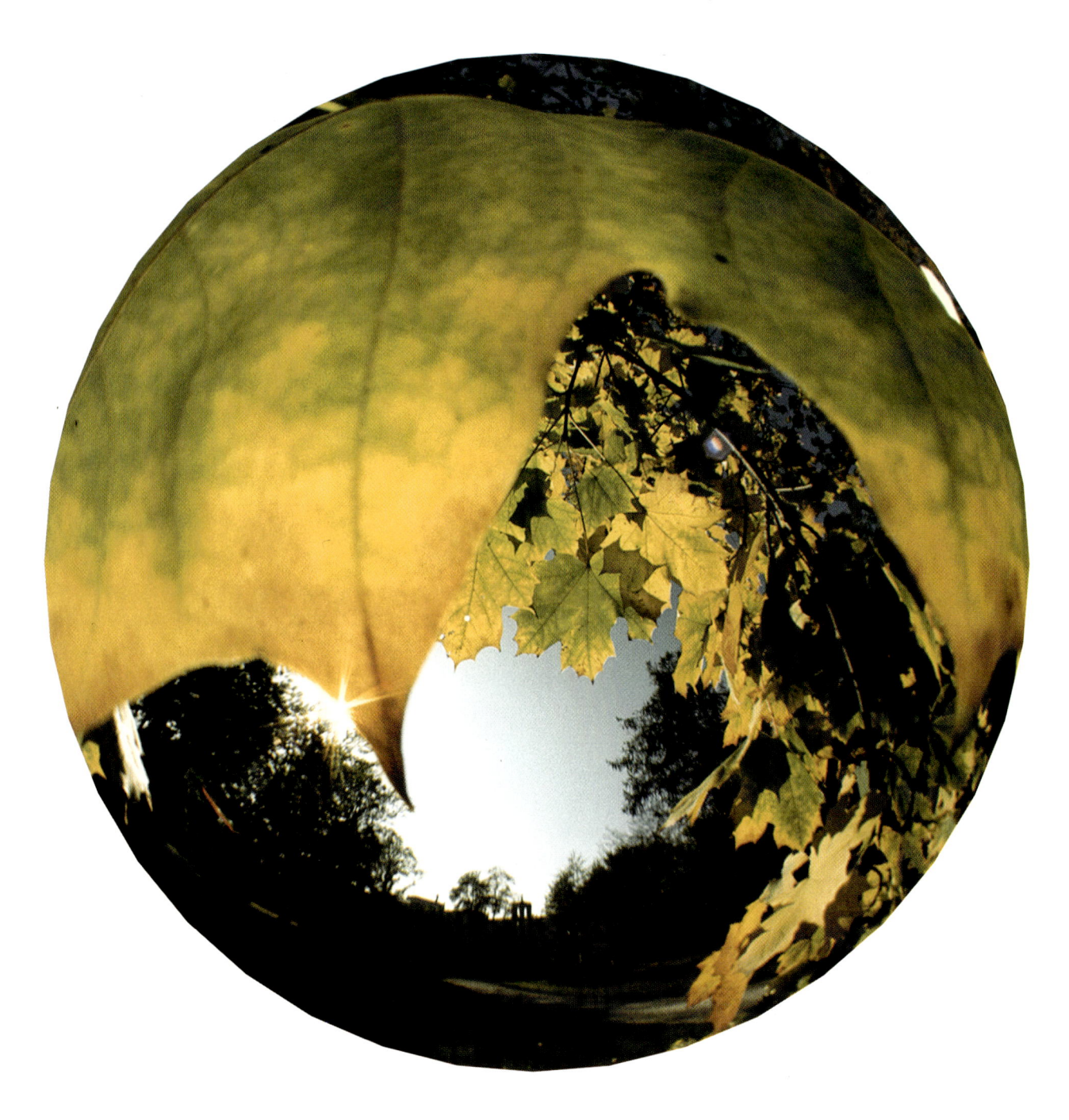

Auraskopie – Der ganze Mensch in einem Tropfen Blut

»Der Tag wird kommen, an dem man einen Tropfen Blut nimmt und mit dessen Hilfe den Zustand eines jeden Körpers diagnostizieren kann.«

Edgar Cayce

Der in Deutschland als Meditationslehrer bekanntgewordene Herbert Hoffmann, auf den weiter unten noch näher eingegangen wird, schreibt in seinem Buch »*Wege des Heilens*«:

»Marcel Vogel[100] hat in seinen letzten Forschungs- und Lebensjahren – er verstarb im Februar 1992 – mit Medizinern zusammengearbeitet, um zu erforschen, wie z.B. eine erkrankte Person reagiert, wenn sie über einen Blutstropfen ›fernbehandelt‹ wird. Unter anderem wurde festgestellt, daß über die Fotografie ihres Blutstropfens die Chromosomen einer Person behandelt werden können ... Bei einer über das Blut nachweisbaren Erberkrankung wäre es unter Umständen möglich, mit Hilfe der harmonisierenden Kristallenergie eine Veränderung herbeizuführen.«[101]

Somit kann also auch das Phänomen der wirksamen Fernbehandlung, wie es u.a. beim »Fern-Reiki« stattfindet, nach den jüngsten Erkenntnissen der Physiker nicht mehr einfach in den Bereich der »Glaubensheilung« oder Scharlatanerie verwiesen werden.

Der Zusammenhang eines kleinsten Teils mit seinem ihm übergeordneten Ganzen und umgekehrt wird auch noch aus weiteren das Blut betreffenden Beobachtungen offenkundig. Es handelt sich dabei um eine holistische Blutdiagnostik, welche im nächsten Jahrtausend aus den Praxen einer ganzheitlich orientierten Medizin vermutlich nicht mehr wegzudenken sein wird.

Das hat sich inzwischen bereits bewahrheitet, wenngleich die wenigen, die nach dieser Methode arbeiten – wie nicht anders zu erwarten –, bislang vollkommen auf sich allein gestellt sind:
  Als Entdeckerin der Tatsache, daß nicht nur das Auge (Iris-Diagnostik), das Ohr (Ohr-Akupunktur) oder die Fußsohle (Reflexzonen-Therapie) perfekte Spiegel des gesamten Systems Mensch darstellen, sondern sich auch im Blut optische Entsprechungen zu bestimmten Anomalien ablesen lassen, darf wohl Hannelore Auras-Blank angesehen werden.
  Über das nach ihr benannte holistische Blutdiagnose-Verfahren, die *Auraskopie*, wird allerdings zur Zeit nur in esoterischen – allenfalls alternativ-medizinischen – Zeitschriften berichtet.[102] Das kann aber nicht über die zweifellos vorhandenen Fakten hinwegtäuschen. Diese belegen, daß durch die Auraskopie eindeutig sowohl gegenwärtige, wie auch vergangene, und in – näherer oder weiterer – Zukunft bevorstehende Erkrankungen aus dem Blutausstrich optisch ablesbar sind.

---

[100] Dr. Marcel Vogel arbeitete über 20 Jahre als Wissenschaftler bei IBM in Kalifornien und war wesentlich an der Entwicklung der Beschichtung von Computerdisketten mittels Silicium (SiO2-Quarz) in hauchdünn aufgeschmolzener Form beteiligt. Er machte frühzeitig von der Möglichkeit Gebrauch, gewachsene Kristalle von Fremdüberprägungen zu reinigen und danach mit Informationen von Heilenergie gedanklich neu aufzuladen. Später wurden dann unter seiner Anleitung und in Zusammenarbeit mit dem begnadeten Kristallschleifer Drew Tousley Kristalle exakt entlang ihrer Mittelachse – also unter Wahrung ihrer seelischen Mitte – geschliffen und zwar mit 6 oder 12 Facetten, wodurch sich ihre energetischen Wirkungen noch um ein Vielfaches steigern ließen.
[101] Herbert Hoffmann: *Wege des Heilens,* Hans Nietsch-Verlag, Freiburg, S. 198.
[102] Vergl. Dr. Sigrid Lechner-Knecht: *Holistische Miniaturen* in Zs *esotera,* 12/80, S. 1118 ff., Bauer-Verlag, Freiburg; Zs. *Erfahrungsheilkunde,* Haug-Verlag, Heidelberg; Zs. Praxiskurier, Selecta-Verlag.

Am frappierendsten dabei ist, daß sich auf einer verkleinerten Ebene im Mikrokosmos des Blutes optische Entsprechungen zu erkrankten oder traumatisierten Organen finden. Darüber hinaus noch analoge Symbole, die für weitere Auswirkungen dieser Erkrankungen stehen, welche in andere Bezirke des Organismus hineinspielen. Diese Symbole gleichen sogar Gewebe-Schnittbildern durch das entsprechende Organ. Dabei hat sich ergeben, daß eine umso nachteiligere Auswirkung auf den Gesamtorganismus zu erwarten ist, je größer in der Relation diese Abbilder sind. Auch hier wieder gilt das Prinzip des Ähnlichen, das 2. Hermetische Prinzip der Entsprechung: »Wie oben – so unten.«

In Belgien ist es Dr. med. habil. LÜDER F. RAKOW[103], welcher bei der von ihm entwickelten *Blood-Imprint-Diagnosis* zu vergleichbaren Ergebnissen kommt, wobei die Auswertung des Blutstropfens mithilfe der Transmissions-Lichtmikroskopie erfolgt, – wie Rakow schreibt: »sowohl im weißen Licht, als auch im – durch bestimmte geschliffene Edelsteine – gefärbten Licht.«
Der Autor erklärt die Spiegelung aller Körpersysteme in einem einzigen Tropfen Blut folgendermaßen:

»Nach Sheldrake handelt es sich hierbei um ein hierarchisches Prinzip: das (morphogenetische) Feld der Zellen liegt im Gewebe, das Feld des Gewebes im Organ und das Feld der Organe in den Chakras ... Die durch dieses Diagnosesystem diagnostizierten Informationsmuster stehen zusätzlich in einem direkten Verhältnis zum psychoenergetischen Potential seiner Auralagen. Aus diesem Grunde können mit diesem Diagnosesystem auch hochsensible Rückschlüsse auf die seelische (psychische) Situation des Menschen gezogen werden. Hierbei geht es um die Diagnose von Veränderungen des sog. ›seelischen Gleichgewichts‹, die ihrerseits Krankheiten auslösen oder unterhalten können.«[104]

Der in seinem Denken für zukunftsweisende Neuerungen offene Leser ahnt enorme Möglichkeiten für eine erweiterte Heilkunst; jedoch erfordert die Auswertung der sich durch diese Methode offenbarenden Phänomene ein hohes Maß an Erkenntnisfähigkeit und Erfahrung. Personal hierfür muß erst noch ausgebildet werden.

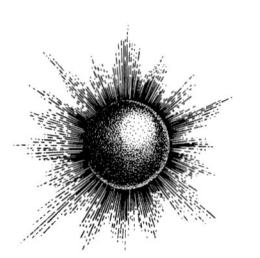

---

[103] Cytologisches Institut Lüder F. Rakow, Paalbos 35, B – 8310 Brügge.
[104] Zs NATURHEILPRAXIS 11/94, S.1518.

*»Die Fähigkeit so schnell zu fliegen wie ein Gedanke,
zu allem was ist oder gewesen ist oder je sein wird,
beginnt mit dem Bewußtsein, daß man längst angekommen ist.«*

RICHARD BACH
(Film: Die Möwe Jonathan)

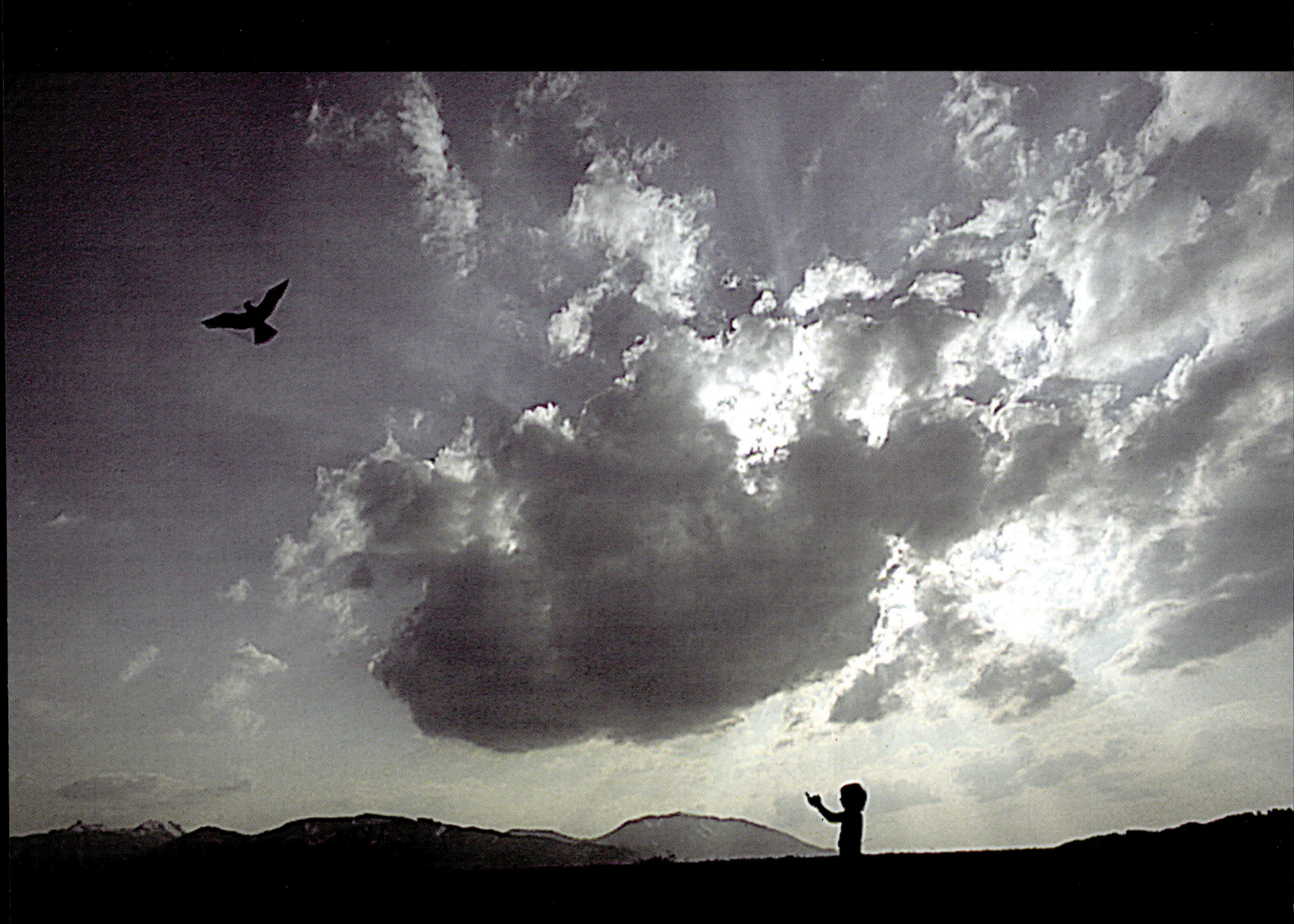

Physik und Metaphysik

Schneller als Licht – Die Zeitmaschine – Keine Utopie?

*»Und sind nicht solchermaßen fest alle Dinge verknotet,
daß dieser Augenblick alle kommenden Dinge nach sich zieht?
Also – sich selber noch?«*

FRIEDRICH NIETZSCHE
(Also sprach Zarathustra)

»ICH BIN ein vollkommener Ausdruck von Freiheit und Flug«, sagt sich die Möwe Jonathan immer wieder und stets aufs neue vor, um von ihrem weisen alten Lehrer Chiang zu lernen, wie man bis dahin bekannte persönliche Grenzen überschreiten kann.

»Gleiches zieht Gleiches an«, spricht Chiang. Wo immer Deine Gedanken sein werden, da wird auch Dein Körper sein. Früher oder später wirst Du lernen, Dich so zu bewegen. – Du mußt nur ein paar Fakten lernen über Dinge, die Du nicht sehen kannst.«

Jonathan, der mit den von ihm erreichten Fluggeschwindigkeiten einfach nicht zufrieden ist, meint:

»Es ist mir einfach nicht schnell genug,« worauf Chiang erwidert:
»Was ist schnell genug, Jonathan, Du, der Du es nicht erwarten kannst, vollkommen zu sein? Welches ist die vollkommene Geschwindigkeit? Tausend Kilometer in der Stunde? Das ist eine Grenze. Eine Million Kilometer in der Stunde? Ebenfalls eine Grenze. Lichtgeschwindigkeit? Auch das ist eine Grenze. – Vollkommene Geschwindigkeit, mein Sohn, ist, sich nicht schnell zu bewegen. Vollkommene Geschwindigkeit ist, da zu sein.«

Die jüngsten Experimente der Physiker lassen ahnen, daß der weisen Möwe Chiangs Worte keineswegs aus der Luft gegriffen sind. Derzeit werden an verschiedenen Orten dieser Erde Versuche durchgeführt, welche ziemlich übereinstimmend zu denselben Ergebnissen kommen, nämlich, daß selbst die Geschwindigkeit mit der sich Licht bewegt, keineswegs eine unüberwindbare Schranke darstellt. Wenn wir den bisher erreichten Resultaten Glauben schenken wollen, sieht es so aus, daß kleinste energiegeladene Entitäten in Tunnelversuchen bereits jetzt ein Mehrfaches der Lichtgeschwindigkeit erreicht haben und dabei auch noch fähig waren, Informationen zu transportieren, welche am anderen Ende des Tunnels wohlbehalten und wieder erkennbar herauskamen.

Nicht wenig erstaunt war ich, als ich zu später Stunde innerhalb der Sendung *Space Night* des Fernseh-Senders BR3 α auf eine TV-Dokumentation von KLAUS SIMMERING stieß, in welcher über diese jüngsten Ergebnisse berichtet wurde.

So scheint es erstmals Prof. GÜNTER NIMTZ von der Universität Köln gelungen zu sein, Mikrowellen dazu zu veranlassen, einen vorgefertigten Metall-Tunnel zu passieren, dessen Mittelteil aus einem – eigentlich für solche Wellen zu engen – 8 cm langen Rohrstück besteht. Messungen mit auf Billionstel-Sekunden geeichten Geräten ergaben nun erstaunliche Ergebnisse. Was nicht sein sollte, weil es nach den bis dato gültigen Gesetzen nicht sein darf, geschah: Die Mikrowellen passierten den Mittelteil. Mehr noch: Sie benötigten dafür überhaupt keine Zeit.

Gemäß Prof. Nimtz stehen diese Phänomene nicht im Widerspruch zu EINSTEIN, da dieser zu seinen Ergebnissen kam, indem er »normale Wellenausbreitung« beobachtete. Mit Tunneln hat er sich nie beschäftigt. Nimtz ging sogar noch einen Schritt weiter und belud die überlichtschnellen Mikrowellen mit den Informationen einer Mozart-Symphonie, welche die Prozedur unzerstückelt überstand. Dabei weiß niemand genau, was in diesem kleinen Rohrstück eigentlich wirklich passiert. Es mutet an, als sähen die Mikrowellen sich genötigt, angesichts der scheinbaren Unmöglichkeit einer Passage durch diesen Engpaß besonders einfallsreich zu werden. Mag sein, das alte Sprichwort »Not macht erfinderisch« gilt also auch für ultramikroskopische Seinsbereiche. Kleinste mit Intelligenz gesegnete Teilchen!

Klaus Simmering fuhr weiter nach Wien und traf dort zusammen mit Prof. FERENC KRAUSZ von der Abteilung für Quantenelektronik und Lasertechnik der Universität Wien. Krausz arbeitet mit einem Laser, welcher die bisher kürzesten meßbaren Lichtimpulse aussenden kann. Diese sollten nun durch einen Tunnel geschickt werden, wobei wegen der Kürze der Intervalle sehr genaue Zeitmessungen möglich sind. Der Tunnel ist in diesem Fall ein Spiegel, der jedoch nicht alles Licht reflektiert, sondern einen kleinen Anteil durchläßt. Nach einigen Stunden stand einwandfrei fest: Die von dem Spiegel nicht reflektierten Photonen haben diesen mit etwa 3-facher Lichtgeschwindigkeit durchdrungen, d.h. im Tunnel vergeht keine Zeit.

Wir fühlen uns erinnert an die Berichte von klinisch Toten, welche mit ihrem Bewußtsein den Körper verlassen hatten und übereinstimmend von ihren Tunnel-Erlebnissen berichten. Wir finden Entsprechungen zu schwarzen Löchern, welche gleich gigantischen, rotierenden Schwerkraftfeldern erloschene Sonnen einsaugen, um am anderen Ende neue Universen zu gebären. Auch hierbei soll es – so wurde es berechnet – eine Bewegung vorwärts im Raum und rückwärts in der Zeit geben.

Wir rufen uns Jesu Worte ins Gedächtnis, der da sagte, im Paradies würde es keine Zeit mehr geben. Auch die Berichte über angebliche Bilokationen[105] eines SAI BABA scheinen uns im Lichte dieser Betrachtungen nicht mehr so absurd, wie ein mit Vorurteilen belasteter Verstand uns das glauben machen will.

Inzwischen steht die »geisterhafte Fernwirkung« von Teilchen im subatomaren Bereich – sprich: der telepathische Kontakt von Atomen und kleineren Entitäten über große und größte Entfernungen ebenfalls fest.

Um das Mysterium des nichtlokalen Informations-Transfers durch Gleichnisse einigermaßen anschaulich zu machen, erzählen die Quantenphysiker dem staunenden Laien Geschichten wie die folgende:

Zwei Männer haben jeweils einen ihrer Socken vertauscht, sodaß ein jeder von ihnen einen roten und einen blauen trägt. Wann immer nun beispielsweise einer der beiden sich bemüßigt fühlt, seinen blauen Socken vom linken auf den rechten Fuß zu ziehen, folgt der andere ihm gedankenlos und blindlings, selbst wenn er sich gerade am anderen Ende der Welt befände.

---

[105] Das Auftauchen ein und derselben Person an zwei verschiedenen Orten zur gleichen Zeit.

So rang sich bereits im Jahr 1994 der *New Scientist* zu folgender leicht verquälter Betrachtungsweise durch: »Die beste Interpretation des Geschehens scheint, daß wir kein Objekt und nicht einmal ein einzelnes Atom als isoliertes System begreifen sollten.«[106]

Indirekt wird auf diese Weise zugegeben, daß die bislang geltenden Paradigmen, das physikalische Weltbild betreffend, zumindest als äußerst morsche bzw. erweiterungsbedürftige Denkmuster anzusehen sind.

Durch einen Sensitiven namens HARALD WESSBECHER meldet sich bisweilen eine Wesenheit aus höheren Bewußtseinssphären, welche von Wessbecher HARALD II genannt wird. Aus Anlaß der Basler PSI-Tage von 1992, welche unter dem Motto *Channeling* standen, äußerte sich diese höhere Bewußtseinsebene von Wessbecher zum Thema Zeit folgendermaßen:

»Wenn erkannt wird, daß Zeit als Energie einen Aspekt des Lichts darstellt, wenn es möglich ist, den Wellen- und Partikelcharakter des Lichts voneinander zu isolieren, erst dann wird die Wissenschaft der Idee der Zeit näher kommen.«[107]

BARBARA MARCINIAKS, bemerkenswertes Buch *Boten des Neuen Morgens* enthält – so wird behauptet – gechannelte Durchsagen von Wesenheiten aus dem Sternsystem der Plejaden. Hier wird, aus zweifellos hoher Schau, ein Bild des Neuen Menschen entworfen. Wie immer ein kritischer Leser dazu stehen mag: Die Botschaften klingen in sich rund und sind für einen offenen und in diesen Gedankengängen geschulten Geist verständlich und nachvollziehbar. Zum Phänomen der Zeit heißt es da unter anderem:

»In der dreidimensionalen Wirklichkeit wird Zeit stark mißverstanden: Ihr glaubt, daß die Zeit in Minuten gemessen wird. Zeit ist viel umfassender, als ihr es euch vorstellen könnt. In Wirklichkeit codiert die Zeit Informationen und spielt mit ihnen. Deswegen könnt ihr euch in verschiedene Realitäten zugleich begeben, indem ihr die Zeit dehnt, verzerrt, biegt und umdreht. Ihr könnt sozusagen auf eine elliptische Zeitkurve aufspringen und viele Wirklichkeiten erleben, indem ihr euch auf dieser Kurve fortbewegt. Dabei werdet ihr entdecken, daß die Zeit nichts ›Festes‹ ist und daher auch die Wirklichkeit nicht. Da Wirklichkeiten nicht fest sind und die Zukunft nicht festgelegt (sie ist nur ein Set von Wahrscheinlichkeiten), sehen wir nun die Möglichkeit, die Wahrscheinlichkeiten für die Erde zum Positiven hin zu verändern.«[108]

Begleiten wir Klaus Simmering also weiter auf seinem Weg an die vordersten Fronten der Forschung in Sachen Zeit und Überlichtgeschwindigkeit:

In Berkeley ergeht sich mittlerweile Ferenz Krausz in einem Gedankenexperiment und dehnt die Tunnelstrecke ins Unendliche, also gleich der Fülle des Universums aus:

»Daraus würde sich dann das Resultat ergeben, daß diese unendlich lang ausgedehnte Tunnelstrecke quasi instantan (unmittelbar) durch die Lichtimpulse überwunden wird. Allerdings müßte man natürlich einen sehr, sehr hohen Preis zahlen, und zwar, was wir am Ende der Tunnelstrecke rausbekommen, wäre ein praktisch unmessbar kleines Signal.«

Die lapidare, aus dieser Erkenntnis ableitbare Wahrheit: Das Universum behält seine Informationen für sich – allerdings steht jedes Teilchen mit jedem Teilchen in Verbindung und kann in Nullzeit mit diesem korrespondieren. Somit ist ganz offensichtlich, daß es auf höherer Ebene ein »Internet der besonderen Art« gibt – wenn ich das einmal so nennen darf –, aus dessen Sicht unser irdisches Internet-System nur ein Gleichnis darstellt.

---

[106] So zitiert in der Tageszeitung taz, Aug. 1994 unter der Überschrift *Atomtelepathie*.
[107] HARALD WESSBECHER: *Liebe – das einzig verbindende Prinzip, zwei Vorträge von Harald II 1992* THS Technologie für Hemisphären-Synchronisation, Wessbecher Brandt GmbH, ISBN 3-928333-00-3, S. 25.
[108] BARBARA MARCINIAK: *Boten des Neuen Morgens*, S.35, Hermann Bauer-Verlag, Freiburg.

Klaus Simmering flog weiter in die USA und besuchte dort Prof. RAYMOND CHIAO von der Universität Berkeley. Dieser tunnelt ebenfalls einzelne Photonen mithilfe eines Lasers in absoluter Dunkelheit durch hauchdünne Spiegel und mißt dabei gegenwärtig zweifache Lichtgeschwindigkeit. Auch Chiao ist der Ansicht, daß bei dieser Vorgehensweise das Einsteinsche Gesetz nicht verletzt werde, da es sich lediglich auf Wellen bezieht. Sein Hauptinteresse gilt jedoch nicht der Übertragung von Informationen, sondern der Erzielung von immer höheren Geschwindigkeiten.

Sein Kommentar gegenüber Klaus Simmering:

»Jetzt glauben wir, es kann unendlich schnell sein, oder sogar negativ ... das heißt, bevor die Spitze eines Impulses den Eingang des Mediums erreicht, hat sie schon den Ausgang am anderen Ende verlassen. Als wenn der herauskommende Impuls vor der Zeit wüßte, daß am Eingang etwas ankommen würde.«

Die Konstruktion einer Zeitmaschine, wie sie H.G. WELLS in seinem berühmten Roman konzipierte, scheint also grundsätzlich möglich zu sein und in greifbare Nähe zu rücken. Manch einer hält UFOs für Besucher aus der Zukunft, und in ISAAK ASIMOVs genial aufgebautem Science-Fiction-Roman *Das Ende der Ewigkeit*, werden von hochqualifizierten Spezialisten sogenannte MnV's (Minimale notwendige Veränderungen) berechnet, welche in das Hier und Jetzt oder sogar in die Vergangenheit eingebracht werden müssen, damit sich in der Zukunft etwas zum Besseren hin entwickeln kann. Da Asimov nicht nur Schriftsteller, sondern auch Physiker ist, gelingt es ihm, in seinen Romanen die Wahrscheinlichkeit einer Verwirklichung der geschilderten Phänomene glaubhaft zu machen.

Wir können uns also vorstellen, daß die von Asimov beschriebenen Möglichkeiten bei einer Weiterentwicklung der Experimente eines Prof. Chiao sogar in den Bereich der Realisierbarkeit rücken; ja, aufgrund unseres derzeit meist beschränkten Bewußtseins wissen wir kaum, ob nicht längst auf höheren Ebenen von aufgestiegenen Meistern und den »Meistern des Karma« – falls man das so überhaupt ausdrücken kann – dergestalt an unserer Entwicklung gearbeitet wird.

Nur darf eben »von oben« nicht in die Entscheidungsfreiheit des Einzelnen eingegriffen werden, weil sonst persönliche Lernprozesse unterbunden würden, was den Gesetzen der Schöpfungsordnung zuwiderliefe. Denn: von Bestand für den Einzelnen ist nur, was er sich durch eigene Bemühung und Kraftanstrengung erwirbt. Das allein bleibt sein unverbrüchliches Gut, welches er dereinst in andere Seinsbereiche mitnehmen wird.

Deshalb soll man nicht jedem Leidenden aus falschem Mitleid gleich zu Hilfe eilen, solange er nicht so weit gekommen ist, darum zu bitten. Auf diese Weise findet jeder zu dem Behandler, der ihm aufgrund seines derzeitigen Bewußtseinszustandes zukommt.

Nach DASKALOS ist die Zukunft, – jedenfalls in kleinerem Umfang – noch wachsweich und kann somit gestaltet und geformt werden. Ist allerdings der berühmt-berüchtigte »Punkt ohne Wiederkehr« erreicht bzw. überschritten, werden sich Ereignisse – z.B. ein Unfall – manifestieren, ohne daß daran noch zu rütteln wäre. Durch die aus der Zukunft der Seele ins Bewußtsein drängenden Visionen, Wahr- oder Warnträume erhält ein bereits höher entwickelter Mensch Hinweise auf gerade noch mögliche Chancen zur Veränderung solcher Geschehnisse.

Träume verhalten sich scheinbar akausal, genau wie kleinste Teilchen in den Tunnelversuchen der modernen Physiker. Hier kehren sich Ursache und Wirkung um und laufen offensichtlich zeitlich verkehrt herum ab. Auf die gleiche Weise kommen die Botschaften von Träumen aus der Zukunft und wirken zurück auf die Gegenwart des Träumenden.

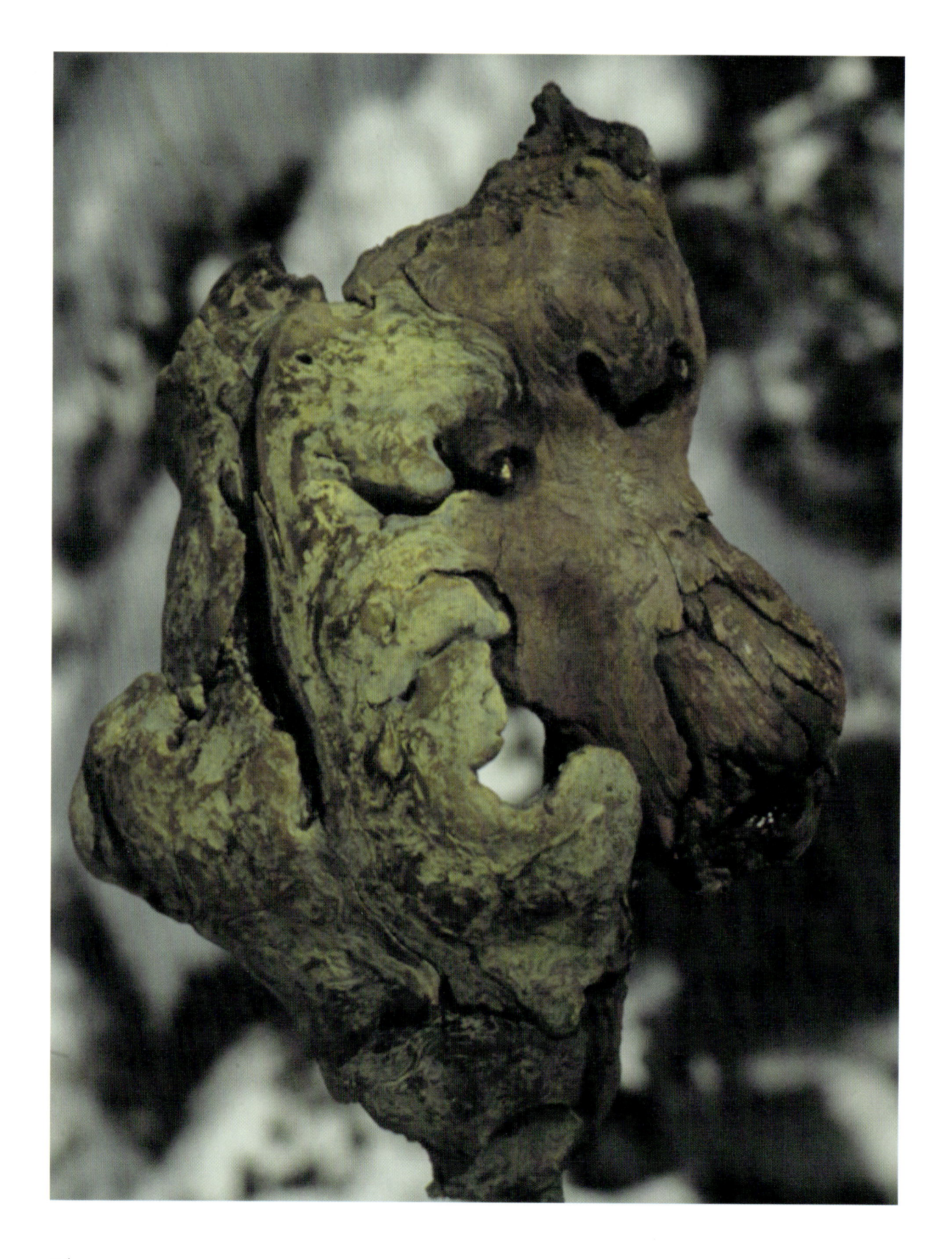

Phänomene wie Vorahnungen, Prophezeiungen und Teleportationen gewinnen aus der Perspektive der jüngsten physikalischen Forschungen zur Umkehrbarkeit zeitlicher Abläufe eine eigene Realität.

Auch der Karma-Begriff erscheint uns bei dieser Betrachtungsweise etwas anders, als wir es aus unserem derzeitigen Verständnis gewohnt sind, welches sich an einem linearen Ablauf von Zeit orientiert.

Gemeinhin verstehen wir unter Karma den unerbittlichen Zyklus von Wiedergeburten. Diese erfolgen nach landläufiger Meinung dadurch, daß wir mittels der von uns erschaffenen *Elementale* aus emotionsaufgeladenen Gedanken und Wünschen an die Sphäre gebunden bleiben, welche zur Verwirklichung unserer Wunschvorstellungen als geeignet erscheint, und das ist eben die Welt der Materie. Deshalb lehren die Weisen, daß wir so viel und so oft wie möglich unsere Wünsche ausleben sollen, denn erst eine Sättigung durch Erfahrung ließe sie dauerhaft von uns abfallen und eröffne hierdurch die Möglichkeit zum Aufstieg in höhere, friedvollere und glücklichere Seinsbereiche.

Das höhere Selbst von HARALD WESSBECHER äußerte sich hierzu wie folgt:

»Nun, Karma als schicksalhafte, zwingende Entwicklung, die als eine Kette von mehreren Leben hinweg verstanden wird, existiert so nicht. Diese Karma-Idee ist aus dem Verständnis heraus geboren, daß sich ein Leben nach dem anderen entwickelt, daß sich eine Persönlichkeitsstruktur, eine Idee innerhalb eines Lebens entfaltet, in ein anderes Leben weitergerückt wird, sich dort neu entfaltet, ... Karma, wenn überhaupt, könnte aber als Kontakt von Identitätsaspekten beschrieben werden, die zu einem einheitlichen Kern gehören und in verschiedenen Leben ausgedrückt werden ... Dies bedeutet, um es noch einfacher zu formulieren, daß die Energien, an die Du Dich bindest, das Karma, an das Du glaubst, Verbindungen zwischen Dir und einem anderen Leben herstellen ... Somit ist Karma keine zwingende Struktur, sondern eine beliebig wechselbare Größe.«[109]

Wer das zutiefst verinnerlicht hat, der braucht keinen Hellseher und keinen Wahrsager mehr, keinen Kartenleger und noch nicht einmal einen Astrologen. Wir fühlen uns an die Worte des Meisters RAMTHA erinnert, der da sinngemäß sagt: Immer wenn wir andere um Rat fragen, geben wir ein Stück von unserer eigenen Macht ab. Fragen wir uns also lieber selbst, denn die richtigen Antworten schlummern in uns.

Und so wissen wir im tiefsten Herzen immer, was richtig ist. Wir wissen, daß wir ernten, was wir geistig erschaffen, und werden daran arbeiten, nur das auszusäen, was dem Lustprinzip dient. Lust will hier primär nicht als Triebkraft verstanden werden, die das Überleben sichert, sondern vor allem als kreativer Schaffensimpuls des betreffenden Menschen, welcher dem schöpferischen Selbstausdruck und der Ausbreitung von Liebe dient. Der uns umgebende Strom kosmischer Liebe erhält keinen Zutritt zu unserem System, es sei denn, wir machen uns ihm ähnlich, indem wir dazu bereit sind, Liebe in uns selbst aufkeimen zu lassen. Lieben heißt, die Grenzen von Subjekt und Objekt aufzulösen, indem wir allmählich willens werden, uns auf ein Gegenüber – was auch immer es sei, ein Stein, eine Pflanze, ein Tier oder ein menschliches Wesen – im ursprünglichen Sinne dieses Wortes »ein-zulassen«.

Deshalb wird Meditation immer erst dann zur mystischen Versenkung, wenn die eigene Identität nicht mehr wahrgenommen wird und wir uns in die auserwählte Wesenheit hinein ausgedehnt und sie zum Leuchten gebracht haben.

Kindern ist diese Art lebendig meditativer Versenkung in das, was sie gerade tun, noch zu eigen. Sie können staunen – was wir erst wieder lernen müssen. Die Verbindung zu unserem inneren Kind ist uns im Verlauf des üblichen Kampfes ums Überleben meist verlorengegangen.

OSHO hat einmal gesagt: »Sei kindlich, nicht kindisch. Wenn du kindlich bist, wirst du ein großer Heiliger. Wenn du kindisch bist, wirst du eine große, gebildete Persönlichkeit.«[110]

---

[109] WESSBECHER, HARALD: *Liebe – das einzig verbindende Prinzip,* S. 27 f.
[110] *Mit Wurzeln und mit Flügeln,* – ZEN-Geschichten, S. 199, Edition Lotos, Freising 1982.

Das deckt sich mit den Worten Jesu, der davon spricht, daß wir werden sollen wie die Kinder, damit sich uns das Himmelreich wieder erschließe. Merkwürdigerweise sehen die aus den Trümmern des UFO nach dessen Absturz bei Roswell/USA tot geborgenen Außerirdischen aus wie Kinder.

Nun gibt es da die Theorie von der *Neotenie,* welche besagt, daß dem Evolutionsprinzip der Drang nach Verjüngung innewohnt. Das will sagen, es gibt ein natürliches Verfahren zur Auslese all dessen, was krank und alt macht. Die Schöpfung strebt ständig danach, sich zu erneuern und zu verjüngen. Also sehen wir, insgesamt betrachtet, bereits etwas jünger aus als unsere Vorfahren. Diese Entwicklung könnte sich mit zunehmender Frequenzsteigerung der Erde noch beschleunigen, wobei die natürliche Lebenserwartung weiter zunehmen wird.

Würden die Rüstungs-Milliarden dazu verwendet, beispielsweise die Wüsten zu bewässern, könnte die Erde zum Garten Eden erwachen und böte genügend Raum für weitere Millionen alter und fröhlicher – weil jung gebliebener – Menschen.

Wenn wir ernst nehmen, was im 5. Kapitel des 1. Buch Mose über das Alter der einzelnen Nachfahren aus dem Geschlecht Adams berichtet wird, dann hat es sie schon einmal gegeben, die »Methusalem-Formel«[111] zur Erhaltung der Jugend bis in ein Alter von nahezu tausend Jahren. Der sprichwörtliche Jungbrunnen hat allerdings wohl eher zu tun mit einer ausgewogenen geistig-seelischen Haltung und alchemistischen Elixieren zur Persönlichkeitsverwandlung denn mit chemischen Präparaten und Genmanipulation. Doch das muß eine von Überheblichkeit geleitete agnostische und übereifrige Wissenschaft erst zu lernen bereit sein.

Über die durch viele Augenzeugen-Berichte belegte überdurchschnittlich lange Lebensdauer des Grafen von St. Germain ist viel geschrieben worden. Nach den durchaus glaubwürdigen Aussagen seiner Zeitgenossen müßte dieser Mann mindestens ein Alter von 150 Jahren erreicht haben. Vermutlich weit mehr. Spricht doch viel dafür, daß er eine Frequenzerhöhung erreicht hat, die es ihm ermöglichte, seinen Körper in andere Sphären mitzunehmen.

Johannes von Buttlar schreibt in seinem Buch *Die Methusalem-Formel* über einen indischen Swami namens Sarvesvarananda, was soviel bedeutet, wie »Glückseligkeit durch die Meisterung der Natur«. Dieser Mann soll derzeit etwa 650 Jahre alt sein. Ein Foto dieses Meisters zeigt ihn völlig unbekleidet im Schnee vor seiner Höhle in etwa 6800 Metern Höhe.

Die willentliche Beherrschung der Energietrichter der sieben Chakren führt zum geistigen Erwachen und zur Erweckung von übersinnlichen Fähigkeiten. Dazu gehören unter anderem die Fähigkeiten, sich in die Gedankenwelt seines Gegenübers einzuschalten oder in seinen Körper zu schlüpfen, die Sprachen aller Völker, ja sogar aller Lebewesen zu verstehen, Kenntnis über seine früheren Existenzen zu erlangen, sich unsichtbar zu machen, indem die Verbindung zwischen dem Auge des Betrachters und der eigenen Person unterbrochen wird, die Materie mit der Kraft eines Elephanten zu bewegen, die Fähigkeit, Gefühle wie Hunger und Durst aufzulösen, das Wissen um vergangene und zukünftige Ereignisse, die Fähigkeit, sich so leicht zu machen, daß man schweben oder auf Wasser laufen kann oder sich derart zu verkleinern, daß man in die Mikrostrukturen der Materie einzudringen in der Lage ist. Des weiteren ein Wissen um die den Sterblichen verschlossenen Ordnungsgesetze des Kosmos und der Gestirne.

Eine Annäherung an diese hohen Ziele beginnt vielleicht erst einmal damit, daß wir das Wort »unmöglich« aus unserem Sprachschatz streichen.
Im übrigen scheint es mir weder notwendig noch unbedingt erstrebenswert, zu versuchen, all diese Eigenschaften zu erwerben, solange wir nur nicht verlernen, der Liebe zu dienen.

---

[111] Johannes von Buttlar: *Die Methusalem-Formel,* Bettendorf'sche Verlagsanstalt, 1994.

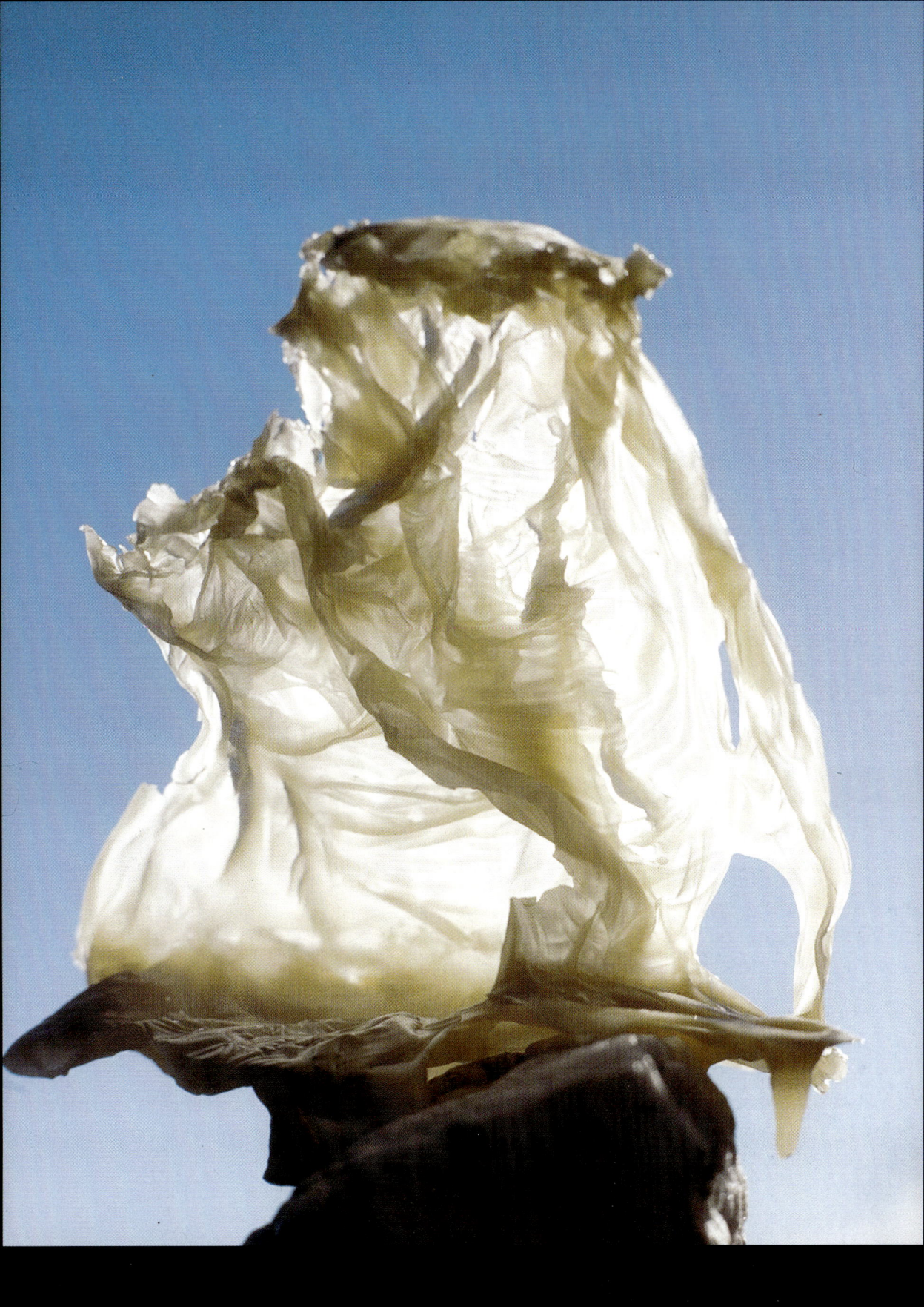

Schwerkraft – eine Bewußtseinseinschränkung?
De Levitatione – Über das Leichte

*»Wenn man beide Seiten der Münze
gleichzeitig sieht,
begegnet man den Ansichten derer,
die nur eine Seite sehen, toleranter.«*

CHRISTMAS HUMPHREYS

Über das Leichte wurde noch in den vergangenen zwei Jahrhunderten an der Universität von Florenz gelehrt. Heutzutage sind diese Forschungen weitgehend vergessen, bzw. sie werden von der etablierten Wissenschaft unterdrückt. Wer sich mit Levitation beschäftigt, muß das weitgehend im Geheimen tun, denn er lief noch bis vor kurzem Gefahr, zumindest belächelt zu werden.

In jüngster Zeit scheint sich hier langsam eine Wende anzukündigen. Es sieht so aus, als ob auch die Klassische Physik allmählich ihre Scheuklappen zugunsten einer etwas breiteren Sichtweise zu öffnen bereit wäre.

Wer sich allerdings mit der Erzielung der sogenannten Kalten Fusion beschäftigt oder mit der Konstruktion eines Perpetuum mobile oder solches gar schon bewerkstelligt zu haben glaubt, wird sich aus Gründen der eigenen Sicherheit strengster Geheimhaltung befleißigen. Aus ganz ähnlichen Erwägungen heraus soll der geniale NIKOLA TESLA die zu Papier gebrachten Ergebnisse seiner letzten Geistesblitze noch vor seinem Ableben vernichtet haben, mit der Begründung, die Menschheit sei noch nicht reif für derlei Errungenschaften.

Levitation ist der physikalische Gegenbegriff zur Gravitation. Man versteht darunter Phänomene, die sich der Schwerkraft entgegengesetzt verhalten.[112]
Bereits vor Tausenden von Jahren muß es ein Wissen darum gegeben haben, wie mit einfachsten Mitteln auf feste Körper eingewirkt werden kann, um diese durch die Luft von einem Ort zum anderen zu transportieren. Anders sind beispielsweise die gigantischen Cyclopenmauern der Mayas, bis auf den heutigen Tag nicht erklärbar. Darüber hinaus wurden die zum Bau verwendeten zigtonnenschweren und unregelmäßig verlaufenden Felsquadern dann auch noch fugenlos aneinander- und übereinandergereiht, was nach einer uns unbekannten, äußerst präzisen Schneidetechnik verlangt.

Daß ein tieferes Wissen um das 3. hermetische Prinzip der Schwingung uns befähigt, mittels Schallwellen Levitationen zu erzeugen, wird u.a. durch einen Bericht des schwedischen Arztes Dr. JARL klar, der im Jahre 1939 anläßlich einer Reise nach Tibet, während der er einen Lama ärztlich zu betreuen hatte, Zeuge einer solchen Vorführung wurde. Mittels der Klänge diverser Musikinstrumente – in der Hauptsache Trompeten und Trommeln – wurden tonnenschwere Steine, die beim Bau einer Mauer Verwendung finden sollten, eine 250 Meter hohe Felswand hinauftransportiert. Die Bläser und Trommler befanden sich dabei auf einem da-

---

[112] Siehe RABA: *Homöopathie – Das kosmische Heilgesetz*, S. 143 ff.

runter befindlichen Plateau in einer genau festgelegten, geometrischen Ordnung und waren offensichtlich hierdurch imstande, durch Komprimierung von Schallwellen das Medium Luft unter den Steinen derart zu verdichten, daß diese zu schweben begannen.[113]

Ganz zweifellos wird es zu den Errungenschaften eines *homo universalis* im 3. Jahrtausend nach Christus gehören, daß dieser Mensch die Erde auf eine Art und Weise verlassen kann, wie wir das bisher nur in Sciencefiction-Filmen erleben.

Dann werden vielleicht unsere Kindeskinder in den Museen die ausgebrannten Triebwerke ehemaliger Saturn- und Ariane-Raketen genauso als vorsintflutliche Relikte einer Energie-Steinzeit bestaunen oder belächeln wie wir die Skelette von Sauriern – oder, um im Bild zu bleiben – die ersten Dampfmaschinen.

Folgen wir hier noch einmal den Spuren von KLAUS SIMMERING auf seinen vielfältigen Wegen an die vordersten Fronten der physikalischen Forschungen. Wieder war es eine TV-Sendung des BR3, aus der Reihe *Space Night,* die mir den Blick für die jüngsten Versuche auf diesem Gebiet öffnete.[114]

Klaus Simmering beschreibt seinen Besuch bei dem russischen Chemiker und Materialwissenschaftler EUGENE PODKLETNOW, an der technischen Universität von Tampere. Dem Bericht zufolge scheint es diesem gelungen zu sein, einen Teil der Schwerkraft meßbar abzuschirmen. Podkletnow benutzt hierfür Supraleiter.[115] Dabei handelt es sich um Scheiben, die sich gegenüber magnetischen Feldern refraktär verhalten, also auf ihnen schweben können, wohingegen sie dem elektrischen Strom keinen Widerstand entgegensetzen. Das Herzstück der Podkletnowschen Versuchsanordnung: Eine größere supraleitende Scheibe, über Elektromagneten in einem heliumgefüllten Stahlbehälter schwebend, welche durch elektrische Induktion in eine Rotation von mehr als 5000 Umdrehungen pro Minute versetzt wurde. Simmering zitiert Podkletnow:

»Es gab ein Schlüsselerlebnis. Wir arbeiteten noch spät in der Nacht, und einer unserer Kollegen schaute bei uns herein. Ein netter Typ mit einem langen Bart. Und er rauchte eine Pfeife. Er sagte: ›Hallo Leute‹ und blies den Pfeifenrauch über unsere Geräte. Und dabei haben wir festgestellt: Der Rauch kam zu unserem Gerät, traf dort auf eine ungewöhnliche, unsichtbare Barriere und stieg dann sofort hoch.«

Der im Anschluß überprüfte Luftdruck war nicht nur über der rotierenden Scheibe meßbar geringer, sondern auch noch in einem Raum des darüberliegenden Stockwerks, was als Beweis für eine Schwerkraftabschirmung gewertet wurde. Da so etwas aber nicht sein kann, weil es nach den Regeln der geltenden Physik nicht sein darf, wurde diese Möve Jonathan[116] namens Podkletnov, vom Schwarm der Physiker verstoßen und sein Versuch zerstört.

Seine journalistische Spürnase brachte Simmering jedoch mittlerweile auf die Spur zahlreicher weiterer ernstzunehmender Wissenschaftler, die nicht nur an ähnlichen Versuchen arbeiten, sondern auch zu vergleichbaren, bisweilen sogar noch deutlicheren Ergebnissen kamen.

---

[113] *Die energetische Verdichtung* in Zs. IMPLOSION; Nr.54/55, S. 15.
[114] Diese Sendung wurde am 3.08.99 vom Sender 3-SAT wiederholt. Sie wurde hergestellt von der Fernseh-Produktion ECHTZEIT KLAUS SIMMERING und ACHIM KOMPMANN, 44866 Brefnien
[115] Grundstoffe zur Herstellung von Supraleitern sind in der Hauptsache Yttrrium, Barium und Kupferoxid, welche zusammen einen keramikähnlichen, pulverigen Stoff liefern, der normalerweise als hochwirksamer Strom-Zwischenspeicher für Kraftwerke gebraucht wird, aus dem man aber auch in einem – bislang noch zeitaufwendigen und komplizierten Verfahren – Scheiben brennen kann.
[116] Bezieht sich auf die gleichnishafte Kurzgeschichte des amerikanischen Autors RICHARD BACH: *Die Möwe Jonathan,* erschienen im Ullstein-Verlag.

An der Universität von Huntsville, USA, traf er auf eine chinesische Physikerin namens Ning Li, die nicht nur experimentiert, sondern dabei ist, die von ihr beobachteten Ergebnisse auch von der Theorie her zu untermauern. Sie rechnete mit allen bekannten Daten der Versuche Podkletnows und erarbeitete eine anwendbare Formel. Der eigentliche Grund, warum es zu der geheimnisvollen Schwerelosigkeit über den Scheiben kommt, liegt nach Dr. Ning Li darin, daß die Drehung der Supraleiter sich fortsetzt bis in deren Elementarteilchen hinein, sodaß auf diese Weise ein eigenes Feld erzeugt wird, das dem Schwerkraftfeld entgegenwirkt:

»Wenn wir die Elementarteilchen dazu bringen, sich sehr schnell zu drehen, dann können wir Schwerkraft herstellen, eine andere Art von Schwerkraft ... Man kann die Schwerkraft der Erde verstärken, man kann sie abschwächen, man kann sie in jede Richtung lenken ... Ich habe die mathematischen Ausarbeitungen. Ich werde sie darlegen. Ich denke, das Theoriemodell ist ausgereift. Ich werde es der ganzen wissenschaftlichen Welt sagen: Anti-Schwerkraft ist nichts mehr, worüber man lachen sollte. Es ist eine Wissenschaft, die darauf wartet, daß wir die Augen aufmachen und die Ergebnisse ernst nehmen. Was wir jetzt machen, ist zu beweisen, daß es eine Tatsache ist.«

Ein weiteres Mal traf sich Simmering mit Podkletnow, der im Geheimen an seinem Versuch weiterarbeitet, um ihn praktisch anwendbar zu machen. Er hält inzwischen nicht nur Fluggeräte für möglich, die mit dem verstärkten Luftdruck unter der Scheibe arbeiten, um sich vom Boden zu erheben, sondern auch solche, die verstärkte Schwerkraftwellen auf die Erde senden können. Versuche in dieser Richtung waren offenbar von Erfolg gekrönt:

»Es wird möglich sein zu fliegen, wie im Science Fiction oder in UFOs. Nach allem, was wir jetzt wissen, ist das kein Märchen, sondern Wirklichkeit. Das wird die Transportmaschine des 21. Jahrhunderts.«

Auf Simmerings Frage, ob er ein Spinner sei, erfolgte die Antwort Podkletnows: »Ich bin einfach ein Experte in den Materialwissenschaften, und ich weiß, was ich tue.«

Bedenken wir, daß bereits im Jahr 1923 von Townsend Brown an der Denison-Universität in USA Eigenbewegungen von aufgeladenen Kondensatoren festgestellt wurden, die tatsächlich zur Entwicklung von fliegenden Scheiben geführt hatten, dann bekommen wir eine Ahnung davon, wie lange solche bereits erarbeiteten Einsichten genialer Einzelgänger in die Naturzusammenhänge doch immer wieder von erkenntnisfeindlichen Interessengruppen erfolgreich unterdrückt werden können. In T. Browns Patent Nr. 3187206 für einen »Elektrokinetischen Apparat« heißt es:

»Ich habe entdeckt, daß ein gesteuertes elektrisches Feld dazu verwendet werden kann, eine Vorrichtung in Bezug auf ihre Umgebung zu bewegen ...
Wenn die Vorrichtung in einem dielektrischen Massenmedium, wie zum Beispiel Luft, betätigt wird, so erscheinen die Reaktionskräfte sowohl in diesem Medium als auch an allen festen Körpern, welche die Umgebung bilden.«

Die Eigenbewegung eines aufgeladenen Kondensators war zwar damals als »Biefeld-Brown-Gravitations-Effekt« gewissermaßen über die Bühne des Zeitgeschehens gegangen, fand jedoch keinen Eingang in die anerkannte Physik. In der Folge verwertete Brown die beobachteten Erscheinungen zur Entwicklung eines fundamental neuen Antriebsverfahrens für Flugkörper.

Die von Brown konstruierten Scheiben erzeugten ihr eigenes Gravitationsfeld und bewegten sich gleich einem Surfbrett auf der von ihnen selbst erschaffenen »Welle«. Sie folgten stets der Richtung des positiven Pols. Richtungsänderungen wurden einfach durch Umschaltung der elektrischen Spannung bewirkt. Somit war also keine mechanische Antriebskraft vonnöten. T. Brown löste sowohl das Problem des horizontalen wie auch vertikalen Antriebs und stellte dabei fest, daß die optimal zur Fortbewegung geeignete Form dem Grundprofil dessen, was wir heute ein UFO nennen, entsprach: Scheibenförmige Basis mit zentral gelegener glockenförmiger Kuppel. Das entspricht von der Form her – wenn sich der Leser daran erinnern will – dem im Kapitel über die Kornkreise kurz gestreiften Phänomen der gegeneinander rotierenden Tetraeder unseres Lichtkörpergefährts, der *Merkaba.*

»In der Scheibe findet diese Übertragung der Reaktionskraft von einem Teil zum anderen nicht statt. Die gesamte Konstruktion bewegt sich ›unisono‹, als Einheit, auf dem örtlich veränderten Schwerkraftfeld.«[117]

Bisher wurde angenommen, daß lediglich Elektrizität und Magnetismus in einer gegenseitigen Wechselbeziehung zueinander stehen. Inzwischen ist – zumindest Eingeweihten und unvoreingenommen Erkenntnishungrigen – klar geworden, daß die Gravitation gewissermaßen als unverzichtbare Dauer-Geliebte mit den beiden oben genannten Kräften in einer energetischen Dreier-Beziehung lebt. Auch Albert Einstein war ja bemüht gewesen, all diese Kräfte in seiner Einheitlichen Feldtheorie unter eine Decke zu bringen.

Immerhin ist man sich heute auch innerhalb der orthodoxen Wissenschaft darüber im klaren, daß die Schwerkraft keineswegs als das angesehen werden kann, was sich NEWTON darunter vorstellte. Man beginnt zu verstehen, daß es sich nicht um eine Fundamentalkraft handelt, sondern um eine Funktion anderer Kräfte. Somit müssen wir die Gravitation als das Resultat eines dynamischen Prozesses innerhalb des Raum-Zeitkontinuums und nicht als Ergebnis eines statischen Zustands ansehen.

Betrachtet man die »Schwerkraft« einmal nicht aus dem Blickpunkt der Erde und der »Massenanziehung«, sondern im Gegenteil aus der Perspektive der von außen auf die Himmelskörper eindringenden kosmischen Kräfte, so deutet einiges darauf hin, daß wir sie vielleicht besser als »absolute konzentrierte Protonenenergie« begreifen sollten, oder als eine Funktion des »elektromagnetisch-kinetischen Phänomens innerhalb der Atomkerne.«[118] Die letztere von LUCIEN A. GÉRARDIN bereits vor fast 50 Jahren gemachte Aussage deckt sich, wie man bemerken wird, mit den von Ning Li errechneten Daten bezüglich der Drehung der Supraleiter, welche sich fortsetzt bis in deren Elementarteilchen hinein, wodurch sich eben ein eigenes Feld aufbaut.

Somit ergibt sich als Fazit: Will sich der Mensch nicht nur die Erde, sondern auch den Weltraum »untertan machen«, so muß er sich selbst zum Untertan der dort vorherrschenden Gesetze machen, und – um bei unserem Thema, der Homöopathie, zu bleiben – er muß diese Gesetze nicht nur zu erkennen suchen, sondern sich ihnen ähnlich machen. Allein auf diese Weise wird er das Göttliche in sich erwecken können und dabei feststellen, daß sich dann die kosmischen Gesetzmäßigkeiten wie von selbst in seinen Dienst zu stellen beginnen.

Nicht zuletzt sind es die Gesetze der Antigravitation und der Fließkräfte innerhalb des nichteuklidischen Raums, welche für die Wirksamkeit der hochpotenzierten Arzneien verantwortlich zeichnen.
Der Münchner Wasser-Forscher PETER-MICHAEL PFEIFFER hat hier in bahnbrechenden Arbeiten über *Farbindikatoren in elektrischen Halbleitern* die Wirkung der hochpotenzierten Arznei sichtbar gemacht. Seine sensationellen Ergebnisse während der Sonnenfinsternis vom 11. August 1999 sollen in einer eigenen Publikation vorgestellt werden.[119]

---

[117] RHO SIGMA: Forschung in Fesseln – *Das Geheimnis der Elektrogravitation,* Ventla-Verlag Wiesbaden, 1972, S. 42 (Anm.: Rho Sigma ist ein Pseudonym des Wissenschaftspublizisten ROLF SCHAFFRANKE).

[118] Nach LUCIEN A. GÉRARDIN, dem französischen Leiter der kernphysikalischen Abteilung der Compagnie Francaise, Thomson-Houston in Le Raincy. Gérardin sprach schon in den 50er Jahren von einem zu erzeugenden »uniformen Feld von Massenkräften rund um das Luftfahrzeug. Die Schwerkraft wäre auf diese Weise schon auf der ›Stufe des Atoms‹ aufgehoben, womit alle bisherigen Grenzen für Beschleunigung und Verzögerung in Fortfall kämen.« Siehe RHO SIGMA: *Forschung in Fesseln – Das Geheimnis der Elektrogravitation,* Ventla-Verlag, Wiesbaden, 1972, S. 56 und 62 f..

[119] Vergl. diesbezüglich auch meine Ausführungen in *Homöopathie – das kosmische Heilgesetz,* S. 119-123.

Alles Leben ist Raub;
Funken, die Sonnen entstammen,
Lodern, das All zu durchflammen,
Da verschluckt sie der Staub.

Greife in's All nun hinein!
Wie du gekämpft und geduldet,
Sind dir die Götter verschuldet,
Nimm dir, denn alles ist dein!

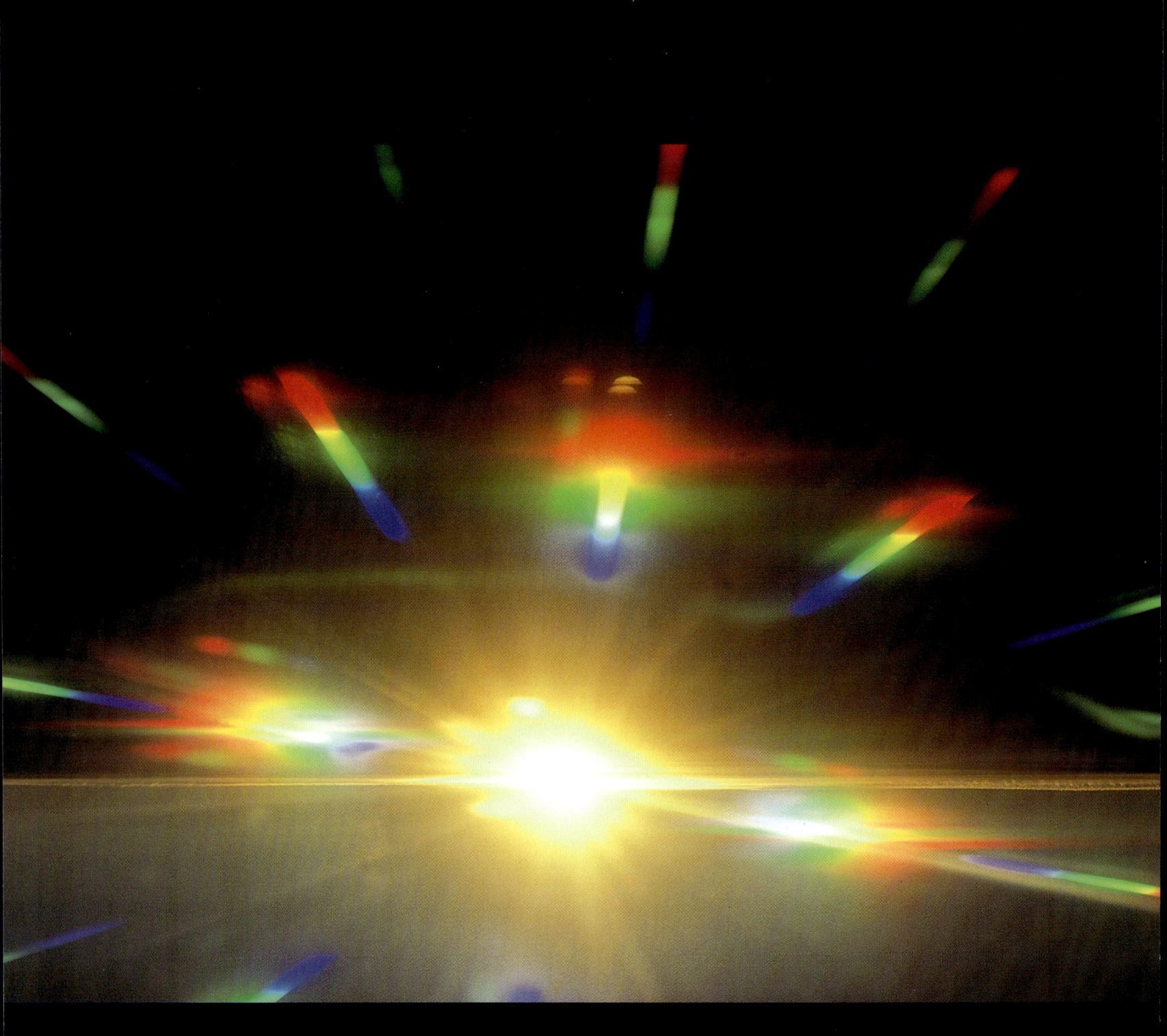

Tachyonen-Energie – Der Mensch als Supra-Leiter

*»Allein der grenzenfreie Mensch wird Sieger.
Der Weltmeister ist letzten Endes neutrale Person.«*

Fritz Giese

Die letzte Konsequenz dieser Entwicklung ist natürlich, daß der Mensch selbst zum Supraleiter für kosmische Energien wird, indem er sein Schwingungsniveau durch entsprechend meditative Vorbereitung und Hingabe an das energetische Kontinuum immer mehr anhebt. Der Leser möge sich beispielsweise nur vor Augen halten, welche Auswirkungen auf sein gesamtes System es haben wird, wenn er immer einmal wieder für einige Minuten am Tag in das Wirkungsfeld des folgenden Satzes eintritt:

ICH BIN der Atombeschleuniger all meiner Zellen und Organe.

Es ist dies eine Formulierung, die aus der Sicht rein physikalischer Terminologie nicht korrekt erscheint, und doch wird dieser Satz seine Wirkung auf einen Organismus, der sich ihm auf diese Weise anbietet, nicht verfehlen. Allein schon durch die Aktivierung der inneren Vorstellungskraft wird eine Ankurbelung von Entschlackungsvorgängen auf verschiedenen Ebenen einsetzen, welche durch die tägliche Einnahme von levitiertem Wasser zur Ausschwemmung freier Sauerstoff-Radikale noch vorteilhaft unterstützt werden kann.[120]

Ob wir weitere Hilfe bei derlei Übungen zur inneren Reinigung von diversen Erzeugnissen erwarten dürfen, die unter dem Sammelbegriff der *Tachyonen*[121]*-Energie-Produkte*™ nach David Wagner (USA) allmählich auch bei uns mehr und mehr bekannt werden, sei dahingestellt. Speziell die Anwendung sogenannter TLC-Bars – das sind künstlich gewachsene tachyonisierte Kristalle – soll angeblich zu einem beschleunigten Anwachsen der Möglichkeiten im Bereich des Heilwerdens und der persönlichen Balancefindung führen.[122]

Auch die Entwicklung der Tachyonisierungs-Technik geht zurück auf den genialen Nikola Tesla (1856-1943), dem es bereits in den frühen 30er Jahren gelang, den Hyperraum – also das unbegrenzte, energetische Kontinuum – anzuzapfen. Mittels eines von ihm konstruierten Energiekonverters mit »Antenne« trieb er ein schweres Luxusauto, einen *Pierce Arrow* ohne jeden fossilen oder anderen materiellen Treibstoff an und erreichte dabei Geschwindigkeiten bis zu 80 Meilen (130 km) in der Stunde.
Das Energieproblem auf dieser Erde hätte also schon vor nunmehr fast 70 Jahren generell gelöst werden können, wenn die jedem Fortschritt feindliche Mischung aus Angst und Ignoranz der maßgebenden Autoritäten das nicht immer wieder zu verhindern gewußt hätte.

Nach Tesla beschäftigten sich viele andere freie Geister mit der Erschaffung von Energiekonvertern. Einer der bekanntesten war der Amerikaner T. Henry Moray. Sein Gerät, das nur 28 kg wog, arbeitete mit einer

---

[120] Informationen zum Erwerb eines Haushaltsgeräts zur Herstellung von levitiertem Wasser über den ANDROMEDA-Verlag, siehe Impressum.
[121] Hyperschnelle Elementarteilchen, von griech.: *tachys* = »schnell«.
[122] Vergl. hierzu eine Publikation von Christian Opitz: *Unbegrenzte Lebenskraft durch Tachyonen,* Hans-Nietsch-Verlag, Freiburg

Effizienz von 50 kw, was ihm sogar vom zuständigen Patentamt bestätigt worden war. Da Moray jedoch keine sichtbare Energiequelle nachweisen konnte, wurde ihm die Anmeldung zum Patent verweigert, und so ergeht es seinen Epigonen bis auf den heutigen Tag.

In der Quanten-Physik hat sich der Begriff »Nullpunkt-Energie« eingebürgert, um das formlose das gesamte Universum erfüllende und mit höchster Intelligenz ausgestattete energetische Kontinuum näher zu bezeichnen. Da es allgegenwärtig, also überall gleichzeitig vorhanden ist, muß es sich demnach mit beliebiger Geschwindigkeit jenseits der Lichtgeschwindigkeit ausbreiten können.
Man vergleicht die Nullpunkt-Energie gerne mit einem formlosen Meer, aus dem sich Tachyonen – gleich einzelnen Tropfen – lösen können, welche aber die Gesamtinformation des Meeres in sich bergen.

Wildlebende Tiere besitzen aufgrund ihrer völlig natürlichen Lebensweise nicht die Fähigkeit, ihren energetischen Kreislauf zu blockieren. Nur der Mensch kann sich für mehr oder weniger lange Zeit diesem Fluß entziehen und Blockaden innerhalb seines Chakra-Systems aufbauen. Er bezahlt dafür mit jenen Erscheinungen, die wir als »Krankheit« bezeichnen. Kann er die hinter der Blockade wirkende seelische Ursache auflösen, so macht er einen Entwicklungssprung. Dergestalt bewegen wir uns in relativ labilen Zuständen von Gesundheit zu Krankheit und wieder Gesundheit, in der aufwärtsstrebenden Spirale von Kosmos zu Chaos und wieder Kosmos, um endlich – optimal angereichert mit Liebe, Wissen und Erfahrung – in unseren Urgrund einzugehen.

Sanfter gestaltet sich der Weg, wenn wir unserem durch emotionale Entgleisungen aus der Schöpfungsordnung gefallenen, energetischen System in den Chakras dabei helfen, sich wieder zu vertikalisieren.
   Das geschieht in hervorragender Weise durch die unseren spezifischen Entgleisungen entsprechenden potenzierten homöopathischen Arzneien, welche an den dafür infrage kommenden psychischen und physischen Wallbildungen ansetzen, sie durch die »Botschaft der heilenden Ähnlichkeit« auflösen und so der Nullpunkt-Energie wieder Zutritt verschaffen.

Im elektrischen Vakuum eines Konverters, den der Amerikaner DAVID WAGNER[123] in den Jahren 1990/91 nach Teslas Grundideen entwickelte, soll es ihm gelungen sein, unterschiedliche Stoffe bis in ihre Molekularstruktur hinein derart zu harmonisieren, daß sie fortan als Mittler für Tachyonen-Energie fungieren können, ohne diese Eigenschaft je wieder zu verlieren.
   Die von Wagner auf diese Weise produzierten Erzeugnisse sind also nicht »informationsgeladen«, wie beispielsweise Energieträger nach ROLAND PLOCHER[124], sondern sollen gleich einem Brennglas wirken, das den subatomaren Teilchen ermöglicht, sich zu focussieren und sodann auf den Benutzer des Produkts überzugehen. Die Eleganz der Methode – so sie denn funktioniert – besteht darin, daß sich diese »Antennen« nicht entladen können, da sie ja eben keine Ladung haben. Sie wirken eher wie jene Tunnels zum Hyperraum, von denen bereits die Rede war im Zusammenhang mit den jüngsten Versuchen der Physiker zur Erzeugung überlichtschneller Teilchen.

---

[123] David Wagner gründete im Jahr 1991 das Tachyon-Gesundheitszentrum in Nord-Kalifornien in welchem Patienten ausschließlich mittels tachyonisierter Präparate behandelt werden. In Zusammenarbeit mit Wagner erarbeitete der graduierte Physiker ERNEST L. WALLS die mathematischen Grundlagen für die Entwicklung von Möglichkeiten zur Tachyonisierung der diversen Materialien im Energiekonverter.
[124] Der in Meersburg lebende Roland Plocher hat sich in den letzten Jahren vor allem einen Namen gemacht durch seine erfolgreiche Arbeit mit O2-programmierten Energieträgern zur Reinigung von mit Umweltgiften verseuchten Gewässern.

Die Methode scheint auch – soweit sich das bis jetzt feststellen läßt – der gesamten »Frequenz-Medizin« überlegen zu sein, weil das Erkennen der für eine Heilung benötigten Schwingung sowie die Dauer ihrer Anwendung eben abhängig ist vom Können und der Erfahrung des Therapeuten.

Es wird davon gesprochen, daß der Prozeß der Tachyonisierung von Materialien derzeit noch zwei Wochen in Anspruch nimmt, was die Preise der angebotenen Produkte relativ hoch erscheinen läßt. Man hofft aber, daß das Verfahren sich in Zukunft beschleunigen läßt.

Sollte das alles der Wahrheit entsprechen, scheint also der Weg offen zu stehen für eine Entwicklung, innerhalb derer der Mensch sich selbst zum Supraleiter für die allumfassende kosmische Energie machen kann. Gleichzeitig einhergehen damit wird die Beschleunigung in Richtung auf ein in vielfacher Hinsicht erweitertes Bewußtsein, das dann nicht nur die gewohnten drei Dimensionen erfassen kann, sondern sich auch in höheren gedanklichen Ebenen mühelos bewegen wird.

Wenn die hier nur kurz umrissenen Techniken zur Erweiterung des physikalisch Machbaren mehr Raum gegriffen haben werden – sowohl bei der Bevölkerung wie vor allem bei den derzeit etablierten wissenschaftlichen Lehrstuhlinhabern –, dann wird auch der Mut dahingehend angewachsen sein, ein neues wissenschaftliches Weltbild ohne Scheuklappen anzuschauen und unser eigen zu nennen.

»Der Kampf gegen die unabänderliche und überwältigende Majorität der Dummen und derer, die diese als Instrument benutzen, ist in der Tat ein harter und wenig aussichtsvoller. Aber notwendig ist dieser Kampf, denn ohne ihn wäre es noch schlechter um die Menschen bestellt. Auch ist dieser Kampf geeignet, diejenigen einander näher zu bringen, die der natürlichen Elite angehören.«

ALBERT EINSTEIN (Auf dem Kongreß für Geistesfreiheit in Ludwigshafen, Bodensee, Okt. 1953.)

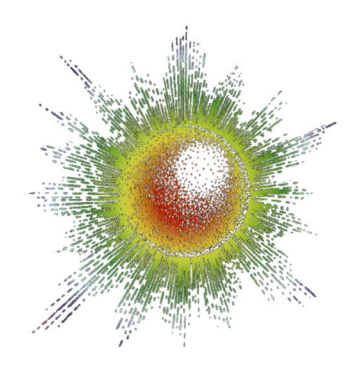

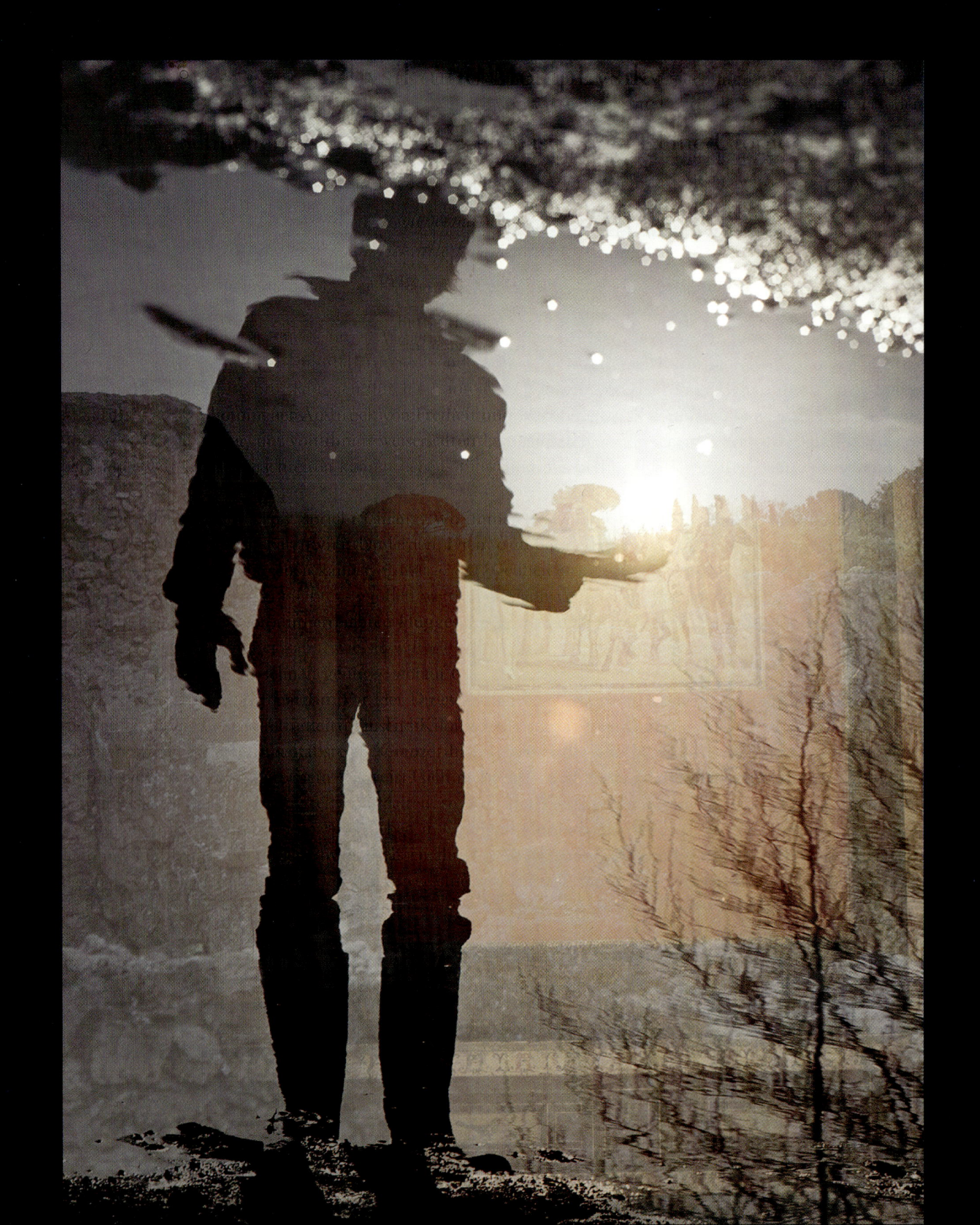

Erleuchtung – ein Quantensprung in der Evolution der Erkenntnis

*»Erleuchtung ist wie die Spiegelung des Mondes im Wasser.
Der Mond wird nicht naß, das Wasser nicht unterbrochen.«*

HASHIDA

Versuchen wir, uns dem Phänomen der sog. Erleuchtung einmal unter all den bislang zur Sprache gebrachten Erkenntnissen zu nähern, so heißt das, daß wir von den Billionen Simultanwellen und Programmen innerhalb des Universums nur einen winzigen Bruchteil – also etwa einen einzigen Kanal – empfangen, solange wir in unseren Gehirnen nicht neue »Satellitenschüsseln« installieren werden.

Diese Evolution des Denkens findet bereits statt. Schon vor nunmehr fast 30 Jahren begann die Gesellschaft für rationelle Psychologie in München[125] damit, in Abständen von 5 Jahren Untersuchungen an 4000 Deutschen (mittlerweile 50 000) durchzuführen, um vermutete neurologische Veränderungen in deren Gehirnen festzustellen. Die Ergebnisse übertrafen alle Erwartungen:

»Die Gehirne derjenigen, die nach 1949, insbesondere nach 1965, geboren sind, zeigen erste Ansätze eines evolutionären Quantensprungs. Das neue Gehirn kann mehrere Informationen parallel verarbeiten, es ist erheblich schneller geworden, verankert das Gesehene gefühlsmäßig nicht mehr so wie unsere Eltern. Außerdem verfügt es über eine höhere Integrationsbereitschaft von Widersprüchen und Dissonanzen. Kurz und gut, ›Turbobrains‹ sind auf dem Vormarsch. Diplom-Psychologe Henner Ertl faßt die Untersuchungen wie folgt zusammen: ›In fünfzig Jahren leben völlig andere Menschen auf der Erde. Sie empfinden anders. Sie denken anders. Sie reagieren anders.‹«[126]

Das hängt – neben der allgemeinen Frequenzsteigerung der Erde – sicher auch zusammen mit einem unbewußten Anzapfen jener Informations-Reservoire, die in den von RUPERT SHELDRAKE postulierten *morphogenetischen Feldern* gespeichert sind.

Durch vielfältige Versuche, welche in seinen diversen Büchern beschrieben sind, kam Sheldrake zu dem zwingenden Schluß, daß es – ähnlich dem von RUDOLF STEINER[127] so benannten »Bildekräfteleib« über dem physischen Körper – auch gestaltbildende Kräfte- und Wissensfelder geben muß, was den *psychonoetischen*[128] Raum betrifft.

Der bereits erwähnte STYLIANOS ATESHLIS hierzulande besser bekannt unter dem Namen DASKALOS, hatte solchen Feldern die Bezeichnung *Elementale* gegeben, womit er meinte, daß es sich dabei um gestaltbildende Potentiale handelt, welche durch wiederholte, in dieselbe Richtung gelenkte Denkvorgänge zunehmend mit Information aufgeladen werden und ihren Schöpfer auf seinem Lebensweg begleiten.

Auffallend dabei ist, daß nun jede Tochtergeneration evolutionäre Lernschritte, vor die sich schon die Elterngeneration gestellt sah, durch intuitive Zugriffe auf jene Felder schneller bewältigen kann. Das Erfahrungspotential wird gleichsam mit der Muttermilch eingesogen.

---

[125] Mehr Information über das Institut für rationelle Psychologie, München, Telefon 0 89/54 07 03 28, oder im Internet über www.grp-net.com.
[126] LUTZ BERGER in Zs. ATLANTIS; 4/90, unter dem Titel *Mind-Machines morgen*.
[127] Vergl. Fußnote S. 52 in diesem Werk
[128] Den geistigen Raum betreffend, von griech.: *psyche* = »Seele« und *noetikos* = »geistig wahrnehmbar«.

108

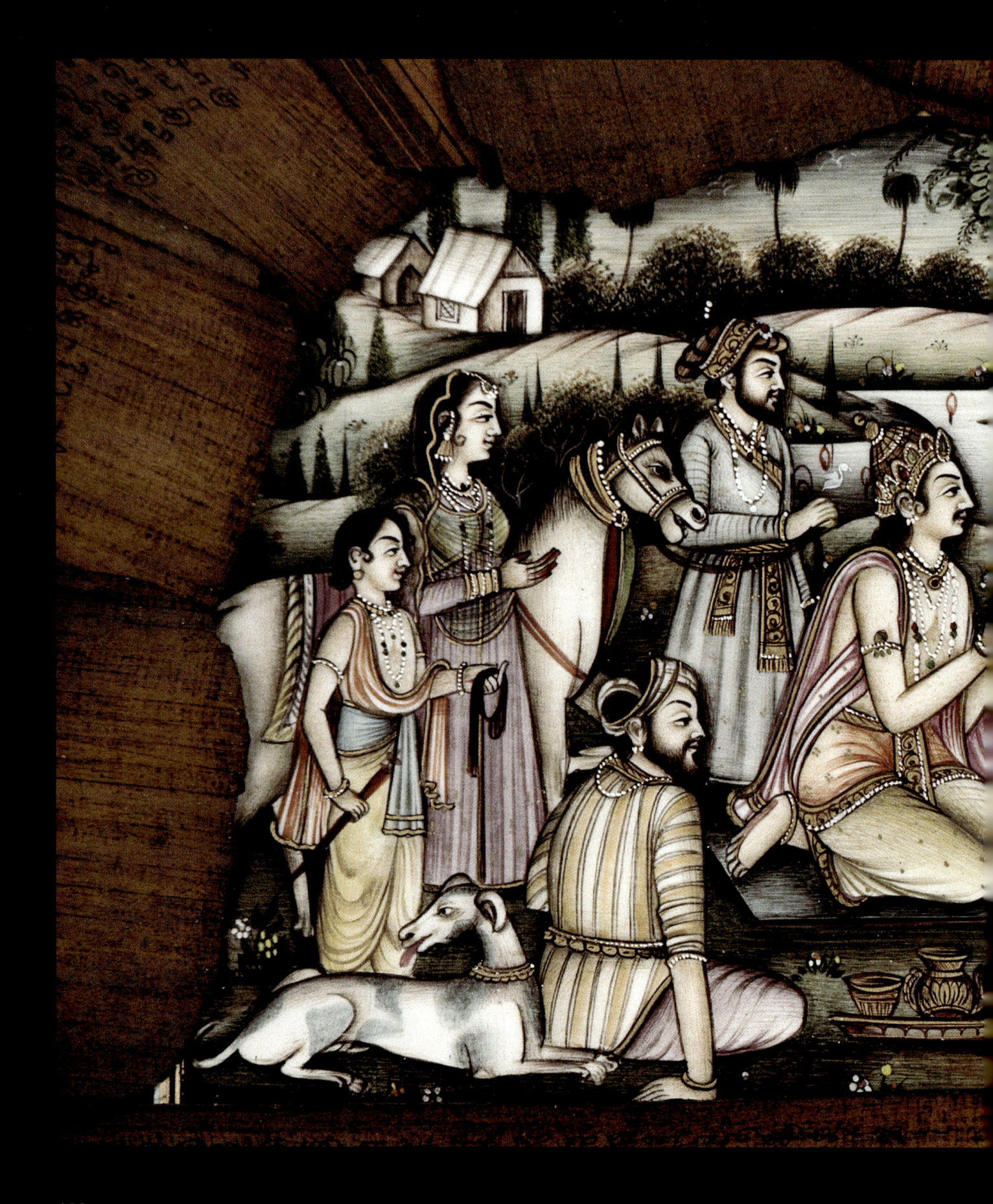

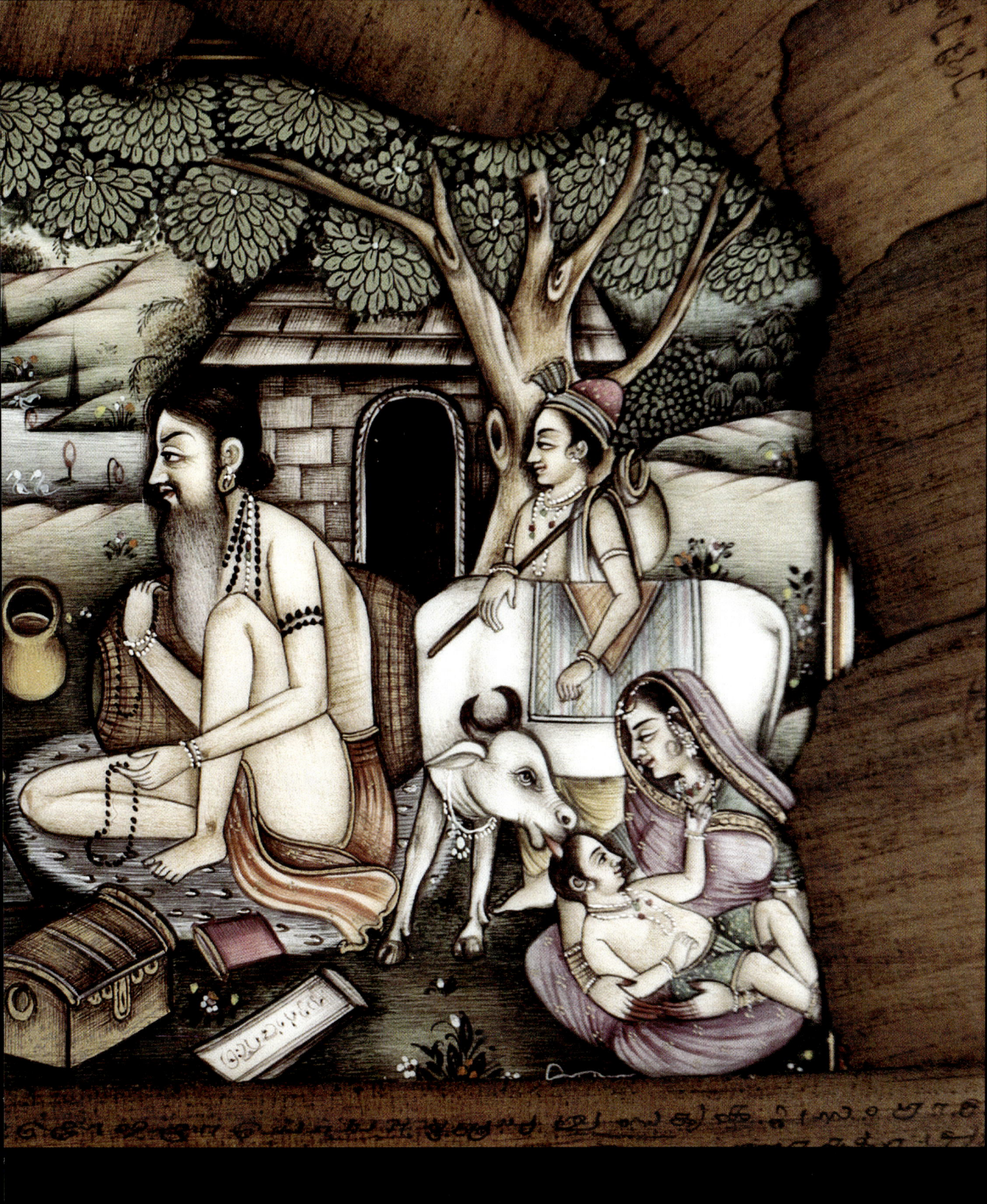

Vorgedachte Lebenspläne – die indischen Palmblatt-Bibliotheken

*»Du selber machst die Zeit, das Uhrwerk sind die Sinnen,
Hemmstu die Unruh nur, so ist die Zeit von hinnen«*

ANGELUS SILESIUS

Interessanterweise wird das Herstellen einer bewußten geistigen Verbindung zu den Ebenen der morphogenetischen Felder oder auch zu weiter entwickelten Seinswesen mit dem Wort *channeln* belegt, was soviel heißt, wie »einen Tunnel oder Kanal herstellen.«

Die hier vorgetragenen, den Verstand irritierenden neuesten Erkenntnisse – speziell über die Zeit und das Channeln – gewinnen besondere Bedeutung, wenn wir sie in Verbindung zu einem Phänomen bringen, das heute wie ehemals die wissenschaftshörigen Gemüter entweder erhitzt oder total kalt läßt, weil sie es schlichtweg als Unfug deklarieren:

Gemeint sind die indischen Palmblatt-Bibliotheken, von denen es 12 an der Zahl geben soll, die über das ganze Land verstreut sind. Die bekanntesten befinden sich in Bangalore und Rajnapur. Die dort auffindbaren exakten Beschreibungen von Einzelschicksalen über ganze Inkarnationsreihen hinweg lassen den Schluß zu, daß – bei aller Flexibilität in kleineren Lebensabschnitten – die für die persönliche Entwicklung eines Menschen bedeutsamen Stationen unumstößlich feststehen und somit vorherbestimmt sind.

In diesen Bibliotheken ruhen seit rund 5300 Jahren die von dem hellsichtigen BRIGHU – und in der Folge natürlich auch von Helfershelfern – in mühevoller Kleinarbeit vorwiegend in der Sprache des Alt-Tamil beschrifteten Palmblätter, von etwa 48 x 6 cm, auf welchen in ebenso weitreichender wie weiser Vorausschau bis in die Einzelheiten hinein das Leben von Männern und Frauen beschrieben ist, welche sich zu einem bestimmten »zukünftigen« Zeitpunkt dazu entschließen werden, ihr Schicksal anhand dieser Blätter abzufragen. Schätzungen zufolge soll es sich dabei um 3665 Bände mit jeweils 365 Palmblättern handeln, die in den diversen Bibliotheken aufbewahrt werden.

Die Identifikation der Blätter gelingt durch Versenkung des Palmblattlesers auf den Besucher und dessen Namen. Der findet sich dann auch tatsächlich auf den hauchdünnen uralten Folien. Die dazu gemachten Angaben sind derart präzise, daß sogar nähere, zum Zeitpunkt des Besuches noch lebende Verwandte des Fragestellers aufgeführt sind. Selbst das Datum des Erscheinens des Besuchers findet sich bisweilen in diesen »Palmatheken.«[129]

Könnte es vielleicht sein, daß die Fragenden eben durch den Einfluß der auf den Blättern gemachten Angaben jene »minimalen notwendigen Veränderungen« in ihrem Leben und Umfeld vollziehen sollen, welche den Lauf der Welt in der Folge geringfügig zum Besseren hin lenken würden? Genaues wissen wir nicht. Aber warum sonst hatten sich jene Eingeweihten vor Jahrtausenden diese ungeheure Arbeit aufgeladen? Doch sicher nicht, um die bloße Neugier später lebender Erdenbürger zu befriedigen.[130]

---

[129] Vergl. FRIEDERIKE BAYER: *Dem Schicksal ins Blatt geguckt,* in Zs. PM-Perspektive, 99/05 S.14ff.
sowie UTE YORK: *Eine Reise zu den indischen Palmblatt-Bibliotheken,* Knaur-Verlag, München.
[130] Palmblatt-Bibliotheken befinden sich z.B. in der No. 33, 5th Main Road, Chamarajpet Bangalore, 560018, Indien, Tel. 00 91/ 8 12-60 19 71. Die dort untergebrachte Bibliothek befindet sich seit über 800 Jahren im Besitz der Familie Shastri. Nach dem Hinscheiden von Sri J.R. Shastri hat nun sein Bruder SRI GUNJUR S. MURTHY seine Aufgaben übernommen.

JOHANNES VON BUTTLAR, der sich eingehender mit den Palmblatt-Bibliotheken beschäftigt und darüber wiederholt berichtet hat[131], schreibt:

> »Diese Art der Vorausschau heißt in Indien ›Brighu Santa‹, ein Begriff, der auf einen Weisen namens Brighu zurückgeführt wird. So heißt es, nach vielen Jahren der Meditation habe der Seher in Sorge um das Schicksal seiner Schüler diesen Weg entwickelt.«[132]

Eine altindische Legende berichtet davon, daß Brighu, der Sohn eines großen Weisen, der das Privileg besessen hatte, »mit den Göttern zu verkehren«, sich eines Tages nicht bezähmen konnte, mit einer Frage bei Gott WISHNU einzudringen, als dieser sich gerade dem Liebesspiel mit Göttin LAKSHMI hingab. Da verfluchte ihn die in ihrer Lust gestörte Göttin, indem sie ihm für die Zukunft ein armseliges Leben aufzwingen wollte. Brighu jedoch war voller Reue und so milderte Lakshmi ihren Fluch ab. Sie verlieh ihm die Gabe, in der Akasha-Chronik zu lesen, damit er auf diese Weise seinen Lebensunterhalt verdienen könne. Jedoch dürfe er nie zuviel Geld für seine Wahrsagungen nehmen, da sonst diese Gabe wieder verlorenginge.[133]

Die künftigen Palmblattleser werden von ihren Vorgängern in der Fähigkeit zur mystischen Versenkung, der Entwicklung positiven Denkens und dem sogenannten *Shuka Nadi,* der Fähigkeit zur Zeitreise innerhalb eines gesteuerten Klartraums, unterrichtet[134], um in jene Bereiche jenseits von Zeit und Raum eindringen zu können, in denen die Datenbanken der Akasha-Chronik[135] eingebettet liegen. Diese Tradition wird nun seit über 5300 Jahren aufrechterhalten.

Durch *Shuka Nadi* erhält der Mystiker Zugang zu den ideellen und materiellen Zielvorstellungen eines jeden Menschen und ihren eventuellen Abweichungen von dem für ihn vorgesehenen »göttlichen Plan«. Auf diese Weise kann er dazu beitragen, daß diesem bisweilen mühsame Umwege auf seinem Weg zur spirituellen Entwicklung erspart bleiben. Somit versteht sich *Shuka Nadi,* ähnlich einer homöopathischen Intervention, ebenfalls als eine Möglichkeit zur sanften Beschleunigung der Persönlichkeit in Richtung ihrer eigentlichen Bestimmung.

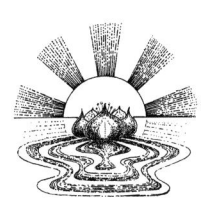

---

[131] JOHANNES VON BUTTLAR: *Gottes Würfel – Schicksal oder Zufall?* Herbig Verlag, 1992.
[132] Zs. *esotera*, 1992
[133] Das hat sich bis auf den heutigen Tag erhalten, und ein Besucher, der mehr als 500 Rupien (etwa 25 DM für eine einstündige Sitzung zahlen müsse, solle sich schon vorher erheben, denn die Auskünfte die er erhalten wird, werden nicht präzise und für ihn eher enttäuschend sein.
[134] Sanskrit *Shuka* = »Papagei«, Göttliche Weisheit. *Nadi* = ein bestimmter Moment im Zeitablauf, die besondere Qualität der Zeit, ähnlich dem griech.: *horoskopein* »das In-die Stunde-Schauen«.
Das Wort Nadi hat aber noch eine weitere Bedeutung: In diesem Fall bezeichnet es den solaren (Ida) und lunaren (Pingala) ätherischen Energiestrang, welche beide die aus den Säften des Sexualchakra in Licht zurückverwandelten Energien, in einem weiteren unsichtbaren Kanal, der Sushumna, im Inneren der Wirbelsäule zum Gehirn leiten.
[135] Die universelle Datenbank, das »feinstoffliche Weltgedächtnis«, der allgegenwärtige, totale Informationsspeicher aller jemals stattgefundenen und noch stattfindenden Ereignisse. RUDOLF STEINER schrieb über die Akasha-Chronik: »Sie ist an der Grenze der geistigen Welt. Sie bewahrt die Spuren all dessen was je von bewußten Wesen in der Welt bewirkt wurde.«

»Befiehl du deine Wege
Und was dein Herze kränkt
Der allertreusten Pflege
Des, der den Himmel lenkt:
Der Wolken, Luft und Winden
Gibt Wege, Lauf und Bahn,
Der wird auch Wege finden,
Da dein Fuß gehen kann.«

PAUL GERHARDT

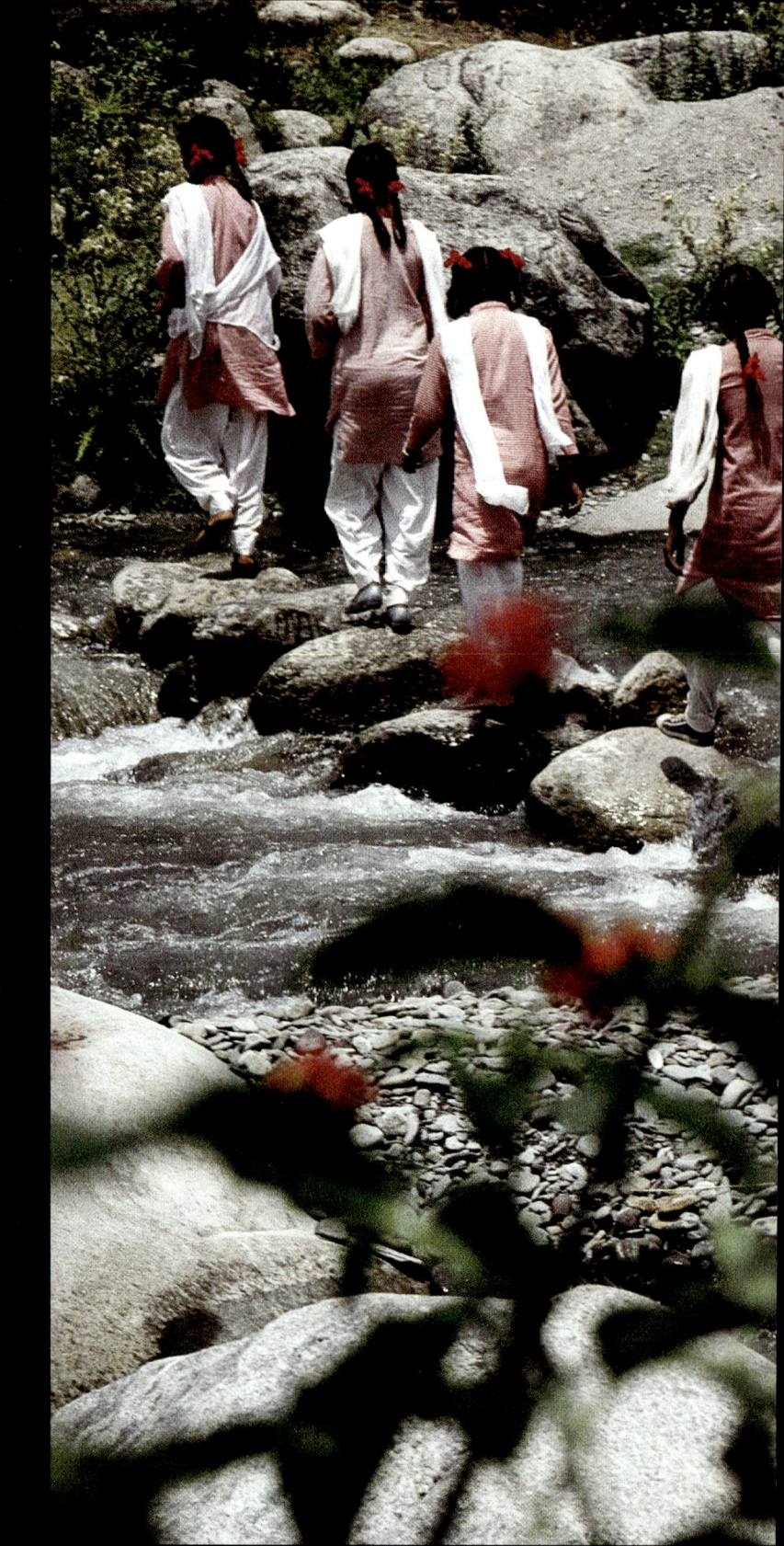

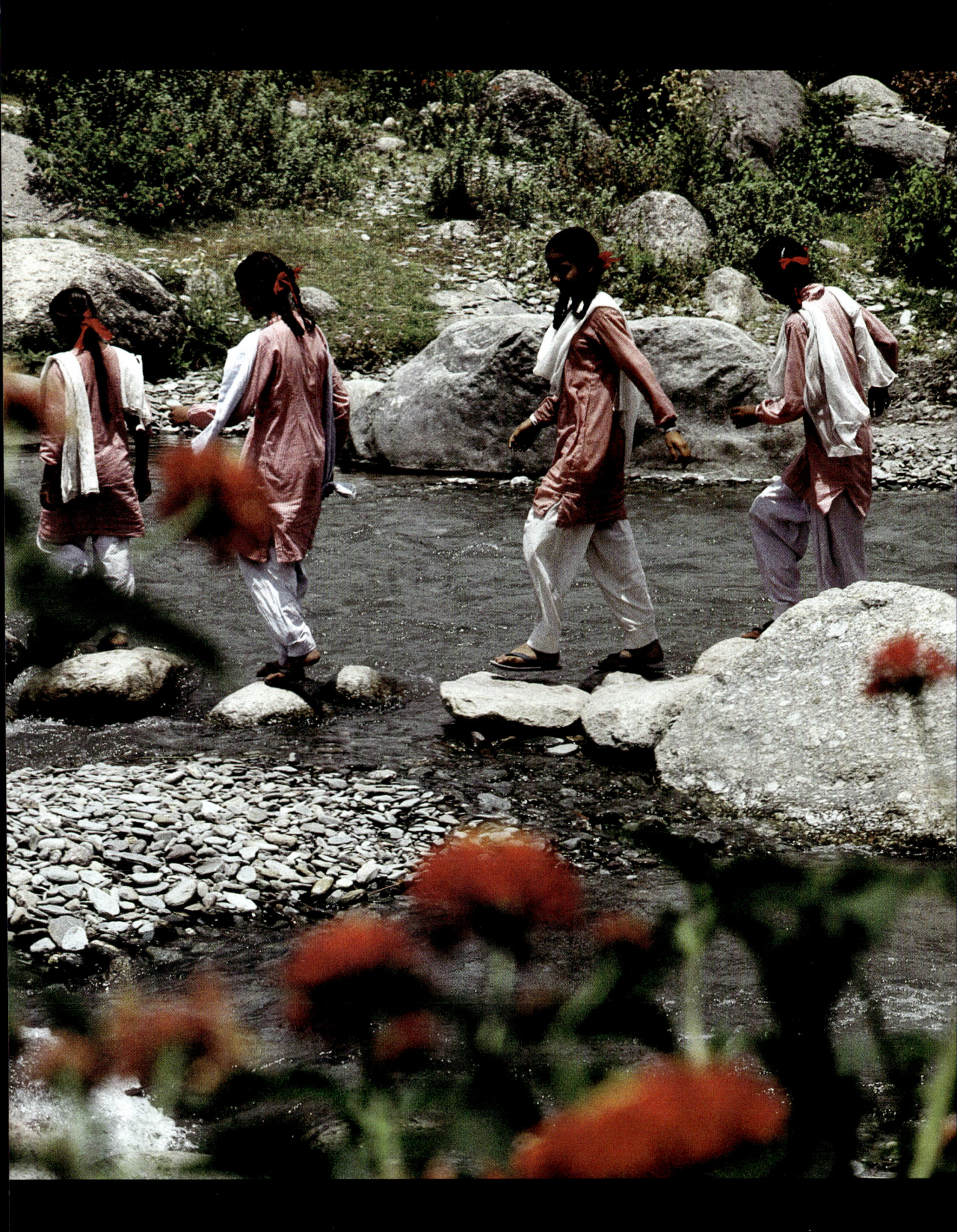

Von der Wirklichkeit über das Wirkende zum Erwirkten

»Gut und Böse und Lust und Leid und Ich und Du –
farbiger Rauch dünkte mich's vor schöpferischen Augen.
Wegsehn wollte der Schöpfer von sich, –
da schuf er die Welt.«

FRIEDRICH NIETZSCHE
(Also sprach Zarathustra)

Versuchen wir uns klar zu machen, was eigentlich genau passiert auf diesem Weg des göttlichen Willens, von der höchsten Ebene numinoser Wirkkraft der »Nullpunkt-Energie« bis in die Niederungen der materiellen Verwirklichung, so bietet sich folgende Schau an. Auf der

Spirituellen Ebene

finden wir All-Einigkeit, Gott, Logos, Allumfassendes Bewußtsein, Quelle aller Energie, die ICH BIN-Gegenwart. Der auf dieser Ebene um sich selbst kreisende

GEDANKE

erschafft auf der

Causalen Ebene

durch Wille und Vorstellung[136] die »Welt«[137]. Anders ausgedrückt: Aus der Vorstellung Gottes erwacht das Wirkende, das »Wort«, der Ton, die Ur-Schwingung, und aus dieser erwachsen die diversen parallelen Universen, gleich Blasen, die sich bilden und wieder vergehen im Gischt des Meeres.[138] Es ist dies die Ebene von der aus – wie der Name schon sagt – Ursachen gesetzt werden.

Das Transportmittel zur Verwirklichung der Vision ist Energie in Form sich ein- und ausrollender Wirbel auf atomarer und subatomarer Ebene, also »reine Bewegung«[139] der überlichtschnellen Tachyonen, welche die Information des großen Energiemeeres der Nullpunkt-Energie in sich tragen.

---

[136] Vergl. SCHOPENHAUER: *Die Welt als Wille und Vorstellung.*
[137] »Welt«, – eventuell abgeleitet von dem engl.: *to welter* = »das Wogen des Meeres«, zu »wallen, wälzen« lat. *volvere* (Vgl. dazu E-volu-tion).
[138] Vergleiche hierzu das im Kapitel über die Kornkreise erwähnte Metallrelief des Schöpfergottes Vishnu, der beim Ausatmen diese Blasen erzeugt.
[139] Vergl. DAVID ASH & PETER HEWITT: *Wissenschaft der Götter – zur Physik des Übernatürlichen,* Verlag Zweitausendeins, Frankfurt. Grundlage dieser Erkenntnisse bilden die Forschungen des berühmten schottischen Physikers WILLIAM THOMSON, der als Lord Kelvin in die Geschichte eingegangen ist.

Der Prozeß des Denkens auf der

Mentalen Ebene

gebiert

LICHT.

Wie oben – so unten: Analog zu den Geschehnissen im Makrokosmos (Geburt und Verwandlung von Galaxien und Sonnensystemen) spielt sich der Vorgang in unseren Gehirnen ab, welche nichts anderes darstellen als die materialisierten Empfangsstationen eines individuellen, immateriellen Bewußtseins.

Die beim Vorgang des Denkens freigesetzten Lichtimpulse sind meßbar und können sichtbar gemacht werden.

(Die von einem Elektroenzephalographen aufgezeichneten Kurven verhalten sich entsprechend den spezifischen Aktionspotentialen jedes einzelnen Menschen. Sie sind bei einem Individuum, das sich selbst unter Streß setzt, anders als bei einem Yogi, der in tiefer Meditation verweilt, oder einem Heiler, der eine geistige Botschaft aussendet).

Ab hier wird die Ebene der Einheit alles Seienden verlassen. Die Frequenz der Energievibration ist bereits soweit abgesunken, daß sie sich als

ELEKTRIZITÄT

äußert. Dabei spaltet sich die Energie in zwei Pole auf: Plus – Minus, Männlich – Weiblich, Geben – Empfangen, Sympathicus – Vagus, Yang – Yin , usw.

Gleichzeitig ermöglicht der Energiefluß auf dieser Ebene jedoch auch ein

ER-KENNEN.

Hierbei werden durch Vergleich mit mehr oder weniger analogen Vorgängen und Erfahrungen assoziative Gedankenverknüpfungen hergestellt. Auf diese Weise gelingt es, Unterscheidungen zu treffen.

Neigen wir dabei dazu, das eine dem anderen vorzuziehen, so treffen wir eine

BE-WERT-UNG.

Diese entspricht der Aufspaltung in zwei Pole und in ihr liegt eine der Haupt-Ursachen für menschliches Leid begründet. Die Bewertung einer Sache oder eines Zustands ist individuell verschieden und abhängig von den Glaubensmustern sowie dem Bewußtseinsstand des jeweiligen Menschen.

Da es aber innerhalb der Schöpfungsordnung keine »richtigen« Ordnungen gibt, sind folglich auch keine falschen vorhanden. Objektive und emotionslose Beobachtung erlaubt uns lediglich die Feststellung gleitender Wandlungen von einem labilen Zustand in den nächsten. In sogenannten chaotischen Zuständen scheinbaren Zerfalls kündigen sich bereits neue Ordnungen an, und so verbirgt sich hinter Begriffen wie *Chaos* und *Kosmos* wiederum nur das *panta rhei* des HERAKLIT. Der im geistigen Erwachen begriffene oder bereits völlig erwachte Mensch wird sich deshalb jedweder Bewertung – sowohl von bestimmten Seinsqualitäten, wie auch von anderen Menschen oder deren Verhalten – in zunehmendem Maße entäußern oder sich ihrer völlig enthalten.

Regt sich unser

GEWISSEN,

so meldet sich jene Instanz in uns, die »gewiss weiß«, daß der gegenwärtige Impuls zum Handeln sich deutlich unterscheidet von »einge-fleischten« Glaubensmustern. Man handelt dann »wider besseres Wissen«.

Bei weiterer Erniedrigung der Schwingungsfrequenz passieren die elektrischen Impulse die Leitungsbahnen unserer Nerven und lösen dort an den Synapsen der Schaltzentralen *(Ganglien)* chemische Botenstoffe *(Transmitter)* aus *(Acetylcholin, Noradrenalin),* welche diese Anstöße übersetzen in

EMOTION[140].

Die Projektionsfläche für Auswirkungen seelischer Grundhaltungen finden wir somit in der

Emotionalen Ebene.

Hier empfangen wir die durch den Gedanken gesendete Botschaft in unserem Gefühlskörper oder Gemüt und gelangen auf diese Weise vom Denken zum

FÜHLEN.

Sollen sich große Konzepte auf diesem Erdball verwirklichen, welche die Macht besitzen, die allgemeine Lebensqualität zum Besseren hin zu verändern, so benötigen sie als Transportmittel die Frequenz der Liebe. Nur diese hat die Macht, die hierfür benötigten großen Gefühle freizusetzen. Die Frequenz des Lichts allein vermag dies nicht.

»Emotion ist die Fahrkarte zum spirituellen Selbst«, schreibt BARBARA MARCINIAK in dem bereits zitierten Buch.[141]

Die gefühlsmäßigen Wahrnehmungen bewegen schließlich zum Handeln, und das bringt uns mit den Polaritäten des Lebens in Berührung. Hieraus erwächst lebendige

ERFAHRUNG.

Dies ist es, was Gott in uns und von uns als Ergebnis der Aktion erhält.

Ziel der menschlichen Evolution ist also die durch Erfahrung gewonnene Entwicklung des Bewußtseins. Hierbei entsteht eine Erweiterung des morphogenetischen Feldes unserer Seele und Persönlichkeit.[142]

---

[140] Von lat.: *emovere* = »herausbewegen«, »erschüttern«, »aufwühlen«.
[141] BARBARA MARCINIAK: *Boten des Neuen Morgens,* S. 101.
[142] Von lat.: *personare* = »durchtönen«, das, was aus der Seele »heraus-tönt«, unsere bis dahin erarbeitete Essenz.

Jede gewonnene Erfahrung ist in Form materialisierter Programme gespeichert und abrufbar durch

ERINNERUNG,

ein Nach-Innen-Gehen.

INSTINKT

ist der automatisierte Antrieb zur Erinnerung an das, was dem System gut tut. Der Instinkt speist sich aus dem kollektiven Wissen ethnischer Gruppen und ganzer Völker. Dieses Wissen wird durch fortlaufende, über Jahrtausende reichende Erfahrungen angehäuft, welche in den morphogenetischen Feldern des psychonoetischen Raums abgelagert werden, von wo aus sie jederzeit abrufbar sind.

INTUITION

nennen wir den automatischen Abruf solcher abgespeicherten Erfahrungen aus jener geistigen Ebene, die wir meist etwas vereinfachend als »Zellgedächtnis« bezeichnen. Andere nennen diese geistige Zentralbibliothek oder kosmische General-Software die »Akasha-Chronik«.

Somit haben wir nun mittlerweile beim Vorgang der Verlangsamung von Gedankenschwingungen bis hin zu deren stofflicher Verdichtung die vorläufige Manifestation auf der

Astralen Ebene

erreicht, welche bisweilen auch die ätherische genannt wird. Hier beginnt sich allmählich das zu verdichten, was wir »Das Erwirkte« genannt haben.

Es ist das jene Ebene, auf welcher die von uns ausgestreuten geistigen Samen die ersten Keime zukünftiger Entwicklungen austreiben. Hier liegt gleichsam die »Embryonal-Station« dessen, was der griechische Urvater der Heilkunst HIPPOKRATES vor rund 2000 Jahren *dyscrasis*[143] nannte: »Säfte-Entmischung«.

Damit ist jene Verstimmung der Körperchemie gemeint, wie sie aus einer der kosmischen Ordnung zuwiderlaufenden Geisteshaltung resultiert.

Eine solche ist leicht zu erkennen. Sie ergibt sich aus übersteigerten egoistischen Trieben, welche ihr Gift zuerst in die Seele des Menschen hinein ergießen, wonach sich dann allmählich jene körperlichen Unstimmigkeiten anschließen, welche wir Krankheit nennen. Egoistisch soll heißen: der Mensch hat sich vom Einklang mit der Schöpfungsordnung mehr oder weniger stark abgesondert, dient nicht mehr dem großen Ganzen, sondern verfolgt eigene, selbstsüchtige Ziele aus der Verblendung heraus, er müsse Reichtümer anhäufen oder verderblichen Lüsten nachjagen.

---

[143] Schlechte Mischung, aus griech.: *dys* = »schlecht« und *krasis* = »Mischung«.

Von der Verstimmung des ätherischen Körpers des Menschen bis zur Ausprägung körperlicher Symptome ist es nur noch ein Schritt und somit haben wir die

Physische Ebene

erreicht als eine noch weiter verdichtete Form des Er-wirkten. Unser Körper, inklusive seiner Säfte, den *humores,* dient dabei als stoffliche Projektionsfläche für die Auswirkungen unserer Einstellung dem Leben gegenüber, für unsere gedanklichen und emotionalen Grund- oder Fehlhaltungen.

Das Erlebte verstofflicht sich auf der Ebene der Zellen zu fest verankerten

PROGRAMMEN[144].

Die gewonnene Erfahrung dient der Seele als

INFORMANT[145].

Unsere Gene sind lediglich

INFORMATIONSTRÄGER.

Optimale Veränderungen am materiellen Informationsträger im Sinne der Evolution können immer nur vom Informanten, also dem immateriellen Bewußtsein oder der Seele ausgehen. Dazu bedarf es des Antriebs durch wiederholte und sich allmählich potenzierende Willensimpulse und nicht des Lasermessers des Gen-Chirurgen.

Durch die bevorstehende generalisierte Frequenzsteigerung ergibt sich jedoch die Möglichkeit zu Erkenntnissprüngen mit nachfolgender Einlagerung neugebildeter Aminosäuren an den dafür vorgesehenen Bruchstellen der Chromosomenstränge.

Die Quintessenz aus den oben geschilderten Zusammenhängen offenbart sich uns in den ebenso einfachen wie tiefgründigen Sätzen:

> *»Achte auf Deine Gedanken,*
> *denn sie werden Worte.*
> *Achte auf Deine Worte,*
> *denn sie werden Handlungen.*
> *Achte auf Deine Handlungen,*
> *denn sie werden Dein Charakter.*
> *Achte auf Deinen Charakter,*
> *denn er wird Dein Schicksal.«*
>
> Aus Dem Talmud

---

[144] Von griech.: *pro-graphein* = »vorzeichnen«, »vorschreiben«.
[145] Von lat.: *informare* = »hineinprägen«.

»Wie wenige haben sich noch in die Geheimnisse des Flüssigen vertieft, und manchem ist diese
Ahnung des höchsten Genusses und Lebens wohl nie in der trunknen Seele aufgegangen.
Im Durste offenbart sich diese Weltseele, diese gewaltige Sehnsucht nach dem Zerfließen.
Die Berauschten fühlen nur zu gut diese überirdische Wonne des Flüssigen, und am Ende sind
alle angenehmen Empfindungen in uns mannigfache Zerfließungen, Regungen jener Urgewässer
in uns. Selbst der Schlaf ist nichts als die Flut jenes unsichtbaren Weltmeers,
und das Erwachen das Eintreten der Ebbe.«

NOVALIS
(»Liebe als Weltgeheimnis« in: *Die Lehrlinge zu Sais*)

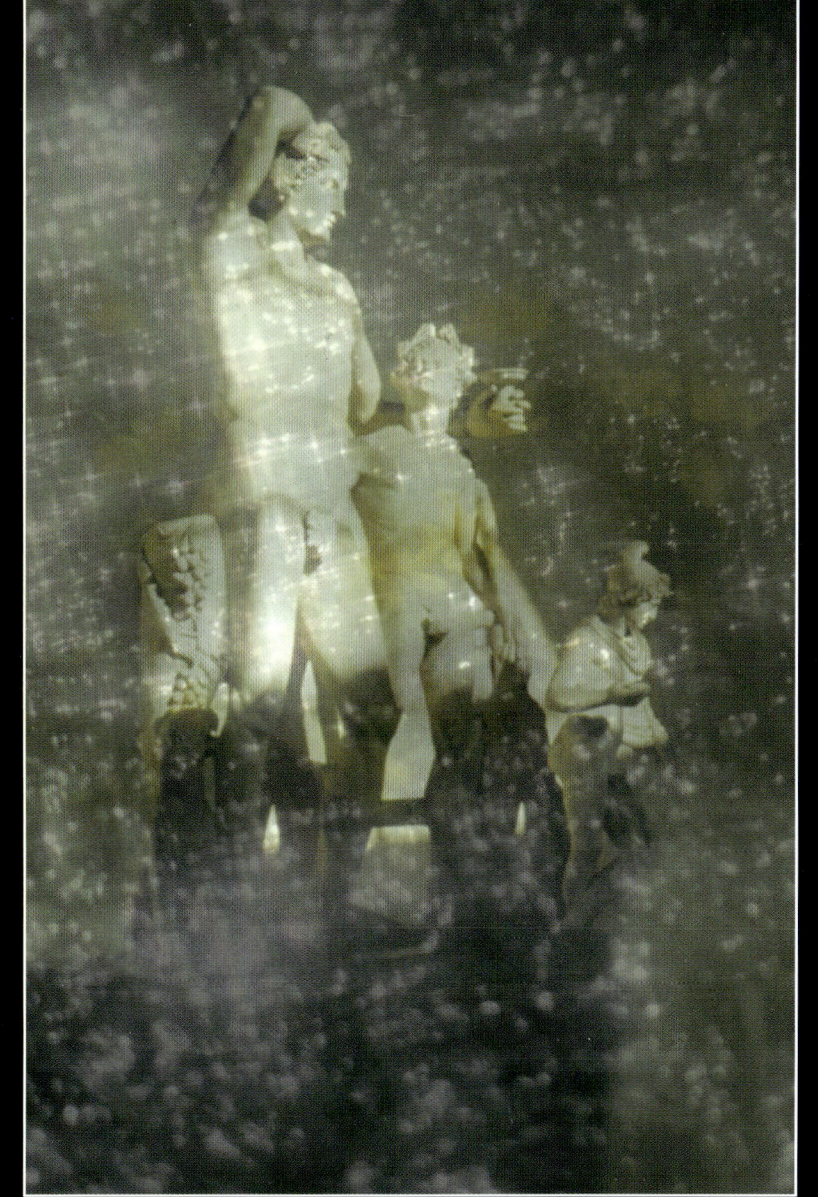

Die sieben Schwestern der Lust

Vollziehen wir einen Energietransfer in umgekehrter Reihenfolge von unten nach oben, so erleben wir die sich dabei einstellenden Emotionen in Gefühlen, die wir als die »sieben Schwestern der Lust«[146] bezeichnen und mit folgenden sprachlichen Ausdrücken belegen könnten:

1. Chakra	Lust	Überlebenstrieb	Welt des Verfalls
2. Chakra	Wonne	Wohlbehagen	
3. Chakra	Mitgefühl	Selbstsicherheit	
4. Chakra	Herzensliebe	Selbstwertgefühl	
5. Chakra	Verzückung	Selbstausdruck	
6. Chakra	Erbarmen	Selbsterkenntnis	
7. Chakra	Ekstase	Entrücktsein	
8. Chakra	Seligkeit	ICH-BIN-Gegenwart	Reich der Dauer

Den Chakren entsprechen bestimmte Laute, Töne und Farben, welche aber entsprechend den unterschiedlichen Traditionen der verschiedenen Schulen Abweichungen voneinander aufweisen.

Hinter all den angeführten Variationen der Lust verbirgt sich nichts anderes als das Dionysische der alten Griechen. Dieses ekstatische Lebensgefühl ist jedoch nicht beschränkt auf unseren Planeten. Dionysische Daseinslust durchdringt das All bis in seine tiefsten Tiefen und sorgt für lebendigen Austausch von Erfahrungen. Es macht sich bisher Un-annehmbares »an-genehm« und sorgt so für eine weitläufige Ähnlichkeit der Seinsbereiche untereinander.

Die sexuelle Energie wird sich als Schlüssel zu den Datenbanken des Universums erweisen, denn sie ist ihrem Wesen nach nichts anderes als eben Ausdruck dionysischer Schöpferkraft. Sie liefert den Treibstoff für die mannigfachen Metamorphosen alles Lebendigen und scheinbar Toten, indem sie Überholtes zerstört, um Neues zu schaffen. Sinnbild für diese Kraft sind Phallus und Weintraube. In der Traube verborgen –, der Drang zur Gärung, um das Neue, den Wein entstehen zu lassen.

Der Neue Mensch wird seine scheinbar »übermenschliche« Kraft und sein Vermögen zum großen Teil aus dem Wissen darum beziehen, mit einem Partner in sexuellen und erotischen Gefühlsaustausch zu treten, der seiner eigenen Bewußtseinsmatrix und seinen Begabungs-Mustern sowie seiner Liebesfähigkeit möglichst ähnlich ist. Das Ähnliche wird sein ihm Ähnliches heilen und beflügeln.

Gegensätze ziehen sich an, heißt es. Das ist aber nur als Herausforderung zu verstehen, durch ein liebevolles Ineinander-Hineinfühlen seinem Gegenüber ähnlicher zu werden, um so auf allen Sinneskanälen eine bessere Kommunikation zu ermöglichen. Hierdurch wird sich die Schwingungsamplitude der beiden Liebenden verdoppeln und ihnen Zugang zu den Zentralbibliotheken des gesamten Kosmos verschaffen. BARBARA MARCINIAK schreibt in *Boten des Neuen Morgens*:

---

[146] Der Ausdruck stammt von KAHLIL GIBRAN und ist dem bekannten Büchlein *Der Prophet* entnommen. Die sieben Schwestern der Lust sind dort nicht benannt. Es bleibt somit im Dunkeln, was Gibran damit gemeint hat. Sehr weit von seiner Vorstellung entfernt kann sich aber wohl die hier vorgetragene Klassifizierung und Differenzierung der Empfindung Lust nicht bewegen.

»Daher ist es sehr wichtig, daß ihr eure eigene Sexualität besitzt und darauf achtet, mit wem ihr sie teilt ... Ihr werdet Hüter von Macht ... Wenn ihr euch also verbindet und euch chemisch mit einer Person austauscht, die nicht wie ihr ist, so ladet ihr euch auch ihren Müll auf, denn der Energieaustausch ist sehr tiefgehend ... Ihr werdet schließlich die Bedeutung von Schwingung als Nahrung verstehen, wenn ihr beginnt, euch sexuell zu verbinden ... Es wurde euch gesagt, daß ihr euch damit fortpflanzen und Orgasmen haben könnt, aber man hat euch nicht gesagt, daß ihr damit Frequenzen öffnen könnt. Ihr könnt die Sexualität verwenden, um euch daran zu erinnern, wer ihr seid, und um die Frequenz eures Körpers zu verändern ... Die Geschlechtsteile des Körpers sind Wege zur Lust und erzeugen Frequenzen, die den Körper heilen und anregen und ihn zu seinem höheren spirituellen Selbst führen können ... Gebt daher auf die Frequenz der Sexualität acht, denn sie ruft Gefühle hervor, und die Gefühle sind der Schlüssel für den Zutritt zu den Daten, die in der Lebendigen Bibliothek gespeichert sind ...«[147]

Kommen wir zur inneren Ruhe, richten also die uns vom Kosmos zur Verfügung gestellte Energie in einer meditativen Verinnerlichung auf uns selbst, anstatt sie in äußeren Aktionen zu verbrauchen, so kommt sie mit einem verjüngenden Effekt dem menschlichen System zugute und bringt die Persönlichkeit zu klaren »Ein-Sichten« in die oben angesprochenen Zusammenhänge.

Diese Art von *religio* ist die ursprüngliche Form der Religion. Sie bringt den Menschen der so dringend notwendigen Rückbindung an seinen göttlichen Kern wieder näher und dient somit auch der Rückfindung zu einem gottgefälligen Leben.

Der amerikanische Maler ALEX GREY, welcher aus solcher Schau heraus, mit einem geradezu röntgenologischen Blick, Bilder der energetischen Muster des Menschen während bestimmter Seinszustände wie Zeugung, Geburt u.a. erschaffen hat, beschreibt seine Erfahrung während einer mystischen Versenkung folgendermaßen:

»In tiefer Meditation tauchte ich in einen Zustand, in dem alle Energiesysteme meines Körpers vollkommen aufeinander abgestimmt und im Fluß waren; in diesem Zustand sah ich in einer Vision die Theosis – das vereinigte menschliche und göttliche Bewußtsein webt den Stoff des Raums und der Zeit, in den das Selbst und seine Umgebung eingebettet sind. Ich trug eine Meditationsbinde, sodaß ich in vollkommene Dunkelheit blickte. Ich starrte in eine unendlich sich fortsetzende Tiefe perspektivisch sich fortsetzender Gittermuster, die von meinem Gehirn/Geist ausstrahlten und zum Horizont hinführten. Umlodert von einem mystischen Feuer, vermochte ich jenseits des Horizonts nichts weiter zu erkennen als perspektivische Linien, die sich in der Weite des Raums verloren. Ich sah sowohl mein eigenes geistiges Wahrnehmungsgitter als auch den universellen Geist, der die Quelle und der Webstuhl zugleich war. In diesem Augenblick tauchten schemenhaft die Berge des Himalaya auf. Durchscheinend, aber gegenwärtig breiteten sie sich in einem gewaltigen und herrlichen Panorama aus und gingen dann wieder in das Gitter über.«[148]

Allein Hingabe an die im Kosmos waltenden Gesetze und Fließbewegungen ermöglicht uns ein Eintauchen in jene Bereiche, in denen sich das Gefühl glücklichen »Angekommen-Seins« einstellt.

Aber wieviel Widerstand setzt das durch mannigfache Verstrickungen an die diesseitige Welt gebundene Ich dem natürlichen Fluß der Energie oft entgegen!

Ich erinnere mich einer Patientin, die sich unter dem Einfluß der homöopathischen Arznei **Causticum** innerlich zu öffnen begann. Sie berichtete von eigenartigen Quellbewegungen im Bereich des 2. und 3. Chakras – »als ob sich dort eine Blume öffnen wolle«. Das war ihr derart unheimlich, daß sie den wohltuenden Einfluß der Arznei unterband und den beginnenden Energiefluß willentlich wieder abwürgte.

---

[147] BARBARA MARCINIAK: *Boten des Neuen Morgens,* S. 108 ff., 274ff.
[148] Das im Jahr 1986 von ALEX GREY gefertigte Gemälde zu dieser Vision findet sich in dem hervorragend gestalteten Bildband im Großformat mit dem Titel: *Sacred Mirrors – die visionäre Kunst des Alex Grey,* der im Verlag Zweitausendeins erschienen ist.

»Du bist immer noch so rein wie zu dem Zeitpunkt,
als du aus dem Herzen Gottes ins Leben getreten bist.
Dein strahlendes Selbst ist nie von deinen dunklen
Erfahrungen auf Erden berührt oder beschmutzt worden.«

ALAN COHEN

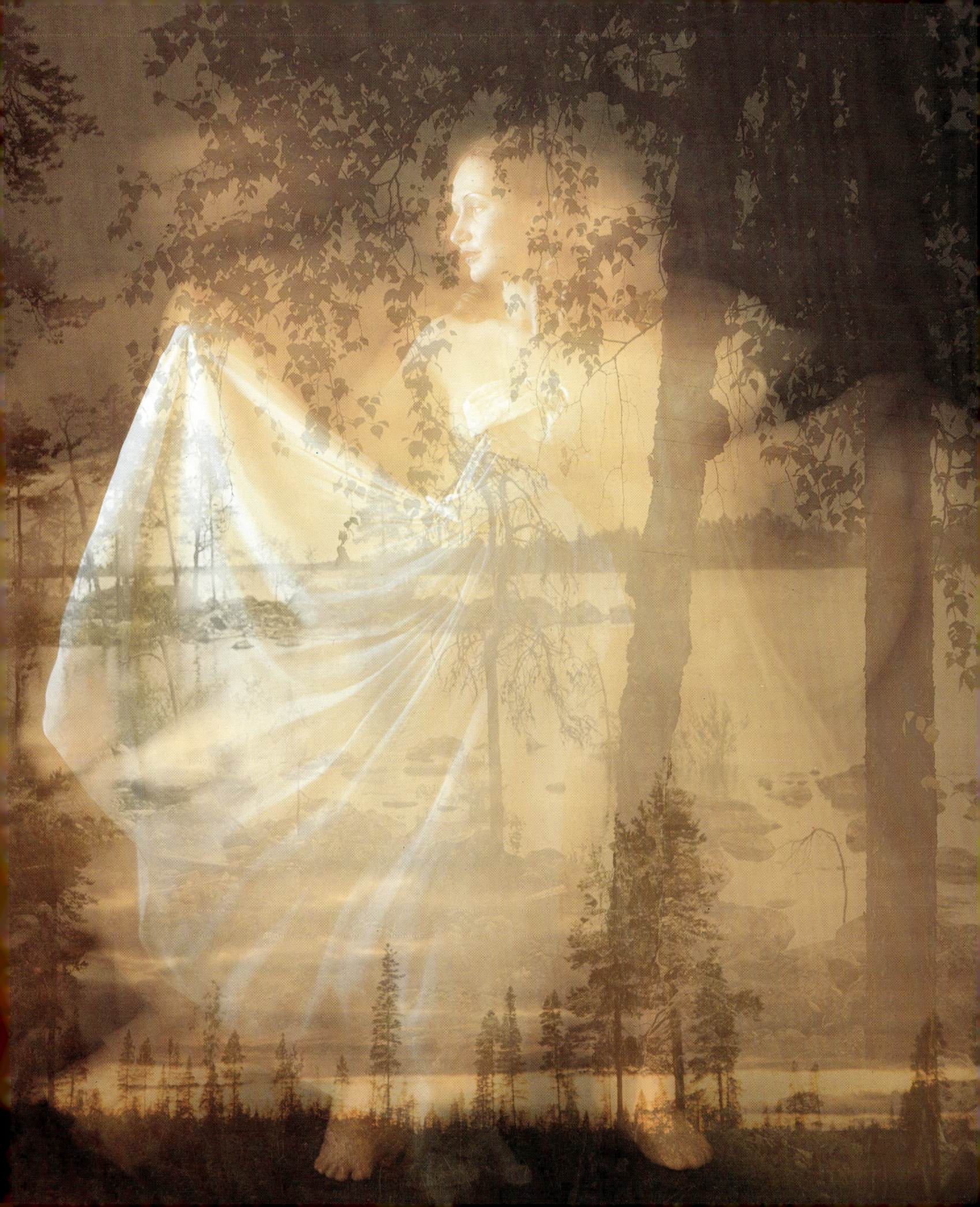

HOMÖO – VISION

Vom Homo sapiens zum Homo spiritualis des 3. Jahrtausends

*»Wenn der Geist aus irgendeinem Grund bereit ist, muß nur
ein Vogel fliegen, eine Glocke ertönen, und du kehrst
augenblicklich in deine ursprüngliche Heimat zurück.«*

D.T. SUZUKI

Einer der ersten Schritte, die der Mensch vor Urzeiten in Richtung seiner wahren Bestimmung als eines erleuchteten göttlichen Wesens tat, hing zusammen mit seiner Aufrichtung auf zwei Beine. Damit war er vom sogenannten *homo erectus* allmählich zu dem geworden, was wir heute als den *homo sapiens* bezeichnen. Nachdem – vor allem in dem hinter uns liegenden Jahrhundert – die intellektuelle Entwicklung dieses wissensdurstigen, aber noch nicht unbedingt wissenden oder gar weisen Menschen einer gleichermaßen notwendigen ethischen Entwicklung davongelaufen ist, besteht in dieser Hinsicht ein enormer Ausgleichsbedarf.

Allmählich mausert sich nun dieser Mensch in Richtung eines *homo universalis,* indem er sich mit ersten Tastversuchen in das ihn umgebende All hinauswagt. Aber noch haben nur einzelne Vorreiter, verteilt über Jahrhunderte, ihre Entwicklung mit dem Schritt zur Theosis – zur Wiedervereinigung mit dem Göttlichen – krönen können.

Einer von ihnen ist zweifelsfrei ein ehemaliger Schullehrer aus Indien namens GOPI KRISHNA, der nach rund 13 Jahren regelmäßiger Meditation urplötzlich die *Kundalini*[149] in sich erweckt hatte und dabei erst einmal über Jahre hinweg mit äußerst bedrohlichen Geschehnissen in seinem Körper konfrontiert war, bis er lernte, die dabei ablaufenden Prozesse nicht nur zu beobachten, sondern auch lenkend in sie einzugreifen, sodaß er ganz allmählich auch fähig war, optimalen Gewinn aus diesem zuerst recht beunruhigenden Geschenk zu ziehen.

In einem Buch mit dem Titel *Kundalini – Erweckung der geistigen Kraft im Menschen*[150] – beschreibt er mit akribischer Genauigkeit, wie diese Kraft zuerst die gewohnten Abläufe in seinem Körper vollkommen durcheinanderbrachte, indem die – sich zu gleißenden Strömen von Licht verwandelnde – Lebenskraft damit begann, die Zellstrukturen seiner sämtlichen Organe und Nervenbahnen zu bearbeiten und den Körper gleichsam umzuschmieden, damit dieser dem Ansturm dieses Lichtstroms gewachsen war:

»Die Nerven, die die Geschlechtsteile und die umliegende Region durchzogen, waren im Zustand einer starken Gärung, als ob sie durch einen unsichtbaren Mechanismus gezwungen würden, den Lebenssamen in Überfülle zu produzieren, damit er von dem Netzwerk der Nerven unten an der Wirbelsäule aufgesogen werde. Der sublimierte Same war ein wesentlicher Bestandteil der leuchtenden Energie, die mich in so großes Staunen versetzt hatte und über die etwas Gewisses auszusagen ich auch jetzt noch

---

[149] Von Sanskrit: *kundala* = »einrollen«. Gemeint ist die gleich einer Schlange eingerollt im Schlaf liegende Lebensenergie am unteren Ende der Wirbelsäule, die aus diesem Grunde auch als »das Schlangenfeuer« bezeichnet wird.
[150] Otto Wilhelm Barth-Verlag, o. J.

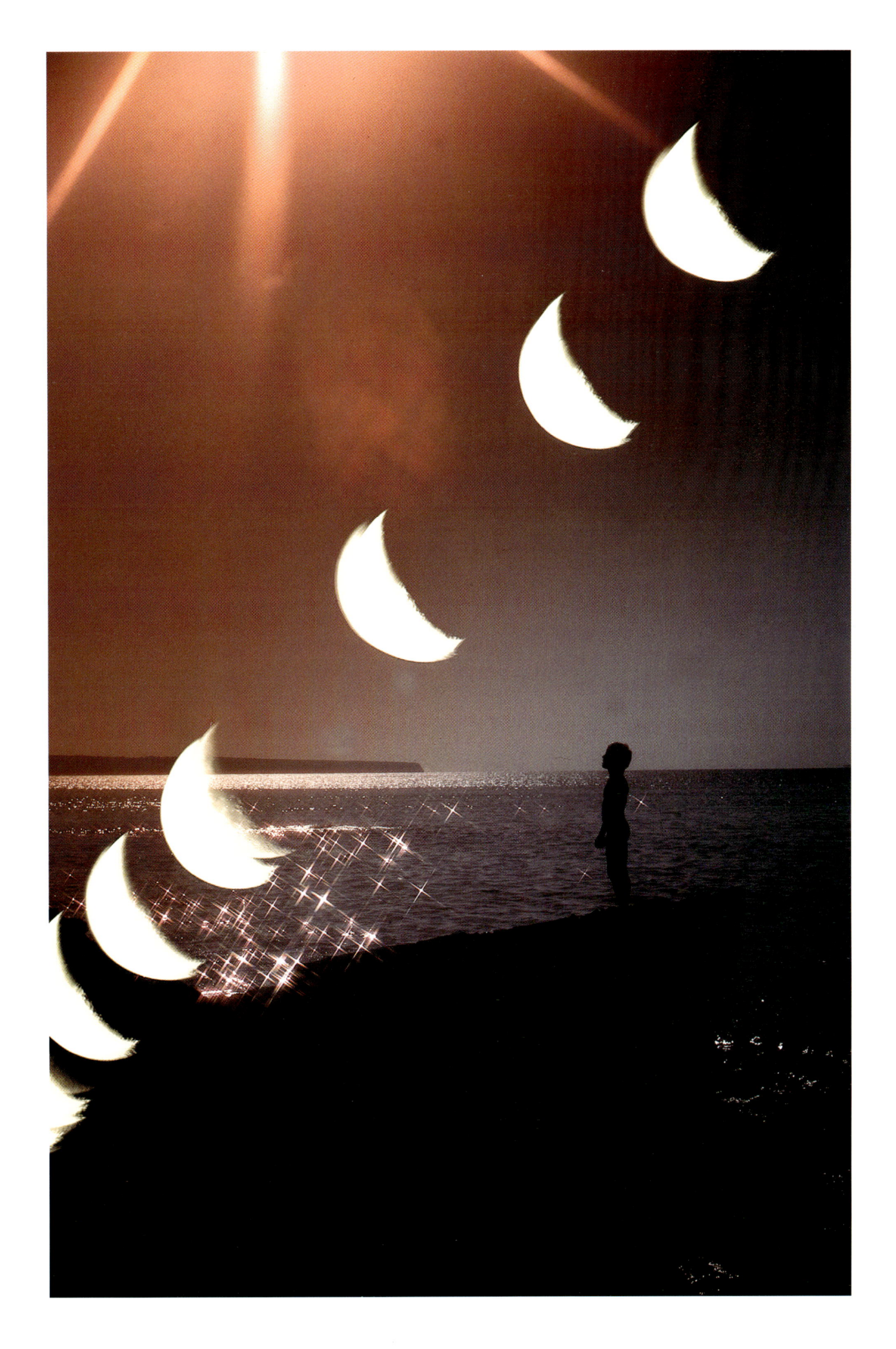

unfähig war … Es schien, als wäre ich einem Prozeß der Läuterung unterzogen, der inwendigen Reinigung der Organe und Nerven und daß mein Verdauungsapparat zu einem höheren Grad der Leistungsfähigkeit angeregt wurde, um einen gesünderen und sauberen Zustand der Nerven und anderen Gewebe herzustellen … Nachdem sie alle Organe und das Gehirn unter ihrer Kontrolle hatte, hämmerte und schlug sie diese in eine bestimmte Form … Es ist eine Kraft, die die ganze Menschheit auf die Höhe des Überbewußtseins tragen wird, vorausgesetzt, daß sie durch Gedanken und Taten diese evolutionäre Kraft nicht hindert, ihre Arbeit der Verwandlung ungehindert auszuführen.«[151]

Im weiteren Verlauf des Geschehens bemerkt der Autor, daß seine gedanklichen Bilder von immer größerer Klarheit und Leuchtkraft erfüllt waren. Da er mit einer vergrößerten geistigen Oberfläche ins Universum schaute, erlebte er nun einen viel deutlicher ausgeprägten Reichtum an Details, welcher ihm quasi durch seinen mittlerweile blankgeputzten Spiegel präsentiert wurde. Auch hatte eine Erweiterung und Verfeinerung des Gehörsinnes stattgefunden. Nach einiger Zeit flossen wie von selbst Eingebungen in verdichteter Sprache in ihn ein, und er begann damit, sich dichterisch in ihm bis dahin völlig fremden Sprachen auszudrücken. Das innere Licht belebte auch seine Träume und floß bis in die feinsten Fasern seines Unbewußten:

»Die Träume waren wundervoll und erschienen immer vor einem leuchtenden Hintergrund, der durch das weite strahlende innere Glühen gebildet wurde und auch den Traumbildern ein seltsam leuchtendes Aussehen verlieh. Jede Nacht wurde ich während des Schlafes in ein glitzerndes Märchenland entführt. In Glanz gehüllt, glitt ich federleicht von einem Ort zum andern. Szene auf Szene von unaussprechlicher Herrlichkeit entfaltete sich vor meinen Augen … Alles Störende und Disharmonische war verschwunden.«[152]

Im Schlußkapitel entwirft Gopi das Bild des zukünftigen übersinnlichen Menschen, wie er in jedem einzelnen von uns angelegt ist, und er erkennt in der Religion viel mehr, als das, was sie zur Zeit bedeutet:

»Sie ist in Wahrheit Ausdruck des Antriebs zur Entwicklung im Menschen, der einem nicht wahrnehmbaren aktiven, doch regelmäßig funktionierenden organischen Kraftzentrum im Körper entspringt, das unter Umständen willentlich angeregt werden kann … Auch daß das Glück und Wohlergehen der Menschheit abhängt von der Befolgung der noch unbekannten Gesetze dieser evolutionären Kraft, in Indien Kundalini genannt. Sie trägt alle Menschen einem glorreichen Bewußtseinszustand entgegen, in dem ihre Fähigkeiten zu handeln, zu lieben und zu genießen unversehrt bleiben und dadurch eher entzückt, als geschwächt werden, einem geschulten Willen unterworfen, den Befehlen eines entwickelten Bewußtseins gehorsam und in Übereinstimmung mit den Verordnungen eines gut informierten Intellekts, der das Ziel vor sich klar im Auge hat.«[153]

Auf seine an sein Inneres gerichtete Frage, warum wir heute trotz allen Fortschritts auf so vielen Gebieten der Forschung in Wissenschaft und Technik am Abgrund der Möglichkeit zu einer globalen Vernichtung stehen, enthüllte sich ihm in klarer Einsicht in Vergangenheit und Zukunft des Menschen die Antwort:

»So erkannte ich, warum seine Bemühungen, Reichtum anzuhäufen letztlich nur seine Ausschweifungen nähren; warum seine Versuche, Weltreiche zu gründen, immer zur Invasion führen; und warum seine Bemühungen, Macht zu gewinnen, unvermeidlich in Zwietracht enden. Diese ganze Erkenntnis wies auf eine nur kleine Schraube im menschlichen Körper hin, die bei einer so starken Vernachlässigung das Steigen und Fallen von Menschen und Völkern bewirkt wie eine feine Feder die Genauigkeit der Uhr.«[154]

Gopi Krishna weist aber auch auf die großen Gefahren hin, die mit der zu plötzlichen Erweckung des Schlangenfeuers verbunden, sind, besonders, wenn der Körper nicht durch entsprechende Disziplin – vor allem in der Ernährung – darauf vorbereitet wird, diese hohen Energieströme auszuhalten.

---

[151] Gopi Krishna: *Kundalini*, S. 71 f.
[152] *Kundalini*, S. 122.
[153] *Kundalini*, S. 203.
[154] *Kundalini*, S. 207.

GÜNTER BARTSCH fand dafür die Worte:
»Wer mit der Kundalini-Energie spielt, der spielt mit einer Atombombe, in die er selbst verwandelt werden kann.«[155]

Das Hauptproblem für Gopi Krishna bestand darin, daß die urplötzlich erwachende Energie zunächst einmal nur im solaren Nadi aufstieg und ihn dadurch schier verbrannte, bis er unter großen Mühen gelernt hatte, den Strom auch durch den ausgleichenden und kühlenden lunaren Kanal in sein Gehirn zu lenken.

Ähnliches wissen wir von dem im Deutschland der Nachkriegszeit als Heiler tätigen BRUNO GRÖNING, der die Behörden wiederholt inständig darum gebeten hatte, ihm zu erlauben, die durch ihn wirkenden Kräfte den Leidenden übertragen zu dürfen, da er sonst daran zu verbrennen drohe.
  Nachdem er sich in Paris zwei Operationen zu unterziehen hatte und nach der letzten im Januar 1959 gestorben war, äußerte der Chirurg Dr. Belanger gegenüber Grönings Ehefrau Josette: »Die Zerstörung in Brunos Körper ist furchtbar. Es ist eine innere totale Verbrennung. Wie er so lange und ohne die entsetzlichen Schmerzen zu erleiden leben konnte, ist mir ein Rätsel.«[156] Zweifellos ein Triumph des Geistes über den Körper!

Vertiefen wir uns in die Lektüre von PARAMHANSA YOGANANDAS *Autobiographie eines Yogi* aus dem Jahre 1946[157] oder BAIRD SPALDING'S *Leben und Lehren der Meister im Fernen Osten*,[158] so sind wir bald geneigt, überhaupt nichts mehr für unmöglich zu halten, wenn es um die Frage geht, inwieweit der menschliche Geist den Körper und die Naturgesetze zu beherrschen imstande ist.
Die häufige Anrufung der überirdischen Intelligenz und Weisheit der allumfassenden ICH-BIN-Gegenwart kann eine große Hilfe sein bei dem Unterfangen, sich dem heiligen in uns schlummernden Feuer zu nähern, das – wenn es denn erst einmal geweckt wurde – damit beginnen wird, alle Energiezentren des menschlichen Körpers gleichermaßen zu durchströmen und neu zu gestalten.

Dieses Feuer in Grenzen zu halten kann unter anderem auch eine Aufgabe des wissenden und erfahrenen homöopathischen Heilkünstlers sein. Mir selbst war es vergönnt, einer Frau, die sich diesbezüglich zu weit vorgewagt hatte und von dem gewaltigen inneren Brand fast verzehrt worden wäre, gut mit unterschiedlichen Potenzen von *Phosphor* helfen zu können. Es muß jedoch betont werden, daß der *Lichtbringer* – wie der gelbe Phosphor in freier Übersetzung heißt – nicht immer das Mittel der Wahl in solchen Fällen sein kann. Auch hier muß sich die Mittelwahl wieder einmal an den individuellen Symptomen nach dem berühmten Paragraphen 153 des Hahnemannschen *Organon der Heilkunst* ausrichten.[159]

Relativ gefahrlos nähern sich Schamanen des Amazonas-Gebiets seit mehreren Jahrtausenden der Erfahrung von Allwissen durch Ayahuasca, den »Trank der wahren Wirklichkeit«. Es ist dies ein Gebräu, das aus zwei unterschiedlichen Gewächsen des Regenwaldes gewonnen wird: zum einen aus der harmalinhaltigen Liane

---

[155] Besprechung eines weiteren Buches von LOTHAR-RÜDIGER LÜTGE, in der Zs. esotera, 1/86, mit dem fast identischen Titel: *Kundalini – die Erweckung der Lebenskraft*, Verlag Hermann Bauer.
[156] MATHIAS KAMP: *Revolution in der Medizin. Rehabilitation eines Verkannten.; Ärztliche Dokumentation der Heilung auf geistigem Wege*, S. 454, Verlag Grete Häusler, c/o Rosemarie Prömpers, 41844 Wegberg.
[157] Eine Übersetzung der Originalausgabe ist erschienen bei Knaur-Esoterik, 1996
[158] Drei-Eichen-Verlag, München und Engelberg, 1979.
[159] Zum Problem spiritueller Krisen vergl. u.a. die Artikelserie zur Kundalini-Forschung mit dem Titel *Enträtselte Schlangenkraft*, von ULRICH ARNDT in der Zs. *esotera*, 7/8/1999.

Banisteriopsis caapi und zum anderen aus den DMT-haltigen Chacruna Blättern *Psychotria viridis*. Eine männliche und eine weibliche Pflanzenseele feiern bei ihrer Vereinigung in einem Kessel über dem Feuer in Verbindung mit Wasser eine einzigartige Vermählung. Nachdem das Getränk eingenommen wurde, erfährt der an dem Ritual Teilnehmende sehr bald eine Zentrierung seiner Gedanken auf die innere Mitte, mit dem Effekt einer enormen Verfeinerung der inneren »Wahr-Nehmung« sowie der Erschließung neuer Bewußtseinsbereiche und der Erfahrung des kosmischen Panta Rhei.

Ich selbst war vor vielen Jahren zu einer Feierlichkeit dieser Art eingeladen und kann das bestätigen. Die Dosis des einzuverleibenden Getränks wird individuell durch den Schamenen bestimmt, wobei nach der Einnahme nicht nur äußerst plastische Visionen auftreten, sondern die Pflanzenseelen als Führer und innere Heiler erscheinen. Sie nehmen den Probanden gewissermaßen an der Hand und halten ihm den Spiegel der Selbsterkenntnis vor, was nicht ganz schmerzlos vonstatten geht. Man erkennt auf der Stelle, wohin überall das Ego noch die Saugnäpfe seiner krankmachenden Anhaftungen ausstreckt und was zur Lösung aus persönlichen Verstrickungen notwendig ist. Je nach persönlicher Bereitschaft hierzu kann sich das Bewußtsein dabei in beliebige Höhen erheben oder auch ganz den Körper verlassen, weswegen bei Neulingen eine Überwachung durch den schamanistisch geschulten Heiler unbedingt angebracht ist.

Auf weitere Wirkungen der sogenannten *Entheogene* – also jener Pflanzen, deren Einnahme dazu angetan ist, den »inneren Gott zu erschließen«, werden wir an späterer Stelle in diesem Buch bei der Besprechung von *Anhalonium* – dem Peyote-Kaktus – noch zurückkommen.

Nun gibt es inzwischen verschiedene Methoden, um auch ohne Zuhilfenahme von pflanzlichen Drogen eine möglichst gleichzeitige und ausgewogene Stimulierung der beiden Gehirnhälften zu erreichen und damit ein ganzheitliches optimales Funktionieren derselben zu gewährleisten. Dabei wird von Anfang an auf einen Ausgleich zwischen der meist überhitzten, weil überbeanspruchten linken intellektuellen Hemisphäre und der rechten gefühlsmäßigen hingearbeitet.[160]

Derlei Bemühungen dienen einem allmählichen, holistischen Erfassen höherer Wirklichkeitsebenen. Es steht zu hoffen, daß die dabei zunehmende Klarsicht nicht nur zu weiterer persönlicher Machtanreicherung hinführt, sondern gleichzeitig zu einer Erweiterung der Liebesfähigkeit. Ein »Denken mit dem Herzen und Fühlen mit dem Hirn«, wie HERBERT FRITSCHE das einmal ausdrückte, ist gefordert. Aber noch immer leben wir in einer geistigen Landschaft, in der die einseitige Überbewertung des IQ's dominiert.

Der Quantensprung hin zum *homo spiritualis* auf breiter Ebene steht also noch aus. Es gehört jedoch zur Weisheit der Selbstregulationsmechanismen des Kosmos, daß immer dann eine Umkehr stattfindet, wenn der Ausschlag des Pendels nach einer Seite hin sein Höchstmaß erreicht hat. So wird nun das ansteigende Energieniveau durch die Einstrahlung aus dem Sternzeichen Wassermann, auch »von außen her« dafür sorgen, daß die Zahl derer, die ernsthaft an ihrer Transformation arbeiten, immer schneller zunehmen wird, bis jene kritische Masse im Bereich des psychonoetischen Raums erreicht sein wird, die diesen Quantensprung hin zum Neuen Menschen, von einer breiteren Plattform aus möglich macht.

Vielleicht bedarf es als nächstes der Notwendigkeit noch profunder Naturkatastrophen, um einen Zusammenschluss aller Menschen zu erreichen, die – in dem gemeinsamen Bestreben, ihren Heimatplaneten, die von ihnen vergewaltigte, zutiefst verletzte und ge-kränkte Erde, wieder in gemeinsamen Aktionen zu heilen und zu versöhnen –, dann endlich begreifen werden, daß wir alle eins sind.

---

[160] Auf eine dieser Möglichkeiten, das Arbeiten mit den Tafeln von Chartres, habe ich detailliert in *Homöopathie – Das kosmische Heilgesetz* hingewiesen.

Es gibt stets zwei Möglichkeiten um zu lernen: Freiwillig oder durch Leid. Mit zunehmender Abkehr des Menschen von einer naturgemäßen Lebensweise in Verbindung mit unvernünftiger Profitgier und Ausbeutung des Planeten wird es wohl immer unausweichlicher werden, allein durch bittere Erfahrungen lernen zu müssen: »Das schnellste Tier, das euch zur Vollkommenheit trägt, ist Leiden«, sagt MEISTER EKKEHART.

Die sich aufbäumende Natur wird den Menschen zur Ordnung rufen, denn, wie CARL AMERY einmal treffend bemerkte: »Die Natur kennt keine Probleme, nur Lösungen.« Einige Kostproben solcher »Lösungen« haben wir bereits erhalten. Das damit verbundene Leid zigtausender Menschen sollte nicht nur nachdenklich stimmen, sondern zur gemeinsamen völkervereinenden Tat anspornen: Liebe zu lernen ist das Gebot der Stunde.

Friedrich Hölderlin (1770-1843) gab seiner Verzweiflung über das Menschlich – Allzumenschliche in seiner »Scheltrede an die Deutschen« schon zu Hahnemann's Zeiten lautstark Ausdruck:

»O du, so dacht ich mit deinen Göttern, Natur! ich habe ihn ausgeträumt, von Menschendingen den Traum, und sage, nur du lebst, und was die Friedenslosen erzwungen, erdacht, es schmilzt, wie Perlen von Wachs, hinweg von deinen Flammen! ... Es fallen die Menschen wie faule Früchte von dir, o laß sie untergehen, so kehren sie zu deiner Wurzel wieder, und ich, o Baum des Lebens, daß ich wieder grüne mit dir und deine Gipfel umatme mit all deinen knospenden Zweigen! Friedlich und innig, denn alle wuchsen wir aus dem goldnen Samkorn herauf.«

Ganz instinktiv widerspricht Hölderlin mit dem letzten Satz bereits damals CHARLES DARWINS Annahme vom »Kampf ums Dasein« als dem natürlichen Ausleseprinzip der Evolution. Wie sich heute zeigt, halten dessen Thesen von der Entwicklung der Arten einer genauen Untersuchung nicht stand. Es erweisen sich nämlich keineswegs die aggressivsten, giftigsten und am besten gepanzerten Tiere als die wahren Überlebenskünstler. Dagegen scheint ein übergreifendes Prinzip zunehmender Bewußtseinserweiterung in Richtung ausgeprägterer Schönheit und Liebesfähigkeit insgeheim die Höherentwicklung der Arten zu steuern.[161]

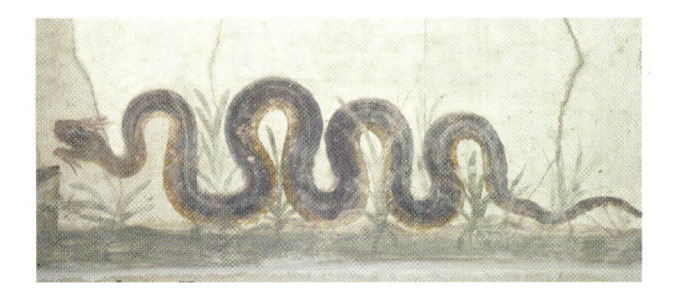

---

[161] Vergl. *Die Mär vom Kampf ums Dasein* von Reinhard Eichelbeck, in der Zs esotera 6/7/8/1999.

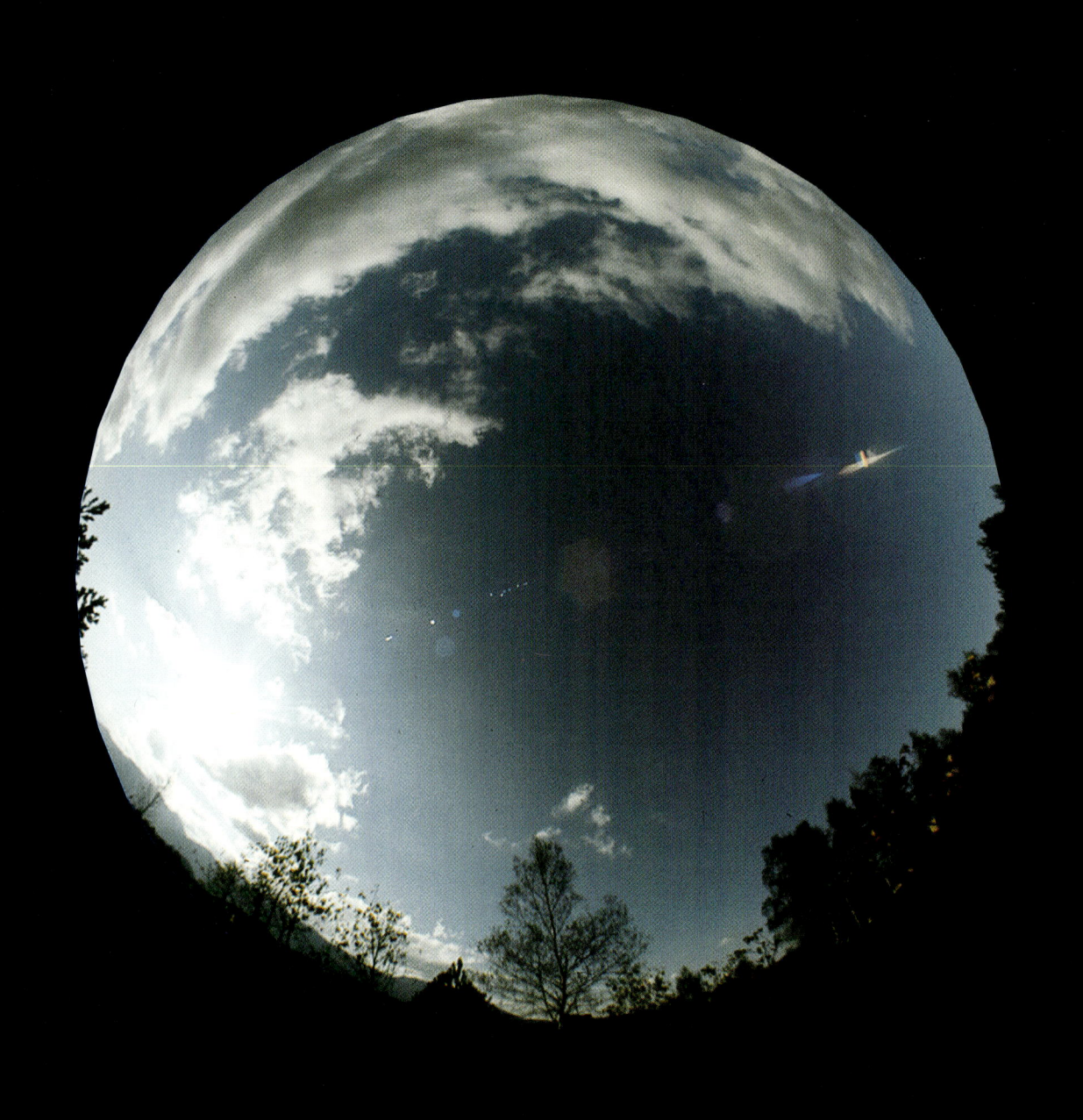

Vom topographischen zum holographischen Weltbild

*»Eins und Alles – sie mischen sich
ununterscheidbar. Kann man dies realisieren,
wozu sich dann noch seiner Unvollkommenheit
wegen sorgen?«*

Seng-Ts'an

Die Astronomie unserer Tage ergeht sich – trotz ausgeklügelter Techniken zur Herstellung immer brillanterer Teleskope – und zunehmendem Wissen um die Örtlichkeiten fern- und fernstgelegener Milchstraßensysteme sowie deren Spektralanalyse immer noch in mehr oder weniger unbefriedigenden Ausdeutungen der beobachteten Phänomene und bleibt dabei in letzter Konsequenz doch stets an der vielbesprochenen Urknall-Theorie hängen, von der jede weitere Entwicklung abgeleitet wird.

Um wievieles anders feiert da Novalis bereits 1798, – also wiederum fast zeitgleich mit der Entstehung von Hahnemanns *Organon der Heilkunst* – eine über die äußere Begutachtung der Himmelsphänomene hinausweisende Weltschau Johannes Kepplers, wenn er sagt:

»Je *mehr Gegenstand* – desto größer die Liebe zu ihm – einem absoluten Gegenstand kommt absolute Liebe entgegen. Zu dir kehr ich zurück, edler Keppler, dessen hoher Sinn ein vergeistigtes, sittliches Weltall sich erschuf, statt daß in unsern Zeiten es für Weisheit gehalten wird – alles zu ertödten, das Hohe zu erniedrigen, statt das Niedre zu erheben – und selber den Geist des Menschen unter die Gesetze des Mechanismus zu beugen.«[162]

In einer Schrift von Francis Bacon fand Novalis eine Stelle, die seinem Bemühen um ein magisch-mystisches »Be-greifen« der Natur entgegenkam. Bacon schreibt da über die Astronomie seines Jahrhunderts:

»Solange die Astronomie sich auf die Außenseiten der Himmelskörper beschränkt, als da sind: Zahl, Stellung, Bewegung, Perioden, ohne damit die Kunde von ihrer inneren Bedeutung zu verbinden: so ist die Ausbeute für den Geist dabei wie bei einer ausgestopften Thierhaut, um dadurch das Tier kennenzulernen. Uns fehlt noch gänzlich eine Astronomie, welche wir eine organische, lebendige nennen dürfen.«[163]

Das hängt zum einen damit zusammen, daß sich die beobachteten Ereignisse am Himmelszelt einer tieferen Erkenntnis entziehen, wenn man sie eben nur durchs Fernglas betrachtet, und zum anderen damit, daß Sprache ein zu ungenaues Instrument ist, um höhere geistige Wirklichkeitsebenen und Wirkkräfte treffend beschreiben zu können; – aus welchem Grunde eben die wirklich Erleuchteten oft lächelnd und in scheinbar paradoxen Sätzen sprechen, um wenigstens andeutungsweise – und unter Umgehung des wachen Verstandes – zu versuchen, etwas von der ewigen Wahrheit an den Mann – oder die Frau – zu bringen.

Und hier beißt sich die Katze in den Schwanz. Entweder man kann nicht gut genug erkennen, wie sich die Dinge wirklich verhalten, weil man eben nur ein dreidimensional angelegtes Wesen ist, oder man erlangt

---

[162] Teplitzer Fragmente, II, 619, Nr. 433.
[163] Francis Bacon: *De Dignitate et Augmentis Scientiarum,* London, 1623.

Erkenntnis durch mystische Versenkung und kann dann nicht gut genug beschreiben, was man erlebt hat, weil das zur Verfügung stehende Vokabular hierfür absolut unzulänglich ist. Es ist vielleicht gerade noch geeignet, um sich einem Dichter oder Philosophen von der Qualität eines modernen PLATO oder einem Alchemisten vom Schlag eines VULKANELLI verständlich zu machen, nicht jedoch einem beinharten Wissenschaftler. Zwar können sich die elektronischen Rechner inzwischen durch die zum Verständnis notwendigen höheren Dimensionen hindurcharbeiten, doch fällt es schwer, verstandesmäßig zu erfassen, was sie errechnet haben, da der erkenntnismäßige Zugriff fehlt.

Um das zu veranschaulichen, möge man sich einen Hasen vorstellen, der bereits mehrmals den Erdball umrundet hat, ohne bemerkt zu haben, daß er sich nicht auf einer unendlichen, zweidimensionalen Ebene, sondern um eine Kugel herum bewegt hat. Wie wir wissen, ist es gerade mal erst 500 Jahre her, daß sich der Mensch selbst noch im Bewußtseinszustand dieses Hasen befand, bis CHRISTOPHER COLUMBUS[164] dieser Idee den Laufpaß gab.

Die Entdeckung der wahren Natur des Lasers hätte eigentlich schon auf breiterer Ebene die Erinnerung an das zweite, der sieben hermetischen Prinzipien wachrufen müssen, das da heißt: »Wie oben – so unten«.

Der Laser ist wieder einmal ein schönes Beispiel dafür, daß nichts entdeckt werden kann, was nicht schon in dieser Welt enthalten ist. Somit gibt es – ganz nebenbei – keinen einzigen Erfinder auf diesem Erdenrund, sondern immer nur »Finder«. Ein Naturgesetz wird entdeckt. Man findet es und macht es sich verfügbar. Im Falle des Lasers bedeutet das, man findet, daß jeder Teil eines Ganzen wiederum das Ganze in sich enthält.

Um das zu veranschaulichen, kann man folgende Vorstellung zuhilfe nehmen: Nehmen wir das photographische Abbild einer Blume und zerschneiden dieses, so halten wir nur noch bildhafte Teilaspekte der Blume in Händen. Fertigen wir dagegen eine holographische Platte der Blume an, so können wir diese im Anschluß in soviele Teile zerbrechen, wie wir wollen. Es läßt sich trotzdem aus jedem Teil das ganze Abbild der Blume reproduzieren. Zwar wird dieses in den Raum projizierte, dreidimensionale Phantombild immer schwächer werden, was die Intensität seiner Strahlung betrifft. Es enthält jedoch immer noch die Gesamtinformation der Blume, selbst wenn wir bei der Verkleinerung der Platte bis in deren atomare Bereiche vordringen würden.

Diese Erkenntnis führte zu dem zwingenden Schluß, daß jeder Teil der Welt in sich wieder das ganze Universum enthalten müsse. Das deckt sich mit der Erfahrung der modernen Physiker, daß jedes Teilchen in diesem All, bis in den subatomaren Bereich hinein, durch geistige und energetische Bande mit dem Ganzen verbunden ist und bleibt, wie weit immer es – scheinbar – räumlich entfernt sein mag. Somit kann also jedes Teilchen mit einem anderen Teil in geistigen und gefühlsmäßigen Austausch treten.
Zwei Liebende bleiben auf der Frequenz der Liebe miteinander verbunden, selbst wenn der sogenannte Tod sie für den Augenblick zu trennen scheint.

Aber nicht nur für Liebende im herkömmlichen Sinn gilt das. Diese Gesetzmäßigkeiten finden seit Jahrtausenden ihre Anwendung in den Ritualen von Fernheilungen ebenso wie in den Praktiken des Voodoo. Der Energie- und Informationstransfer in Nullzeit ist hier wie da möglich. Wir bestimmen, ob wir das Gesetz zum Guten oder Bösen anwenden. Wer es im letzteren Sinne gebraucht, muß damit rechnen, daß er mit vielfacher Kraft »heim-gesucht« wird.

---

[164] Die berühmte Landkarte des türkischen Admirals PIRI REIS aus dem Jahr 1513 läßt detailgenaue Abbildungen von Erdkontinenten wie Südamerika und der Antarktis erkennen, die Kolumbus nie bereist hatte. Diese Karte ist ihrerseits, wie man weiß, eine Kopie von Karten, welche um Jahrtausende älter sind. Die einzige Erklärung hierfür: Es muß den zu dieser Zeit lebenden Menschen möglich gewesen sein, die Erde mit großem Abstand, also vom Weltraum aus, zu betrachten.

Die für viele Menschen höchst mysteriöse Fernwirkung der drei Symbole, wie sie beim 2. Grad *Reiki* zur Anwendung kommen, erklärt sich aus diesem Informationstransfer über die ihnen zugrunde liegenden morphogenetischen Felder. Diese bildeten sich naturgemäß bei jahrhundertlangem Gebrauch der Symbole durch die vielen Anwender zu immer mächtigeren Aktionspotentialen heran.

Was bedeutet das alles im Zusammenhang mit der Geburt des »Neuen Menschen«?

Wer mit dem Chi oder Ki täglich auf diese Weise arbeitet, wird auf jeden Fall nicht nur seinem ihm nahen oder fernen Gegenüber Heil-Energie auf der Frequenz der Liebe zuführen können, sondern letztlich hierdurch auch beschleunigend auf seine eigene Entwicklung hin zu einem *homo spiritualis* einwirken.

Nachdem auch der Mensch ein *holon* – ein Ganzes – ist, ist somit auch sein Gehirn, als ein Abbild seines derzeitigen Bewußtseinsstandes, ein Ganzes. Das heißt, es birgt in sich die Möglichkeit, das Ganze zu erfassen, wenn all seine noch nicht aufgehellten Regionen entsprechend stimuliert werden. Hat das schließlich stattgefunden, so erfährt der Mensch jenes All-Einigkeitsgefühl, das von deutschen Mystikern gleichermaßen wie von indischen Avataren als Erleuchtung, also als ein ganzheitliches Erleben der Einheit in der Vielfalt beschrieben wird.

Ab einer bestimmten Höhe des Erlebens löst sich das Ego auf, der einzelne Wassertropfen ist zurückgefallen ins Meer und hat sich wiedervereint mit seiner geistigen Heimat. Wer das einmal an sich erfahren hat, dem ist das eigene Ich nicht mehr gar so wichtig. Er geht mit ruhiger Gelassenheit durchs Leben und bei all seinen Überlegungen spielt das Wohl der Allgemeinheit eine größere Rolle als sein eigenes.

Unsere Gesellschaftsform ist in einer Wandlung begriffen. Größere, auf Wohlwollen aufgebaute Fusionen werden sich bilden. Eigennutz und gegenseitige Ausbeutungstendenzen werden verschwinden müssen, soll es irgendwann zu einer Kettenreaktion in Richtung des geistigen Erwachens kommen.
  Weil jedem Menschen diese unbewußte Sehnsucht nach dem Ganzen als sein unverbrüchliches Erbe mit auf den Weg gegeben ist, treibt es ihn dazu, auf verschiedensten Wegen der Erkenntnis zu versuchen, die verlorengegangene Einheit wiederherzustellen. Dabei ist es von relativ untergeordneter Bedeutung, auf welche Art und Weise die Botschaften an unser Unterbewußtsein herangetragen und implantiert werden.

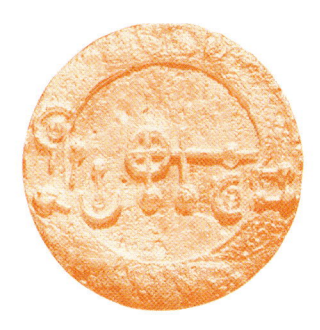

Mind Machines

Einer dieser Versuche mündete zu Beginn der 90er Jahre in die Erschaffung sogenannter Mind Machines, welche inzwischen zu regelrechten Cyber-Monstern mutiert sind, in denen der Benutzer sich auch im Wald seiner selbsterzeugten Phantasien und subjektiven Wirklichkeiten verlieren kann.

Eine Mind Machine ist ihrem Wesen nach ein kybernetischer Regelkreis[165], der es erlaubt, die eigenen Gehirnaktivitäten optisch oder akustisch zu beobachten, um die dabei entstehenden Muster (z.B. kaleidoskopartige Mandalas) auf einem Bildschirm nach eigenem Gutdünken in Farbe und Form zu verändern. Auf diese Weise erhält der Benutzer eine direkte Kontrolle darüber, ob und in welchem Maße er sich beispielsweise in einer ausgeglichenen und meditativen Grundhaltung befindet, und kann sich gedanklich korrigieren. Nach einiger Zeit bilden sich »Lernmoleküle« heraus, welche den Probanden befähigen, das gewünschte Ergebnis schneller zu erzielen, sodaß er schließlich – nach etwa 4-6 Wochen – auch ohne das Gerät weiß, wie er schnellstmöglich einen bestimmten Zustand erreichen kann. Eine Art »geistiges Bodybuilding« also, mit dem Ziel, die Aktivitäten der beiden Gehirnhälften einander anzupassen und wenn möglich zu steigern. Zu Anfang ging es vor allem darum, einen Klienten schneller, als das durch autogenes Training möglich war, aus seinem überaktiven *Beta*-Frequenz-Bereich (von 14-32 Hertz) herauszubringen und in meditative Entspannungszustände vom *Alpha* (8-13 Hertz) – über *Theta* (3-7 Hertz) – bis in die träumerischen Tief-Trancen eines *Delta*-Zustands hineinzuführen, wie sie beim Menschen vorwiegend im Kleinkindalter vorhanden sind. In diesem Bewußtseinszustand sendet das Gehirn mit Frequenzen von lediglich 0,5 bis 3 Hertz, was viele zu der Annahme verleitet, ein Mensch befände sich dabei in »Bewußtlosigkeit«. Daß gerade auf dieser Stufe eine hohe Aufnahmebereitschaft für ein Lernen jenseits der Ratio und intellektuellen Logik besteht, wird immer noch häufig bestritten. Ebenso wird kaum beachtet, daß dabei durchaus Kanäle zur Aufnahme von Informationen aus der Außenwelt bestehen, obwohl es den Anschein hat, als läge ein Mensch im Tiefschlaf. Er kann sich sogar wochenlang im Koma befinden und trotzdem feinste Kontaktfäden nach außen unterhalten.

In der Phase von 7-14 Jahren erschließt sich das Bewußtsein dann weitere Bereiche, sodaß in dieser Zeit das Gehirn mehr und mehr bereits im Alpha-Bereich arbeitet, in dem es etwa 7-14 Impulse pro Sekunde aussendet. Das bedeutet, daß diese Kinder sich – im Normalfall – in einem Zustand ruhiger entspannter Aufmerksamkeit befinden, aus dem heraus sie optimal reaktions- und handlungsfähig sind. Diese aus der intuitiven Eingebung heraus geborene Spontaneität geht meistens nach der Einschulung verloren, wenn die Gehirne auf eine Frequenz von etwa 20 Sende-Impulsen trainiert werden, was dem *Beta*-Zustand entspricht.
    Somit werden die heutzutage lebenden Menschen frühzeitig aus einem ganzheitlichen Denken und Erfühlen herausgerissen, was in der Folge zu vielerlei Störungen durch die bekannte einseitige Überbetonung des logischen Verstandesdenkens führt.
    Die meisten Kinder erreichen nach JOSÉ SILVA[166] bereits mit 14 Jahren keinen Alpha-Zustand mehr, ohne gleichzeitig dabei einzuschlafen. Vor allem, um seinen eigenen Kindern zu helfen, sich beim Lernen besser

---

[165] Sich selbst steuernde Regelkreise, die aus ihrem eigenen Feedback lernen und sich selbsttätig korrigieren. Aus griech.: *kybernetes* = »Der Steuermann«.

[166] JOSÉ SILVA (geb. 1914 in Laredo-Texas) begann 1944 mit seinen Forschungen zur Bewußtseinserweiterung und die verschiedenen Gehirnfrequenzen. Interessenten wenden sich an URSULA und ALBERT HALLER, Neubaustraße 26, A-Steyr, Telefon (00 43) 72 52/4 51 36, Fax 4 51 36-4.

konzentrieren zu können und die eingebrachten Informationen durch eine verstärkte Energieerzeugung besser abzuspeichern, um sich also somit auch besser erinnern zu können, entwickelte er in der Folge eine dynamische Entspannungs-Methode zur »Bewußtseinserweiterung und Streßkontrolle« die als SILVA-*Mind-Control* Weltruhm erlangte.

Außerdem wollte er versuchen, durch Anregung des holographischen Denkens die Fähigkeiten des Hellsehens zu steigern sowie Kontrolle über gewisse Körperfunktionen, Gewohnheiten, Süchte, Schmerzen zu erlangen. Viele Menschen, die Drogen benutzten, um zu bewußtseinserweiternden Erfahrungen zu kommen, stellten überrascht fest, daß sie durch das Training zu einer noch umfassenderen Erlebnistiefe vordringen konnten. Bei dem einen oder anderen erweiterte sich die Fähigkeit zur intuitiv richtigen Diagnosestellung bezüglich eines Leidens bei anderen Menschen:

»Es ist wesentlich zu begreifen, daß die gesamte Menschheit lernen müßte, die Alpha-Frequenz zu benützen, um sich weiter zu entwickeln. Denn nur, indem wir über uns selbst hinauswachsen, machen wir aus unserem Planeten eine bessere Welt. Tatsächlich könnte dies der Beginn der zweiten menschlichen Evolutionsphase sein.«[167]

Viele Millionen Menschen haben das Training inzwischen absolviert und üben auf dem Boden der bis dahin erworbenen Fähigkeiten weiter.
Der tägliche Umgang mit der inneren Vorstellungskraft, also der Versuch zur Steigerung der visionären Schau, ist dabei von ausschlaggebender Bedeutung. Wir müssen uns erlauben, wieder öfter im Wachzustand zu träumen, und im Anschluß daran unsere »Träume wachtanzen«, wie der Schamane sagt.

Wenn erst einmal gelernt sein wird, die Farbeffekte und Blitze der Lichtorgeln auf den Tanzflächen der Discotheken sinnvoll und als zusätzliche therapeutische Stimulantien zu nutzen und nicht nur, um Sinne und Nerven zu erregen, könnte ein weiterer Schritt getan sein zu einer Beschleunigung der menschlichen Entwicklung in Richtung auf das holographische Bewußtsein zu.

Die Reorganisation unserer Gen-Bibliotheken

Ein Teil des bereits angesprochenen Buches von BARBARA MARCINIAK mit dem Titel *Boten des neuen Morgens – Lehren von den Plejaden* dreht sich um das Thema eines ehemals auf dieser Erde weilenden gottähnlichen Menschen, wie er auch im Alten Testament beschrieben ist.
Dieser hatte, aufgrund seiner damals vorhandenen DNS, welche durch die Zahl 12 organisiert war, Zugang zu den kosmischen Zentralbibliotheken des Wissens und damit ein annähernd holographisches Bewußtsein.
Hier und jetzt scheint nun eine Zeit angebrochen zu sein, in der die codierten Lichtfäden der ehemals zwölf Helices[168] des menschlichen Erbguts wieder in beschleunigtem Maße reaktiviert werden können. Wenn die Knotenpunkte der Energie, die Energiekreisel der Chakren, ihre Schwingungsrate erhöhen, weil die psychosomatischen Systeme sich zu klären beginnen, sollten jedenfalls die verschütteten und zur Wende auf diesem Planeten notwendigen Informationen aus höheren Regionen wieder zugänglich werden.

---

[167] JOSÉ SILVA in der Einführung zu seinem Trainingsprogramm.
[168] Griech.: *helix*, pl. *helices* = »Windung, Spirale«. Gemeint ist die Doppelhelix der Chromosomen im menschlichen Zellkern.

Die ehemals verfügbaren kosmischen Datenbanken seien übrigens, wie Barbara Marciniak betont, nicht getilgt, sondern lediglich verschüttet. Sie vergleicht die Situation mit einer großen Anzahl von Büchern, die aus den Bibliotheksregalen gestürzt sind und nun in wirrem Durcheinander auf dem Boden herumliegen:

»Wie kommt ihr nun an die Information? Sie wird sich euch von selbst offenbaren. Das ist der Prozeß. Ihr müßt sie nicht suchen gehen, denn diese Offenbarung ist euer Erbe und eure Identität. Während die DNS beginnt, neue Stränge zu bilden, werden sich diese neuen Stränge entlang eines Nervensystems im Körper fortbewegen, das gerade dabei ist, sich zu entwickeln. Erinnerungen werden in euer Bewußtsein strömen. Ihr müßt daran arbeiten, dieses Nervensystem zu entwickeln, müßt Licht in euren Körper ziehen, euer System mit Sauerstoff anreichern, müßt lernen, eure Energie zu beschleunigen und mehr Gedanken und Erfahrungen in euren Körper zu rufen … In euren Dramen steckenzubleiben ist, wie eines eurer Bücher immer wieder zu lesen und nicht zuzulassen, daß Informationen aus anderen Büchern dazukommen. Es gibt mehr: *Es ist eine ganze Geschichte.*«[169]

Der Leser wird nunmehr endgültig Klarsicht darüber haben, welches Geschenk sich hinter dem so oft als Katastrophe beschrienen »*Erwachen der neuen Erde*« verbirgt, wenn eine Frequenzerhöhung auf 13 Hertz bei gleichzeitig erniedrigtem Magnetismus unsere Entwicklung ohne eigene Anstrengung enorm beschleunigen könnte.

Da diese Anhebung des Erdpulses bis in unsere kristallinen Strukturen auf molekularer Ebene hineinwirkt, kann eine vorbereitende Unterstützung zur Umprogrammierung auch in der Arbeit mit Kristallen bestehen. Diese können durch Gedanken und bildhafte Vorstellungskraft programmiert werden. Die nachfolgende Arbeit mit ihnen wirkt dann klärend und beschleunigend auf den Prozeß der Bewußtwerdung ein.[170]

Die an diversen Orten der Erde zum Vorschein gekommenen Schädel aus Bergkristall entsprechen nach Barbara Marciniak einer Art »holographischem Computer«, welcher aus gutem Grund diese Form erhielt, damit er dem Kopf eines lebenden Menschen ähnlich sei. Auf diese Weise kann ein einfühlsamer Betrachter schneller Rapport zu den in der Mikrostruktur der Siliciumkristalle gespeicherten Informationen herstellen. Auch in diesem Fall erweist sich das Ähnliche dem Ähnlichen wieder einmal als hilfreich.[171] Wie man weiß, eignet sich kristallines Silicium besonders gut zur Speicherung von Daten, weshalb es auch seit langem schon in der Nachrichtentechnik verwendet wird.

Damit sich die Reorganisierung unserer inneren Gen-Bibliotheken und damit die Wiederauferstehung des angeblich ehemals vorhandenen Übermenschen beschleunigt verwirklichen kann, steht uns jedenfalls nach wie vor eine weitere wunderbare Möglichkeit zur Verfügung, um uns ganz ehrlich und in kleinen Schritten unserem schöneren und besseren Selbst anzunähern – und das ist unser homöopathischer Arzneischatz. Jedes einzelne Pharmakon birgt eine kleine Welt in sich, durch deren Ein-Verleibung wir in Kontakt treten mit einem Teil dieser Schöpfung, der sich uns somit auf seine ganz einmalige Weise und mit seinem ureigensten Genius vorstellt.

So gesehen bietet jede Arzneimittel-Prüfung letzten Endes eine Möglichkeit zur Erweiterung des eigenen Weltinnenraums.

---

[169] BARBARA MARCINIAK: *Boten des Neuen Morgens,* S. 99.

[170] Ein versierter Experte auf diesem Gebiet ist HERBERT HOFFMANN. Ich selbst habe schon vor Jahren an einem seiner Seminare zur Kristallenergiearbeit teilgenommen und war ebenso erstaunt wie beeindruckt über die sich dabei eröffnenden Möglichkeiten. Interessenten wenden sich an: Herbert Hoffmann, Hauptstraße 35, D-82380 Peißenberg, Telefon 0 88 03/4 98-000, Fax 0 88 03/4 98-001.

[171] Über sehr genaue Untersuchungen, die Kristallschädel betreffend, berichten CHRIS MORTON und CERI LOUISE THOMAS in ihrem Buch *Tränen der Götter – Die Prophezeiung der 13 Kristallschädel,* Scherz-Verlag, München, 1997.

Im Fall von Krankheit reicht uns ein Teil der Welt durch die geistartig gemachte Potenz eines Minerals, eines Metalls, einer Pflanze, eines Tiers, ja sogar eines Menschen (im Fall der *Nosoden*[172]) wieder die Hand zur Versöhnung. All das, was angeschaut und verwandelt werden soll, damit sich Bewußtsein erweitern kann, wird durch sein ihm Ähnliches aktiviert.

Dieses »Aus-der-Ordnung-Gefallen-Sein« belegen wir ja nur mit dem Begriff Krankheit, weil ein Teil unseres Egos ge-kränkt wurde. Und eben dieser Teil kann durch die homöopathische Medizin ursächlich bearbeitet und zum Besseren hin verändert werden:

»Wahrlich, eine Stätte der Genesung soll noch die Erde werden!
Und schon liegt ein neuer Geruch um sie,
ein Heil bringender – und eine neue Hoffnung!«

FRIEDRICH NIETZSCHE
(Also sprach Zarathustra)

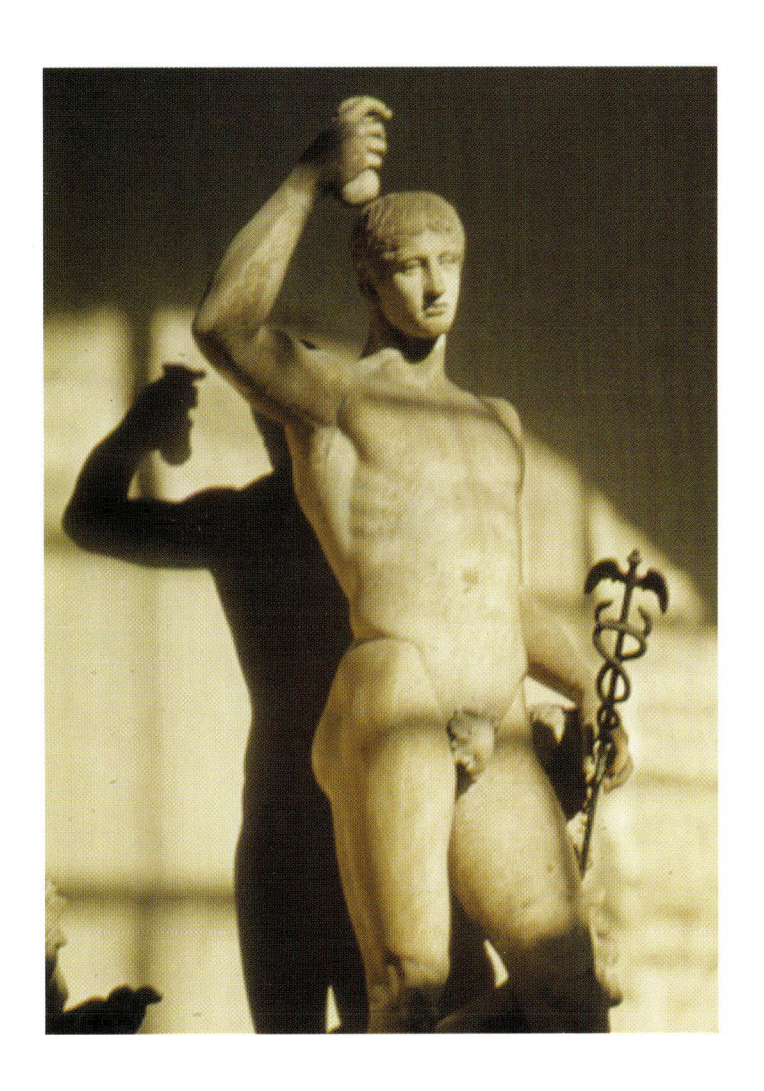

---

[172] Potenzierter Krankheitsstoff, aus griech.: *nosos* »die Krankheit«.

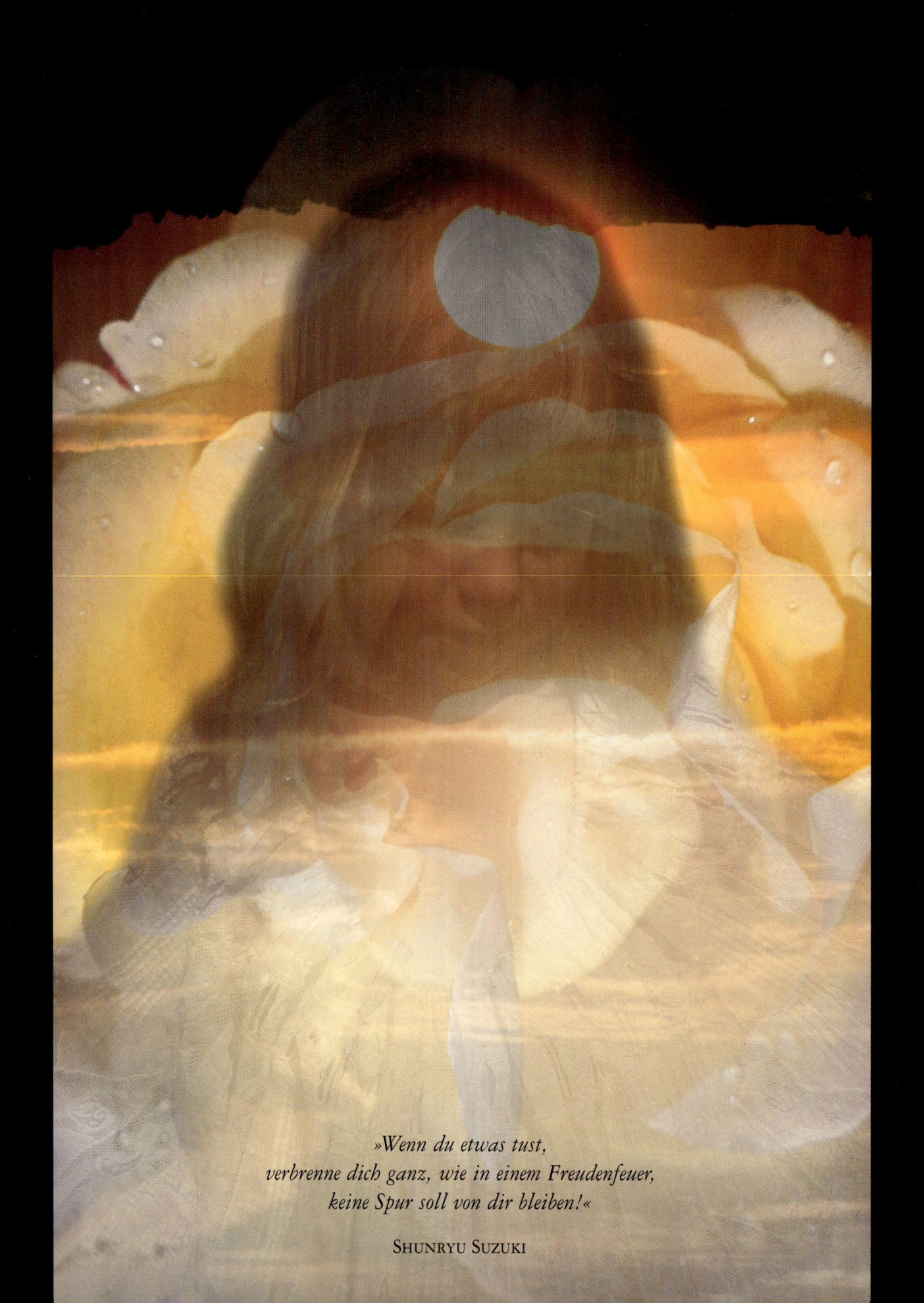

»Wenn du etwas tust,
verbrenne dich ganz, wie in einem Freudenfeuer,
keine Spur soll von dir bleiben!«

SHUNRYU SUZUKI

ICH BIN

Die Anrufung der ICH-BIN-Gegenwart

*»Ein Blick nur auf den wahren Menschen
und wir sind verliebt.«*

IKKYU

Ein Diener des Lichts; GODFRÉ RAY KING, beginnt den 3. Band seiner Trilogie über *»Die Magische Gegenwart – die Reden über ICH BIN des aufgestiegenen Meisters SAINT GERMAIN«*, mit einer Ehrerweisung an eben diesen:

»Zur heutigen Zeit wird die Aufmerksamkeit der Menschen auf das bewußte Verständnis und die praktische Anwendung des Wortes ICH BIN hingewiesen, durch die Aufgestiegenen Meister SAINT GERMAIN, JESUS und andere erhabene Wesen, die unaufhörlich das große Licht ausgießen, damit Freiheit, Frieden und Vollkommenheit freigesetzt werden. Das kosmische Gebot zur Verwirklichung des dauernden Goldenen Zeitalters ist erlassen worden und muß auf diesem Planeten erfüllt werden.

Diese Erde und ihre Menschen betreten ›das ICH BIN ZEITALTER‹, und damit muß die volle Anwendung dieser ›ICH BIN ERKENNTNISSE‹ verstanden und betätigt werden durch die einzelnen Menschen, die hier leben, in der Gegenwart und in der nahen Zukunft.«[173]

Der bereits erwähnte HERMANN KUPRIAN erklärt die ICH BIN Gegenwart folgendermaßen. Zum besseren Verständnis ebenso wie zur tieferen Einfühlung für bislang nicht Eingeweihte erlaube ich mir, die diesbezüglichen Absätze aus seiner *»Proligion des ICHBIN«* hier ungekürzt wiederzugeben:

»Alles aber, was ist, nenne ich das ICHBIN. Dieser Name umgreift das Sein von Materie, Menterie und Viterie.[174]

Das Ichbin erscheint uns, die wir in ihm wohnen, nicht als eine statische Existenz, sondern als eine dynamische, eine sich stets ändernde.

Es hat Teile und sie sind zueinander analog – und doch wieder anders. So atmet und lebt der Mensch als ein Ebenbild des Ichbin.

Wie sich am Menschen sowohl Körper als auch Geist erweisen, so wirkt auch das Ichbin als Körper und Geist.

Es gibt nichts, was nicht auch im Ichbin wäre – und gibt nichts, kein Geschöpf, das außerhalb des Schöpfers ein selbständiges Sein besäße.

Das Ichbin lebt als ICH. Denn es denkt als Person wie der Mensch: es ist voll schaffender Ideen.

Das Ichbin lebt aber auch als BIN, das heißt in der steten Gegenwart: es ist die Ewigkeit des Seins.

Alle Zeiten fallen in ihm zusammen. Ewigkeit ist Gegenwart. Und das große Ichbin ist ein War und ein Werden als das zeitlose Bin.

Für den Menschen aber gibt es kein Bin (vielleicht nur in entrückten Meditationen): denn jede vergangene Sekunde fließt in die kommende ohne Verweilen.

Einen Lidschlag lang nehmen wir teil am ewigen Bin. Nur der Speicher unseres Gedächtnisses macht das Vergangene noch lange gegenwärtig, das heißt, wir wissen in verwandelnder Zeit.

Das Große Ichbin aber ist der Computer aller Gedächtnisse, alles Wissens seit Ewigkeit.

---

[173] Aus GODFRÉ RAY KING: *Reden über ICH BIN*, neuerdings wieder beziehbar über SAINT GERMAIN-VERLAG, H.J Starczewski-Verlag, Im Silbertal 4a, 56203 Höhr-Grenzhausen.

[174] Menterie, von lat.: *Mens,-mentis* =»Geist«, und Viterie von *vita* = »Leben«. Gemeint ist also das Grobstoffliche (Materie), das Geistige sowie die Äußerungen der Lebenskraft.

Das Bin des Menschen ist seine Existenz, nicht seine Zeit – so wie das Ewige Bin auch die ewige Existenz ist.

Im ewigen Bin ist nicht bloß Ruhe, sondern auch stets Veränderung. Denn darin erkennt das Ichbin, daß es in sich Standpunkte wechselt, Beziehungen knüpft, Änderungen vornimmt – kurzum denkt und schafft. Ruhe zittert im Gleichgewicht von Spannungen.

›Ich bin, der ich sein werde‹ heißt sein Name in der Heiligen Schrift der Juden – gemeint ist, daß seine bleibende Existenz ein ewiges Anderswerden ist, die Schöpfer-Verwandlung aller Teile des Ichbin, die Unruhe der großen göttlichen Phantasie.

Freunde, es ist so tröstlich, zum Ichbin ›Vater‹ sagen zu können – oder ›Mein Gott‹ oder ›Mein Herr‹, denn wir ruhen in ihm als dem ewigen Vater. Er ist unsere Liebe und unsere Heimat.

Es ist so tröstlich, im Tode nicht aus dem Ichbin zu fallen, sondern in ihm zu bleiben, ewig zu sein – und sich nur zu verwandeln, sozusagen zu schlafen in seinen Elementen.

Wir können sprechen mit dem Großen Ichbin wie mit einem Vater.[175]

Sprecht doch, Freunde! Betet!«[176]

Es sei mir vergönnt, wahllos noch ein paar weitere Sätze aus diesen ebenso klar durchdachten wie knapp formulierten Anweisungen Kuprians an den Leser weitergeben zu dürfen, um dieses kleine, runde Werk gebührend zu würdigen und es damit einer größeren Leserschar nahezubringen:[177]

»Mens – Mensch – Vision: Geistursprung alles!

Freunde, hört auf den Geist! Den Heiligen Geist eurer Ideen, Intuitionen und Einfälle! Den freien Geist des Versuchs und der Versuchung, der Forschens nach Wahrheit. Hört auf sein Ratgeben, die Logik, das Erkennen, das beseligende Ichbin-Wissen, das findige Lösen von Problemen …!

Redet zu ihm, hört auf ihn – und ihr werdet diesen Geist spüren als ewig euch Zurechtrichtendes!

Und die Materie wird wie Glas, durchsichtig als Ordnung des Geistes.

Die Elemente der Materie folgen bestimmten Gesetzen. Und Gesetze sind Ordnungen des Geistes.

Das Gesetz von der Erhaltung der Energie gestattet kein Verschwinden des Seins, sondern nur ein Verändern.

Niemand, außer das Ichbin selbst, kann alles erfassen und begreifen. Aber das Ichbin braucht sich nicht zu erkennen: es ist.

Ihr seid eine Zelle im Weltleib des Ichbin, eine Mischung aus Materie und Menterie: vom kosmischen Vater und vom heiligen Geist gesteuert, von beiden abhängig, mit beiden und durch beide euch erhebend.

Lebt ganz! Lebt aus Überzeugung! Lebt fanatisch![178]

Erahnt das Wirken der Intelligenz des Ichbin in Atem und Atom, im Kosmos und im Keime!

Eure Worte seien die spirituelle Sprache des schaffenden Ichbin. Eure Phantasie sei lebendiges Spiel in der Materie! Gestaltet! Plant! Bewegt!

Ich singe den künftigen Menschen, der nicht mehr Mensch heißen wird, sondern Messias.«[179]

Jener Mann, der vor seinem Schöpfer verantwortlich zeichnet für den Ausbruch des letzten Weltkrieges und das Leid von Millionen von Europäern, soll einem dieser künftigen Menschen in der Endphase seines Kampfes bereits begegnet sein und sinngemäß gesagt haben: Ich habe den Neuen Menschen gesehen. Ich habe mich gefürchtet.

Der sogenannten Lichtarbeiter, die derzeit auf der Welle einer falsch und oberflächlich verstandenen Esoterik schwimmen, sind viele. Man muß ein gutes Gespür für die Echtheit solcher Menschen entwickeln, um sich nicht in irgendwelchen dubiosen Zirkeln zu verlieren.

---

[175] Anm.: Wenn Kuprian hier vom »Vater« spricht, meint er selbstredend auch »Mutter« bzw. das gleichermaßen im Kosmos eingebundene weibliche Prinzip.

[176] Hermann Kuprian: *Die Proligion des ICHBIN,* S. 18 f.

[177] Kontakt über Vilma Kuprian: Maximilianstraße 4 b, A-6176 Völz, Telefon 00 43 - (0) 5 12 / 30 41 65.

[178] Von einer Gottheit in Begeisterung versetzt, zu lat.: *fanum* = »einer Gottheit geweihter Ort, Heiligtum, Tempel.«

[179] Erlöser, aus hebr.: *Masiah* = »der Gesalbte«.

Ein Mann der hier in der westlichen Welt daran arbeitet, sowohl Therapeuten aller Couleur, wie auch ganz »einfachen« Menschen die Rückfindung zum – und die Rückbindung an das – ICH BIN zu ermöglichen, ist der von verschiedenen anerkannten Meistern initiierte HERBERT HOFFMANN, der sein Wissen in zahlreichen Seminaren mit unterschiedlicher Thematik weitergibt.[180] Mit am wichtigsten für dessen persönliche Entwicklung war wohl seine Begegnung mit dem bereits an anderer Stelle angesprochenen zypriotischen Mystiker und Heiler DASKALOS. Unter dessen Anleitung erhielt er im Jahr 1992 die Möglichkeit, selbst in die Heilarbeit mittels seiner Hände eingeweiht zu werden. Inzwischen sind zwei Bücher von Hoffmann erschienen, in denen vielgestaltige und hochwirksame Möglichkeiten der Heilenergie-Arbeit aufgezeigt werden. Darüber hinaus gibt Herbert hier eine Fülle – zum Teil sehr persönlichen Wissens – preis, um Suchenden und Leidenden weiterzuhelfen. Dazu gehört unter anderem auch die Korrektur des leider immer noch häufig anzutreffenden Beckenschiefstandes, wie er kurz nach der Entbindung verursacht wird, wenn das Baby zwecks Auslösung des Schreireflexes durch Klaps auf den Po an nur einem Bein hochgehalten wird.[181]

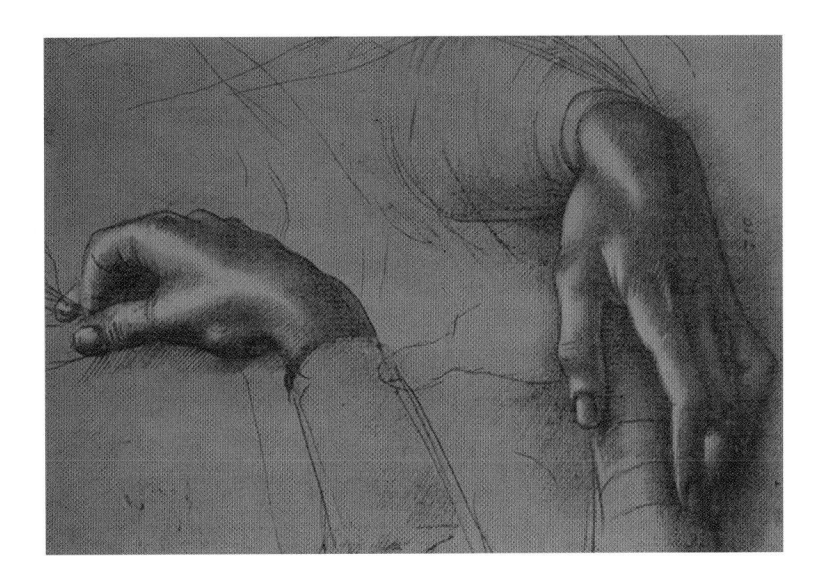

[180] Wer sich dafür interessiert, Kurse zur *Quality of One*[TM] – zur »Qualität des Eins-Seins« mit der geistigen Quelle, oder Seminare zur Heilenergiearbeit zu besuchen, wende sich an HERBERT HOFFMANN, Hauptstraße 35, D-82380 Peißenberg, Telefon 0 88 03/4 98-000, Fax 0 88 03/4 98-001

[181] HERBERT HOFFMANN: *Wege des Heilens, – Grundlagen und Praxis ganzheitlicher Heilmethoden* und: *Wege in die Meditation – Grundlagen und Praxis christlicher und buddhistischer Selbsterforschung,* beide erschienen im Hans-Nietsch-Verlag, Freiburg.

Der HOFFMANN-Quadrinity-Prozeß

SCHÜLER: *»Ich bin so entmutigt. Was soll ich tun?«*
SOEN NAKAGAWA: *»Andere ermutigen.«*

Als eine weitere von vielen namhaften Persönlichkeiten anerkannte Methode zur Bereinigung von in der Vergangenheit liegenden Hintergründen für menschliches Fehlverhalten darf der »HOFFMANN-Quadrinity-Prozeß« angesehen werden. Er ist benannt nach ROBERT HOFFMANN, einem psycho-spirituellen Lehrer, welcher nicht zu verwechseln ist mit dem vorgenannten HERBERT HOFFMANN.

Quadrinity deshalb, weil im Verlauf des Prozesses die vier Teile der Persönlichkeit, nämlich die Ebene des Körpers, der Gefühle, (Emotionales Selbst), des Intellekts (Mentales Selbst) und des Geistes (Spirituelles Selbst) zu einem harmonischen Zusammenklang miteinander gebracht werden, was sich schließlich in gesteigerter Selbstannahme, Selbstliebe und Selbstverantwortung kundtut.

Der Prozeß wird als ein »Acht-Tage-Intensivkurs für die Seele« wohl zu Recht u.a. von dem Arzt, Psychotherapeuten und Buchautor RÜDIGER DAHLKE angepriesen und konfrontiert die Teilnehmer – den überkommenen Gesetzen folgend – zuerst mit ihren Schattenseiten, bevor sich das Tor zu Licht und Liebe in der allumfassenden ICH-BIN-Gegenwart öffnen kann.

Dahlke bekennt, daß er sich – der er als Therapeut »mehr als die für Psychotherapeuten übliche Sammlung von Therapien und Seminaren« hinter sich hatte, – anfangs mit einer »Mischung aus Arroganz und Neugierde gegenüber dem Prozeß« verhielt, was sich jedoch schnell änderte. Sein Resumé:

»Der Quadrinity-Prozeß ist, so wie ich ihn erlebte, nicht die einzige, aber eine der besten mir bekannten Möglichkeiten, den Weg der Selbsterkenntnis zu beginnen. In einer Zeit, die keine Zeit hat, liefert er in kürzester Zeit Möglichkeiten, die weit über die Beschränkung des momentanen Zeitgeistes hinausweisen.«[182]

Im Verlauf des Prozesses wird der Mensch von angehäuften Haß-, Schuld- und Schamgefühlen befreit, wie sie sich aufbauen, wenn seine eigentliche *persona*[183] – oftmals schon in den entscheidenden Kindertagen – derart von Fremdeinflüssen überprägt wird, daß sein eigenes Wesen gar nicht mehr aus diesem Menschen »heraustönen« kann, weil eben die unbewußt angenommenen Glaubens- und Verhaltensmuster ihn an der Entwicklung seiner Eigendynamik und freien Entfaltung hindern. BETTINA RÖHL schrieb:

»Die Kraft des Prozesses liegt darin, daß er moderne Therapieformen, wie Gestalt-, Gesprächs- und Körpertherapie, Bioenergetik, Imaginationen und Trancetechniken mit einem Ritual verbindet.
  Das Besondere des Prozesses besteht darin, daß er initiiert. In der Tradition uralter Riten wird hier noch einmal die Pubertät, die Ablösung von den Eltern durchlebt und eine Initiation zum Erwachsenwerden durchgeführt ... Der Prozeß ist kein Allheilmittel, aber ein Quantensprung in Selbstliebe und Eigenverantwortung ... Ziel des Prozesses ist das harmonische Zusammenwirken von Körper, Gefühl, Verstand und Spiritualität.«[184]

---

[182] Aus dem Vorwort zu *Entfaltung der Liebe* von BOB HOFFMANN.
[183] Von lat.: *personare* = »durchtönen«.»Schauspielermaske, -rolle; Charakter, Person«
[184] Männer Vogue, 10/91.

Robert Hoffman selbst äußerte sich über die Hintergründe des heutzutage immer noch weitverbreiteten menschlichen Elends folgendermaßen:

»Wir leben in einer völlig neurotischen Gesellschaft. Vom Alltag bis zur großen Politik gehen die Menschen unmenschlich miteinander um. Neurotisches Verhalten ist an den tatsächlichen Möglichkeiten des voll entfalteten Menschen gemessen immer unmenschlich. Auf einen allgemeinen Nenner gebracht, ist der Zustand des neurotischen Menschen dadurch gekennzeichnet, daß er sich nicht geliebt fühlt ... Auf dem Weg zur Wahrheit muß man aber den Schweinestall des eigenen Lebens ausmisten. Erst dann kann man negatives in positives Verhalten verwandeln. Und so das Leben in Liebe und Frieden, in seiner ganzen Fülle erfahren ... Wir gehen im Quadrinity-Prozeß von folgender Annahme aus: Wenn unsere unsichtbare Lebensenergie, die wir Geist-Seele nennen, aus einem schöpferischen Urgrund stammt, müssen auch wir folgerichtig über die Eigenschaften verfügen, die diesem Urgrund zugeschrieben werden. Und das sind primär Liebe und freier Wille.«[185]

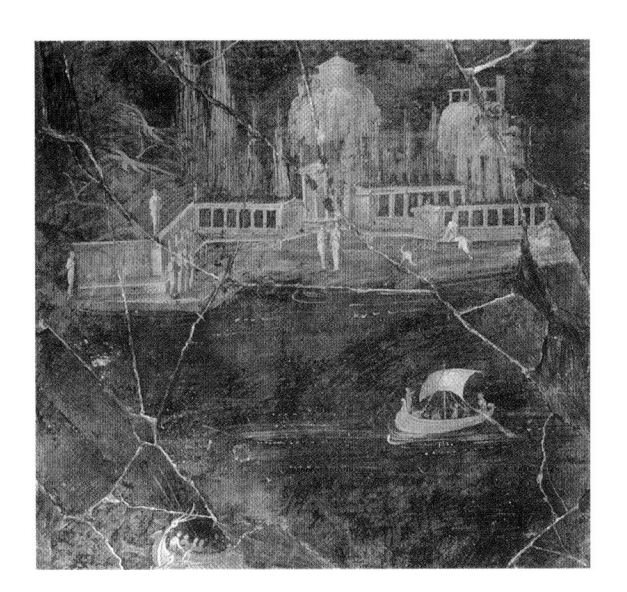

---

[185] Zs. esotera, 3/89, Interview von W. Michael Harlacher mit Robert Hoffman. Nähere Auskünfte über den Prozeß erhält der Leser über Quadrinity-Pti, Postfach 30 40 04, 10725 Berlin, Telefon 0 30/2 17 66 13, Fax 2 17 77 19.

»*Dein Schatzhaus ist in dir.*
Es birgt alles, was du je brauchen wirst.«
Hui-Hai

Die Rückbesinnung auf die ICH BIN-Gegenwart beinhaltet eine persönliche und sehr direkte Kontaktaufnahme mit dem inneren Gott. ICH BIN bedeutet: ich benutze das rote Telephon zur Quelle göttlicher Liebe. Wer ICH BIN formuliert, spricht die wohl mächtigste Affirmation aus, die er sich geben kann. Die Worte ICH BIN sind die auf den kürzesten Nenner gebrachte Form des – wenn man so will – »wissen-schaftlichen Gebets«, im ursprünglichen Sinn dieses Wortes. Man weiß um die Erfüllung einer mit Liebe und innerer Vorstellungskraft aufgeladenen Bitte. Im älteren Sprachgebrauch kannte man dafür das Wort »Inbrunst«. Auch das war ganz wörtlich zu verstehen, indem auf diese Weise die sexuelle Energie nach innen und oben gelenkt wurde. Die mit Information aufgeladene Energie beginnt Gestalt anzunehmen. Das ist das Gesetz der Schöpfung.

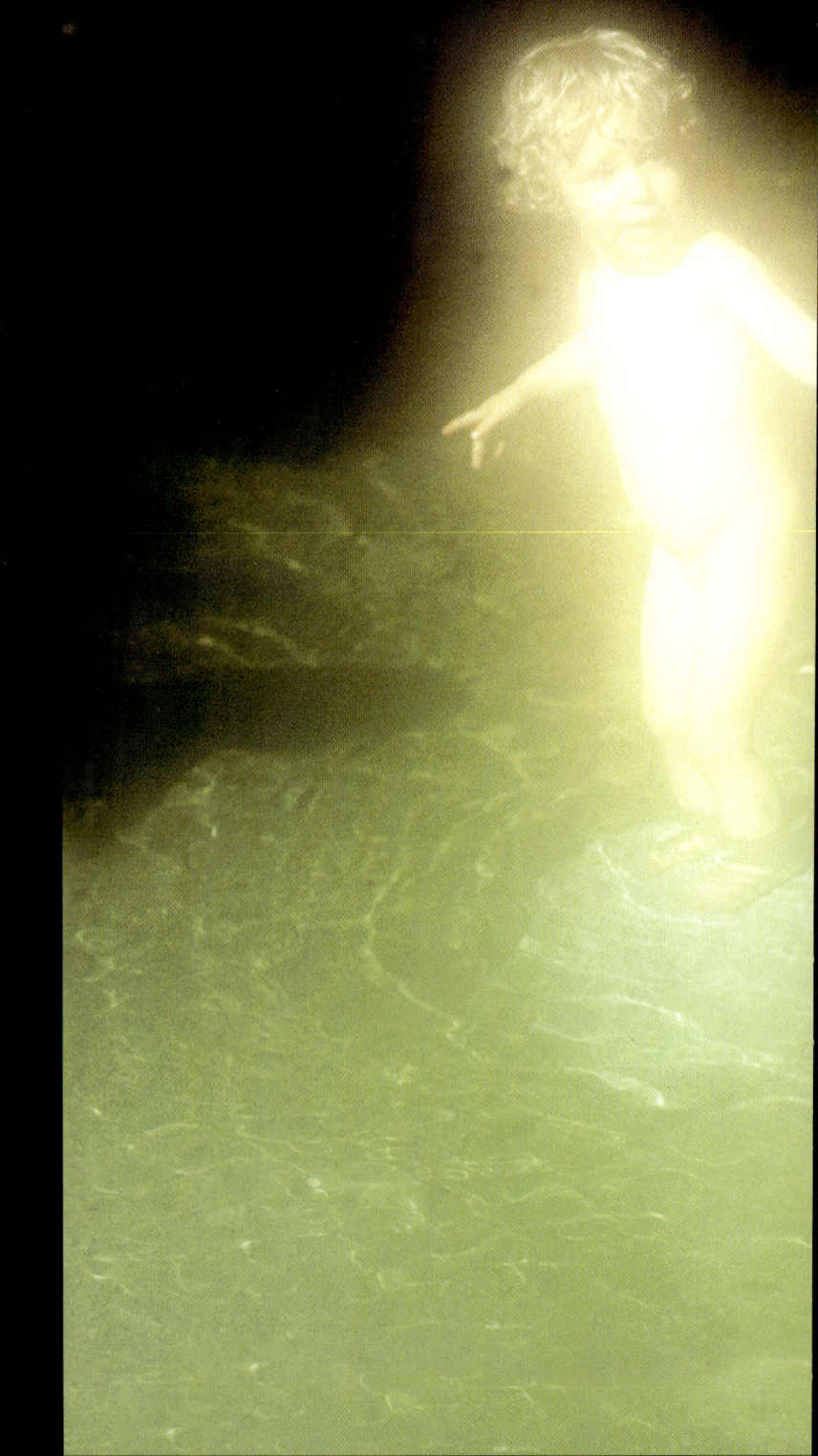

Durch die mächtige Formel ICH BIN können wir Einfluß auf unsere Entwicklung nehmen. Dieses Wort Ent-Wicklung beinhaltet bei genauem Hinsehen, daß etwas sich entfalten wird, dessen Anlage als Resultat früherer Erfahrungen im Keim schon vorhanden ist. Auch diesbezüglich sind wir wieder der Informant unserer Gene. Diese fungieren lediglich als Informationsträger.

Durch die mehr oder weniger liebevolle Art und Weise, mit der wir dem Keim Informationen aufprägen, – nicht zuletzt auch durch das Einnehmen von potenzierten Heilmitteln, welche nach dem Gesetz der Ähnlichkeit ausgewählt wurden – bestimmen wir unser Schicksal und können - innerhalb des von uns »karmisch abgesteckten Rahmens« – Veränderungen induzieren, – auch wenn das manchen hartnäckig in materialistischen Denkmustern festgefahrenen Naturwissenschaftlern der alten Schule nicht in den Kram passen mag.

Wir alle sind Magier, im guten wie im schlechten Sinn; die meisten von uns haben das nur vergessen. Um den neuen Menschen, den Homo spiritualis des kommenden Jahrtausends, zu erwecken, ist es Zeit, daß wir uns daran erinnern, daß wir unsere Freuden wie unsere Leiden selbst erschaffen, selbst erwählt haben.

Der inzwischen in die geistige Welt zurückgekehrte DASKALOS sagte einmal: »Bedenkt wohl, was Ihr Euch wünscht, denn Ihr werdet es erhalten.«[186]

Nicht viel anders drückt sich der Urvater des positiven Denkens PRENTICE MULFORD aus, wenn er schreibt:

»Sage von irgendeiner Sache – ›sie muß geschehen‹, und tausend Kräfte rühren sich, sie zu vollbringen; darum ist Vorsicht im Wünschen geboten – der Wunsch kann zu einem Fluche werden. Daher übe die Stimmung der Demut vor einem unendlichen Bewußtsein – sei immer bereit zu empfangen von einer höheren Strömung, die dich die wahren Werte erkennen lehrt – und was du wünschen sollst!«[187]

Und an anderer Stelle:

»Der kranke Geist zeugt einen kranken Leib! Die Majorität der Kranken bettet sich geistig das Krankenlager in mühseliger, jahrelanger Vorarbeit.«

Man denke an die Worte von JESUS, der oftmals in dieser Art gesprochen hat: »ICH BIN das Licht, die Wahrheit und das Leben.«

Der Nazarener hatte solches in sich bereits verwirklicht.
Dabei wird jedoch vorerst ein Idealzustand angesprochen, der sich in dieser Qualität beim Durchschnitts-Erdenbürger noch gar nicht etablieren konnte, weil selbsterrichtete Begrenzungen im Denken das bislang verhinderten. Also werden sich eingelernte Glaubensmuster aus den dunklen Bezirken der Seele erheben, wie sie vielen Menschen durch Autoritätspersonen bereits in der Kindheit regelrecht »eingetrichtert« worden sind. Was sich auf diese Weise als Überzeugung etabliert hat, wird den gegebenen Affirmationen zu widersprechen trachten. Einwanderhebende Teile werden sich melden und ihr Recht auf Anerkennung einfordern. Sie sind gleichsam die Schutzschilde, hinter denen das eigentlich Kränkende, das isopathische, psychische Muster hervorkommt, wenn die Affirmation lange genug aufrechterhalten wird:

»Niemand von uns darf erwarten, sogleich und für alle Zeit zu neuen Gesetzen, Prinzipien und Methoden des Daseins emporzuleben. Im vollen Bewußtsein ihrer Wahrhaftigkeit wird doch ein Teil – irgend ein verborgenes Bockbeiniges in uns – sich still dagegen stemmen. Dieser Teil ist das Materielle – die Erfahrung des Leibes – des Blutes – der Zellen.«[188]

---

[186] Drei lesenswerte Bücher über DASKALOS, von seinem Landsmann KYRIAKOS MARKIDES geschrieben, sind in der Reihe Knaur-Esoterik erschienen. Sie tragen die Titel: *Der Magus von Strovolos, Heimat im Licht* und *Feuer des Herzens*.
[187] PRENTICE MULFORD: *Der Unfug des Sterbens*, Verlag Albert Langen, München, S. 45.
[188] PRENTICE MULFORD: *Der Unfug des Sterbens*, S. 36.

Aus der Sicht der Klassischen Homöopathie gleichen Affirmationen eigentlich einer Contraria-Medizin. Besonders wenn es sich um positive Suggestionen handelt. Man muß sich darüber im klaren sein, daß man auf diese Weise seine dunkle Seite nicht zukleistern kann. Das gliche dem Versuch, einen Hautausschlag mit Cortison-Salben zu unterdrücken. Die innere Revolte wird nur umso stärker werden.

Deshalb hier meine Anregung: Das zum Vorschein kommende »Negative« wird keineswegs beiseite geschoben, wie wir im nächsten Kapitel gleich noch sehen werden.
Als erfolgversprechend hat sich folgende Vorgehensweise bewährt:

Wer – um seine Not zu wenden – selbstgezimmerte Affirmationen therapeutisch für sich nutzen möchte, nehme – zumindest am Anfang – ein Blatt Papier zur Unterstützung und schreibe die von ihm erwählte Bekräftigung in der ICH-BIN-Form auf.

Da wir, wie gesagt, viele Prägungen von zweiter und dritter Seite erhalten haben, sodann auch noch in der Form: »Du bist« ... und »Er ist«.

Dabei ist zu beachten, daß keine Verneinungen ausgesprochen werden, da unser Unbewußtes solche nicht automatisch eliminiert. Man überlege nur, was passiert, wenn etwa formuliert würde: »Ich sorge mich nicht mehr um Geld.«
Sofort taucht in irgendeiner Form der Begriff »Geld« in der Vorstellung auf und wird automatisch mit »Sorge« verbunden.

Wenn dagegen ausgesprochen oder geschrieben wird:
ICH BIN absolutes Vertrauen zu mir und meinen Fähigkeiten – so mag das zwar im Augenblick noch nicht zutreffen, jedoch bekommen die kreativen Instanzen unseres Bewußtseins hierdurch starke Anreize, umgehend etwas zu unternehmen, was uns dieser Vision näherbringt. In der Praxis hat sich die folgende Vorgehensweise als erfolgreich erwiesen:

In der Mitte unseres DIN A4-Blattes wird ein senkrechter Strich nach unten gezogen. Die linke Hälfte des Blattes dient der Aufnahme der Affirmation in dreifacher Ausführung, also z.B.:

ICH BIN Vertrauen in mich und meine Fähigkeiten.
DU BIST Vertrauen in Dich und Deine Fähigkeiten.
ER – oder SIE – IST Vertrauen in sich und seine (ihre) Fähigkeiten.

Überschreiten wir dabei ruhig unsere Grenzen und beginnen damit, das scheinbar Unmögliche zu denken, denn nichts, was in Gedanken erschaffen werden kann, ist für alle Zeiten unmöglich. Interessant ist es vielmehr zu untersuchen, welche eingelernten Überzeugungen und geradezu hypnotischen »Trancen« uns daran hindern, etwa zu formulieren:

ICH BIN die Verwandlung meiner leiderzeugenden Muster in Schöpferkraft und Freude.
ICH BIN die Läuterung meines Wesens und die Klarheit meiner Gedanken.
ICH BIN der Atombeschleuniger all meiner Zellen und Organe.
ICH BIN die völlige Erneuerung meines Körpers.

oder:

ICH BIN Ausdruck vollkommener Jugend, Kraft und Schönheit.
ICH BIN die heilig-heilende Gegenwart von Liebe und Güte.
ICH BIN es wert, geliebt zu werden.

Immer wieder einmal dringen Berichte an unser Ohr, daß es im fernen Himalaya dem einen oder andere Yogi gelungen sei, seinen Körper vollkommen zu erneuern und daß er praktisch in völliger Zeitlosigkeit lebe, wie der schon erwähnte Swami Saresvarananda.

Wer von meinen geneigten Lesern also 600 Jahre und mehr zu werden trachtet und sich dabei bester Gesundheit erfreuen möchte, der fange vielleicht hier und jetzt schon mal an zu üben, auf daß er – »dermaleinst«, wie es so schön heißt – auf die oben genannte Art und Weise und seinen Wünschen entsprechend verwandelt werden möge.

Heute bereits gilt als nachgewiesen, daß das menschliches Bewußtsein in der Lage ist, nicht nur auf lebendige Wesenheiten gedanklich Einfluß zu nehmen, sondern auch auf physikalische Geräte und technische Systeme, die somit auch nicht einfach als »tot« erklärt werden können. Dabei kommt es nicht nur zu unterschiedlichen Ergebnissen bei zeitgleichen Versuchen mit genau gleich bemessenen Zutaten, im Falle einer chemischen Versuchsanordnung. Die Heisenbergsche Unschärferelation gilt ganz offensichtlich auch für physikalische Versuchsanordnungen. Die gedankliche Beeinflussung dieser Geräte durch die Versuchsleiter kann so weit gehen, daß andere Ergebnisse erzielt werden, als nach den geltenden physikalischen Gesetzmäßigkeiten erwartet werden dürfte. Auch in diesen Bereichen sehen wir also die Prämissen von Raum, Zeit und Kausalität vollkommen in Frage gestellt.

Somit spielt die Kontrolle der Gedanken bis in die Bereiche scheinbar unbelebter Materie hinein eine ganz wesentliche Rolle: Wir alle sind Magier und wir bekommen, was wir aussenden. So gesehen mag es also auch kein Zufall sein, wenn in einem Haushalt, in dem Zwist und Zank an der Tagesordnung sind, ständig technische Geräte ausfallen. Ohne ein Mindestmaß an Zuwendung funktioniert eben auch in Küche und Heizungskeller nichts. Selbst ein streikender Ölbrenner braucht offenbar – außer dem nötigen Sachverstand – versteht sich – keine Flüche, sondern ein paar Streicheleinheiten und gutes Zureden.[189]

Jungfräuliches, das heißt ursprüngliches Denken ist gefragt, soll uns die »Milch der reinen Denkungsart« nähren und verjüngen. Der über Jahrhunderte hin gesuchte Jungbrunnen ist nichts anderes als eine Metapher für den Zusammenfluß lunarer und solarer Säfte und Kräfte, die, im Feuer des Vulkanus gekocht, das Meer der Schöpferkraft erneuern und in das philosophische Gold verwandeln.

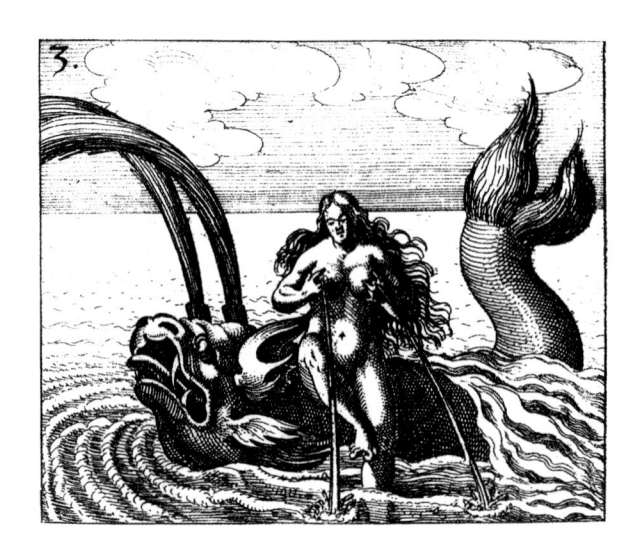

---

[189] Vergl. ROBERT G. JAHN und BRENDA J. DUNNE: *Der Einfluß von Gedanken auf Geräte – über die Rolle des Bewußtseins,* Verlag 2001, Frankfurt.

Schutzcharakter einwanderhebender Persönlichkeitsanteile

»Gib das Ich auf, und die Welt wird ich.«

ZEN-SPRICHWORT

Wie schon festgestellt, wird es bei solcherart Vorgehen nicht ausbleiben, daß sich sehr schnell einwanderhebende Regungen kundtun. Diese werden umgehend registriert und keineswegs unter einen unsichtbaren psychischen Teppich gekehrt. Sie werden auf der rechten Seite des Blattes notiert. Auf diese Weise erhalten wir eine ungeschminkte Darstellung blockierender Geisteshaltungen, welche dahin wirken, daß die gegebenen Affirmationen sich nicht verwirklichen können.

Da nun – auf welcher Ebene auch immer – Kampf kein Mittel ist, um zu siegen, müssen wir als erstes zu erkennen suchen, welch gute Absicht hinter einem einwanderhebenden Teil unseres Unterbewußtseins steckt.

Wenn wir unterstellen, daß die Schöpfung gut ist, so wie sie ist, und nicht, wie wir sie haben wollen, dürfen wir von der Annahme ausgehen, daß es auch innerhalb unseres eigenen psychischen und physischen Mikrokosmos keinen einzigen Teil gibt, der uns Böses antun will.

In der Tat zeigt sich immer wieder, daß solchen Teilen Schutzcharakter innewohnt. Wenn das Wachbewußtsein eines Menschen nicht genügend gewappnet ist, um mit bestimmten Anteilen der Wirklichkeit souverän umzugehen, so entwickelt das Unterbewußtsein sofort Hilfsstrategien, um sich gegenüber den störenden Einflüssen auf andere Weise zu schützen. Auf diese Weise bilden sich Panzerungen gegen seelische oder körperliche Verletzungen heraus.

Die amerikanische Homöopathin ANANDA ZAREN fand dafür die Begriffe »Wunde, Wall und Maske«. Um eine Wunde bildet sich ein Schutzwall, und um sich den Anschein von Unversehrtheit zu geben, maskieren sich viele Menschen nach außen hin mit einem fröhlichen Gesicht, auch wenn ihnen oft gar nicht danach zumute ist, denn »wie's innen drin aussieht, geht niemand was an.«

Auch in Konfliktsituationen, für die kein besser funktionierendes Verhalten entwickelt werden konnte, eilt uns das Unterbewußte mit – oftmals kaum zu durchschauenden und geradezu grotesken – Schutzmaßnahmen zu Hilfe.

Das klassische Beispiel für solch ein Verhalten haben wir in jener ursprünglich hübschen und schlanken jungen Frau vor uns, welche sich vom Tag ihrer Verheiratung an zu einer unförmigen Tonne hin entwickelte. Jedwede Kampfansage gegenüber den überflüssigen Pfunden, beantwortete ihr Körper lediglich mit einer weiteren Gewichtszunahme. Erst in einer hypnotischen Rückführung enthüllte ihr Unbewußtes das dahinter stehende Glaubensmuster: Das ehemalige Kind war nie dazu erzogen worden, auch nur ein einziges Mal »Nein« zu sagen. So gab es bereits in jungen Jahren dem Drängen zahlreicher junger Herren nach und hatte zahlreiche Affären. Als sie sich schließlich ernsthaft verliebte und diesen Mann dann ehelichte, wollte sie – was ihr aber nicht bewußt wurde – ihre Ehe nicht aufs Spiel setzen. Sie hätte mit Sicherheit jedem erotischen Angebot weiterhin nachgegeben, wäre sie so hübsch wie ehemals und darüber hinaus eine notorische Ja-Sagerin geblieben. Also entwickelte ihr Unbewußtes eine Hilfsstrategie und machte sie im wahrsten Sinne dieses Wortes »un-ansehn-lich«.

Als sie schließlich gelernt hatte, ein »Nein« zu formulieren, konnte sie – ohne ihre Ehe zu gefährden oder sich durch Diäten zu quälen – bei völlig normalen Eßgewohnheiten trotzdem wieder abnehmen.

Immer dann, wenn sich innere Proteste gegen eine gewünschte Veränderung einstellen, gilt es also zu hinterfragen, was denn im einzelnen Fall zu lernen wäre, damit die geplante Persönlichkeitserweiterung ohne Schaden stattfinden kann.

Wo das dem Einzelnen unter den vorherrschenden äußeren Umständen und zum gegenwärtigen Zeitpunkt nicht möglich scheint, ist es zumindest von großem Nutzen, die kämpferische Haltung sich selbst gegenüber aufzugeben. In jedem Fall ist die Würdigung der gegen eine Veränderung sich aufbäumenden Persönlichkeitsanteile angezeigt. Oftmals wird bereits eine erhebliche Linderung der Symptome erreicht, wenn der Leidende sich selbst und seiner Unvollkommenheit gegenüber mit mehr Nachsicht und Respekt begegnet. Wenn du also deinem verhaßten Symptom, einer Sache oder einem Menschen nicht genug Liebe entgegenbringen kannst, dann beginne wenigstens damit, dich dafür zu lieben, daß du es nicht kannst.

THADDEUS GOLAS sagt:

»Was können wir in Bezug auf das Böse tun? Recht viel, wenn unsere Köpfe klar sind. Mein allumfassender Leitsatz lautet: Diese Erfahrung würde ich dem Einen Mind nicht verweigern.

Wenn du dir verstandesmäßig über diese Sache klar geworden bist, dann tu, was immer dir gefühlsmäßig richtig erscheint. Das Böse tritt als eine sekundäre Wirklichkeit auf, nachdem du dich auf eine tiefere Schwingungsebene zurückgezogen hast. Das Verführerische des Bösen besteht ganz genau darin, daß es uns dazu verleitet, den Versuch zu machen, es zu eliminieren.

Wenn dein Bewußtsein offen ist, hat alles, was du in Bezug auf das Böse unternimmst, nicht mehr Bedeutung, als wenn du eine Rinne gräbst, um Überschwemmungswasser von einem Haus abzuleiten … Aber in unserer Auseinandersetzung mit dem Bösen ist kein moralisches Urteil enthalten. Wenn du dich weigerst anzuerkennen, daß es Autos gibt, wirst du von Autos angefahren werden, aber nicht etwa, weil du sündig oder neurotisch bist, sondern einfach, weil du nicht auf die Autos achtest. Du wirst sie nicht kommen sehen.«[190]

Der österreichische Dichter und Denker HERMANN KUPRIAN äußert sich so über das Böse:

»Das Gute und das Böse sind relativ: beides, was ihr empfindet, auf den Menschen bezogen. Das Gute und das Böse gibt es im IchBin als Absolutes nicht, denn das IchBin ist morallos. Moral ist ein Ordnungsgesetz der menschlichen Gesellschaft.«[191]

Der Kosmos denkt und waltet also »amoralisch« und im ICH BIN lösen sich alle Gegensätze auf.
Werden die Affirmations-Blätter von Tag zu Tag mit ernsthaftem Bestreben und inbrünstigen Bitten aus der Tiefe des Herzens beschriftet und datiert, so wird sich nach einer gewissen Zeit – welche von Fall zu Fall verschieden ist – zeigen, daß die auf der rechten Seite geäußerten Einwände – welche bisweilen bis zu handfesten Selbstbeschimpfungen ausarten können – mehr und mehr abnehmen, bis schließlich Stille eingekehrt ist und keinerlei Protest mehr gegen die Affirmation erfolgt, sodaß mit Recht angenommen werden darf, daß sich das neue Glaubensmuster installiert hat und somit dieser Teil der Persönlichkeits-Alchemie abgeschlossen ist.

C.G. JUNG nannte das die Integration des Schattens und meinte damit, daß man sich die ins Dunkel der eigenen Seele abgedrängten, weil »un-angenehmen« Dinge und Ereignisse zugänglich machen solle, um sie aus einem inzwischen veränderten und reiferen Bewußtsein heraus anzunehmen.

---

[190] THADDEUS GOLAS: *Der Erleuchtung ist es egal, wie du sie erlangst,* Sphinx-Pocket, S. 46f.
[191] HERMANN KUPRIAN. *Die Proligion des ICH BIN – Einsichten,* J.G. Bläschke-Verlag, Darmstadt, 1977, S. 20.

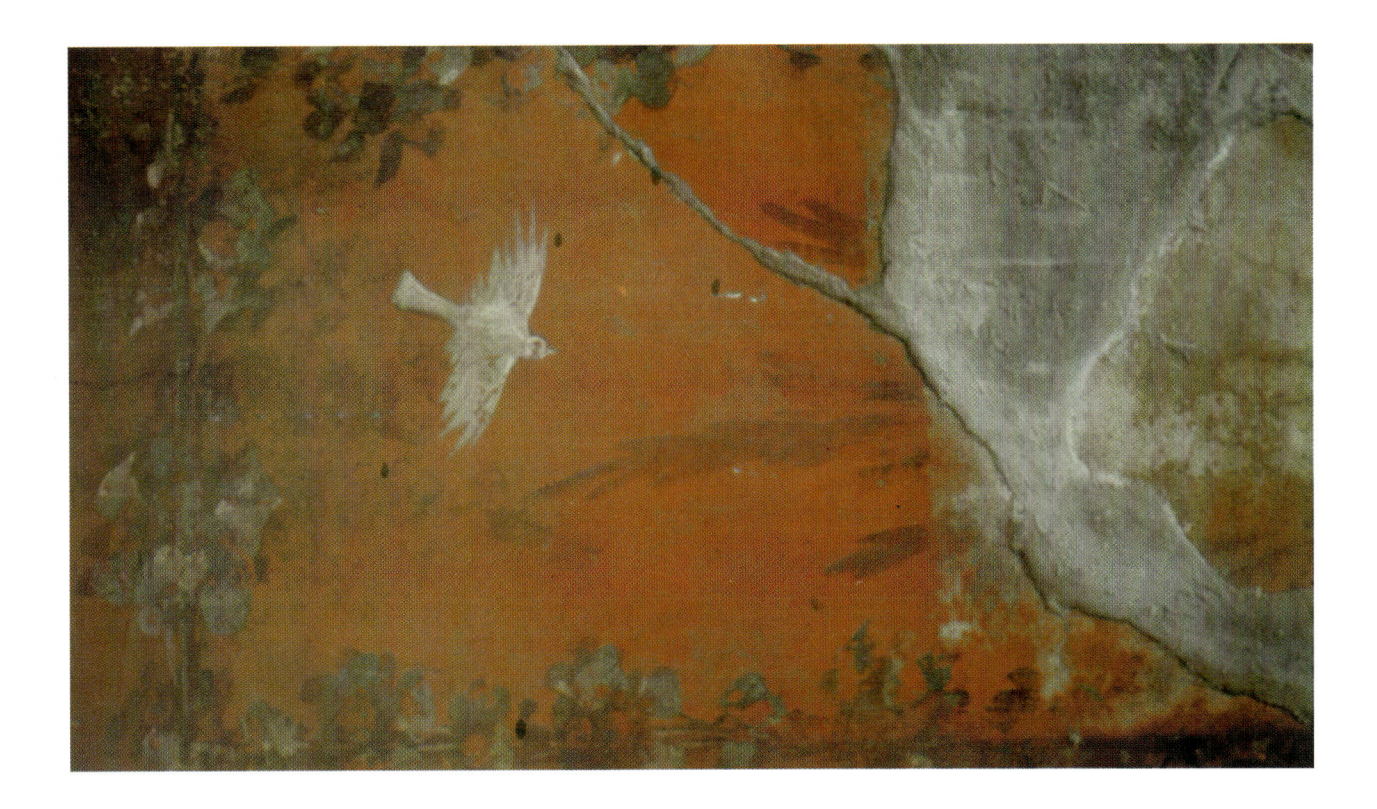

Haben die innerseelischen Aufräumungsarbeiten stattgefunden, so hat die daraus resultierende Veränderung diesen Menschen dann ein Stück aus seiner Dunkelheit heraus und dem Licht – also seinem persönlichen Heil-Werden, seiner eigentlichen SELBST-Sicherheit – nähergebracht.

Der Erfolg wird sich auch im Außen, also im Umfeld des Betreffenden zeigen. Beispielsweise werden falsche Freunde sich verabschieden, weil plötzlich Schwingungs- und Verhaltensmuster nicht mehr zueinander passen; dafür treten andere Menschen auf den Plan, die mit der neuen Einstellung des in der Wandlung Begriffenen sich selbst und dem Leben gegenüber besser zurechtkommen, weil sie ebenfalls bereit sind, die Verantwortung für sich und ihr Schicksal zu übernehmen.

Meine HOMÖO-VISION für die Zukunft ist, daß wir alle – jeder in dem für ihn zuträglichen Maß und Tempo – allmählich zu den Wesen werden, als die wir von Gott gedacht wurden. Das wird geschehen, indem wir uns Gott wieder ähnlich machen – durch Anrufung der magisch-allmächtigen ICH BIN-Gegenwart und – nicht zuletzt – auch durch die Möglichkeiten der homöopathischen Heilkunst.

Immer wieder hat sich gezeigt, daß es von entscheidender Wichtigkeit ist, nicht darüber nachzudenken, ob und wann diesbezüglich ein Erfolg eintritt, sondern ganz einfach unbeirrt und täglich diese geistigen Übungen zu vollziehen. Es verhält sich damit ganz ähnlich wie mit jenem Schüler, dem sein Meister ein Samenkorn in die Hand legt mit der Weisung, es einzugraben und täglich zu begießen, damit es Wurzeln schlagen könne. Auch solle er es immer wieder einmal ausgraben, um nachzusehen, ob es denn nun schon Wurzeln ausgetrieben habe.

Dieser Meister will natürlich seinen jungen Schüler keineswegs zum hörigen Trottel, sondern vielmehr zum selbständigen Denker erziehen, und so kommt es, daß dem Jungen ziemlich bald Zweifel an dem Geheiß seines Meisters kommen, und er nachfragt, ob es denn nicht so sei, daß er das Samenkorn in Ruhe lassen müsse, da es sonst niemals Fuß fassen könne.

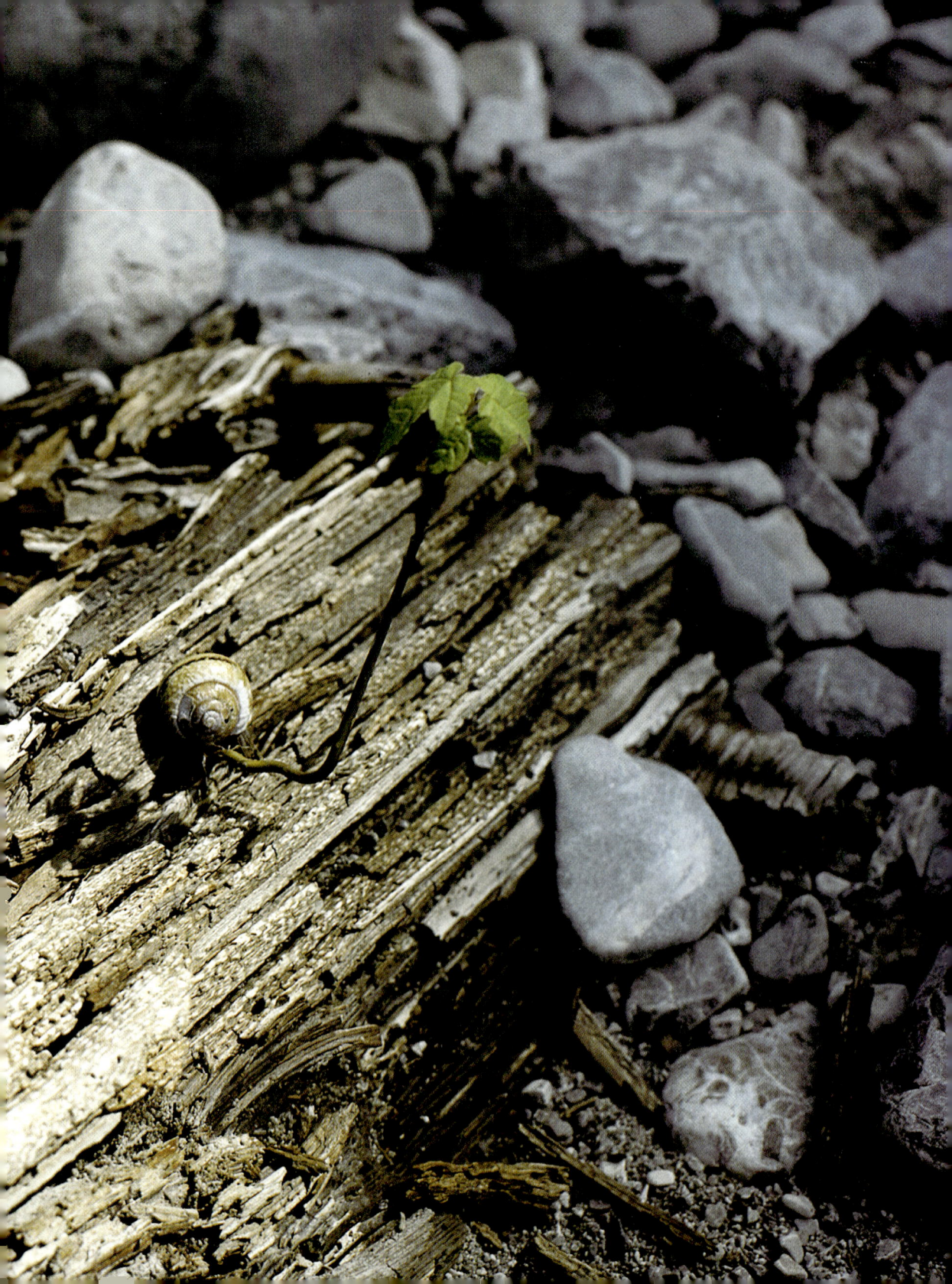

PROLOG

zu den ICH-BIN-Gedichten und homöopathischen Arzneien

Die hier vorgestellten sechsundvierzig Gedichte in freien Rhythmen entstanden in kurzer Aufeinanderfolge innerhalb eines Zeitraums von drei Wochen. Sie wurden mir eingegeben durch Versenkung auf die innere Stimme und zu Ehren des höchsten Gottes in jedem Menschen. Wem es gelingt, ganz in die Mitte seiner ICH-BIN-Gegenwart einzutauchen und dort – solange irgend möglich – zu verbleiben, dem wird sich diese Stimme deutlich vernehmbar offenbaren.

Die folgenden Texte wollen aufgefaßt werden als eine Unterstützung zur Wahrnehmung dieser Instanz, die uns jenseits von Zeit und Raum anspricht und durch welche eben dieses ICH-BIN sich artikuliert.

Völlig darin aufgegangen ist, wer die Bereiche seines Fühlens, Denkens und Handelns als nicht länger voneinander abgetrennt empfindet. Sie äußern sich sodann spontan in einem einzigen Strom der Wahrhaftigkeit, welcher als eine körperliche Wahrnehmung innerer Fließbewegung und Wärme empfunden und übereinstimmend als Glücksgefühl bezeichnet wird.

Wer irgendwann einen Punkt erreicht, an dem er dieses »ICH BIN« nicht mehr denken muß, sondern als einen von Anbindungen jeglicher Art erlösten Zustand wacher, klarer Bewußtheit erlebt, der ist wieder angekommen auf jenen Ebenen, die gemeinhin als die »Gefilde der Seligen« bezeichnet werden.
   Aber auch unser ganz normaler Tagesablauf gestaltet sich dann ruhiger und gelassener. Wir gehen aufrechter und beglückter durch unser Leben, unbeeindruckt vom Glanz äußerer Erscheinungen, hinter welchen sich oft genug die Fallgruben der Verblendung auftun. Wir werden unempfindlich gegenüber berechnender Schmeichelei sowie dem, was andere über uns denken oder äußern. Wir werden auch mutiger die Verantwortung für unsere Entscheidungen übernehmen, weil sie aus einer sicheren Gewißheit heraus getroffen werden, welche der Mitte unseres Wesens entströmt.

Demütige Hingabe im Vertrauen auf eine Instanz in uns, die weiser und gütiger ist als unser Verstand, bringt uns diesem Seinsbereich näher, der als eine Verschmelzung mit dem Numinosen, Nicht-mehr-Erklärbaren empfunden wird, in welchem die Gegensätze aufgehoben sind und All-Einigkeit erreicht ist.

Nachdem der Strom der Worte, der da während des Schreibens der Gedichte in der ICH-BIN-Form aus mir herausfloß, allmählich versiegte, dauerte es einige Zeit, bis mir auffiel, daß ein Bezug bestand zwischen den Themen der Texte, die sich hier durch mich zu Papier brachten, und bestimmten homöopathischen Heilstoffen. Zum Teil handelt es sich dabei um Mittel aus dem homöopathischen Arzneischatz, die – vielleicht zu Unrecht – nicht sehr häufig zum Einsatz gelangen. Gerade deshalb schien es mir angebracht, ihre vernachlässigten psychischen Aspekte hier ein wenig eingehender zu beleuchten.

Die Auswahl dieser Pharmaka erfolgte nach rein subjektiven Gesichtspunkten und nimmt von einer alphabetischen Reihenfolge Abstand. Sie richtet sich vielmehr nach Aufbau und innerer Entwicklung der Gedichte. Diese wiederum behandeln Grundfragen und Grundbegriffe menschlichen Daseins in einer lockeren Folge von der Geburt bis zum Hinscheiden.

Was die Beschreibung der homöopathischen Mittel angeht, wird keinerlei Vollständigkeit angestrebt. Es werden lediglich bestimmte Facetten des vielfarbig schillernden Kaleidoskops einer Arznei zum Aufleuchten gebracht, welche auf die eine oder andere Weise zu den hier vorgestellten Gedichten in Beziehung steht. Hierdurch öffnen sich bisweilen Türen zu den metaphysischen Räumlichkeiten eines Heilstoffes. Außerdem können Aspekte dieser Arzneien ins Licht gerückt werden, die es auch einem medizinischen Laien erleichtern, sich hin und wieder für das eine oder andere Mittel zu entscheiden, um sich bei seiner persönlichen Entwicklung selbst helfend unter die Arme zu greifen.

Eine Anmerkung: Wenn hier, wie in all meinen Büchern, von »Heil-*stoffen*« gesprochen wird, so ist immer die dynamische Vorstufe der irdischen Substanz gemeint, welche durch stufenweise Verdünnung und Rhythmisierung wiederum aus der reinen Stofflichkeit befreit und in ihre vergeistigte Form übergeführt wird.

Im übrigen versteht sich von selbst, daß keinem Stoff an sich die Kraft zu einer Heilung innewohnt, wie auch kein Arzt je eine Heilung vollbracht hat. Beide, das sicher gewählte Pharmakon wie auch der Arzt, treten immer nur als Mittler einer Heilung auf. Der wahre Heilkünstler ist von Gott berufen. Er setzt aufgrund seines Wissens, seiner Erfahrung und seiner Fähigkeit zu lieben eine Heilung mit den von ihm ausgewählten Arzneien in Gang. Die Heilung selbst geschieht vermittels der rechten Arznei-Information zum rechten Zeitpunkt durch die sich wieder aufrichtende Lebensenergie.

In diesem Werk erscheinen sowohl die zwei- bis dreiwertigen Arzneien (nach der Werteskala von KENT) generell im Fettdruck. Zusätzlich wurden die dreiwertigen – also diejenigen, die ein Symptom in besonders starkem Maß aufweisen – von mir mit einem Stern versehen. Die kurzen meditativen Essays über die angesprochenen Arzneien wollen als freier künstlerischer Ausdruck meiner ganz persönlichen Sichtweise verstanden werden, die aus der vorherrschenden Fülle geistiger Symptomatik bei einer Arznei einige wenige Wesenszüge herausgreift. Hat sich der Leser dem Genius des Mittels aus der vorgegebenen Perspektive angenähert, so möge er hierdurch dazu ermuntert werden, weitere Betrachtungen anzustellen. Andere Aspekte derselben Arzneien findet der Interessierte in anderen meiner Bücher.

Die hier eingebrachten Skizzen entheben ihn – und damit meine ich vor allem jenen, der sich der homöopathischen Heilkunst vielleicht zum ersten Male nähert – also nicht des zusätzlichen Studiums ausführlicher und anerkannter Arzneimittellehren.

Wenn es mir jedoch gelingen sollte, durch die besondere Art und Weise, in der dieser Band gestaltet wurde, bei einem Neuling die Begeisterung für die Möglichkeiten der *ars divina homöopathica* – dieser »göttlichen Heilkunst« zu wecken, sodaß er willens ist, in der Folge immer tiefer in ihre ebenso offenkundigen Gesetzmäßigkeiten wie geheimnisvollen Signaturen einzudringen, so haben sich meine kühnsten Hoffnungen bereits erfüllt.

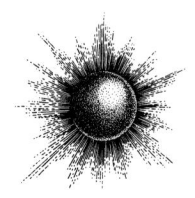

*»Der Mensch spricht nicht allein –
auch das Universum spricht – alles spricht –
unendliche Sprachen.«*

PARACELSUS
(Lehre von den Signaturen)

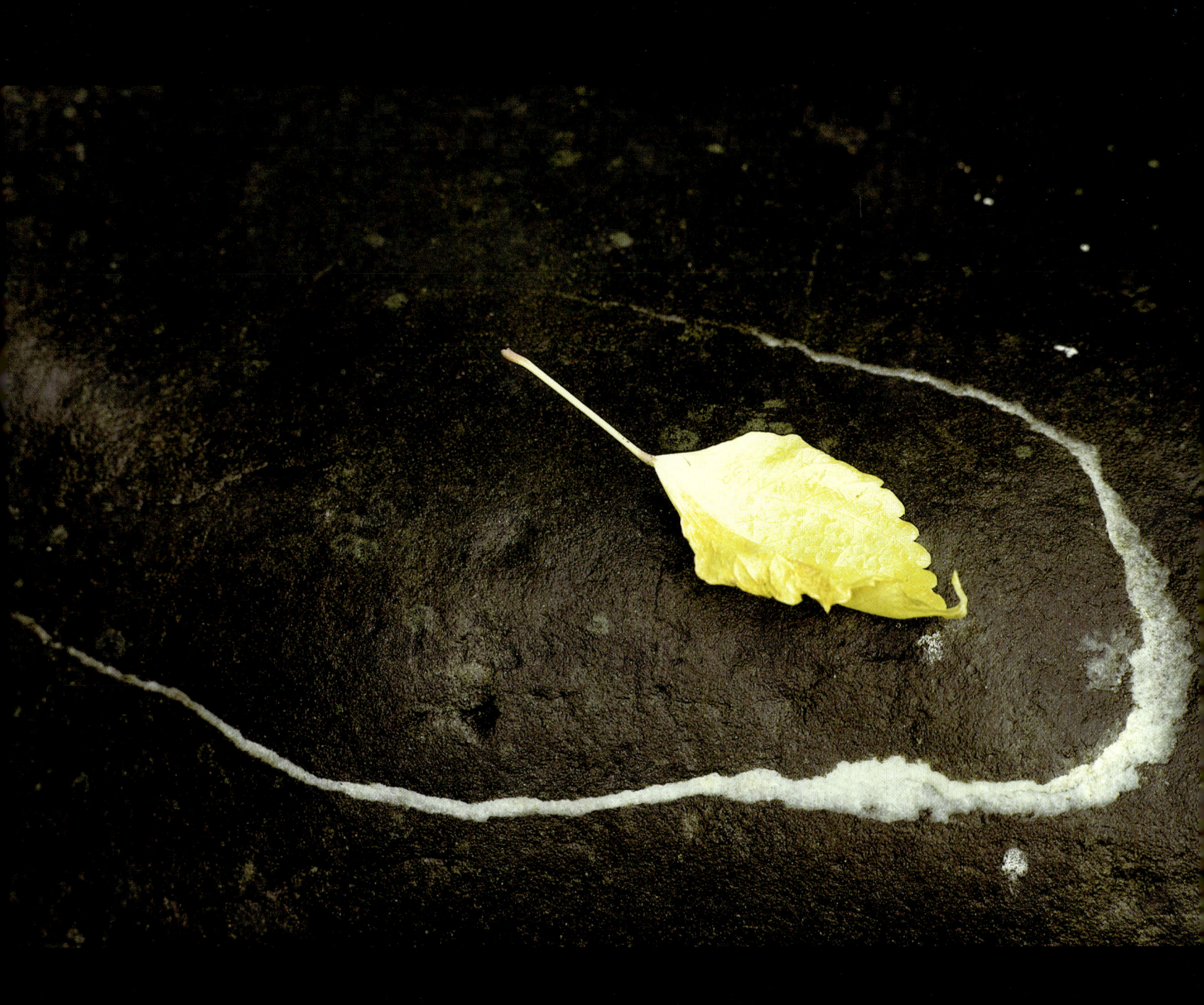

Entschlusskraft

Nimm Anlauf!
Der Graben, den Du überspringst,
ist Dein eigener.
Im Sprung erst erkennst Du
den ganzen Fluss,
doch wächst Dir die Kraft zu
mit Deinem Entschluss!

Wenn Angst Dich verlässt,
baut ein Vogel sein Nest
in Deinem Herzen
und frisst, was Dich kränkt, –
welche Gnade:
Es war Deine eigene
Barrikade!

Du bekommst die Rose geschenkt
und wenn Du lernst zu verzeihn,
dann schmilzt sie lautlos
in Dich hinein, –
verwandelt Dein Leben, – Dein Lieben, – Dein Sein –
und plötzlich kommt Dir in den Sinn:
Ich lebe endlich und – ICH BIN.

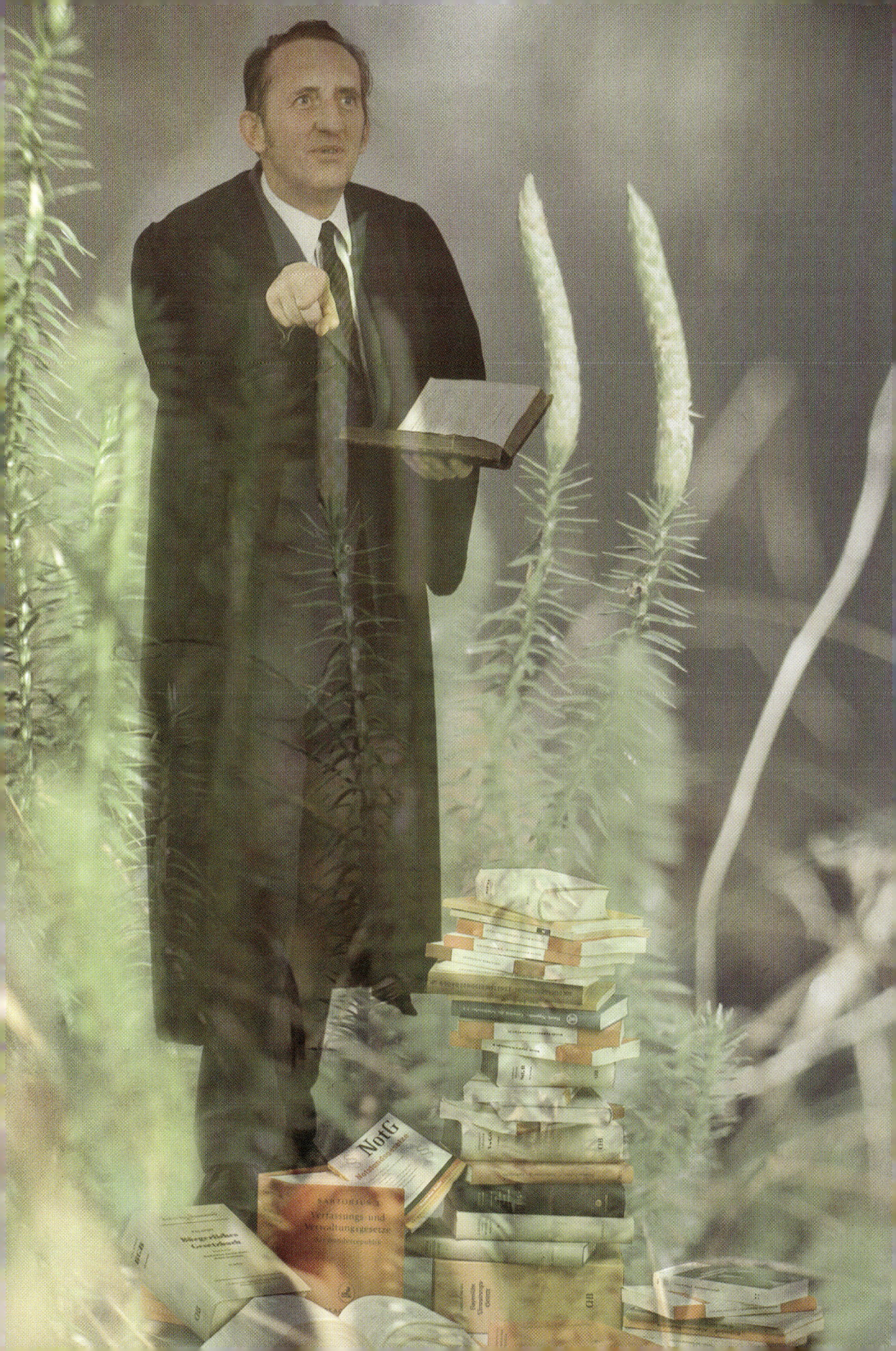

LYCOPODIUM – Der Bärlapp

ein Bärlappgewächs Europas, Asiens, Nordafrikas und Amerikas

*»Aber dem Pilze gleich ist der kleine Gedanke:
er kriecht und duckt sich und will nirgendwo sein – bis der ganze Leib
morsch und welk ist vor kleinen Pilzen.«*

FRIEDRICH NIETZSCHE
(Also sprach Zarathustra)

Entschlußkraft – das ist es, was einem Menschen fehlt, der an sich und der Welt zweifelt, oder sogar verzweifelt. Er ist gefangen in seinem von Vorurteil und Eigendünkel gefertigten geistigen Käfig. Ent-schluß-kraft, das will sagen, er müßte sich dazu ermutigen, seine vorgefaßten Meinungen über sich und andere und wie etwas zu sein habe, über den Haufen zu rennen und den Käfig »auf-zu-schließen«, der ihn gefangen hält.

Um das bewerkstelligen zu können, brauchte er eine starke Motivation, denn damit sich das Feuer der Begeisterung für eine Sache entzünden kann, muß er erkannt haben, daß es richtig ist, zu tun, was er vorhat.

Im Grunde ist es stets einfach, zu wissen, was richtig ist; wir müssen nur in uns hineinhorchen und auf den Impuls warten, der uns ein gutes Gefühl gibt. Allerdings ist das oftmals verbunden mit der Aufforderung, eine Herausforderung anzunehmen, Ängste zu überwinden. Der Gott in uns fördert uns nicht, ohne uns zu fordern.

Ich will hier in verkürzter Form eine Geschichte wiedergeben, die ich dem Buch *Das Felsenkloster* von TI TONISA LAMA entnehme:[1]

Einem Novizen, der den Einweihungsweg gehen will, werden von seinem Lama verschiedene Prüfungen auferlegt, um seinen Mut, seine Willenskraft und die Fähigkeit, Versuchungen zu widerstehen, unter Beweis zu stellen. Der Lama geleitet ihn aus dem Inneren des Klosters eine steile Treppe hinab, welche direkt in den Fels geschlagen ist. Sie führt zu einer unterirdischen Höhle, in der er von seinem Führer alleingelassen wird. Dieser hat eine schwere Felsentür hinter ihm verschlossen, sodaß der Junge nicht auf demselben Weg zurückgehen kann. Ihm ist aufgetragen, seinen Weg alleine und in tiefster Dunkelheit zu ertasten. Der Lama hatte ihm nur wenig Rat mitgegeben, nämlich:

»Diesmal mußt du nicht gegen Verführungen, sondern gegen deinen eigenen Körper kämpfen, der alles in seiner Macht Stehende unternehmen wird, um Schmerz und Leid zu vermeiden. Denk an meine Worte und wähle immer den schwierigeren Weg. Jetzt gebe ich dir die Regel für diese Einweihung. Sie besteht aus nur fünf Geboten, doch diese werden dir bei allem helfen: ›Glaube! Sei weise! Sei mutig! Sei willensstark! Schweige!‹«[2]

Also tastet sich der Junge voran, bis er, durch die zunehmend konische Verengung des Tunnels, in dem er sich befindet, dazu gezwungen wird, in immer gebückterer Haltung zu gehen. Schließlich muß er auf allen Vieren

---

[1] TI TONISA LAMA: *Das Felsenkloster – eine wahre Begebenheit aus dem alten Tibet*, Ch. Falk-Verlag, Seeon, 1994, S. 91 ff.
[2] *Das Felsenkloster*, S. 91 f.

kriechen und steckt dann in der niedrigen Röhre fest. Aber er macht seinen Geist leer, überwindet den Anflug von Angst, zwängt sich weiter nach vorn und stellt fest, daß der Gang sich wieder weitet. Nach einiger Zeit dringt von oben ein schwacher Lichtschein zu ihm herunter und verhindert gerade noch rechtzeitig, daß er in eine Art Brunnen stürzt, der sich vor ihm auftut und welcher den Tunnel, der auf seiner anderen Seite weiterführt, an dieser Stelle unterbricht. Den Abgrund zu überspringen, ist nicht möglich. Die Kluft ist zu breit und darüber hinaus fehlt eine genügend lange Anlaufstrecke.

Etwa zwei Meter unter sich kann der Junge glitzerndes Wasser ausmachen. Die Felswände des Brunnens scheinen jedoch zu glatt, um sich auf der anderen Seite hochziehen zu können. Außerdem gaukelt ihm der kritische Verstand sofort vor, daß das Wasser wahrscheinlich grundlos tief ist und daß er sich, erst einmal dort unten angekommen, in sinnlosen und kräftezehrenden Schwimmbewegungen ergehen muß. Erst als er sich zur Ruhe zwingt, erinnert er sich der Worte seines Meisters:

»Wann immer du dich in Lebensgefahr befindest, Sohn, und keinen Ausweg siehst, zieh dich für kurze Zeit in dich selbst zurück. Bringe dich in einen Zustand tiefen Friedens und stiller Ruhe. Bitte Gott in einem kurzen starken Gebet um Hilfe, daß Er dir einen Ausweg zeigen möge. Warte eine Weile. Handle dann nach dem ersten Gedanken, der dir in den Sinn kommt.«[3]

Was der Lama hier von sich gibt, ist eigentlich nichts anderes als die Anweisung, sich immer wieder mit der allwissenden ICH-BIN-Gegenwart zu verbinden, in sie einzutauchen und, um den rettenden Ausweg aus einem Dilemma zu finden, sich kurz zu schließen mit dem Reservoir aller Antworten.

Also folgt der junge Mann seinem ersten Impuls und springt hinunter. Unten angekommen stellt er dankbar fest, daß ihm das Wasser nur bis zur Brust reicht. Aber die Felswand scheint ohne haltbietende Möglichkeit für die Hände. Lediglich einen Meter über seinem Kopf befinden sich einige Vorsprünge. Wieder beschleicht ihn ein ungutes Gefühl; und aufs Neue fällt er in sich selbst zurück, bis er die innere Stimme vernimmt, die ihm eine Idee einflüstert. Er greift die Wand unterhalb der Wasseroberfläche ab und ertastet eine Vertiefung die sich in direkter Linie mit den oberen Vorsprüngen befindet und in die er einen Fuß stellen kann. Somit ist es ihm möglich, sich hochzuziehen und auf der anderen Seite wieder an den Brunnenrand zu gelangen. Als er sich nun weiter durch den Gang bewegt, wird er von seinem Meister empfangen, der ihm gratuliert, daß er den ersten Teil der Prüfung gut überstanden hat.

Sodann wird er angewiesen seine Kleider abzulegen und einen Raum zu betreten, in dem eine Höllenglut feuchtheißen Dampfes seine Haut binnen kurzem krebsrot färbt. Instinktiv will er in einen Teil der Höhle ausweichen, in welcher die Luft ein wenig klarer zu sein scheint, als ihm wieder die Worte seines Meisters in den Sinn kommen, er täte gut daran, immer den schwierigeren Weg zu wählen. Also begibt er sich geradewegs hinein in die dicksten und heißesten Nebelschwaden, und das ist gut so, denn die nächste Prüfung wäre ohne diese wiederum nicht zu bestehen: Er muß bis zum Hals in einen Bottich mit eiskaltem Wasser steigen und während der Zeit, welche es braucht, ein bestimmtes, eindringliches Gebet aufzusagen, darin ausharren. Nur unter dieser Voraussetzung wird, wenn er den Bottich verläßt, kein Wassertropfen auf seiner Haut verbleiben – was eben geprüft werden soll. Nachdem er sich vorher an der heißesten Stelle dieser Schwitzhöhle aufgehalten hatte, besteht er auch diese Herausforderung. Als er die Tonne verläßt, perlt alles Wasser von ihm ab und seine Haut bleibt trocken.

Warum erzähle ich diese Geschichte? Hier stellt sich ein junger, lernbegieriger Mensch freiwillig den Prüfungen, wie sie das Leben für uns alle in dieser oder einer anderen Form immer wieder bereit hält. Der Tunnel, der Brunnen, die Schwitzhöhle stehen symbolisch für die Engpässe, die Gräben, die Fallstricke die Prüfungen, wie wir sie an keiner weltlichen Schule ablegen müssen. Der junge Mann in dieser Geschichte

---

[3] *Das Felsenkloster*, S. 96.

benötigt kein Lycopodium, um sein Ziel zu erreichen. Wer aber auf unserer Seite der Welt und in unserem gesellschaftlichen Rahmen geneigt ist, Konfrontationen auszuweichen und den Weg des geringsten Widerstands zu gehen, dem werden die hohen und höchsten Potenzen des Bärlapp sicher gute Dienste tun.

Wer zu schwach ist, seine Probleme tatkräftig anzugehen, schluckt seine Wut darüber hinunter. Da die Konfrontation im Außen nicht stattfindet, bleiben die ungelösten Konflikte unverdaut im Magen, in den Gedärmen und in der Leber liegen. Diese kann ihrer Hauptfunktion als Entgiftungsstation nur unzureichend genügen, und so ist ein Lycopodium-Kranker satt nach ein paar Bissen. Er hat bereits anderweitig zuviel geschluckt, will aber weder sich selbst, noch anderen gegenüber zugeben, daß da einiges korrekturbedürftig wäre. Um sich abzulenken und zu »zer-streuen«, liebt er »Unter-Haltung« und »Unter-Stützung« in jeder Form, denn wenn er mit sich allein wäre, müßte er sich selbst begegnen. Wird er in die Enge getrieben, so reagiert er anstatt mit besonnener Tatkraft mit verbalen Grobheiten oder schließt faule Kompromisse: »Der Spatz in der Hand ...« Lycopodium nörgelt, klagt und kritisiert gern viel und möchte andere umerziehen, was natürlich nicht gelingen kann.

Deshalb sucht sich solch ein Mensch vorwiegend Berufe, die ihm eine gewisse Dominanz verschaffen: Wir finden den erhobenen Zeigefinger des Bärlapp bei Lehrern jeder Couleur, genauso wie bei bei Universitätsprofessoren oder Richtern und unter »Büro-Hengsten« vom Buchhalter bis hin zum Abteilungsleiter und Direktor. Lycopodium muß lernen, daß sein Partner oder Gegenüber nicht auf der Welt ist, um so zu sein, wie Lycopodium sich das vorstellt.

Die Maskierung mittels Trotzreaktionen oder Schauspielerei läuft häufig sehr gekonnt ab und wird von einfacheren Gemütern nicht gleich durchschaut. Auch werden die hinter dem äußeren Imponiergehabe versteckten Wunden, die Lycopodium sich letztlich selbst zugefügt hat, nicht immer und von jedermann erkannt.

Wer sich also ein Ziel gesetzt hat, aber daran zweifelt, daß er es auch erreichen wird, weil er entgegen seinen eigenen Bedürfnissen handelt, dem kann diese große Arznei aus dem mittlerweile so kleingeschrumpften, kriechenden Pflänzchen oftmals Impulse geben, seine Befürchtungen über Bord zu werfen und seine Ziele nunmehr unbeirrt anzusteuern. Nicht umsonst gilt der Bärlapp als das vielleicht größte der *Polychreste*[4] überhaupt. Fast immer können durch seine Einnahme geistige Scheuklappen abgeworfen werden. Das kann soweit gehen, daß eine »Engstirnigkeit« und der damit verbundene Kopfschmerz sich verlieren, und der Patient befreit zu neuen Ufern aufbricht.

Lycopodium hat schon vielen Schulkindern geholfen, die als geistig etwas »be-schränkt« galten. Nach längerer Einnahme ansteigender LM-Potenzen (LM 6, 12, 18, 30), kannte man sie bisweilen kaum wieder. Vor allem die Rechtschreibung bessert sich fast immer. Oft werden auch bessere Leistungen in Mathematik erzielt. So bringen diese Kinder nicht nur erfreulichere Noten mit nach Hause, sie verlieren auch ihre Feigheit und Duckmäuserei, welche ansonsten frühzeitig die Weichen stellt zur Entwicklung eines Charakters, der nach oben buckelt und mit diktatorischem Auftrumpfen auf noch Schwächere tritt. In solch einem Fall läßt es Lycopodium nicht fehlen an Ungezogenheit und roher Grobheit.

Diese Wirkung kann man sich erklären, wenn folgende Überlegung angestellt wird: Ehemals im erdgeschichtlichen Zeitalter des Tertiär war Lycopodium ein bis zu 30 m hoher Baum. Im Lauf von Millionen von

---

[4] Ein Mittel mit großem therapeutischem Spielraum, – sozusagen ein »Breitband-Homöopathicum«, von griech.: *poly* = »viel, vielfach« und *chrestos* = »brauchbar, nützlich«.

Jahren ist er im wahrsten Sinne des Wortes »heruntergekommen« und kriecht heute als »Schlangenmoos« auf dem Boden von Fichten- und Buchenwäldern herum. Nur hin und wieder erheben sich einzelne Ausläufer bis zu einer Höhe von 10-15 cm. An ihrer Spitze sitzt ein kleiner spitzkegeliger Kolben, der die Sporen birgt, aus welchen unsere Arznei hergestellt wird.

Da Lycopodium sowohl die Erinnerung an seine einstige Größe wie auch die Information seiner jetzigen Kleinheit in sich trägt, wird verständlich, daß es aufgrund des homöopathischen Ähnlichkeitsgesetzes eine hervorragende Entsprechung zu einem schwachen, aber hochmütigen Charakterbild abgibt.

Unter dem Mikroskop kann man die nierenförmige Gestalt der Sporen wahrnehmen, und dieser Signatur entsprechend wirkt der Bärlapp nicht nur korrigierend auf viele geistige Fehlhaltungen, die uns »an die Nieren gehen«, sondern natürlicherweise auch auf diese selbst. So wird der Patient unter der Einnahme von Lycopodium befähigt, zusammen mit seinen Seelengiften auch körperliche Ablagerungen zu lockern und in Form von Nierengries oder Steinen auszuscheiden.

Wen seine FEIGHEIT hemmt, in Bewegung zu gehen, wer also geistig unbeweglich ist, der wird es auch an körperlicher Aktivität fehlen lassen. Im Zusammenhang mit einer inneren Haltung des Bewahrens (GEIZ – **Arsenicum -album***, **Pulsatilla**, **Sepia**) und einseitiger Ernährung (zuviel Eiweiß) kommt es dann zu gichtischen Ablagerungen, welche oft begleitet sind von SCHWELLUNGEN AN DEN KLEINEN GELENKEN (**Kalium jodatum, Sulphur**).

Der Bärlapp ist das klassische »Gichtmittel«. Er kann entscheidende Anstöße geben, um die Dinge wieder »in Fluß zu bringen«. Er hat schon vielen Menschen die Fingergelenke gleitfähiger gemacht, auch ohne daß jedes in den Arzneimittellehren angeführte, für Lycopodium sprechende Symptömchen dabei kleinlich hätte abgedeckt sein müssen.

Die geistige Impotenz des Lycopodium-Bedürftigen erstreckt sich natürlich auch bis in die körperlichen, respektive die sexuellen Bereiche, weswegen solch ein Mann des öfteren auch an Erektionsschwäche oder zu frühem Samenerguß (*Ejaculatio praecox*) leidet. In *Eros und sexuelle Energie durch Homöopathie* habe ich diesbezüglich ein sehr genaues Bild dieser großen Arznei gezeichnet.

Eine Abmagerung bei »schmachtenden, sich vor Liebe verzehrenden Jünglingen« – wie das im KENTschen Repertorium angeführt ist – wird es wohl heute kaum noch geben. GOETHES junger *Werther* wäre hier durch Lycopodium vermutlich auf andere Gedanken gekommen, und seine Leiden wären ihm erspart geblieben. Interessant ist immerhin, daß auch **Aurum*** und **Tuberculinum*** diese Rubrik in der höchsten Wertstufe zieren, gefolgt von **Natrium muriaticum** im 2. Grad, welches, wie wir wissen, ein wichtiges Mittel bei der gefürchteten Magersucht (*Anorexia nervosa*) junger Mädchen sein kann.

Aufschlußreich ist ein Vergleich von Lycopodium und Tuberculinum, was die Kälte der Füße angeht. Beiden Mitteln ist das merkwürdige Symptom zu eigen, daß ein Fuß häufig kalt ist, wohingegen der andere warm und gut durchblutet ist. Wir kennen den Ausdruck von etwas »kalte Füße bekommen.« Ist es nun aber bei Tuberculinum der linke Fuß, welcher sich kalt anfühlt, so ist es bei Lycopodium der rechte.

Wir wissen um den kreuzweisen Seitenbezug von Gehirnhälften und Körperseiten. So gesehen könnte man folgende Überlegung anstellen: Flieht nun Tuberculinum in einen gefühlsmäßigen Überschwang (rechte Gehirnhälfte – linker Fuß), weil er die Realität nicht zu ertragen gewillt ist und sich lieber seinen Illusionen hingibt, so überreizt Lycopodium seinen Intellekt (linke Gehirnhälfte – rechter Fuß). In beiden Fällen wird Energie aus der Peripherie abgezogen und dort eingesetzt, wo sie bevorzugt benötigt wird – in der jeweiligen Hirnhemisphäre.

Ich erinnere mich dabei an den englischen Spielfilm *Mein linker Fuß,* von 1989, in dem die beiden Hauptdarsteller DANIEL DAY-LEWIS und BRENDA FRICKER je einen Oscar für ihre großartige darstellerische Leistung erhielten. Der seit seiner Geburt spastisch Gelähmte und sprachlich Behinderte, Christy Brown, lernt durch eigene Bemühung, soviel Gefühl in seinem linken Fuß zu aktivieren, daß er mit diesem schließlich malen kann. Durch die Hilfe einer Sprachtherapeutin lernt er darüber hinaus, sich zu artikulieren. Schließlich wird seinen Bildern eine eigene Ausstellung gewidmet, und am Ende wird er gar zum gefeierten Schriftsteller. Ein Triumph des Willens über körperliche Gebrechen und darüber hinaus eine gelungene Demonstration für die Tatsache, daß sich Geist und Bewußtsein auch einen behinderten Körper zu einem gefügigen Werkzeug machen können.

Der Lycopodium-Bedürftige hat im Gegensatz hierzu zwar gute Ideen, es mangelt ihm jedoch oftmals an Willen, diese umzusetzen und etwas daraus zu machen. Lycopodium ist der geborene Melancholiker. *Melanie* heißt »Die Schwarze«, *Chole* ist »die Galle«. In wörtlicher Übersetzung ist ein Melancholiker somit ein »schwarzgalliger Mensch«. Das ist in der Tat so, denn Galle und Leber sind weitere wichtige Einsatzgebiete für den Bärlapp.

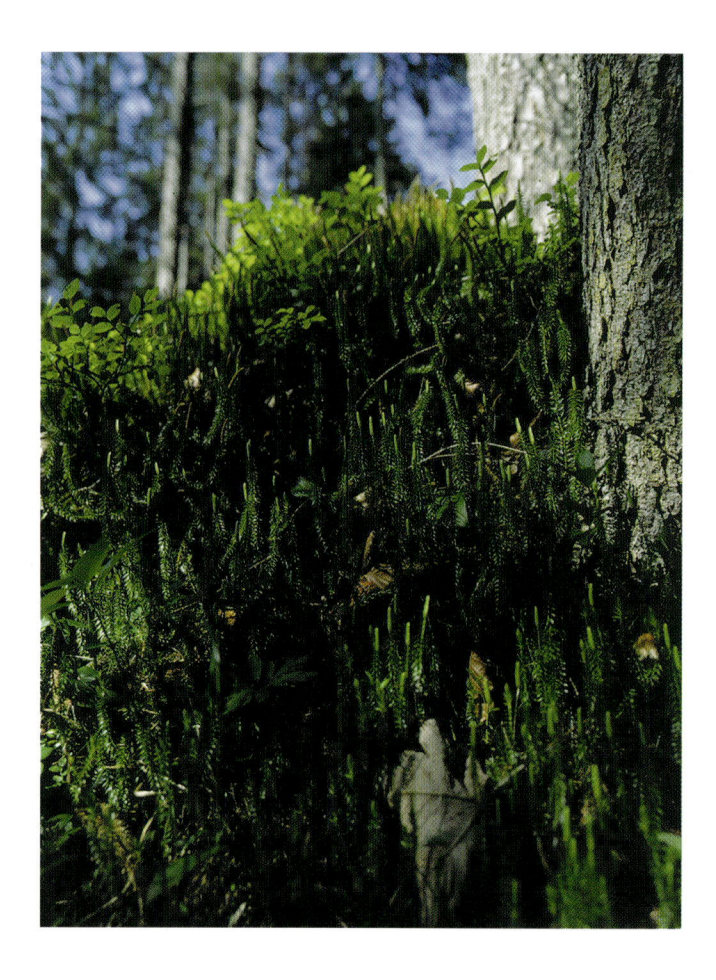

Die Leber gilt als Hauptentgiftungsstation des menschlichen Organismus, und interessanterweise kommt sie mit den Folgen einer ordentlichen Besäufnis – wenn sich so etwas nicht zu einer Dauergewohnheit auswächst – besser zurecht als mit ständig geschlucktem Ärger und schwelendem innerlichem Aufbegehren. Das schafft jenes Terrain von Dyskrasis, auf dem die für Lycopodium so typische Kritiksucht und Nörgelei Fuß fassen kann – oder umgekehrt: Wer sich nicht zur gedanklichen Ordnung ruft und ständig und an allem etwas »aus-zu-setzen« hat, der wird von seiner eigenen Seele ausgesetzt und bekommt schließlich auch noch einen »Aussatz« und häufig irgendwelche Pilzerkrankungen. So sind Lycopodium natürlicherweise auch viele verschiedenartige Hautsymptome zueigen, die an den unterschiedlichsten Körperstellen zum Ausbruch kommen können. Entsprechend den staubtrockenen Sporen des »Hexenmehls«, wie dieses im Volksmund auch heißt, wird solch ein Menschentyp von vergleichbar trockener Konsistenz sein. Der ganze Charakter des Lycopodium-Bedürftigen ist sozusagen staubtrocken: Nicht immer in dieser Deutlichkeit, aber doch relativ häufig ein besserwisserischer, herrschsüchtiger und ständig nörgelnder Familientyrann, ohne ein wirklich zu Herzen gehendes Gefühl. Zumindest dringen echte Gefühle bei Lycopodium kaum je an die Oberfläche. Allein, wenn man ihm dankt, kann es sein, daß er in Tränen ausbricht, weil er so etwas am allerwenigsten erwartet. Durch Dank ist er überfordert. Dank paßt nicht in sein System, denn natürlich spürt er zuinnerst, daß er sich unmöglich aufführt. Durch seine Tränen aber wird er für seine Umwelt als ein menschliches Wesen erfahrbar.

Des weiteren entsteht bei einer Überforderung des Leberstoffwechsels ein Rückstau an das System der Pfortader. Somit kann diese ihrer eigentlichen Aufgabe – die abgebauten roten Blutkörperchen aus der Milz sowie die Nährstoffe aus dem Magen-Darmtrakt, wie Eiweiß, Zucker, Salze und Wasser an die Leber heranzubringen – nicht mehr nachkommen. Der Überdruck nach hinten macht sich in jenen venösen Stauungen bemerkbar, die wir *Hämorrhoiden* nennen: »blutende Adern«. Das System weint, der Mensch schwitzt sozusagen »Blut und Wasser«. Aber er hält in vielen Situationen mit der gleichen Zähigkeit durch, mit der die Pflanze die Jahrmillionen überlebt hat, nur ist sie eben dabei zum kriechenden »Schlangenmoos« geworden, wie Lycopodium auch genannt wird. Es hat sich »tief bücken« müssen und trägt in sich die Botschaft, den seelisch derart Gebückten auf Grund des Gesetzes der heilenden Ähnlichkeit wieder aufzurichten.

Das ist das Geniale an dieser Heilkunst. Können wir uns gut genug einfühlen in das zweite hermetische Prinzip der Entsprechung – hier das Prinzip der Resonanz mit der Botschaft des Heilstoffes –, so macht dieser sich zum Heils-Vermittler. Er führt den seelisch Verunsicherten aus seinem konfliktgeladenen Zwiespalt heraus und zur Einigung mit sich selbst. Er zeigt ihm, er läßt ihn ganz genau fühlen, wo er und wie er fortan anders handeln muß, damit ihm keine Läuse mehr über die Leber laufen werden. Ohne kostspielige Psychotherapie, ohne manipulatorische, palliative Eingriffe, wie z.B. einer Hämorrhoidal-Operation, die letztlich nur am Symptom, nicht aber an dessen Ursache rüttelt. Entspannt sich der Mensch, so entspannt sich die gesamte Situation in Magen, Darm und Leber. Der Blutstau löst sich auf, weil die in Selbstquälerei verfangene Seele sich innerlich erheitert und erweitert, nicht weil man dem Eisberg des Ego den Gipfel abschlägt und sich vormacht, er sei nun nicht mehr da. Auch dem scheinbaren Titanen, zu dem ein Lycopodium-Verdächtiger sich gerne aufschwingt, droht der Untergang, wenn er solcherart unbelehrbar bleibt. Der Untergang der Titanic ist kein Ereignis, das bezogen bleibt auf ein Schiff, das man in gigantischer Hybris für unsinkbar hielt. Wir alle tragen unsere Titanic in uns. Die Eisberge, die es zu beachten gilt, sind unser Hochmut, unsere Unnahbarkeit, Zorn, Habgier, Neid, Geiz und Rachsucht, Bequemlichkeit und Lieblosigkeit, und es genügt noch nicht einmal, sie täglich zu umschiffen, wenn wir nicht den Mut haben, sie irgendwann gänzlich aufzulösen.

Unter all diesen Begriffen finden wir den Bärlapp im Repertorium vertreten, und bei all diesen »Tod-Sünden«, die uns unserem inneren Verfall ein wenig näher und in Richtung Tod bringen, erweist sich Lycopodium als eine »alt-ehr-würdige« Medizin. Eine Arznei, die unserer Ehrerbietung würdig ist, eben weil der Bärlapp so alt ist wie die Menschheit und noch viel älter.

EMPFÄNGNIS

ICH BIN
DER WANDERNDE KOMET
IN DER NÄHE DER ERDE DEINES SCHOSSES.

ICH BIN
IM ZWIEGESPRÄCH
MIT GEHEIMEN GEWÄSSERN DEINER SEELE,

BIN
LEUCHTSPUR
IM FEUER DEINES HERZENS

UND LAUTLOSER VOGEL
IN DEN LÜFTEN DEINER GEDANKEN.

ICH BIN
ANGEZOGEN
VON DEM, WAS MIR ÄHNLICH IST,
VON DER FÜLLE DES LICHTS IN DEINEM WESEN.

ICH BIN
WAS DU NICHT LÄNGER MEIDEN KANNST,
DENN ICH BIN UNVERMEIDBAR,

BIN
BERÜHRUNG MIT DIR,
BERÜHRT-SEIN
DURCH DICH
UND BIN DEINE RÜHRUNG
ÜBER MEIN ERSCHEINEN.

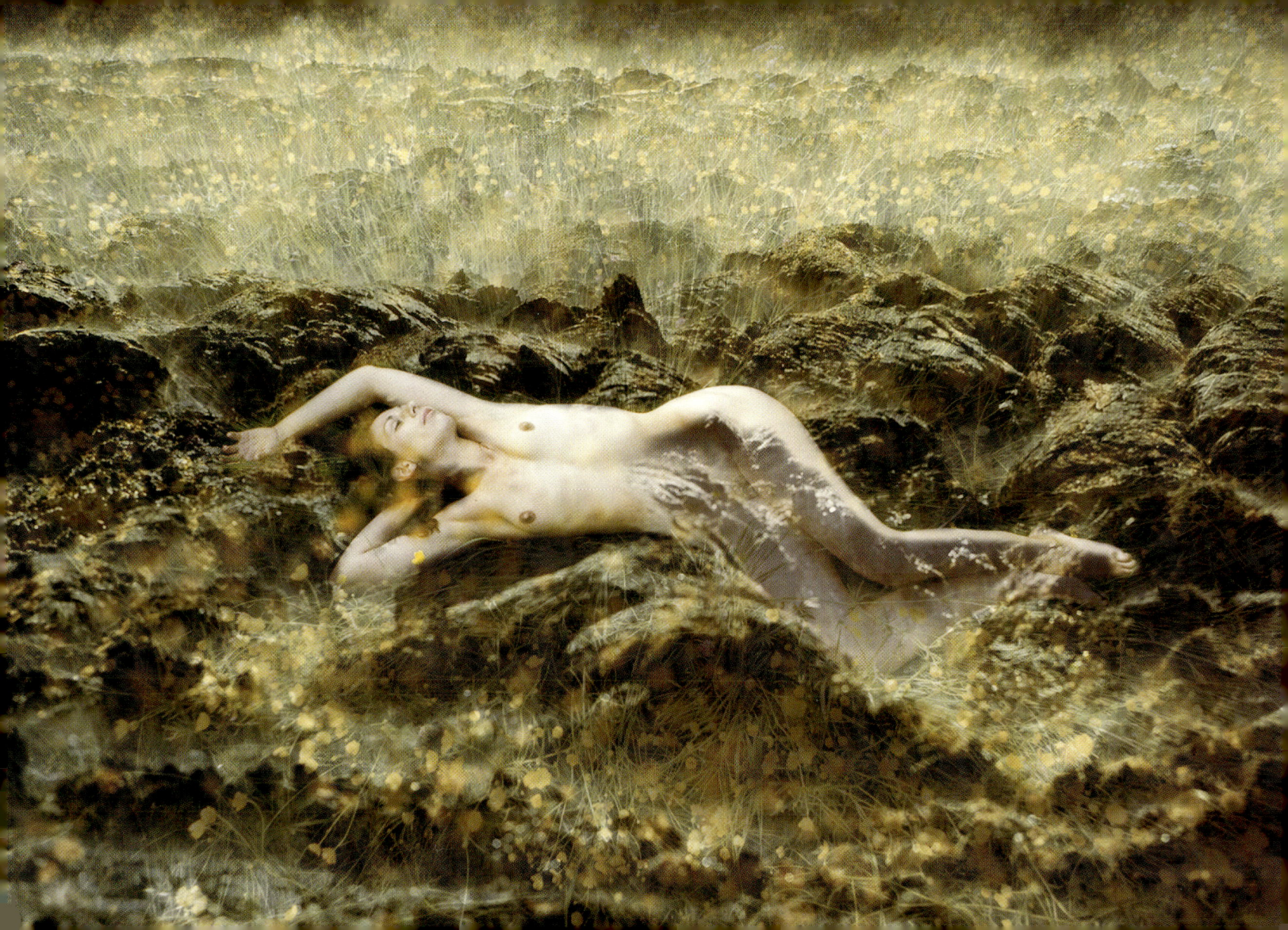

Arnica Montana – Der Bergwohlverleih
ein Korbblütler der europäischen Hochgebirge

Empfängnis setzt die Bereitschaft voraus, etwas zu empfangen, sei es auf körperlicher, seelischer oder geistiger Ebene. Wer sich – auf welcher dieser drei Ebenen auch immer – dagegen sträubt, von einer Erscheinung außerhalb seiner selbst berührt zu werden, kann keine Erweiterung, keine Be-fruchtung erfahren. Was hindert einen Menschen daran, sich berühren zu lassen?

Hochmut, Eigensinn, schlechte Erfahrungen und Abgrenzung aus Angst vor Verletzung.

Nun ist die Aversion gegenüber Berührung vielen homöopathischen Arzneien zu eigen. Der Bergwohlverleih ist nur eine davon. Aber die Furcht vor menschlicher Nähe ist doch sehr ausgeprägt, denn der Verletzte schickt sogar den Arzt nach Hause, der ihm helfen möchte.

In meinem näheren Umfeld wohnte eine ziemlich resolute alte Dame, welche die ganze Familie mit ihren Symptomen tyrannisierte. Als sie einmal nach einer körperlichen Überanstrengung stöhnend vor Schmerzen wegen eines Beengungsgefühls in der Brust und von innerer Unruhe hin- und hergeworfen im Bett lag – das ihr im übrigen viel zu hart vorkam –, und die Schwiegertochter schon um ihr Leben bangte, rief diese den Arzt an.
Der wollte zuerst gar nicht kommen, weil er bereits um die Marotten der alten Dame wußte. Die erst vor kurzem in das Haus eingeheiratete junge Frau muß ihn aber ziemlich massiv unter Druck gesetzt haben von wegen unterlassener Hilfeleistung und dergleichen mehr, sodaß er sich schließlich doch herbeiließ, sein Köfferchen zu packen und die zwei Kilometer Wegstrecke auf sich zu nehmen. Als er dann das Krankenzimmer betrat, bot sich ihm die von anderen Besuchen her vertraute Situation. Er wurde von der alten Dame in barschem Tonfall angegangen, was er sich einbilde, bei ihr zu erscheinen und er solle nur gleich wieder abbrausen, sie brauche keinerlei ärztliche Hilfe. Der Tochter des Hauses blieb nichts anderes übrig, als den Arzt wegen ihrer Aufdringlichkeit gebührend um Entschuldigung zu bitten.

Das ist eine typische Arnica-Situation. Durch einen glücklichen Umstand war es der betagten Dame in der Folge beschieden, das potenzierte Pharmakon in einer LM-Potenz einnehmen zu können, was nicht nur ihre Schmerzen erleichterte, sondern auch ihr Gemüt zu besänftigen half und vielleicht manch alte seelische Verletzung endgültig zur Versöhnung brachte. So hatte sie ihr Gatte vor vielen Jahren wegen einer jüngeren Frau verlassen, und das war von ihr wohl nie ganz verkraftet worden. In der Folge hielt sie das Zentrum ihrer Weiblichkeit verschlossen. Ihr gekränkter und verschmähter Schoß reagierte mit einem Carcinom. Als sie nach mehreren Operationen und Radiumbestrahlungen im Krankenhaus lag und schon am Leben verzweifelte, hatte sie einen Traum:

Sie stand am Ufer des Todesflusses Acheron. Der schwarz verhüllte Fährmann steuerte mit einer Stange seinen Nachen auf sie zu, um sie zum anderen Ufer des Hades zu bringen. Da kam von diesseits ein Mann auf sie zu, der sie davon abhielt, den Kahn zu besteigen. Während er ihr von Ferne fröhlich lachend zuwinkte, fand sie die Kraft, den Sendboten des nahenden Todes zurückzuweisen, sodaß dieser seinen Kahn wenden mußte.

Der wesentlich jüngere Mann, der tatsächlich wenige Tage nach ihrem Traum in ihr Leben trat, half ihr, die Krankheit zu überwinden. Er hatte wohl die Aufgabe, ihr zu ermöglichen, ihren Lebensplan zu vollenden, denn sie lebte danach noch über dreißig Jahre. Als sie – Jahre nach der Begegnung mit ihm – psychisch wieder weitgehend auf eigenen Füßen stehen konnte, verabschiedete er sich in aller Form und Ehrlichkeit und mit großem Respekt, um seinen eigenen Plan erfüllen zu können.

Dieser Mann hatte im Leben der Frau gleichsam als eine menschliche Arnica fungiert, denn er war als ein sonniger Bergmensch und begnadeter Musikant auf dieser Erde angetreten, der offensichtlich dazu auserkoren war, die Seele dieser Frau wieder mit Licht und Heiterkeit zu füllen. Auch ihre Abneigung gegen geschlechtliche Vereinigung, wie sie für Arnica typisch ist, verlor sich durch die Begegnung.

Auch eine andere Alpenblume, welche in großen Höhen wächst, trägt diese Abneigung in ihrem Bild: **Rhododendron** – *die Alpenrose.*
(Weitere Hauptarzneien mit ABNEIGUNG GEGEN COITUS: **Graphit*** – das *Reißblei,* **Lycopodium*** – *der Bärlapp* und **Psorinum** – die *Krätzenosode*).

Der Arnica-Bedürftige gleicht einem verletzten Tier, das sich in die Einsamkeit zurückzieht, um für sich allein zu sein. Ähnlich diesem beißt er um sich, wenn man sich ihm nähern will und faucht höchstens: »Rühr mich nicht an, mir fehlt nichts!« Jede Unterstützung scheint ihm ein gewaltsamer Übergriff in die Eigenständigkeit seiner Persönlichkeit zu sein.

Was das angeht, finden sich gewisse Parallelen zu der BACH-Blüte **Oak** (der Blüte der Eiche). Sie entspricht dem »niedergeschlagenen und erschöpften Kämpfer, der trotzdem tapfer weitermacht und nie aufgibt«, wie MECHTHILD SCHEFFER das bezeichnet.[5] Beiden Charakteren eignet oftmals ein übertriebenes Pflichtbewußtsein.

Eine Arnica-Persönlichkeit versucht, ihre Probleme überwiegend rational zu lösen, und überhitzt dabei bisweilen ihr intellektuelles Dachstübchen. Ein heißer Kopf bei kalten Extremitäten ist typisch für diese Arznei. Das Empfangen von »Ein-Gebungen« wird so unterbunden. Arnica kann den Ausgleich herstellen.

Auch eine vorübergehende Blindheit nach Verletzung der Augen kann darauf hinweisen, daß hier das Licht der Erkenntnis vor altem Leid ausgesperrt wird und eine Aufhellung des inneren Gesichtsfeldes mit der Notwendigkeit zur Verabschiedung der kränkenden Seeleninhalte ansteht.

Der Anthroposoph RUDOLF HAUSCHKA[6] weist übrigens darauf hin, daß wir bei Pflanzen gegenüber dem Menschen eigentlich eine Umkehr von Kopf und Fußteil vorfinden. Die Pflanze bezieht ihre Nahrung von der Erde her und steht mit ihren Füßen gleichsam im All. Er schreibt:

> »Was tut der Same, wenn er in eine fruchtbare Ackererde gerät? Er schlägt Wurzeln und bringt eine neue Pflanze hervor. So greifen wir mit unserem Sinnes-Nerven-System wie mit Wurzeln hinaus in das Weltall, um von dorther die ›geistige Speise‹ – die Schöpferkräfte der Weltgedanken – aufzunehmen durch die Wahrnehmung und durch sie das Aufsprießen einer neuen ›Pflanze in uns‹ zu ermöglichen. Diese Pflanze ist eine ›umgekehrte Pflanze‹; sie wächst von oben nach unten aus der Kraft in den Stoff, sie verdichtet ihren Kraftstrom aus übersinnlichen, übermateriellen Zuständen buchstäblich zu Fleisch und Blut.«[7]

---

[5] MECHTHILD SCHEFFER: *Bach-Blütentherapie - Theorie und Praxis,* Hugendubel, München.
[6] Der Begründer der Arzneimittelfirma WALA, Eckwälden, Bad Boll.
[7] RUDOLF HAUSCHKA: *Ernährungslehre,* Vittorio Klostermann, Frankfurt a.M. S. 47.

Arnica wächst auf kieselsäurehaltigen Hochmooren und Almwiesen der Alpen. Es scheint fast, als sauge sie mit ihren weitverzweigten, senkrecht und waagrecht verlaufenden Wurzelfasern die Information der »Ur-Verletzung« aus den Zerfallsprodukten des unter ihr lagernden Schutts der Berge und bringe sie bis in ihre zerfransten, wie zerfetzt wirkenden Blütenblätter hinein zum Ausdruck. Zum anderen empfängt die Pflanze starke solare Energien in ihren Blüten, welche außergewöhnliche Lichtkräfte in einen kranken Organismus einschleusen können. Das entspricht einer Empfängnis hoher Energien aus dem allbelebenden Weltenfeuer. Die potenzierte Arnica vermittelt diese Lichtkräfte an Muskeln, Gefäße und Nerven in einem für den Menschen verträglichen Maß.

Als GOETHE im Jahre 1823 dem Tod nahe war, bewirkte ein Aufguß der gelbroten Feuerwirbel der Arnica die glückliche Wende zum Guten hin. Der Geheimrat hielt daraufhin nicht mit Lobeshymnen auf diese außergewöhnliche Pflanze zurück.[8]
»Wolfstöterin« nannte sie der Volksmund, in Anbetracht der ihr innewohnenden Lichtkräfte, welche fähig sind, das Dunkel von Schmerz, Verletzung und seelischer Zerrüttung zu besiegen.

Träume vom Lebendig-Begraben-Sein entsprechen den Informationen, die der Schutt der Berge an die Pflanze weitergibt. Bei einer Prüfung des Mittels in einer niedrigen Potenz am eigenen Leibe war ich konfrontiert mit solch einem Traum: Die Berge zerbarsten und begruben mich unter Steinlawinen.

Will man den Genius einer fremden Seinswelt in sich aufnehmen, darf man vor nichts mehr Angst haben. Die Prüfung eines homöopathischen Mittels, welche unsere Vorgänger auf sich nahmen, die sich dazu entschieden hatten, den Weg zur Erforschung der kosmischen Heilgesetze zu beschreiten, war jedesmal eine heroische Tat, welche dem Prüfer jedoch auch einen persönlichen Gewinn brachte. Sein faustischer Wissensdrang ermöglichte ihm durch direkte Einverleibung und Empfängnis eines Teils der Schöpfung, immer deutlicher zu erkennen, »was die Welt im Innersten zusammenhält«.

Somit ist das »Fallkraut«, wie die Arnica im Volksmund auch heißt, zum Hauptmittel der Homöopathie bei Traumata aller Art geworden. In der Hauptsache denkt man an das potenzierte Pharmakon natürlich bei körperlichen Verwundungen und hierbei vorzugsweise wieder an stumpfe Verletzungen mit Blutergüssen, wie sie bei Quetschungen, Prellungen und Zerrungen vorkommen. So können jahrelang anhaltende Kopfschmerzen nach einer nie ganz überwundenen Gehirnerschütterung sich endlich nach der Einnahme der potenzierten Arznei auflösen. Man hüte sich aber davor, Arnica in Form einer Tinktur innerlich einzunehmen. Die nichttransformierte Energie der Pflanze ist zu gewaltig und schwere Vergiftungen mit Lähmungserscheinungen und Bluthusten wären die Folge. EMIL SCHLEGEL berichtet von einem Selbstversuch, bei dem er einige Tropfen der Tinktur in einem Glas Wasser zu sich nahm, was bereits nach fünf Minuten zu einer Rasselatmung mit Blutauswurf führte, wie beim Beginn einer Lungenerkrankung.[9]

RUDOLF STEINER sprach im Zusammenhang mit Arnica besonders über Nervenleiden und Rückenmarkserkrankungen. Damit Nerven ihre Aufgabe erfüllen können, nämlich optimale Leitungsbahnen für elektrische Impulse zu sein, ist ihre Eigenvitalität stark herabgemildert, d.h. im Nerv besteht eine Tendenz zu Zerbröckelung und Zerfall. Hier nun überprägt das ähnliche Prinzip diese Schwäche mit wohltuender

---

[8] Ausführlich beschrieben in WILHELM PELIKAN: *Heilpflanzenkunde I*, S. 247 ff.
[9] EMIL SCHLEGEL: *Religion der Arznei*, Verlag Johannes Sonntag, Regensburg, 1989.

Herausforderung an den Ätherleib und wirkt dadurch solchen Zerrüttungen entgegen: »Das Heilmittel soll gleichsam ein ›Phantom‹ ins Nervensystem hineinbauen, das Zerfallstendenzen aufhält«, sagt WILHELM PELIKAN.[10]

Arnica steht nicht in der Rubrik STERILITÄT des KENTschen Repertoriums der Homöopathischen Materia Medica.[11] Hier stehen andere Arzneien, auf deren Wesenszüge ich bis in die Einzelheiten hinein in *Eros und sexuelle Energie durch Homöopathie,* eingegangen bin.

Trotzdem stehe ich nicht an, das Prinzip der Verhinderung einer Empfängnis, wie anfangs betont, aus einer höheren und übergreifenderen Sicht zu betrachten, die sich keineswegs nur auf die körperliche Empfängnisbereitschaft beschränkt. Ich glaube, daß fast im Leben eines jeden Menschen zu irgendeinem Zeitpunkt die Botschaft dieser Blume, die sich näher dem Licht befindet als viele andere Pflanzen, wichtig sein wird. (Wobei wir im Auge behalten wollen, daß das homöopathische Pharmakon aus dem Wurzelstock bereitet wird). Die mannigfachen Wunden, Scharten und Narben, die uns das Leben zufügt, werden wohl immer und immer wieder Berührungen mit unserem Gegenüber verhindern, aus Angst vor menschlicher Nähe. Und eben in diesen Bereichen kann der Bergwohlverleih seine heilende Kraft entfalten.

Arnica ist nicht nur heilsam für den überforderten und verletzten Körper, der die Erinnerungen an solche Geschehnisse aus dem Gedächtnis seiner Zellen abruft, sondern vor allem auch für viele Bereiche der überanstrengten und verwundeten Seele nach Schock, Kummer, Enttäuschung und geistiger Überanstrengung.

Es ist eine Blume, die uns Gott zur Versöhnung reicht, wann immer wir es vorgezogen hatten, lieber durch Leid lernen zu wollen als durch Freude.

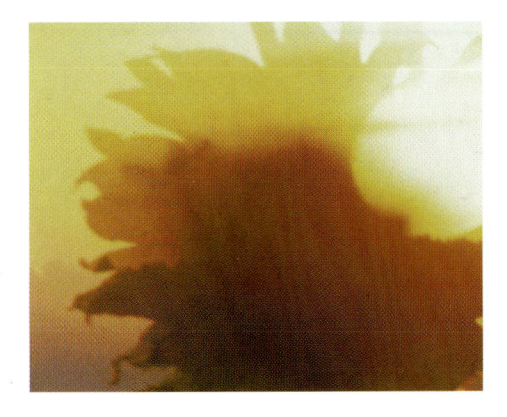

---

[10] WILHELM PELIKAN: *Heilpflanzenkunde I,* S. 251 (siehe Bibliographie).
[11] James Tyler Kent, (1849-1916), amerikanischer Arzt, dessen todkranke Frau von einem Homöopathen geheilt wurde, woraufhin aus einem Saulus ein Paulus wurde und er sich entschloß, die Homöopathie zu erlernen. Er wurde zu einem der berühmtesten Vertreter dieser Heilkunst. Sein Hauptwerk, das »Kentsche Repertorium« enthält nach Kopf-Fuß-Schema geordnet, die geprüften Symptome der bis dahin bekannten homöopathischen Arzneien. Der noch unerfahrene Neuling informiere sich eingehender anhand meines Basiswerks *Homöopathie – das kosmische Heilgesetz.*

Sich Ent-BindeN

Ich bin
durch euch erschienen,
aber noch kennt ihr nicht
den Grund meines Erscheinens
und welches mein Auftrag ist in der Welt.

Ich musste dulden, ihn anzunehmen,
seid also auch geduldig mit mir.
Ich habe Euch gewählt,
weil Ihr die Besten seid,
die ich finden konnte.

Was immer ich mache,
ist mein Ver-mächtnis,
um dieser Erde zu dienen.
Was immer ICH BIN;
ist euer Vermögen.

Doch habe ich mich
ent-bunden
und binde euch nicht
an mir zu haften.

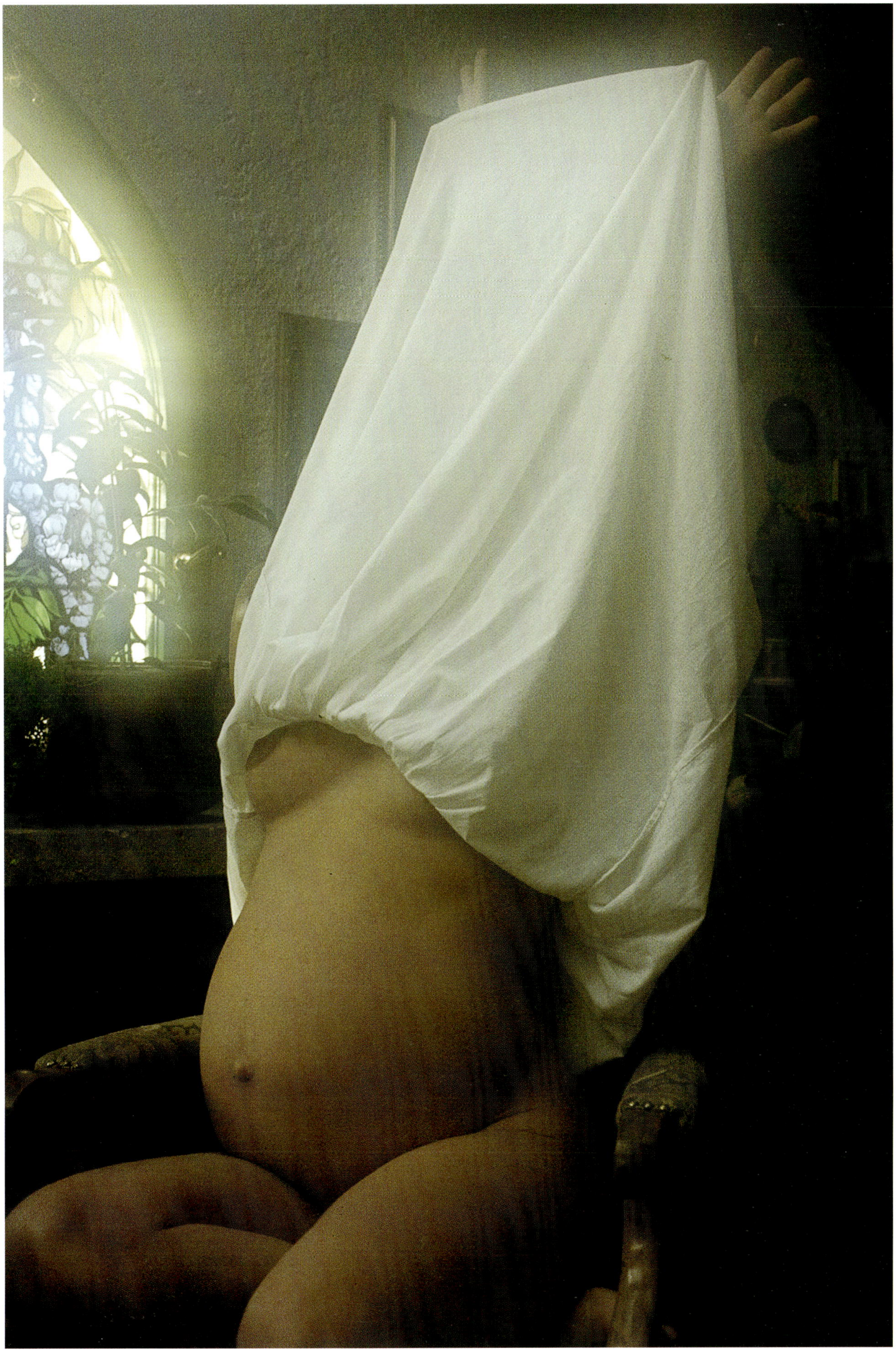

CAULOPHYLLUM – Blauer Cohosch

Ein Sauerdorngewächs Nordamerikas

»Nicht nur fort sollst du dich pflanzen, sondern hinauf!
Dazu helfe dir der Garten der Ehe!«

FRIEDRICH NIETZSCHE
(Also sprach Zarathustra)

Geburt – die Silbe »ur« steckt in diesem Wort, das Ausdruck ist für Ur-Sprung und Neubeginn eines Lebewesens auf dieser Erde. Die im Kommen begriffene Seele hat sich einen neuen Körper geschaffen, in Resonanz zu den erwählten Eltern.

Das Gebären von Seiten der Mutter sowohl wie das Geboren-Werden von Seiten des Kindes ist ein schöpferischer Prozeß, der von beiden Beteiligten Hingabe verlangt. Sich Hingeben heißt, die Kontrolle abgeben an eine höhere, weisere Instanz in uns, die uns unendlich sanft in ihren Händen hält – die grenzenlose ICH-BIN-Gegenwart.
  Sträubt sich das Kind gegen das bevorstehende Tunnelerlebnis Geburt, wird sich das auf die Mutter übertragen und umgekehrt. In beiden Fällen werden Angst, Verkrampfung und Verhaltung die Folge sein.

Wenn also die Mutter sich in ihrem ureigensten kreativen Ausdruck zurückhält und ihr Potential nicht ganz in den Augenblick einbringt, wird ein verkrampfter und starrer Muttermund die Folge sein. Die Gebärende zittert, es wird ihr übel, die Schmerzen scheinen unerträglich und der Geburtsfortgang stagniert. Hier kann die Frauenwurzel, wie dieses Sauerdorngewächs auch heißt, Wunder wirken, das Vertrauen an die innere Führung herstellen, den Muttermund lösen und den Vorgang der Ent-Bindung sanft beschleunigen.
  Mit um sich greifender Zivilisation ist dieses Urvertrauen mehr und mehr verlorengegangen. In früheren Zeiten und bei »Primitiven«[12] legte sich die Frau, um Kontakt mit Mutter Erde aufzunehmen, – oftmals sogar während der Feldarbeit – in eine Ackerfurche und brachte dort ihr Kind zur Welt.

Der zu rigide Muttermund bei der Entbindung ist jedoch nur die eine Möglichkeit, in welcher Caulophyllum unentbehrlich sein kann.
  Wie jedes natürliche Pharmakon, hat auch die Frauenwurzel ihre zwei Gesichter. Ihren anderen Pol können wir erleben bei Frauen, die sich resigniert in ein scheinbar unerbittliches Schicksal ergeben und daraus eine Neigung zur Fehlgeburt wegen erschlafftem Uterus entwickelt haben. (Hierbei kann ebenfalls gedacht werden an: **Carbo vegetabilis** – *Pflanzenkohle,* China – *Chinarindenbaum,* Cimicifuga – *Kanadische Silberkerze,* Ferrum metallicum – *Eisen,* Helonias – *nordamerikanische »Einkornwurzel«,* Pulsatilla* – *Küchenschelle,* Sabina – *südeuropäischer Sadebaum,* Secale-cornutum – *Mutterkorn,* Senecio aureus – *afrikanisches Kreuzkraut,* Ustilago maydis – Beulenmaisbrand).[13]

---

[12] Ursprünglich, uranfänglich, von lat.: *primitivus* = »das erste in seiner Art«.
[13] Die Mittel für Mutter und Kind bei annähernd sämtlichen möglichen Komplikationen vor und nach der Entbindung werden ausführlich abgehandelt in *Eros und sexuelle Energie durch Homöopathie.*

Vaginale Aphthen künden von einem genitalen Konflikt, der häufig darin besteht, daß sich die Frau sexuell durch den Mann ihrer Wahl ausgebeutet fühlt. Anfälle von Zittern während des Klimakteriums können dem aufmerksamen Beobachter anzeigen, daß sich diese Frauen ob der Einsicht, womöglich ihren vorgefaßten Lebensplan verfehlt zu haben, schuldig fühlen, aber nicht die Kraft finden, ihre unterdrückten Emotionen herauszulassen.

Der häufige Abgang von Blähungen erleichtert die Allgemeinsymptomatik, weist aber unmißverständlich darauf hin, daß viele Probleme nicht verdaut worden sind. Oft handelt es sich um Frauen, die sich generell in ihrer Handlungsfähigkeit beschränkt fühlen und das in einem Anschwellen der Fingergelenke mit schmerzhafter Einschränkung der Beweglichkeit somatisiert haben (Lycopodium, Kalium jodatum, Sulphur).

Beim Laufen knacken die Gelenke, häufige Mundschleimhautentzündungen *(Stomatitiden)* sprechen ihre eigene Sprache und künden davon, daß Worte, die ausgesprochen gehören, im Mund steckengeblieben sind. Immer zu Beginn der monatlichen Blutung überkommt sie ein bitterer Geschmack im Mund, der ihr eigentlich deutlich machen müßte, daß eine Aussprache über ihre Unzufriedenheit mit ihrem Partner bitter nötig wäre. Hin- und herziehende rheumatische Schmerzen, die sie aus dem Schlaf wecken, deuten ebenfalls darauf hin, daß ein Problem von einer Seite zur anderen geschoben wird, ohne es wirklich lösen zu wollen.

Krampfartige Neuralgien signalisieren, daß solch eine Frau es mitunter auch lieber in Kauf nimmt, in selbsterschaffenem – dafür aber bekanntem Ungemach steckenzubleiben, als forsch nach vorne und durch neue Erfahrungen zu gehen, nicht zuletzt auch, um vielleicht die Bequemlichkeit einer symbiotischen aber unfruchtbaren Beziehung gegenseitiger Abhängigkeit nicht aufgeben zu müssen.

All diese Symptome können als wichtige Leuchtfeuer genutzt werden, die Licht auf unerkannte Schwächen im Schattenbereich der Seele werfen.
 Caulophyllum ist eines der sogenannten kleinen Mittel der homöopathischen Materia Medica. Für die vorbeschriebenen spezifischen Beschwerden ist es aber von unersetzlicher Qualität und wird dadurch hier zu einer wirklich großen Arznei.
 Die Einnahme des potenzierten *blauen Cohosch* kann zur Initialzündung für einen möglichen Quantensprung des Bewußtseins werden. Die Angst vor Gewalteinwirkungen von Seiten des Gegenübers schwindet, die Selbstsicherheit wächst. Das selbsterzeugte Leid wird erkannt und womöglich abgestreift. Danach erwachen dann die eigenen kreativen Ausdrucksmöglichkeiten und können nunmehr auch ausgelebt werden.

ANTONIE PEPPLER, die ihre jahrelangen Erfahrungen mit der Homöopathie in einem gut durchdachten und knapp formulierten Buch über *Die psychologische Bedeutung homöopathischer Arzneimittel*[14] niedergeschrieben hat, äußert sich über die Wirkung der Einnahme der potenzierten Cohosch folgendermaßen:

»Nach Caulophyllum thalictroides wird deutlich, daß sich die Persönlichkeit nicht konfrontieren möchte (puls) und sich stattdessen lieber in eine selbstgestaltete Harmoniewelt (sep) flüchtet. Sie muß lernen, ihren eigenen Weg zu gehen (sabin). Spiritualität sollte stärker sein als die Erinnerung an alte, schlechte Erfahrungen (cimic).«

Die wichtigsten Ergänzungsmittel können unter Umständen sein: **Cimicifuga, Pulsatilla, Sabina** und **Sepia.** Man studiere ihre spezielle Symptomatik in den Arzneimittellehren.

---

[14] CKH-Verlag/Antonie Peppler, 63881 Miltenberg, 1998, ISBN 3-933219-00-0.

HERZINNENRAUM

ICH BIN
NICHT DEIN HERZ,
ABER ICH BIN
IN DEINEM HERZEN.

ICH BIN DAS ÄUSSERE
UND ICH BIN DAS INNERE,
ABER DU FINDEST MICH NICHT
IN DER ÄUSSEREN WELT,
BEVOR DU MICH IN DIR SELBST
ENTDECKT HAST.

DU KANNST MICH NIEMALS VER-ÄUSSERN,
ABER DU KANNST MICH VER-INNERLICHEN.

ICH BIN GEHEIMNIS
TIEF IN DEINEM INNEREN,
GE-HEIM, DENN DEIN HERZ IST MEIN HEIM,
DAS TOR ZUM VIERUNDZWANZIGSTEN,
AUF DEM KALENDER DEINER EIGENEN
WEIH-NACHT.

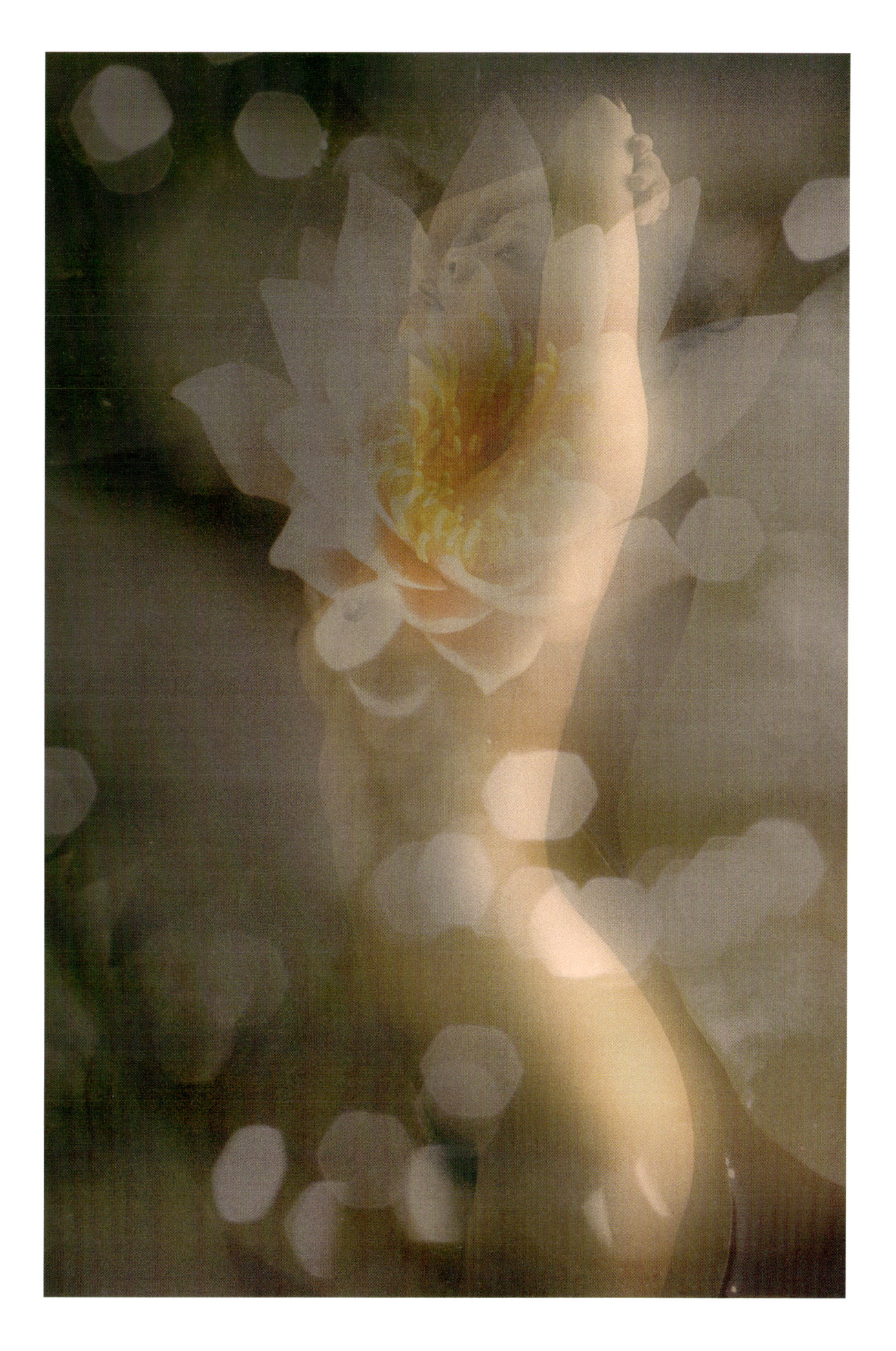

Cactus grandiflorus – Die Königin der Nacht

ein Kakteengewächs Mittelamerikas

Eine Blüte, geboren nur ein einziges Mal in einer einzigen Nacht, alle sieben Jahre – herausgetrieben nach einem geheimen Gesetz aus einem unscheinbaren, stangenartigen Kaktus. Diese Pflanze läßt sich Zeit. Sie gibt sich hin an das Mysterium des Wachsens, bis das ihr eingegebene Gesetz ihr bestimmt, wann sie ihr Innerstes in einem überirdisch anmutenden Blütenzauber zu offenbaren habe.

Diese Verschlossenheit kann als ein Gleichnis betrachtet werden für die Verschlossenheit des einen oder anderen Menschen, der – aus gutem Grund natürlich – einen Schutzpanzer um seine innerseelische Wunde gelegt hat.

Wenn – nach innerer Einkehr – die Zeit gekommen ist, der äußeren Welt wiederum zu begegnen, diesesmal aus einem reiferen Bewußtsein heraus und mit der Bereitschaft zu verzeihen, dann wird sich ihm ein Tor öffnen, damit jene Kräfte, die zur Aufrechterhaltung seiner Blockaden bislang gebraucht wurden, wiederum frei werden können, ohne daß er danach erneut zu Schaden kommt.

Von Zeit zu Zeit und in bestimmten Wachstumsabschnitten erfährt diese Stangen-Kaktee Einschnürungen. Übertragen wir diese Signatur auf den Menschen, so finden wir Entsprechungen hierzu in den Blockaden einzelner Chakren, sodaß dort kein freier Energiefluß stattfinden kann. Das äußert sich in den charakteristischen Krampfzuständen entlang dem Akupunkturmeridian des sogenannten Konzeptionsgefäßes, das sich vom Damm über Schambein und Nabel senkrecht nach oben zieht. Besonders auffallend ist die krampfartige Kompression im Wurzel- und Herzchakra.

Vor vielen Jahren konnte ich eine Patientin mit Hilfe der *Königin der Nacht* von einem Vaginismus befreien, unter dem sie litt, solange sie denken konnte und ohne zu wissen warum. Das potenzierte Pharmakon öffnete ihr den Schoß und förderte gleichzeitig das verursachende Trauma zutage: Ihr älterer Stiefbruder hatte sich wiederholt an ihr vergangen, als sie noch ein kleines Mädchen war. Nach einem Kirchenbesuch, bei dem ihr anläßlich des heiligen Abendmahls die Hostie gereicht wurde, hatte sie sich vorgestellt, daß nunmehr der Liebe Gott in ihrem Bauch wohne und ihren Schoß gegenüber äußeren An- und Eingriffen verschlossen hielt. Diese Selbstsuggestion wirkte in der Folge so gut, daß es ihr sogar unmöglich war, während der monatlichen Regel einen Tampon einzuführen. Nachdem die potenzierte Blüte ihr gleichermaßen das Herz geöffnet hatte und sie auf diese Weise fähig war, dem Bruder zu vergeben, war sie erlöst und fand kurze Zeit danach zu einem jungen Mann, dem sie sich erstmals unbeschwert hingeben konnte.

Wenn also diese Pflanze erstmals zum Erblühen findet, so strahlt aus ihr die ganze Fülle der durch den Kosmos ausgesäten Liebe. Ein überirdischer Duft geht von der Blüte aus, die sich – dem Monde zugetan – am ehesten in einer Vollmondnacht erschließt.

Eine sehr schöne Beschreibung dieses Vorgangs finden wir in HANS STERNEDERS bekanntem Einweihungsroman *Der Wunderapostel*. Es heißt da:

»Alle verlassen ihre Plätze und stellen sich dicht vor die mannshohe, schlanke Säule, gespannt auf die Knospe blickend, die sich ungefähr in halber Höhe befindet. Da geht auch schon ein leises Zerren durch die vielen goldgelben Lanzettblättchen, ein Zucken läuft mehrmals durch sie, und behutsam öffnen sich die Kapselbänder wie zahlreiche zum Himmel erhobene Finger. In schneeiger

Keuschheit liegt die Krone im Ring der goldenen Hüllblätter. Nach geraumer Zeit öffnet sich mit einem leisen Ruck der Kelch. Langsam, ganz, ganz langsam lösen sich die weißen Blätter, spreiten sie sich, offenbart sich ein himmlischer Stern! Doch so herrlich das Erleben bisher war, das Göttlichste erschließt sich erst jetzt ihren Blicken. Ein goldgelber Kranz von langen, fadendünnen, leise erzitternden Staubgefäßen richtet sich auf zu einem himmlischen Kronenreif, in inbrünstiger Liebe die sternförmige Narbe umgebend, die nun in silbriger Mondnacht dem heiligsten Mysterium des Lebens entgegenharrt. Dazu entströmt dem Kelch ein unirdischer Duft, daß alle wie beklommen sind. Atem des Göttlichen umweht sie ... Groß und heilig ist das Mysterium des Blühens! ... Es muß ein Gesetz sein, ein weises, uns Menschen unerforschliches Gesetz, das jeder Blume aus ihrem verborgenen Lebensrhythmus heraus die Stunde vorschreibt, in der sie ihr Heiligstes auf dem Altar des Lebens festlich darbringen soll. Und die Königin der Nacht! Warum opfert sie dem Gotte des Himmels nicht? Warum erschließt sie ihr heiliges Tabernakel erst, wenn die erste Stunde nach Mitternacht voll geworden ist? Geschieht es aus Demut? Oder ist ihr Lebenshauch so zart, daß er die Gewalt der Sonne nicht erträgt? ... Eines nur ist sicher: Die Blüten erschließen sich nicht achtlos dem Sonnenstrahl!«[15]

Unter dem Einfluß der potenzierten Arznei wird der verschlossene Mensch fähig, wieder Zugang zu seinem Herzinnenraum zu erhalten. Somit kann Lebensenergie die unsichtbare eiserne Faust öffnen, mit welcher der Leidende sein eigenes Herz umschlossen hält. Danach ist der Weg frei zur Entfaltung neuer Kreativität, die vor der Einnahme des Mittels wie in einem Käfig eingesperrt lag. Zwar überkommen solch einen Menschen immer wieder Anflüge, sich zu außergewöhnlichen Taten aufzuraffen, jedoch mangelt es ihm gleichermaßen daran, diese auch durchzuführen. Da er nicht mit seinem innersten Kern in Rücksprache treten kann, leidet er unter ständiger Unentschlossenheit und ändert laufend seine Entscheidungen.

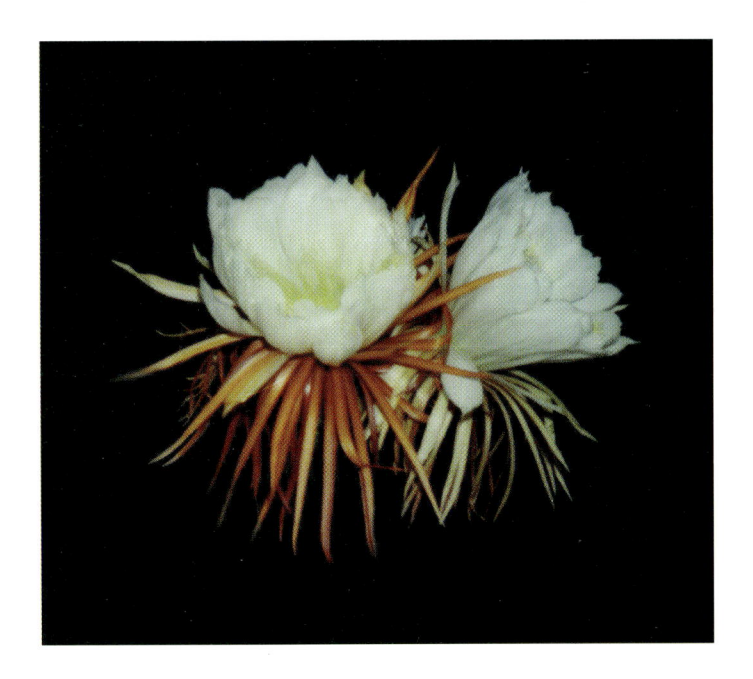

Ähnlich **Arnica***, **Arsenicum** und **Bufo** glüht auch ihm – oder ihr – der Kopf, während die Glieder gleichzeitig von einem Schüttelfrost befallen sind. Der aufmerksame Beobachter liest daraus die angestauten, nicht ausgelebten emotionalen Entladungen ab, die sich auf diese Weise maskiert äußern. Leitet man den Patienten dazu an, dieses Zittern zu hinterfragen oder lernt er allmählich selbst, mit solch unbewußten Teilen Kontakt aufzunehmen, so kommt sehr schnell heraus, daß sich dahinter die Enttäuschung verbirgt, die eigene Unfähigkeit im wahrsten Sinn des Wortes »aus-zu-drücken«.

[15] HANS STERNEDER: *Der Wunderapostel,* esotera-Taschenbuch, Verlag Herrmann Bauer, Freiburg i. Br., S. 205 ff.

Das Kompressionsgefühl in der Brust schnürt ihm den Redefluß ab, und die selbst auferlegte Bescheidenheit bewirkt, daß er sich ständig zurückhält und über eventuell aufkeimende Gefühle einem anderen Menschen gegenüber nicht reden kann. Es gehört zu seinen angelernten Glaubensmustern, daß persönliche Bedürfnisse hintangestellt werden müssen, daher das Gefühl, »daß es ihm das Herz umdreht«. Die ständige Furcht vor einer Herzkrankheit tut ein übriges in dieser Richtung.

Vergleichsmittel, was das Konstriktionsgefühl am Herzen angeht, sind vor allem **Iodum*** und **Lilium tigrinum*** – die *Tigerlilie,* sodann **Lachesis** die *Grubenotter,* **Laurocerasus** – der *persische Kirschlorbeer.* Des weiteren noch **Nux moschata** – die *Muskatnuß,* **Spigelia** – das *brasilianische Wurmkraut* und **Tarantula hispanica,** die *Spanische Tarantel.*

Das Gefühl, daß das Herz schon aufgehört habe zu schlagen, teilt sich Cactus vor allem mit **Cicuta virosa*** – dem *Wasserschierling* und **Digitalis** – dem *Roten Fingerhut*,* sodann noch mit **Argentum metallicum** – dem *metallischen Silber,* **Argentum nitricum** – dem *Silbernitrat (Höllenstein),* **Aurum** – *Gold,* **Lachesis, Lilium tigrinum, Lycopus virginicus** – dem *amerikanischen Wolfsfuß,* **Rumex crispus** – dem *Sauerampfer* und **Sepia** – dem *Tintenfisch.*

Die äußere Lebenssituation der emotionalen oder finanziellen Abhängigkeit verlangt nach Anpassung. Man kann »seinem Herzen keine Luft machen«. Das ist möglicherweise bereits bei einem Kind der Fall, das von seinen Eltern in eine vorgeprägte Schablone gepreßt wird und deshalb seine eigentliche Begabung vielleicht erst langsam zum Erblühen bringen kann, nachdem es – bereits erwachsen – sein Elternhaus verlassen hat.

Im Hinterkopf mitgetragene, schwelende Rachegedanken führen zu einem Hinterkopfschmerz, der durch geistige Arbeit – also Ablenkung – gebessert wird. Wie die Königin der Nacht fürchtet der des Heilstoffs dieser Pflanze Bedürftige das Sonnenlicht. Es scheint geradezu symbolisch dafür zu sein, daß er sich scheut, wegen der Konfrontation mit dem zu erwartenden Schmerz, Licht in vergangene Erlebnisse zu bringen, die gut versteckt im Dunkel der eigenen Schattenbereiche ruhen.

Antonie Peppler bringt es auf den Nenner: »Durchhalten in einer scheinbar ausweglosen Situation« – so gesehen ein wenig vergleichbar der Bach-Blüte **Oak** – *Eiche.*

Cactus Grandiflorus sprengt die Versteinerung des Herzens und bringt die Rose des Mitgefühls zum Blühen.

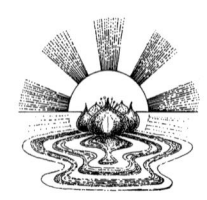

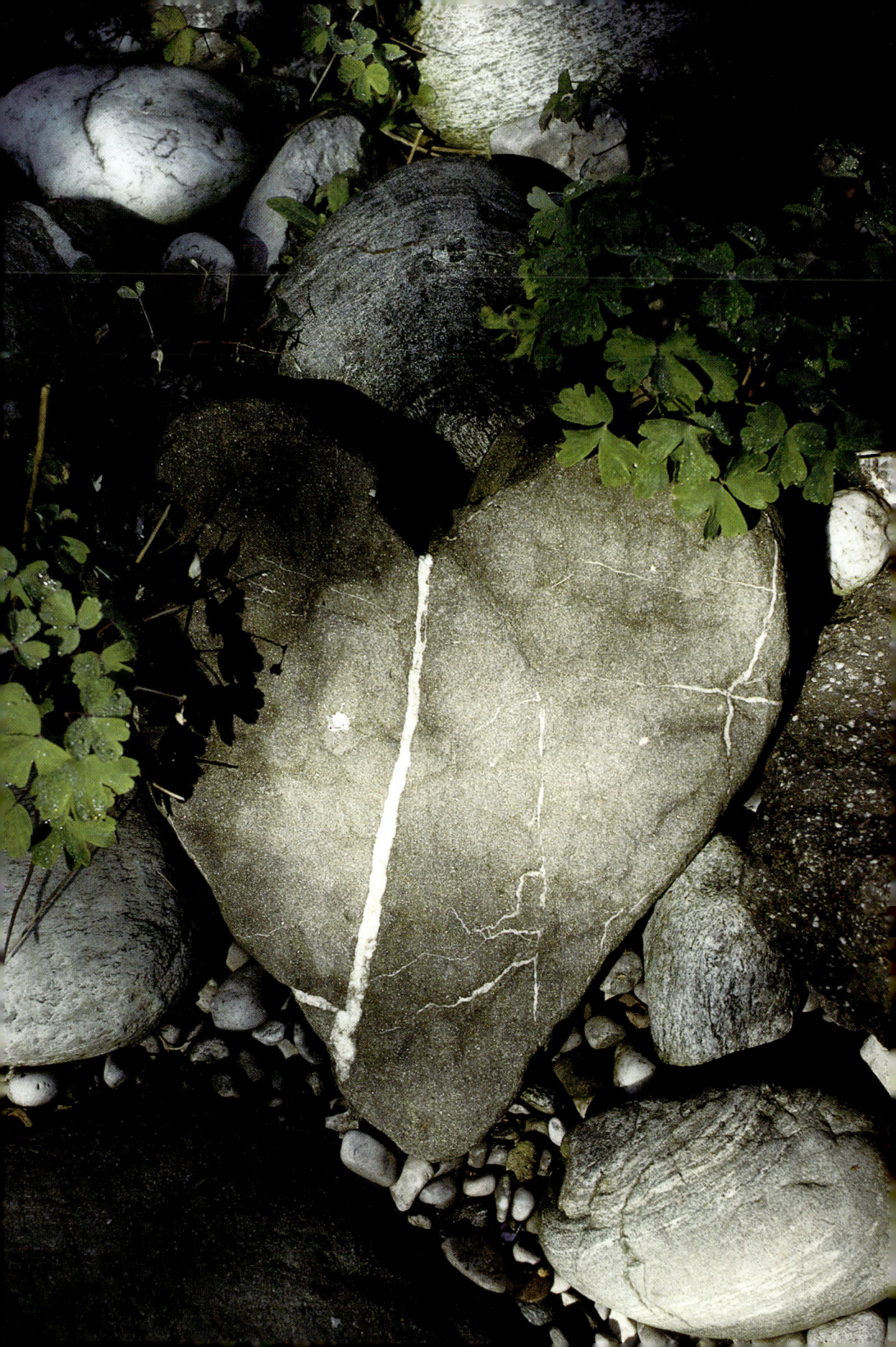

BUCH DER WAHRHEIT

ICH BIN
DEIN LAND,
GEMISCHT AUS LACHEN
UND AUS WEINEN,
DIE HINGABE DES ALTEN
AN DAS UNBEKANNTE NEUE.

ICH BIN
DER SCHMETTERLING
DEINER SEELE,
IN DER RAUPE
DEINES KÖRPERS,
DER DICH ZUR HEIMAT
DEINES GEISTES TRÄGT.

ICH BIN
DEIN TANZMEISTER
UND BIN DEIN TANZ
AUF DEM PARKETT
MEINER VORSTELLUNG
IN DER WELT,

BIN
DEINE LUST,
ABER NICHT DEIN VER-LUST,
DENN DU KANNST MEINER
NICHT VERLUSTIG GEHEN:

ICH BIN
DAS BUCH DER WAHRHEIT IN DIR –,
VERSCHLIESS' DEINE AUGEN UND LIES:
JEDE LÜGE IST VERRAT
AN DER GEISTIGEN WELT DES
ICH BIN!

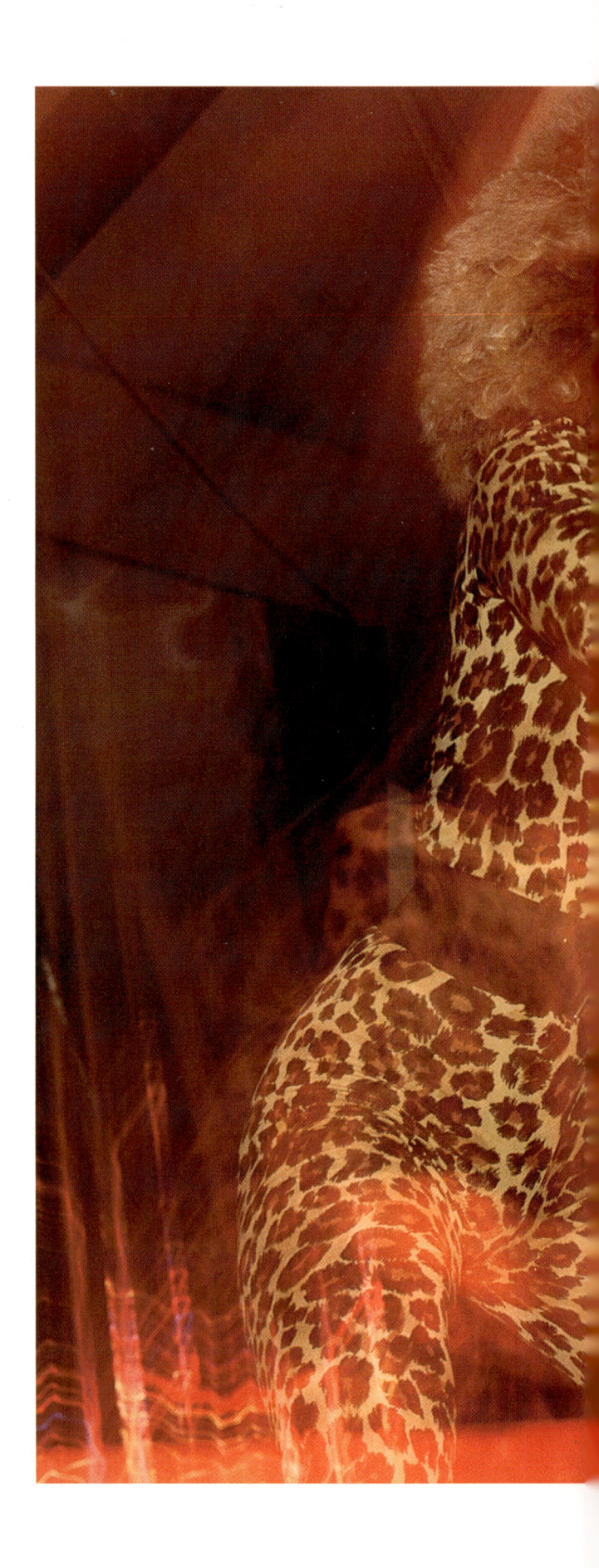

181

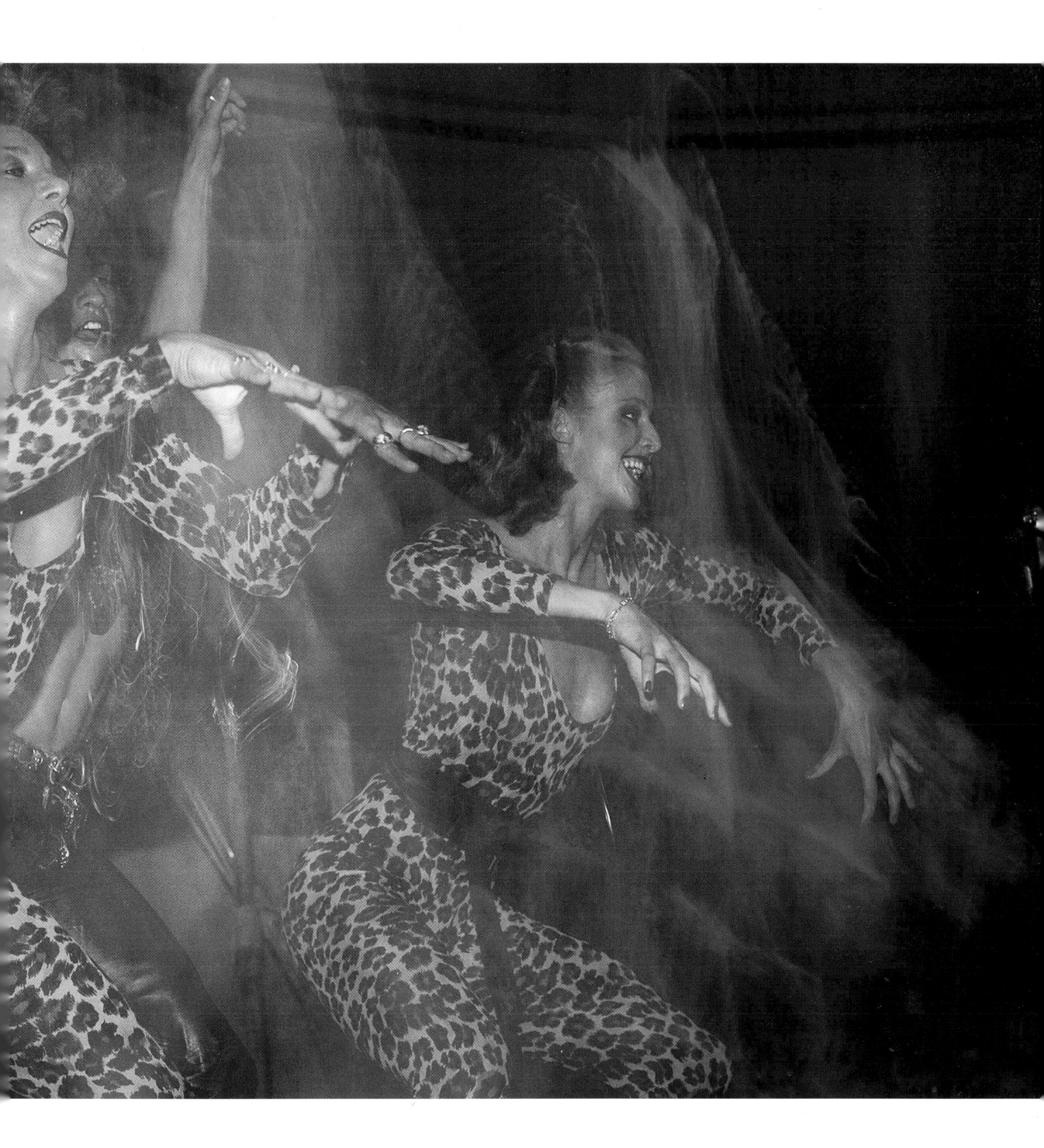

Tarantula Hispanica – Die Wolfsspinne
eine Arachnoidea Spaniens und Süditaliens

»Rache sitzt in deiner Seele: wohin du beissest, da wächst schwarzer Schorf;
mit Rache macht dein Gift die Seele drehend!
Also rede ich zu euch im Gleichnis, die ihr die Seelen drehend macht, ihr Prediger der Gleichheit!
Taranteln seid ihr mir und versteckte Rachsüchtige!«

Friedrich Nietzsche
(Also sprach Zarathustra)

Er ist »wie von der Tarantel gestochen«, heißt es von einem Menschen, dessen geistiger Regelmechanismus gleichsam durchgebrannt erscheint, sodaß er sich in völlig übersteigerter Geschäftigkeit bis an den Rand des Wahnsinns bringt.

Auch bei ihm ist der Kontakt zum Hohen Selbst unterbrochen, er kann das Buch der Wahrheit in sich nicht lesen. Seine herzlose Rachsucht vergiftet ihn selbst.

Man könnte versucht sein, solche Verhaltensweisen mit den hintergründigen Ursachen gleichzusetzen, die nach Cactus grandiflorus verlangen: Die allgemeine Herzbeklemmung mit dem Gefühl, daß das Herz zusammengequetscht, »wie herumgedreht« würde, teilt sich Tarantula tatsächlich mit der *Königin der Nacht*.

Doch äußert sich die charakteristische Symptomatik der Wolfsspinne nicht in einem krampfhaften Zusammenschnüren und Abwürgen von Gefühlen wie bei Cactus grandiflorus, sondern im Gegenteil in einem hochgezüchteten Leistungsbedürfnis, mit an den Tag gelegter Überaktivität, welche bis zu frühzeitiger Selbstzerstörung führen kann. Tarantula kann enorm lange arbeiten, ohne Anzeichen von Erschöpfung erkennen zu lassen. Ihr scheinen übermenschliche Kräfte zur Verfügung zu stehen. So treibt sie auch andere zur Eile an und wird zornig über die Langsamkeit ihrer Mitmenschen.

Ein ungeheurer innerer Druck lastet auf dem Leidenden, der bei seiner Suche nach Liebe dem Irrtum erliegt, dafür Zuwendung zu erwarten, daß er besondere Leistungen erbringt.

Auslösende Ursachen für diesen übersteigerten Ehrgeiz, der mit Arbeitswut gepaart ist, können bereits in der Kindheit gelegt sein. Es kann sich dabei um Eltern handeln, welche Lob und Liebeszuwendung nur erteilen, wenn das Kind ihrem eigenen Erfolgs- und Karrieredenken entspricht. Hier können Weichen gestellt werden, die denen ähneln, welche nach Carcinosinum verlangen, wie wir noch sehen werden.

Schreck, häufiger Tadel und Bestrafung schaffen Glaubensmuster, die Person sei es nicht wert, geliebt zu werden. Bringt man ihr im späteren Leben Liebe und Aufmerksamkeit entgegen, entsteht eine Diskrepanz zwischen innerer Überzeugung und äußerer Wirklichkeit, die dazu führt, daß durch entsprechend abstoßendes Verhalten alles getan wird, um die liebevolle Zuwendung des Gegenübers abzuwehren oder lächerlich zu machen.

Ein Ventil für den enormen selbstauferlegten Druck wird in exzessivem Tanzen gefunden. Hierdurch kann mitunter »Dampf abgelassen« werden, was aber an den auslösenden Wirkmechanismen nichts ändert. Ich erinnere mich eines Psychiaters, der – verheiratet mit einer schönen, aber fordernden Frau – wegen Arbeitsüberlastung oft erst spät abends aus der Praxis nach Hause kam und dann entweder für eine Stunde in seinem Zimmer verschwand, um sich mit Bongo-Trommeln abzureagieren oder noch einmal in eine Disco ging, wo er völlig für sich alleine tanzte, bis er – schweißnaß – den ihm aufgeladenen Psycho-Schutt seiner Patienten auf diese Weise von sich geschüttelt hatte. Zusätzlich hatte er für drei Kinder zu sorgen, die er zusammen mit dieser Frau in die Welt gesetzt hatte.

Ein gefährlicher Bandscheibenvorfall, der ihn fast völlig bewegungsunfähig machte und welcher operativ bereinigt werden mußte, sorgte vorerst dafür, daß er – erzwungenermaßen – zur Ruhe kam.
Inzwischen hat sich seine private Situation zum Besseren hin verändert, sodaß der auf ihm lastende Druck nicht mehr ganz so stark ist. Zur damaligen Zeit jedoch hätte ihm vermutlich Tarantula gute Dienste erwiesen.

Übermenschlicher Druck wirkt sich auf verschiedene Charaktere völlig unterschiedlich aus. Fehlt einer Tarantula-Persönlichkeit in solch einem Fall die Möglichkeit, sich durch gesellschaftlich akzeptierte Ausgleichbewegungen abzureagieren, so kann es sein, daß die gequälte Seele den Körper selbständig in choreatische[16] Zuckungen verfallen läßt, was man früher mit dem Ausdruck Veitstanz belegte. Ursprünglich war damit eine epidemische Tanzwut gemeint, welche aufgrund von religiösen Wahnvorstellungen vor allem im Mittelalter um sich griff. Da man glaubte, die davon Befallenen wären vom Teufel besessen, betete man zum HL. VEIT, welcher gegen Ende des 3. Jahrhunderts in Rom lebte. Er soll dort mittels Anrufung von Hilfsgeistern wunderbare Heilungen vollbracht haben.

Ist es erst einmal so weit, kann es auch heute noch vorkommen, daß solch ein gequälter und völlig überforderter Mensch in eine Anstalt eingewiesen und dort einfach ruhiggestellt wird. Was könnte mit Hilfe der homöopathischen Heilkunst nicht alles zum Besseren gewendet werden, wenn – ja wenn – das Bewußtsein für deren exorbitante Möglichkeiten beim Laien gleichermaßen wie bei Allgemeinmedizinern und Fachärzten zunehmen würde.

Die Tarantula-Persönlichkeit kann Hervorragendes leisten, ist jedoch mit sich und ihrer Umwelt entzweit. Da sie glaubt, permanent zu den Verlierern zu gehören, bilden sich unversöhnliche Haßgefühle heraus, welche aber nicht immer auf die sie umgebenden Menschen abgeladen werden.

So können wir beobachten, daß ein Tarantula entsprechender Charakter durch häufiges Lachen in Gesellschaft und übersteigerte Verbindlichkeit auffällt, wohinter sich der Wunsch versteckt, von seinem Gegenüber akzeptiert zu werden. Ein mitunter beinahe hysterisches Gebaren signalisiert das Bemühen, weiterhin unbehelligt zu bleiben und nur ja nichts am eigenen Fehlverhalten ändern zu müssen. Deshalb auch die Verschlimmerung der Symptomatik durch Berührung. Tarantula fängt unter Umständen schon zu zittern an, wenn Freunde und Bekannte auf ihn zukommen, weil er oder sie dann das Empfinden haben, sich für andere aufzuopfern, ohne genügend dafür zurückzuerhalten. Eine wichtige Erkenntnis bestünde darin, sich klar zu machen, daß es nicht das Objekt unserer Liebe ist, das uns nährt, sondern das Gefühl der Liebe selbst, das wir in uns erwecken können.

Tarantula kann Aufgaben schlecht delegieren. Würde er von manchem einfach ablassen können, so müßten – z.B. innerhalb einer Familie – andere an seiner Stelle Arbeiten übernehmen, damit die Gesamtökologie der Gemeinschaft aufrechterhalten bleibt. Das aber ist genau seine Schwierigkeit.
Ist der Tarantula-Mensch alleine und damit sich selbst ausgesetzt, wird er durch seine unterdrückten Seelenanteile in Form von abstoßenden Phantasien und »Ein-Bildungen« regelrecht »heim-gesucht«, weswegen er dann sofort wieder Ablenkung und »Zer-Streuung« sucht.

---

[16] von griech.: *choreia* = »Tanz, Reigentanz«.

Fühlt er die Dominanz eines anderen Menschen, der ihm widerspricht oder ihn durchschaut, stöhnt er auf oder fängt an, Sachen zu demolieren. Läßt »die Tarantel« ihren unbewußten Impulsen freien Lauf, so kann es sein, daß die im Hintergrund lauernde tödliche Angst in einen Zwang ausartet, zu singen, sich im Kreise zu drehen oder andere Menschen zu schlagen. Solchen Ausbrüchen folgen dann wieder Phasen von Gleichgültigkeit und Stumpfsinn.

Finden die zerstörerischen Energien kein Ventil nach außen, so richten sie sich letzten Endes gegen die eigene Person. Der Tarantula-Bedürftige gleicht einem Dampftopf, der ständig angeheizt wird und dessen Ventilmechanismus nicht oder nur unzureichend funktioniert.

Taranteln oder Wolfsspinnen leben in – von ihnen mit Spinnfäden ausgekleideten – Erdlöchern. Der klassische Fundort liegt in Apulien in der Nähe von Tarent, weshalb man auch der Schreibweise »Tarentula« begegnet.

Der Giftkanal dieser Spinne verläuft entlang der Cheliceren, welche in einem scharfen Chitinhaken enden. Die Wirkung des hämolytischen Giftes erstreckt sich vor allem auf das zentrale Nervensystem und macht es überempfindlich gegenüber Licht, grellen Farben, Geräuschen, Berührungen und Musik. Beobachtungen haben ergeben, daß der Gebissene in einen apathischen Zustand verfällt, welcher durch rhythmische Bewegungen gebessert wird. Daher der Bezug der potenzierten Arznei zum Tanz, zu motorischer Unruhe und gereizten, zerstörerischen Impulsen. Der Tarantella-Tanz bezieht seinen Namen aus diesem Zusammenhang.

Sogar im Schlaf zuckt oder zittert der Körper, bewegen sich die von großer Unruhe erfüllten Hände noch, als wollten sie sich ständig beschäftigen.

Auffallend ist eine Periodizität der Erscheinungen.

Das obszöne, laszive Benehmen, mit einer bis zum Wahnsinn gesteigerten sexuellen Erregung und Neigung zum Exhibitionismus erinnert ein wenig an **Cantharis** – die *Spanische Fliege,* oder **Hyoscyamus** – das *Bilsenkraut,* welch letzteres jedoch nicht den starken Bewegungs- und Betätigungsdrang zeigt. Was diesen Punkt angeht, stehen **Lyssinum** – die *Tollwutnosode* und **Agaricus** – der *Fliegenpilz* unserem Mittel wieder näher. In der unterschwelligen Zerstörungswut gleicht diese Arznei sogar **Hepar sulphur** – der *Kalkschwefelleber.*

Klinische Indikationen können bei pectanginösen Beschwerden oder einem nymphomanen *Pruritus vulvae* genauso gegeben sein, wie z.B. bei einer *Meningitis* mit Kopfrollen oder Multipler Sklerose. Doch sind das Erkrankungen, die auf jeden Fall in die Hand des erfahrenen homöopathischen Praktikers und Arztes gehören. Das Mittel wird dann differentialdiagnostisch aufgrund der spezifischen körperlichen Symptome zu eruieren sein, die den Repertorien und Arzneimittellehren zu entnehmen sind.

Durch die Mittelgabe können seelische Verkrustungen aufgeweicht werden, sodaß es vielleicht zu diesen schweren und schwersten Krankheitsbildern gar nicht erst kommen muß. Wenn die Person die Chance erhält, ihr Buch der Wahrheit zu lesen, fällt es ihr jedenfalls leichter, notwendige Veränderungen zuzulassen.

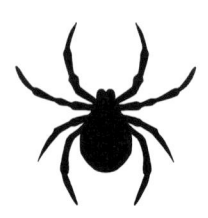

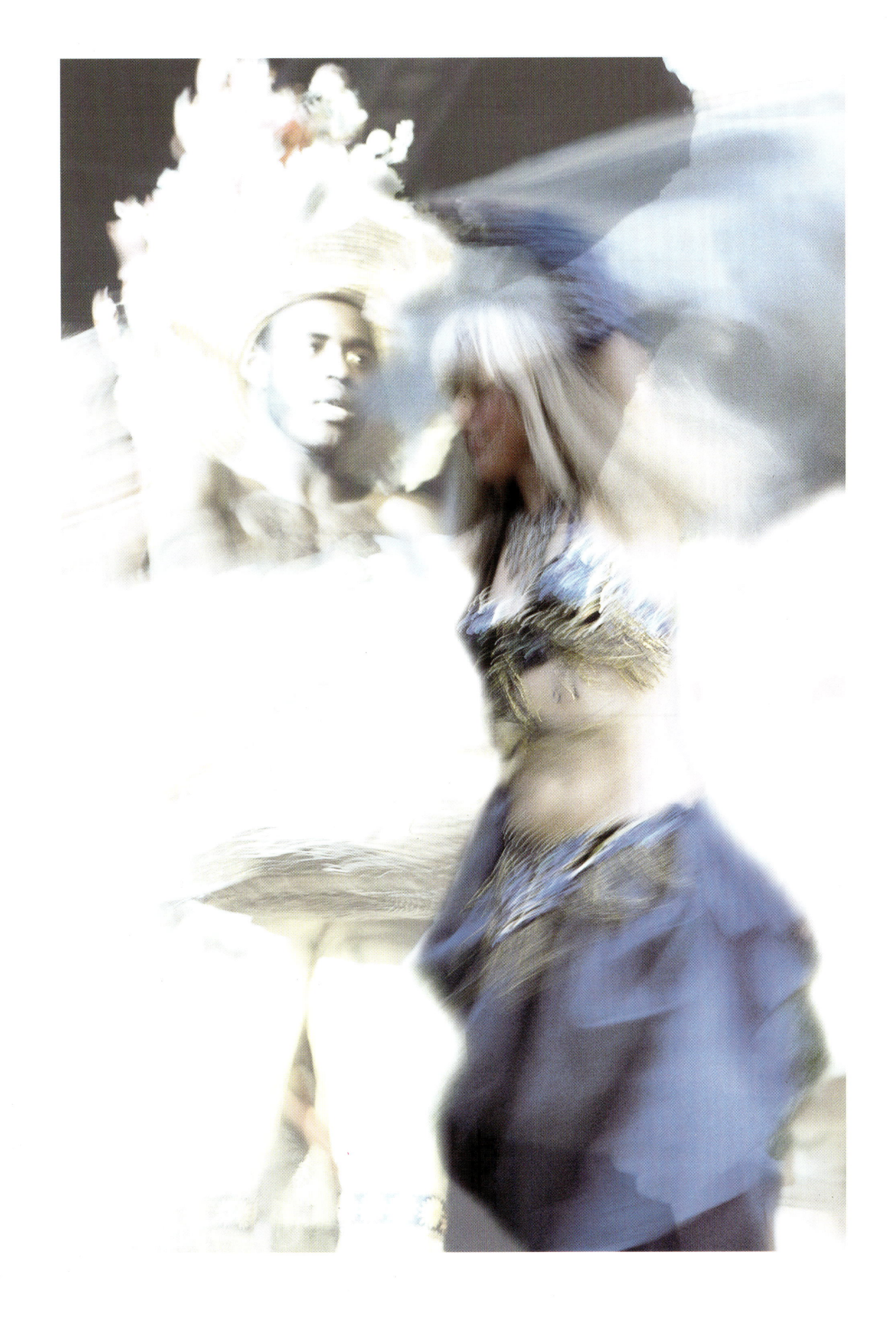

SprachE

Ich bin
die rechte Wahl deiner Worte,
geboren aus der Behutsamkeit
deines Umgangs mit Gefühlen
und Gedanken.

Ich bin
der Filter
aus Liebe, Wahrheit und
Not-wendigkeit,
der deine Worte siebt,
bevor sie deinen Mund
verlassen, damit sie keinen
Schaden anrichten,
denn wenn Worte
zu Messern werden,
schneiden sie tiefer
in der Menschen Seelen,
als Äxte Wunden
schlagen können
in die Rinde von Bäumen.

Und wenn du
den Worten der Menschen,
der wispernden Versuchung,
den Einflüsterungen
des Hochmuts in dir,
mehr Glauben schenkst
als der geheimen Sprache
der Liebe, die ohne Worte ist
und die Ich Bin
in deinem Herzen,
dann sei nicht verwundert,
wenn dir geschieht
nach diesem Glauben.

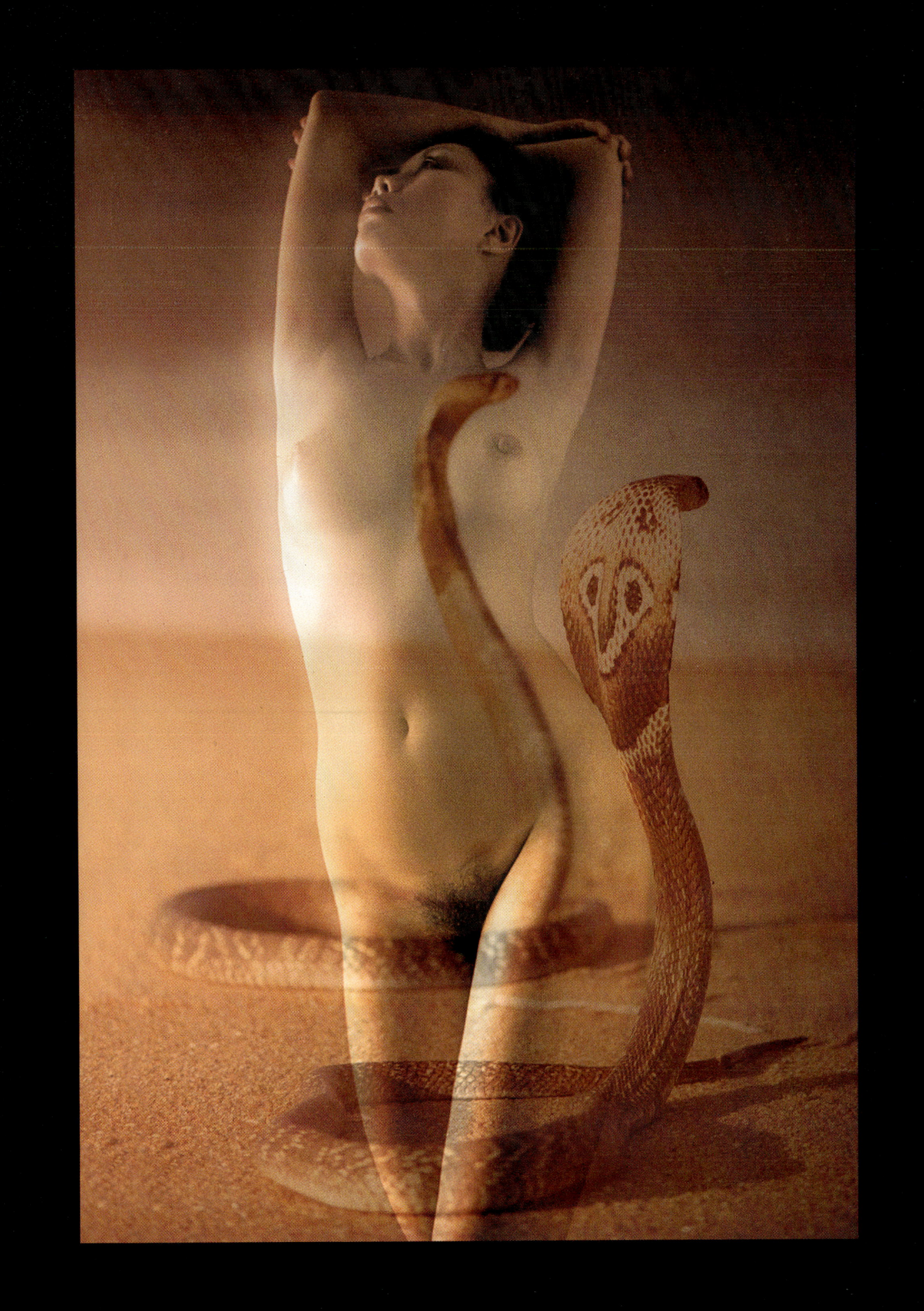

LACHESIS MUTA – die Buschmeister-Schlange,
eine Grubenotter Mittel- und Südamerikas

NAJA TRIPUDIANS – die Kobra oder Brillenschlange
eine Elaps-Art Afrikas, Ostindiens und Chinas

Die Bezeichnung *Lachesis* erhielt die Buschmeisterschlange – die »Herrscherin des Urwalds« – durch den schwedischen Botaniker KARL VON LINNÉ (1707-1778). Er entlehnte ihn von derjenigen der drei griechischen Schicksalsgöttinen, welche die Länge des Lebensfadens jedes einzelnen Menschen bemißt.

Das war gar nicht so abwegig, denn die Buschmeister gehört zu den wenigen Schlangen, die – wenn gereizt – einen Menschen sogar durch den Urwald verfolgen, um ihn anzugreifen.

Einer der großen homöopathischen Ärzte, Karl STAUFFER, schreibt über einen der Urväter der Homöopathie, KONSTANTIN HERING:[17]

»Wenn dieser Mann nichts anderes getan hätte, als das Schlangengift Lachesis bei uns einzuführen, wäre ihm schon ein königlicher Platz unter den homöopathischen Ärzten zugewiesen. So umfassend ist die Wirkung von Lachesis.«

Hering hatte im Jahr 1828 das Gift dieser Schlange entdeckt und nach einer Prüfung der verdünnten Substanz am eigenen Leibe seine enorme Bedeutung als Heilmittel erkannt.

40 Jahre lang wurde das Gift für die Herstellung der Potenzen aus einem einzigen dieser Tiere gewonnen, bis die Arzneimittelhersteller im Jahr 1868 befanden, es wäre nun an der Zeit, zu diesem Zweck endlich eine zweite Schlange einzuführen.

Vor allem KENT erkannte und betonte die auffallende Übereinstimmung der psychogenen Wirkung des Gifts mit der Seelen-Pathologie bestimmter Leidender. Er erkannte Selbstüberzogenheit, Neid, Gier, Haß, Grausamkeit und Geschwätzigkeit als Hauptmerkmale des Lachesis-Patienten. In dem von ihm verfaßten Arzneimittelbild der Grubenotter heißt es unter anderem: »Außergewöhnliche Geschwätzigkeit, hält Reden in sehr gewählter Sprache, springt jedoch von einem Gegenstand zum anderen. Ein einziges Wort führt mitten hinein in eine neue Geschichte.«

Er redet »mit gespaltener Zunge« heißt es von jemandem, der es nicht ehrlich meint, oder: »An Klumpfuß und Hasenscharte sollt ihr sie erkennen!«

Werten wir bestimmte körperliche Anomalien als äußeren Ausdruck eines inneren Vergehens an der Schöpfungsordnung nach dem Prinzip, daß wir ernten, was wir gesät haben, so können wir damit beginnen, uns selbst besser zu erkennen, zu korrigieren und aus unseren Fehlhaltungen zu lernen.

---

[17] KONSTANTIN HERING lebte von 1800-1880. Etwa um 1830 traf er anläßlich einer Südamerika-Reise auf die Buschmeister-Schlange oder Grubenotter und machte ihr Gift für die Homöopathie verfügbar.

Über die Schlangen im allgemeinen und die Lachesis und Naja zugehörigen Symptome im besonderen können aus der Sicht der Homöopathie ganze Bücher gefüllt werden. Was die sexuelle Komponente angeht, so habe ich mich speziell über die Grubenotter oder Buschmeisterschlange ziemlich ausführlich in *Eros und sexuelle Energie durch Homöopathie* ausgelassen.

Wollen wir hier lediglich einmal versuchen, ein wenig Einblick zu gewinnen in die Beziehung der Schlange zur Sprache, welche ja als ein direkter Ausfluß des Gemüts- und Geisteszustandes eines Menschen anzusehen ist:

»Das Weib sprach zur Schlange:
Von der Frucht der Bäume im Garten mögen wir essen,
aber von der Frucht des Baumes, der mitten im Garten ist,
hat Gott gesprochen:
Ihr sollt davon nicht essen und nicht daran rühren,
sonst müßt ihr sterben.«

»Die Schlange sprach zum Weib:
Sterben, sterben werdet ihr nicht, sondern Gott ist's bekannt,
daß am Tag, da ihr davon esset, eure Augen sich klären
und ihr werdet wie Gott, erkennet Gut und Böse.«[18]

In der Wurzel des hebräischen Ausdrucks »Nachasch« für die Schlange, liegt das Wort »Finsternis« verborgen, ein Hinweis auf den Sturz des Bewußtseins aus lichten Höhen der Allwissenheit in die Umnachtung. Sodann stecken aber noch viele andere Bedeutungen in dem Wort, wie beispielsweise die »innere Glut« oder das »zentrale Feuer«, was wir als Andeutung auf die Lebensenergie verstehen können. So sprechen manche Übersetzer, wie FABRE D'OLIVET, von Nachasch als dem »begehrenden Feuer« oder der »Glut der Begierde«.

Wird Begierde nicht durch die Kräfte des Verstandes kontrolliert und transformiert, sinken wir ab in tierische Bereiche und »verlieren den Verstand«. Mit der Kraft dieses zentralen Feuers der Sexualkraft zu arbeiten, ohne es zu verschleudern, ist gleichbedeutend mit der Zähmung der Schlangenkraft. Nehmen Begierden unterschiedlichster Art jedoch überhand, so verlieren wir uns in den Bereichen des Ego und spalten uns damit immer weiter ab vom Baum des Lebens, was gleichbedeutend ist mit dem Sturz Luzifers aus dem Paradies.

Hier haben wir den Embryonalzustand jener Seelengifte zu erkennen, die dann in der Folge zu dem führen, was HIPPOKRATES als *dyskrasis* bezeichnete, einer »Säfteentmischung«. Deren weitere Auswirkungen, – gesetzt durch die vorangegangene »geistige Entweihung« oder »Veruntreuung des Himmels«, führen dann in der Folge zu den mannigfachen *miasmen*[19], den körperlichen »Schandflecken«, welche wir als Heim-Suchungen bezeichnen.

Ein kybernetischer Regelkreis also: Verfehlung der kosmischen Ordnung – Miasma – Leid – Heimsuchung – Das Gehen auf dem Weg der Erkenntnis und schließlich Erlösung durch Heimfindung.

---

[18] Übertragung der *Genesis,* von FABRE D'OLIVET, Vers 1.
[19] griech.: *miasma* = »Schandfleck, – geistige Entweihung«.

Bei all dem uns auferlegten Schmerz letzten Endes tröstlich, denn es ist nicht möglich, von der Gnade abzufallen. Ein unsichtbares Gesetz sorgt unbeirrbar dafür, daß wir den Weg zurück ins Paradies finden werden, wie lange wir uns auch immer dafür Zeit lassen.

»Wie aber nun alles auf der Welt zweipolig ist, so ist auch der Rhythmus der ganzen Schöpfung zweipolig! Einmal, in unermeßlichen Zeiträumen, ist die Ausatmung Gottes beendet. Auf die große Hinausstellung Seiner geistigen Welt in den Raum und die Materie folgt nun die Einatmung Gottes, das Zurückholen der geistigen Welt aus dem Exil, aus der Gefangenschaft des Stoffes, die ›Nacht Brahmas‹, das ›Pralaja‹ oder Beginn des Wirkens der Zentripetalkraft.«[20]

In zunehmendem Maß werden auf dem Weg der Menschwerdung eben diese tierischen reinen Überlebenstriebe überwunden, wobei den potenzierten Schlangengiften als einer Möglichkeit zur Konfrontation mit dem »Urgift« des Abfalls von der Einheit des Fühlens, Denkens und Handelns eine überragende Bedeutung zukommt.

Alle Tiere können wir gewissermaßen als die »Hobelspäne am Baum der Schöpfung« betrachten. RUDOLF STEINER hat ebenso wie GOETHE, CARUS oder OKEN wiederholt darauf hingewiesen, daß die Tierheit als das vom Menschen Weggenommene anzusehen ist. So wird es ihr möglich, allmählich mehr und mehr in die Regionen des Göttlichen vorzustoßen, weil das göttliche Schnitzmesser selbst auf diese Weise an der Gestaltung und Verfeinerung des Menschen arbeitet. Die Tiere erbringen dabei ein Opfer, um wahre Menschwerdung zu ermöglichen, und dienen sich damit selbst ein Stück höher in der Schöpfungsordnung.[21]

»Jedes Tier, richtig angesehen, bedeutet eine Krankheit. Für das Tier ist die Krankheit sozusagen gesund. Kommt dieses Tier in den Menschen hinein, statt in seine eigene Organisation, artet der Mensch nach der Organisation des Tieres hin, so ist er krank.«

An anderer Stelle heißt es:

»Man kann jede Tierart als die einseitige Ausbildung eines menschlichen Organsystems hinstellen: die ganze Tierwelt als die fächerartige Ausbreitung des Menschenwesens über die Erde, den Menschen als die Zusammenfassung der ganzen Tierwelt.«[22]

Im sexuell oder emotional stark erregten Zustand macht sich der Mensch dem Tier wiederum ähnlich und belegt deshalb intuitiv richtig sein Gegenüber mit Schimpfworten, die sich auf bestimmte Tiere beziehen. Das geht vom »Rindvieh« über das »geduldige Schaf« und die »dumme Gans« bis zur »Drecksau« und »Gift-Schlange«.

Was ist nun mit diesem Wort Gift eigentlich ausgedrückt? Nun, das heißt ganz einfach, daß sich hier ein Wesen so weit vom Menschlichen entfernt hat, daß eine Vermischung beider Lebens-Essenzen eben zur Auslöschung des Menschlichen führen würde.

---

[20] HANS STERNEDER: *Der Wunderapostel,* S. 408.

[21] Dem an weiterführendem Aufschluß hierüber interessierten Leser sei speziell das 14. Kapitel (S.: 252-291) in HANS STERNEDERS bekanntem Einweihungsroman *Der Wunderapostel* zur Lektüre empfohlen, in dem die Fließbewegungen der Gruppenseelen vom Mineral über das Pflanzen- und Tierreich leicht verständlich und glaubwürdig dargestellt sind. – Des weiteren ist ein Buch des deutschen Geisteswissenschaftler HERBERT FRITSCHE erwähnenswert, das unter dem Titel *Tierseele und Schöpfungsgeheimnis* im Jahr 1940 im Rupert Verlag, Leipzig, erschienen ist.

[22] Zitiert aus MARTIN STÜBLER – OTTO WOLFF: *Tierische Gifte in der Therapie unter besonderer Berücksichtigung von Lachesis und Apis,* Vorträge Krankenhaus Lahnhöhe, Lahnstein, 1./2.Okt. 1983.

Hat sich also der Mensch durch mentale und emotionale Entgleisungen einem bestimmten tierischen Aspekt wieder angenähert, so kann das Tier ihm zum Heilmittel werden, genau wie ein Heilstoff aus dem Mineral- oder Pflanzenreich. Selbstredend wird man ihm aber diesen Heilstoff in seiner vergeistigten, potenzierten Form zuführen, denn man will ja eben jenen Unregelmäßigkeiten bereits an deren Wurzel – nämlich im Geistigen – mittels des Gesetzes der heilenden Ähnlichkeit begegnen.

Die Schlangengifte sind wie gesagt der Ur-Heilstoff überhaupt, und somit fähig zu wahrer Ur-Sachen-Therapie. Eine deutsche Firma hat sich sogar gänzlich auf die Herstellung von unterschiedlichen Schlangen-Reintoxinen* spezialisiert, wobei jedoch der Herstellungsmodus ein anderer ist als bei homöopathischen Mitteln, da keine Potenzierung erfolgt.[23]

Das, was den Menschen vom Tier unterscheidet, ist die Fähigkeit, seinen Emotionen durch Lachen, Weinen oder sehr differenzierte Laute sprachlichen Ausdruck zu verleihen.

Die Entgleisung entsteht zuerst in Gedanken. Danach formt sich der Laut als »Aus-Druck« der inneren Seelenhaltung. Wenn die gegensätzlichen Denkmuster der Menschen auf dieser Erde durch die alles versöhnende Macht der Liebe aufgehoben sein werden, dann wird auch das babylonische Sprachengewirr verschwunden sein und jeder wird sein Gegenüber wieder auf einer Ebene verstehen, auf welcher Worte »überflüssig« sein werden. Der Weg dorthin ist gepflastert mit der Bemeisterung der Gedanken und Emotionen und des sich daran anschließenden sprachlichen Ausflusses. Deshalb beobachte man sorgfältig, was sich aus dem Mund lösen will, und schicke seine Worte zuvor durch die folgenden drei Filter:

Ist das, was ich sagen will, wahr?
Ist es notwendig?
Ist es – auch im Falle, daß Kritik geübt wird – liebevoll?

Würde diese Art des Sprechens von allen Menschen gleichzeitig befolgt werden können, vollzöge sich sofort ein Quantensprung an Bewußtwerdung und erhöbe die gesamte Menschheit mit einem Schlag auf eine feinstofflichere Ebene in lichteren Höhen.

Überwindet der Mensch das Tier in sich, dann wird aus schneidendem Haß verzeihende Vergebung, aus beißendem Spott und ätzendem Hohn – hinter dem sich nichts anderes findet als Unsicherheit und Geringschätzung des eigenen Selbst – zumindest der Versuch einer wohlwollenden Anerkennung.

OTTO WOLFF weist darauf hin, daß all die vom Menschen inszenierten grausamen Kämpfe zwischen Tieren, wie Stierkämpfe, Hahnenkämpfe oder Kämpfe zwischen hierfür eigens abgerichteten Hunden nichts anderes sind als »völlig veräußerlichte und damit degenerierte Übungen, die eigentlich der Mensch in seinem Inneren abmachen sollte.«

Haben wir einmal erkannt, was wir uns selbst damit antun, wenn wir uns über etwas »giften«, so können wir damit beginnen, daran zu arbeiten, dieses Gift zu transformieren.

---

[23] Die Firma HORVI-Chemie, 91166 Georgensgmünd, Tel. 0 91 72 / 66 33 84, Fax 13 88. Lachesis wird unter dem Produktnamen »Horvitrigon« geführt. »Horvi-C-33« und »Horvi-C-300« enthalten u.a. ebenfalls Lachesis, wobei C 33 und C 300 als reine Produktnamen zu verstehen sind, und nicht als homöopathische Potenzen. Zahlreiche Therapeuten behandeln mit den unterschiedlichen Horvi-Mitteln die verschiedensten Beschwerden, bis hin zu schwersten Krankheitsprozessen wie Multipler Sklerose und Krebs und sind sogar hierbei mitunter noch erfolgreich. Die Fälle sind gut dokumentiert und können von Ärzten und Heilpraktikern als Sammlung erworben werden.

* Der Begriff ›Reintoxine‹ bedeutet, daß die aufbereiteten Schlangengifte von ihren artspezifischen Eiweißstoffen befreit sind.

Eines der schlimmsten Gifte ist Eifersucht. Es ist eine Projektion des Mangels, welchen das Ego einem verblendeten Menschen vorgaukelt, um ihm das Gefühl zu geben, seines Partners verlustig zu gehen, wenn dieser Lust, Geheimnisse oder Wissen mit einer dritten Person teilt. Die eigene Imagination kann dabei derart überhand nehmen, daß sie in gar keiner Weise den äußeren Realitäten entspricht. Hier nun kann **Lachesis,** wie sich an Hunderten von Fällen zeigt, Überragendes leisten. Allein aufgrund dieses markanten Symptoms können wir vielen Leidenden helfen, wobei in solch einem Fall nicht nur die Eifersucht verschwindet, sondern der ganze Mensch wie erlöst ist.

Auch **Naja tripudians** – die **Kobra** kann zuständig sein für das Thema Eifersucht, jedoch nicht in dem starken Maße wie eben der Buschmeister. Doch ein Haß auf alles, was sich paart, ist auch ihr zu eigen, und so versucht sie, die Beziehungen anderer zu hintertreiben oder sich auf zerstörerische Weise in eine Zweierbeziehung hineinzudrängen, indem verführerisch auf die erregenden Möglichkeiten einer Dreierbeziehung hingewiesen wird. Ist der Fuß dann erst einmal in die fremde Tür gestellt, wird Naja umschlingend, klammert oder kann mit giftigem Biß blitzschnell zuschnappen, wenn ihren Bedürfnissen nicht ständig entsprochen wird. Gegen jede Unterordnung bäumt sie sich auf. Hinter dem Ausdruck Naja verbirgt sich übrigens, wie man leicht erkennen kann, wiederum die alte Bezeichnung *Nachasch* für die Schlange.

Sensitive können die Elementale der Eifersucht über und um eifersüchtige Personen in Form von gelbgrünen, sich windenden Schlangen wahrnehmen. So weit geht selbst die formale Entsprechung im psychonoetischen Raum.

Da das eigene Selbstbewußtsein schwach ist, wird der Eifersüchtige mit giftigem Redeschwall sein Gegenüber zu verletzen suchen.

Lachesis ist ganz allgemein geschwätzig, spricht hastig, züngelt ständig, »quatscht ganze Opern« und bewegt sich dabei sprungartig von einem Thema zum anderen. Das geschieht aus unbewußter Geltungssucht und um von sich selbst abzulenken. Der Drang zur verbalen Ausuferung tut sich besonders am Abend kund und – wenn es sich um eine Frau handelt – zur Zeit der Menstruation, welche in diesem Fall praktisch immer empfindlich gestört ist. Die **Lachesis**-Frau will ihre emotionale Problematik mit Hilfe des Verstandes lösen, und das geht eben nicht. Das gilt vor allem für die Wandlungsphase der Wechseljahre. Beim und nach dem Auftreten von Absonderungen aller Art (Entgiftung) geht es dem Lachesis-Bedürftigen stets besser.

Im Gegensatz zur Geschwätzigkeit von Lachesis bleibt einem an einer **Naja**-Symptomatik leidenden Menschen eher die Luft weg. Es hat ihm »die Sprache verschlagen«, er hat keine Kontrolle mehr über die Bewegungen seiner Lippen, will sein Schicksal nicht akzeptieren. Es kann sich um sprachbegabte Personen handeln, die aber häufig unter Sprechstörungen leiden und über ein Gefühl klagen, als säße ihnen Watte in der Kehle. Mit diesem Mangel an Kommunikations- und Koordinationsfähigkeit signalisieren sie gleichzeitig mangelnde Bereitschaft, sich einer Situation oder einem Menschen anzupassen.

Die Verkümmerung der Kräfte des Gemüts und der weiblichen Intuition macht sich häufig auf der der rechten Gehirnhälfte zugeordneten linken Körperhälfte in Form von linksseitigen Beschwerden bemerkbar: Linksseitige Mandelentzündungen, Herzbeschwerden, linksseitige Eierstocksentzündungen, linksseitige Venenleiden, neuralgische oder rheumatische Beschwerden usw.

Bezeichnenderweise sind die Körperorgane beim Buschmeister – wie übrigens bei vielen Giftschlangen – linksseitig verkümmert. Das macht sie zum heilsamen Simile bei eben diesen linksseitigen Anomalien.

Die Wundheilung bei Lachesis-Anwärtern ist stark verzögert. Wunden brechen wieder auf, Narben röten sich oder eitern. Lachesis fühlt sich ständig psychisch verletzt und will es dem Verursacher heimzahlen. Ihr fehlendes Vertrauen macht sie argwöhnisch. Ihre Furcht, vergiftet zu werden, besteht nicht zu Unrecht, nur bemerkt sie gar nicht, daß sie selbst es ist, die sich vergiftet. Hinter ihrer Eifersucht steckt eine enorme Trennungs- und Verlustangst, sodaß sie lieber in einer für sie unerträglichen Konfliktsituation ausharrt, als sich mit ihrem Alleinsein zu konfrontieren in dem Versuch, Alleinigkeit zu erringen.

Was das angeht, ähnelt sie **Naja** – der *Kobra.* Auch die Naja-Patientin kann nicht mit sich alleine sein und will keine Verantwortung für ihr Leben übernehmen. Das greift ihr »ans Herz« und führt zu erschöpfenden Atembeklemmungen, Schluckbeschwerden und einem irritierenden trockenen Husten in Verbindung mit einer Herzschädigung. Der sekundäre »Krankheitsgewinn« besteht in der Zuwendung von außen, die ihr auf diese Weise fast immer sicher ist. Würde sie dagegen aussprechen, was sie glaubt, für sich zu brauchen, ginge sie dieser Zuwendung verlustig. Wegen ihrer eingebildeten Sorgen verfällt sie in tiefe Depression und würde sich am liebsten selbst mit einer Axt erschlagen. Gefühl und Verstand liegen total miteinander im Streit, was zu berstenden Kopfschmerzen führen kann.

Ähnlich **Lilium tigrinum**, der *Tigerlilie,* kann sie die in ihr wirkende Schein-Heilige nicht mit der in ihr aufbegehrenden Hure versöhnen, welche ebenfalls zu ihrem Recht kommen will. Also macht sie ihre sexuellen Bedürfnisse mit moralischen Vorbehalten nieder.

Im Gegensatz zu Lachesis, deren Gift primär hämolytisch, also blutzersetzend und fäulniserregend ist, wirkt das Gift der Kobra neurotrop, unterbindet die Leitfähigkeit der Nerven und bewirkt schließlich Atem- und Herzstillstand. Die potenzierte Arznei kann bei vielerlei Herz- und Lungenleiden hilfreich bis heilend sein.

Weil sich die **Lachesis**-Patientin – häufiger handelt es sich um Frauen, wenngleich es auch den – oft tätowierten – Lachesis-Mann gibt, – weil sich also solche Frauen in fast alles »einmischen«, arbeitet ihre Schilddrüse als Organ des – falsch verstandenen – Selbstausdrucks zu stark, was in der Fachsprache mit dem Ausdruck *Hyperthyreose* belegt wird.

Vieles kann Lachesis auch »nicht schlucken«. Deswegen besteht ein ständiges Kloßgefühl, das durch bloße Schluckbewegung nicht besser wird, da keine wirkliche innerseelische Konfrontation mit dem eigentlichen Problem stattfindet, welches im Anschluß daran verdaut werden könnte. Solche Frauen sind auch schlangengleich umschlungen von ihrem Problem, weshalb sie sich durch Rollkragenpullis gewürgt fühlen und nichts Enges um den Hals vertragen können.

Die Verschlimmerung durch und nach Schlaf ist bekannt. Schlaf führt zu einer Art toxischer Blutstagnation durch Mangeloxidation. Die Patientin versinkt in einen reptilartigen Zustand. Darum werden solche Frauen oft abhängig von Reizmitteln aller Art, wie Kaffee, Alkohol und Zigaretten, um sich auf diese Weise wieder in Schwung zu bringen.

Die Lust, häufig von einem Ort zum anderen zu reisen, ist zwar nicht ganz so stark ausgeprägt wie bei **Calcium phosphoricum** oder **Tuberculinum,** aber doch auffallend. Ablenkung wird gesucht. Hält sie sich zu lange am gleichen Ort auf, droht wiederum die Selbstkonfrontation.

Eine Ätiologie für Störungen, die nach **Lachesis** verlangen, finden wir in einem frühzeitigen Ausgesaugt-Werden durch eine dominante Mutter, in Verbindung mit häufigen Schmähungen sowie unterdrückter weiblicher Sexualität, z.B. nach einer Gebärmutter-Entfernung (Hysterektomie) oder im Klimakterium.

Letzteres sowie vor allem ein sozialer Absturz sind Themen, welche unter Umständen zu Störungen führen, die auch **Naja** – die *Kobra* auf den Plan rufen können.

Homöopathische Heilungen mittels der Schlange sind uralt. Zum ersten Mal stoßen wir in der Bibel auf eine Stelle, in der Gott selbst zu Mose spricht. Als nämlich dieser das Volk Israel durch die Wüste führt, verfluchen ihn viele, weil sie Hunger und Durst leiden müssen:

»*Da sandte der Herr feurige Schlangen
unter das Volk; die bissen das Volk,
daß viele aus Israel starben ...
Und Mose bat für das Volk.
Da sprach der Herr zu Mose: Mache dir
eine eherne Schlange und richte sie an
einer Stange hoch auf.
Wer gebissen ist und sieht sie an,
der soll leben. Da machte Mose eine eherne
Schlange und richtete sie hoch auf.
Und wenn jemanden eine Schlange biß,
so sah er die eherne Schlange an
und blieb leben.*«

4. Buch MOSE 21, 6-9

Die »Einverleibung« des Bildes der Schlange wird zum heilenden *Homoion*.

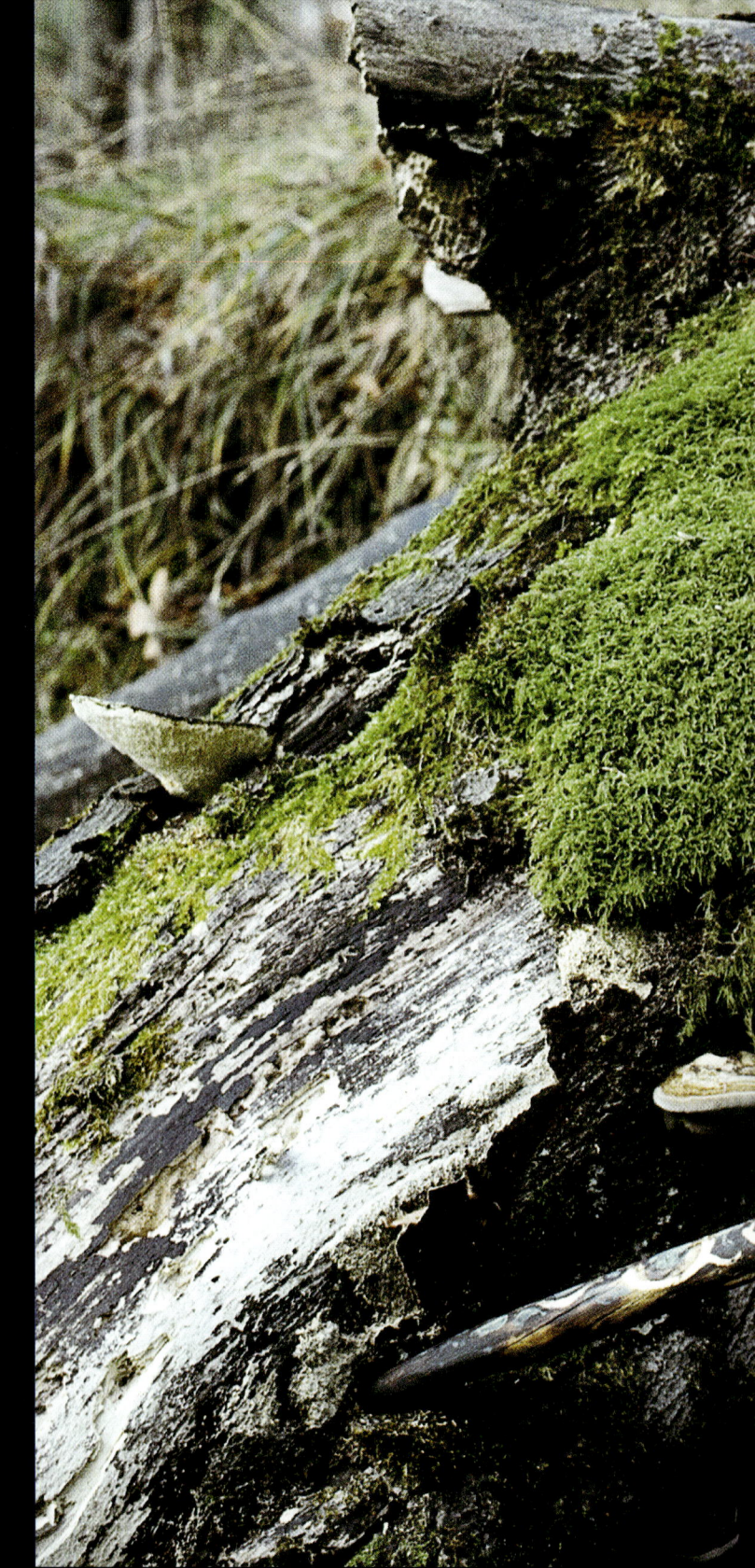

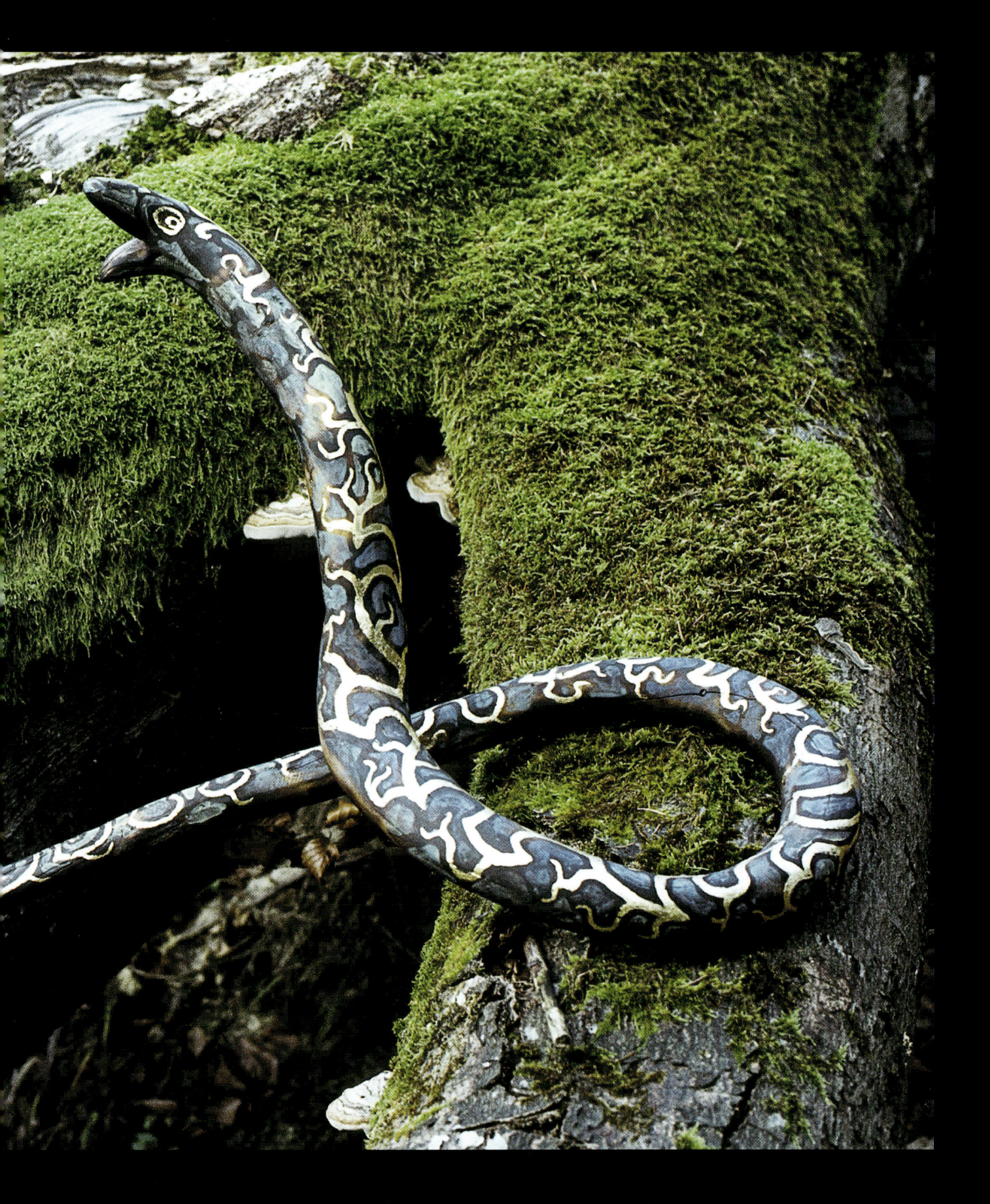

Auseinandersetzung und Gespräch

Ich bin
nicht die Messer,
welche Wahrheit zerschneiden
in einer Dis-kussion,
aber ich bin
diese Wahrheit und Liebe,
welche deine Worte begleiten
in einem Dialog.

Ich bin
nicht deine Aus-einander-setzung
mit deinem Gegner,
aber ich bin
die Zusammenkunft mit deinem
Gegenüber.

Ich bin
nicht dein Streit,
noch der Anlass zu diesem,
aber ich bin
dein Gespräch mit mir
in deinem Nächsten.

Ich bin
deine Mit-teilung
wenn du mit mir teilst.
Ich bin
dein Gewinn,
wenn du dich verschenkst.

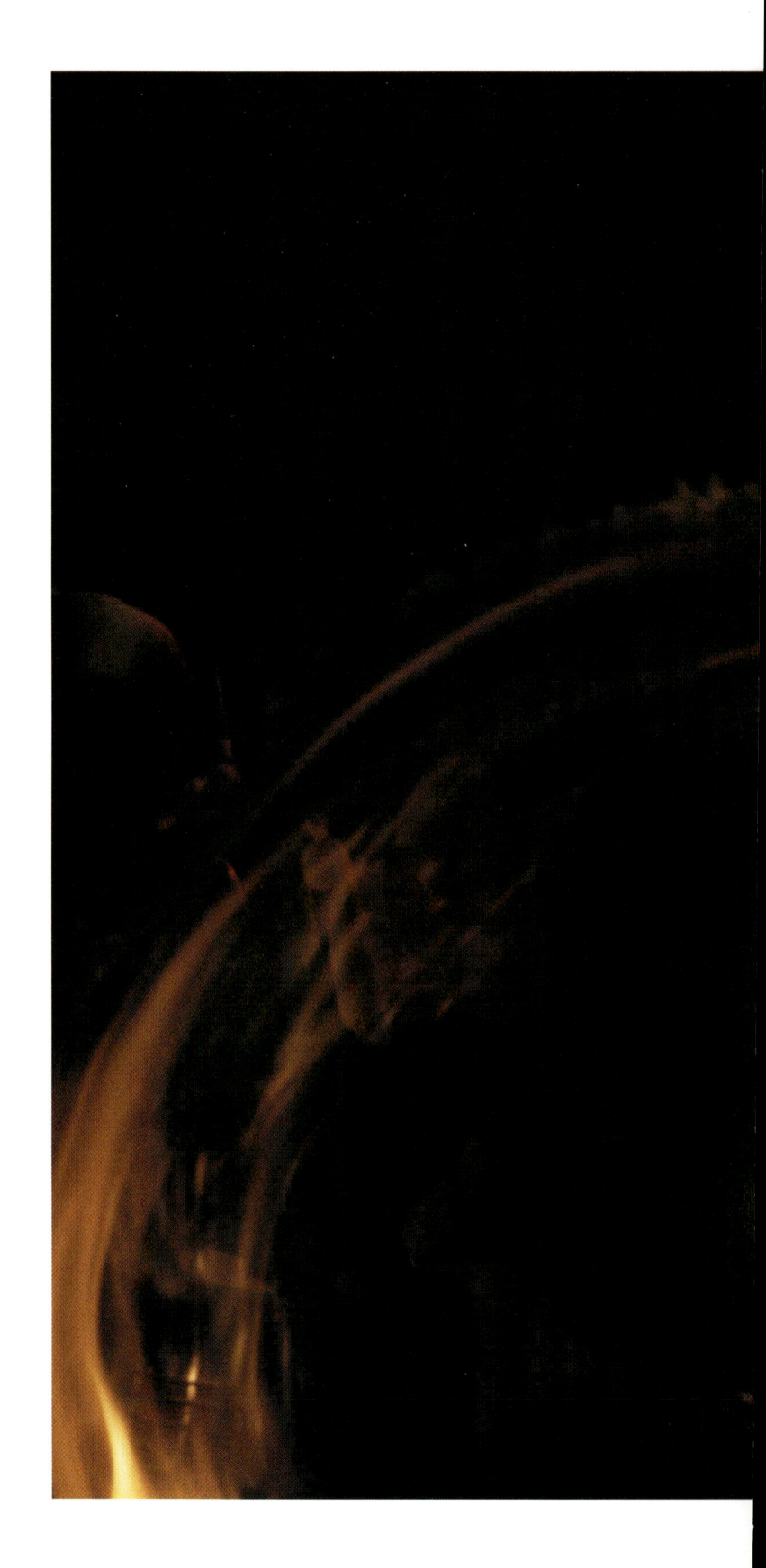

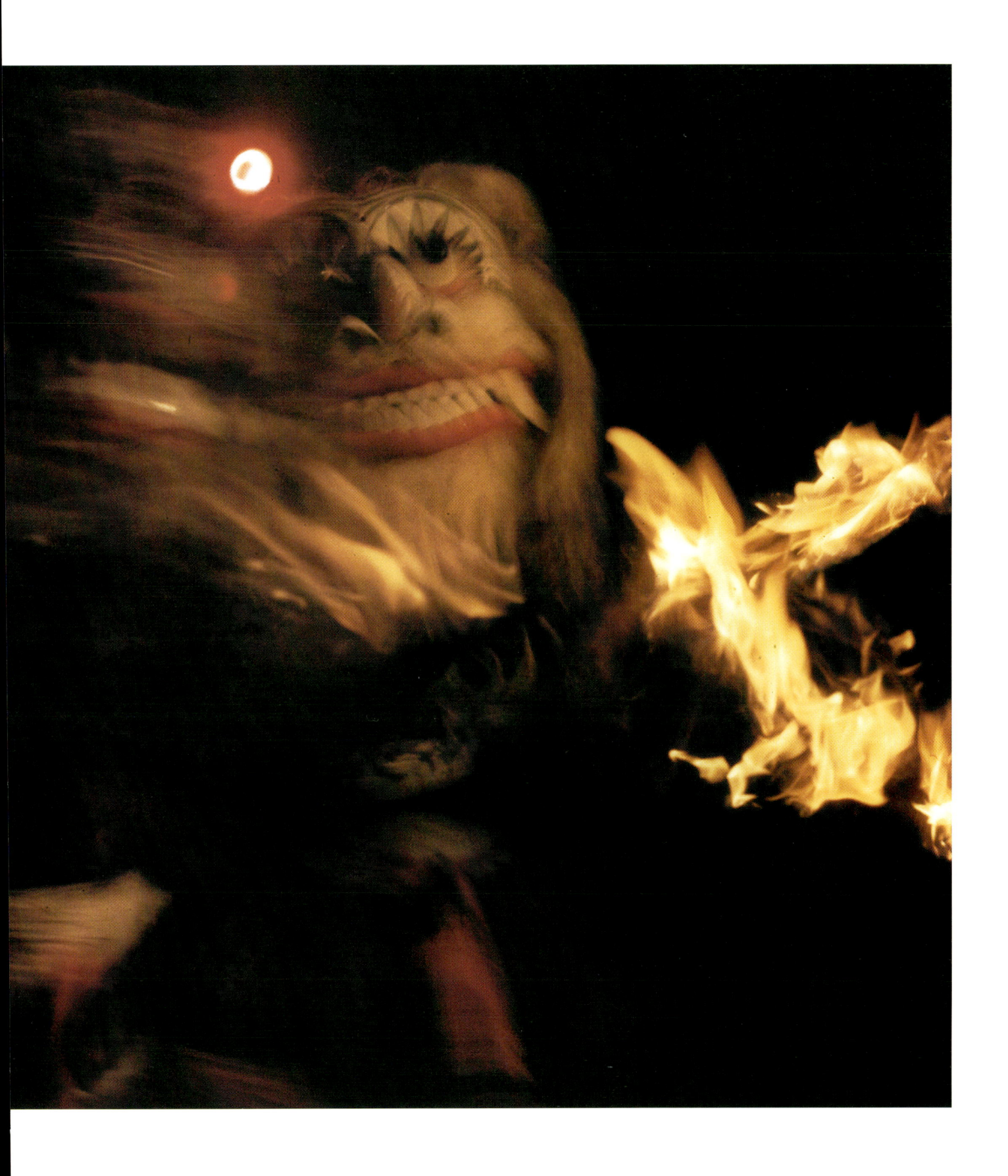

Hepar Sulphur – Kalkschwefelleber

Hahnemanns Calziumsulfid

»Wie ein Geschwür ist die böse That: sie juckt, kratzt und bricht heraus, – sie redet ehrlich.
›Siehe ich bin Krankheit‹ – so redet die böse That; das ist ihre Ehrlichkeit.«

Friedrich Nietzsche
(Also sprach Zarathustra)

Ursprünglich war geplant, als optische Signatur zu dieser großartigen Arznei ein Bild zu bringen, das drei mit dämonischen Masken verkleidete Männer zeigt, die mitten durch ein Flammenmeer aus Tod und Vernichtung schreiten, was dem eigentlichen Wesen von Hepar sulphur entspricht. Weil aber dies ein Buch sein soll, dessen Sinn es ist, Frieden und Entwicklung zu fördern, habe ich mich dazu entschlossen, dieses Bild zu ersetzen. Was der Leser hier nun betrachten kann, ist ein Mensch, der zerstörerische Impulse durch einen rituellen Feuertanz transformiert. Am Ende des Kapitels steht dann das Bild eines Paares, das die jahrhundertealten Schranken unterschiedlicher Hautfarbe durchbrochen – die damit verbundenen emotionalen Ausbrüche hinter sich gelassen hat – und sich wortlos einig ist.

Wenn Kalk und Schwefel sich verbinden, dann wirst du keinen Frieden finden – so könnte man sagen, denn was dabei entsteht, ist ein rechter Höllenpfuhl. Die Anleitung von Altmeister Hahnemann zur Herstellung des Ausgangsstoffes für die Potenzierung besagt, daß dabei die gleiche Menge gereinigter Schwefelblumen mit pulverisierten weißen Austernschalen in einem verschlossenen Gefäß geglüht werden soll.

Damit ist eigentlich schon alles gesagt. Übertragen wir das auf die menschliche Psyche, so erkennen wir im Kalk der Auster eine Entsprechung zum Bodenständigen, Verhärteten, in sich Verschlossenen und im Schwefel das im Unterirdischen brodelnde höllische Feuer, die plutonischen, vulkanisch eruptiven Kräfte.
    Das entspricht einem introvertierten, explosiven Fanatiker, der seine Meinung nicht ändern will und eher mit dem Messer auf sein Gegenüber loszugehen bereit ist, als in einem verbindenden Dialog Problemlösungen anzustreben. Hepar will sein Gegenüber mit Gewalt verändern, um nicht in die Abgründe der eigenen Seele blicken zu müssen, wo eigentlich der Wille zur Veränderung ansetzen müßte. Auf diese Weise hält er – für begrenzte Zeit – künstlich eine Wahnvorstellung von eigener Sicherheit aufrecht.
    Das treibt ihm jedoch bei der geringsten Anstrengung den Schweiß aus den Poren. Auch des Nachts schwitzt er in seiner Qual diese psychischen Tränen aus, und seine Träume sind voll von Stürzen in tiefe, feurige oder blutige Abgründe seiner Seele. Bisweilen kündet ein Traum von einem zerbrochenen Fenster von dem unbewußten Wunsch, aus dem Kerker seiner verhärteten Persönlichkeitsstruktur auszubrechen.

Der Maler Van Gogh zeigt bisweilen Züge von Hepar sulphur. Nach einem heftigen Streit mit Gauguin am Weihnachtstag des Jahres 1888 stürzt er mit aufgeklapptem Rasiermesser auf diesen zu, wird aber durch die stoische Ruhe, mit der Gaugin ihn erwartet, innerlich abgebremst. Als Van Gogh erkennt, was er in seiner Rage zu tun im Begriffe stand, eilt er zurück in sein Zimmer und richtet die aufgestaute Aggression gegen sich selbst. Das ist der eigentliche Hintergrund der vielen Geschichten, die sich um das von ihm abgetrennte Ohr ranken.

Hepar sulphur ist auch der geborene Pyromane. Am liebsten würde er die ganze Welt einschließlich seiner selbst in Flammen aufgehen sehen. Das heißt im übertragenen Sinn: Er würde die Strukturen seiner eigenen Begrenzung gerne vernichten, sieht sich jedoch nicht dazu in der Lage, gegenüber vermeintlichen Angriffen anders Stellung zu beziehen als durch aggressives Verhalten.

Ein Hepar-sulphur-Charakter ist nicht leicht zu erkennen. Fast immer nämlich wird die unterdrückte Wut hinter einer freundlichen Fassade versteckt. So kann es durchaus sein, daß sich Hepar hinter der Maske übertriebener Höflichkeit gesellschaftlich nach oben buckelt und dienert. Nur aus seiner beleidigten Überempfindlichkeit bei dem geringsten Tadel kann der aufmerksame Beobachter gewisse Rückschlüsse ziehen. Wenn sich dazu noch ein übereiltes, hektisches Benehmen gesellt, begleitet von auffallender Hast beim Essen und Trinken, so wird sich der Verdacht auf diesen Heilstoff vielleicht erhärten. Hepars großes Verlangen nach sauren Sachen signalisiert, daß er es gewohnt ist, nur »Saures zu kriegen«.

Durch häufige Furunkelbildungen – vorzugsweise am Kopf oder unter den Achseln – versucht die Seele ein Ventil für die Überhitzung des Gemüts zu schaffen. Die kleinste Beleidigung dient ihm als Anlaß für einen schon lange gärenden Gefühlsausbruch. Parallel dazu genügt die geringste körperliche Verletzung, um die Wunde sofort eitern zu lassen.

Die Ursachen für solch ein Verhalten finden wir in beleidigender Zurücksetzung, z.B. bei Kindern, die ständig gehänselt werden und deren unterdrückte Wut in Form von häufig eiternden Hautausschlägen an die Oberfläche drängt. Werden diese dann wiederum durch Salbenverbände zurückgedrängt, so haben wir im übertragenen Sinn eine dem Schmelztiegel vergleichbare innerseelische Situation, welche irgendwann auf andere Weise zum Ausbruch kommen muß.

Solange sich die Entleerung in Furunkeln und eitrigen Geschwüren an der Peripherie »abszediert«, ist die Gefahr einer plötzlichen Gewalttat noch gebannt. Besonders dann, wenn es gelingt, (z.B. mit Mitteln wie **Myristica sebifera, Silicea** oder **Hepar sulphur** in tiefen Potenzen) die Karbunkel zu eröffnen und aus dem Abszeß eine Fistel zu machen, welche gleich einem Vulkan mit ihrem röhrenförmigen Gang das vergiftende Sekret entleeren kann, das oft einen verheerenden Geruch nach verdorbenem Käse ausströmt. Wird dieses Bestreben ebenfalls mißverstanden, kann es im Umgang mit solchen Menschen zu hochexplosiven und äußerst gefährlichen Situationen kommen, welche bis zu Mord- und Totschlag entarten können.

Auch durch eine falsch verstandene und übertriebene Substitutionstherapie mit Eisenpräparaten kann der Kriegsgott MARS angeschürt werden, sodaß Zustände entstehen, die nach Hepar als Heilstoff verlangen.
Durch Mißbrauch von Antibiotika kann ebenfalls ein den Organismus vergiftender Schwelbrand entstehen.

Des weiteren liefert kalter Nordwind bisweilen eine auslösende Ursache für Zustände die nach der *Kalkschwefelleber* verlangen, vor allem dann, wenn durch ihn ein bis Mitternacht anhaltender trockener Husten mit rasendem Kopfschmerz ausgelöst wird. Äußerer Frost und innerer Frust sind eng miteinander verwandt.

Der körperlichen Einzelsymptome sind viele. Man verschaffe sich darüber wie immer in solchen Fällen Aufschluß in guten Arzneimittellehren.

Hinter der abgrundtiefen Grausamkeit von Hepar steckt ein profunder Selbsthaß, wie er in dieser Form höchstens noch Mitteln wie **Anacardium**, der *»Elephantenlaus«* zu eigen ist oder **Fluoricum acidum**, der *Fluor-Essigsäure* oder auch **Nitricum acidum**, der *Salpetersäure.* Interessanterweise sind das – mit Ausnahme der erstgenannten Arznei – alles Mittel mit einen ausgeprägten Bezug zum syphilitischen

Miasma, und über die Beziehung der Grausamkeit zu eben diesem Miasma habe ich mich ja in meinem *Eros*-Buch ausführlich ausgelassen.

Außer Hepar sind die Hauptmittel gegen Folgen unterdrückten Zorns:
Chamomilla – die ***Kamille*,** **Colocynthis** – die ***Koloquinte*,** **Nux-vomica** – die ***Brechnuß*** und **Staphisagria** – der ***wilde Rittersporn*.** Die spezifischen Symptome dieser Heilstoffe können ebenfalls andernorts nachgelesen werden.

Hepar sulphur ist so recht ein Mittel unserer gewaltbetonten Zeit der brennenden Ölfelder, Kriegsmassaker und gewalttätigen Action-Filme, in denen eine sensationsgierige Zuschauerschaft ständig weiter mit Messerstechereien, explodierenden Häusern und brennenden Autos gefüttert wird.
   Inwieweit die in Form täglicher Fernseh-Kost inhalierte, potenzierte Gewalttätigkeit auf Kinder und Jugendliche einzuwirken imstande ist und diese in Richtung eigener Gefühlsrohheit und geistiger Verwahrlosung steuert, ist nicht meßbar.

Für einen Homöopathen, der es gewohnt ist, mit der Botschaft kleinster Entitäten zu arbeiten, steht sowieso außer Frage, was hier passiert. Das Ähnlichkeitsgesetz funktioniert präzise auch auf dieser Ebene.
   Wenn sich Politiker und Erzieher über die ansteigende Jugendkriminalität Gedanken machen, so wird von ihnen jedenfalls inzwischen auch über die diesbezügliche Macht des Bildschirms diskutiert. Fernsehen kann bilden und ver-bilden, kann erziehen und hinunterziehen.
   Der Neid sozial minderbemittelter Kinder auf eine wohlhabendere Mittelschicht kommt selbstverständlich dazu und trägt zur Bildung von Banden bei, innerhalb derer sich unterdrückte Jugendliche stark fühlen und dann noch eher zu Ausschreitungen und Gewalttätigkeiten fähig sind.

Im Licht dieser Betrachtungen wird Hepar Sulphur zunehmend an Bedeutung gewinnen, wenn es um die Behandlung hyperkinetischer, krakelender und übernervöser Kinder geht. Als ein Leitsymptom gilt, daß sie soviel an Energie verlieren, daß sich beim geringsten kalten Luftzug ein trockener, bellender, bisweilen röhrender und hohler Husten einstellt. Wem wohl husten sie da etwas?
   In der Anfälligkeit gegenüber kalter Luft ähnelt die Kalkschwefelleber dem *reinen Feuerstein* – Silicea, doch sind die beiden Charaktere grundverschieden. Die beiden Mittel ergänzen sich jedoch gut, wenn es um die beschleunigte Eröffnung und Ausschleusung von Eiterherden im Organismus geht.
   Die Transformation des eigenen Aggressionspotentials in schöpferische Energie gehört zu den schwierigsten Prozessen, denen sich ein Hepar-sulphur-Patient gegenüber sieht – so ihm überhaupt bewußt ist, daß dergleichen möglich ist. Nach dem Vorangesagten dürfte auch klar sein, daß ein der Kalkschwefelleber Bedürftiger, gleichgültig ob Kind oder Erwachsener, wenn die Medizin zu wirken beginnt, fürs erste kein guter Gesprächspartner sein wird. Jedoch kann diese Arznei bei längerer Anwendung – vorzugsweise in Form von LM-Potenzen – tiefgreifende Veränderungen dahingehend bewirken, daß er – wie die Erfahrung zeigt, meist in erkenntnisfördernden Träumen – mit sich selbst ins Gericht geht, um dadurch allmählich eine Verwandlung zu erfahren.

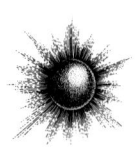

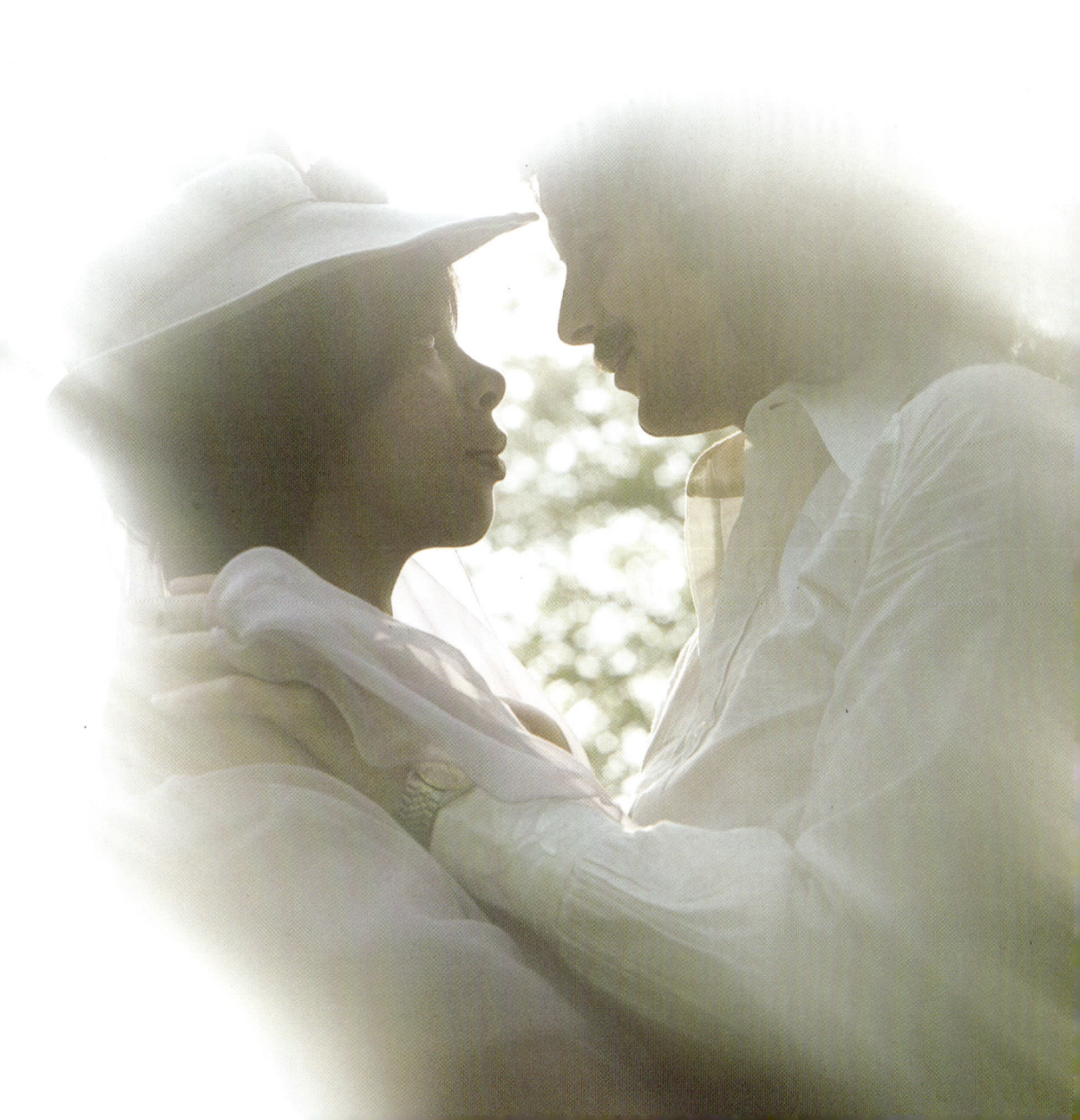

Sorge und Einsicht

Sorge dich nicht,
den ICH BIN die Vor-sorge in dir.

Wenn du zweifelst,
so BIN ICH deine Zuversicht
und wenn du zürnst,
BIN ICH deine Nach-sicht.

Drohst du zu stürzen,
dann BIN ICH deine Vor-sicht,
und damit der Baum deines Lebens
wohl gedeiht,
walte ich in dir mit Um-sicht,

bis du eines Tages
zu der Ein-sicht kommst:
Sorge dich nicht! –
denn ICH BIN dein Leben,
deine Sorgfalt und Vorsehung.

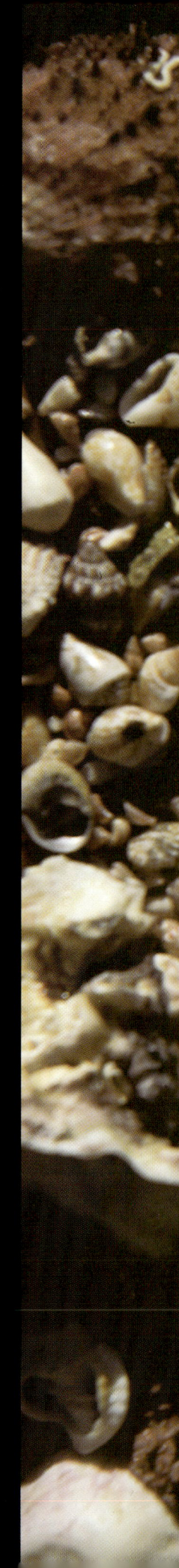

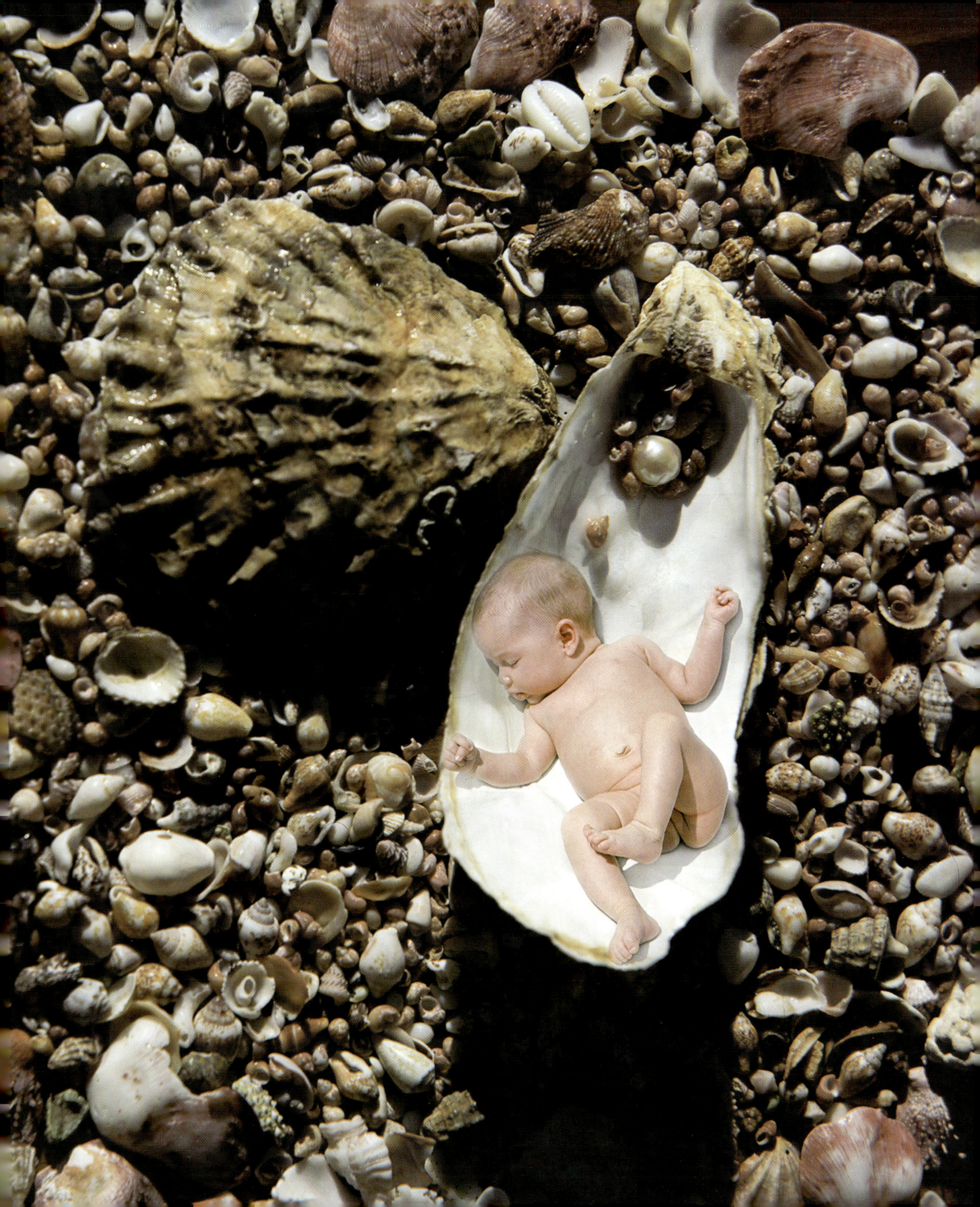

Calcium Carbonicum – Austernschalen-Kalk

Kohlensaurer Kalk

Die Auster ist ein Sinnbild für Bodenständigkeit und Verschlossenheit. Vorsicht ist oberstes Gebot. Bei Berührung wird die Schale geschlossen. So hat auch der des potenzierten Pharmakons Bedürftige Angst vor Berührung, Angst, zuviel in sich hineinzulassen an Welterfahrung – mit Ausnahme von Nahrung. Durch einen mitunter exorbitanten Appetit wird auf der stofflichen Ebene ausgeglichen, was auf der geistigen abgelehnt wird. Das führt dazu, daß solche Menschen leicht aus der Form geraten und einen etwas schwabbeligen Eindruck vermitteln – wie eben das weiche Innere einer Auster.

Ein feuchtkalter, schlaffer Händedruck, leichtes In-Schweiß-Geraten, vor allem am Kopf nachts im Schlaf, eine große Abneigung gegen Milch, bei gleichzeitiger großer Vorliebe für ein weichgekochtes Frühstücksei und andere Eierspeisen, sowie Kartoffelsuppe, – in der Regel genügt das schon an Symptomatik, um mittels des potenzierten Calciums mit an Sicherheit grenzender Wahrscheinlichkeit eine enorme Ankurbelung der geistigen und körperlichen Entwicklung erwarten zu lassen.

Die Signatur der Eierschale steht für die schützende Haut, mit welcher der Calcium-Mensch sein im Embryonalzustand verharrendes inneres Kind gegenüber seiner Umgebung zu umhüllen versucht: »Vorsicht ist die Mutter der Porzellankiste!« Nur ja nicht zuviel wagen.

Das ganze Mittel steht unter den Vorzeichen der allgemeinen Lebensverweigerung und dem Bestreben, auf jede nur erdenkliche Weise Unterstützung zu erfahren.

Wegen der allgemeinen Schwäche gegenüber Fremdeinflüssen wird die Zufuhr von Milch als eine Art bedrohlicher Zuwendung gewertet. Das System wird mit der artfremden Lymphe nicht gut fertig und reagiert mit Hautausschlägen (Milchschorf) und häufigen Drüsenschwellungen, die mitunter zu Abszessen entarten können.

Gesellen sich noch eine chronische Schnupfenneigung und Obstipation dazu, ohne daß der davon Betroffene darunter leidet, wächst der Verdacht, daß ihn Calcium aus seiner Stagnation erwecken könnte. Die Verstopfung von Calcium trägt in sich die Botschaft, daß dieser Mensch einerseits seine eigentlichen Potentiale zurückhält, um Unterstützung von außen zu erfahren, und andererseits sich immer besser fühlt, wenn keine Kritik an seinem Verhalten geübt wird.

So wie introvertierte **Natrium-muriaticum**-Kinder spät sprechen lernen, beginnen **Calcium**-Kinder spät zu laufen, weil sie sich nicht zutrauen, sich mit der Welt zu konfrontieren. Aus diesem Grunde bekommen solche Menschen auch in späteren Jahren häufig Wadenkrämpfe, vor allem beim Strecken der Beine.

Das »Begriffs-Vermögen« ist langsam. Die Gefühlsebene ist weich und empfindlich, wie das Innere der Auster oder »das Gelbe vom Ei«. Das kommt auch zum Ausdruck in einer verlangsamten Zahnung oder Problemen mit den Weisheitszähnen. Die »Lichtschiebekräfte«, wie sie **Silicea** und **Magnesium carbonicum** zu eigen sind, können auch unter Calcium angekurbelt werden, wenn das Mittel von seiner übrigen Symptomatik her paßt. Die Zähne sind enorm empfindlich gegen kalte Außenluft. Er – oder sie – glaubt, sich gegenüber fremden Einflüssen nicht durchbeißen zu können.

Calcium hat – ähnlich **Silicea** – oft Probleme mit der Knochenbildung und dem Rückgrat. Paßt jedoch Silicum eher zu schlanken, grazilen, überpedantischen und äußerst feinfühligen Menschen – (der *Quarz* ist die mineralische Entsprechung zu **Pulsatilla** – der *Küchenschelle*) –, so hilft Calcium meist besser den scheinbaren Dickhäutern. Fröstelig sind sie beide.

Eine Verletzung des Rückgrats durch Überheben muß nicht immer **Rhus toxicodendron** – *(Gift*-Sumach) bedeuten. Calcium und Silicea werden in solchen Fällen oft vergessen. (Es sei denn, wir hätten diese typische Rhus-Symptomatik vor uns: Verschlimmert in Ruhe und bei Beginn von Bewegungen – also z.B. bei den ersten Schritten nach dem Aufstehen vom Sitzen – mit Besserung beim Warmwerden durch Bewegung).

Der ganze Mensch kann – ähnlich der Auster – unter dem Aspekt der Abgrenzung und Abdichtung gesehen werden. Fällt bei dem Kleinkind auf, daß dessen Fontanellenschluß stark verzögert erfolgt, so ist derselbe Mensch in späteren Jahren oft außerordentlich stur, »dickschädelig« und abgegrenzt gegenüber Einfällen aus höheren Bewußtseinssphären. So weich und empfindlich der innere Kern ist, so hartnäckig und schwerfällig wirkt die Calcium-Persönlichkeit bisweilen in ihrem äußeren Erscheinungsbild. Wie so oft, wird auch hier die emotionale Ebene dem Intellekt geopfert.

Unter Umständen versuchen die Eltern für ihr Kind eine Befreiung vom Turnunterricht zu erreichen, weil dieses bereits nach kleinen Anstrengungen vollkommen erschöpft ist. Das Kind aber hat Angst davor, seine eigene Schwäche zu offenbaren, weil es weiß, daß es dann von seinen Mitschülern gehänselt wird. Tolpatschig, träge, ungeschickt und konfliktscheu, aber treu und zuverlässig – das ist Calcium.

Das Kind und später auch der Erwachsene singt gerne laut, aber falsch. Ähnlich Lycopodium kann »die Auster« bei Lob in Tränen der Rührung und Dankbarkeit ausbrechen. Durch häufigen Konsum von Süßigkeiten führt sich der Calcium-Patient die Liebe zu, die ihm durch äußere Zuwendung häufig fehlt.

Bei aller Fragwürdigkeit einer starren Typisierung von Menschen in ihrer Beziehung zu bestimmten homöopathischen Arzneien kann man doch festhalten, daß es sich beim »Calcium-Typ« vorwiegend um Kinder handelt, die aus konservativen Elternhäusern stammen und von früh auf zu eben dieser Vorsicht erzogen wurden. Sie müssen übrigens nicht immer nur dick und pummelig sein. Auch bei ausgesprochen Magersüchtigen oder hochaufgeschossenen Jugendlichen, die vielleicht auf diese Weise unterschwellig zum Ausdruck bringen, daß sie sich schnell aus Abhängigkeiten zu befreien suchen, kann Calcium Hervorragendes leisten. Jedoch geht in jedem Fall Pflichterfüllung vor Spontaneität, und Liebe muß durch ordentliche Erledigung von Aufgaben unterschiedlichster Art verdient werden. Deshalb hängt Calcium sehr an seiner Familie, am Rockzipfel der Mutter, an seinem »Gehäuse« und seiner Heimat und hat in jeder Hinsicht außergewöhnlich große Angst um seine Angehörigen.

Er reißt sich im wahrsten Sinn des Wortes die Hände auf, um alles recht zu machen. Das führt – (ähnlich **Petroleum** – dem *Steinöl,* Psorinum, Sepia – dem *Tintenfisch* und Sulphur – dem *Schwefel)* – vor allem im Winter zu rissigen, schrundigen Händen.

Seiner Bodenständigkeit und Angst vor Veränderungen entsprechend, verreist Calcium nicht gerne, höchstens mal mit einem Bus in Begleitung einer feucht-fröhlichen Gemeinschaft von Bekannten. Steigt er in größere Höhen hinauf, so wird er leicht von Schwindel befallen, weil er sich nicht zutraut, sich selbst jemals zu seiner wahren Größe erheben zu können.

Calcium muß nur die Augen schließen und wird schon heimgesucht durch Vorstellungen von Unglücksfällen und anderen schrecklichen Visionen. Filme mit Darstellungen von Problemen oder Gewalt wirken verheerend auf ein Calcium-Gemüt, weil dieses den Anblick fremden Leides einfach nicht ertragen kann. Gleichnisse von Gewalt brächten sein Gemüt dazu, sich mit den eigenen Verletzungen konfrontieren zu müssen. Calcium benötigt zu seinem Wohlbefinden die Komödie mit Happy-end: Friede – Freude – Eierkuchen. Harmonie geht über alles. Das »Kuschel-Bedürfnis« von Calcium ist sehr groß.

Solch eine Einstellung führt naturgemäß auch zur äußeren Kurz-Sichtigkeit – im wahrsten Sinne dieses Wortes.

Vor längerer Zeit ist es mir gelungen, ein etwas pummeliges Mädchen, das von seinen Eltern in diesem vorgenannten Sinne erzogen worden war, in Laufe eines Jahres mittels ansteigender LM-Potenzen des Austernschalenkalks von einer ausgeprägten Kurzsichtigkeit – (4,5 Dioptrien) zu befreien, sodaß sie von Mal zu Mal schwächere Brillen brauchte und die letzte schließlich ganz weglegen konnte. Gleichzeitig verbesserten sich ihre Schulleistungen in auffallendem Maße, und das ganze Menschenkind wurde fröhlicher, selbständiger und weltoffener.

So wird sich auch in vielen anderen ähnlich gelagerten Fällen bereits nach wenigen Wochen der Einnahme der Tropfen eine Erweiterung des Denkens und Erleichterung der Auffassungsgabe bemerkbar machen. Schulnoten – vor allem in Mathematik – lassen sich des öfteren durch den Gebrauch der potenzierten Arznei verbessern.

Der Mut zum Risiko wächst, der Patient geht in Bewegung. Offenheit und Klarsicht nehmen zu. Die Schutzpanzerungen vor dem überempfindlichen Gemüt schmelzen dahin, der Realitätsbezug wird größer, die Angst vor Mißerfolgen oder dem Gespött anderer wird kleiner.

Calcium muß, wie gesagt, nicht immer unter dem Gesichtspunkt des ihm zugeschriebenen Typs gesehen werden. Eine Ätiologie für Störungen, die nach dieser Arznei verlangen, kann auch schon gegeben sein, wenn zuviel Druck und anhaltender Streß auf einem Menschen lastet, er also über seine Kraft hinaus arbeiten muß, feucht-kalten Winden ausgesetzt ist oder seine Schweißneigung durch äußere Mittel unterdrückt worden ist.

Für den übervorsichtigen Calcium-Menschen geht es darum, sich auf die Suche zu machen nach dem eigenen inneren Kern, um sein Minderwertigkeitsgefühl zu überwinden und jenes Urvertrauen zu finden, das in der Folge auch das äußere Erscheinungsbild gestraffter erscheinen läßt.

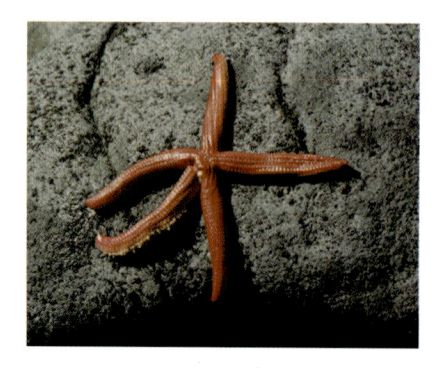

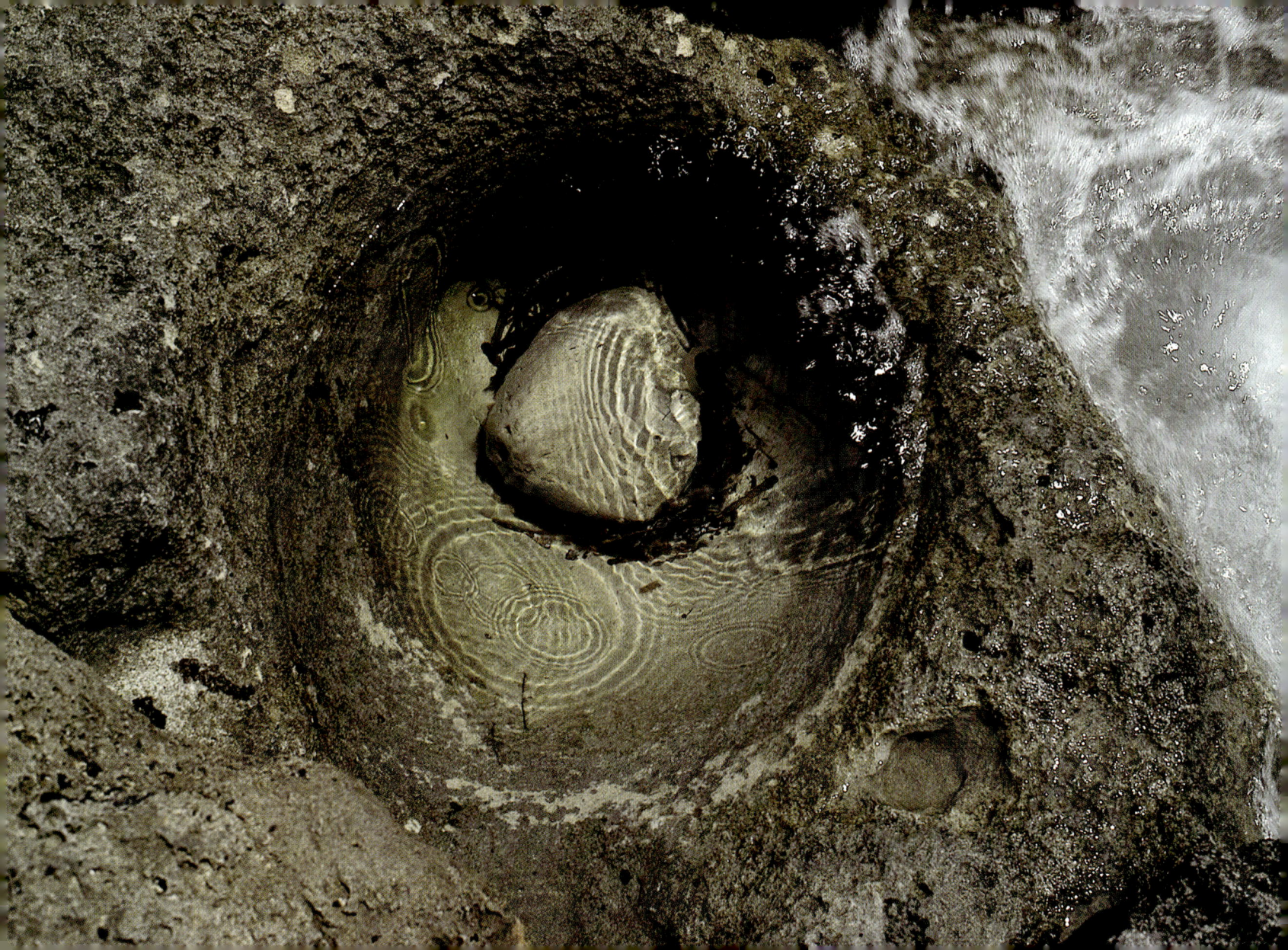

Angst und Entrüstung

Ich bin
nicht deine Angst,
gezeugt aus der Vorstellung von Enge.

Ich bin
nicht deine Panzer und Rüstungen,
angelegt aus Furcht vor Verletzung.

Ich bin
Entrüstung über solche Zustände in dir
und ICH BIN deine Ent-Rüstung
von Panzern, eisernen Vorhängen
und Schutzwällen,
denn ICH BIN
dein einziger Schutz.

Hör auf, dich zusammen-zu-nehmen!
Nimm dich endlich auseinander
und sieh nach, wo der Fehler liegt!
Halt nichts zurück,- sei un-gehalten!
In der Wahrheit, die ICH BIN,
liegt die Kraft.
Man wird dich be-greifen,
wenn du dich traust zu sein, wer DU bist.

Niemanden musst du beherrschen,
denn ICH BIN deine SELBST-Beherrschung.
Niemand kann dich ent-eignen,
solange ich dein eigen BIN:

Ich bin
nicht deine Ver-messenheit,
aber ICH BIN das Mass aller Dinge.

ICH BIN
NICHT DEINE EIGEN-MÄCHTIGKEIT,
ABER ICH BIN MEINE EIGENE
MÄCHTIGKEIT IN DIR.

ICH BIN
NICHT DEINE VERSCHLOSSENHEIT,
ABER ICH BIN DIE ENT-SCHLOSSENHEIT,
DEINEN KERKER VON SCHLÖSSERN
ZU BEFREIEN,
DENN ICH BIN DER SCHLÜSSEL
ZUM SCHLOSS DEINES HERZENS.

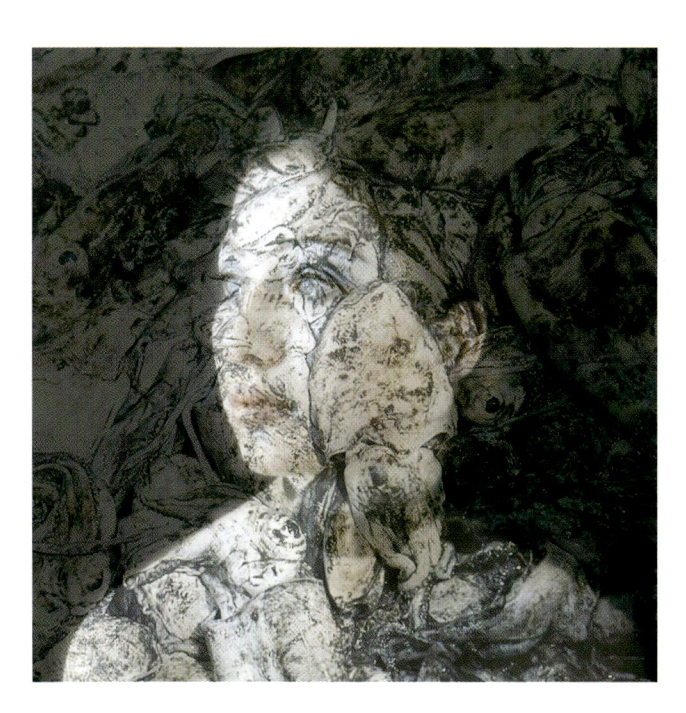

ICH BIN
DEINE ER-SCHÜTTERUNG
ÜBER DAS, WAS VER-SCHÜTTET IST IN DIR,
ABER ICH BIN
NICHT DEIN SCHUTT.

SCHÜTTE AUS, WAS ÜBER-FLÜSSIG IST,
KOMM IN FLUSS!
DEIN FLIESSEN IST MEIN FLIESSEN
UND ICH BIN IM ÜBERFLUSS!

Sepia – der Tintenfisch

Tintenbeutel der Tintenschnecke

»Und wer unter Menschen nicht verschmachten will, muß lernen,
aus allen Gläsern zu trinken;
und wer unter Menschen rein bleiben will, muß verstehn,
sich auch mit schmutzigem Wasser zu waschen.«

Friedrich Nietzsche
(Also sprach Zarathustra)

Ent-Rüstung in der tiefsinnigen Ur-Bedeutung dieses Wortes steht an, wenn es um Zustände geht, die nach dem Tintenfisch verlangen, der ja recht eigentlich Tinten-Schnecke heißen müßte.

Das Thema Entrüstung hat viele Facetten, sowohl was die Auslegung des Wortes betrifft, wie auch die entsprechenden Mittel, die zu den verschiedenen Aspekten von Empörung und mehr oder weniger verhaltenem Zorn gehören. Catherine Coulter hat dieses Wort und die dafür infrage kommenden Arzneien ausführlich untersucht.[24] Im allgemeinen denken wir dabei zuerst an Mittel wie **Staphisagria***, oder **Colocynthis**.

Das Thema von Sepia heißt Abgrenzung und Vernebelung. So wie ein Tintenfisch sich durch Ausstoßen seiner dunklen Tinte seinen Feinden entzieht, weicht eine Sepia-Persönlichkeit gerne aus und umgibt sich mit dem dunklen Mantel einer handfesten Depression. Hinter diesem Schutzwall versteckt sich ein Mensch, der in seiner Ehre gekränkt, zutiefst entwürdigt, seine Identität verleugnen mußte und nach Anerkennung und Harmonie hungert. Oft handelt es sich dabei um Frauen. Zumindest scheint es mehr »Sepia-Frauen« als – Männer zu geben. Sepia-Männer neigen dazu, sich beherrschen zu lassen, und man findet sie unter Umständen in Situationen oder Phantasien von Domina-Sex verstrickt, weil sie Lust aus Unterwerfung beziehen.

Handelt es sich um Frauen, so wurden diese meistens frühzeitig in eine Männerrolle gedrängt, oder sie litten bereits als junges Mädchen unter Liebesentzug, weil die Eltern sich einen Jungen gewünscht hatten und mit einem Mädchen überrascht wurden. Also versuchte das ungeliebte Kind diesem Wunsch zu entsprechen, begann ihre eigene Weiblichkeit zu verleugnen, kletterte auf Bäume oder spornte sich zu sportlichen Höchstleistungen an, um ein klein wenig von der Liebe und Anerkennung zu erhalten, die es sich so sehnlich wünschte.

Kommen dazu noch unerfreuliche erste Liebesverhältnisse oder gar eine Vergewaltigung durch einen Mann, haben wir eine klassische Ausgangssituation für den Aufbau von Rüstungen, um in dieser scheinbar lebensfeindlichen Umgebung bestehen zu können. Degradierende Erlebnisse im Berufsleben, eine ständige, entwürdigende und erpresserische Anmache von Männern am Arbeitsplatz oder ein ungewolltes Kind können ebenfalls eine Sepia-Symptomatik auslösen, die unter Umständen frühzeitig dazu führt, daß solch eine Frau sich vermännlicht. Um neben den Männern bestehen zu können, entwickelt sie durchaus Führungsqualitäten, und so finden wir sie auch in Chef-Etagen und auf Manager-Seminaren.

---

[24] Catherine Coulter: *Portraits homöopathischer Arzneimittel II*, S. 261 ff., Haug-Verlag, Heidelberg, 1986.

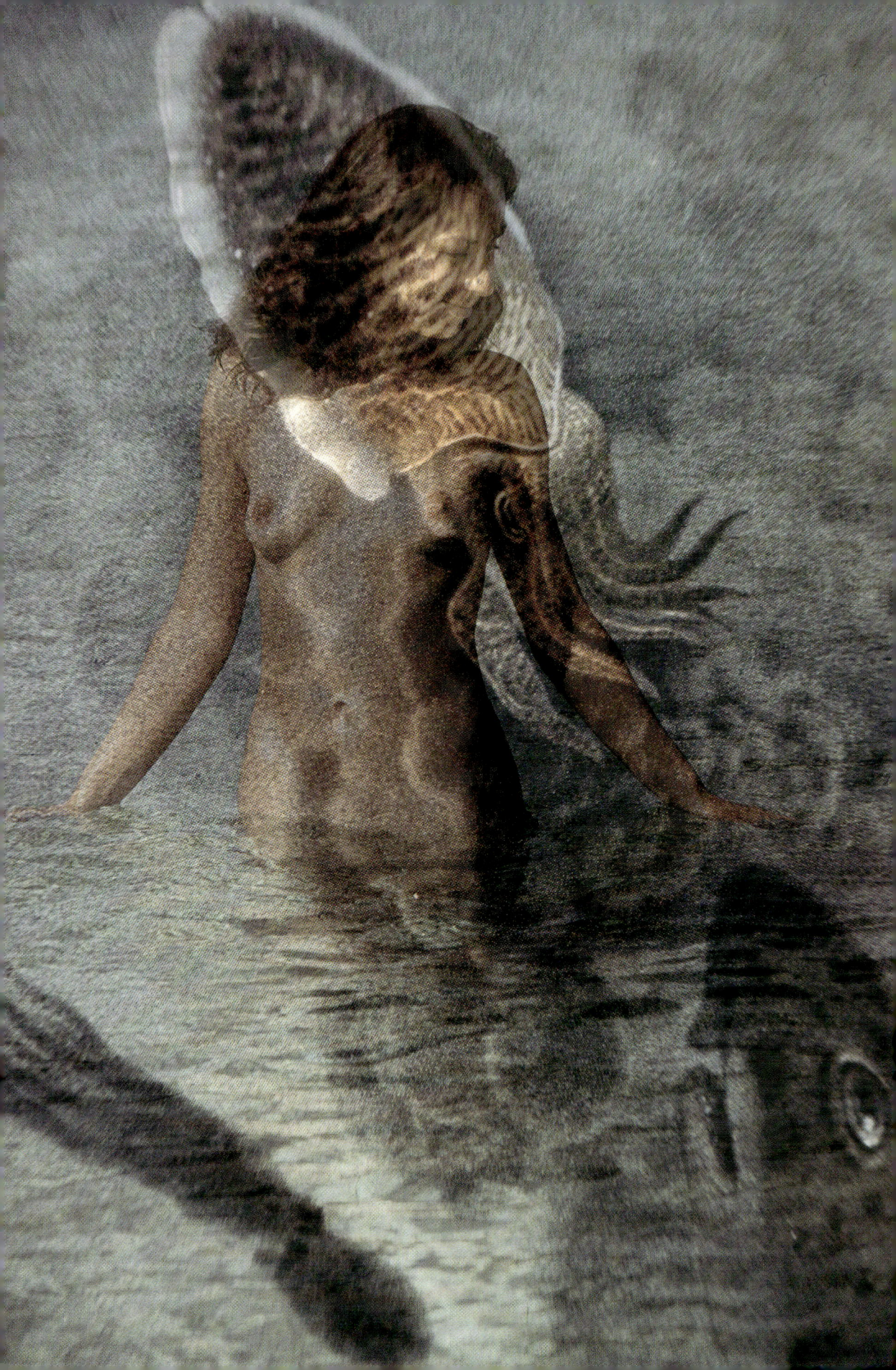

Es kann jedoch auch vorkommen, daß die allgemeine Resignation sie dazu bringt, sich gegenüber geschäftlichen Angelegenheiten völlig gleichgültig zu verhalten, weil sich erwiesen hat, daß diesbezügliche Aktivitäten nicht zum Erfolg geführt haben. Aus dem gleichen Grund kann sich eine völlige Teilnahmslosigkeit gegenüber jeder Vergnügung einstellen.

Viele Sepia-Frauen empfinden Geringschätzung gegenüber Männern und kämpfen für Gerechtigkeit gegenüber Frauen. Militanter Feminismus ist auf ihr Banner geschrieben. Es sind die typischen »Emanzen«, was natürlich nicht heißt, daß jede emanzipierte Frau automatisch eine Sepia-Symptomatik entwickeln müßte. Das wäre eine jener schrecklichen Vereinfachungen, auf welche – in starren Schablonen denkende – Gemüter die Homöopathie bisweilen gerne reduzieren würden.

Ihren Schutzpanzer gegenüber Personen des männlichen Geschlechts öffnen Sepia-Frauen ein wenig, wenn sie diese als geistige Führer anerkennen können. Das kann etwa ein für ihre Entwicklung wichtiger Lehrer oder fernöstlicher Guru sein, dem es vielleicht gelingen mag, sie wieder zu verbinden mit ihrem inneren Kern, sodaß sie sich auf diese Weise wenigstens einen Teil des verlorengegangen Urvertrauens zurückerobern kann. Läßt sich die Sepia-Frau auf einen Mann ein, dann muß es auf jeden Fall ein »gleichwertiger Partner« sein.

So sie verheiratet ist, verhält sie sich der eigenen Familie gegenüber reserviert. Das liest sich dann in den Arzneimittellehren als »Abneigung gegen die am meisten geliebten Personen«. Die Rüstung kann also auch hier nicht abgelegt werden, worunter nicht nur der Ehemann und die Kinder leiden, sondern die Frauen selbst. Sie weinen beim Erzählen ihrer Symptome in der Praxis, können sich aber ohne Anstoß homöopathischer Heilimpulse nicht ändern. Dieses einzige Symptom der Ablehnung gegenüber den eigenen Kindern verwertend, gelang es mir einmal, ein Mutterschaf, das ihr Neugeborenes nicht trinken lassen wollte, mittels einer Dosis Sepia C 200 innerhalb von einem Tag umzustimmen.

Ähnlich **Aurum, Ignatia** und **Lycopodium** wird auch Sepia äußerst ungehalten bei Widerspruch, weil sie eigentlich ihre Verbarrikadierung gar nicht aufgeben möchte. Entsprechend dem inneren Schutzbedürfnis bauen solche Frauen auch äußerliche Rüstungen auf, und so finden wir sie oftmals unter besonders fanatischen weiblichen Body-Buildern.

Ein eigentlicher Sexualakt findet unter den Tintenschnecken nicht statt. Das Männchen entleert ein Samenwölkchen über dem weiblichen Tier, in welches dieses kurz eintaucht. Das ist alles. Dem entspricht das Verhalten der Sepia-Frau gegenüber allem Geschlechtlichen. Wenn sie überhaupt Kinder will, dann am liebsten durch »unbefleckte Empfängnis«. Der eheliche Verkehr wird als Pflichtübung empfunden, nicht als lustvoller Austausch gegengeschlechtlicher Pole und Energien.

Besondere meteorologische Situationen, wie die Entladung eines Gewitters, machen es ihr am ehesten möglich, sich sexuell hinzugeben. Hier liefert der Himmel ein Gleichnis für ihre Gefühlsunterdrückung und übernimmt stellvertretend eine Entladung. Ansonsten wird trotziger Verzicht geübt.

Nachdem sie ihre Sexualität unterdrückt, nimmt es nicht wunder, daß die unteren zwei Chakras ständig unter Energiemangel leiden. Die Frauen werden also unter schweren organischen und menstruellen Störungen leiden. Dunkle, klumpige und zu schwache oder vollkommen unterdrückte Blutungen – (man vergleiche den Ausstoß der schwärzlichen Tinte der Sepia-Schnecke) – in Verbindung mit Gebärmutter-Anomalien wie Senkungen und Knicke, sind keine Seltenheit. Führungssymptome sind ein Kugelgefühl im Bauch – was

für das verkapselte psychische Problem steht – und nach unten ziehende Schmerzen, verbunden mit dem Gefühl, daß die inneren Organe hervortreten würden, was diese Frauen dazu veranlaßt, die Hände auf den Schoß zu pressen oder die Beine zu überkreuzen und auffallend steif auf ihrem Stuhl zu sitzen. (Sehr ähnlich in diesem Punkt ist **Lilium tigrinum** – die Tigerlilie. Allerdings werden Lilium-Patienten sehr hin und hergeworfen zwischen exzessiven sexuellen Gelüsten und selbst errichteten moralischen Schranken).
Wenn wir die Form des Sepia-Tieres betrachten, so fällt die Ähnlichkeit mit dem Hohlorgan des Uterus sofort ins Auge. Die innere Abneigung gegen eine Schwangerschaft kann zu häufigen Abgängen der Frucht führen. Sepia-Frauen leiden unter Übelkeit in den ersten Monaten der Schwangerschaft und neigen zum Abort in den späten Monaten, respektive dem siebten.

Mitunter werden Sepia-Frauen nicht nur äußerlich unnahbar, sondern derart frostig, daß wir sie als frigide bezeichnen. Oder sie wenden sich anderen Frauen zu und werden zu vermännlichten Lesben. Eine Metapher für die Ablehnung des gegengeschlechtlichen Pols sind die relativ häufig vorkommenden Pollen- oder Katzen-Allergien bei einer Sepia-Frau. Im *Eros*-Buch habe ich die erotisch-sexuelle Sphäre von Sepia ausführlich beleuchtet.

Die innere Wallbildung von Sepia zeigt sich bisweilen in äußeren ringförmigen Hautausschlägen, welche gleichsam als Symbol des gefühlsmäßigen Pallisadenzauns an der Peripherie des Organismus erscheinen. Besonders im Frühjahr tauchen herpetische Ekzeme an den verschiedensten Stellen auf – unter anderem an den Gelenkbeugen und den Außenseiten der Ellenbogen, was man als mangelndes Durchsetzungsvermögen im persönlichen Bereich deuten könnte: Sie kann »ihre Ellenbogen nicht gebrauchen«. Ebenfalls häufig zeigt sich die gestörte Durchsetzungskraft in einem schlechten Zustand der Zähne.

Vor allem aber leidet die Sepia-Frau – ähnlich **Natrium muriaticum** – unter Herpesbläschen an den Lippen und um den Mund herum.
Es besteht eine ausgeprägte Abneigung gegenüber Kälte und Wasser. Früher galt Sepia als »das Waschfrauen-Mittel«. Eine Sepia-Frau badet nicht gern und sie schneidet sich auch nicht gerne die Haare. Es ist, als ob sie dadurch eine Einbuße an Vitalität erführe.
  Wenn wir an Samsons Kraftverlust denken, nachdem Dalilah ihn seiner langen Mähne beraubt hatte, ist das gar nicht so abwegig.
  Ähnlich **Causticum** und **Pulsatilla** verliert auch Sepia Harn, wenn sie beim Lachen ihre unterdrückten Gefühle freisetzt.
  Sepia ist zwar nicht ganz so geizig wie **Arsenicum album**, signalisiert aber mit solchem Verhalten doch sehr stark, daß sie sich von nichts trennen will.
  Häufige Träume von Pferden können meist unter dem Aspekt kraftvoller Äußerungen der Lebensenergie gesehen werden, welche eben von der Sepia-Frau ausgesperrt wird. Deshalb ist die Versöhnungsarbeit mit dem – meist angstbesetzten – Pferd ein wichtiger Teil der Traumarbeit.

Ähnlich **Tarantula** wird die allgemeine Symptomatik von Sepia durch Tanzen gebessert. Die ideale Übung für verschlossene Sepia-Frauen wäre Bauchtanz, weil hierdurch die blockierten Energien des Sakralplexus am ehesten in Fluß kommen.

Einbildung

Blick mir in die Augen –
und geniesse diesen Augen-Blick!
Sei offen – und lass dich zu! –
Oder mach dich wenigstens ab und zu – auf!
und lass ein Bild herein
von dem, was ICH BIN!

Doch BIN ICH nicht deine Ein-Bildung.
Erlaube vielmehr, dass ICH MICH hineinbilde in dich.
doch sollst du dir trotzdem kein Bild machen von MIR!

Dann kannst du be-zeugen,
dass ICH BIN
und ICH BIN dein Zeuge, –
doch will ICH dich nicht über-zeugen!

Sei ehrlich!
Gib dir selbst diese Ehre –
und ICH BIN deine Ehrung.
ICH BIN nie, was dich ent-ehrt,
solange du MICH in dir ver-ehrst.

Vielleicht glaubst du,
du stündest in MEINER Schuld?
ICH aber ent-schuldige dich
und versichere dir:
ICH BIN
die einzige Entschuldigung
und Versicherung, die zählt.

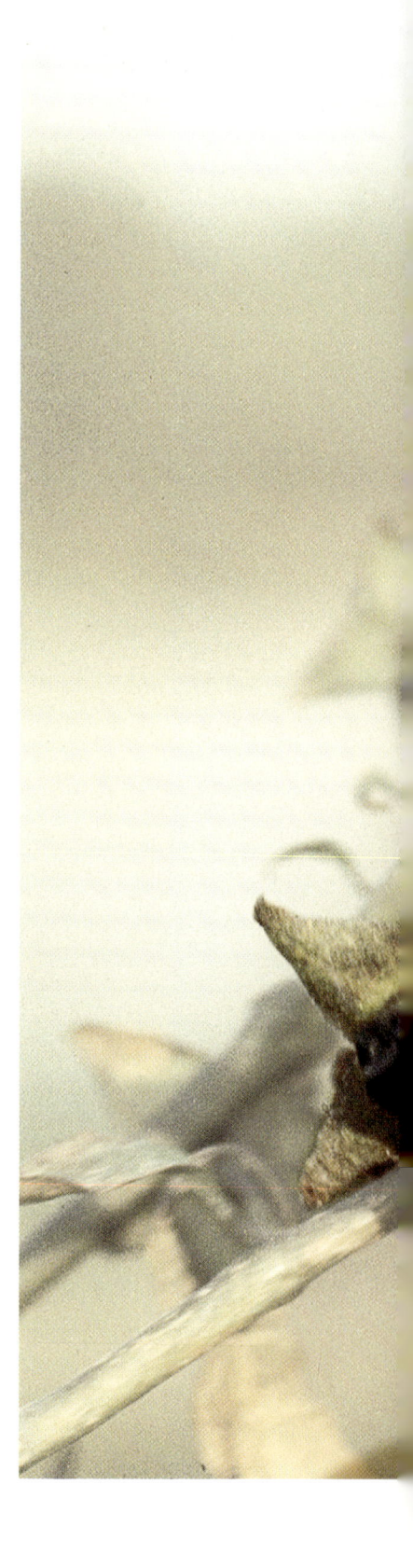

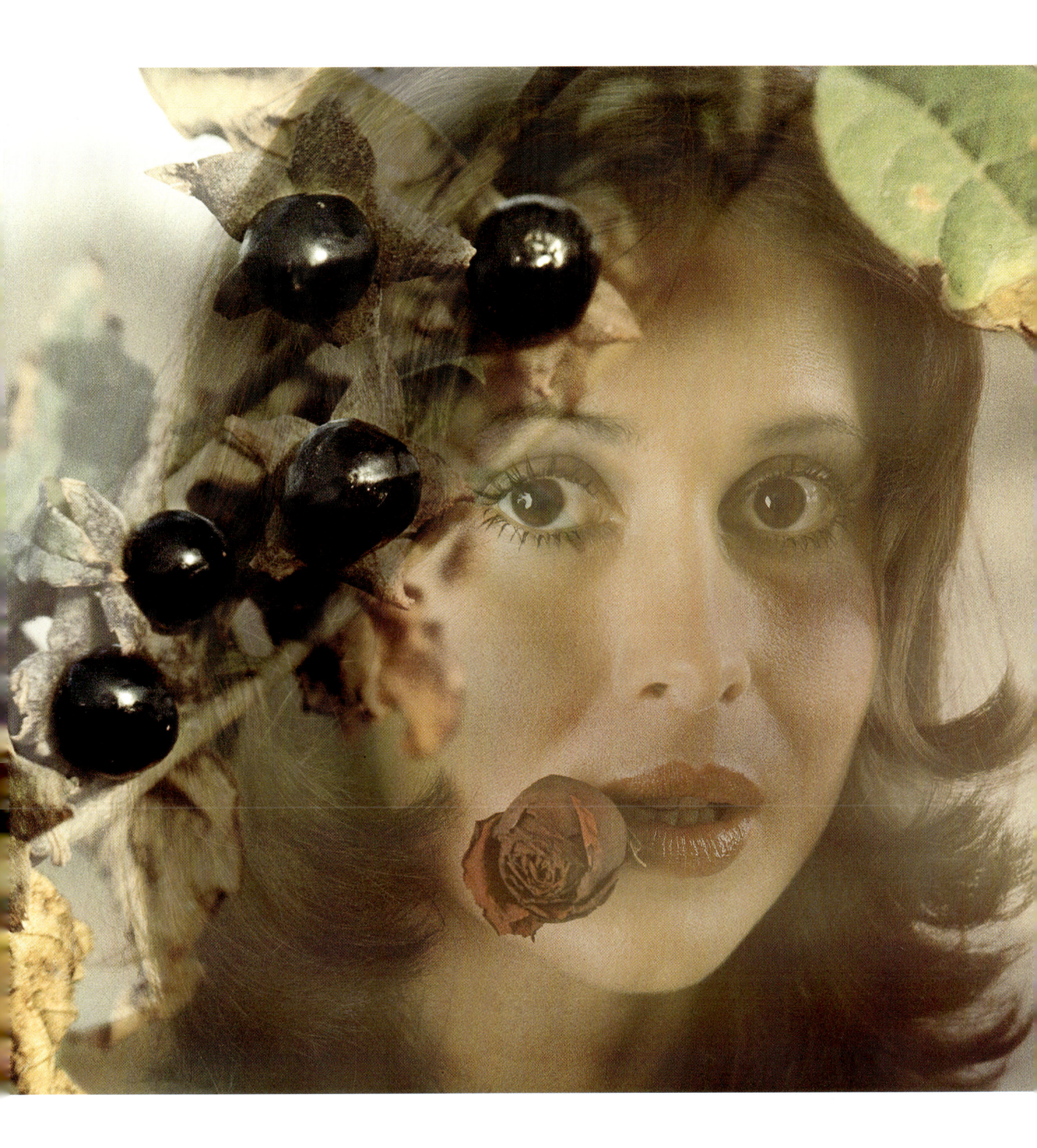

BELLADONNA – Die Tollkirsche

ein Nachtschattengewächs Europas, Asiens und Südamerikas

Augenblicke der Ehrlichkeit könnte – entliehen aus dem vorangestellten Gedicht – auch die Überschrift zu diesem Kapitel heißen.

Ehrlichkeit – das bedeutet, daß wir uns mit der Nachtseite unserer Seele unterhalten und bereit sind, ihre Anliegen zu würdigen. Nehmen wir das nicht ernst genug, wird sich das Gift des Zorns bilden und unterschwellig in unserem Gemüt zu rumoren beginnen.

Immer dann, wenn wir nicht ehrlich genug sind, uns selbst gegenüber – wenn wir uns also selbst nicht die Ehre erweisen, auf die leise Stimme in unserem Inneren zu hören, fallen wir ein wenig aus der für uns vorgedachten, bestmöglichen Ordnung. Kleine Sünden – hier verstanden als Ab-sonderung von der Einheit des Fühlens, Denkens und Handelns – straft der Liebe Gott sofort, heißt das schöne Sprichwort. »Strafe«, das soll heißen, wir erhalten eine – etwas unsanfte – Aufforderung zur Rückbesinnung auf bessere Möglichkeiten des Umgangs mit uns selbst.

Kleinere Überschreitungen des uns zuträglichen Maßes an Anforderungen im seelischen und körperlichen Bereich machen sich durch Korrekturhilfen unseres Hohen Selbst bemerkbar, welche wir »akute Krankheiten« nennen.

Eine dieser akuten Korrekturhilfen ist ein heilsames Fieber. Hierdurch wird der Stoffwechsel angeschürt, um ausscheidungswürdige seelische und körperliche Schlacken zu verbrennen. So gesehen, ist das oft zitierte Fegefeuer nicht erst nach unserem Ableben zu erwarten. Wir erleben es auch hin und wieder ganz irdisch in Form eines reinigenden Fiebers.

Das wird nun leider immer noch nicht auf breiter Ebene verstanden, und so machen wir vielerorts die Bemühungen unseres inneren Regelmechanismus durch die Einnahme antibiotischer – also »gegen das Lebendige gerichtete Mittel« – zunichte und bringen dadurch den Stoffwechsel in eine Art unterdrückten Schwelbrand, wodurch aus einem akuten Zustand leicht ein chronischer werden kann, der dann irgendwann nach Mitteln wie **Carbo vegetabilis** – der *Birkenholzkohle* oder **Sulphur** – dem *Schwefel* verlangen kann, um die entstandene Mangeloxidation wieder auszugleichen.

Man erinnere sich ganz nebenbei daran, daß Holzkohle unter weitgehendem Luftabschluß gebrannt wird und somit die Information des Sauerstoffmangels in sich trägt. Aufgrund des Ähnlichkeitsgesetzes kann Carbo bei solchen Folgezuständen, welche mit großer Schwäche und Atemnot einhergehen, oftmals Erstaunliches leisten – vor allem im Lungenbereich – z.B. bei einer nach schulmedizinischer Ansicht ausgeheilten *Pneumonie*.[25]

Es gibt nun – wie der mit der homöopathischen Heilkunst schon etwas Vertraute weiß – die unterschiedlichsten Arten von Fieber, die sich nach Ursache, Symptomen und Modalitäten sehr wesentlich voneinander unterscheiden. Dementsprechend viele homöopathische Arzneien »gegen« Fieber hat unsere Materia Medica aufzuweisen. Ihnen allen ist zu eigen, daß sie ein Fieber nicht unterdrücken, sondern durch Bereinigung der dahinter wirkenden Ursachen beschleunigt zum Abklingen bringen.

---

[25] Lungenentzündung, von griech.: *Pneumon* = »Lunge«.

Eines unserer »Haupt-Fiebermittel« ist zweifellos **Belladonna** – die *Tollkirsche* in ihrer vergeistigten Form, und welche Arznei könnte darüber hinaus ein besserer Mittler zur Nachtseite unserer Persönlichkeit sein als eben eine aus einem Nachtschattengewächs hergestellte.

Sie befreit darüber hinaus von angstvollen Täuschungen und Ein-Bildungen unterschiedlichster Art, welche das Ego auf den Schirm unseres Geistes projiziert. Dazu ist sie in der Lage, weil die ihr innewohnenden dunklen Mächte bei Einnahme der rohen Droge eine Art von »Ver-Blendung« der Astralsphäre des Menschen erzeugen, welche sich störend über seine Klarsicht legt und ihn mit allerlei Gehörillusionen sowie optischen Wahnvorstellungen von Geistern, Monstern und Ungeheuern plagen kann.

So unterliegt der Belladonna-Bedürftige zum Beispiel der Täuschung, Bäume seien Menschen, ist überwältigt von Bildern schwarzer Hunde und Katzen, feurigen Visionen und Halluzinationen von Masken, Gespenstern und Toten. Das phantasierende Kind in GOETHES *Erlkönig* entspricht der Symptomatik, die nach Belladonna verlangt.

Die nicht in die eigene Verantwortung genommenen, ungelebten Wünsche und Begierden projizieren sich als bedrängende Phantombilder auf den Schirm des inneren Gesichtsfeldes.

Werden diese psychischen Leichen nicht ausgeschieden und begraben, so kann sich irgendwann aus einem akuten Belladonna-Zustand ein chronischer Calcium-, Causticum- oder Arsenicum-Zustand entwickeln.

Die Tollkirsche wirkt sich sowohl auf das innere Sehen wie die äußeren Augen aus. Hat sich unsere Sichtweise in beängstigender Weise verändert, so kann der Genius dieser Pflanze in vielen Fällen die rechte Schau wiederherstellen. Ja, er besitzt sogar die Macht, im einen oder anderen Fall Blutungen der Netzhaut oder einen grauen Star heilen zu können. Grelles Licht, Lärm und Erschütterungen werden als außerordentlich unangenehm empfunden, wohingegen das Ausüben starken äußeren Drucks bessert. Diese Überempfindlichkeit gegenüber Licht kann man unter Umständen deuten als ein sich Wehren gegen einsetzende Erkenntnisprozesse. Man will nicht, daß einem »ein Licht aufgeht«.

Von Eitelkeit geplagt, träufelten sich die Schönen vergangener Zeiten den Saft der Tollkirsche in die Augen, um ihre Pupillen künstlich weitzustellen und auf diese Weise »Glutaugen« zu erlangen. Daher auch der Name **Bella Donna.** Daß sie bei diesem Vorgehen oft erhebliche Einbußen an Sehfähigkeit erlitten, nahmen sie in Kauf.

Das Gemüt des Belladonna-Kranken befindet sich in einem starken Erregungszustand. Belladonna hat einen hochroten fiebrigen Kopf, wirkt wie berauscht, knirscht mit den Zähnen, bohrt den Kopf in die Kissen, spricht wirres Zeug im Schlaf und reißt – im Extremfall – sich und anderen an den Haaren, wirft mit Dingen um sich oder zerbeißt Sachen, schlägt um sich und zittert vor Wut. Es ist – neben **Stramonium** – dem *Stechapfel* und **Veratrum album** – der *weißen Nieswurz* ein Hauptmittel bei *Schizophrenie.*

Wieviel Gutes könnte bewirkt werden, bediente man sich dieser und anderer hochpotenzierter Homöopathica in unseren geschlossenen Heil-Anstalten, die diesen Namen bis jetzt leider nur in den seltensten Fällen verdienen.

Aus den genannten Gründen darf Belladonna sogar als ein großartiges Mittel zur Tollwutprophylaxe angesehen werden.

Wegen seiner überragenden Bedeutung als Entzündungs-Mittel heilte Altmeister Hahnemann damit ganze Scharlach-Epidemien.

Leitsymptom ist die berühmt-berüchtigte »Himbeerzunge«.

Aber wir müssen gar nicht so weit denken: Ein einfaches Sommerfieber, Sonnenbrand oder die Folgen von Sonnenstich mit heftigsten Kopfschmerzen können ebenfalls schnell zum Abklingen gebracht werden. Andere Auslöser, welche nach Belladonna verlangen können, sind plötzliche Abkühlungen nach heißer Erregung, zum Beispiel nach einem Tanzvergnügen oder die Folgen einer nicht lebbaren feurigen Liebe. Hierdurch verwandelt sich die gestaute Lebensenergie in Zorn. Ist eine Belladonna-Persönlichkeit gegenüber sich selbst ehrlich und kann ihr gestautes Potential anderweitig ausleben, z.B. in künstlerischer Betätigung, so muß es nicht unbedingt zum Ausbruch zerstörerischer Impulse kommen. Lautes Lachen dient bisweilen dazu, von der unterdrückten Wut abzulenken.

Es kann jedoch auch das Kleinkind sein, das seine unterdrückte Wut in einer akuten Entzündung somatisiert.

Belladonna, das ist die glutäugige, – in vielen Fällen – dunkelhaarige Hexe oder wilde, leidenschaftliche Schöne, die in lauen Vollmondnächten am liebsten nackt im Wald um ein Feuer tanzen und dann mit ihrem Geliebten im nächsten Heuhaufen verschwinden würde. Der Weingott DIONYSOS entspricht diesem Leitbild. Schauspielerinnen wie SILVANA MANGANO, SOPHIA LOREN, GINA LOLLOBRIGIDA oder LIZ TAYLOR sind Persönlichkeiten, die vor unser inneres Auge treten, wenn wir an diesen Typus Frau denken.

Ein Leitsymptom ist das plötzliche, anfallsartige Auftreten gleichgültig welcher Symptomatik. Ein weiteres die glühendheiße Haut, die rot sein kann wie die einer Tomate, bei gleichzeitiger Blässe um den Mund herum, verbunden mit Hitze des Kopfes bei gleichzeitig kalten Extremitäten (wie **Arnica, Cactus grandiflorus** und **Ferrum metallicum**). Ein besonders eigenartiges Symptom besteht in einem immer wieder auftretenden Kopfschmerz nach Haareschneiden, als ob sich der Mensch durch diesen Vorgang seiner vitalen Kräfte beraubt sähe. Sehr typisch sind auch die häufigen Fall-Träume, in denen die Angst von anderen »fallengelassen zu werden« zum Ausdruck kommt.

Das Motto des gesamten Mittels könnte heißen: *»Und bist du nicht willig, so brauch' ich Gewalt.«*

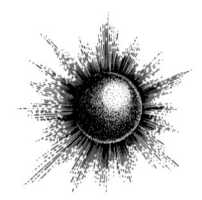

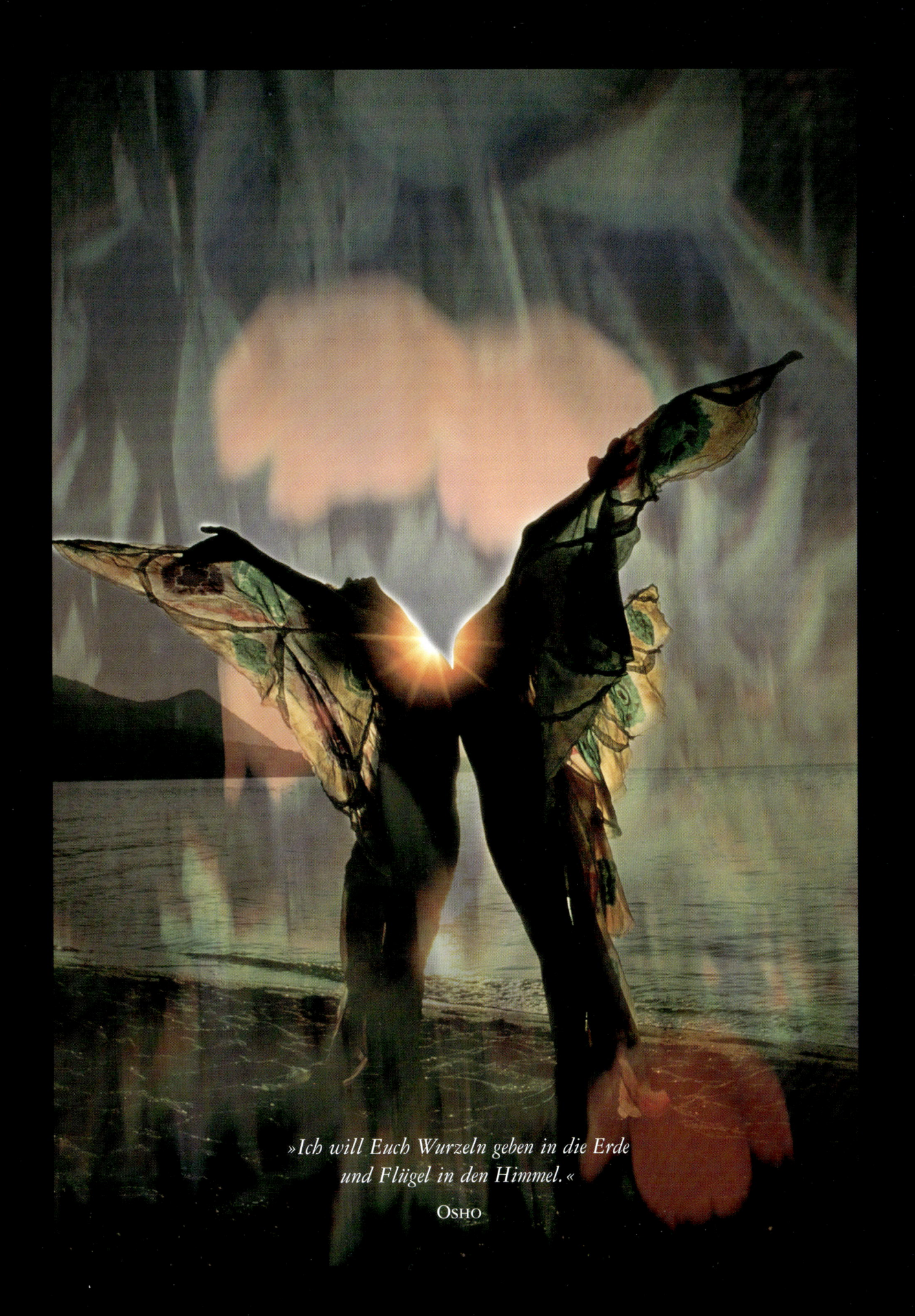

»*Ich will Euch Wurzeln geben in die Erde
und Flügel in den Himmel.*«

OSHO

VERBLENDUNG

ICH BIN
DEINE NIEDERKUNFT
ANKUNFT UND ZUKUNFT.

ICH BIN
DAS VERGANGENE UND KÜNFTIGE
IN DER GEGENWART,
BIN EWIGER GEGENWERT
DEINER TÖRICHTEN SCHÖPFUNGEN,
FÜR DIE DU MEIN GESETZ
MISSBRAUCHST.

ICH BIN
NICHT DEIN HASS UND DEIN NEID,
DEINE GIER UND DEIN GEIZ,
DEINE ANGST VOR VERLUST
ALS AUSDRUCK DEINES MANGELS
AN BEWUSST-SEIN,
DENN ICH BIN DIE FÜLLE.

ICH BIN
NICHT DEINE VER-BLENDUNG,
ABER WÜRDEST DU MICH
ERKENNEN IN VOLLER WUCHT,
DANN WÄREST DU GE-BLENDET
UND GESCHLAGEN VON HEILSAMEM
SCHRECKEN UND ENTSETZEN.

DARUM SEI AUFMERKSAM,
DENN ICH BIN MERK-WÜRDIG, –
WÜRDIG, DASS DU DIR MERKST,
WAS ICH BIN:
UND WENN DU FÜHLST,
WER ICH BIN;
TRENN' DICH VOM ÄUSSEREN SCHEIN,
MACH' DICH DURCH-SCHEINEND,
DAMIT MEIN SCHEIN DICH ERREICHT –
UND DU WIRST ZUR
STRAHLENDEN ERSCHEINUNG.

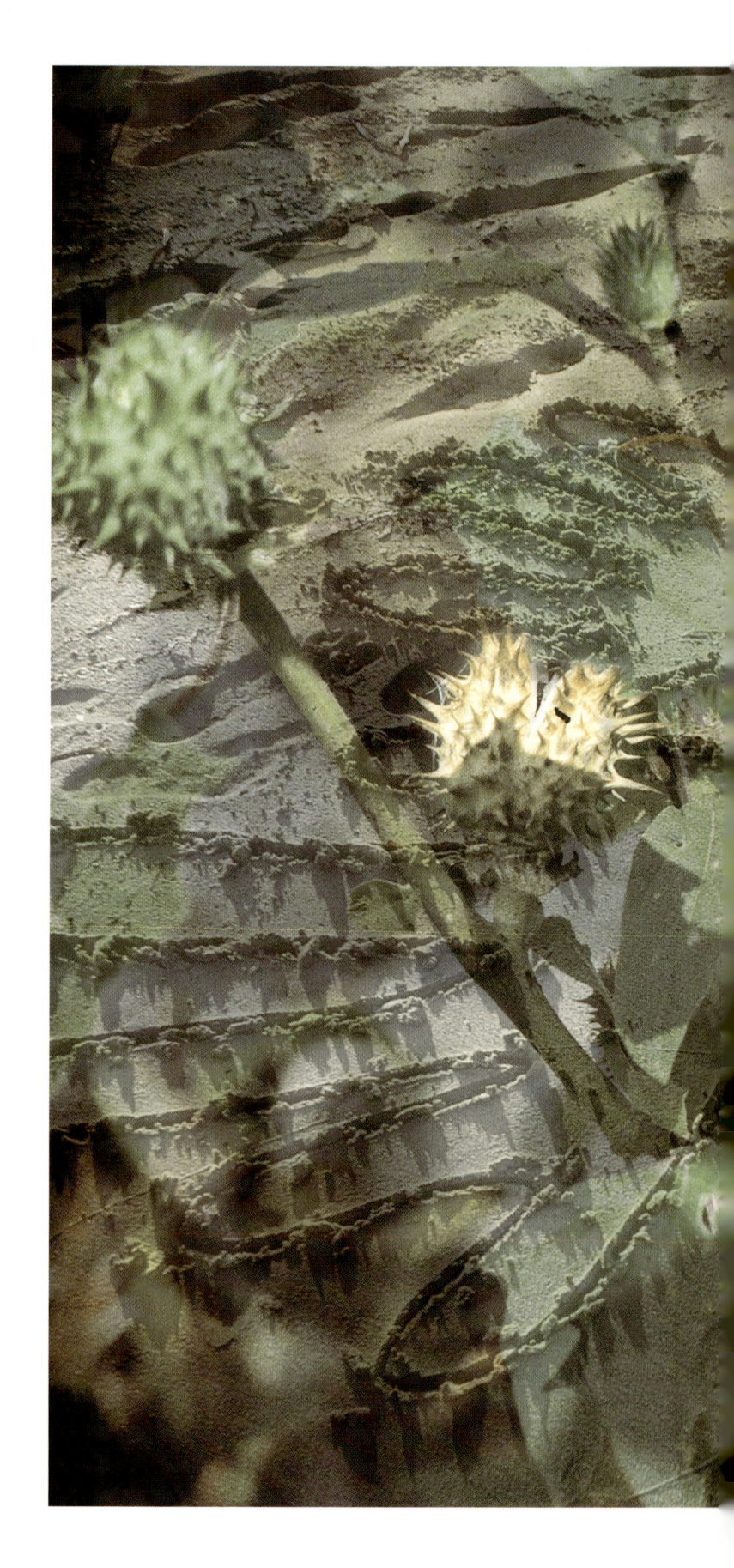

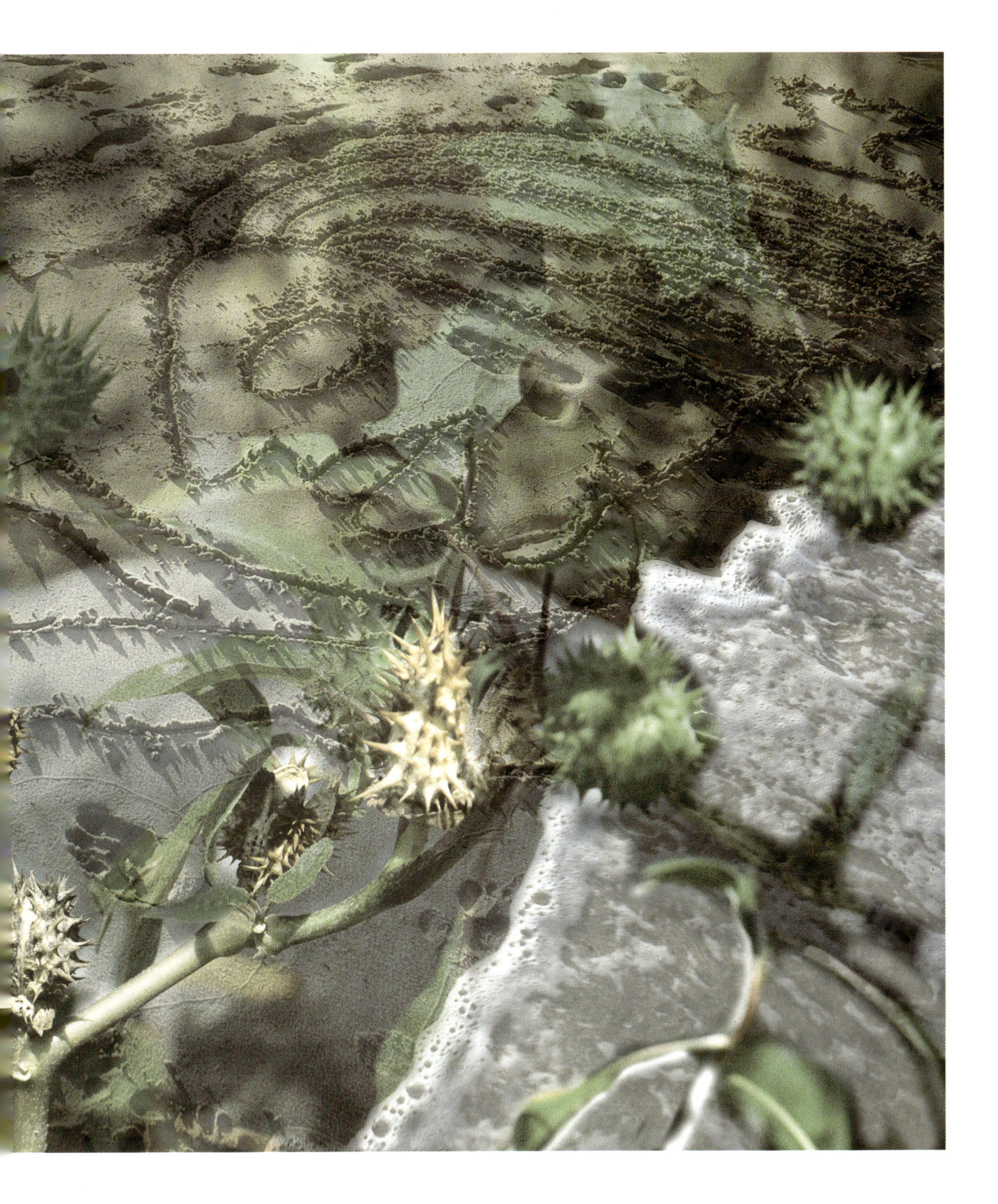

STRAMONIUM – der Stechapfel

ein Nachtschattengewächs Europas, Asiens, Afrikas und Nordamerikas

Im Text der vorangestellten Verse geht es um Licht und um die Frage, wieviel davon ein noch nicht an den Einfall höherer Schwingung adaptiertes Nerven- und Zellsystem auszuhalten in der Lage ist, ohne auszubrennen.

Der Stechapfel macht das Bewußtsein empfänglich für eine gewisse Bandbreite von Einstrahlungen aus der Astralebene und überprägt den, der die rohe Droge an sich erprobt, mehr oder weniger stark mit ihrem eigenen Wesen, das – **Belladonna** in vielen Punkten artverwandt – auf der Nachtseite des Lebens angesiedelt ist. Deswegen gehörte auch **Datura Stramonium** zu einem wesentlichen Bestandteil der Flugsalben der Hexen des Mittelalters.

Einweihung in die Geheimnisse der Natur und durch vielfache Erfahrung erworbenes Wissen ermöglichen einem Schamanen, wie dem von CARLOS CASTANEDA beschriebenen Jaqui-Indianer Don Juan, den segensreichen Umgang mit den durch die Pflanze freigesetzten bewußtseinserweiternden Eigenschaften.

Heutzutage gewinnt Stramonium zunehmend an Bedeutung. Einesteils werden immer häufiger und von vielen Menschen wichtige Partien der eigenen Persönlichkeit in die Schattenseite der Seele verbannt, andererseits versuchen gerade solche Personen oft verzweifelt, ins Licht zu gelangen, Erkenntnisse über höhere Welten zu gewinnen und die persönliche Entwicklung forciert voranzutreiben. Das geschieht zum einen, um einer fortschreitenden Sinnentleerung zu entgehen, zum anderen aus dem persönlichen Ehrgeiz heraus, den Neuen Menschen schneller in sich zur Entfaltung zu bringen. Dabei wird oft des Guten zuviel getan und so kollabiert in der Folge das überlastete System. Es verhält sich damit ungefähr so, als würde man einem Stromnetz, das nur für 220 Volt ausgelegt ist, plötzlich eine Spannung von 1000 oder 10 000 Volt zumuten: Die Sicherungen fliegen raus!

Übertragen auf den Menschen bedeutet das, daß der *Thalamus*[26] die auf ihn eindringende Flut an Eindrücken nicht mehr verarbeiten kann. Die einlaufenden Signale werden nicht mehr nach Wichtigkeit sortiert und nacheinander der Großhirnrinde zugeführt, sondern das Bewußtsein wird überschwemmt mit einer Flut gleichzeitig einlaufender Informationen und dreht durch. Auch das spielt sich sehr ähnlich ab, wie unter der übermäßigen Einwirkung von Belladonna. Es heißt dann, der Mensch sei verrückt, oder er »spinnt«. Genau genommen stimmt das sogar, denn er ist wirklich an eine andere Stelle »ge-rückt« und versucht, aus dem Wust der auf ihn einstürmenden Eindrücke einen einheitlichen Faden zu spinnen. Die dabei auftretenden »Sinnestäuschungen« sind natürlich gesellschaftlich nicht akzeptiert, und so werden solche Menschen vielerorts schnell interniert und »ruhig gestellt«. Das wiederum gibt nun der Seele leider nicht die Möglichkeit, mit ihrer Ordnungsarbeit fortzufahren.

---

[26] Der in das Zwischenhirn eingelagerte innere »Sehhügel«, das »Tor zum Bewußtsein«, die Hauptumschlagzentrale »für alle der Großhirnrinde zufließenden sensibel-sensorischen Erregungen aus der Umwelt und Innenwelt« (PSCHYREMBEL), von griech.: *Thalamos* = »Gemach, Höhle«.

Ein Durchbrennen dieser Art kann sich beispielsweise ereignen durch falsches und übermäßiges Meditieren oder übertriebenes Aufsagen von Mantren, in deren rechten Gebrauch der betreffende Mensch nicht eingeweiht worden ist. Vielen, die auf ihrer Suche nach Licht in die Hände dubioser Sekten gefallen sind und sich dabei in völlig mit dem kosmischen Fluß unvereinbare Ideen verrannt haben, könnte mit Stramonium und anderen Homöopathica ursächlich geholfen werden.

Gerade erst kam ein mir befreundeter Bildhauer aus Indien zurück, wohin er gerufen worden war, um seine jüngere Schwester abzuholen, die sich dort – unerlaubt – in den Besitz sehr machtvoller heiliger Mantren gebracht und diese in übertriebener Weise und falscher Reihenfolge tagelang in sich hineingesprochen hatte.

Das war der noch fehlende Tropfen, welcher ein längst volles Faß zum Überlaufen brachte. Vorangegangen war eine anerzogene Unterdrückung der Sexualität des Mädchens und ihrer Identität als erwachende Frau sowie jahrelange stille Meditationsübungen, wobei anzumerken ist, daß jede aktive, dynamische Meditation in Bewegung einer ausschließlich stillen vorzuziehen ist; zumindest sollten sich die beiden Möglichkeiten, – so sie denn praktiziert werden – die Waage halten.

Letztendliches Ergebnis all dieser Mißverständnisse war die nun vorliegende Symptomatik. Die malträtierte Seele machte sich in Tobsuchtsanfällen Luft. Noch bevor wir homöopathisch eingreifen konnten, landete die junge Frau – zur großen Besorgnis ihrer Eltern – in einer Anstalt und wurde entmündigt.[27]

Es steht außer Frage, daß eine schnell aufsteigende Kundalini die geistige Entwicklung des im Keim angelegten künftigen, voll erwachten Menschen enorm beschleunigen kann. In den Fällen einer mehr oder weniger spontanen Erhebung der Schlangenkraft zeigt sich jedoch immer wieder auch die nahe Verwandschaft des Genies mit dem »Irre-Sein«.

Ein FRIEDRICH HÖLDERLIN, ein HEINRICH VON KLEIST, ein VINCENT VAN GOGH legen wie viele andere beredtes Zeugnis davon ab, auf welch verschiedenartige und »eigen-artige« Weise das geschehen kann. Es steht für mich außer Zweifel, daß Van Gogh in seinen späteren Jahren die in der Atmosphäre tätigen Wirbelbildungen und ätherischen Körper der auf diese Weise von ihm gemalten Büsche und Bäume tatsächlich optisch wahrgenommen hat.

Auch Hölderlin hatte auditive »Ein-Fälle« aus höheren Sphären. Das können wir auf Schritt und Tritt aus seinen Gedichten herauslesen:

»Und trifft das Wort dich nicht, das hell von
Oben der wachende Gott dir sendet?«[28]

Aus diesem synästhetischen »hell« spricht sehr klar Hölderlins Liebe zum Licht, seine Sehnsucht nach »Erleuchtung«, wie sie so typisch ist für unsere aus dem Stechapfel gewonnene Arznei. Aber auch die Gefahr der Blendung ist angedeutet in diesem Wort. Denn wer erträgt es schon unbeschadet, in die Sonne zu blicken, solange er in diesem irdischen Leib wandelt: »Am farbigen Abglanz haben wir das Leben.«[29]

---

[27] Vergl. meine Ausführungen zu PHOSPHOR, dem letzten Arzneimittel, das in diesem Buch besprochen wird.
[28] Aus *Der gefesselte Strom*.
[29] Joh. Wolfgang von Goethe.

Ein paar anderer Hölderlin-Zeilen:

»Nah ist und schwer zu fassen Der Gott.
Wo aber Gefahr ist, wächst Das Rettende auch.

O Fittiche gieb uns treuesten Sinns
Hinüberzugehen und wiederzukehren.« [30]

Zweifellos wußte Hölderlin um die Gefahren, sich dem Göttlichen zu schnell zu nähern; er wußte aber auch um jenes »Rettende«, jene Zone höheren Schutzes, in die wir eintreten, solange wir nur in der Schwingung der Liebe verbleiben. Wer weiß, vielleicht hätte ein Mittel wie Stramonium – wäre es ihm zugänglich gewesen – Hölderlin einige Lebensjahre mehr in Frieden bescheren können – und uns einige Strophen mehr seiner herrlichen und unverwechselbaren, die Gegensätze einenden und »ver-dichtenden« Sprache, die im Grunde nichts anderes ist als ein ständiges mit den Mitteln der Kunst geformtes Gebet:

»In goldenem Rauche blühte
Schnellaufgewachsen,
Mit Schritten der Sonne,
von tausend Tischen duftend, jetzt
Mir Asia auf und geblendet ganz
Sucht' eins ich, das ich kennete, denn ungewohnt
War ich der breiten Gassen, wo herab
Vom Tmolus fährt
Der goldgeschmückte Pactol
Und Taurus stehet und Messogis,
Und schläfrig fast von Blumen der Garten« [31]

Auch hier wieder das Wort »geblendet ganz«.

Mein Sohn litt einmal im Alter von 12 Jahren an einem Nervenfieber, nachdem er sich tagelang der Lektüre diverser »Rollenspiel-Bücher« hingegeben hatte. Erforderlich war dabei die Identifikation mit dem Helden, welcher die schwierigsten Aufgaben zu lösen hatte. Gelang ihm das nicht in Serie, so wurde er jeweils an eine andere Stelle des Buches zurückverschlagen, von wo aus er sich für einen neuen Weg zu entscheiden hatte. War auch dieser Versuch vergebens, so starb er die unterschiedlichsten und fürchterlichsten Tode. Nach einer Woche bekam der Sohn hohes Fieber und hatte Halluzinationen von Riesenameisen, welche ihn verfolgten. Stramonium half sofort und überzeugend, sodaß die bedrohlichsten Erscheinungen bereits nach einem Tag überwunden waren.

Im Jahr 1998 behandelte ich eine damals 80-jährige Frau, die von Erscheinungen schwarzer Teufel, nackter Männer und struppiger Hunde geplagt wurde. Damit einher ging eine seit frühester Kindheit anerzogene Ablehnung des männlichen Geschlechts und ein in späteren Jahren hinzugekommener, vor allem linksseitiger Hüftschmerz, sowie häufige Niesanfälle. Diese drei Zeichen genügten, um Stramonium als das vermut-

---

[30] Aus: *Patmos.*
[31] Aus: *Patmos.*

lich heilende Mittel zu identifizieren. Der Hüftschmerz war als erstes bereits drei Wochen nach Mitteleinnahme in einer LM 12 vollkommen verschwunden. Dafür verstärkten sich die Visionen der nackten Männer und der Schlaf der alten Dame wurde entsprechend unruhig. Ihr Unbewußtes wollte die eingelernte Überzeugung nicht aufgeben und wehrte sich. Wegen der totalen Ablehnung des männlichen Gegenpols erhielt sie dann Anfang 1999 noch Pulsatilla in einer LM 12.

Nach einiger Zeit rief ihre Tochter bei mir an, um zu berichten, ihre Mutter litte nun unter Langeweile, woraufhin sie ihr einiges an »Bügel-Arbeit« angedient hatte, welche zum großen Erstaunen auch willfährig ausgeführt worden war.
Nach Beendigung des Mittels in der LM 12 wurde auf LM 18 übergegangen. Die Tochter achtete darauf, daß ihre Mutter die Tropfen pünktlich jeden Tag bekam: Stramonium morgens – Pulsatilla abends. Von alleine hätte sie diese nicht eingenommen. Es war ganz offensichtlich, daß sie ihren Zustand der Griesgrämigkeit gar nicht zu verändern trachtete. Auch war sie ja nicht aus eigenem Antrieb erschienen, sondern ihrer »Tochter zuliebe«.

Nach einiger Zeit zeigte sich, daß uns die Küchenschelle nicht weiterbrachte. Sie wurde durch Hyoscyamus ersetzt. Kurze Zeit darauf rief mich die Tochter an und sagte, ihre Mutter sei nun endlich wieder an ihre Gefühle herangekommen, denn sie habe erstmals geweint. Nun war sie auch bereit, sich auf ein Gespräch am Telephon mit mir einzulassen. Sie klagte über anhaltende Schlaflosigkeit. Ich beglückwünschte sie, mit der Begründung, sie könne sich nun endlich bei Wachbewußtsein mit den sie kränkenden Inhalten ihres Unterbewußtseins auseinandersetzen. Allmählich brach die schützende Abwehr zusammen. Eine Woche später »beichtete« die Mutter ihrer Tochter, sie hätte vor rund 40 Jahren dem Drängen des Mannes ihrer Schwester nachgegeben und sei eine sexuelle Beziehung mit ihm eingegangen. Schließlich habe sie, von Schuldgefühlen getrieben, die Verbindung gelöst. Ihrer Schwester habe sie das nie gestanden, sich selbst nie verziehen und alle Männer als Schweine verteufelt. Die nachfolgend anstehende innere Aussöhnung mit der Vergangenheit wurde jedoch nicht vollständig von der alten Dame geleistet, – ein typischer Fall von »Panzerung gegen die eigene Heilung«.[32]

Sehen wir bei dieser Betrachtung Stramonium vorwiegend unter dem Aspekt der Sehnsucht nach Licht und Gesellschaft, des Hin- und Hergerissenseins zwischen diesseitiger Sinnlichkeit und inbrünstigem Gebet, (Vergl. **Lilium tigrinum** – die *Tigerlilie*), so erschließen sich allein hierdurch schon ungeheure Möglichkeiten seiner Anwendung:

Da ist einmal das Hervorbrechen niederer Begierden und Aggressionen in Verbindung mit einer Identitätsverwirrung, welche die durchbrechende Zerstörungssucht nicht mehr unter Kontrolle bringt (Tollwut-Prophylaxe).

Ähnlich Belladonna kann da ein Gefühl des Zweigeteilt-Seins auftreten, wie wir es hin und wieder nach einem Schockerlebnis antreffen (Vergl. **Papaver somniferum** – den *Schlafmohn*). Die Seele löst zum Schutz vor dem Schmerz den ätherischen Leib vom stofflichen Körper. Deshalb finden wir als ein weiteres typisches Zeichen oft eine Schmerzlosigkeit in normalerweise schmerzhaften Situationen. Je unerträglicher für das Gemüt des Einzelnen die Schockerlebnisse sind, in umso mehr Anteile spaltet sich die Persönlichkeit auf. Die Genese sogenannter Multipler Persönlichkeiten ist nur unter dem Gesichtspunkt der Konfrontation mit unerträglichen Wirklichkeitsanteilen zu verstehen. Bei einer angestrebten Heilung können Mittel wie Belladonna, Stramonium, Veratrum album und Opium (Papaver somniferum) entscheidende Reintegrationshilfen sein.

---

[32] Vergl. das entsprechende Kapitel in PETER RABA: *Homöopathie – Das Kosmische Heilgesetz,* Andromeda-Verlag, Murnau, 1997.

Eine Ätiologie für Zustände, die nach Stramonium verlangen, kann gegeben sein durch Folgen von Bombenterror oder miterlebten Gewaltszenen. Bei zarteren Gemütern, welche keine ausreichenden Dissoziationen zu außerhalb von ihnen stattfindenden Ereignissen herstellen können, genügt unter Umständen bereits das Betrachten eines Horrorfilms als Auslöser, ein nächtliches Schreckerlebnis oder die Androhung von Strafen.

Viele Zustände des Entwurzelt-Seins, der Angst und eines Sich-Anklammern-Wollens heutiger Jugendlicher, welche bei ihrer Suche nach dem inneren Licht und ihrem Verlangen nach Gesellschaft letztlich nur geblendet werden von den Stroboskop-Blitzen der Discotheken, passen auf das Angebot, das Stramonium macht. Es herrscht eine ausgeprägte Angst vor Tunnels, Angst, verlassen, verletzt, ermordet zu werden. Das eigene Spiegelbild wird nicht ertragen, der Spiegel zerschlagen. Berührungen durch andere Menschen sind ebenfalls unerträglich und lösen Schlundkrämpfe aus, genau wie das Trinken von Flüssigkeiten (Tollwut-Prophylaxe).

Die starke exhibitionistisch-sexuelle Komponente des Mittels wurde ausführlich in meinem *Eros*-Buch abgehandelt, weshalb ich hier nur noch einmal kurz darauf eingehe, wenn wir von der Signatur der Blüte sprechen. Auffallend ist mitunter ein besonders affektiert-geziertes Benehmen, als Ablenkungsmanöver gegenüber befürchteten Angriffen bei Anwesenheit von Fremden.

Auch eine Art »heiteres Delirium« mit Lachen, Pfeifen oder Singen kann beobachtet werden. Dabei wird unterdrückte Wut kompensiert, um eine Zugehörigkeit zur Gesellschaft zu demonstrieren, ohne die man nicht auszukommen glaubt. Sehr auffallend ist eine zur Schau gestellte nächtliche Frömmigkeit mit Anfällen zu beten, um die eigene Problematik einer höheren Instanz zur Lösung zu übergeben.
Kinder, welche ihren Platz in der Gesellschaft noch nicht gefunden haben, wachen bisweilen erschreckt, mit Klammerreflex und flehentlichen Bitten auf, wobei sie die nächsten Angehörigen jedoch nicht erkennen.

Ein schönes Beispiel für einen **Stramonium**-Fall bietet die junge schizophrene Karin in INGMAR BERGMANNS Film *Wie in einem Spiegel:* Der Betrachter erlebt eine Frau, deren Gottessehnsucht sie in eine Traumwelt entführt, in der sie auf eine sich öffnende Tür hofft, die sie in das strahlende Licht einer höheren Wirklichkeit entläßt. Hin und hergerissen zwischen unterdrückter Sexualität und dieser sublimeren Seinsebene, wird sie weder von ihrem Vater noch von ihrem Mann Martin verstanden, den sie vergeblich auffordert, mit ihr auf die Knie zu sinken, um zu beten und nach diesem Licht Ausschau zu halten.

Beide sind nur bestrebt, sie in einer Klinik unterzubringen. Sie aber fürchtet sich vor den Behandlungsmethoden der Ärzte, denn sie kann nicht »in beiden Wirklichkeiten leben«. Den sie abholenden Hubschrauber erlebt sie als große Spinne, welche in sie hineinkriecht.
Ein am Strand liegendes Schiffswrack, in das Karin sich flüchtet und in dem sie sich in einer inzestuösen Wallung ihrem Bruder hingibt, erscheint symbolisch für ihren eigenen seelisch-körperlichen Schiffbruch.

Das eigentliche Trauma, eine offensichtlich weit zurückliegende frühkindliche Verletzung, wird von den beiden Männern überhaupt nicht wahrgenommen. Sie sprechen nur von der »unheilbaren Krankheit«, ohne deren Genese zu hinterfragen und daraus Schlüsse auf eine mögliche Heilung zu ziehen. Interessant ist in diesem Zusammenhang auch, daß die Mutter von Karin nie auftaucht, ja, daß nicht einmal von ihr gesprochen wird.
So schön und eindringlich BERGMANNS Bildersprache ist, muß deshalb einem Heilkundigen dieser Film doch als dramaturgisch nicht gelöst und deshalb unbefriedigend erscheinen.
In solch einem Fall könnte der Einsatz von ***Stramonium*** das zugrundeliegende unterdrückte Trauma zutage fördern und den oder die Leidende zu einer befreiten Gegenwart führen.

Noch ein paar Worte zur Signatur dieses Nachtschattengewächses. Bei der Besprechung von **Hyoscyamus** – dem *Bilsenkraut* – werden wir auf ähnliche Charakteristika stoßen:

Dem Aufstreben des Haupttriebes dieser Pflanzen wird durch das plötzliche, »frühreife« Erscheinen einer nach oben gerichteten Blüte an der Spitze eben dieses Triebes ein jähes Ende gesetzt. Die Pflanze selbst wird hierdurch zur Ausbildung von Nebentrieben gezwungen, welche den optischen Eindruck eines sich vergabelnden Bronchialbaums liefern. Aus geisteswissenschaftlicher Sicht können wir darin die Gebärde einer »verkrampften Ausatmung« erkennen. Diese spastische Form der Atmung stellte sich bei Prüfungen des Mittels auch prompt ein, und so leistet die potenzierte Arznei bei bestimmten Formen von spastischem Bronchialasthma hervorragende Dienste, indem sie den in der Ausatmung verkrampften Astralkörper befreien hilft.

Einatmen und Ausatmen – das hat mit den Polaritäten von Geben und Nehmen zu tun. Der Asthmatiker ist ja oft von dem Mißverständnis umfangen, alles Erworbene – selbst die Luft zum Atmen – für immer behalten zu wollen.

Deutlich anders als beim Bilsenkraut finden wir die Ausgestaltung von Blüte und Fruchtkörper.
Die trompetenförmigen, reinweißen Blüten – die entfernt den Blüten weißer Wicken ähneln –, sind anders als bei den meisten Nachtschattengewächsen nach oben gerichtet, als ob sie das Licht suchten. Tatsächlich folgen diese Blüten dem Sonnenstand. Nur verschließen sie sich eben bei Tagesanbruch durch eine spiralige Drehung, ähnlich der Blende eines Photoapparates, und öffnen sich bei Beginn der Nacht.

Es ist dieser Wesenszug der Pflanze, der bei den Probanden das starke Verlangen nach Licht in Verbindung mit dem Drang zum Gebet erzeugt. Auch die geziert gewundenen Bewegungen stellten sich bei den Prüflingen ein.
Am oberen Rand der vaginalen Schlucht dieser so unschuldig aussehenden Blütenkelche befinden sich fünf spitze Zipfel. Ihnen entströmt ein sehnsüchtig süßer Duft, der schon fast einem raffinierten Parfum gleicht, welches Nachtschmetterlinge anlockt, die mit ihren langen Rüsseln in diese Kelche eindringen. Somit signalisiert diese Pflanze durch ihre Blüten einen starken Bezug zur Sexualität. Stark erotisch gefärbte Visionen und exhibitionistische Anwandlungen bei Stramonium-Anwärtern stellen eine Entsprechung hierzu dar. Aus diesem Grund wurde die Pflanze in früheren Zeiten gerne Liebestränken beigemischt. Vor laienhaften Versuchen in dieser Richtung muß aber eindringlich gewarnt werden. Zu unberechenbar ist die Giftwirkung der rohen Droge, und jede dieser Pflanzen beherbergt andere Mengen von Skopolamin, Hyoscyamin und Atropin, gleichgültig, ob es sich dabei um Wurzeln, Blätter, Blüten oder Samen handelt.

Noch eine Besonderheit zeigen diese Blüten, was ihre Bedeutung als Geschlechtsteile der Pflanzen unterstreicht: In ihnen sammelt sich Saft an, welcher aus der Flüssigkeitsorganisation der Pflanze herausgepreßt wird. Das geschieht, weil den ätherischen Schwellkräften am Fuße der engen Kelche durch die astralverwandten Blütenkräfte Einhalt geboten wird. Solche »Wasserkelche« tauchen in der Pflanzenwelt nur äußerst selten auf.

Bei einigen der südamerikanischen Artverwandten des Stechapfels, von der Gattung **Brugmansia**, den sogenannten *»Engelstrompeten«*, welche zu über mannshohen Büschen heranwachsen, werden diese Blüten mehr als 30 cm lang. Sie sind dann allerdings so schwer, daß sie fast senkrecht nach unten hängen und somit keine Flüssigkeit in ihrem Inneren ansammeln können.

Die Samenkapsel zeigt einen deutlichen Unterschied zu jener des Bilsenkrauts, welche einem Deckelkrug ähnelt. Seinem Aussehen entsprechend erhielt das ganze Gewächs seinen Namen: Stechapfel.

Stechapfelformen bedeuten Abkapselung, Abwehr und Schutz einerseits. Man erinnere sich an die Abwehrhaltung des Igels oder die Umhüllung der Roßkastanie. Andererseits vermitteln stachelige Früchte das Bild eines zentrifugalen Prozesses, bei dem das Innerste nach außen gekehrt wird, um seine Spitzen zu zeigen.

Unter dem Mikroskop kann man sehr schön beobachten, wie in einem eintrocknenden Blutpräparat die roten Blutkörperchen solche Formen durch Entzug des Wassers bilden. Die Dynamik, die dieser Schutzgebärde innewohnt, wird bei der Potenzierung des Stechapfelextraktes freigesetzt und kann zum Heilimpuls bei ähnlichen psychischen oder physischen Reaktionen des Menschen führen.

Die allgemeine Thematik rankt sich um das Hervorbrechen von Trieben und Aggressionen, um Gewalttätigkeit und Zerstörungssucht gegen andere und gegen sich selbst, um Entwurzelung, Zwiespalt und Identitätsverwirrung.
    Stramonium ist die Pflanze der Hexen und Schamanen, der Zigeuner und Berserker (ursprünglich: der »Krieger im Bärenfell«), die in einer Anwandlung von Wut über die eigene Unfähigkeit auch schon mal einen Spiegel zerschlagen, wenn sie sich darin erblicken. Die Persönlichkeit gleicht einer exzentrischen Figur, die der göttliche Puppenspieler in Händen hält, während sie – etwas mühsam – ihren Weg ins Licht sucht.

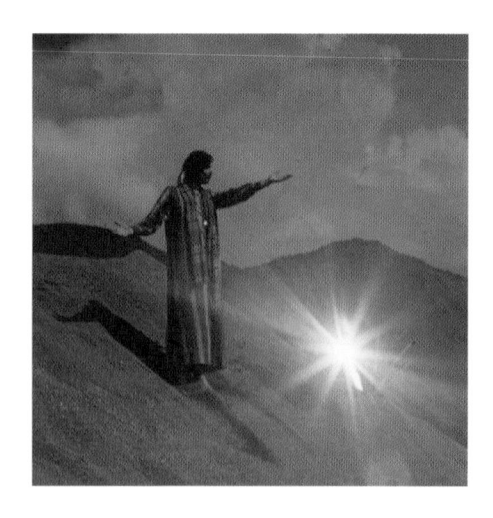

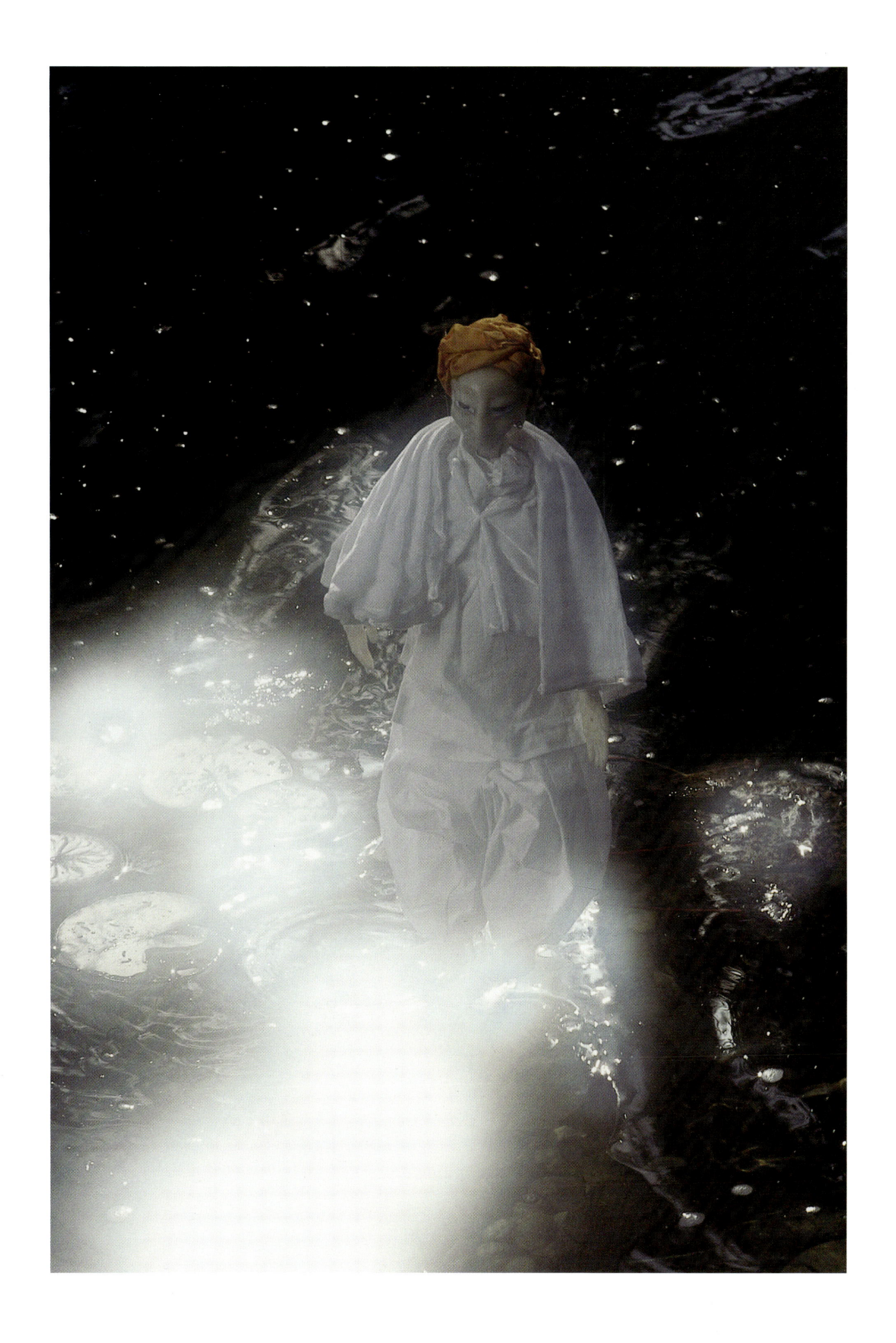

SEHNSUCHT

Ich bin dein Begehren,
aber ICH BIN auch die Hingabe deines Verlangens
an die Göttin deines Herzens.

ICH BIN deine Sehnsucht,
aber ICH BIN nicht
dein Sehnen, – deine Suche, – deine Sucht!

ICH BIN
nicht der Kerker, den deine Gedanken erschaffen,
um MICH zu ergründen,
aber ICH BIN der Grund deiner Suche.

Du findest MICH
zwischen den Gitterstäben,
denn ICH BIN die Leere
zwischen deinen Gedanken.
Benütze dein Denken,
um den leeren Raum zu betreten,
der ICH BIN,
der Schöpfer in dir,
der unergründliche Brunnen,
aus dem du schöpfst,
was ICH BIN:

Die Fülle deiner Schöpfungen und deine Leere,
wenn du dich verausgabt hast.
Aber du kannst MICH nicht verausgaben,
denn die Summe des Lebens in dieser Welt
bleibt immer dieselbe
und die Menge des Wassers auf dieser Erde
bleibt unberührt davon, wohin es fliesst.
Also BIN ICH; was ich immer war und sein werde:
Überfliessende Leere, – leerer Überfluss.

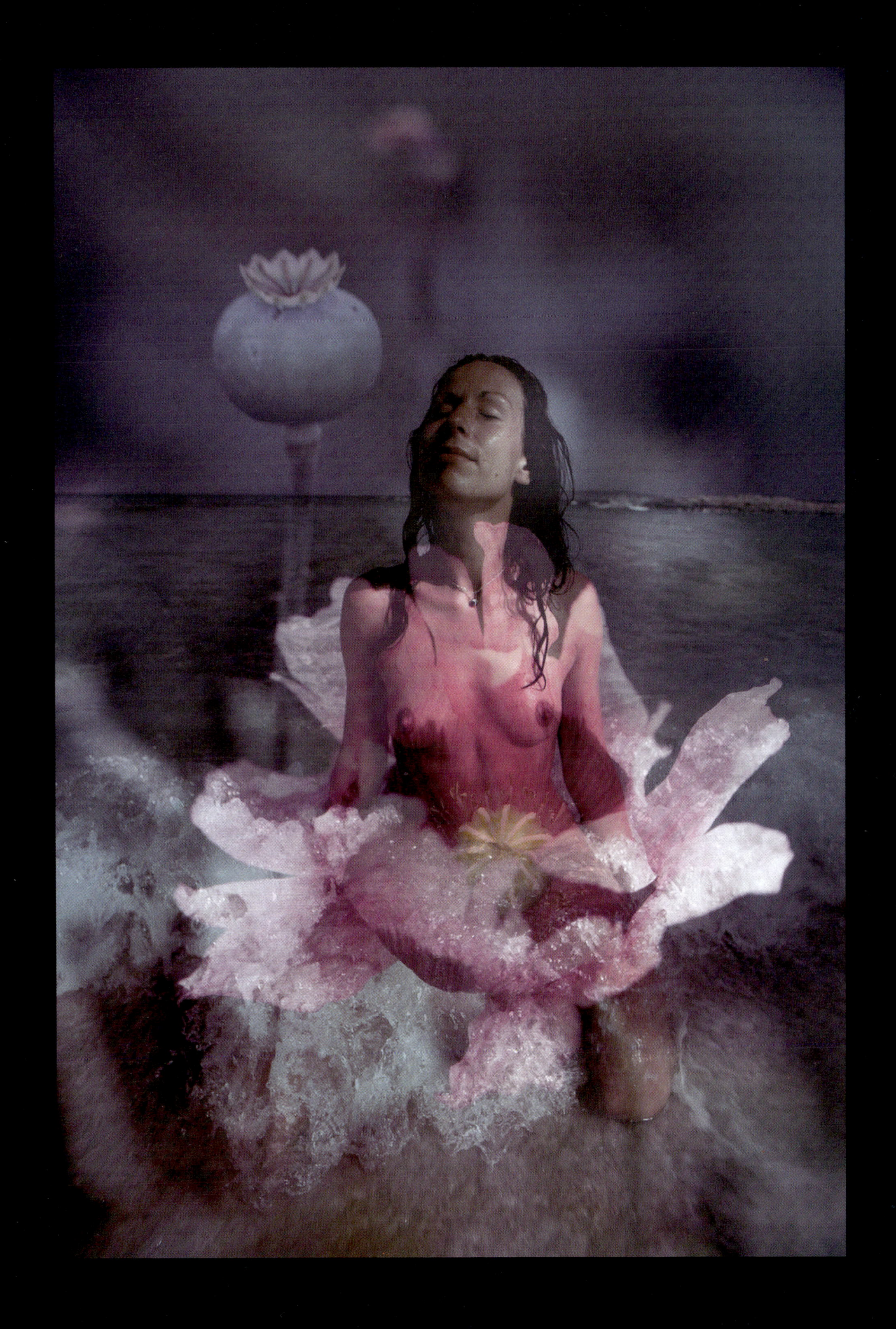

Opium – Papaver somniferum – der Schlafmohn

ein Mohngewächs Kleinasiens und Südostasiens

*»Zehnmal mußt du des Tages dich selber überwinden:
das macht eine gute Müdigkeit und ist Mohn der Seele.«*

Friedrich Nietzsche
(Also sprach Zarathustra)

Wenn wir an Opium denken, denken wir fast automatisch an Schlaf und auch an Sucht und Süchte. Was ist der tiefere Grund hierfür? Weshalb dieses Sehnen, diese Sehn-Sucht? Wonach suchen wir und warum glauben viele Menschen, es sich durch den Genuß des Mohnsaftes oder seiner Derivate einverleiben zu können?

Der eigentlichen Idee des Mohnsaftes kommen wir nicht näher, wenn wir uns diesem nur über seine Funktion als Wundverschluß zu nähern versuchen, mit welchem die Pflanze ihre Verletzungen verklebt. Die Vermutung eines Schutzes gegenüber Tierfraß bringt uns ebenfalls um keine Spur weiter, denn viele Insekten und andere Tiere fressen milchsaftproduzierende Pflanzen, ohne Schaden zu nehmen.

Aber dieser Milchsaft scheint etwas zu tun zu haben mit einer Art »Urnahrung«. Anthroposophen wie Rudolf Steiner und Wilhelm Pelikan weisen darauf hin, daß die Milchbildung bei den Pflanzen und die Blutbildung beim Menschen einander einmal sehr wesensverwandt waren.

In der lemurischen Zeit – vor dem Austritt des Mondes aus der Erdensphäre – war das menschliche Dasein vitaler und den Pflanzen näher. Der im Embryonalzustand seiner geistigen Entwicklung befindliche Urmensch sog über die Atmung etwas wie eine feine Urmilch aus der Sphäre des ihn umgebenden Pflanzenhaften ein.[33] Sein Dasein war somit vegetativer und folgte mehr intuitiven Impulsen als rationalen Überlegungen.

Die Abstoßung des Mondes ging dann einher mit einem zunehmenden Verlust der intuitiven Kräfte des Menschen und seiner Fähigkeiten zur inneren Schau, welche unter anderem im Wesen des Mohnsaftes erhalten geblieben sind. Je weiter die Entwicklung von der Pflanze über das Tier zum Menschen als einem »verkopften Wesen« fortgeschritten ist, umso mehr hat sich auch die Milchbildung aus dem Körperinneren an die Peripherie verlagert. Heute nimmt der Mensch die Muttermilch in substantieller Form zu sich. Nur hat sie sich durch Umwandlungsprozesse aus Blut gebildet.

Im Licht solcher Betrachtungen entspringt die Suche vieler Menschen nach der entrückenden Macht der Droge einer tiefen Sehnsucht nach einer Wiederverbindung mit dem Numinosen – einem Sich-Ausliefern an das Walten der inneren Gottheit, um eine Rückbindung an das verlorengegangene Ur-Vertrauen zu erfahren und auf diese Weise wieder von der »Milch der reinen Denkungsart« zu trinken.

---

[33] Vergl.: Rudolf Steiner: *Die Geheimwissenschaft im Umriß*, speziell das Kapitel: *Die Weltentwicklung und der Mensch*. Dornach, 1977.

Da aber eine Erweiterung des Bewußtseins stets auch mit einem Verlust an Vitalität erkauft werden muß, erwirkt der an die Urmilch erinnernde Saft der Mohnpflanze bei seiner Einverleibung gleichzeitig einen entsprechend komatösen[34] und leblosen Zustand des Körpers.

Das macht Opium in potenzierter Form zu dieser überragenden Arznei bei vielen »vernebelten« und – scheinbar – empfindungslosen Zuständen, wie sie sich in einem geistigen »Weggetreten-Sein«, z.B. nach einem Schock-Erlebnis einstellen können. Wir denken dabei vor allem an die Folgen von Verkehrsunfällen, wo ein Verletzter bisweilen mit halbgeöffneten oder weitaufgerissenen Augen und glasigem Blick am Straßenrand sitzt.

Manch einer konnte durch die heilsame Umkehrwirkung des potenzierten Schlafmohns aus einem Koma zurückgeholt werden. Ein sicheres Leitsymptom ist auch eine anhaltende Empfindungslosigkeit für Schmerzen nach Schreck. Das rührt daher, daß das Bewußtsein – gleich wie in einer Hypnose – auf völlig andere Inhalte focussiert ist und dadurch andere Informationen ausblendet. Die Wahrnehmung gegenüber Geräuschen ist jedoch enorm sensibilisiert.

Trotz großer körperlicher Beschwerden erlebt der Patient einen Zustand von Wohlbefinden.

Aber auch ganz allgemein kann die ständige Flucht in eine illusionäre Scheinwelt aus Angst und Abscheu vor der diesseitigen Realitätsebene einen Versuch mit Papaver angezeigt erscheinen lassen.

Psychologisch gesehen, kann das potenzierte Pharmakon auch angezeigt sein bei Menschen, die zur Drogensucht neigen, weil sie sich der Verantwortung entziehen möchten, wach und aufrecht durch dieses Leben zu gehen. Oder es kann sich um Personen handeln, die unter der Last der ihnen aufgebürdeten Verantwortung zusammenbrechen und sich – beispielsweise durch einen Unfall – »aus dem Verkehr ziehen«. Auch wenn wir an die Trancen denken, die durch fortgesetzte Experimente mittels der Cyber-Space-Technik heutzutage möglich sind, fühlen wir uns an Opium erinnert. Hierdurch können Zustände entstehen, in denen eine eindeutige Trennung zwischen Traumwelt und diesseitiger Wirklichkeit nicht mehr vollzogen werden kann. Die äußere Welt wird dann unter Umständen als Bühne erlebt, auf der sich ein Theaterstück vollzieht, – was uns ja nicht einmal so abwegig erscheint, wenn wir uns gedanklich in eine Metaposition begeben.

Die Träume von Opium sind voll von versteinerten Landschaften, überschwemmten oder zugewehten Tempeln und Abgründen, in die der Träumer fällt.

Der Schlafmohn hat sich auch als eines der wichtigsten Mittel entpuppt, um Zustände von Reaktionslosigkeit gegenüber anderen Arzneien aufzuheben. Immer wieder einmal hatte ich bei lediglich vermuteten Traumata, die eventuell einen emotionalen Knoten und eine Verzerrung im Ätherleib ausgelöst haben könnten, Erfolg mit diesem Heilstoff, auch wenn er von der Auswertung und der an der Oberfläche erscheinenden Symptomatik her nicht unbedingt angezeigt war. Vielerlei Ängste ohne faßbaren Inhalt können ein Fingerzeig in diese Richtung sein. Auch Zustände nach einem Gehirnschlag *(apoplektischer Insult)* können nach Opium verlangen.

Man vergleiche in diesem Zusammenhang auch die beiden BACH-Blüten **Aspen** – die ***Zitterpappel*** und **Star of Bethlehem**, den ***Goldigen Milchstern.***

Vor allem bei Neigung zur Darmlähmung und Darmverschlingung *(Paralytischer Ileus)* sowie vielen anderen Darmstörungen aller Art kann man versucht sein, sich der überragenden Möglichkeiten des potenzierten Schlafmohns zu erinnern. Auffallend ist vor allem eine anhaltende Obstipation ohne jeglichen Stuhldrang oder umgekehrt verlaufende Entleerungen *(Retroperistaltik)* mit massenhaftem Koterbrechen.

---

[34] *Koma* wurde im alten Griechenland ursprünglich die von der Sonne zum Leuchten gebrachte Nebelhülle um den Kopf eines Kometen genannt. Griech.: *koma* – tiefer Schlaf, also eigentlich »umnebelt«.

Man denke auch an Redewendungen wie »In Morpheus' Arme sinken« oder an den »Fluß Lethe, aus dem man Vergessen trinkt«. Eine artverwandte Arznei ist das Opium-Derivat **Morphinum,** das sich zu seinem Ausgangsstoff in etwa so verhält wie Atropin zu Belladonna. Das Arzneimittelbild von Morphinum studiere man in guten Arzneimittellehren. Es gilt als das vermutlich beste Mittel gegen Folgen von Elektroschocks.

Sowohl eine ausgesprochene Schlafneigung wie auch anhaltende Schlaflosigkeit oder ein ständiger Dämmerzustand zwischen Schlafen und Wachen in Verbindung mit schreckhaftem Hochfahren z.B. kurz vor dem Einschlafen, wie das auch **Lachesis** und **Grindelia** zu eigen ist, oder ständigen Anfällen von Gähnen wegen Sauerstoffmangels läßt an den Schlafmohn denken. Bisweilen erscheint das Gesicht dabei dunkelrot und aufgedunsen, in anderen Fällen bläulich cyanotisch. In vielen Fällen von Schnarchen ohne weitere auffallende Symptomatik hat Opium schon Hervorragendes leisten können. Ebenso bei Fällen von Schlafwandeln.

Erregungszustände (Anfälle von Herzklopfen mit Erwartungsangst) im Wechsel mit Depressionen durch fixierte Kummersituationen lassen sich oft durch diese Arznei auflösen.

Es gibt Menschen, deren ganze Persönlichkeit für ein einziges Abbild dieser Arznei gehalten werden kann. So sind beispielsweise die Gedichte CHARLES BAUDELAIRES wie Chiffren von Opium. In *Eros und Homöopathie* habe ich mich ausführlich mit Baudelaire beschäftigt, weswegen ich dieses Kapitel nur mit einem kurzen Ausschnitt aus einem seiner Gedichte beschließen möchte:

»Und schlafen will ich! Schlafen und nicht leben!
In einem Schlummer, süßer als der Tod
Verstreu ich Küsse ohn' Gewissensnot
Auf deines Leibes kupferdunkles Beben.«

CHARLES BAUDELAIRE

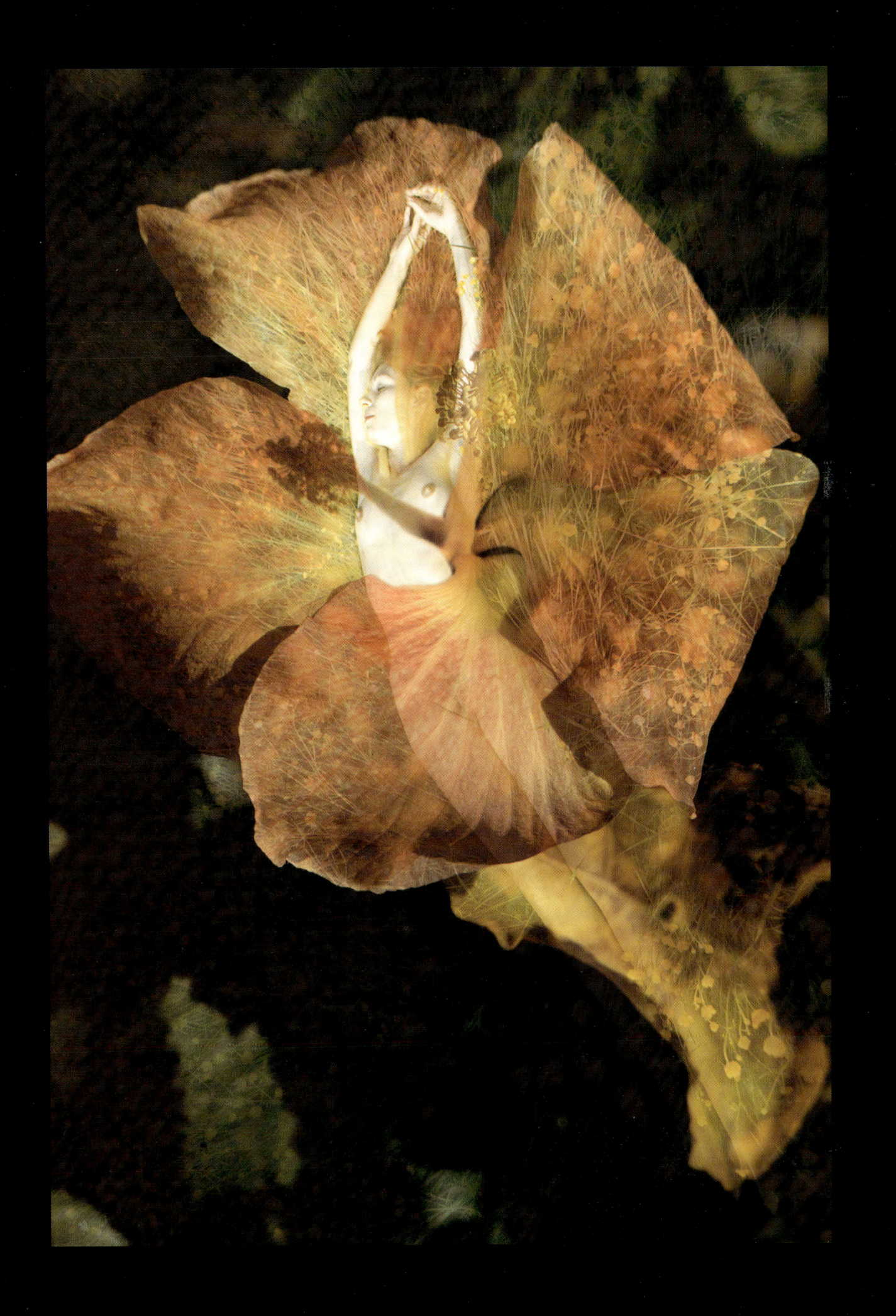

EinfällE

ICH BIN
DEIN WAGNIS,
DICH AUF MICH EINZULASSEN,
BIN DIE TRAGWEITE DEINER GEDANKEN
UND EINFÄLLE,
DIE DICH SOWEIT TRAGEN,
WIE DU DIR DAS ERLAUBST,
UM DICH VON MIR
FINDEN ZU LASSEN.

LASS DICH
HINEIN-FALLEN
IN MICH;
DER ICH DIE WELT DER IDEEN
BIN;
WELCHE DIR BESCHERT,
WAS DU EIN-FALL NENNST.

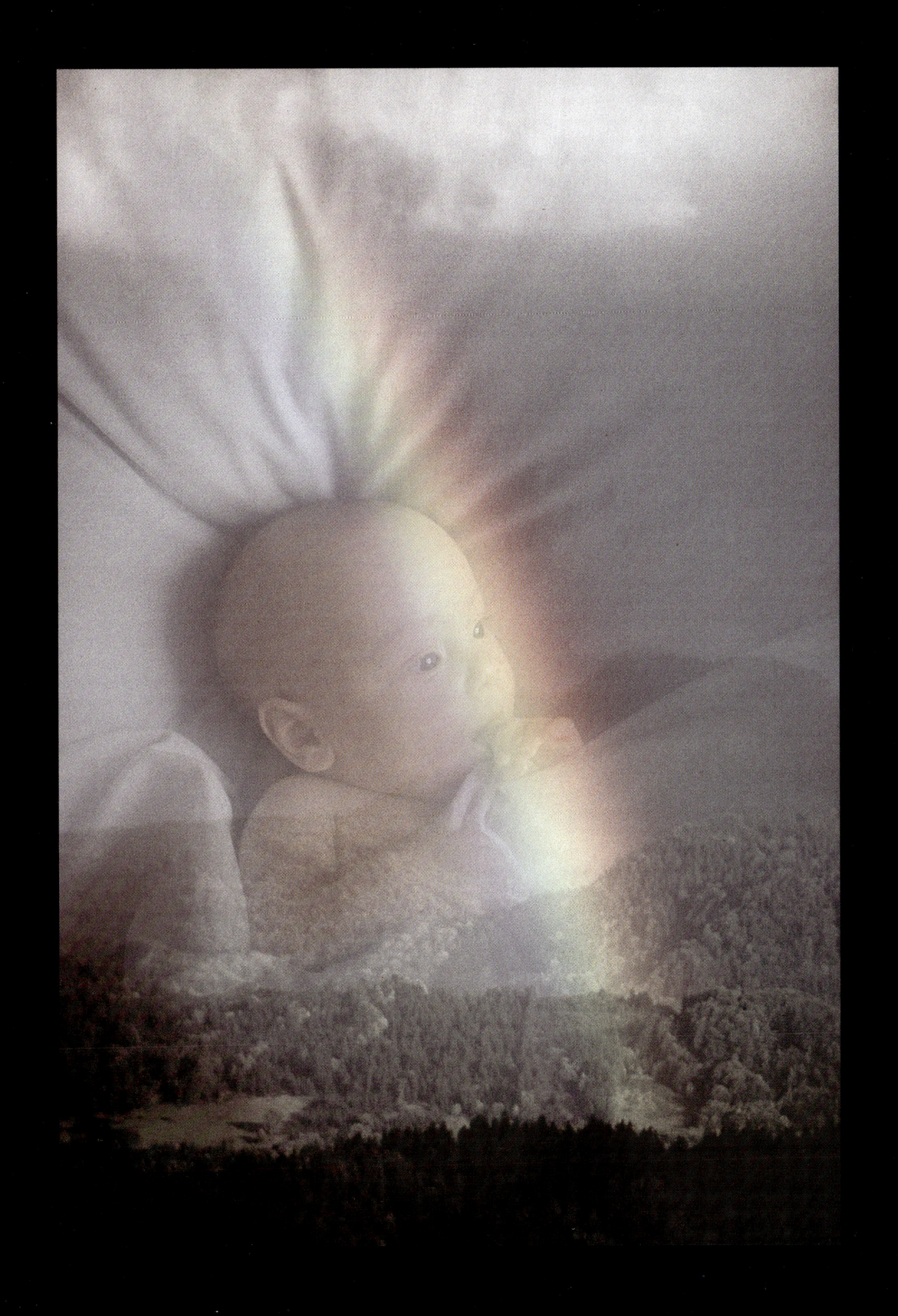

MEDORRHINUM – Die antisykotische Nosode

Dieser überragende Heilstoff wird – sinnigerweise – aus dem eitrigen Abstrich eines an Gonorrhoe Erkrankten gewonnen.

Es ist hier nicht der Platz, um auf die Hintergründe der vielfältigen miasmatischen Störungen im allgemeinen und das Geschehen im Zusammenhang mit der Sykosis[35] im besonderen näher einzugehen. Der Neuling auf dem Gebiet der homöopathischen Heilkunst studiere spezielle Werke über die Miasmen.[36]

Grob gesagt, handelt es sich um die über das Erbgut weitergegebenen Folgen einer »geistigen Entweihung« der paradiesischen All-Einigkeit, wodurch in der Folge ein mehr oder weniger tiefer Sturz in die Abgründe der *Dyskrasis* stattfindet, mit allen daraus resultierenden Folgen einer Bewußtseinseintrübung:

»Was zuerst ein geistiger Vorgang war, ein gottloser Gedanke, pflanzt den Samen des Todes in den physischen Organismus, und sein Vorhandensein in der Lebenskraft offenbart sich zuerst in dem Glied, das die göttliche Vorschrift übertreten hat.«[37]

Das bedeutet in der Realität des diesseitigen Lebens unter anderem einen Verlust an Ein-falls-Reichtum, weil sich die Welt der Ideen dem Abtrünnigen gegenüber verschlossen zeigt. Demütige Gebete – in Verbindung mit der nötigen Ein-Sicht in die Notwendigkeit eines Umdenkens – können bewirken, daß der Betreffende – oder besser Betroffene – zum richtigen Zeitpunkt den Weg zu einem Heiler findet, der als Mittler zu seiner Rückbindung an diese höheren Schwingungsebenen fungieren wird.

Eines der Haupt-Mittel, das in vielen Fällen bei geistiger Schwäche, Einfallslosigkeit und *Legasthenie*[38] zur entscheidenden Wende beitragen kann, ist Medorrhinum:

Die geistige Fehlentwicklung macht sich bereits frühzeitig bemerkbar durch eine auffallende Gedächtnisschwäche, vor allem für das, was gerade erst abgelaufen ist oder was er sich soeben vorgenommen hatte zu tun. Er notiert sich alles aus Angst, es zu vergessen. Besonders ins Auge fallend ist die Rechtschreibschwäche (Vergl. **Lycopodium** und **Thuja**). Er vergißt Worte beim Sprechen. Er vergißt, was er soeben gelesen hat. Sein Namensgedächtnis ist besonders schlecht. Das kann so weit gehen, daß sogar der eigene Name vergessen wird. Er hat gewissermaßen den »Kopf in den Sand gesteckt«. Mongoloismus ist nur eine der vielen möglichen klinischen Diagnosen. Seine Desorientierung innerhalb von Zeit und Raum kann ein Hinweis sein. Alles erscheint ihm unwirklich:

»Geisteskrankheit, Wahnsinn und viele andere geistige Abweichungen können auf eine Unterdrückung dieses Miasmas zurückgeführt werden. Tatsächlich, unsere Gefängnisse und Strafanstalten sind gefüllt mit diesen armen Unglücklichen, die die Zahl der

---

[35] Von griech.: *Sykon* = Feige. Die Namensgebung rührt von der Neigung dieses Erbübels her, gestielte Condylome und fleischige Warzen hervorzubringen, die oft das Aussehen reifer Feigen haben.

[36] Ein jährlich erscheinender reichhaltiger Katalog mit einem hervorragenden Überblick über fast die gesamte deutsch- und englischsprachige homöopathische Literatur kann abgerufen werden beim *Homöopathie-Seminare & Vertrieb Peter Irl,* Neurieder Straße 8, 82131 Buchendorf bei München, Telefon 0 89/89 35 63-0, Fax 89 30 53 21. Als diesbezüglich besonders aufschlußreich empfehle ich: JOHN HENRY ALLEN: *Die Chronischen Krankheiten – Die Miasmen,* 355 S. Verlag Renée von Schlick, Aachen, 1987, mit sehr gründlichen und genauen Beschreibungen der miasmatischen Symptomenkomplexe. – In meinen beiden anderen Werken wird ebenfalls recht ausführlich auf die Miasmen eingegangen.

[37] H. J. ALLEN: *Die Chronischen Krankheiten. Die Miasmen.* S. 223.

[38] Nach Knaurs *Etymologischem Lexikon* »die mangelnde Fähigkeit zum Erlernen des Lesens und der Rechtschreibung«, aus griech.: *legein* = »lesen« und *astheneia* = »Schwäche«, aus *a* = »nicht« und *sthenos* = »Kraft«.

Opfer der Syphilis bei weitem übertreffen. Die Sykosis ist noch wirksamer als die Syphilis in der Verursachung geistiger Krankheiten, sittlicher Charakterstörungen oder moralischen Schwachsinnes und der degenerativen Prozesse, welche die Grundlage für einen großen Teil der Kriminalität sowohl unseres eigenen Landes als auch von ganz Europa bilden.«[39]

Relativ oft fällt der Sykotiker ähnlich wie der Tuberkuliniker durch eine Schnupfenneigung auf, die sich durch sein ganzes späteres Leben zieht.

Mitunter lösen sich auch blutig-eitrige Krusten von den Nasenscheidewänden, welche sich jedoch immer wieder neu bilden. Bereits die Kinder leiden an ständigem Schniefen und ausgeprägten Magen-Darmstörungen mit Völlegefühl, häufigen Blähungen und cholera-ähnlichen Diarrhöen.

Eines der hervorstechenden Merkmale sind grüngelbe Absonderungen aus der Nase und den Geschlechtsorganen. Dieser letztere Ausfluß ist sehr oft mit dem für die Sykosis typischen Geruch nach Fischlake verbunden:

»Es ist der ›verfluchte Tropfen‹. Er verflucht den Körper bei seiner Geburt und verdammt den Organismus auf ewig, bis er durch die gottgegebene fundamentale Wahrheit, den Grundsatz des ›ÄHNLICHKEITSGESETZES‹ vollkommen und mit der Wurzel ausgerottet worden ist. Kein anderes bisher bekanntes medizinisches System kann die Wirkungen dieses spezifischen Giftes aus dem Organismus entfernen außer der Homöopathie mit ihrem gut gewählten Mittel. Ein Versuch, durch irgendeine andere Methode zu heilen, hat sich, wie wir meinen, in der Überzeugung aller medizinischen Schulen als unmöglich gezeigt.

Der Mann kann die Frau zu jedem Zeitpunkt in der Geschichte seiner Krankheit anstecken, auch wenn der Beginn derselben weit zurückliegt, selbst noch Jahre nach dem Verschwinden des Ausflusses.«[40]

Ein sich in späteren Jahren einschleichender Gelenkrheumatismus basiert öfter auf einem sykotischen Hintergrund, als ein in materialistischen Denkmustern verhafteter Schulmediziner sich das träumen läßt. Es sind die Toxine der ehemals mit antibiotischen Mitteln unterdrückten Gonorrhoe, die – da ihnen kein anderer Ausweg mehr gelassen wurde – sich in den Gelenken ablagern und Schmerzen verursachen.

Auffallend ist neben der schwächlichen Konstitution das welke, ältliche Aussehen solcher Kinder. Manche sehen bereits als Babys aus wie Greise.

Viele Kinder neigen zu fleischigen oder blumenkohlartigen Warzen. Im fortgeschrittenen Lebensalter finden wir Condylome und Wucherungen vor allem an primären und sekundären Geschlechtsmerkmalen.

Interessanterweise hat die traditionelle Medizin einen Zusammenhang festgestellt zwischen dem Auftreten von Warzen-Viren in Verbindung mit der Neigung zu Gebärmutterhals-Carcinomen. Falls dies im einzelnen Fall bestätigt werden kann, liegt dem Geschehen aus homöopathischer Sicht immer eine Sykosis zugrunde, welcher bereits im Vorfeld einer bedrohlichen Entwicklung mit den antisykotischen Mitteln gegengesteuert werden könnte. Dabei gehören **Medorrhinum, Thuja** – der *Lebensbaum,* und **Nitricumacidum** – die *Salpetersäure* zu den herausragenden Arzneien, um eine ursächliche Behandlung einzuleiten.

Der Sykotiker – speziell der Medorrhinum-Charakter – sucht nach seiner fehlenden Hälfte und fängt aus Sehnsucht nach Verschmelzung unzählige Liebschaften an. Er ist – wie der Name sagt – »ständig in Fluß«. Im Sündenbabylon eines Swinger-Clubs oder einer Sex-Messe fühlt er sich ausgesprochen wohl. Er liebt schlüpfrige Redewendungen (»Allen Mädchen treu!«), lustvolle Selbstbefriedigung, geht völlig unbedenklich mit der Lebenskraft um und möchte auf erotischem Gebiet möglichst alles in exzessiver Hingabe ausprobieren. Er verschwendet sich gewissermaßen selbst. Am liebsten würde er während eines Coitus sterben.

---

[39] H.J. ALLEN: *Die Chronischen Krankheiten. Die Miasmen,* S. 222
[40] H.J. ALLEN: *Die Chronischen Krankheiten. Die Miasmen,* S. 228

Seine Ich-Hypertrophie, seine Neigung zu pathetischer Selbstdarstellung und Selbstbemitleidung – er weint (ähnlich **Pulsatilla, Sepia** und **Kalium-carbonicum**) häufig beim Erzählen seiner Symptome – ist hervorstechend. Er spricht besonders gern von sich selbst und hebt dadurch seine unterdrückte Individualität hervor. Hinter der Wahnidee einer zarten Hand, die über seinen Kopf streicht, tritt seine Sehnsucht zutage, gelobt und beschützt zu werden.

Hier noch ein paar Leitsymptome aus der unendlichen Fülle der Gesamtsymptomatik:

Gestochene Ohrläppchen neigen zur Geschwürbildung durch unechten Schmuck.
　Die Haare sind trocken, ohne Glanz und laden sich leicht elektrisch auf.
Schwellungen unter den Augenlidern. (Ähnlich **Apis, Arsenicum album, Hepar sulphur** und **Kalium carbonicum***).
　Übertriebene Tierliebe wechselt mit Grausamkeiten gegenüber Tieren.
Auffallende Besserung aller Symptome am Meer.
　Großes Verlangen nach grünem, unreifem Obst.
Er wirft den Kopf bei Schmerzen hin und her.
　Das Kind schläft schwer ein, sitzt in Knie-Ellenbogen-Lage im Bett und hat den Kopf ins Kissen gebohrt, was man als einen Wunsch, in den Mutterleib zurückzukehren, deuten kann.
　Ähnlich **Sulphur** leidet er unter heftigem Brennen der Handteller und Fußsohlen, die er gerne aus dem Bett herausstreckt. Dahinter macht sich ein enormer Handlungsdruck bemerkbar. Die Dinge »brennen ihm auf den Sohlen«.
　Große Furcht vor Dunkelheit (ähnlich **Calcium carbonicum**, Lycopodium, Pulsatilla, Stramonium).

Alles in allem: Ein Aufruf zum »Selbst-Ausdruck«. Das Wagnis, in das Meer des Lebendigen einzutauchen, nicht mehr zu suchen, sondern sich den »Heraus-Forderungen« des Lebens zu stellen und sich von den Ereignissen »finden zu lassen«.

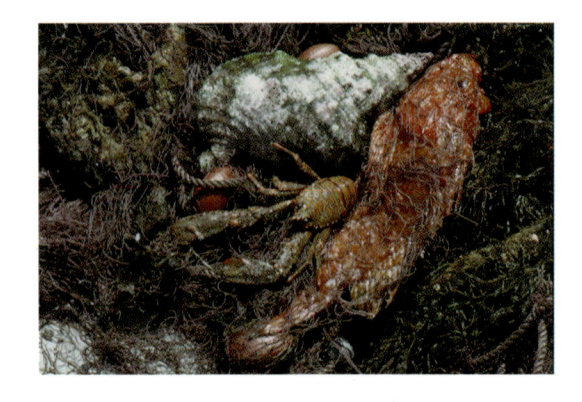

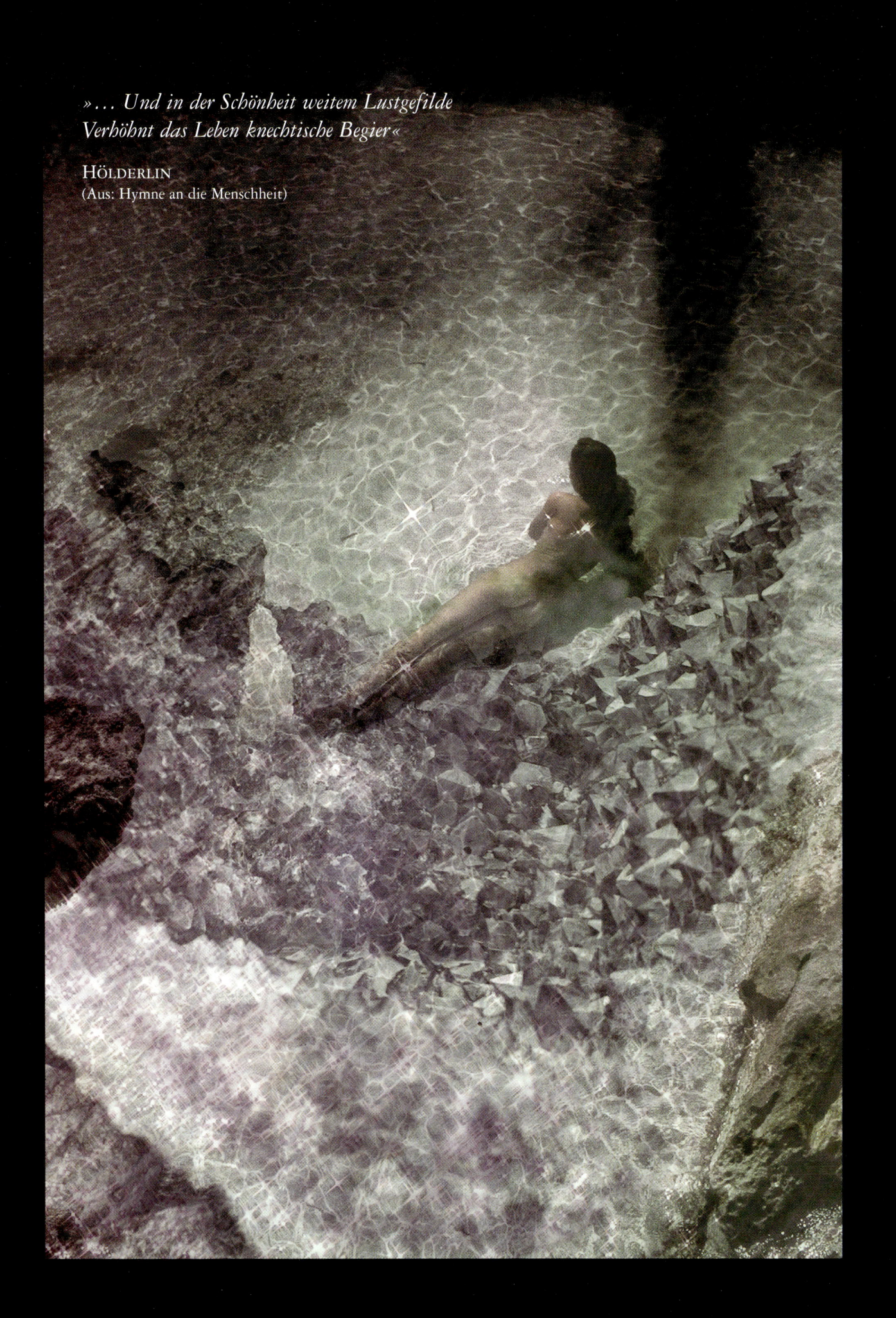

»… Und in der Schönheit weitem Lustgefilde
Verhöhnt das Leben knechtische Begier«

HÖLDERLIN
(Aus: Hymne an die Menschheit)

ÜBERWINDUNG

ICH BIN
NICHT DEINE VER-WICKLUNGEN
IN DER WELT.

ABER ICH BIN
DEINE ENT-WICKLUNG
HIN ZU MIR:

WENN DU DICH ÜBERWINDEST,
MIR ZU FOLGEN,
DANN BIN ICH
WINDE, KURBEL UND SEIL ZUGLEICH,
WELCHE DICH ZIEHEN
AUS DEINEM SELBST ERSCHAFFENEN VERLIESS,
DENN WISSE:
DU BIST NICHT VERLASSEN,
AUF MICH IST VERLASS.

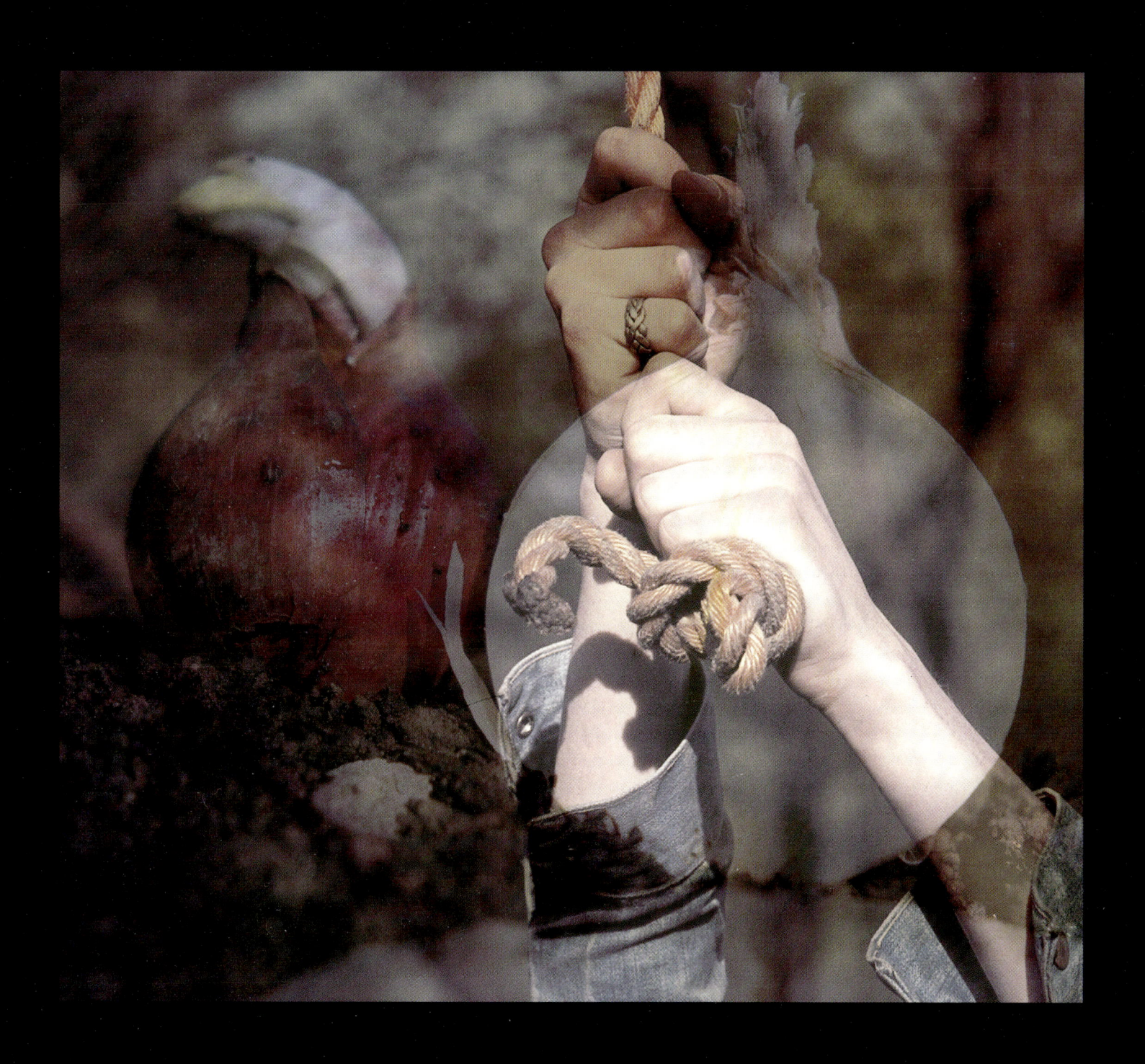

ALLIUM CEPA – Cepa – die Sommer-Zwiebel
ein Liliengewächs Zentralasiens

»Der Mensch ist ein Seil, geknüpft zwischen Thier und Übermensch, –
ein Seil über einem Abgrund. Ein gefährliches Hinüber, ein gefährliches Auf-dem-Wege,
ein gefährliches Zurückblicken, ein gefährliches Schaudern und Stehenbleiben.«

FRIEDRICH NIETSCHE
(Also sprach Zarathustra)

Diese Welt fordert uns zur ständigen »Aus-einander-Setzung« heraus. Anders ausgedrückt: Wir kommen nicht darum herum, uns auf sie »ein-zu-lassen«, um in Fluß zu bleiben. Nicht immer lassen sich unsere Interessen mit denen unseres Gegenübers in Einklang bringen. Oft und fast zwangsläufig entstehen dabei Verwicklungen unterschiedlichster Art, weil unser Gesprächspartner nicht mit uns übereinstimmt. Solange von allen Beteiligten das Wohl des anderen im Auge behalten wird, entsteht ein Gefühl von Liebe getragenen Einklangs. Wird größere Macht als Druckmittel benutzt, so baut sich eine Atmosphäre von Mißklang auf. Kann ein Mensch solch einer Situation nicht entfliehen, wird er Mühe haben, in seinem seelisch-körperlichen Gleichgewicht zu bleiben. Dabei entstehen je nach Charakterveranlagung und Bewußtseinsstand des Einzelnen völlig unterschiedliche Verhaltensweisen.

Zum einen können Menschen auf die gleiche »kränkende« Situation mit verschiedenartigen Krankheitssymptomen antworten. Wir können aber auch feststellen, daß unterschiedliche Auslöser zu gleichartigen körperlichen Erscheinungen führen.
Eine sehr häufig zu beobachtende Antwort auf scheinbar unlösbare Konflikte im zwischenmenschlichen Bereich ist der *Katarrh*.[41]

Wenn einer »Die Nase voll hat«, so ist er »verschnupft«. Solange wir dabei noch »in Fluß bleiben«, wird sich das als Fließschnupfen kundtun. Der Fließschnupfen von Allium cepa ist wäßrig, scharf und wundmachend. Vom Nasensekret gerötete Oberlippen sind ein sicheres Leitsymptom.

Je trotziger, unbeweglicher und verstockter wir uns einer Situation gegenüber verhalten, umso eher erleben wir, wie sich ein chronischer Stockschnupfen herausbildet, dem wir oft mit **Kalium bichromicum** erfolgreich zu Leibe rücken können, besonders wenn sich ständig neue Klumpen zähflüssiger Absonderung oder feste Krusten mit einer Neigung zu Blutungen der Nasenscheidewand herausbilden.

Wir werden schnell feststellen, daß Leute mit Stockschnupfen chronisch beleidigt sind und dieses Seelengift eigentlich auch gar nicht loswerden wollen. Im Kentschen Repertorium liest sich das dann beispielsweise so:
GEMÜT/HASS AUF PERSONEN, DIE IHN BELEIDIGT HABEN.
Hier finden sich nur wenige Arzneien. Darunter das zweiwertige **Aurum** – *Gold* sowie das gleichwertige, stark ausgewiesene **Natrium muriaticum** – unser *Kochsalz*.

Sodann noch **Mangan, Nitricum acidum** – die *Salpetersäure* und der – fast unvermeidliche – **Sulphur** – *Schwefel.* All diesen Arzneien sind unter anderem zahlreiche Nasenaffektionen zu eigen.

---

[41] Schnupfen, aus griech.: *kata* = »herab, hinab« und *rhein* = »fließen«.

Die Salpetersäure steht darüber hinaus noch fettgedruckt in einer kleinen Unterrubrik, die da heißt: Bleibt ungerührt durch Entschuldigungen.

Hier findet die Steigerung des sprichwörtlichen »Verschnupft-Seins« in Richtung eines: »Er kann ihn nicht riechen« oder auch: »Es stinkt ihm«, statt. Das kann dann so weit gehen, daß sich blutig-eitrige Geschwüre an der Nasenscheidewand bilden, die keinerlei Heilungstendenz zeigen, bis beispielsweise Arsenicum album oder einer dieser großen antisykotischen Heilstoffe wie Nitricum acidum oder Thuja zum Einsatz kommt.

Bei all unseren Verwicklungen und häufigen Überforderungen in der Welt bleibt es nicht aus, daß unser Energiepegel immer wieder einmal absinkt, was in uns das Gefühl von Kälte aufsteigen läßt. Jede »frostige Atmosphäre« fördert dabei im Vorfeld bereits eine »Erkältung«. Die niedrige Außentemperatur sowie die Lichtarmut im Winter kommen dann noch als letzter Auslöser für den Katarrh hinzu.

Sehen wir uns nach einer »All-round-Medizin« innerhalb unseres homöopathischen Arzneischatzes um, welche als Seilwinde fungieren könnte, um uns in solch einem »Fall« aus der Tiefe der Energielosigkeit wieder in lichtere Höhen empor zu ziehen, so stoßen wir auf ein uraltes Volksheilmittel: Unsere gute alte Küchenzwiebel.

Selbst im nichtpotenzierten Zustand gilt diese aufgrund der in ihr gespeicherten Licht- und Wärmekräfte als ein ausgezeichnetes Entgiftungsmittel bei fast allen entzündlichen Krankheiten (mit Ausnahme von Nierenentzündungen), wobei es vor allem die Sulphur-Verbindung *Allicin* ist, welche wohl überwiegend für die giftausschleusende Wirkung verantwortlich zeichnet. Darüber hinaus besitzt dieser Stoff die Fähigkeit zur Reduzierung freier Sauerstoff-Radikale und sorgt so für bessere Blutwerte. Letztlich also auch ein hervorragendes Vorbeugemittel gegen Krebs.

Über den griechischen Geschichtsschreiber Herodot erfahren wir, daß die beim Bau der Cheops-Pyramide eingesetzten Sklaven angeblich Zwiebeln, Knoblauch und Rettiche im Wert von 1600 Silbertalenten verspeist haben sollen.[42] Offenbar wußten die Befehlshaber um die kräfteerhaltende und aufbauende Wirkung speziell der Zwiebelgewächse.

In der Volksmedizin werden kleingehackte und gedünstete Zwiebeln in Form von hochwirksamen Packungen und Umschlägen seit alters her bei Stirn- und Nebenhöhlenentzündungen, bei Lungen-, Mittelohr- und Mandelentzündungen sowie bei Furunkeln aufgelegt, um die Krankheitsstoffe schnell und sicher aus dem Organismus zu ziehen. Die Zwiebeln nehmen dabei nach einiger Zeit eine dunkle Färbung an und beginnen einen üblen Geruch abzugeben.

So erkennen wir also in der Zwiebel ein klassisches antidyskratisches Mittel, um schlechte Säfteansammlungen an sich zu ziehen und auszuschleusen. Ein naher Verwandter von **Allium cepa** ist das in weißen, sternförmigen Dolden blühende **Allium ursinum** – der *Bärlauch,* dem ähnliche Eigenschaften zugeschrieben werden. Wir finden ihn zu Tausenden in gebirgsnahen Buchenwäldern und erkennen ihn schon von weitem an seinem knoblauchartigen Geruch. Viele Bauern benützen ihn noch heute als Anti-Gichtmittel und zur Frühjahrskur.

Bei hartnäckigen Bronchitiden mit Heiserkeit und Husten leistet ein mit Honig versetzter Zwiebeltee oder sirupartig eingedickter Saft oft derart ausgezeichnete Dienste, daß man mitunter darauf verzichten kann, ein homöopathisches Einzelmittel zu eruieren. Cepa kann jedoch in solchen Fällen auch in potenzierter Form ver-

---

[42] In einem Artikel der Zeitschrift *esotera* 3/99 erfahren wir, daß das nach heutiger Währung umgerechnet, einer Kaufkraft von über 7 Millionen Mark entsprochen haben muß.

abfolgt werden, wenn die sonstige Symptomatik das rechtfertigt. Im KENTschen Repertorium ist die Zwiebel sogar in der Rubrik HEUSCHNUPFEN noch im Fettdruck angeführt und selbst unter KEUCHHUSTEN ist diese Arznei immerhin noch einwertig vertreten.

Der Husten kann so stark sein, daß der Patient den Eindruck hat, er würde ihm den Kehlkopf zerreißen. Dahinter steht der somatisierte Versuch, sich gewaltsam aus übergreifenden Machtbereichen zu lösen, jemandem »etwas zu husten«.

Ein wahlanzeigendes Symptom ist, daß sich Husten und Schnupfen sowie ziehende Gliederschmerzen an frischer Luft und in einer kalten Umgebung bessern, wohingegen der Aufenthalt in feuchtwarmen Räumen oder im feuchtkalten Wind die Symptomatik verschlechtert. Starker Tränenfluß, wie er beim Zwiebelschneiden auftritt, ist ebenfalls typisch. Ein instinktives Verlangen nach rohen Zwiebeln bei gleichzeitiger Empfindlichkeit gegenüber dem Duft von Pfirsichen kann ein Hinweis darauf sein, daß man sich schon rein gar keinen Genuß gönnen will. Braune Auflagerungen auf den Zähnen deuten mitunter auf einen Mangel an »Biß« hin. Auch sie werden durch Cepa günstig beeinflußt.

Durch Verabreichung des Saftes findet sofort eine generalisierte Steigerung der Drüsentätigkeit statt, weswegen die Zwiebel auch immer wieder als ein sicher wirkendes Aphrodisiakum empfohlen wird.[43] Ihre enorme Triebkraft, wenn sie im Frühjahr die frischen Schoten austreibt, ist bekannt. Man vergleiche hierzu auch die phallische Form der barocken Zwiebeltürme oberbayerischer und russisch-orthodoxer Kirchen.

Cepa kann bisweilen eine Hüftschwäche bereinigen, welche unter Umständen so ausgeprägt ist, daß sie die körperliche Vereinigung mit dem Geschlechtspartner verhindert. In welcher Form die während der Therapie freiwerdenden Kräfte verwendet werden, obliegt natürlich dem Einzelnen. Wohnt doch der Zwiebel auch die Fähigkeit zur Entwicklung der sublimeren Strömungen inne, wodurch sie dem Menschen auch ein Wegbegleiter bei seiner allmählichen Verfeinerung vom Stofflichen zum Geistigen und zur Rückbesinnung auf den inneren Gott sein kann.

Das ausgewogene Verhältnis von lunaren und solaren Kräften ist es wohl vor allem, das dieser wunderbaren Arznei ihre heilenden Eigenschaften verleiht. Der Einsatz von **Allium Cepa** wird oftmals von den Homöopathen zugunsten der sogenannten großen Mittel vernachlässigt.

Betrachten wir den schaligen Aufbau der Zwiebel und ihre widerstandsfähigen Umhüllungen, so ist erkennbar, daß ihr die Fähigkeit innewohnen muß, die von ihr eingesogenen Lichtkräfte lange zu bewahren. Wir können Schale um Schale lösen, finden jedoch keinen materialisierten Kern. In Analogie zu ihrem Schalen-Aufbau wird sie ihren Einfluß auf die energetischen Hüllen des menschlichen Äther- und Astralleibs ausüben können. Besonders wohltuend kommt diese Eigenschaft zum Tragen bei den sogenannten Phantom-Schmerzen nach Amputationen von Gliedmaßen und anderen postoperativen Neuritiden, die vor allem durch einen fadenförmigen Schmerzverlauf gekennzeichnet sind. Es will fast scheinen, als wollten er oder sie ihr Leid nicht loslassen oder folgten dem unbewußten Eindruck, sie befänden sich an jemandes »langer Leine«.

Ein hervorstechendes Merkmal von Allium cepa ist eine Tendenz, sich in Oberflächlichkeit und Trivialitäten zu verlieren, ohne gleichzeitig fest dem eigenen Wesenskern verwurzelt zu sein. Auch eine Zwiebel wurzelt nicht fest. Wir können sie leicht vom Boden lösen. Eine Veranlagung dieser Art kann durch das Mittel in potenzierter Form allmählich aufgehoben werden. Die Beobachtung derartiger Auswirkungen geht weit über das hinaus, was man üblicherweise in Arzneimittellehren über Allium cepa zu lesen bekommt.

---

[43] In dem griech. Wort *orchis* = Hoden für die Zwiebel, können wir ihre Bedeutung als sexuelles Stimulans ablesen. Ayurvedische Ärzte verschreiben die Zwiebel um die Menge zeugungsfähigen Ejakulats zu steigern.

So kann Cepa auch eingesetzt werden bei bestimmten Formen von dümmlicher Denkfaulheit, die sich in geistesabwesendem Grimmassieren ergeht, worunter die zwischenmenschliche Kommunikation natürlicherweise leidet. Das chinesische Ideogramm für »klug« (Ts'ung) ist übrigens dasselbe wie für »Zwiebel«.[44] Auch eine lethargische Schläfrigkeit, vor allem nach Mahlzeiten, kann aufgelichtet werden durch Cepa.

Eine Gesichtslähmung bei gleichzeitiger starker Harnabsonderung erinnert in seiner Symptomatik an Gelsemium, den wilden Jasmin. Könnte solch ein Mensch seine anerzogene Maskierung – die äußere harte braune Schale – abstreifen und sein wahres Gesicht zeigen, ginge es ihm sofort besser – allein der Zwiebel-Patient kämpft, wie ANTONIE PEPPLER sagt, »auf verlorenem Posten«, ohne daran zu glauben, eine wirkliche Chance zu besitzen, sich jemals durchsetzen zu können.

Es ist übrigens interessant, zu verfolgen, welche Analogien zwischen dem schaligen Aufbau der Zwiebel und der Bibel bestehen. Sehr schön läßt sich das anhand des Hauptwerks des jüdischen Religionsphilosophen FRIEDRICH WEINREB: *Schöpfung im Wort,* nachvollziehen, in welchem die einzelnen Schalen des inneren Weltaufbaus erkennbar werden, wie auch der Sinn unseres Daseins und der gesamten Schöpfung.[45] JÖRG BAUM schreibt hierzu:

> »Zum einen ist die Bibel, analog unserer Seele, wie eine Zwiebel aufgebaut. Um einen Kern legen sich in konzentrischen Kreisen viele Schichten. Diese (Ge-)Schichten wiederholen einerseits immer wieder den Kern, interpretieren ihn andererseits immer neu, fügen ihm neue Aspekte der seelischen Entwicklung des Menschen hinzu. Soweit wir uns aber auch vom Kern wegentwickeln, wegentwickeln müssen, so leicht können wir trotzdem zu ihm zurückkehren. Gott legt uns keine Hürden von jahrelanger Meditation und ewiger Reinkarnation in den Weg! In dem Moment, in dem wir umkehren, uns dem Messias zuwenden, sind wir wieder im Kern.«[46]

Die Zwiebel wirkt wohltuend und ausgleichend auf den psychischen wie physischen Flüssigkeitshaushalt ein. Ein Cepa-Patient träumt oft von Wasser und der See. Ein Meer unerlaubter Gefühle schwappt im Unterbewußtsein und wird nicht zugelassen. Typisch für diese Arznei ist der Traum, an einem Seil in einen tiefen Brunnen hinabgelassen zu werden. Der Cepa-Patient sitzt im Brunnen: »Herr, aus der Tiefe rufe ich zu Dir …«. Das potenzierte Pharmakon wird zum Seil, das ihn heraufziehen kann.

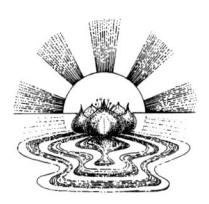

---

[44] Zs. esotera, 3/99, S.84
[45] FRIEDRICH WEINREB: *Schöpfung im Wort,* Thauros-Verlag, 88168 Weiler im Allgäu.
[46] Aus einer noch unveröffentlichten *Fasten-Fibel* von JÖRG BAUM, 31134 Hildesheim.

Gehen und Fallen

Wenn du dich gehen lässt,
dann BIN ICH
der Gang deiner Schritte
zu dir selbst.

Lässt du dich fallen,
dann BIN ICH
dein Fall,
doch BIN ICH
dir nicht ver-fallen,
noch BIN ICH
gefall-süchtig
oder tue dir einen Gefallen.

ICH BIN,
was dir entgegeneilt,
wenn du auf MICH zugehst.
ICH BIN,
was dich auffängt,
wenn du fällst.

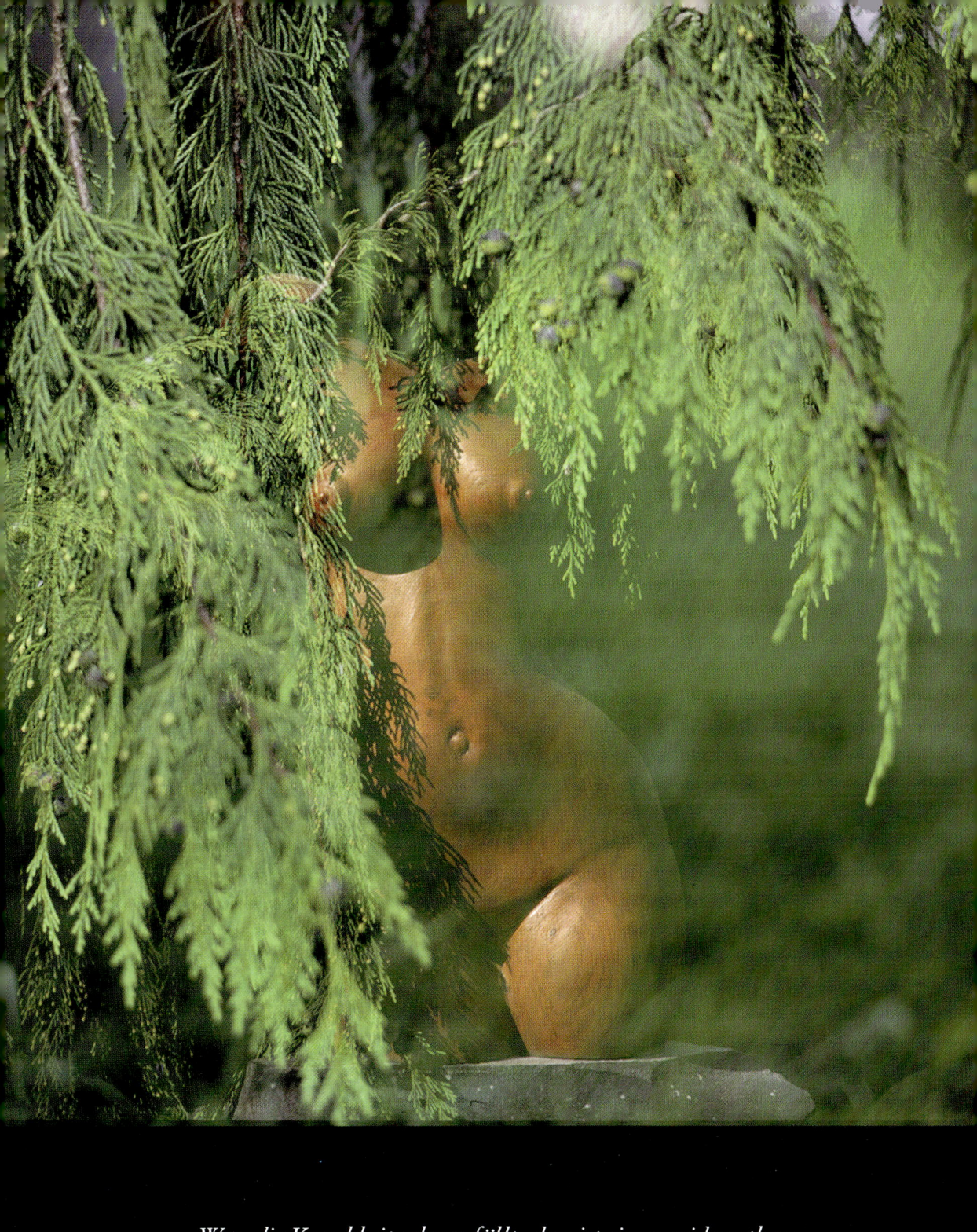

»Wem die Keuschheit schwer fällt, dem ist sie zu widerrathen:
dass sie nicht der Weg zur Hölle werde – das ist zu Schlamm und Brunst der Seele.«

Thuja Occidentalis – der abendländische Lebensbaum

ein Zypressengewächs Nordamerikas und Sibiriens

Träume vom Fallen – das ist ein Symptom, das sehr typisch ist für Thuja.
Der Lebensbaum ist eine jener großen Arzneien der Materia Medica Homoeopathica, welche ursächlich verbunden ist mit der Idee des Ab-Falls von den paradiesischen Höhen einer Welt des Einklangs von Fühlen, Denken und Handeln.

Dieser Sturz aus großer Höhe, hinunter in ein von mannigfachen Beschwerden belastetes Erdenleben, kann durch eine frühzeitige Einnahme von Thuja wesentlich abgeschwächt und oftmals in eine Rück-Besinnung und einen Wiederaufstieg umgewandelt werden. Nicht umsonst wird die Thuja occidentalis der »Lebensbaum« genannt.

Spricht der Mediziner von einem »Fall«, so meint er damit einen Patienten mit einem bestimmten Beschwerdebild. Dieses ist bei Thuja in besonders starkem Maße verbunden mit Sumpf, Tod, Dunkelheit und Grauen und düsterer, bizarrer Sexualität, Haß und Häßlichem.

Man erinnere sich beiläufig daran, daß »die Thuje« von alters her auf Friedhöfen anzutreffen ist. Der eine oder andere Leser wird das berühmte Gemälde ARNOLD BÖCKLINS *Die Toteninsel* kennen, auf dem diese düstere Stimmung besonders gut eingefangen ist.

So träumen denn Anwärter auf Thuja außerdem häufig von ruinösen Gebäuden im Nebel, welche stellvertretend für die zerstörten und im Nebel des Unbewußten liegenden Persönlichkeitsanteile stehen. Auch Träume von sich öffnenden Gräbern, von Glassärgen, von zu begrabenden Leichen, toten Verwandten, in Sümpfen hausenden Monstern, Gespenstern oder Eindringlingen in die eigene Wohnung kommen immer wieder vor. Das alles sind Metaphern für die vergiftenden Anteile innerhalb des eigenen Säftehaushalts, die Leichen im Keller des Unterbewußtseins, welche zu begraben sind und der verwandelnden Kraft der Erde hingegeben werden müssen.

Die unterdrückten Emotionen haben fast immer ihre Wurzeln in frustrierenden Kindheitserlebnissen und einer demütigenden Behandlung durch Eltern und Vorgesetzte. So haftet dem Thuja-Kind schon frühzeitig ein Makel an.

Diese psychischen Komponenten treten allerdings nach außen hin nicht – oder nicht unbedingt gleich erkennbar – in Erscheinung. Diese Anteile gleichen der unerkannten dunklen Seite des Mondes, die schwer einzusehen ist. Nur eben in Träumen, welche zu Alpträumen ausarten, kann der Träumer – so er es aushält diese Aspekte seiner Persönlichkeit zu ertragen – Einblick nehmen in das, was er sorgsam unter den Teppich seines Unbewußten gekehrt hat. Eine Art von Scheinheiligkeit wird als äußere Tarnung aufrecht erhalten. Sind ihm seine Laster überhaupt bewußt, so geht der Thuja-Mensch ihnen heimlich und im Verborgenen nach. Bisweilen hat man den Eindruck, den »Muff von 1000 Jahren« einzuatmen, wenn man einem Thuja-Bedürftigen begegnet.

Dem wachen Naturbeobachter wird schon aufgefallen sein, daß fast alle Thujen einen verdrehten Stamm aufweisen, d.h. sie sind enorm empfindlich gegenüber äußeren Einflüssen. Ähnlich »verdreht« ist oft die Psyche eines Thuja-Charakters.

Seiner Natur entsprechend liebt dieser schummriges Licht, beschäftigt sich gerne mit Gedanken an Schwarze Magie, Schwarze Messen, Voodoo und dergleichen mehr. Auf Jahrmärkten fährt er gerne mit der Geisterbahn. Es scheint, als liebe er es, sich auf diese Weise mit den von ihm erzeugten Horror-Elementalen auseinanderzusetzen. Die auf ihn von links und rechts der Trasse einstürmenden Ungeheuer fungieren dabei gleichsam als personifizierte Projektionen seiner unterdrückten Traumvisionen, wodurch ihnen eine psycho-homöopathische Bedeutung zukommt.

Der gewissenhafte Beobachter wird auf die unerforschten Inseln der seelischen Landkarte zuerst aufmerksam durch die äußeren Stigmata, die dem Thuja-Charakter häufig anhaften: Das vermehrte Auftreten von Leberflecken, dunklen, blumenkohl-ähnlichen, gestielten, verhornten oder auch fleischfarbenen, wabbligen Warzen und schwammigen Auswüchsen. Bemerken wir solche am Hals, im Gesicht oder auf den Augenlidern unseres Gegenübers, so wird die erste Frage sein, ob er oder sie diese auch schon in der Nähe der Geschlechtsteile oder am Anus bemerkt habe. Häufig bekommt man zur Antwort, daß dem so sei – daß dieselben sogar schon des öfteren weggeätzt worden seien, kurze Zeit danach jedoch erneut aufgetreten wären.

Das ist ein sicheres Zeichen dafür, daß hier der Einsatz eines der großen antisykotischen oder antisyphilitischen Mittel gefragt ist. Vorzugsweise werden das eben **Thuja, Nitricum acidum** oder das der abendländischen Thuja verwandte **Sabina** – der *Sadebaum* sein, sowie unter anderem **Mercurius solubilis**, das potenzierte *Quecksilber-Sublimat,* **Cinnabaris** – der *Zinnober,* nicht zu vergessen **Psorinum** und noch ein paar andere. Betrachten wir die Früchte von Thuja und Sabina, so zeigen sie wahrhaftig die Signatur einer fleischigen, dunklen Warze.

Die Neigung zu wuchernden Zellneubildungen *(Neoplasmen)* haftet dem Ideogramm von Thuja an, gleichgültig ob es sich dabei um Nasenpolypen handelt oder um ein Myom. Frauen leiden darüber hinaus vielfach unter – vor allem linksseitigen – Zysten oder Verklebungen der Eierstöcke.

Selbst in Fällen fortgeschrittener Melanome konnte – so hört man hin und wieder – Thuja schon erfolgreich eingesetzt werden. Das bedeutet aber in solch einem Fall ein Bekennen begangener Verfehlungen und eine Kehrtwendung hin zu einer offeneren und verantwortungsbewußteren Lebensweise.

Ein »Sich-Gehen-lassen«, wie es in den vorangestellten Zeilen angesprochen wurde, kann zweierlei Bedeutung haben. Wir kennen den Ausdruck fast ausschließlich in seinem negativen Aspekt, womit ein zielloses Sich-Treiben-lassen gemeint ist. Es gibt aber noch jene andere Bedeutung, welche ein aufmerksames Nach-Innen-Horchen verlangt, um einer Stimme zu folgen, die jenseits des Verstandes am besten weiß, was für die *persona* gut ist, auch wenn sich der Betreffende gegen diese intuitiven Eingebungen meist aufbäumt, weil sie den eigenen Vorstellungen häufig zuwiderlaufen.

Die Entscheidung, aus einem haltlosen ein zielorientiertes Leben zu machen, fällt dem Thuja-Bedürftigen enorm schwer. Er ist für Fremdeinflüsse besonders empfänglich und fällt dadurch leicht in die Kluft des Zwiespalts.

Dieses Gespalten-Sein macht sich auch körperlich bemerkbar, indem solche Menschen bisweilen davon sprechen, sie hätten das Gefühl, ihr Körper wäre von ihrer Seele getrennt oder er vermittle ihnen das subjektive Gefühl, als sei er aus Holz oder Glas und würde leicht zerbrechen. Dieser »Zwie-Spalt« ist mitunter ganz wörtlich zu verstehen, indem solch ein Patient angibt, es sei ihm aufgefallen, daß sein Harnstrahl sich bei der Miktion ständig in zwei Hälften teile. Außerdem habe er beim Wasserlassen das Gefühl eines Stacheldrahts in der Harnröhre.

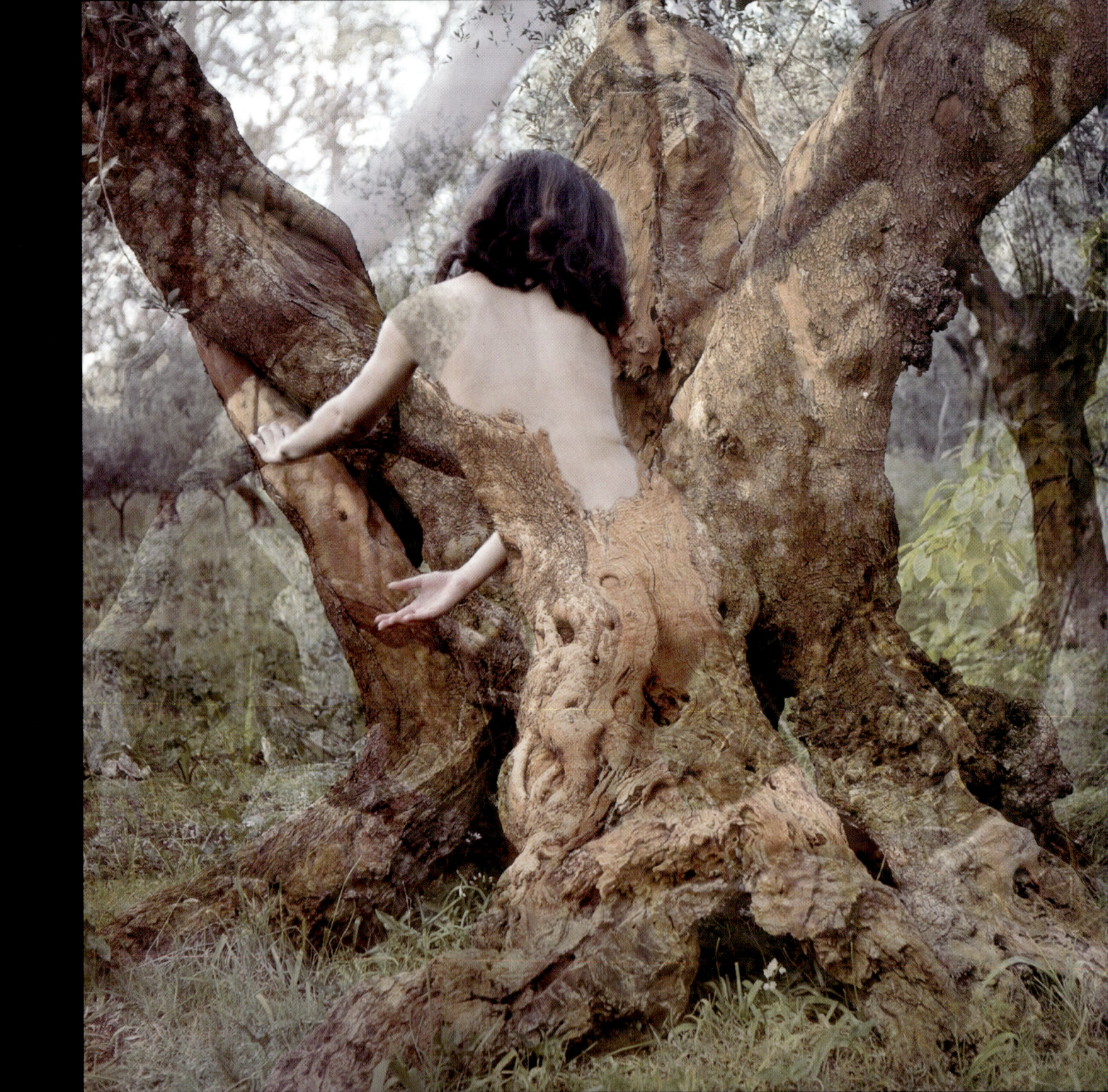

Der Thuja-Bedürftige führt oft ein Doppelleben. Tagsüber geht er einem ehrbaren Beruf nach und nachts frönt er dem Laster. Die »anständige« Beamtin, die sich, wenn es dunkel wird, in Leder oder Gummi kleidet und ihre dunkle Seite als Call-Girl auslebt, könnte eine Anwärterin auf diese Arznei sein, wenn sich Anzeichen bestimmter körperlicher Beschwerden herausbilden, auf die das Thuja-Bild paßt.

Der ebenso berühmte wie exzentrische Regisseur KEN RUSSEL hat dieses Thema in einem Film aus dem Jahre 1984, *China Blue bei Tag und Nacht,* perfekt in Szene gesetzt. KATHLEEN TURNER verkörpert darin die Modedesignerin Joanna. Diese ist tagsüber ganz zugeknöpfte Geschäftsfrau, während sie sich zur Nacht, mit flachsblonder Perücke angetan, in die Hure China Blue verwandelt. Für ANTHONY PERKINS als Priester, der sie zu bekehren versucht, wird sie zum Gegenpol und Spiegel seiner verdrängten Gelüste.

Der homosexuelle Priester, der unter dem Deckmantel der Soutane junge Katecheten nötigt, kann ebenfalls zu dieser Kategorie gehören.

Wir finden diesen Typus selbst unter den sogenannten feinen Herren, die im Lodenmantel auf die Jagd gehen und sich am Stammtisch mit Frauen verachtenden, schlüpfrigen Witzen unterhalten – hinter vorgehaltener Hand – versteht sich.

Rheumatische Gelenkbeschwerden nach unterdrückter Gonorrhoe verschwinden (ähnlich **Medorrhinum**) häufig nach Einsatz dieser Arznei, wobei nicht selten zu beobachten ist, daß der ehemals gewaltsam antibiotisch abgewürgte Ausfluß vorübergehend noch einmal einsetzt.

Aus ähnlichen Gründen fungiert der Lebensbaum immer noch als das Hauptmittel bei nicht verkrafteten Impfungen, wobei die störende Impfnoxe – in diesem Fall meist über die Haut, den Darm und die Nieren – ausgeschieden wird.

Andere Impffolge-Mittel können **Silicea, Sulphur** und **Arsenicum album** sein, sowie – vor allem nach den üblichen Mehrfachimpfungen – **Pyrogenium.** Welche nicht eingestandenen Schäden bis hin zu regelrechten Verheerungen im eigenen Zellenstaat durch diese Vielfachimpfungen angerichtet werden, können wir aus der Tatsache erkennen, daß sich diese Nosode aus verdorbenem Rindfleisch dabei in vielen Fällen als *das* Mittel der Wahl zur Wiederherstellung des Wohlbefindens herausgestellt hat.[47]

Benötigt einer diesen Heilstoff, so hat er sich auf die eine oder andere Weise vom Leben abgeschnitten. Die nicht erkannten tierischen Anteile der Persönlichkeit rumoren des öfteren in den Eingeweiden, als fuhrwerke darin tatsächlich ein Tier herum. Das ist ein Leitsymptom für den Einsatz von Thuja. Das Erotische, »Anstößige« wird verschluckt und belastet die Seele in Form von heimlichen Schuldgefühlen, die als Stimmen aus dem Unterleib zu ihm sprechen. Thuja gibt nichts nach außen preis, spricht ungern über sich selbst. Man hat ihm anerzogen, daß gewisse Themen einfach tabu sind. Deshalb hat ein Thuja-Charakter immer irgend etwas zu verbergen.

Bisweilen werden die unterdrückten Emotionen durch Musik aufgerührt. Ähnlich **Graphit**, Kreosot und Natrium carbonicum kann auch Thuja bei solchen Gelegenheiten in Tränen ausbrechen.

Zerbricht er sich zu sehr den Kopf, so erscheinen weiße, mehlige Schuppen auf der Kopfhaut. Eine erste positive Reaktion auf das Mittel erkennen wir daran, daß diese relativ schnell verschwinden. Unterdrückt er es, über den ursächlichen Zusammenhang seiner Symptome nachzudenken, so weint die Seele ihren Schmerz

---

[47] Wer sich eingehender über die möglichen Schäden der gängigen Impfungen informieren möchte, lese Dr. med. GERHARD BUCHWALD: *Impfen – das Geschäft mit der Angst.* Reihe: Alternativ Heilen, Knaur, München.

in häufigen Schweiß-Attacken am ganzen Körper aus. Nur der Kopf wird dabei ausgespart. Dieser Schweiß ist von öliger Konsistenz. Die Person ist gewissermaßen aalglatt. Durch die Tendenz, vor ihren Konflikten davonzulaufen, ist Thuja immer in Eile, vor allem bei geistiger Arbeit, was dazu führt, daß sich häufig Flüchtigkeits-Fehler beim Schreiben einschleichen. Da werden – ähnlich **Lycopodium** – Buchstaben oder Silben, ja sogar ganze Wörter ausgelassen.

Die Abkehr von der frischen Luft, welche ein befreites Durchatmen ermöglicht, kann sich auch in einem auf der sykotischen Schiene laufendem Bronchialasthma äußern. Ebenso kann sich die Blockierung lebensspendender Kräfte durch Haarspliß und brüchige Fingernägel kundtun.

Sehr typisch für Thuja ist außerdem der frühzeitige Zerfall der Zahnhälse. Oft hilft das Mittel bei Zahnwurzelgranulomen an devitalen Zähnen, ohne daß man diese ziehen muß.

Ihre Abneigung gegen Zwiebeln und Kartoffeln kündet von einer Überempfindlichkeit gegenüber allem Wässrigen. So leidet Thuja auch unter feucht-kaltem Witterungseinfluß.

Insgesamt macht der Thuja-Mensch einen etwas schwammig-gedunsenen Eindruck. Frauen lieben dick aufgetragene Schminke oder Perücken. Sie neigen dazu, etwas zuviel Parfum aufzusprühen oder die grobporige, leicht fettige Haut und die roten Äderchen auf der Nasolabialfalte mit Puder zu überdecken.

So gesehen, kommt man leicht in Versuchung, die landläufige Puff-Mutter mit dem typischen Thujabild in Verbindung zu bringen. Das ist natürlich ein Klischee und muß keineswegs so sein. Der gewiefte Homöopath weiß, daß es den einem Mittelbild entsprechenden Menschentypus nur in den seltensten Fällen sozusagen in Reinkultur gibt. Deswegen ist und bleibt eine Homöopathie nach Konstitutionstypen letzten Endes immer fragwürdig. Trotzdem erleichtert es unsere Arbeit ganz erheblich, wenn wir uns bereits im Vorfeld eine ungefähre Vorstellung von den Eigenschaften und dem eventuellen äußeren Erscheinungsbild eines Menschen machen können, auf den dann ein homöopathisches Arzneimittelbild mehr oder weniger gut zur Deckung gebracht werden soll.

Nach einer Verordnung von Thuja fällt es der Persönlichkeit leichter, sich im besten Sinne dieses Wortes »gehen zu lassen«. Die durch »gute Erziehung« anerzogenen Maskierungen fallen ab, und die lange Zeit unterdrückten Bedürfnisse treten offen zutage. Das heißt, daß alte Verletzungen, Folgen von Demütigungen in Form von Groll und Rachsucht zum Ausbruch kommen können. Eine innere Versöhnung mit den Eltern, welche ihr Kind – aus welchen Gründen auch immer – ablehnten oder frühzeitig seiner eigenen Einsamkeit überließen, steht an.

Das ist die eigentliche Wunde der Thuja-Persönlichkeit. Hinter dem eingeschmolzenen Wall – oft symbolisiert durch Gummifetischismus (die schützende zweite Haut) – kommen Haß, Selbstmitleid und Schuldgefühle zum Vorschein.

Bei vielen dieser Menschen machen wir dieselbe Entdeckung: Sie glauben, sie seien es nicht wert, im Schutz einer Familie zu leben. Das übernommene sadistische Grundmuster der Eltern, welche selbst kleine »Sünden« mit Schlägen quittierten, ist es, was solch eine Persönlichkeit dann in den Folterkeller einer Domina treibt. Falls diese über etwas verfeinerte Qualitäten verfügt und sich nicht nur einfach unbewußt in eine Stellvertreterposition für die Mutter ihres Klienten begibt oder ihre eigenen sadistischen Gelüste abreagiert, kann sich aus solch einer »Sitzung« sogar eine therapeutisch wirksame Begegnung entwickeln, die durchaus befreienden Charakter hat.

Die dabei auftretenden Rohenergien müssen entsprechend abgefangen bzw. transformiert werden, was natürlich ein tieferes Wissen um die wahren Zusammenhänge erfordert, welche sich hinter dieser Sucht nach Bestrafung verbergen.

Wie man durch Interviews mit derartigen Liebedienerinnen erfahren kann, entwickeln diese auch ohne psychotherapeutische Vorbildung häufig eine erstaunliche Intuition bei der Behandlung ihrer Klientel und sie sind sich dabei auch des öfteren bewußt, daß ihnen eine therapeutische Funktion zukommt.

Im *Bildnis des Dorian Grey* hat OSCAR WILDE die Persönlichkeit eines Mannes beschrieben, der sich allen Lastern dieser Welt hingibt, ohne dabei sein nach außen hin glänzendes Aussehen zu verlieren. Stattdessen graben sich die Vergehen an seiner Seele mehr und mehr in das Antlitz seines gemalten Ebenbildes ein. Erst als er gegen Ende des berühmten Romans die Verantwortung für sein Leben übernimmt, erscheint das Bildnis wieder makellos, wohingegen er selbst, von seinen Lastern gezeichnet, tot zusammenbricht, aber seine Seele damit gerettet hat.

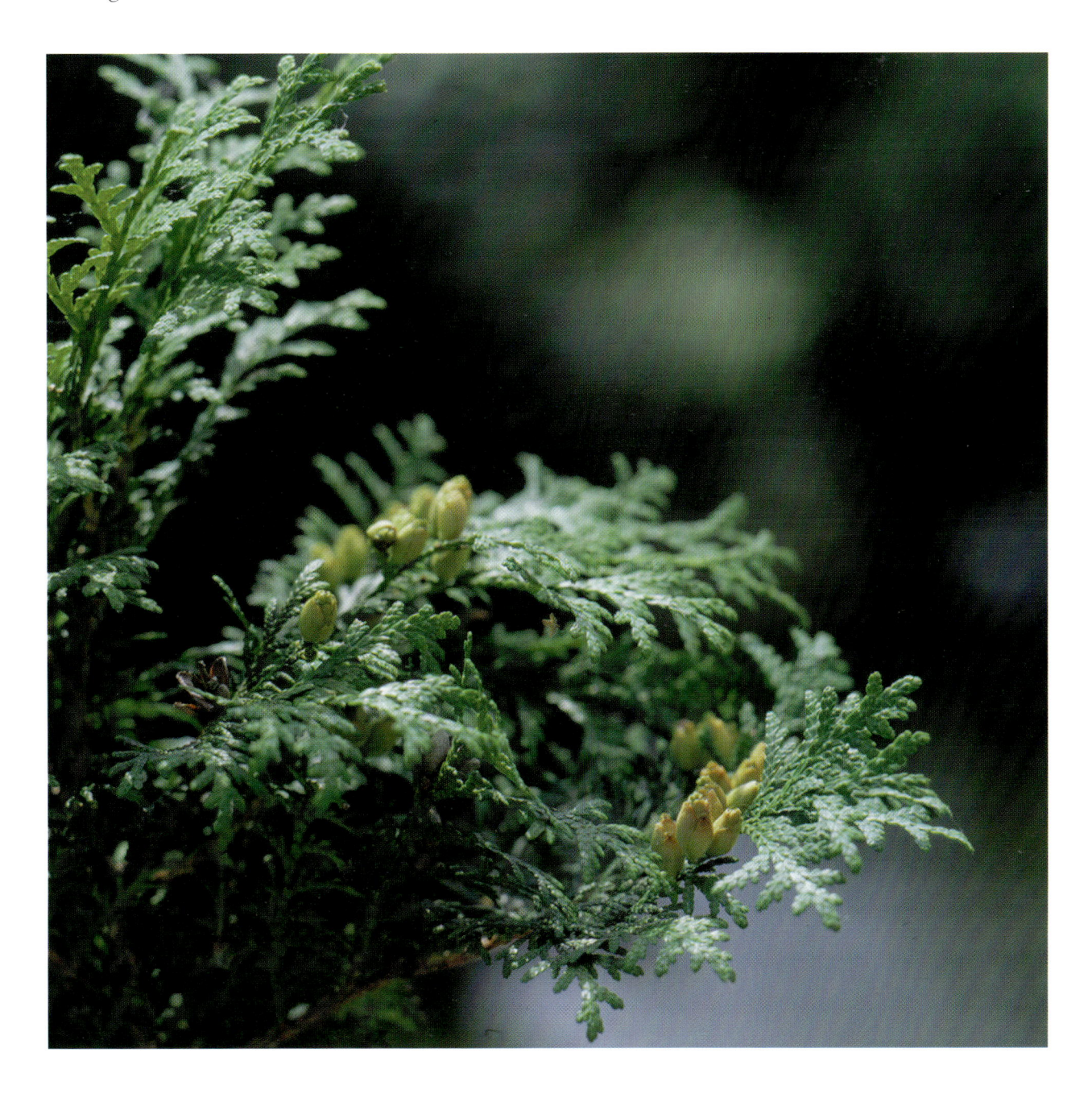

Gleichgültigkeit – oder gleiche Gültigkeit

Ich bin
dein Aufruhr
und die Zerrüttung
deiner Vorstellungen und Werte,
die ihre Gültigkeit verlieren,
weil ich dich gleich-gültig mache,
denn ICH BIN
von gleichem Wert in allem,
BIN gleiche Gültigkeit aller Dinge
in der Welt der Erscheinungen
und der Welt deiner Vorstellungen.

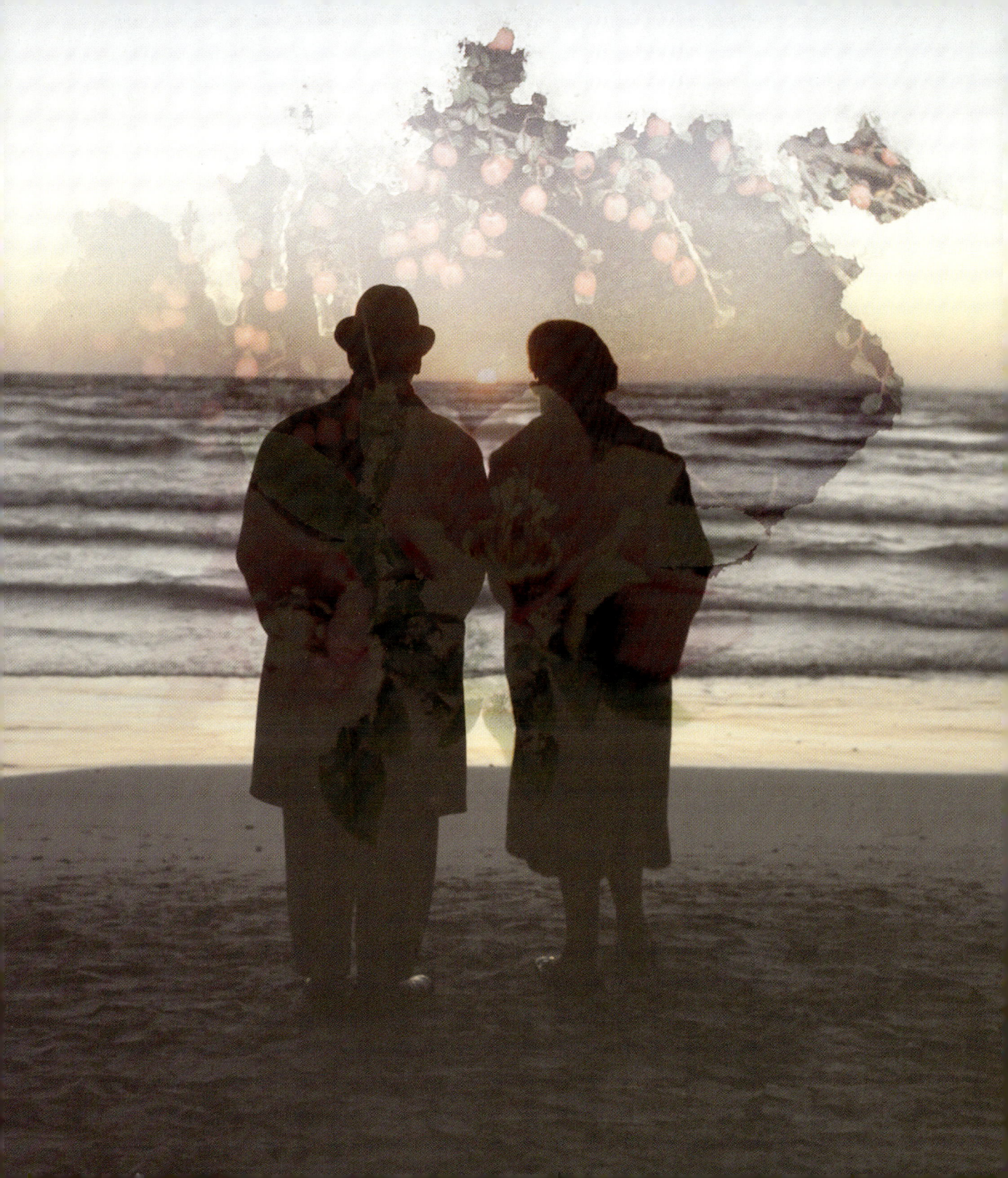

HELLEBORUS NIGER – Die Christrose oder schwarze Nieswurz

ein Hahnenfußgewächs der Gebirge Mitteleuropas

Das Wort Gleichgültigkeit erlaubt viele Perspektiven der Betrachtung. Ähnlich ausführlich wie auf den Ausdruck »Entrüstung« ist CATHERINE COULTER auch hierauf in ihren *Portraits homöopathischer Arzneimittel II* zur Unterscheidung einzelner Heilstoffe eingegangen. KENT hat ja in seinem Repertorium die Rubrik »Gleichgültigkeit« in viele Sektionen unterteilt. Es zeigt sich dabei, daß **Acidum phosporicum*** – die *Phosphorsäure* – bei Fällen tiefgreifender Interesselosigkeit dem Leben gegenüber, wenn auch nur ein bis zwei wertvolle Zusatzsymptome vorhanden sind, am ehesten Erfolg verheißt. Solche Zusatzsymptome können sich zeigen in dem bekannten Verlangen nach Fruchtsäften oder saftreichen Sachen ganz allgemein, oder einem Durchfall nach Säuren. Diese Art der Gleichgültigkeit resultiert aus einer Kränkung des Gemüts, das sich durch äußere Gelassenheit gegenüber einer fordernden Umwelt abzuschirmen versucht. Auffallend kann auch eine anhaltende geistige und physische Schwäche sein, verbunden mit einer Lustlosigkeit, die aus der Einsicht resultieren mag, daß der Zenit des Lebens überschritten wurde und es nun »nur noch bergab« gehe.

Die Gleichgültigkeit von **Carbo vegetabilis*** – der diesbezüglich ebenso hochkarätigen *Birkenholzkohle* – resultiert aus einer Mangeloxidation der Lungen und Zellgewebe. Es leuchtet ein, daß der Carbo-Patient selbst gegenüber einer von ihm geliebten Musik gleichgültig sein wird, wenn er voll damit beschäftigt ist, sich durch ständiges tiefes Durchatmen das Gefühl zu geben, überhaupt noch am Leben zu sein.

Wenden wir uns einer weiteren Art von Gleich-Gültigkeit zu, die am ehesten jener ursprünglichen, in dem vorangestellten ICH-BIN-Text angesprochenen Form nahekommt:

Welche Blume verhält sich wohl gleichgültiger gegenüber Eis und Schnee als die Christrose; ja es setzt diese mit ihrer winterlichen Blüte geradezu einen Kontrapunkt gegen all das vielfältige Blühen in der Sommerzeit und verleiht dadurch dieser Jahreszeit eine gleichwertige Gültigkeit. Die Christrose ist die Ausnahme, ohne die es keine Regel gibt. Sie überdauert nicht nur den Winter, ihre Blüte macht sogar eine Wandlung durch, indem sie ihr strahlendes Weiß allmählich zu Purpur hin verwandelt, bis derselbe schließlich grün wird und dann im kommenden Frühjahr im Kelchblattteil der Pflanze weiterlebt. Das astralische Element greift offensichtlich weniger stark entvitalisierend in den materiellen Pflanzenleib ein, als das bei anderen Gewächsen der Fall ist, sodaß die Ausdauer der Christrose über die kalte Jahreszeit hinweg gewährleistet ist.

In *Eros und sexuelle Energie durch Homöopathie* habe ich diese Pflanze ziemlich eingehend aus geisteswissenschaftlich-anthroposophischer Sicht sowie von ihrer sexualtherapeutischen Wirksamkeit her betrachtet. Hier nun wollen wir unter anderem ein wenig auf die geistigen Symptome eingehen, die durch sie mit Erfolg behandelt werden können.

Die Prüfungen am Gesunden wurden mit dem aus dem Wurzelstock der Pflanze hergestellten Pharmakon gemacht. Da die Wurzel bei der Pflanze gewissermaßen ihrem Kopf entspricht, nimmt es nicht wunder, daß sich die Wirkung des Giftes zuerst in einer Abstumpfung der geistigen Kräfte zeigte.

Die potenzierte Arznei ist durchaus in der Lage, bei passender Übereinstimmung der sonstigen Symptomatik auch noch mit einer akuten Hirnhautentzündung *(Meningitis)* fertig zu werden, besonders wenn diese verbunden ist mit großer Schwäche des Patienten. Solche Fälle gehören jedoch in die Hand des erfahrenen homöopathischen Arztes, der sich getraut, vielleicht auch einmal auf das obligatorische Antibiotikum zu verzichten.

Bevor das Penicillin auf den Plan trat, stellte sich diese Frage gar nicht. Da war der Klassische Homöopath auf jeden Fall gefordert, mit solch einer Erkrankung aufgrund seines Wissens, Könnens und Einfühlungsvermögens umzugehen, was nicht selten auch tatsächlich gut gelang.

Heutzutage herrscht eine große Angst vor der Verantwortung und dem eventuellen Vorwurf eines Kunstfehlers, sodaß der Arzt, so er denn schon Erfahrung mit der Homöopathie hat, bisweilen zweigleisig fährt und – um sich abzusichern – zusätzlich zur homöopathischen Arznei auch noch das Antibiotikum gibt.

Das erinnert mich an den Witz, in dem ein Araber am Stadtrand einen dort in der Sonne sitzenden Alten fragt: »Wenn ich jetzt in die Stadt gehe, meinst du, ich soll auf Allah vertrauen und hoffen, daß mein Kamel nicht wegläuft, oder soll ich es besser anbinden?« worauf ihm der weise Mann antwortet: »Vertrau auf Allah und bind's an!«

Wenn durch zu eigenmächtige, starre und von der Schöpfungsordnung abweichende Vorstellungen eines Menschen allmählich eine Korrektur von höherer Seite aus erforderlich wird, dann macht sich das oft so bemerkbar, daß zuerst einmal sein von ihm selbst so hoch bewerteter Verstand zerrüttet wird und sein Gemüt zu leiden beginnt. Die Kräfte des Lichts haben sich zurückgezogen und überlassen ihn vorübergehend der eigenen Dunkelheit, damit eine Neuorientierung nach innen hin erfolgen kann. Um sein geltendes Wertesystem zu zertrümmern, erfährt solch ein Mensch eine Reduzierung seiner geistigen und körperlichen Beweglichkeit, welche bis zu einem Grad fortschreiten kann, daß seine Mitmenschen von »Umnachtung« sprechen. Der Mensch versinkt in einer Wolke von Gleichgültigkeit und Apathie gegenüber seiner Umwelt.

Wie das Wort Apathie schon sagt, drückt sich hier ein Zustand aus, der »jenseits von Leid« ist. So hat man auch nicht unbedingt den Eindruck, daß diese Menschen leiden. Wenn Leid übermächtig wird, können sich derartige Zustände einstellen. Die Seele nimmt den Betreffenden aus seinen vorgefertigten Denkmustern heraus und macht ihn gegenüber Freude wie Leid unempfänglich.

Er spürt wohl sein Potential, kann es aber in der von ihm gewohnten Weise nicht nutzen. Ein innerer Verwandlungsprozeß hat begonnen, der allerdings von der Umwelt so nicht verstanden wird.

Hier nun kann die Christrose das Christus-Bewußtsein wecken und Licht in die innere Dunkelheit und den Winter des Lebens bringen.

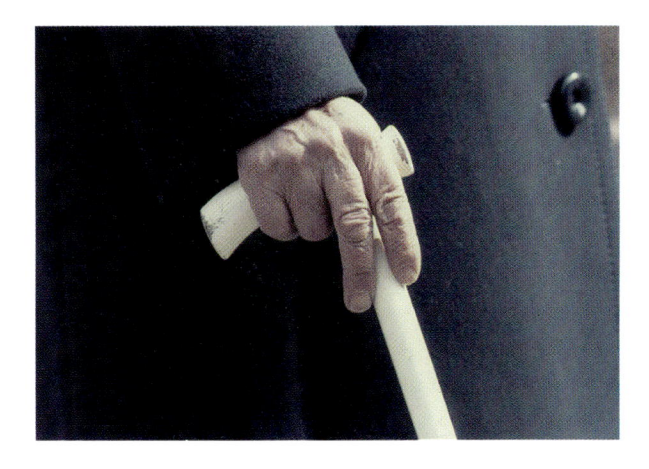

So erweist sich **Helleborus** neben **Barium carbonicum** als ein besonders wichtiges Mittel nicht nur für den beginnenden *Morbus Alzheimer,* sondern ganz allgemein für alternde Menschen, die allmählich vergeßlich werden, weil die Kräfte des Bewußtseins ihre Gehirnzellen nicht mehr zu entsprechender Tätigkeit anregen.

Diese Bewußtseinseinschränkungen drücken sich bisweilen auch in einem beinahe roboterartigen Verhalten aus. Solch ein Mensch funktioniert zwar noch, scheint aber eher von fremder Kraft gelenkt denn von seinen eigenen Bedürfnissen und verliert mehr und mehr das Gefühl für seine eigene Identität. Um ihn überhaupt irgendwie in Bewegung zu halten, bewegt sich bisweilen unwillkürlich ein Bein oder ein Arm. Die Muskeln gehorchen nicht mehr dem eigenen Willen, weil er die Verantwortung für sein Wohlergehen innerlich abgegeben hat.

Die von ihm verteufelten Wirklichkeitsanteile treten als Visionen von leibhaftigen Teufeln vor sein inneres Auge und belästigen ihn, ähnlich wie das bei **Hyoscyamus** – dem *Bilsenkraut* und **Stramonium** – dem *Stechapfel* der Fall ist. Er flüchtet sich in die Wahnidee, alles sei neu, um sich nicht mit seinen ungelösten Problemen beschäftigen zu müssen. Es kann sich um Menschen handeln, die sich nie getrauten, im Leben nach vorne auszuschreiten, geschweige denn eine Führungsrolle zu übernehmen; Menschen, die gerne nach der Pfeife anderer tanzen, aus Angst vor dem Risiko einer eigenständigen Entwicklung. Da jede Herausforderung und Prüfung im Leben möglichst vermieden wird, erstarkt der Charakter nicht, sondern verfällt frühzeitig in Erschlaffung. Die Gleichgültigkeit von Helleborus erstreckt sich sogar auf die liebsten Anverwandten sowie gegenüber Vergnügungen jeglicher Art. KENT verzeichnet das Mittel diesbezüglich im 3. Grad!

Neben **Gelsemium** – dem *wilden Jasmin* und **Argentum-nitricum** – dem *Höllenstein* haben wir in **Helleborus** auch ein hervorragendes Mittel bei der gefürchteten Gehirnleere vor und bei Prüfungen jeder Art. Kann beispielsweise das eigene Vermögen und aggressive Potential nicht mehr über die Sexualität abgebaut werden, wird also Sexualität – obwohl sie sich noch ausleben will – unterdrückt, so wird unter Umständen irgendwann Resignation und ein stumpfsinniges Versinken in Trübsal eintreten. Es gehört also die Christrose auch in das Arsenal jener Arzneien, wie sie bei Unterdrückung des Sexualtriebs angezeigt sind.

Solch ein Mensch spürt noch sein eigentliches Vermögen, kann es aber nicht einsetzen – z.B. durch künstlerische Betätigung – und verlangt dann – ähnlich **Mercurius*** oder **Magnesium carbonicum** – häufig in geradezu rührender Weise nach einem Butterbrot, um so wenigstens auf seine primitivsten Grundbedürfnisse hinzuweisen.

Entsprechend dem Versiegen der Geisteskräfte, versagen auch die Muskeln den Dienst. Diese Muskelschwäche kann fortschreiten bis zur völligen Lähmung, wobei diese häufig begleitet ist von wassersüchtigen Ergüssen. Findet sich solch ein Tatbestand, so liegt auch die Nierentätigkeit darnieder, und wir finden eine allgemeine Ausscheideschwäche. Hierbei kann man mit Helleborus oft erstaunliche Besserungen in relativ kurzer Zeit erzielen.

Der Harn fließt nur spärlich und zeigt in solchen Fällen eine Verfärbung zum Rötlichen bis Schwärzlichen, mit einem kaffeesatzartigem Sediment.

Auch hierin zeigt sich die Blockierung der Gefühlswelt. Das Leid bleibt sozusagen »unter der Haut«. Bei einer vom Tierarzt bereits aufgegebenen 16-jährigen Hauskatze, die bis zum Skelett abgemagert war und an fortgeschrittener *Urämie*[48] litt, bewirkte das Mittel in einer 12. LM-Potenz gegeben, binnen weniger Tage

---

[48] Harnvergiftung, wegen Niereninsuffizienz, von griech.: *ouron* = »Harn« und *(h)aima* = »das Blut«.

ein kleines Wunder. Die Katze erholte sich zusehends und erfreut sich mit über 20 Jahren heute immer noch ihres Lebens.

PARACELSUS hielt die Christrose für eines der wichtigsten Mittel für den alternden Menschen überhaupt und empfahl die Einnahme eines aus den getrockneten Blättern hergestellten und zusammen mit Milchzucker verriebenen Pulvers jedem über 60-jährigen zur täglichen Einnahme in kleinen Dosen, d.h. der Betreffende sollte von diesem Pulver jeden Morgen und Abend soviel zu sich nehmen, wie zwischen drei Fingern haften bleibt.

Es steht außer Frage, daß der Mensch dieses vor uns liegenden Jahrtausends seine Altersgrenze wieder mehr und mehr hinaufzuschieben in der Lage sein wird. Auch wenn das im Alten Testament beschriebene Methusalem-Alter von annähernd tausend Jahren nicht unbedingt erreicht werden kann, so ist doch bereits aus der Retrospektive erkennbar, daß sich die Altersgrenze einer Generation allmählich wieder mehr zur magischen Zahl hundert hin bewegt. Dabei können die richtig eingesetzten Kräfte der Christrose in potenzierter Form den Menschen bei geistiger und körperlicher Beweglichkeit erhalten.

Erwacht ein Patient nach längerer Einnahme dieses altehrwürdigen Heilstoffes noch einmal aus der vorher beschriebenen Lethargie, so wird er viel von seiner Starre bezüglich der in dem Gedicht angesprochenen Wertvorstellungen verloren haben. Vieles wird ihm – im besten Sinn dieses Wortes – »gleich-gültig« geworden sein. Seine Weltschau wird dann nicht mehr getrübt sein durch die einengende Brille seines Charakters. Wenn Schwarz-Weiß-Malerei aufhört, erscheint die Welt nicht grau, wie man annehmen könnte, sondern auf einmal ungewohnt leuchtend und farbig.

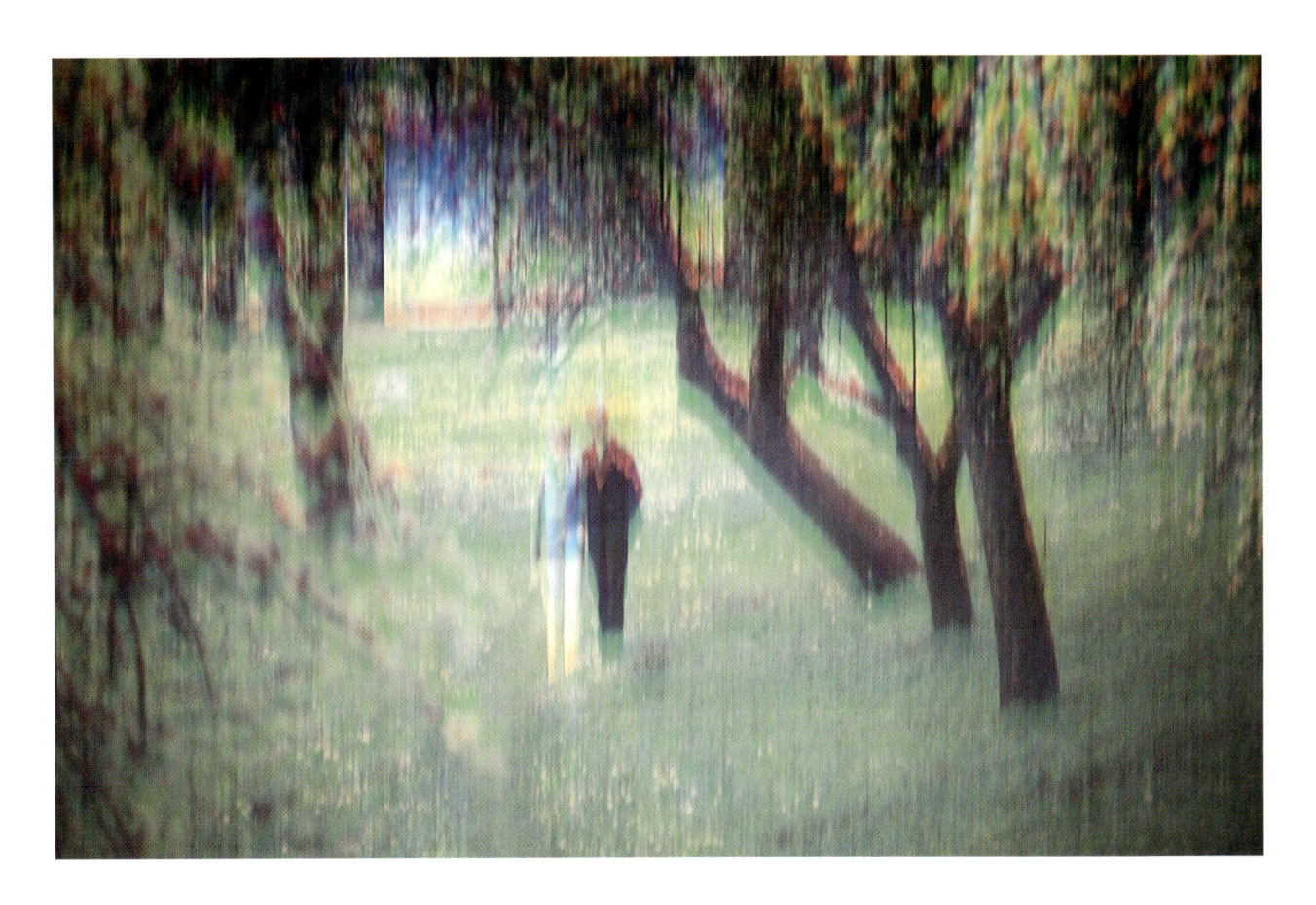

Hören und Hörigkeit

Ich horche dir zu,
wenn du MIR ge-horchst.

Aber
ICH BIN
dir nicht hörig,
noch ge-höre ich dir.

ICH BIN
das Un-Erhörte —
und deine Gebete
werden nicht erhört,
wenn du nicht hörst,
wer
ICH BIN.

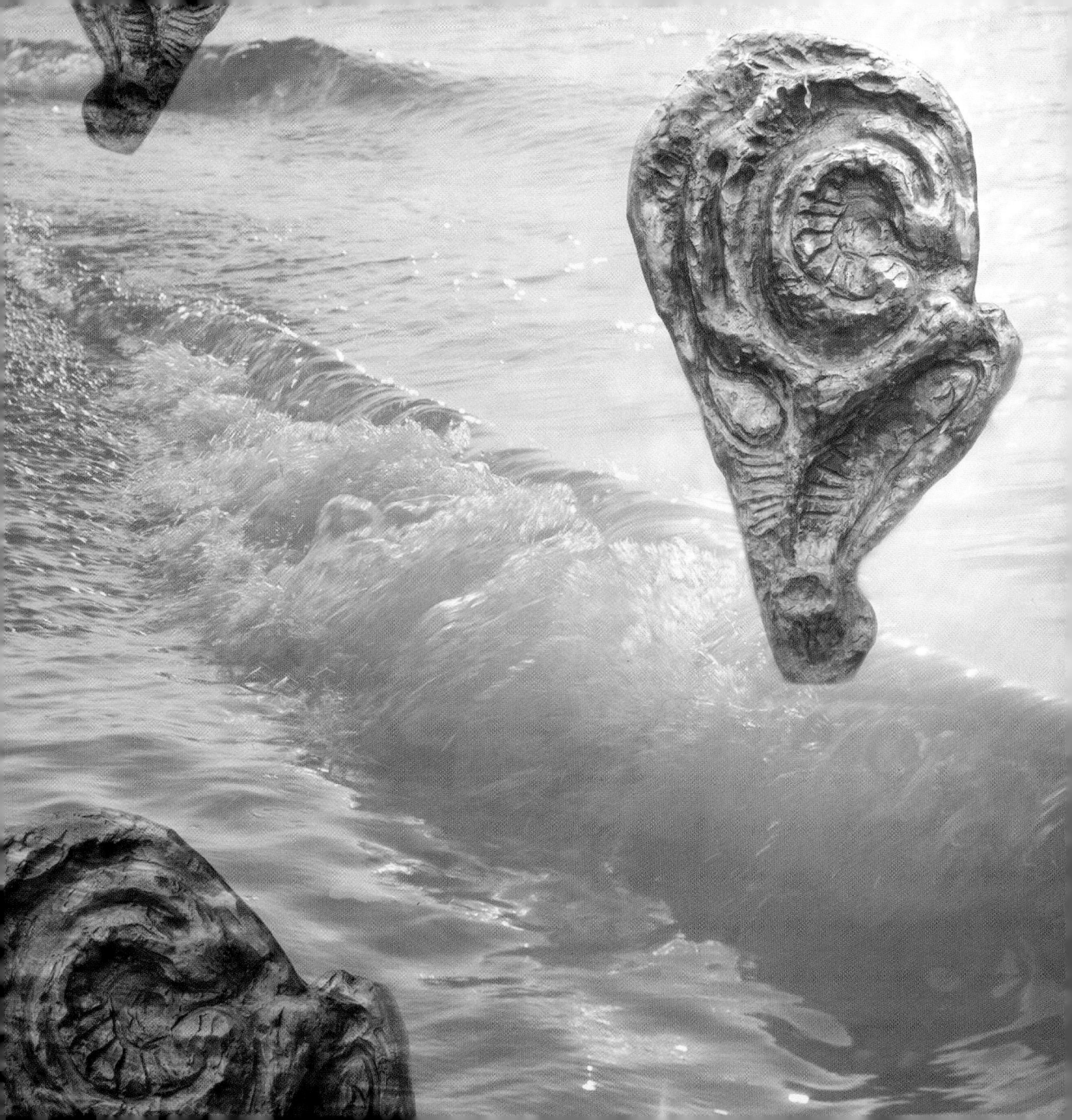

Spigelia Anthelmia – das Wurmkraut –

eine Loganiacea Brasiliens

Das Wurmkraut hat sich diesen Namen erworben durch seine sichere Wirkung bei der Behandlung von Spul- und Madenwurmbefall.

Nun kann aber eine vampiristische Tätigkeit niederer Lebewesen nur stattfinden in einem Organismus, dessen Schwingungsniveau ebenfalls zutiefst gestört und nach unten verlagert ist, sodaß diese Tiere sich in solch einem Wirt wohlfühlen. Deshalb werden bei Beschwerden dieser Art zwecks allgemeiner Verbesserung der Konstitution zumeist erst einmal die großen antipsorischen Heilstoffe gefragt sein. Hier werden also unter anderem Mittel wie Calcium carbonicum, Natrium muriaticum, Sulphur und Silicea auf den Plan zu treten haben.

Das Hintergrund-Szenario, auf dem Spigelia in höher potenzierter Form seine Wirkung entfalten kann und auf dessen Grundlage es vor allem zu einer nervlichen Zerrüttung kommt, wird geliefert durch einen Vertrauenseinbruch. Der Mensch hat die Verbindung zur Stimme seines inneren Gottes verloren. Die äußeren Anbindungen und Einflüsterungen, sein Vertrauen in andere, seine Hörigkeit ist größer als sein Gehör auf die Stimme der Intuition; die Angst vor fruchtbringender Veränderung einprägsamer als der Mut zum Risiko und zur Selbst-Befreiung. Um sich gegen die Einflüsse und den Lärm dieser Welt abzuschotten, verliert solch ein Mensch manchmal von einem Moment zum anderen sein Gehör, was wir als »Hörsturz« bezeichnen.

Bisweilen hat der eine oder andere auch einfach »zuviel um die Ohren« und macht irgendwann dicht, um einer ständigen Überforderung zu entgehen. Der Auftrag der Seele lautet in diesem Fall: Horch nach innen und finde eine neue Ausrichtung. Wenn du Fragen hast, frag dich selbst! Alle Antworten liegen in dir! Lerne, dem ersten spontanen Impuls zu vertrauen! Das wird jedoch in den seltensten Fällen so verstanden. Ein typisches Spigelia-Symptom ist, daß ihm beim Herausschneuzen dessen, was ihm die Nase voll macht, gleichzeitig die Ohren zufallen.

Neben **Arnika** welches beim Hörsturz der Idee des schockartigen Einwirkens einer Nachricht entspricht, hilft **Spigelia** des öfteren, sich wieder auf den inneren Sender einzustellen und danach neue Entscheidungen zu treffen. Boericke spricht bei Spigelia sogar von einer »chronischen Arnika«.

Der für das Wurmkraut typische Konflikt führt oft zu heftig pulsierenden Neuralgien, vorzugsweise im Bereich des *Nervus Trigeminus*. Der Stirn- und Schläfenschmerz strahlt aus zu den Augen und dringt bis tief in deren Höhlungen. Der Patient soll dringend seine inneren Augen öffnen, um seine Situation zu erkennen und etwas an seinem Leben zu verändern. Unter nur wenigen Mitteln (Phosphor, Prunus spinosa – *Schlehdorn* sowie Sulphur) ziert Spigelia sogar die Kent-Rubrik: Glaucom als einzige Arznei im zweiten Grad. Der innere Druck führt zu einem gesteigerten Augeninnendruck. Der Schmerz ist besonders stark beim Drehen der Augen oder beim Bücken oder Berührtwerden sowie durch Tabakrauch. Erzwungenermaßen im Zug in einem Raucherabteil sitzen zu müssen ist für den Spigelia-Patienten die Hölle.
Über die Jochbögen und Wangen erstreckt sich der Schmerz auch zu den Zähnen. Ein fauliger Geruch aus dem Mund zeigt an, daß die anstehenden Probleme nicht verdaut sind und demnach auch die Verdauung im Darm zu wünschen übrig läßt. Der Spigelia-Patient hat aufgrund seiner inneren Zurückhaltung zwar häufigen, aber erfolglosen Stuhldrang.

Ich erinnere mich eines Mannes, der mich bereits vor vielen Jahren wegen hartnäckiger Trigeminus-Neuralgien aufsuchte.

Die Schulmedizin versucht in solchen Fällen – meist durch chemische Analgetika oder auf chirurgischem Wege durch Lahmlegung des *Ganglion Gasseri,* der Zentralstation dieses Nerves – den körperlichen Schmerz zu unterbinden; fast immer ohne dauerhaften Erfolg. Der fressende, zermürbende und den Menschen in Erstarrung versetzende Kopfschmerz bleibt.

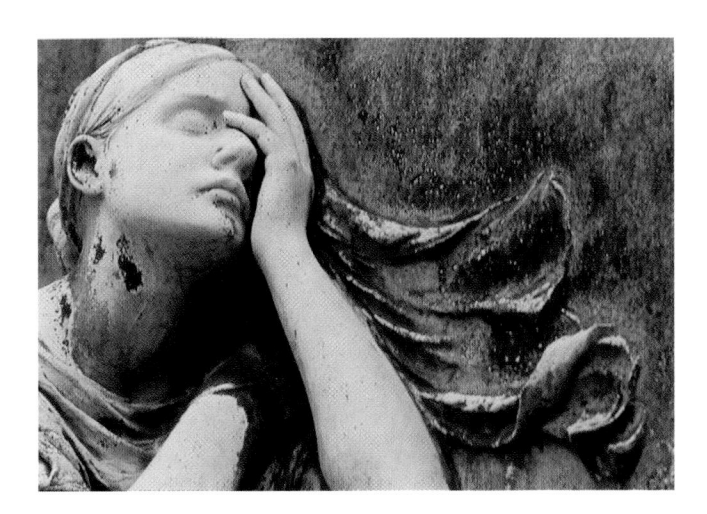

Warum ist das so? Weil auf breiter Ebene immer noch nicht verstanden wird, daß der Mensch nicht aus mehr oder weniger gesetzlos zusammengewürfelten Chemikalien besteht, in welche durch Substitution oder Suppression manipulatorisch eingegriffen werden kann, um eine gestörte Ordnung wiederherzustellen. Der tief in der Seele sitzende Konflikt, für den der Schmerz nur ein Signal ist, wurde nicht bereinigt.

Solch ein Vorgehen läßt sich vergleichen mit dem eines Auto-Mechanikers, der auf die Bitte eines Kunden, nachzusehen, was an seinem Wagen kaputt sei, weil ein rotes Warnlämpchen am Armaturenbrett aufleuchte, kurzerhand dieses Lämpchen herausschraubt und mit blauäugiger Naivität behauptet, man könne nunmehr wieder gefahrlos weiterfahren.

Da das hinter den blitzartig einschießenden Schmerzen tobende Seelengewitter bei einer Neuralgie dieser Art meist vom Patienten selbst nicht wahrgenommen wird, weil er seinen Konflikt eben auf die Körperebene verlagert hat, kann man vom rein naturwissenschaftlich ausgerichteten Neurologen auch nicht verlangen, daß er das anders sieht, es sei denn, er wäre zugleich Psychiater.

Besagter Patient also war seit Jahren geplagt von periodisch auftretenden, hauptsächlich linksseitig einschießenden Kopf- und Gesichtsschmerzen, welche sich vor allem bei Bewegung und Lärm verschlimmerten. Er arbeitete in einem subalternen Anstellungsverhältnis bei einer Import-Export-Firma für Südfrüchte. Auf Nux-vomica in einer LM 12 besserte sich die Neuralgie vorübergehend, doch bekam der Mann Wutanfälle, die ihn mitunter während der Arbeit in dem Betrieb überkamen, sodaß er nicht mehr an sich halten konnte und auch schon mal einen Aktenordner an die Wand knallte.

Auf meine Frage, was ihn denn so schrecklich aufrege, kam schließlich heraus, daß er aufgrund seiner ethischen Einstellung nicht mit den – für seine Begriffe unehrlichen und korrupten Geschäftsmethoden seines Chefs – konform gehen könne. So war er unter anderem angewiesen, größere Partien Südfrüchte, die sich bereits an der Grenze des Verfalls befanden, für ein Spottgeld anzukaufen und sie mit entsprechend hohen Gewinnspannen zu Normalpreisen weiterzuveräußern. Alles immer gerade noch an der Grenze der Legalität. Daß so etwas »Kopf-Zerbrechen« bereiten kann, ist leicht einzusehen und wäre heutzutage vermutlich auch nicht mehr möglich.

Der Achtungserfolg, den die Brechnuß erzielte, hielt jedoch nicht lange an. Die genaue Beachtung der Submodalitäten: Verschlimmerung durch Lärm und Bewegung warf schließlich **Spigelia** aus, was zum Durchbruch führte: Die Neuralgie verschwand, und der Mann konnte sich aus seiner Hörigkeit befreien. Er fand den Mut zu kündigen und sich trotz seiner Ängste, ob und wie er die Situation finanziell würde meistern können, selbständig zu machen. Fortan »ge-hörte« er nicht mehr der Firma, sondern wieder sich selbst. Der Kopfschmerz ist seitdem – und das sind jetzt mehr als 10 Jahre – nie wieder aufgetreten. Er fand damals zu seiner eigenen Überraschung eine Marktlücke und kam dank seines einschlägigen Know-hows ziemlich schnell auf eigene Beine.

Eine andere Individualität mag in solch einem Fall zu Anfällen heftigen Herzklopfens neigen und zeigt dadurch an, wie sehr sie sich solch eine Sache »zu Herzen nimmt«. Somit ist ein weiteres sicheres Leitsymptom für die Wahl von Spigelia: ein stechender Herzschmerz, der synchron mit dem Pulsschlag verläuft und sich durch Bewegung verschlimmert. Auch die Muskeln an den Schläfen können – vor allem beim Gehen – zucken, wodurch der Seelenschmerz nach außen hin sichtbar wird. Die Energie zur Aufrechterhaltung des Schutzwalls vor der inneren Wunde wird durch eine kleine Anstrengung verbraucht, und so kann das System sich nicht mehr »zusammennehmen«. Nasse Füße führen zu Stirnkopfschmerz, ebenso das laute Reden anderer Menschen, die sich nicht wie selbstverständlich um ihn »kümmern«. Stimulantien wie Tee oder Kaffee machen Gliederschmerzen. Immer wieder handeln er oder sie gegen ihre eigentliche Natur und sind sich dann selbst darüber böse.

Der Patient gibt an, daß er nur auf der rechten Seite und mit hoher Unterstützung des Kopfes liegen könne, worin sich ausdrückt, daß er auf keinen Fall die Übersicht verlieren will. Höchstens wenn er das Gesicht ins Kissen drücken kann, also gleichsam den »Kopf in den Sand steckt«, geht es ihm ebenfalls besser.

Die Herztöne sind mitunter so laut, daß sie noch von außerhalb des eigenen Körpers wahrgenommen werden können, der Herzschlag so heftig – vor allem beim Versuch tief durchzuatmen –, daß die Bewegung der Brust durch das Hemd oder die Bluse hindurch bemerkt wird. Auch **Arsenicum album, Calcium carbonicum, Digitalis** und **Jodum** ist dieses Symptom des überlauten Herzschlags zu eigen. Dahinter steht die Sehnsucht, geliebt zu werden, was es auch kosten solle. Wiederum wird die Stimme der Intuition, der innere Strom der Liebe nicht wahrgenommen, also wird unbewußt darum gebettelt, von außen Zuwendung zu erfahren. Wenn sie es schon nicht sehen wollen, so werden die anderen vielleicht hören, wie sehr ich leide, ohne daß ich es aussprechen muß.

Ist der Herzrhythmus zusätzlich gestört und sehr unregelmäßig, so mag sich die Waagschale mehr zugunsten eines Einsatzes von **Arsenic*** neigen, welches wohl als das Hauptmittel in diesem Fall angesehen werden kann. Auch noch ein paar andere zweiwertige Arzneien wie **Chelidonium** – das *Schöllkraut,* **Cocculus** – die *indischen Kockelskörner* sowie **Mangan, Oxalicum acidum** oder **Sanguinaria** – ein *kanadisches*

Mohngewächs, können bei diesem Symptom hilfreich sein. Man erinnere sich, daß das Herz seinem ursprünglichen Wesen nach keine Pumpe ist, wie das immer wieder irrtümlich angenommen wird, sondern ein rhythmisches Organ. Ein Herzstolpern zeigt also an, daß der davon befallene Mensch zutiefst in seinem Rhythmus gestört ist.

Klinisch gesehen, kann Spigelia zu einem wichtigen Mittel bei einer rheumatischen Herzbeutelentzündung *(Pericarditis)* oder sogar einer *Endocarditis lenta* – einer schleichenden Herzklappenentzündung durch Streptokokkentoxine – werden.

Ein weiteres markantes Leitsymptom für Spigelia – und nur diesem Mittel ist dieses zu eigen: ein pressender Schmerz, vorzugsweise unter dem linken Schlüsselbein im Bereich des Lungen-Meridians.

Auch einen Schwindel, der sich immer dann einstellt, wenn die betreffende Person zu Boden sieht, erkennen wir als nur Spigelia zugehörig. Da sich der davon Betroffene dann fast automatisch nach Unterstützung umsieht, könnte man fast auf den Gedanken kommen, er wolle seinen Weg auf keinen Fall alleine gehen. Dabei maskiert sich der Spigelia-Bedürftige jedoch fast immer mit einem fröhlichen Gesicht, auch wenn er gerade Schmerzen leidet. Im unerlösten Zustand vermeidet er es, irgend jemandem Vorwürfe zu machen. Fängt das Mittel an zu wirken, wächst der Mut zur freien Äußerung von Gefühlen.

In seiner Angst vor spitzen Gegenständen wie Spritzen und Nadeln verhält sich der Spigelia-Patient ähnlich Silicea und symbolisiert den sprichwörtlichen »Stich ins Herz«, an den er dadurch erinnert wird.
   In seinem Wunsch nach äußerer Unterstützung geht verloren, was ihm innerlichen Halt geben könnte. Wie bei Silicea leidet dabei auch seine »Auf-Richtigkeit« sich selbst gegenüber. Hat er anderen Menschen mehr Gehör und Vertrauen geschenkt als sich selbst – fehlt es ihm also an »Selbst-Vertrauen« –, so wird er versuchen, sich anzupassen wie im oben geschilderten Fall und verfehlt seine eigene Bestimmung.

Das Tragen äußerer Lasten kommt der inneren Bürde entgegen und lindert merkwürdigerweise die Gliederschmerzen solcher Menschen. Ein Handeln für andere täuscht ihm vor, seine eigene Problematik zu bewältigen. Die innerlich angezogene Bremse für die eigene Entwicklung läßt ihn sogar beim Gehen die Knie zusammendrücken, und der Verlust an Standfestigkeit führt zu Warzen an den Zehen. Durch das ständige Sich-Zusammen-Nehmen wird der freie Fluß der Energie behindert, und so nimmt es nicht wunder, daß des öfteren eine innere Kälte den Körper durchschauert.

Die Sprache der Organe ist seltsam und oft nicht leicht zu durchschauen. Sie ist nicht böse, versucht aber unnachgiebig und sehr spezifisch darauf aufmerksam zu machen, in welchen Bereichen der Energiefluß gestört ist, wobei das jeweils durch eine Über- oder auch Unterforderung ausgelöst worden sein kann.

Zusammenfassend können wir feststellen: Etwas »wurmt« den Spigelia-Charakter – oft im wahrsten Sinne dieses Wortes, wodurch das Wurmkraut seinem Namen Ehre macht. Eigentlich könnte man es ähnlich Staphisagria und Nitricum-acidum in die kleine Rubrik jener Mittel mit aufnehmen, die sich über ihre eigenen Fehler giften, aber von allein nicht die Kraft aufbringen, etwas zu ändern.

Eine häufige Redewendung solch eines Charakters wird sein: »Ich kann nicht«. Bringen wir ihn oder sie dazu, so ehrlich zu sein, stattdessen zu sagen: »Ich will nicht«, dann wäre schon viel gewonnen, denn fast immer betrügen wir uns selbst, solange wir uns vortäuschen, etwas nicht zu können.

S‌ELBSTGENÜGSAMKEI‌T

I‌CH BI‌N I‌N DI‌R,
SO WI‌E DU I‌N MI‌R BI‌ST.
SO WI‌E DU TEI‌L AN MI‌R HAST,
BI‌N I‌CH TEI‌L VON DI‌R.

I‌CH BI‌N, WAS DI‌CH PRÄGT,
ABER I‌CH ÜBERPRÄGE DI‌CH NI‌CHT;
DOCH WERD' I‌CH DI‌CH FORDERN,
UM DI‌CH ZU FÖRDERN,
BI‌S DU GENUG HAST
VON DEI‌NEN WÜNSCHEN UND BEGI‌ERDEN
UND DI‌R SELBST GENUG BI‌ST.

DANN FI‌NDE I‌CH GENÜGE I‌N DI‌R,
DENN I‌CH BI‌N DEI‌NE SELBST-GENÜGSAMKEI‌T.
I‌CH ABER KANN NI‌E GENUG VON DI‌R BEKOMMEN,
OBWOHL I‌CH DI‌CH ZUR GENÜGE KENNE!

SELBSTVERWI‌RKLI‌CHUN‌G

WAS I‌ST DAS SELBST?
SUCHST DU NACH I‌HM,
BI‌ST DU DESWEGEN NI‌CHT SELBSTSÜCHTI‌G,
ABER DURCH SELBST-SUCHT
FI‌NDEST DU NI‌CHT,
WAS DAS SELBST I‌ST.
DAGEGEN DURCH SELBST-LOSI‌GKEI‌T
UND OHNE SUCHE,
ENTHÜLLT ES SI‌CH DI‌R VON SELBST
UND I‌CH BI‌N
DEI‌NE SELBST-VERWI‌RKLI‌CHUNG.
SEI‌ NI‌CHT SELBSTGERECHT,
ABER WERDE DI‌R SELBER GERECHT!

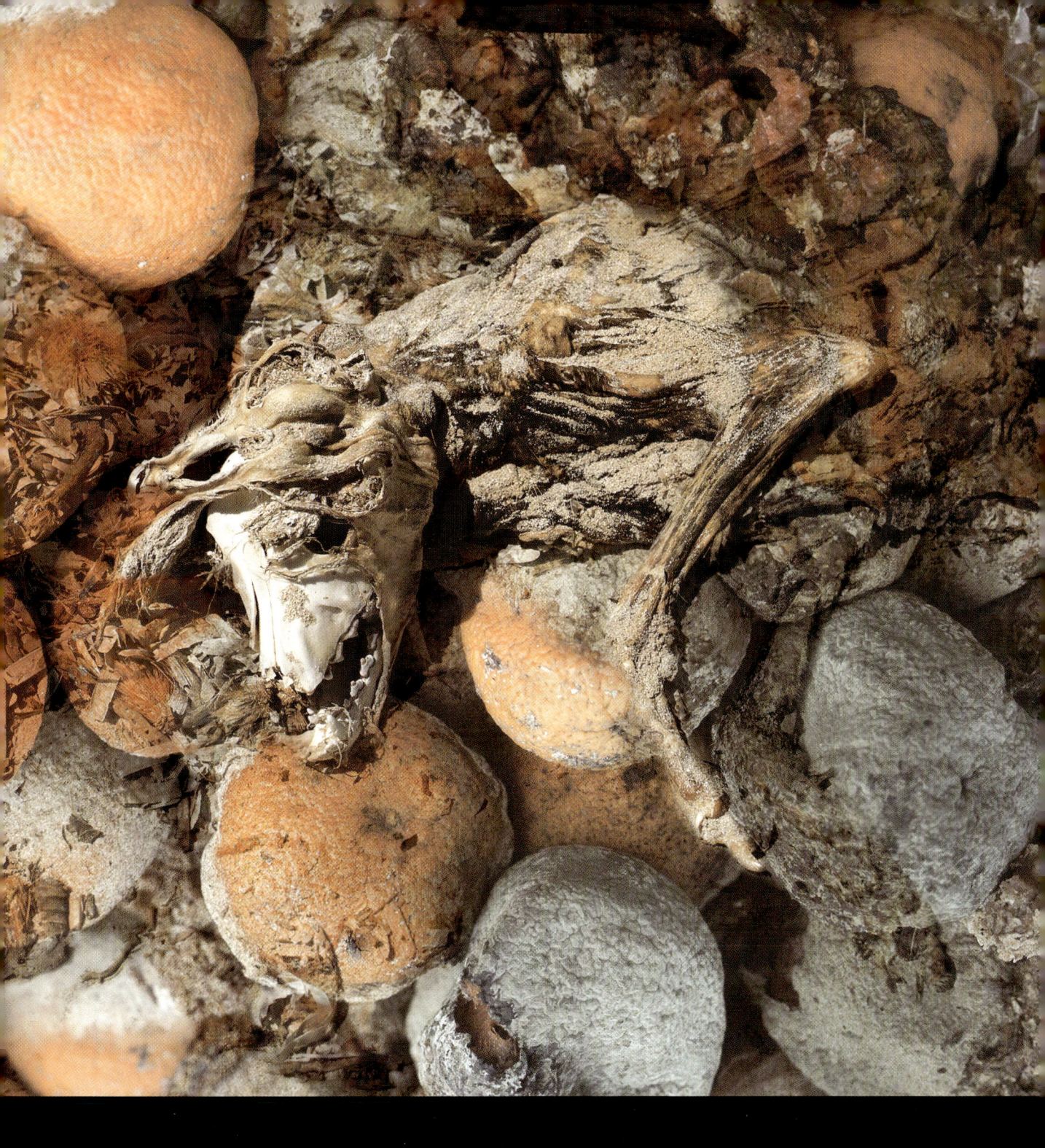

»*Meine Vergangenheit brach ihm Gräber, manch lebendig begrabner Schmerz wachte auf –:
ausgeschlafen hatte er sich nur, versteckt in Leichen-Gewänder.*«

Arsenicum Album – Weißer Arsenik

Selbstsucht und Selbstgenügsamkeit, das sind zwei der vielfältigen Antipoden von Arsen, diesem merkwürdigen Stoff, der ähnlich dem Antimon eigentlich seiner Stofflichkeit überdrüssig ist und zurückstrebt ins All. Beide scheinen sie den Prozeß der Metallbildung schon überwunden zu haben. Finden wir beim Antimon jedoch explosive Zentrifugalkräfte, welche die eigene Mitte fliehen und mit bleiern glänzenden Spießen in den Raum hinausstreben, so haben wir beim Arsen ein trockenes In-Sich-Zusammenfallen. Materie, die von sich selbst übersättigt ist, zerfällt in ihre Bestandteile. Arsen gleicht einem Menschen, der soviel Materie um sich herum angehäuft hat, daß er ihrer irgendwann überdrüssig geworden ist. Er hat sich so lange nach Reichtum verzehrt, bis er von seinem eigenen Streben ausgezehrt wurde, woraufhin er sich irgendwann auflöst und zu Staub wird. Dementsprechend fühlt sich ein Mensch, der Arsen als Heilmittel braucht, oft schuldbeladen und in den Staub getreten. Er verlangt sich Höchstleistungen ab und zerbricht daran.

In der Natur finden wir Arsen als sogenannten Scherbenkobalt, der im Aufbau einer Zwiebel ähnelt und unter Einwirkung von Hitze zu einem schwärzlichen Pulver zerfällt, um sich im Anschluß daran in Dampf und Rauch aufzulösen.

Auf der Suche nach sich selbst verirrt sich der Mensch mitunter in den Schluchten der Selbstsucht und geht eben gerade dadurch an seiner Selbstfindung vorbei. Man denke an den – dem englischen Hochadel entstammenden – Großvater des *kleinen Lord Fountleroy,* der die von ihm abhängigen Bewohner seiner Grafschaft ausbeutet und im Dreck verkommen läßt. Wer sich selbst alles »einverleiben« will, kann nicht mehr genug ausscheiden, und so leidet der alte Lord an Gicht, ohne zu wissen warum. Als ihm sein Enkelkind nach und nach auf höchst elegante Weise den Spiegel vorhält, beginnt seine Verwandlung.

So leidet ein Mensch, für den Arsen eine homöopathische Entsprechung darstellt, oft an einer Störung des Gleichgewichts zwischen Geben und Nehmen. Arsen nimmt und nimmt und indem er auf andere Druck ausübt, preßt er eigentlich sich selbst. Daher kommt es, daß ihn häufig Atem- und Herzbeschwerden, Anginapectoris-Anfälle und asthmatische Symptome plagen. Alles ist schlimmer in der Nacht, vozugsweise nach Mitternacht, zur Zeit des maximalen Energieflusses durch den Lebermeridian. Der Läuse, die ihm über die Leber laufen, sind viele. Arsen »giftet« sich im ursprünglichen Sinn des Wortes. Die Seelengifte von Habgier und Geiz zerfressen ihm Gemüt und Fleisch. Eintrocknung und Auszehrung sind die Ernte, welche aus der Saat der Habgier aufgeht. Der Geiz von Arsen kann – wie im Roman oder Film *Der Name der Rose* – soweit gehen, daß man den anderen nicht einmal an geistigem Gut teilhaben lassen will.

Arsen, das ist der lebende Leichnam, eine abgemagerte, vertrocknete Mumie, die ihre innere Haltlosigkeit, ihren Formverlust mit einem Hang zu überkorrekter Kleidung und peinlicher Ordnungsliebe auszugleichen sucht. Eine Pedanterie, gepaart mit Putzfimmel bei Frauen, die »wie aus dem Ei gepellt« aussehen, führt uns bisweilen auf die Spur dieses Mittels, auch wenn der innere Verfall äußerlich nicht wahrnehmbar ist. In solch »zerstreuenden« Tätigkeiten veräußerlicht der Arseniker sein Wesen und kaschiert damit tiefsitzende Ängste vor der Zerstörung der eigenen Substanz.

In dem Filmklassiker *Arsen und Spitzenhäubchen,* haben wir eine liebevolle Persiflage auf die unterschwellige Mordlust des Arsen-Bedürftigen, die dieser aber eher auf sich selbst richtet, indem er sich entweder erhängt, ersticht oder aus dem Fenster springt.

Bei vielen Schwächezuständen ist das potenzierte Arsenik ein erfrischendes Elixier. Das kann eine Schwäche nach erschöpfenden Krankheiten sein oder bei Ermüdung nach der leichtesten Anstrengung, beim Steigen im Hochgebirge oder der Mattigkeit eines alternden Menschen. Ist der Prozeß des Verfalls einmal zu weit fortgeschritten, als daß noch Aufbaukräfte mobilisiert werden könnten, so eignet sich das Pharmakon hervorragend, um die letzten Ängste vor dem Hinübergehen in die andere Seinssphäre loszulassen.

Der Keim zur Entwicklung der Arsen-Persönlichkeit wird in der Kindheit gelegt. Drill, Dressur und »Kadaver-Gehorsam« werden dem Kind aufgezwungen. Ein strenger Vater und ein gestrenger Gott sorgen für die nötige Disziplin. Diese Art der Erziehung findet dank zunehmender Liberalisierung heute nicht mehr den Boden wie noch um die Wende zum 20. Jahrhundert. Persönliche Freiheit war eingeengt durch Vorschriften, Verbote und Bestrafung. Der Gehorsam gegenüber einer Autorität wird zum Glaubensmuster eines Lebens; der Tagesablauf folgt dem strengen Reglement eines unsichtbar im Hintergrund wirkenden Zensors. Der Schreibtisch eines Arsen-Bedürftigen sieht aus wie ein Exerzierplatz en miniature. Alles muß akkurat ausgerichtet sein. Die Bleistifte stehen gespitzt und einsatzbereit in Reih und Glied, aufgereiht von einem analytischen Verstand, der darauf trainiert wurde, die Dinge logisch zu sezieren, derweil sich die Anima, dieser zutiefst weibliche Seelenanteil irgendwo ob seiner Verkrüppelung versteckt hält. Ausgesetzt wurde sie; in Lumpen gehüllt siecht sie dahin, derweil den Arsen-Bedürftigen trockene, psoriatische Ekzeme – »Aussätze« plagen.

Bis zu krebsartigen Leiden kann diese Verkümmerung der essentiellen, unterdrückten Lebensbedürfnisse gehen, denn Arsen ist hart gegen sich selbst. Gleichwohl haßt er sich für seine eigene Feigheit, aus den ihm von anderen vorgeschriebenen Lebensumständen auszubrechen. Spartanische Askese und Flagellantentum sind ihm eingebrannt. Vieles brennt ihm auf der Seele. Inwendig brennende Schmerzen sind die Folge. (Arsen gehört zu den fünf »Haupt-Brennern« der Homöopathie. Die anderen vier sind **Cantharis, Causticum, Phosphor** und **Sulphur**).

Sein Verhältnis zur eigenen Sexualität ist gespalten, denn es wurde ihm klargemacht, daß Sex schmutzig ist. Minderwertigkeitsgefühle werden durch Ehrgeiz kompensiert. Arsen hat ein hohes Pflichtbewußtsein. Mit der Mentalität eines peinlich exakten Buchhalters zwackt er sich ständig etwas ab, spart es »an sich herunter«, treibt gleichsam bei sich selbst Steuern ein.

Da solch ein Verhalten im puritanischen und aristokratischen England des 19. Jahrhunderts geradezu gezüchtet wurde, ist es nicht verwunderlich, daß Menschen dieser Art in großer Besorgnis sind, die Früchte ihrer sauer verdienten Arbeit würden ihnen weggenommen werden. Deshalb hat Arsen große Angst vor Räubern. Der Geiz von Arsen muß aus dieser Sicht verstanden werden. Aus der inneren Unsicherheit erwächst das Streben nach äußerer Sicherheit.

Arsen ist voll von Ängsten. Es ist gewissermaßen die chronische Entsprechung zu **Aconit**, dem *blauen Eisenhut* oder **Veratrum album** – der *weißen Nieswurz*. Hat jedoch Aconit Angst vor dem Sterben, so hat Arsen Angst vor dem Leben. Lieber würde er sterben, als seine Angst vor einer Veränderung im Leben zu überwinden. Unerklärliche Ängste treiben einen Anwärter für Arsen nachts aus dem Bett und lassen ihn ruhelos hin- und herlaufen. Wenn er dann schläft, lassen ihn lebhafte Alpträume aufstöhnen. Er hat Angst, die an ihn gestellten Erwartungen nicht erfüllen zu können, Angst krank oder verrückt zu werden. Er scheut Konfrontation, hebt beschwichtigend die Hände, aus dem Gefühl heraus, einer Situation gegenüber machtlos zu sein. Aus Angst vor Bestrafung neigt er höchstens zu boshaften Scherzen. Wenn andere ins Unglück stürzen, kann er sich freuen, selbst noch einmal davon gekommen zu sein.

Aber Arsen zeigt sich uns auch manchmal in der Maske eines gutmütigen und lediglich übergewissenhaften Charakters. Die Wandlung des krebskranken, verschüchterten und verklemmten Buchhalters Kringelein aus Vicky Baums Roman *Menschen im Hotel* ist ein gutes Beispiel für solch einen Charakter. Der herzensgute Kringelein ist an seiner Überkorrektheit und erzwungenen Sparsamkeit erkrankt, bis er durch eben diese Erkrankung den Mut zu einer totalen Kehrtwende in seinem Leben findet.

Das andere Extrem finden wir in dem hartherzigen Großvater des *kleinen Lord Fountleroy,* der den Jungen zusammen mit seiner Mutter aus Amerika nach England holen läßt, weil er einen Erben braucht.

Es geschieht nicht willkürlich, daß die Mutter des *kleinen Lord* von dem verbitterten alten Grafen bei Hofe nicht zugelassen ist. In einem »Austragshäuschen« hat er sie einquartiert, weil es gegen seine Prinzipien verstößt, die Frau seines verstorbenen Sohnes – eine ehemalige Schauspielerin – näher als unbedingt erforderlich an sich heranzulassen. Er hat den Enkel zu sich geholt, um ihn standesgemäß zu erziehen, weil er sein einziger Erbe sein wird. Aber es geschieht das Umgekehrte: Unmerklich erzieht der Enkel den alten Hagestolz: Es gelingt ihm, den verknöcherten Kerl samt seiner Gicht aufzutauen. Nicht etwa, indem er ihm Vorhaltungen macht, nein, indem er in seiner Unschuld so lange das heile Bild von dessen Persönlichkeit auf ihn projiziert, bis dem Griesgram nichts anderes übrig bleibt, als sich mehr und mehr diesem Bild ähnlich zu machen. Psycho-Homöopathie vom Feinsten, und darüber hinaus ein schauspielerischer Leckerbissen für ALEC GUINNES, der die Seelenwandlung des Alten nuanciert zum Ausdruck bringt.

Arsen stellt an sich den Anspruch, alles perfekt zu machen, und vollbringt größte Anstrengungen, um seinem inneren Richter zu genügen. Mein großer Lehrer ADOLF VOEGELI erzählte in einem seiner Seminare die Geschichte von einem Studenten, der sich nach dem Staatsexamen der Rechtswissenschaften erhängt hatte, weil er lediglich eine Eins-minus anstatt einer glatten Eins geschafft hat. Bei der Inspektion seines Zimmers fand man Kästen mit Tausenden von Merk-Zetteln, welche peinlich genau nach einem bestimmten Schema geordnet waren. Die Neigung zum Selbstmord aus dem Gefühl heraus, nicht gut genug zu sein, ist sehr ausgeprägt bei Arsen.

Auch die penible Ordnungsliebe ist typisch. Arsen-Menschen sind gewissenhafte Sammler und Ordner. Sie können nicht leben, ohne ihre Sammlungen zu etikettieren. Arsen liebt es, alles mit einem Schildchen zu versehen. Das kann auch für eine Hausfrau gelten, bei der alles blitzt und blinkt, und die Regale in der Speisekammer sich unter dem Gewicht selbsteingemachter Marmeladengläser biegen, die mit sauberen Etiketten und Jahreszahl versehen sind.

Ein paar Kardinalsymptome aus der Fülle der Möglichkeiten:
Arsen wird oft gebraucht bei Symptomen von Fleisch- und Fischvergiftung oder bösen Folgen durch den Genuß von Speiseeis. Auffallend sind eine leichenartige Blässe über eingefallenen Wangen und Augen, große innere Unruhe und Brechdurchfall mit extremen Flüssigkeitsverlusten. Die Nosode **Pyrogenium** – aus verdorbenem Rindfleisch – sowie das bei Vergiftung durch überalterte Meereskrustentiere noch ähnlichere **Pyrogenium crustaceae** ergänzen die Wirkung von Arsen mitunter vorteilhaft, sodaß die überforderte Leber sich wieder entgiften kann.

Der unbewußte Wunsch nach Unterdrückung der schwelenden Problematik findet sein Ventil häufig in einem ausgeprägten Verlangen nach Alkohol. Ein gesteigerter Zigarettenkonsum kennzeichnet die Sucht nach Zerstreuung. Sodann finden wir bisweilen einen auffallenden Durst auf kalte Getränke, die in kleinen Schlucken zu sich genommen werden. Die ausgeprägten Angstzustände können sich steigern bis zum perfekten Kollapsbild, mit Anfällen von tödlicher Übelkeit, Schwäche und kaltem Schweiß auf der Stirn sowie Herzrhythmustörungen, welche sich beim Hinlegen noch verschlimmern.

Arsen in potenzierter Form ist ein homöopathischer Mittel-Riese. Seine klinischen Anwendungsgebiete reichen vom spärlichen, wäßrig-ätzenden Schnupfen mit Brenngefühl auf der Oberlippe bis hin zu Asthma und Herzbeschwerden sowie degenerativen und cancerogenen Leiden. Hier wurde vor allem die psychische Seite dieses großartigen Heilstoffes ein wenig unter die Lupe genommen.

Den beschriebenen Typus Mensch können wir unter Apothekern, Bibliothekaren, Steuer- und Verwaltungsbeamten, Zwangsversteigerern und Buchhaltern genauso finden wie unter Bauzeichnern, Richtern, Jägern und Adeligen, was natürlich nicht heißt, daß jeder, der einem solchen Beruf nachgeht, automatisch Arsen braucht. Dazu genügt bereits eine handfeste Lebensmittelvergiftung. Der homöopathische Behandler wird jedoch hellhörig, wenn Sprüche fallen wie: »Ich tue nur meine Pflicht«, »Ordnung ist das halbe Leben«, »Strafe wenig, aber hart«, »Da kannst du Gift drauf nehmen« oder »Spare, lerne, leiste was, dann biste, haste, kannste was.«

Vor dem Einsatz des Mittels sind die Träume dieser Menschen voll von Szenen innerer Gerichtssitzungen, Prüfungen, Verurteilungen mit nachfolgender Hinrichtung, Gewissensbissen wegen Versäumnissen, Räubern, Friedhöfen und Leichen. Beginnt das Mittel mit seiner Arbeit im verquälten Gemüt des Patienten, so können die Leichen im Keller seines Unbewußten begraben werden. Dann kann es sogar vorkommen, daß sich im Zuge der Entwicklung die Sichtweise derart ändert, daß z.B. ein bisher fanatischer Jäger die ausgestopften Tiere und Trophäen von den Wänden nimmt und fortan nicht mehr zum Halali bläst. Auch ein Wandel in den Bekleidungsgewohnheiten kann stattfinden. Der graue Mantel, der feine Nadelstreifen, Cut und Monokel, der schwarze Aktenkoffer mit Goldrand werden vielleicht gegen freundlichere und saloppere Kleidungsstücke vertauscht. Die beklemmende Ausstrahlung und die stechenden Augen solch eines Menschen machen einem freundlicheren Gesicht Platz. Die etwas steifen und eckigen Bewegungen lösen sich. Bestenfalls gibt es sogar Tränen der Reue und Rührung und der Vergebung anderen und sich selbst gegenüber.

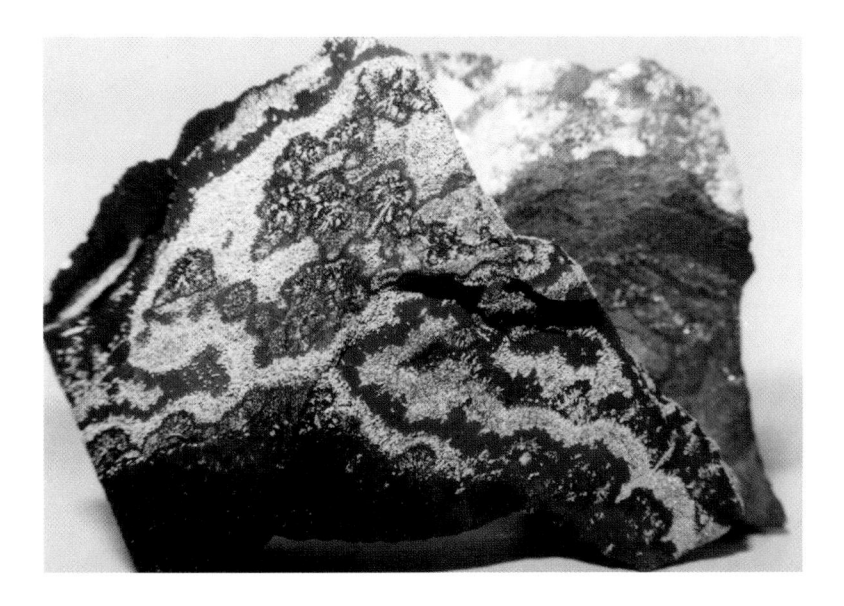

Hingabe und Spiel

Ich bin
dein Himmel
und bin
deine Hölle, –

der Traum,
den du in den Himmel säst,
um den Gespielen deiner Wahl
zu ernten.

Ich bin
nicht dein Spiel,
aber die Hingabe, dich ihm zu ergeben:
Spielerische Hingabe
an ein hingebungsvolles Spiel.

Erlaub Dir den Schmerz: zu verlieren
und daran zu wachsen.
In deinem Wachstumsschmerz
wirst du einen Teil von MIR gewinnen.
Erlaube mir, dich verlieren zu lassen,
damit du gewinnst.

Dann bin ich
der Gleichklang eures Atems und
im Funkenreigen der Verschmelzung
gehst du durch die Tür des Geliebten
zu MIR.

So sanft
wie unnachgiebig
holt sich das Meer
den tanzenden Tropfen
zurück.

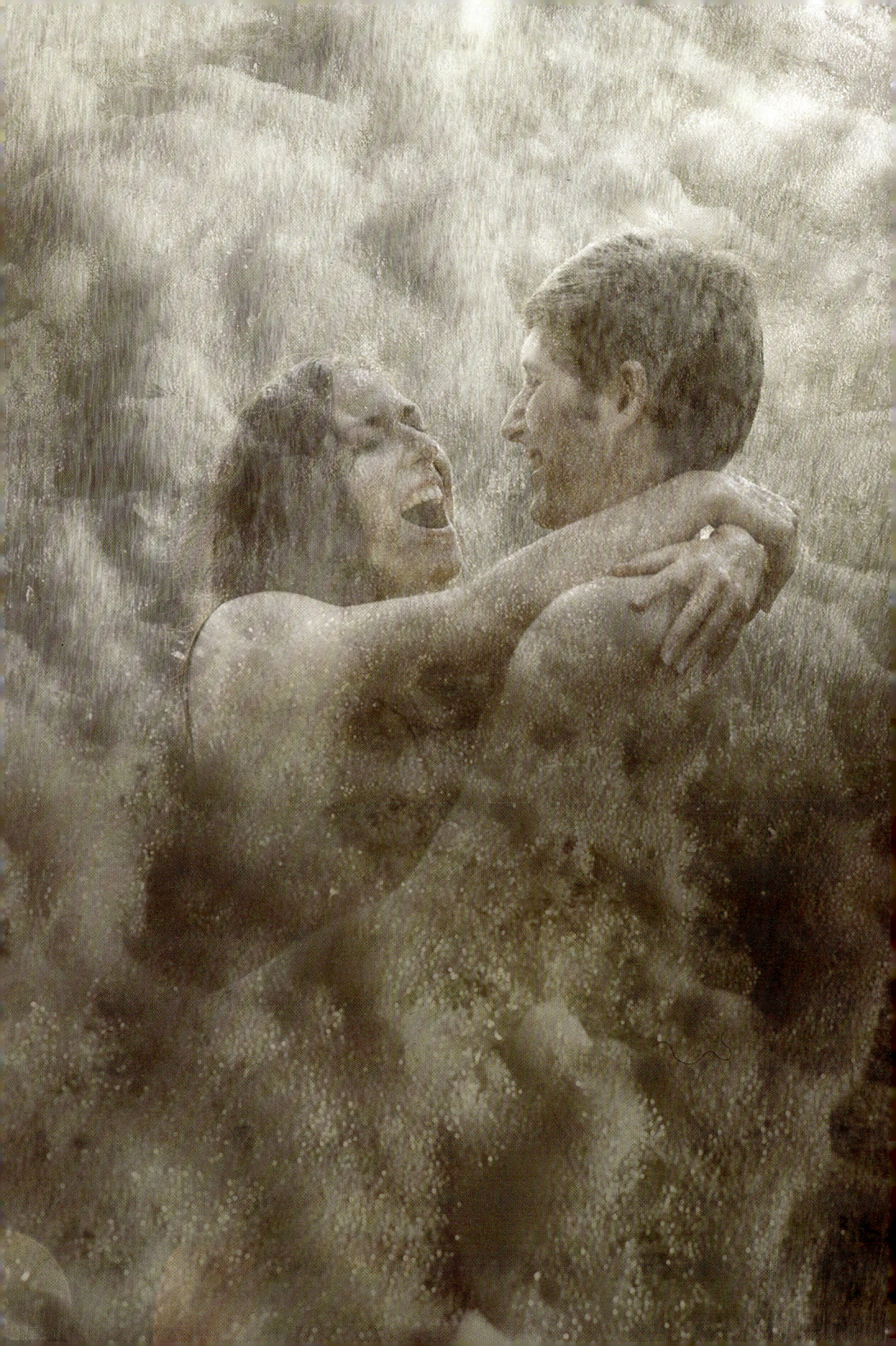

PHOSPHORICUM ACIDUM – Die Phosphorsäure

Inneres und äußeres Wachstum sind ins Ungleichgewicht geraten, wenn diese Arznei auf den Plan zu treten hat. Das Längenwachstum der Person ist der inneren Reifung davongelaufen. Viele Jugendliche klagen gestern wie heute über sogenannte Wachstumsschmerzen, welche sich vor allem an den langen Röhrenknochen der Beine bemerkbar machen.

Unterschiedliche Arzneien können bei Schmerzen der Schienbeine angezeigt sein. Es sind zum Teil solche aus dem antisyphilitischen Kreis der Homöopathika. Die syphilitische Information im Erbgut führt, wie der Homöopath weiß, zu einer schwächlichen Konstitution mit Knochenirritationen, vor allem nächtlichen Knochenschmerzen. Das ist ein Hauptmerkmal für den möglichen Einsatz der Nosode Syphilinum. Daneben weist das KENTsche Repertorium ziemlich viele Pharmaka für den Schienbeinschmerz ganz allgemein aus. Auch hier finden sich wieder Heilstoffe wie **Kalium jodatum, Kalium bichromicum, Nitricum acidum, Phosphor, Silicea,** welche alle eine ausgeprägte Wesensverwandtschaft zum syphilitischen Miasma haben und somit auch zu Knochenschmerzen und Knochenzerstörungen dieser Art.

Für den nächtlichen Schienbeinschmerz finden wir die Phosphorsäure unter nur wenigen Arzneien als einziges Mittel im 2. Grad. Bei Wachstumsschmerzen allgemein neben **Guajak,** dem Harz des südamerikanischen *Guajakbaums,* sogar im 3. Grad. Dieser Schmerz kann sehr stark sein und das Gefühl vermitteln, als würden einem die Knochenhäute abgeschabt.

Man könnte versucht sein, aus dem schnellen In-die-Höhe-Schießen eines Jugendlichen ablesen zu wollen, daß dieser einer ihn einengenden familiären Situation möglichst schnell zu entfliehen trachtet. Da er oder sie jedoch noch nicht »das Weite suchen«, ausbrechen und »auf eigenen Beinen stehen« können, wird die Flucht fälschlicherweise in einem übereilten Längenwachstum ausgelebt. Manch »langer Lulatsch« könnte innere Festigung mit Acidum phosphoricum erreichen. Sind doch dieser Schienbeinschmerz und andere für die Phosphorsäure typische Symptome nur äußere Anzeichen dafür, daß sein Hineinwachsen in die Eigenverantwortlichkeit mit Problemen behaftet ist.

So kann diese Arznei mit der allen Säuren eigentümlichen Schwäche bei mannigfachen psychischen und physischen Schwächezuständen zu einer tiefgreifenden Ursachenbehandlung werden.

Der »Acidum-Phosphoricum-Mensch« hat es sich – geprägt durch wiederholte Mißerfolge und Enttäuschungen – zur Gewohnheit gemacht, sehr schnell vor neuen Aufgaben zu resignieren, weil ihm die Motivation der Freude fehlt. Das Leben wird nicht in Angriff genommen und viele Themen bleiben unverdaut im Magen-Darmtrakt liegen. Ansammlung von Gasen mit Auftreibung des Bauches, verbunden mit häufigem, unangenehmem Kollern und Rumpeln wie von Wasser, sind die Folge. Danach treten dann schmerzlose Durchfälle mit Teilen unverdauter Nahrung auf.

Die eigene Kreativität »schwimmt den Bach hinunter«. Ein befreiender Tränenfluß wird durch wasserklaren, manchmal zucker- oder phosphathaltigen Urin ersetzt. Entsprechend den großen Flüssigkeitsverlusten besteht ein ausgeprägtes Verlangen nach kalten Getränken und saftreichen Früchten, Salaten, Gemüsen.
Es ist auffallend, daß fünf weiteren sogenannten Kummer-Mitteln dieser Wunsch nach saftreichen Sachen anhaftet. Es sind dies **Ignatia,** Natrium muriaticum, Lachesis, **Magnesium carbonicum** und **Veratrum**

album*. Die innere Sprödigkeit soll gleichsam durch eine übersteigerte Zufuhr von Flüssigkeit in Verbindung mit Süße ausgeglichen oder aufgeweicht werden.

Die Phosphorsäure ist eines jener Mittel, welchen sogar hin und wieder Erfolg bei Diabetes beschieden ist. Man sagt, daß ein Zuckerkranker vor allem Probleme damit hat, lieben zu lernen. Der Zucker, die Süße des Lebens wird vom Organismus, hier der Bauchspeicheldrüse, nicht verarbeitet und fällt durch. Liebe kann eben nicht wie ein Nahrungsmittel konsumiert werden. Das spielerische Element des Lebens bleibt ausgeklammert, die »Leichtigkeit des Seins« scheint unerträglich, eine spontane Gefühlsäußerung zumindest schwierig. Man möchte lieber den Erwartungen anderer entsprechen, als das eigene Wesen auszudrücken, macht sich nicht klar, daß die sich wiederholenden Enttäuschungen das Resultat des eigenen Verhaltens, der eigenen Ausstrahlung sind.

Also zieht sich der in seinem Ego verletzte, noch unreife Charakter zurück, anstatt seinem inneren Gott die Führung zu übergeben. Er oder sie haben »einen bitteren Geschmack auf der Zunge«, wollen alleine sein. Die unerfüllten Sehnsüchte werden in häufiger Masturbation ausgelebt. Man verwechselt dabei jedoch Selbstbefriedigung mit wirklicher Selbstliebe. Morgendliche Schwindelanfälle, Frostschauer im Wechsel mit Hitzewellen und etwas wackelige Beine sind die Folge.
Kommt es zu sexuellen Kontakten, so stellen sich diese und andere Beschwerden nach dem Coitus ein, wenn es nicht schon vor der Vereinigung zu einem Erguß kommt. Das Sich-Einlassen-auf-den-Anderen wird nicht gut vertragen; menschliche Nähe ist eigentlich unangenehm, obwohl große Sehnsucht danach besteht. Selbstquälerische, symbiotische Beziehungen und Verstrickungen mit ein und demselben Partner lassen an diese Arznei denken.

So ist also »die Phosphorsäure« ständig unglücklich verliebt, verzehrt sich in der Hoffnung, daß der – oder die – gerade mal wieder entschwundene Geliebte zurückkommt. Bei Redensarten wie »Ich brauche dich« oder »ich kann ohne dich nicht leben« horcht der aufmerksame Beobachter auf und läßt vielleicht weitere Auffälligkeiten, die für dieses Mittel sprechen könnten, innerlich Revue passieren.

Dieser Heilstoff kann viel zur inneren Festigung bei zu früh entwickelter und verausgabter Sexualität beitragen. Er kann die Folgen wiederholter Enttäuschung durch den Geliebten und die damit verbundene emotionale Lähmung aufheben. Auch früh ergrautes Haar wegen anhaltender Besorgnis kann mitunter wieder in seiner ursprünglichen Farbe nachwachsen. Fettige, glanzlose Haare oder rapider Haarausfall sind ein weiteres Alarmzeichen, das unter Umständen nach diesem Heilstoff verlangen kann.

Die Fähigkeit, bei stillem Kummer wohltuend einzugreifen, macht diese Arznei auch zu einem ausgezeichneten Trostspender bei Heimweh. Weitere wichtige Mittel bei dieser Sehnsucht nach dem Zuhause sind: **Aurum** – *Gold,* **Capsicum*** – *der Cayenne-Pfeffer,* **Carbo animalis*** – *die Tierkohle,* **Causticum** – *der Ätzstoff Hahnemanns,* **Clematis** – *die Waldrebe,* **Ignatia** – *die Ignatius-Bohne,* **Mercurius-solubilis** – *das sublimierte Quecksilber,* **Natrium muriaticum** – *das Kochsalz,* **Silicea** – *der reine Quarz oder Feuerstein* sowie **Staphisagria** – *der Rittersporn.*

Acidum phosphoricum greift da an, wo Lebensenergie durch Verlust vitaler Säfte erschöpft wurde. Das können Blut, Sperma, Magen-Darm-Flüssigkeit oder Muttermilch bei zu langem Stillen sein. In dieser Hinsicht ähnelt es **China** – jener Arznei aus der Rinde des Chinabaums, welche HAHNEMANN den letzten Anstoß gab, die Gesetze jener Heilkunst zu erforschen, die seit ihm *Homöopathie* genannt wird.

Es gibt viele Mittel bei juveniler Akne, die Phosphorsäure ist eines davon. Emotionale Ausbrüche erlaubt man sich nicht, also werden sie bestenfalls über die Haut ausgelebt, wenn nicht gar diese Ausschläge durch Cortisonsalben unterdrückt werden. Nur wenn solch ein Mensch total in die Enge getrieben und zu einer Antwort gezwungen wird, kann er mitunter explodieren, ansonsten bezieht er keine Stellung.

Das Mittel schafft oftmals den Durchbruch zu befreienden Emotionen und schließt den Patienten wieder an die Welt der Ideen und »Ein-Fälle« an.
Es hat sich als eines der besten Mittel für geistig überforderte Schüler und Studenten erwiesen. Ein sicherer Hinweis, daß sein Einsatz gefragt sein könnte, ist es, wenn der Schüler während des Unterrichts einschläft oder wenn das soeben Gelernte sofort wieder vergessen wird.

Folgen einer generellen Übersättigung mit Reizen aller Art, sei es durch zu häufiges Fernsehen, Disco-Besuche, Drogen oder sexuelle Kontakte mit unkontrollierten Ergüssen, läßt immer ein wenig an die Phosphorsäure denken.

Streicht man diese äußerst giftige und ätzende etwas ölig anmutende Flüssigkeit auf rostiges Eisen, so wird es wieder blank wie eh und je. Der Rost wird aufgezehrt. Auf ähnliche Weise putzt das potenzierte Pharmakon den inneren Spiegel blank, sodaß der damit Behandelte, sich selbst klarer erkennen kann und unmerklich sein Bewußtsein verändern und sein Fehlverhalten korrigieren wird:
   »Befreie dich vom Ich mit einem Streich«, sagt der Sufi-Dichter RUMI: »*Wie ein Schwert sei, ohne eine Spur weichen Eisens; sei wie ein stählerner Spiegel, poliere allen Rost hinweg mit Zerknirschung.*«

Acidum phosphoricum hilft dem am eigenen Ego Leidenden, den Gram des sich »Zurückgesetzt-Fühlens« zu überwinden. Im Zuge dieser Entwicklung kann sich auch eine nachlassende Sehschärfe mit Erscheinungen wie von Nebel vor den Augen wieder verlieren.

»Das wäre zu schön, um wahr zu sein«, kann man vielleicht von einem Acidum-phosphoricum-Patienten in solch einem Fall zu hören bekommen. Wer derlei Redensarten gebraucht, scheint insgeheim davon überzeugt, daß lediglich Leidvolles, Beschwerliches und Häßliches auf dieser Erde und im Menschenleben seine Existenzberechtigung hätte. Doch ist das Wahre immer schön, und echte Schönheit stets ein Kind der Wahrheit.

Warum wohl verlangt der Phosphorsäure-Patient so außerordentlich und auffallend stark nach saftreichen Sachen, Früchten und Salaten? Ist es der unbewußte Wunsch, die eigene innere Säure zu verdünnen und sich wenigstens auf diese Weise ein wenig vom vollsaftigen Leben einzuverleiben?

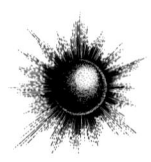

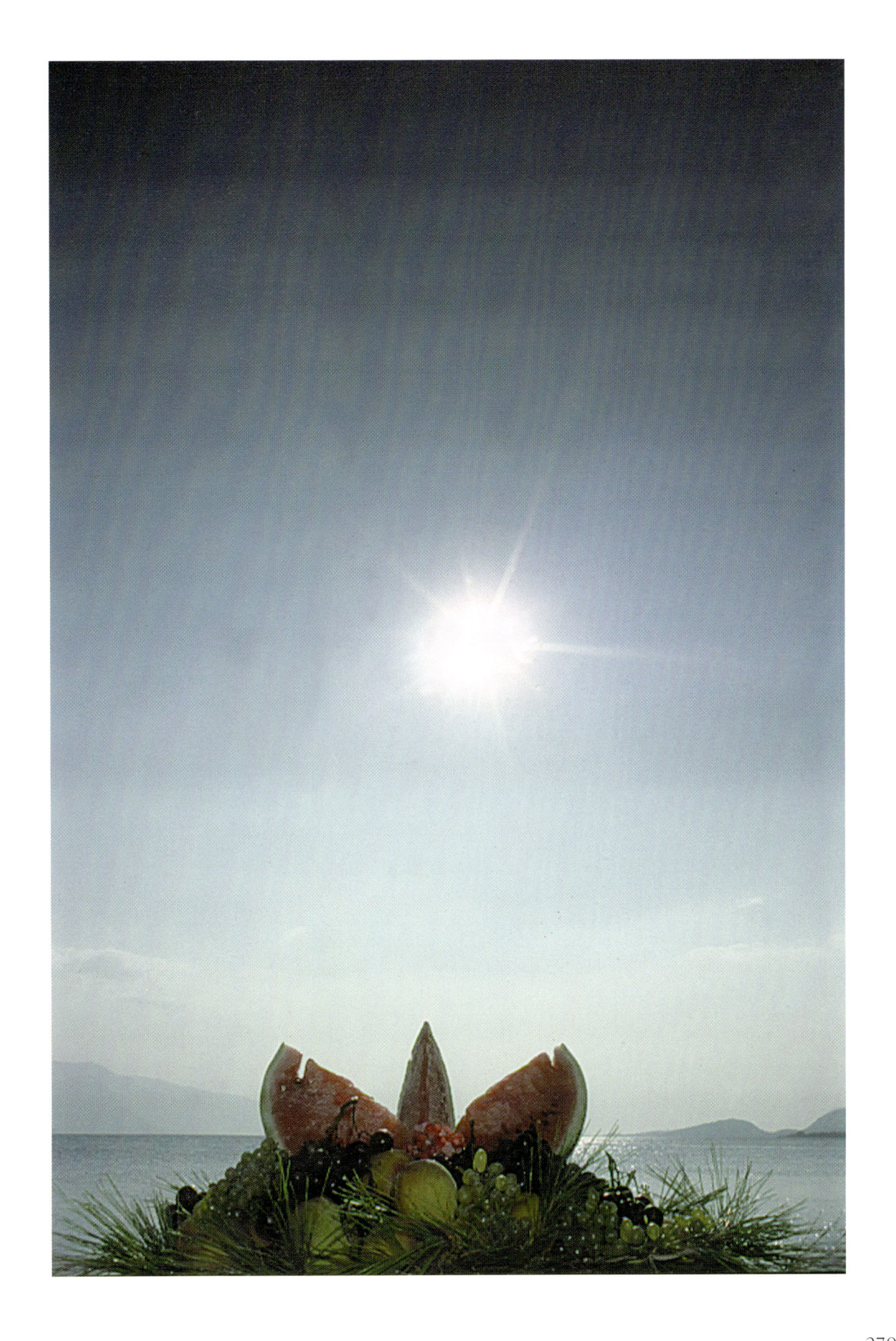

Schönes und Hässliches

Ich bin
Schönheit, aus Liebe geboren und
ich bin
Hässliches, geboren aus Hass,
denn ich bin ohne Bewertung; –
und so wie Schönheit ein Kind der Liebe,
ist hässlich nur, was du hasst
und was dich verschattet,
doch ich bin nicht dein Schatten,
noch bin ich dein Hass.

Es gibt einen Teil in dir,
der Schönheit will
und Hässliches wählt,
weil ich mich dahinter verberge,
denn ich bin überall,
bin über allem und
über dem All.

Wenn du das Hässliche suchst,
dann, um dich mit deinem Hass zu versöhnen;
der Lotus, der nicht im Schlamm wurzelt,
wird auch nicht blühen,
und Schönes und Hässliches
sind nur Gesichter derselben persona,
die ich bin in dir.

Und einmal wirst du dich aufmachen
und dein Gesicht verlieren
und der Stimme folgen,
die kein Gesicht hat
und die ich bin,
um zu lauschen, was aus dir »er-tönt«
und was du bist.
Und du wirst zurücklassen
dieses Heim der Schönheit,
ohne Verlust und mit Lust,
um heimzukehren
in deine Heimat im Licht,
die ich bin:
Dann sei rück-sichts-los:
Blick nicht zurück!

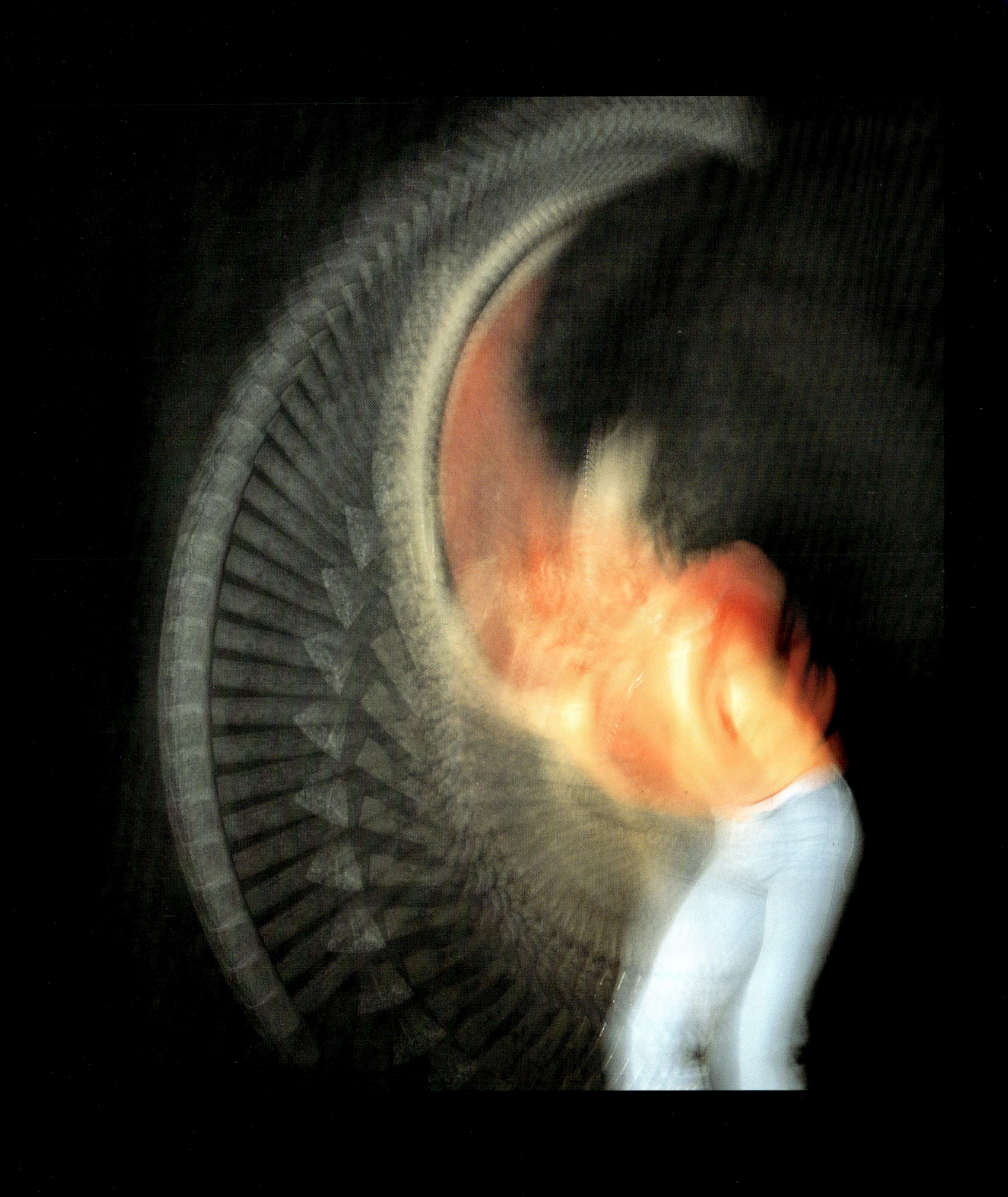

Nitricum Acidum – Die Salpeter-Säure

*»Da sind die Fürchterlichen, welche in sich das Raubthier herumtragen
und keine Wahl haben, es sei denn Lüste oder Selbstzerfleischung.«*

Friedrich Nietzsche
(Also sprach Zarathustra)

Haß kennzeichnet dieses Mittel wie nur wenige andere. Ein Haß, der Seele und Körper verätzt und zu Bösartigkeit und Selbstzerstörung führt. Eine Haßliebe, die von dem Objekt der Begierde nicht lassen kann und es krampfhaft in Besitz zu nehmen versucht. Fügt sich das Gegenüber nicht, so kann der Acidum-Nitricum-Patient entweder zu Tode beleidigt sein oder auch vor Wut zittern. Mitunter verfolgt er sein Opfer über Jahre hinweg. In dem Film »Der Feind in meinem Bett« wird Julia Roberts auf diese Weise von ihrem sadistischen Ehemann tyrannisiert, der sie schlägt, vergewaltigt und mit seiner krankhaften Pedanterie quält, bis sie – ihren eigenen Tod vortäuschend – dieser Hölle entflieht. Doch der Horrorgatte riecht Lunte und nimmt die Verfolgung auf.

Henry Fonda in: *Spiel mir das Lied vom Tod* verkörpert einen weiteren Charakter dieser Art.

Fühlt sich ein der potenzierten Salpetersäure Bedürftiger in seiner Ehre gekränkt, so ist er auch durch Entschuldigungen nicht zu besänftigen. Er sucht bewußt keine Versöhnung, will sich und andere quälen. Im Extremfall kann es sich um Menschen handeln, die aus enttäuschter Liebe ihre Wut am gesamten anderen Geschlecht austoben und dabei mit kaltblütiger Präzision vorgehen.

Nicht von ungefähr gehört die Salpetersäure zu den Hauptmitteln des syphilitischen Miasmas, und es ist auffallend, daß viele Antisyphilitica diese Grausamkeit in ihrem Bild tragen. Wenn wir uns vor Augen halten, daß die Syphilis gegen Ende des 15. Jahrhunderts durch die spanischen Entdecker Amerikas nach Europa kam, und uns gleichzeitig daran erinnern, daß diese Krankheit bei der indianischen Urbevölkerung nicht vorhanden war, dann kann ihr Dämon nur genährt worden sein vom Geist der Habgier, Ausbeutung, und Unterjochung der Eroberer. Die »Heim-Suchung« folgte auf dem Fuß.

In der Pest unserer Zeit, der Lustseuche AIDS, erkennt der aufmerksame und tiefer schauende Beobachter, die über Jahrhunderte – meist durch Quecksilberpräparate – unterdrückte Syphilis und eine Vielzahl anderer Erkrankungen mit unterschiedlichsten klinischen Bezeichnungen. So kann – aus der Sicht der Klassischen Homöopathie – die potenzierte Salpetersäure als eine der wichtigsten Arzneien zur Behandlung dieser »Tarnkappen-Krankheit« angesehen werden, hinter der sich zusätzlich und gleichermaßen stark auch das sykotische Miasma verbirgt.

Ähnlich **Thuja,** neigt der Nitricum-acidum-Patient dazu, die dunklen Flecken seiner Seele in Form dicker fleischiger, gestielter oder blumenkohlähnlicher – leicht blutender – Warzen an die Peripherie zu projizieren, und so finden wir diese hauptsächlich an den Geschlechtsorganen, am Hals, Rücken oder Kopf.

Der Fluch ihrer verwerflichen Gedanken und Taten lastet auf diesen Menschen, die sich selbst darob am meisten hassen und verachten. Ihr ganzes Leben ist unterschwellig vergiftet von Rachegedanken und geprägt von einer Unfähigkeit zu verzeihen. Die von ihnen gesuchten »Spitz-Findigkeiten« piesacken sie selbst am meisten in Form von schrecklichen, glassplitterartigen Schmerzen in unterschiedlichen Körperteilen. Den

Scherbenhaufen, den er oder sie im Außen anrichtet, fühlen sie auch in ihrem Inneren. Oft ist es eine Haßliebe zu Vater und Mutter, welche der Erlösung harrt. Solche Menschen sehen den »Splitter im Auge des Nächsten, den Balken im eigenen Auge sehen sie nicht« und der Nächste – das sind eben oft die eigenen Eltern. Eine frühe Trennung von der Mutter, der Verlust des besten Freundes oder ein langer Krankenhausaufenthalt kann zu Zuständen führen, die nach diesem Heilstoff verlangen.

Schmerzen wie von Splittern unter den Nägeln, Splitterschmerzen im After beim Stuhlgang, der oft von Blut durchsetzt ist, lassen an den Einsatz dieser Arznei bei *Colitis ulcerosa* denken. Eine harnsaure Diathese mit Neigung zur Oxalat-Steinbildung und ein stark ammoniakalischer Urin, der wie Pferdeharn riecht, sind Signale für den Einsatz dieses Mittels. Alle Absonderungen sind scharf und brennend. Ein bräunlicher Ausfluß bei Frauen weist praktisch immer auf eine bestehende Sykosis hin.

»Sal-Peter« fühlt sich grundsätzlich ungeborgen und glaubt an gar nichts mehr. In hoffnungsloser Verzweiflung konsultiert er viele Ärzte, vor allem auch aus einer – nicht unbegründeten – Angst vor Krebs. Gleichzeitig ist er jedoch schon davon überzeugt, daß ihm kein Arzt helfen kann. Da er sich selbst keiner Liebe wert dünkt, flieht ihn jeder oder will ihn schnellstmöglich loswerden. Wird er sich morgens beim Erwachen dieser Welt bewußt, empfindet er bereits Ekel vor dem Leben, ist gereizt und fängt zu fluchen an. Dabei verflucht er sich selbst und andere. Sein Selbsthaß kann so weit gehen, daß er sich »aus Versehen« Verletzungen durch ein Messer oder eine brennende Zigarette zufügt. Blutungen kommen nur langsam zum Stillstand und stehen symbolisch für die innere Wunde. Die Hände sind oft rissig und neigen zu blutigen Schrunden (ähnlich **Mercur, Sarsaparilla** – der *mexikanischen Sarsaparillwurzel* und **Petroleum*** – dem *Steinöl*).

Rein äußerlich muß jedoch solch ein Mensch nicht immer den Eindruck einer hoffnungslosen, heruntergekommenen Person machen. Eine Warze der beschriebenen Art oder hartnäckig wiederkehrende, blutige Krustenbildungen in den Nasengängen und grünliche Absonderungen am Morgen können unter Umständen als Hinweis genügen. Acidum nitricum hat buchstäblich die Nase voll von der Welt. Unterschwellig vorhandene Unversöhnlichkeiten, alte, bei Wetterwechsel schmerzende Narben, ein gebrochenes Herz und Gefühlskälte treten mitunter nicht offen zutage, sondern werden sorgsam unter gespielter Höflichkeit und maskenhafter Förmlichkeit versteckt wie bei Hepar sulphur. Der unausgesprochene Haß kann in Form von Lippengeschwüren zum Ausdruck kommen. Er bringt ihn »nicht über die Lippen«. Die festgehaltenen Energien bringen stattdessen die Kiefergelenke und Ohrknorpel beim Kauen zum Knacken oder Knirschen. Der unterdrückte Racheschwur lautet: »Zahn um Zahn« und »Das verzeih ich dir nie!«

Da sehr viel Energie gebraucht wird, um die Barrieren vor den inneren Wunden aufrechtzuerhalten, fühlt sich Sal-Peter tagsüber extrem geschwächt und nervt seine Mitmenschen. In seinem gottlosen Nihilismus würde er sich am liebsten das Leben nehmen, wenn – ja wenn ihm dazu nicht der Mut fehlte.

Die innere Explosionskraft wird am ehesten durch häufige sexuelle Kontakte – auch mit Prostituierten – abreagiert. Das sexuelle Verlangen ist stark ausgeprägt und die Erregbarkeit groß. Im Auto geht es ihm besser: Auto als Ersatz für das Gewiegtwerden.

Unter der Einwirkung der Arznei zeigt sich die ursprüngliche und enttäuschte Schutzbedürftigkeit dieser Persönlichkeiten, welche meist krampfhaft darum bemüht sind, eine gedanklich aufgebaute Harmonie aufrechtzuerhalten. Ohne diesen Heilstoff verfügen sie über keine Strategien zur Verwandlung ihrer zerstörerischen Energien.

Reichtum und Armut

Ich bin
das Reich deiner unergründlichen Seele,
der Einfalls-Reichtum aus der Welt der Ideen,

Ich bin
die ständige Neugeburt der Fülle
aus dem Zentrum deiner Milchstrasse.

Ich bin
der unerschöpfliche Quell unter dem Gebirge deiner Sorgen,
den du ver-birgst, aus Angst, das Königreich des Reichtums zu betreten,
weil du glaubst, du hättest es nicht verdient.
Aber du musst nicht dienen, um Reichtum zu erlangen;

Lass deine Quelle fliessen:
Gib dich, deine Liebe, dein ganzes Wesen!
Halt nichts zurück, und etwas jenseits deiner Vorstellung
wird Dich erreichen, denn

Ich bin
der Schatzmeister in den geheimen Bergwerken deines Bewusstseins,
bin die klingende Münze auf dem Prägestock deines Herzens.

Stagnation ist Tod.
Deine Armut bedeutet: Du bist arm an Mut; —
an Mut, etwas zu riskieren, von dem du überzeugt bist,
dass es gut ist.
Äusserer Reichtum wird geboren aus dem Mut, Dinge zu tun,
von denen du fühlst, dass sie richtig sind,
gleichgültig, was es dich kostet.
Lass dich leiten von der Freude, die dabei entsteht.
Vergiss deine Befürchtungen. Lebe! – und
Ich bin das Leben in dir.

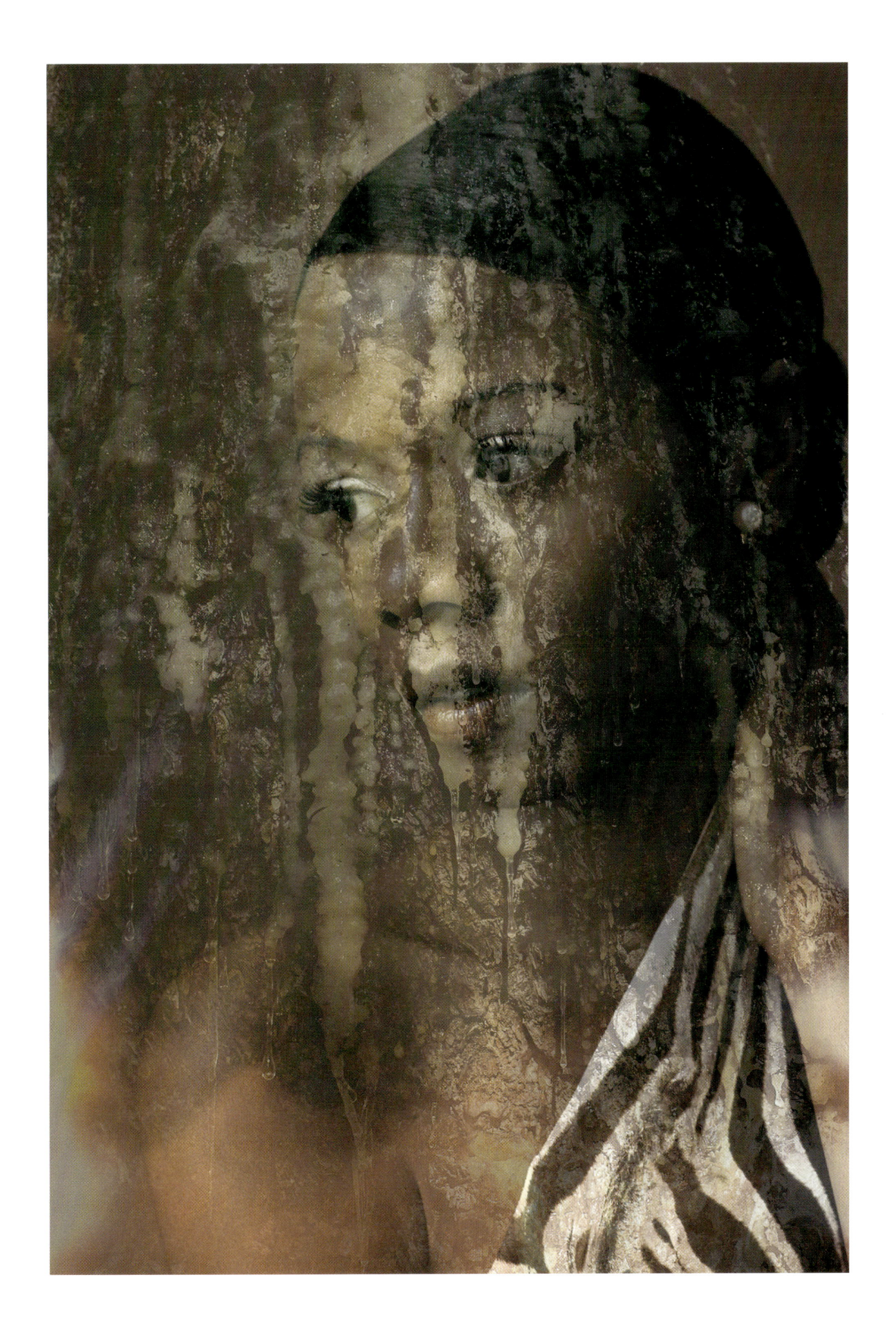

Psorinum – Nosode aus dem Inhalt von Krätzebläschen

*»Ich möchte verschenken und austheilen,
bis die Weisen unter den Menschen wieder einmal ihrer Thorheit und
die Armen wieder einmal ihres Reichthums froh geworden.«*

Friedrich Nietzsche
(Also sprach Zarathustra)

Angst vor finanziellem Ruin und einem Leben in Armut kennzeichnet diesen Krankheitsstoff, der, durch Potenzierung zum Heilstoff verwandelt, die Rückbindung an die Göttliche Führung und die Rückfindung zum inneren Reichtum wieder ermöglichen kann. Die Angst vor Armut entspringt einer Angst, in Aktion zu gehen und nach seinen inneren Impulsen zu handeln. Sie entsteht, wenn der Mensch sich durch eigennützige Bestrebungen abgetrennt hat vom universellen Reichtum. Aus Angst vor Unheil spart er sich trotz seiner Armut etwas »für den Notfall« auf. Lange Zeit hat er sich genommen, was er will, und jetzt bekommt er nicht mehr, was er wirklich braucht. Erhält er dennoch die rechten Eingebungen, so vertraut er ihnen nicht. Hinter der Wahnidee, sein Vermögen zu verlieren, steckt die Angst, aus seinen Anlagen und Fähigkeiten nichts zu machen.

Psorinum fühlt sich ausgesetzt und leidet auch meist an einem Aussatz. Lepra ist die typische Psorinum-Krankheit. Die Lepra-Kranken wurden »ausgesetzt«. Sie waren »aus dem Gesetz der Schöpfungsordnung gefallen« und mußten dieses in ihrer Einsamkeit erst wieder finden lernen.

Heutzutage leiden viele Menschen an *Psoriasis,* an Schuppenflechte. Für Hahnemann war Psora der Inbegriff aller Stoffwechselstörungen, die ins Körperliche eingedrungene Entsprechung der biblischen Erbsünde. Auch der große amerikanische Homöopath James Tyler Kent (1849-1916) sieht in ihr das Urübel, einen ursächlichen Zusammenhang mit dem Abfall von der Einheit alles Seienden. Er spricht das nicht aus, aber jedem geisteswissenschaftlich geschulten Menschen ist klar, daß es sich dabei um eine unkontrollierte Hingabe an jene Verblendungen handelt, die wir gemeinhin als die »Sieben Todsünden« bezeichnen.[49]

Aus der Sicht der Klassischen Homöopathie gibt es keine Allergie ohne die dahinter wirkende Psora, und für viele allergische Erkrankungen wie Heuschnupfen oder Asthma erweist sich letzten Endes und neben den großen antipsorischen Arzneien die Nosode Psorinum als die alles zu einem guten Abschluß bringende Arznei. Das gilt auch für klimakterische Beschwerden, wie Herzrasen und Wallungen, weil eben gerade bei dieser Umstellung des Organismus der psorische Hintergrund auf dem diese Beschwerden letzten Endes fußen, in Wallung kommt.

Den Psorinum-Patienten in Reinkultur finden wir auch heutzutage unter den Minderbemittelten und Ausgesetzen am Rande der Gesellschaft, in den muffigen Souterrains und Slums der Großstädte. Natürlich »kratzt ihn das«, und so wird ein potentieller Anwärter auf diesen Heilstoff geplagt von unerträglichem

---

[49] In *Eros und sexuelle Energie durch Homöopathie,* habe ich diese »Todsünden« ausführlich beschrieben und bin auf die entsprechenden Arzneien zu ihrer Heilung eingegangen.

Juckreiz, vor allem nachts im Bett. Er kratzt sich blutig, verzweifelt an seiner Genesung und erwartet nichts mehr vom Leben. Es ist der Griesgram, der sich zwar Gesellschaft wünscht, sich dort aber wie von selbst wieder absondert, aus Angst vor der Autorität der ihn umgebenden, scheinbar vom Schicksal begünstigten anderen. Er entschuldigt sich ständig und erschrickt, wenn er angesprochen wird. Er will unauffällig bleiben und fällt gerade deshalb umso mehr auf. Wegen seines ausgeprägten Minderwertigkeitsgefühls macht er fast immer einen etwas unterwürfigen Eindruck.

Psorinum kommt auf keinen grünen Zweig. Seine Karikatur sehen wir in dem mutlosen »Stadtstreicher« mit der Bierflasche, der immer etwas schmuddelig wirkt und nicht gut riecht, selbst wenn er sich gerade gewaschen hat. All seine Absonderungen stinken faulig, bisweilen geradezu aashaft. Einen Hinweis auf die Notwendigkeit zum Einsatz dieser Nosode können wir durch die Beobachtung frühkindlicher, stinkender Durchfälle in Verbindung mit Hautausschlägen bekommen. Psorinum-Kinder wirken ausgezehrt und leiden unter körperlicher und geistiger Schwäche. Sie verstecken sich gerne hinter Möbeln aus Angst davor, ausgelacht zu werden. Besonders auffallend sind darüber hinaus grindige, feuchte, schuppende Ausschläge auf der Kopfhaut und in den Ohren oder an den Außenseiten der Ellenbogen – die nicht dazu gebraucht werden, um sich durchzusetzen. Der mangelnde Wille, auf das Leben zuzugehen und sich dessen Angebot einzuverleiben, zeigt sich in stagnierenden Stoffwechselprozessen. Alle Hautausschläge verschlimmern sich durch Einwirkung von Kälte und vor allem im Winter. Der Mut der Verzweiflung und die Überlegung, daß Angriff die beste Verteidigung sei, läßt ihn bisweilen unverschämt erscheinen. Dann wieder möchte er einfach im Bett bleiben und überhaupt nicht mehr aufstehen.

Wenn wir uns die Resignation solch eines Menschen vor Augen halten, seinen pennerhaften Pessimismus und die Trägheit gegenüber Veränderungen, so nimmt es nicht wunder, daß das Mittel längere Zeit braucht, um seine Wirkung zu zeigen. Viele behaupten, daß eine Reaktion auf die Mitteleinnahme überhaupt erst nach 9 Tagen einsetzen würde. Warum es gerade neun Tage sein sollen, konnte ich bis jetzt nicht ergründen und fand auch bei anderen Autoren keine Hinweise in dieser Richtung. Jedenfalls wird, so gesehen, auch der Reaktionsmangel gegenüber gut gewählten sonstigen Homöopathika verständlich. Hier schafft Psorinum – langsam aber sicher – den Durchbruch. Wobei natürlich klar sein muß, daß nicht in jedem Fall von Reaktionsmangel automatisch Psorinum die heilende Arznei ist, denn es gibt noch viele andere, die bei einer Blockade dieser Art infrage kommen.

Ein sicheres Leitsymptom ist, daß sich das Kind – und später auch der erwachsene Mensch – immer vor Ausbruch einer akuten Krankheitsphase, z.B. einer einsetzenden Migräne, besonders wohl fühlt. Ähnlich Sulphur bessert sich der Psorinum-Patient durch Absonderungen, vor allem von Schweiß oder nach Nasenbluten. Schlechter wird alles durch kalten Luftzug. Also hat solch ein Mensch ähnlich Silicea sogar im Sommer den Wunsch, sich warm einzuhüllen. Psorinum haßt Klimaanlagen und ist äußerst ruhelos vor Sturm.

Unter dem Einfluß dieser tiefgreifenden Arznei lernt der Psorinum-Anwärter nach und nach, seine Konflikte zu bearbeiten, seine Schuldgefühle sich selbst gegenüber aufzulösen und sich ohne Unterstützung dem Leben zu stellen.[50]

---

[50] Eine sehr schöne und detaillierte Darstellung dieses Mittels liefert CATHERINE R. COULTER in ihren *Portraits homöopathischer Arzneimittel II,* erschienen im Haug-Verlag, Heidelberg.

Geben und Nehmen

Wenn du gibst,
bin ich das Empfangende
in dir –
Und wenn du empfängst,
– weil du gibst,
dann bin ich deine Gabe.

So ist der Gebende
recht eigentlich der, der empfängt,
was ich bin in ihm;
Und in dem, der nimmt,
werde ich zum Drang, zurückzufliessen
in lebendigem Austausch.

Gibst du dich hin,
wirst du dich gewinnen
in mir:
Versagst du dich,
so verlierst du mich dennoch nicht,
denn ich bin in dir
von Anbeginn.

Nimm an, was ich bin,
und du wirst leuchten in Schönheit.

»Aufwärts geht unser Weg, von der Art hinüber zur Über-Art.
Aber ein Grauen ist uns der entartende Sinn, welcher spricht: ›Alles für mich‹. ...
Ungemein ist die höchste Tugend und unnützlich, leuchtend ist sie und mild im Glanze:
eine schenkende Tugend ist die höchste Tugend ...
hat der Geber nicht zu danken, daß der Nehmende nahm?
Ist Schenken nicht eine Nothdurft?
Ist Nehmen nicht – Erbarmen? – «

FRIEDRICH NIETZSCHE
(Also sprach Zarathustra)

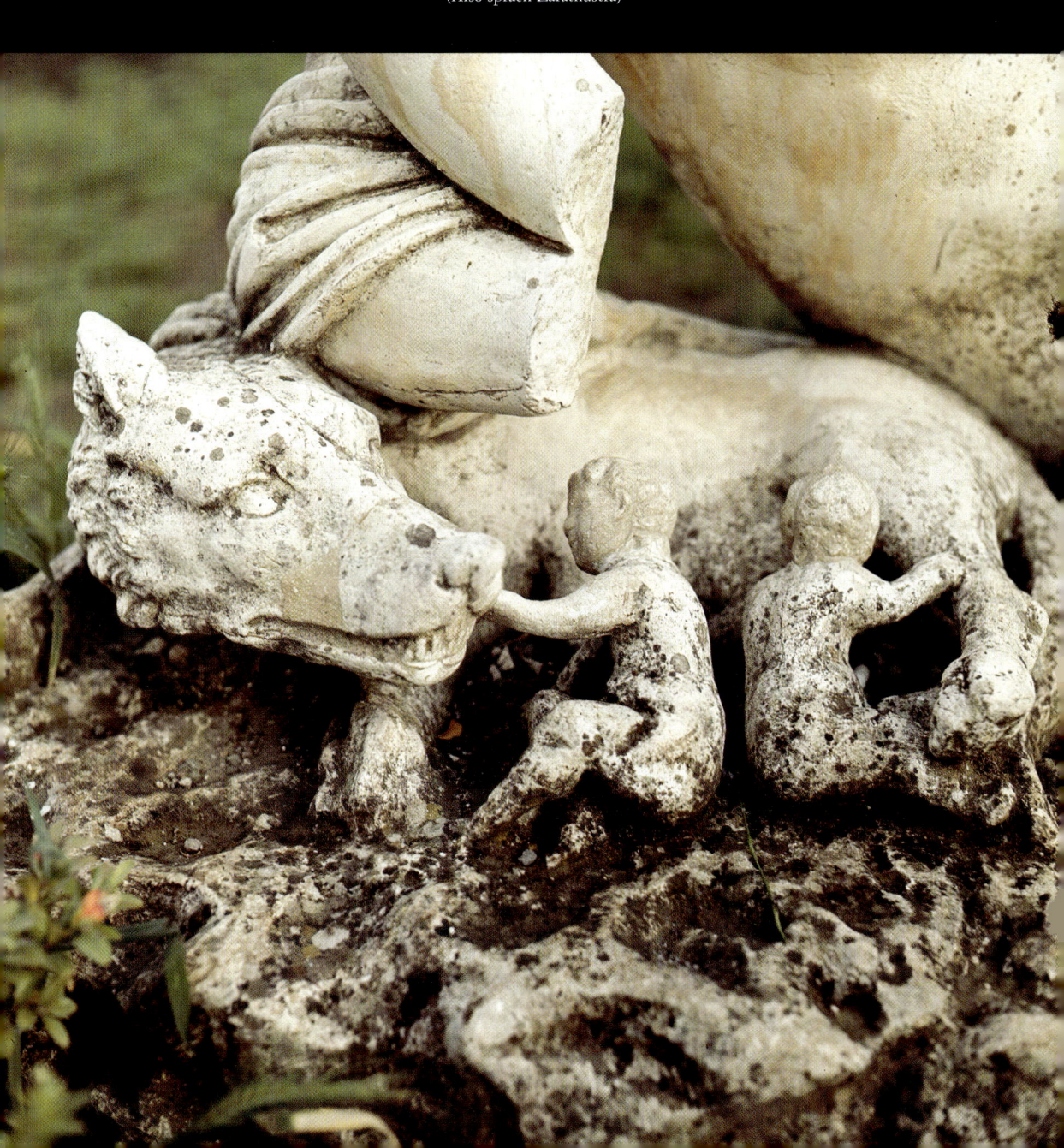

Lac Caninum – Die Hundemilch

Schon seit Urzeiten ist der Hund dem Menschen Freund und treuer Begleiter. Selbst zwischen Wölfen und Menschen besteht eine oft magische Beziehung. Denken wir nur an die legendären Begründer der Stadt Rom, Romulus und Remus, die von der Pontinischen Wölfin aufgezogen wurden, oder an Mogli, in RUDYARD KIPLINGS *Dschungelbuch,* der als Kleinkind im Dschungel Indiens verlorenging und von einer Wolfmutter angenommen und ernährt wurde. Geben und Nehmen ist eines der Themen von Lac caninum.

Am besten nähern wir uns wohl dem Verständnis dieser Arznei durch ein Beispiel: Im Frühjahr 1999 kam eine junge Frau mit einem Kleinkind in die Praxis, das seine Eltern zur Verzweiflung trieb, weil es Tag und Nacht schrie und quengelte, wenn ihm nicht volle Aufmerksamkeit geschenkt wurde. Nachdem das obligatorische Chamomilla nur vorübergehend Erfolg zeigte und selbst das durch ein paar weitere Symptome angezeigte Calcium carbonicum uns alle nicht sonderlich beeindruckte, kam mir eine andere Idee. Ich fragte die Frau, wie lange das Kind ihre Brust bekommen hätte. Sie antwortete: »Gar nicht«.
Nächste Frage: »Warum nicht?« Antwort: »Weil ich während der Schwangerschaft und auch nach der Entbindung nicht aufgehört hatte zu rauchen und nicht wollte, daß mein Kind vielleicht durch Schadstoffe in der Milch belastet worden wäre.«

Hier war nun zweifellos aus übergroßer Vorsicht des Guten zuviel bzw. besser »zuwenig« getan worden. Es darf darauf hingewiesen werden, daß ein Foetus bereits im Mutterleib *(intrauterin)* mit Schadstoffen belastet wird, wenn die Placenta als Filteranlage überfordert ist. Jedenfalls ließ das die Dinge in einem neuen Licht erscheinen. Wenn dieses kleine Wesen von Anbeginn seines Erdendaseins die Urnahrung und damit den materialisierten Ausdruck mütterlicher Liebe und ursprünglichen Schutzes vermissen mußte, so könnte dies eine Erklärung dafür sein, warum es andauernd schrie. Ich baute darauf, daß die Information der Milch der Ersatzmutter Hund sie vielleicht kurzschließen würde mit dem Gefühl der Geborgenheit und des Eingebettetseins in dieses Universum.

Das Mittel wurde in einer LM 12 verabfolgt und siehe da: nach wenigen Tagen war das Kind wie ausgewechselt. Die gestörte Mutter-Kindbeziehung heilte, und der krampfhafte Klammerreflex verlor sich. Das kleine Mädchen spielte nun auch für sich allein und zufrieden den Tag über. Es hatte einfach nie bekommen, wonach es wirklich schrie.

Das zeigt wieder einmal, daß eine Causa, also ein ursächlicher Zusammenhang hinter einer vorhandenen Symptomatik, wenn wir einen solchen ergründen können, in der Bewertung der Wichtigkeit für die Wahl des Heilmittels nicht hoch genug eingeschätzt werden kann. Bedenken wir, daß hinter dem Wort *Stillen* auch die Bedeutung steckt, das Kind still zu machen. Wenn ein Mensch schreit, so hat er entweder Angst, Schmerzen oder er leidet Hunger. In jedem Fall steht dahinter ein Aufschrei der gequälten Seele bei ihrer Suche nach Liebe, als dem Urnahrungsmittel. Wenn beim Liebesakt von manchen Menschen geschrien wird, so ist das ebenfalls ein Schrei nach Stillung der »Leiden-schaft«. Ist die innere Anspannung abgebaut, schreit keiner der Liebespartner mehr.

Und das bringt uns in Verbindung mit dem Urgrund dieser Arznei. Es ist dies die Idee der Heimatlosigkeit, des Ausgesetztseins und der Hilflosigkeit gegenüber einer feindlichen Umwelt. Die Geborgenheit einer

Höhle wird gesucht. Nachdem die schützende Höhlung des Mutterleibs bei einer Frühgeburt vorzeitig verlassen werden muß und hierdurch ebenfalls ein Gefühl der »Unbehaustheit« bei dem Neugeborenen entsteht, halte ich es für sinnvoll, bei Folgestörungen einen Versuch mit der *Hundemilch* zu starten. Auch durch einen frühzeitigen Verlust der Mutter können Zustände entstehen, die nach dieser Arznei verlangen. Das Mittel kann ebenfalls versucht werden bei einem eingefleischten Mutterhaß. Wahnvorstellungen von Spinnen sowie Ekel vor ihnen können unter Umständen auf eine gestörte Beziehung dieser Art hinweisen.

Lac Caninum kann auch bei Legasthenikern Erfolg zeigen, wenn beispielsweise Lycopodium oder Thuja nichts Wesentliches ausrichten. Es werden – ähnlich wie beim Bärlapp – Worte und Silben vergessen oder Buchstaben vertauscht. Er oder sie glauben, alles was aus ihrem Mund kommt, sei gelogen, worin eine Diskrepanz zwischen Eigenständigkeit und anerzogenen Glaubensmustern deutlich wird. Das kann sich auch an der Wahnidee zeigen, die Nase eines anderen zu haben. Vieles wird begonnen und nichts vollendet. Eine ausgeprägte Vergeßlichkeit kann bei Frauen sogar so weit gehen, daß der eigene Einkaufskorb stehen gelassen wird. Frauen erfahren auch Hilfe durch diese Medizin bei Beschwerden der Brüste nach dem Abstillen oder bei übergroßer Gereiztheit vor und während der Periode sowie nach einer erlebten oder versuchten Abtreibung.

Ein wesentliches Führungssymptom besteht in einem Wechsel der Symptomatik von einer Körperseite auf die andere. Die Symptome springen hin und her. Der innere Meister sorgt dadurch für eine Balance zwischen der emotionalen und rationalen Bewußtseinssphäre. Dabei ist es gleichgültig, ob bei einem Schnupfen einmal das eine und dann wieder das andere Nasenloch verstopft ist, oder ob eine Mandel- oder Eierstocksentzündung dieses merkwürdige Symptom zeigt. Auch ein Rheumatismus kann die Seiten wechseln, was in jedem Fall die Hundemilch mit auf den Plan der ins Auge gefaßten Arzneien ruft. Die Schlange als Ursymbol der Verlebendigung und der schlängelnden Hin- und Herbewegung von einer zur anderen Seite taucht in Träumen oder Visionen auf und macht den oft vorhandenen Ekel vor Sexualität verständlich.

Zur Kompensation seiner inneren Unbehaustheit sucht der Lac-caninum-Mensch häufig Trost in der Musik. Es kann sich um ausgesprochene Musikfreaks handeln, die stundenlang in sich versunken, auf diese Weise aus der sie belastenden Realität zu fliehen suchen. Sie erinnern an Tiere im Käfig. Auch diesen können wir des öfteren mit Lac caninum helfen. Vernachlässigte Haustiere, Hunde im Zwinger oder Katzen und Hunde im Tierheim erfahren ursächlich Linderung ihres Eingesperrtseins durch die fürsorgliche Bemutterung der Hundemilch-Information.

Es ist nur zu verständlich, daß solche Menschen, die frühzeitig in ihrem Kampf ums Überleben alleingelassen waren, angriffslustig sind, leicht ausrasten und anderen Gewalt antun wollen. Deshalb können wir Anwärter auf Lac caninum häufig unter Fremdenlegionären, Texas-Rangern und innerhalb anderer Eliteeinheiten finden. Hätte der Autor der Rambo-Filme Lac caninum erhalten, gäbe es vielleicht diese Filme gar nicht. So aber werden sie zum *Simile* für Betrachter, die sich in ähnlicher Zwangslage dem Leben gegenüber befinden.

Es besteht eine instinktiv starke Beziehung zu Tieren, denn der Lac-caninum-Charakter gleicht einem einsamen Wolf. Wir erkennen ihn unter Umständen bereits an seinem lauernden Hundeblick. Man könnte auch sagen: Der streunende Hund, der ein Zuhause sucht.

Erwartung und Enttäuschung

Wenn du dich bei deiner Suche
täuschen lässt von äusseren Formen,
wirst du nicht finden, was ICH BIN
und wirst ent-täuscht sein.

Aber jede Ent-täuschung führt dich
um ein Geringes
weg von der Täuschung
deiner SELBST
auf dem Weg zu dir.

Darum bedanke dich bei denen,
die dich täuschen konnten.

Du wirst erkennen:
Nur wer Er-wartungen hegt,
kann ent-täuscht werden.
Etwas er-warten heisst:
darauf warten, dass eintrifft,
was deine Vorstellung wünscht.

Aber deine Vorstellung
ist nicht MEINE Vorstellung,
und die Bühne,
auf der deine Vorstellungen stattfinden,
ist nicht, was ICH BIN,
denn ICH BIN jenseits aller Vorstellungen.

»Der Eine geht zum Nächsten, weil er sich sucht, und der Andere, weil er sich verlieren möchte.
Eure schlechte Liebe zu euch selber macht euch aus der Einsamkeit ein Gefängnis …
… Ist alles Weinen nicht ein Klagen? Und alles Klagen nicht ein Anklagen?
Also redest du zu dir selber und darum willst du, oh meine Seele, lieber lächeln,
als dein Leid ausschütten … Aber willst du nicht weinen, nicht ausweinen deine purpurne Schwermuth,
so wirst du singen müssen, oh meine Seele! – «

FRIEDRICH NIETZSCHE
(Also sprach Zarathustra)

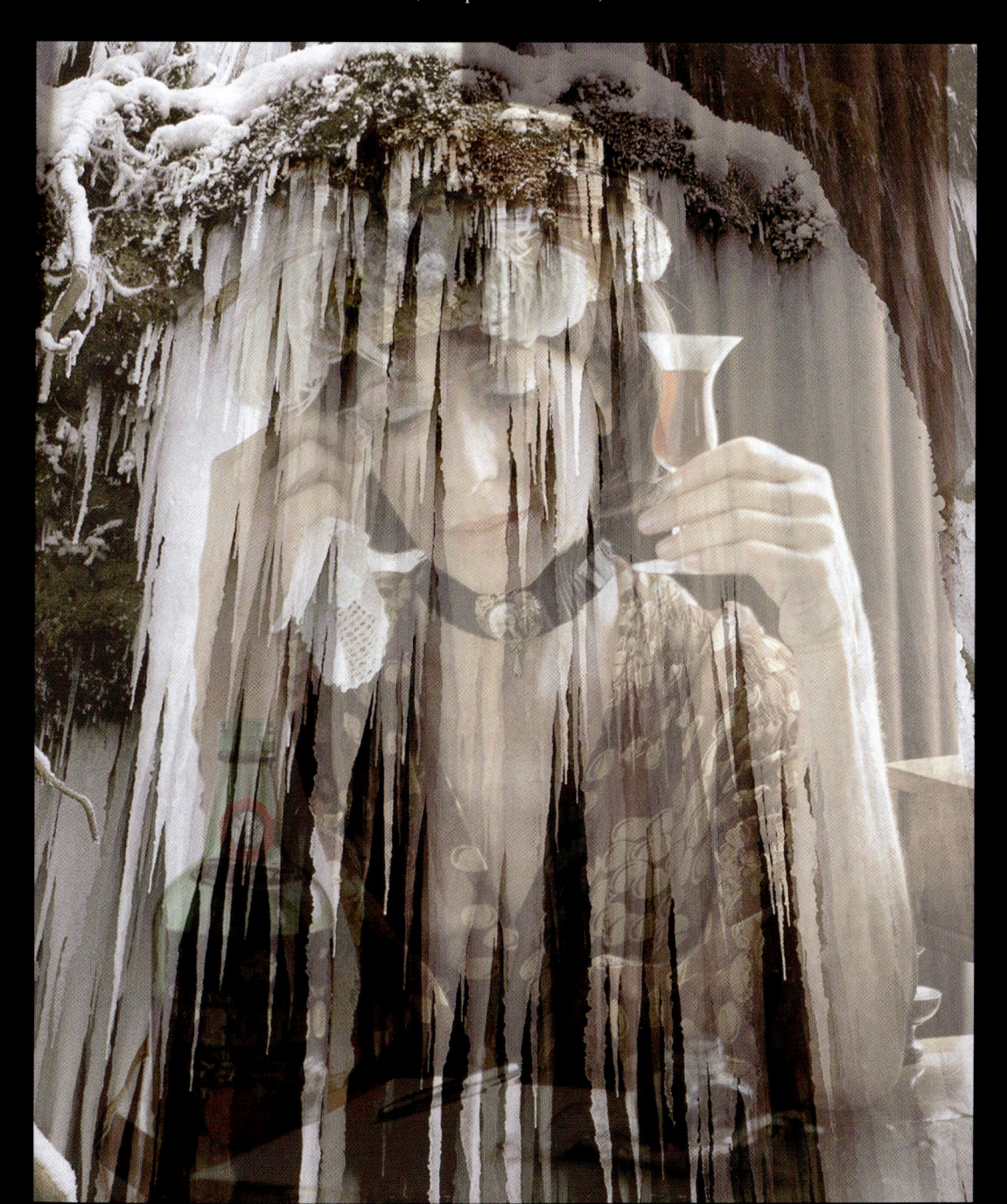

IGNATIA – die Ignatiusbohne

ein Strychnos-Gewächs der Philippinen

Hysterischer Klammerreflex; das ist auf eine Kurzformel gebracht die Idee dieser Arznei. Das Ignatius-Gewächs bekam seinen Namen von einem Pater Camelli – der seit 1688 auf den Philippinen lebte – zu Ehren von Ignatius von Loyola, dem Stifter der Gesellschaft Jesu. Es handelt sich um eine Kletterpflanze, eine dornenlose Liane, welche mit hakig gebogenen, holzigen Trieben zum Teil sehr hohe Bäume umklammert und sich bis zu deren Spitzen hinaufschlingt. Die eiförmigen, spitz zulaufenden bis zu 25 cm langen Blätter sind feinnervig unterteilt. Sie haben eine »Träufelspitze«[51].

Diese Signatur macht verständlich, daß die aus ihr gewonnene »geistartig gemachte Arznei« besonders gut zu haltlosen, feinnervigen, ständig seufzenden, tränenträufelnden Menschen – vorzugsweise Frauen – paßt, die sich gerne in psychische Abhängigkeit und krankhaft symbiotische Partnerschaftsverhältnisse begeben. Sie sind sozusagen in dauernder Erwartung und natürlich enttäuscht, wenn nicht eintritt, was ihre Vorstellung wünscht. Die übersteigerte Empfindsamkeit ihres Nervenkostüms läßt sie sich über Kleinigkeiten echauffieren. Sie geraten schnell aus der Fassung, fassen sich aber ebenso schnell nach einem Schwall des Weinens. Werden die Schwierigkeiten allerdings zu groß, wird also ihrem Besitzanspruch nicht Rechnung getragen, so sucht Ignatia entweder nach einem materiellen Ersatzglück oder entflieht in eine engelhafte Idealwelt.

Es scheint, als ob diese Frauen das jahrtausendealte patriarchalische Joch nie abzuwerfen in der Lage waren und sich nicht mehr an ihre ursprüngliche Kraft und »Eigen-Ständigkeit« erinnern könnten. Unter der Einwirkung der hochpotenzierten Arznei gewinnen sie diese Kraft allmählich zurück. Solange sie sich selbst nicht gefunden haben, ziehen sie jedoch immer wieder Menschen an – vor allem in der Partnerschaft –, die sie fühlen lassen, daß sie nichts wert sind.[52] Es scheint bisweilen fast, als seien sie ein wenig verliebt in ihr Leid, denn sie idealisieren den Liebespartner und dulden hingebungsvoll, daß er über sie bestimmt. So gehören also Beschwerden durch unglückliche Liebe zu einer Hauptindikation von Ignatia. Dabei kann es sogar zur Nahrungsverweigerung mit nachfolgender Abmagerung kommen. Als Endresultat kann sich ein dauerhafter Haß gegen alles Männliche einstellen. Wiederholungen der gleichen nächtlichen Trauminhalte zeigen an, daß das Problem nicht gelöst wurde. Nur Arnica und Natrium-muriaticum wirken außer unserer hier behandelten Arznei bei diesem Symptom als prozeßstimulierend.

Je mehr nach Anerkennung gesucht wird, und je mehr eine romantische Schwärmerei enttäuscht wird, um so mehr steigert sich bisweilen ein hysterischer Reizhusten. Sie »hustet ihm etwas«. Der Irrtum der Persönlichkeit liegt darin, daß sie ihre wahren Gefühle – auch Rachegelüste – kaschiert, und über ihre Verletzungen nicht spricht. Andernfalls könnte man sie als Mensch besser begreifen.

---

[51] Köhlers Atlas der Medizinalpflanzen, S. 610.
[52] Man vergleiche hierzu die Kurzgeschichte von Alberto Moravia *Verkauft und gekauft,* in der eine typische Ignatia-Frau in einen kompensatorischen Kaufrausch von Reizwäsche verfällt, weil ihr Ehemann sie verschmäht. Sie versucht sich als Hure, täuscht aber im entscheidenden Moment jedesmal einen Herzanfall vor. Bis sie einmal an den Falschen gerät …

Der emotionale Knoten sitzt ihr als Kloß oder »Frosch« im Hals und wird unter Umständen als Kropf mißdeutet. Die Ignatia-Frau muß mitunter viele Frösche küssen, bis sich einer als Prinz erweist und das natürlich auch erst, wenn sie bereit war, ihren eigenen inneren Frosch zu umarmen.

Würde man diese Art »Kropf« mit Jod-Präparaten behandeln, möglicherweise im Übermaß, so könnten wir dabei höchstens noch zusätzliche aggressive Ausbrüche erleben, bei denen das Gegenüber beschuldigt und beschimpft wird, wobei auch Teller gegen eine Wand fliegen können. Da Ignatia sowieso schon zu großen Auftritten und theatralischen Übertreibungen neigt, sicher ein medizinischer Fauxpas.

Eine Ignatia-Frau kann trotzig und schnippisch sein, bis sie sich eine Abfuhr oder Abreibung einhandelt. Danach ist sie dann weinerlich und depressiv. Auf diese Weise bleibt ihr zwar erspart, notwendige Veränderungen vorzunehmen, aber eine Leichtigkeit des Seins stellt sich auch nicht ein. Da sie immer wieder gegen ihre eigenen Gefühle und Interessen handelt, entwickelt sich allmählich eine Überempfindlichkeit gegen körperlichen und seelischen Schmerz, der sich durch ständiges Seufzen und Lamentieren Luft macht. Die der Ignatius-Bohne eigentümliche Sehnsucht nach dem Ideal – auch die Liane will hoch hinaus – muß notwendigerweise unerfüllt bleiben. In ihrem Hang zu Übertreibungen stellt Ignatia alles als »unfaßbar« und »tragisch« dar.

Ähnlich Natrium muriaticum neigt auch dieser Charakter zu unfreiwilligem oder gekünsteltem Lachen oder Lächeln, meist dann, wenn er sich von seinem Gegenüber in Entscheidungen hineindrängen läßt, die ihm gegen den Strich laufen. Statt sich von seiner inneren Stimme leiten zu lassen, wird die Persönlichkeit zwischen hysterischen Lach- oder Weinkrämpfen hin- und hergerissen. Oder sie sucht durch »Nachdenken« nach Lösungen. Alles, was jedoch dabei herauskommt, ist ein Kopfschmerz, als ob ein Nagel von innen nach außen dringen will, der drastisch darauf hinweist, daß Erlösung nur aus selbstbewußtem Handeln erwachsen kann. Durch Kaffeegenuß und nachfolgenden Harnfluß erfährt dieser Kopfschmerz Erleichterung, so wie ein Magenschmerz, der nach dieser Arznei verlangt, sich durch Essen bessert. Eine ständige leichte Übelkeit bessert sich interessanterweise, wenn Frau Ignatia Schwerverdauliches zu sich nimmt. Sogar hier erweist sich die Ähnlichkeitsregel noch als gültig.

Anstatt auszusprechen, was sie bedrückt, wird Ignatia gerne für andere aktiv, um gelobt zu werden, und lenkt sich dadurch von ihrer eigenen Problematik ab. Oder sie schmarotzt von der Kraft eines anderen Menschen und verhält sich dabei wie die Ignatius-Pflanze im Urwald.

Eine Diskrepanz zwischen Gefühl und Verstand, oder wie ANTONIE PEPPLER das ausdrückt, zwischen »Scheinharmonie und Helfertrip«. Ignatia ist fürsorglich, erwartet aber immer auch etwas zurück. Sie braucht Zuwendung und Applaus. Tadel und Widerspruch wird absolut nicht vertragen. Ignatia erscheint uns oft ein wenig extravagant, puppenhaft und übergeschnappt: Zusammenbruch nach kleinstem Anlaß.

Wir finden diesen Typus Mensch unter geltungssüchtigen Opernsängerinnen und Schauspielern genauso wie unter Mannequins und Menschen mit wechselhaften Berufen.

Aber auch ganz »normale« Menschen, denen beispielsweise der Boden unter den Füßen weggleitet, weil ein geliebter Mensch gegangen oder gestorben ist, finden durch diesen Heilstoff wieder ins Lot. Neben **Natrium muriaticum*** und **Pulsatilla** wird **Ignatia** als einzige weitere Arznei von KENT bei »stillem Kummer« angeführt.

Schwüre und Versprechen

Versprich mir nichts!
ICH BIN mehr als dein Versprechen,
denn ICH BIN un-aus-sprechlich!

Jedes Versprechen
ist ein Versprecher, –
das Leben ist zu lebendig,
als dass du diese Art von Ver-sprechen
halten könntest,
ohne dich zu belasten.

Versprich höchstens dir,
jeden Tag zu nutzen,
um zu leben, was du bist,
dich auzudrücken wie du bist
und zu sein, wer du bist!

Und schwöre nicht!
Be-schwöre nicht,
denn ICH lasse MICH nicht beschwören,
und du würdest dich nur beschweren,
wenn du schwörst in MEINEM NAMEN.

ICH aber BIN
nicht deine Last und Beschwerde!

ICH BIN
dein Wissen und dein Gewissen,
BIN der, der gewiss weiss,
was dir gut tut.

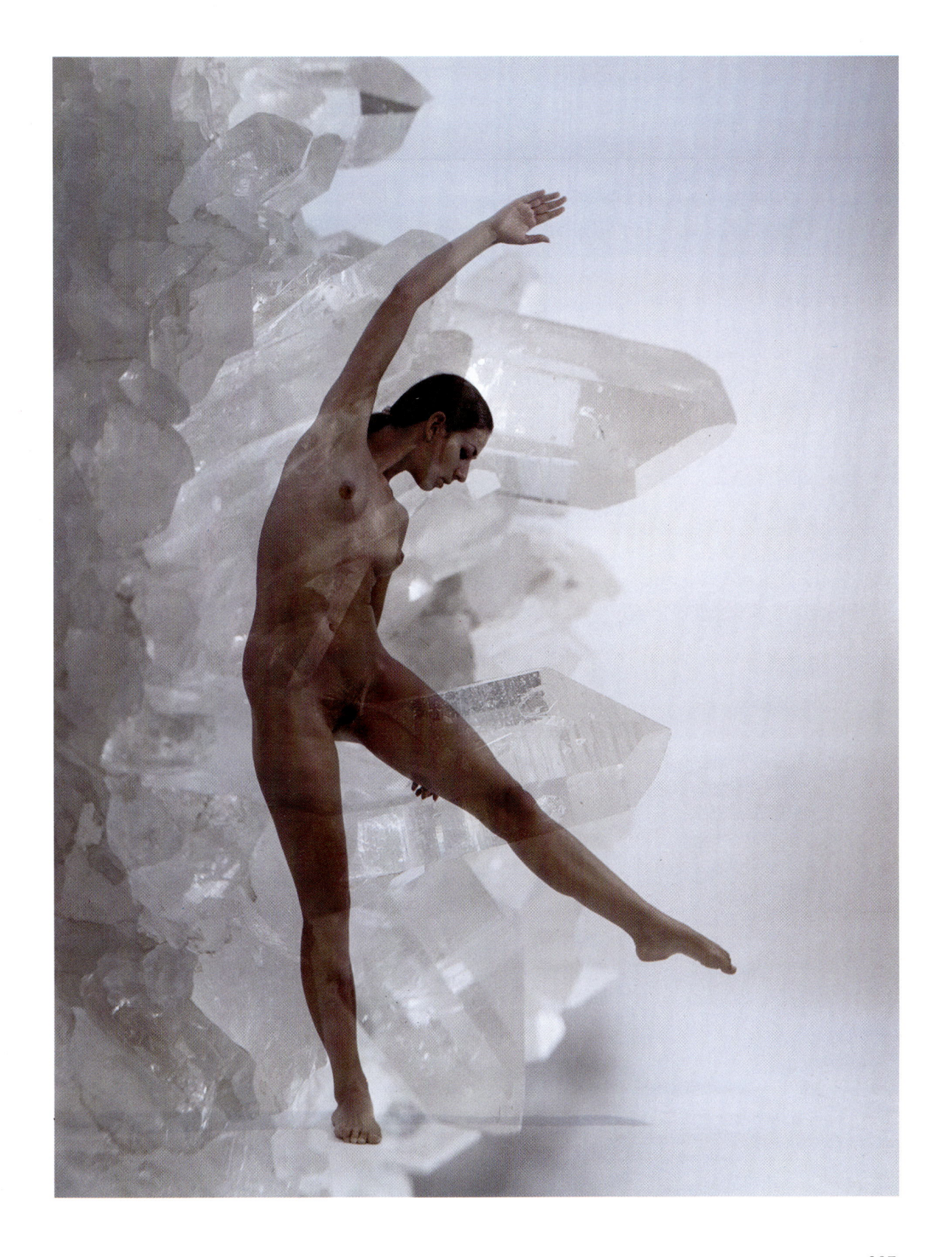

SILICEA – der reine Feuerstein oder Bergkristall

Klarheit, Reinheit, Gewissenhaftigkeit: Das sind Ideale, die wichtig sind für Silicea-Naturen. Dabei besteht die Gefahr einer Erstarrung in Förmlichkeit. Ein Mensch, der Silicium benötigt, mutet bisweilen an, als wäre er von einer Wand aus Glas umgeben, und er hat selbst auch das Gefühl, als wäre er abgetrennt von der Welt. In seiner Sucht nach Ordnung, Regelmäßigkeit und Sicherheit erscheint diese Persönlichkeit ebenso unflexibel wie zerbrechlich. Es handelt sich, mit seltenen Ausnahmen, um zartgliedrige, filigrane Menschen, die unter einem ständigen Mangel an Lebenswärme leiden und bestrebt sind, sich warm einzuhüllen, besonders am Kopf, weil sie sich beim kleinsten Luftzug erkälten. Aber auch mit Socken im Bett können wir sie erwischen. Sie sitzen frierend am Feuer und sind dabei ganz still, weil jede Bewegung sie noch mehr erschauern läßt. So sucht der Silicea-Mensch vor allem nach Wärme in einer menschlichen Beziehung. Märchen wie *Die Schneekönigin* oder *Schneewittchen* sind symbolische Entsprechungen für diesen dünnhäutigen Menschentypus, dem wir öfters bei Frauen als bei Männern gegenüberstehen.

Ihre Zerbrechlichkeit wird verständlich, wenn wir an die aus Kieselsäure bestehenden, mikroskopisch kleinen Strahlentierchen *(Radiolarien)* denken, welche bereits vor der Kalkbildung die Urmeere bevölkerten. Ihre gereinigten Skelette sind filigrane Kunstwerke von höchster Präzision und Schönheit, geboren aus einem unerschöpflich anmutenden Einfallsreichtum der Natur.[53] In ihnen präsentiert sich Silicium in zarten Gitterstrukturen, geformt nach harmonikalen Gesetzen: Bizarr gestaltete räumliche Gebilde mit nadelförmigen Auswüchsen von unglaublicher Zartheit.

Einen vergleichbaren Menschentypus können wir mitunter im kultivierten gesellschaftlichen Milieu entdecken, oft ausgestattet mit einem hochdifferenzierten Verstand, einem Sinn für schöne Künste und dem zartbesaiteten Gemüt einer »Prinzessin auf der Erbse«. Eine bisweilen vorhandene ausgeprägte Angst vor Nadeln, Spritzen und anderen spitzen Gegenständen erinnert an den gestaltbildenden Genius der Radiolarien und läßt den aufmerksamen Beobachter sofort nach weiteren Indizien für dieses Mittel suchen, das sich als die Korrekturhilfe überhaupt herausstellt, um einem Menschen Rückgrat und Durchsetzungskraft zu verleihen. (Die zarte **Pulsatilla** bildet eine pflanzliche Entsprechung zu Silicea und ergänzt und vertieft bisweilen, wenn angezeigt, dessen Wirkung).

Diese Angst vor Spitzen gilt auch im übertragenen Sinn, als nämlich Silicea besorgt ist vor »Spitzen« und Anzüglichkeiten anderer, etwas grobschlächtigerer Menschen. So kann es geschehen, daß sie sich auch im Geschäftsleben, nicht ihren tatsächlichen Fähigkeiten entsprechend, verkaufen kann.

Die mangelnde Standfestigkeit zeigt Silicea auch beim Geschlechtsakt, der sich außerordentlich erschöpfend auswirkt.

In ihrem Bestreben, sich selbst einer strengen Ordnung zu unterwerfen, neigt der Silicea-Charakter dazu, Dinge zu versprechen oder sich selbst abzuverlangen, deren Erfüllung ihm dann schwerfällt, weil Kraft und Durchhaltevermögen versagen. Moralbewußtsein und Gewissenshaftigkeit sind über die Maßen stark entwickelt. Da er oder sie aber alles ganz korrekt, makellos und mit peinlicher Genauigkeit erledigen will, bringen sie sich auf diese Weise unter Druck, bis ihre Seele weint, ohne daß Tränen fließen. Am ehesten morgens,

---

[53] Vergl. ERNST HAECKEL: *Kunstformen der Natur,* Prestel-Verlag, München.

wenn durch den Schlaf eine gewisse Entspannung aus der inneren Starre eingetreten ist, kann Silicea weinen. Ansonsten äußern sich die Tränen der Seele durch Schweiß. Kinder schwitzen – ähnlich **Calcium carbonicum** oder Mercur – vor allem nachts am Kopf oder Nacken. Silicea ist eines der ganz großen Mittel, mit dem wir eine übermäßige Schweißbildung (*Hyperhidrosis*) wirkungsvoll begegnen können.

Die Ordnungsliebe von Silicea kann sich in einer Umsichtigkeit bei der Aufsicht über die jüngeren Geschwister genauso äußern wie in einer peinlichen Genauigkeit bei der Anlage von Gartenbeeten und Blumenrabatten oder der Ausführung häuslicher Reparaturen, die deshalb unnötig lange Zeit in Anspruch nehmen. Silicea ist »haargenau« und kann dementsprechend manchmal tatsächlich das Gefühl eines Haars auf der Zunge haben.

Der Kieselprozeß wirkt – neben dem bodenständigen Calcium – als Hauptstrukturbildner des Knochengerüsts und Bindegewebes, vor allem in der Wirbelsäule. Denken wir an die feingliedrigen Bäumchen des Ackerschachtelhalms, die biegsamen Rohre des Bambus oder eines Weizenhalms, bei deren Veraschung über 60% Silicium anfällt. Ihr in regelmäßige Abschnitte unterteilter Aufbau ähnelt dem einer Wirbelsäule und das macht Silicea zu einem der ganz großen Mittel bei vielerlei Beschwerden der Wirbelsäule. Es bringt die bei deren gestörtem Aufbau eingeschlafenen Energiewirbel in Bewegung und sorgt dabei für eine Beschleunigung unseres Geist-Körper-Seele-Gefährts – der im ersten Teil dieses Buches erwähnten *Merkaba*. Oftmals können sogar schwere Anomalien der Wirbelsäule durch den rechtzeitigen Einsatz von Silicea in höheren Potenzen im frühkindlichen, ja sogar noch im jugendlichen Lebensalter korrigiert werden. Geduld ist hierbei allerdings erforderlich. Neue Strukturen bilden sich nicht von heute auf morgen. Silicea wirkt langsam, aber tief.

Im Gegensatz zur Trockenheit des Kalks, hat Silicium einen starken Bezug zum Wasser und bildet viele Verbindungen mit unterschiedlichem Wassergehalt. Früher wurden Eier zur Erhaltung ihrer Frische in sogenanntem *Wasserglas* eingelagert, einer gallertig-häutigen Flüssigkeit von hohem Siliciumgehalt. Diese Eigenschaft zur Bildung von Häuten macht den Bezug von Silicea zur Haut und zum Bindegewebe verständlich.

Der Anthroposoph RUDOLF HAUSCHKA sagt hierzu:

»Eine Kieselgallerte ist also in sich ein häutiges Gebilde voll innerer Energie. Alle Kolloide werden als Energieträger auf diese Weise verständlich. Sie haben ein Maximum an reaktionsfähiger Oberfläche, was die Grundbedingung biologischer Prozesse ist. Alle Organflüssigkeiten der Menschen, Tiere und Pflanzen sind als Lebensträger kolloider Natur.«[54]

Silicium bildet schützende Umhüllungen. Was das angeht, ähnelt es dem Kalk. Nur bildet dieser seine Schutzhüllen von innen nach außen – man vergleiche den Aufbau einer Perle –, wohingegen die Wirkkräfte des Kiesels in umgekehrter Weise von außen nach innen einstrahlen. Die schweinslederartige Sphärenstruktur des Chalcedons ist bekannt und noch klarer treten die zentripetalen Formkräfte des Kiesels bei der Drusenbildung in Erscheinung. Ihr Hohlraum wirkt wie eine Gebärmutter, in welcher die (im Sternbild des Widder beheimateten) kosmischen Kieselkräfte, nach innen strebend, die wundervoll violetten Amethyste und andere Kristalle wachsen lassen.

Wie sich erwiesen hat, reicht die Macht des potenzierten Heilstoffes – ähnlich dem **Calcium** – bis hin zur Behandlung von Uterustumoren.

---

[54] RUDOLF HAUSCHKA: *Substanzlehre*, S. 163f.

Die Information eines schutzhüllenartigen Überzugs wirkt sich auch insofern auf die Psyche aus, als der Patient unter dem Einfluß der potenzierten Arznei robuster gegenüber etwaigen Übergriffen von Andersgesinnten wird. Die Abwehrbereitschaft und innere Stärke erhöhen sich. Ein weiteres Haupt-Manko des Silicium-Bedürftigen, eine ausgesprochene Entscheidungsschwäche, Unentschlossenheit, Wankelmut, verlieren sich ebenso wie eine bisweilen geradezu monomanische Zwanghaftigkeit und Sturheit, an überkommenen Mustern festzuhalten.

Als Ausgangsbasis für die Potenzierung dient Siliciumdioxid in Form von kristallinem Quarzsand, wie er überall reichlich vorhanden ist. Die enorme Härte dieser Körner läßt ahnen, daß wir in der potenzierten Arznei ein Mittel zur Verfügung haben, um zahlreichen Stagnationszuständen entgegenzuwirken, die sich durch Verhärtung auszeichnen: Harten Drüsenschwellungen, wie sie außer Silicea nur noch **Calcium fluoratum** zu eigen sind, Knotenbildungen der weiblichen Brust und anderen Tumoren, chronischen Gerstenkörnern, Fisteln, Nagelbettgeschwüren, harten Furunkeln, die keine Neigung zeigen, sich zu öffnen. Bisweilen gelingt es, durch die Einwirkung der Arznei eine drohende Zahnextraktion oder Wurzelbehandlung wegen eines Granuloms zu verhindern. (Ähnlich, was diesen Bereich angeht: Hekla Lava – die Lava des Mount Hekla in Island).

Silicea-Kinder wirken oft ein wenig blaß, blond und farblos. Sie neigen zu weißen Flecken auf der Haut oder den Fingernägeln, die im übrigen deformiert sein können und leicht brechen, ebenso wie die Enden ihres feinen »Engelshaars« sich spalten. Ähnlich Calcium carbonicum wird die Fremdlymphe Milch nicht vertragen und führt zu Durchfall. HUBBARD bezeichnete das Leiden des typischen Silicea-Charakters als »seelischen Albinismus.«

Die Information des Quarzsandes macht den Feuerstein zu einer überragenden Arznei bei chronischem Husten durch Staub in der Lunge. Es gibt wohl kein besseres Mittel, um nach Unfällen unter der Haut sitzende feine Glassplitter, Sand, Steinchen, Dornen oder Späne binnen kurzer Zeit hinauszutreiben. BOERICKE fand es offensichtlich sogar zur Hinausbeförderung von Kugeln aus alten Schußwunden geeignet.

Die Härte des Quarzsandes macht die außerordentliche »Hartnäckigkeit« solcher Menschen auf der geistigen Ebene verständlich. Diese kann bis zur »Halsstarrigkeit« führen. Sie laden sich innerlich zuviel auf die Schultern. In der Folge knirschen die Nackenwirbel beim Drehen des Kopfes, und von dort steigt – ähnlich Gelsemium – ein ziehender Schmerz über den Hinterkopf auf und setzt sich über den Augen fest.

Die Unbiegsamkeit und Sturheit von Silicea ist still und sanft. Es ist eine Art von schüchterner, aber wirksamer Beharrlichkeit. Silicea-Menschen streiten höchstens bei Widerspruch. Sie bauen aber innere Mauern stummen Widerstands auf, bis ihr Gegenüber nachgibt. Andernfalls können sie chronisch verschnupft sein. Dieser inneren Verschnupfung entsprechend, ist Silicea eines der größten Mittel bei verstockten Nasennebenhöhlen- und Stirnhöhlenbeschwerden.

So unbiegsam ihr Gemüt sein kann – bis sie dann irgendwann durch ständige Überforderung zusammenbrechen –, so nachgiebig und schlaff ist ihr Bindegewebe; so läßt die Neigung, Energie zu sparen, den Silicea-Anwärter bisweilen als regelrechten »Schlaffi« erscheinen. Die potenzierte Arznei strafft, wo es noch möglich ist, und macht nachgiebig, wo es nötig ist.

Ohne Einwirkung dieses Heilstoffs kommt ein junger Mensch unter Umständen einfach nicht weiter im Leben. In furchtsamer Schwäche und Nachgiebigkeit hängt er als ewiger Student herum, ergreift keinen Beruf, glaubt sich nie gewappnet genug für das Leben, fängt vieles an und findet vor lauter Gewissenhaftigkeit bei der Ausarbeitung seiner Aufgaben kein Ende. Schafft er es dann doch einmal – vielleicht getrieben von der sanften Gewalt der Eltern, sich von seiner gewohnten Umgebung zu lösen, so kann es sein, daß er vor Heimweh vergeht. Bei Kindern, die im Internat krank werden und auf diese Weise erreichen, daß sie zurückgeholt werden, ist Silicea in Erwägung zu ziehen.

Eine Leitidee: Die Erweiterung des Bewußtseins durch Konfrontation mit Neuem wird peinlich vermieden. Die Furcht vor Mißerfolg bei der Herausforderung zu öffentlichen Auftritten sitzt tiefer, als daß ihr durch typische Prüfungsangst-Mittel wie Argentum nitricum oder Gelsemium begegnet werden könnte.

Das krampfhafte Bedürfnis, allen Anforderungen gerecht zu werden oder in einer spannungsgeladenen Familiensituation Frieden zu stiften, kostet viel Energie. Das führt oft zu einer geistigen Schwäche durch Überbelastung, von der sich der Silicea-Anwärter nie mehr recht erholt, selbst wenn das schon viele Jahre her sein mag. In der Folge kann sich auch eine katastrophale Vergeßlichkeit einstellen, eine »Hirnmüdigkeit«, die zu geradezu grotesken Verwechslungen führt. So berichtet ALLEN von einer Frau, die ihre Uhr in einen Kochtopf legte, als sie ein Ei kochen wollte. CATHERINE COULTER erzählt von einer Patientin, die »einen Brief, den sie gerade geschrieben hatte, in den Abfall tat und sorgfältig einen Hühnerknochen im Briefumschlag in den Postkasten um die Ecke warf«.[55] Diese Art von »Zer-Streuung« resultiert aus einer Aufspaltung der Gedanken, die gleichzeitig an zwei Orten sein wollen. Ein – vor allem nächtliches – Brennen des Gehirns kündet (ähnlich **Phosphor*** und **Cantharis**) von der Überforderung.

Die Weigerung, sich mit größeren Zusammenhängen auseinanderzusetzen, kann zu einer frühzeitigen Kurzsichtigkeit führen. Auch bei Schwachsichtigkeit im Alter leistet der Feuerstein oft Vorzügliches, indem er Licht ins Sehzentrum bringt. Denken wir dabei auch an die innige Beziehung des Siliciums zum Licht und erinnern wir uns an das wundervolle Farbenspiel und Feuer von Opalen, welche aus nichts anderem bestehen als reinem, geschichtetem Silicium.

Nur wenige Aspekte dieser Riesenarznei können hier zur Sprache kommen. Eine dem Mittel entsprechende Fleißarbeit hat CATHERINE R. COULTER vollbracht, deren *Portraits homöopathischer Arzneimittel I und II* jedem Adepten der homöopathischen Heilkunst ans Herz gelegt seien.

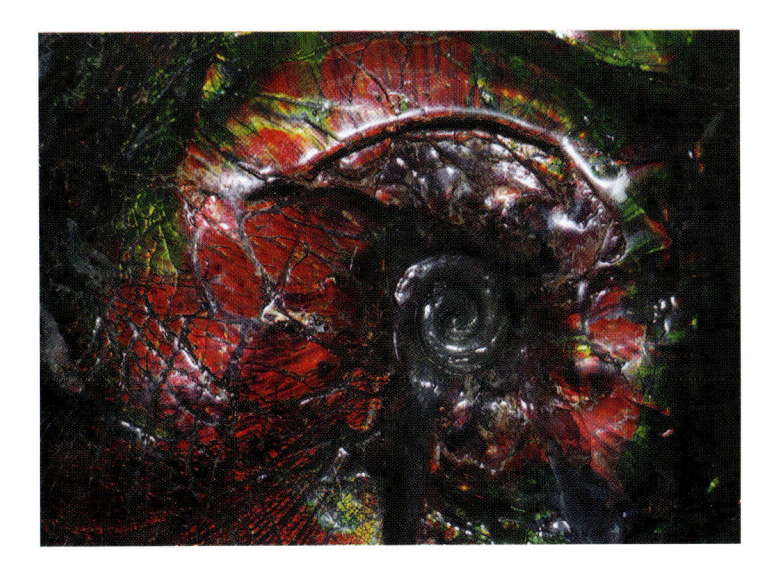

---

[55] CATHERINE COULTER: *Portraits homöopathischer Arzneimittel II,* S. 96, Haug-Verlag, Heidelberg.

Mitleid und Barmherzigkeit

Ich bin
nicht dein Mit-Leid,
denn ICH leide nicht
und das würde dir auch nicht helfen,
denn wozu wäre ein leidender Gott dir nütze?

Ich bin
die Zerstörung deines Mit-Leidens,
denn dein Mitleid selbst ist zerstörerisch.
Es zerstört dich
und es stört den Bemitleideten
in seiner Selbstfindung.

Ich bin
mitleid-los, denn ich SELBST
habe Leiden los-gelassen.
Aber ICH BIN Barmherzigkeit und Erbarmen.

Ich bin
die Pflege deines Herzens.
Ich kümmere mich um dich, —
aber ICH BIN nicht dein Kummer.
ICH ver-sorge dich,
aber ICH BIN nicht deine Sorge,
noch BIN ICH deine Kränkung oder Krankheit.

Ich bin
Leben, Licht und Liebe,
Wille, Weg und Wahrheit,
Friede, Freude, Freiheit

und das alles in dir:
Das ist MEINE Barmherzigkeit.

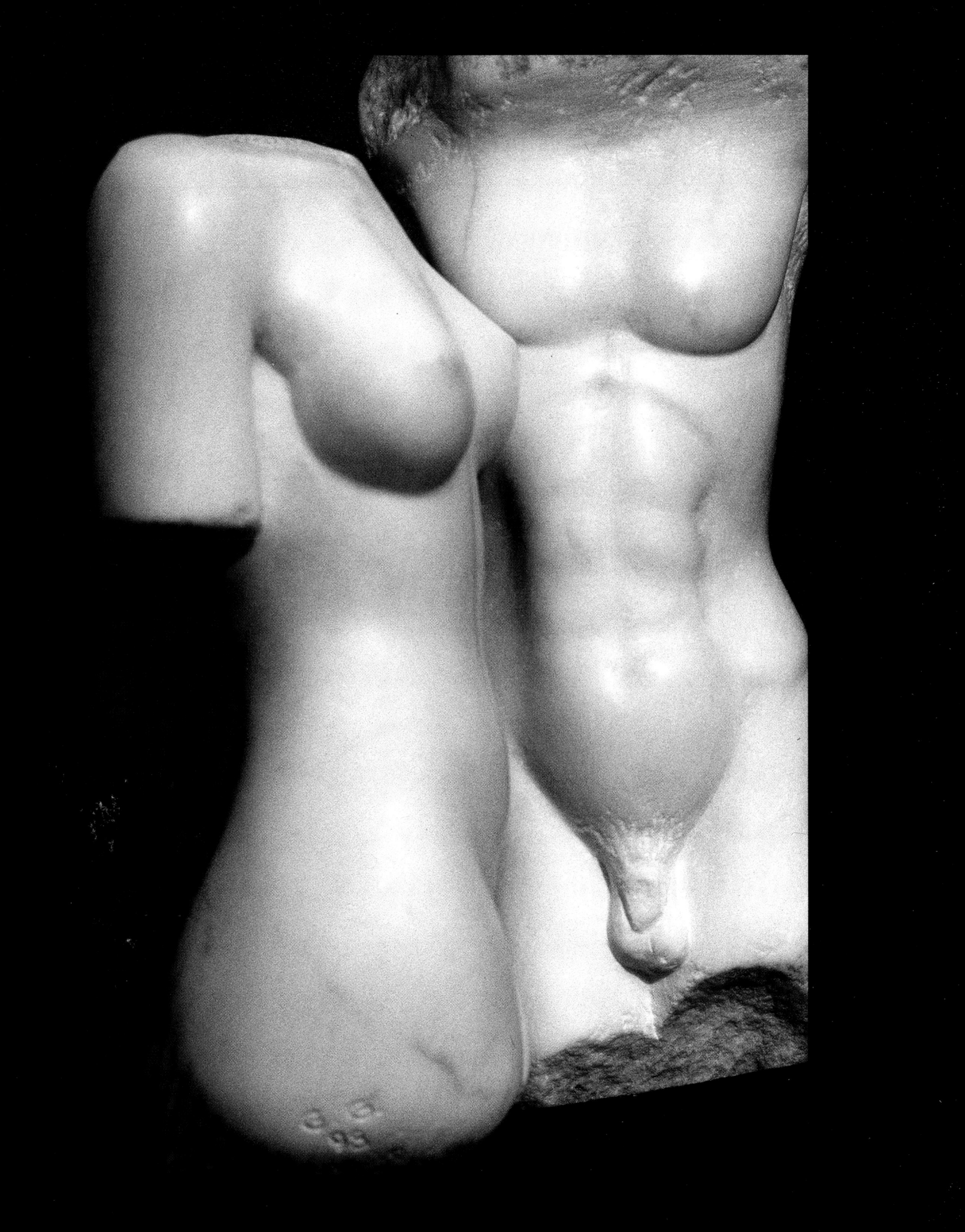

Causticum – der Ätzstoff Hahnemanns

»So seid mir gewarnt vor dem Mitleiden:
daher kommt noch den Menschen eine schwere Wolke!
Wahrlich, ich verstehe mich auf Wetterzeichen!«

Friedrich Nietzsche
(Also sprach Zarathustra)

Diese Kunstschöpfung Hahnemanns ist zutiefst verbunden mit Erlebniswelten und Gefühlsqualitäten von Erstarrung, Tod, Fegefeuer, brennendem Schmerz, Leid und »Ausgelaugt-Sein«.

Versuchen wir zunächst, ein wenig in die innere **Signatur** dieses Heilstoffes einzudringen, so müssen wir uns folgendes vor Augen halten:

Der Ausgangsstoff für die Herstellung dieser Arznei ist Marmor aus Carrara. Dieser besteht aus der über Jahrmillionen hin metamorphoisierten Fauna der Urmeere samt der Fülle der bei deren Absterben anfallenden Kalkpanzer. Dementsprechend ist seinen Atomen die Erfahrung von millionenfachem Tod eingeprägt.

Um den Ausgangsstoff für die Potenzierung zu gewinnen, erleidet der pulverisierte Marmor darüber hinaus noch eine spezielle Prozedur des Brennens und Löschens, wobei unter anderem auch eine Lauge entsteht, welche letztendlich dann destilliert wird. Beim anschließenden Potenzierungsprozeß werden nun deren geistige Prägemuster noch weiter aus ihrer Stofflichkeit befreit und können entsprechend dem Analogieprinzip zum Löschen ähnlicher psychischer Muster und ihrer physischen Ausprägungen beim Menschen eingesetzt werden.

So sind also Leid und »Mit-Leiden« zentrale Themen von Causticum. Ein Causticum-Charakter opfert sich für andere auf. Es gleicht – zumindest aus dieser Sicht – einer Art »Mutter Theresa« unter den homöopathischen Mitteln.

Einem unterbewußten Trieb nachgebend, folgen Menschen oft dem homöopathischen Grundgesetz und leben etwas, das sie überwinden wollen, in übersteigerter Form aus. So kann der geschulte Beobachter mitunter bereits durch das äußere Erscheinungsbild eines Mitmenschen auf Causticum hingewiesen werden. Solch eine Persönlichkeit – so sie denn in Reinkultur überhaupt vorkommt – kann durch grau-beige oder gar marmorierte Kleidung auffallen. Nicht zufällig findet Marmor eine Hauptverwendung in Form von Grabsteinen auf Friedhöfen.

Menschen, die darüber hinaus ein wenig ausgezehrt und wie vertrocknet erscheinen, liefern weitere Hinweise auf dieses Mittel. Wenn sie nun gar noch von einer chronischen Heiserkeit, brennenden Hautaffektionen und unwillkürlichem Harnabgang beim Husten oder Niesen geplagt werden, darf mit Sicherheit von einer hervorragenden Wirkung dieser tiefgründigen Arznei ausgegangen werden.

Die Hautfarbe von Causticum ist fahl, von einem etwas schmutzigen Grau-weiß. Eine leicht marmorierte Gesichtshaut mit bläulichen Säumen am Rande der Unterlippe mag ebenfalls ein Hinweis sein. Es entsteht ein Eindruck von frühzeitiger Erstarrung durch nicht überwundene Kümmernisse und Kränkungen, und man spricht dabei auch von einem »versteinerten Herzen«. Die vom griechischen Göttervater ZEUS in eine Statue verwandelte NIOBE ist ein Sinnbild für diese Versteinerung aus Schmerz.[56]

Eine Unterdrückung von Wirkkräften führt immer zu einem Verlust an Lebendigkeit. Wenn also »das Wirkende« vom Bewußtsein nicht verkraftet wird, gerät ein Organismus in Erstarrung. In unserer Realitätsebene finden wir solche Menschen des öfteren in Altersheimen in einer Atmosphäre von seniler Lähmigkeit, körperlichem Verfall, und allgemeiner Depression, die oft von einem Hadern mit dem Schicksal gekennzeichnet ist. Die Einnahme von *Causticum* kann in solchen Fällen inneren Frieden und eine Aussöhnung mit dem selbst erschaffenen Schicksal bringen.

Wenden wir uns als nächstem Charakteristicum dem **Brenn- und Löschvorgang** zu: Hier erleben wir, wie schon angedeutet, die reinigende Kraft des Fegefeuers auf der einen Seite und die erlösende Milde göttlicher Gnade auf der anderen.

Das unbewußte Märtyrertum, dieses ständige »In-der-Wunde-des-Anderen-Sein«, führt zu brennendem Seelenschmerz, welcher seine Signale an dafür typische Stellen des Körpers entsendet: an die Haut, in Form brennend-ätzender Ausschläge, (er will »aus der Haut fahren«), an die Luftröhre, in Form eines rohen wunden Gefühls (ihm »bleibt die Luft weg«), an die Zunge in Form einer Lähmung (es »verschlägt ihm die Stimme«, – genauer: er stottert) und an die Harnblase, die den inneren Druck ausgleicht, indem sie sich häufig unwillkürlich entleert (z.B. bei Kindern, die ähnlich **Acidum phosphoricum** zum Bettnässen im ersten Schlaf neigen).

Diese Trias von *Laryngitis, Urethritis und Ekzemen* ist typisch für *Causticum.*

Gehen wir weiter zur **Lauge**: Ein charakteristisches Merkmal von Laugen sind ihre quellend-saugenden Eigenschaften. In diesem Punkt berührt sich unser Mittel mit gewissen Eigenschaften von **Kalium carbonicum**. Im Gegensatz zum aktiven Angriff einer Säure ist der Angriff der Lauge versteckter und für den Organismus gefährlicher. Er ist gekennzeichnet durch Auszehrung, wie schon an dem Wort »ausgelaugt« deutlich wird. Diese Prozesse gehen meist langsam und unbemerkt vonstatten und machen sich durch allmählich um sich greifende Lähmungen bemerkbar. So ist unsere Arznei ein tiefgreifendes Mittel, um aus psychischen und physischen Lähmungen zu erwecken. Es würde diesen Rahmen sprengen, die Fülle der klinischen Indikationen aufzuzählen. Der Begriff »Lähmung« ist jedenfalls sehr weit zu fassen. Dabei kann eine Sprechhemmung, die sich durch Stottern bemerkbar macht, genauso gemeint sein wie eine Sprachlähmung nach Schlaganfall oder eine Gesichtslähmung durch übermäßige Kälte.

Kommen wir schließlich noch zu den Eigenschaften eines **Destillats**, so wird deutlich, daß beim Vorgang des Destillierens Wesentliches vom Unwesentlichen getrennt wird. Dieser Prozeß ist vergleichbar mit der fortschreitenden Läuterung und Bewußtwerdung eines Menschen im Verlauf vieler Erdenleben. ANGELUS SILESIUS prägte den schönen Zweizeiler, der hierzu paßt:

*»Mensch werde wesentlich, denn wenn die Welt vergeht,
dann fällt der Zufall fort, das Wesen das besteht.«*

---

[56] NIOBE hatte sich in überheblicher Weise gegenüber LETO ob ihrer zwei mal sieben Kinder gebrüstet. Die gekränkte LETO rief daraufhin ARTEMIS und APOLLO an, welche NIOBES Kinder bis auf eines töteten. Göttervater ZEUS, von Mitleid über NIOBES Schmerz bewegt, verwandelte sie in unempfindsamen Stein. Nur zur Sommerzeit lösen sich aus den versteinerten Augen NIOBES symbolisch die erlösenden Reuetränen.

Vieles, was dieses mächtige Mittel charakterisiert, ist unter dem, was zur Signatur gesagt wurde, schon angeklungen. Die Symptomatik, welche nach *Causticum* verlangt, resultiert aus einer Thematik, die sich um Begriffe wie zehrendes Leid, Grausamkeit, Gerechtigkeitsfanatismus und Märtyrertum rankt, worunter in diesem Falle eine Aufopferung für andere oder ein übertriebenes Mitleiden gemeint ist. Es kann sich um Menschen handeln, die einen anderen bis zu seinem Ableben gepflegt haben, Menschen, die sofort mitweinen, wenn jemand weint, die alles verschenken, was sie haben, die gar nicht mehr wissen, was es heißt, eigene Wünsche zu haben. Sie sind von schlichtem Äußeren, unauffällig und bescheiden und handeln nach dem Motto: »Einer trage des anderen Last.« Es ist, als wollten sie Sühne leisten für ein Verbrechen, von dem sie gar nichts mehr wissen. Ihr innerster Wunsch richtet sich nach der Aufhebung allen Leids, verbunden mit dem Verlangen nach Verbrüderung aller Menschen.

Der Gerechtigkeitssinn von **Causticum** kann sich bis zum idealistischen Fanatismus eines Revoluzzers oder Anarchisten steigern. Solche Menschen gehen für andere auf die Barrikaden, und es besteht dabei eine ausgeprägte Intoleranz gegenüber jeglicher Autorität oder sozialer Ungerechtigkeit. Unter dem Mantel äußerer Gefälligkeit und Einfühlsamkeit kann in Streßsituationen ein harter, herausfordernder Kern zum Vorschein kommen. Streitsüchtige und rechthaberische Politiker oder Gewerkschaftsführer, die sich bei Debatten ereifern und nicht einlenken wollen, können zu diesem Typus zählen.

Ein Glaubensmuster, das sich am Leid als der allein die Evolution des Bewußtseins vorantreibenden Kraft orientiert, erwächst aus Erfahrungen, die unter Umständen Jahrhunderte weit zurückreichen bis in die Zeit der Inquisition und Kreuzzüge.

Wir entdecken derlei Personen in dienenden Berufen, z.B. als Alten- und Krankenpfleger oder Diakonisse, als Mönch oder Nonne, als Sonderschullehrer, Familienhelfer, Telephonseelsorger, Tierschützer, Sozialarbeiter oder Psychotherapeut. Man findet sie unter denen, die gerne die Todesanzeigen in der Zeitung lesen genauso wie unter extremen Pazifisten.

Mutter THERESA oder ELISABETH KÜBLER-ROSS könnten als Beispiele herangezogen werden, um diesen Menschentyp näher zu kennzeichnen – was natürlich nicht heißt, daß ausgerechnet diese beiden über Leitsymptome verfügen müssen, welche die Einnahme von *Causticum* rechtfertigen würden. Die »Sym-pathie«, das »In-der-Wunde-Sein« geht unter Umständen – wie im Fall der THERESE VON KONNERSREUTH – so weit, daß der Mitfühlende das Stigma des Bemitleideten übernimmt. In esoterischen Kreisen spricht man dann davon, daß hierbei »*karma* abgenommen oder übernommen« wird.

Auch unter Behinderten finden sich häufig Menschen, die gut auf eine Behandlung mit dem HAHNEMANNschen Ätzstoff ansprechen. Ob es sich dabei um Kinder handelt, die schielen oder stottern oder durch eine Hasenscharte verunziert sind, um Unfallopfer, die an Krücken laufen oder im Rollstuhl fahren – es sind auf jeden Fall Menschen, die von einem besonders harten Schicksal getroffen wurden und gleichsam wie verätzt wirken. Sie finden es entwürdigend, wenn sie bemitleidet werden, oder verfallen im Gegenteil in Selbstmitleid und entwickeln ein besonders ausgeprägtes Verlangen nach Anerkennung und Sympathie. Ihre Rührseligkeit verhindert, daß sie Berichte im Fernsehen über das Elend auf der Erde und die in der Welt stattfindenden Greueltaten ertragen.

    Ähnlich geht es ihnen, wenn plötzlich Angehörige sterben. Anstatt den scheidenden Seelen freudig über deren Erlösung zum Abschied zu winken, verfallen sie in langanhaltenden Kummer, vergleichbar jener Trauer, die nach **Natrium muriaticum** verlangt.

Wenn wir versuchen, Analogien im Märchen oder der Literatur zu entdecken, so landen wir z.B. bei der Geschichte *Vom alten Mütterchen* oder dem Märchen vom *Gevatter Tod* oder dem *Totenhemdchen*. Auch in der Geschichte vom *Häßlichen Entlein* sind Ansätze verborgen, die einen Vergleich mit unserem Heilmittel zulassen. KONSTANTIN WECKER schreibt Lieder, in denen die »*Causticum*-Thematik« anklingt. Der von einer fortschreitenden Paralyse erfaßte kleine Junge in dem Spielfilm *Lorenzos Öl* gibt zu Überlegungen Anlaß, die in Richtung unseres Mittels deuten.

Am intensivsten wird das Thema Fegefeuer und Läuterung natürlich in DANTES *Göttlicher Komödie* angeschlagen.

Der Genuß am Leid kann mitunter zu masochistischen Praktiken wie Geißelung und dem Wunsch nach Analverkehr führen. Überhaupt scheint die Lebenskraft unter dem Einfluß auslaugender Erfahrungen zu pervertieren, sodaß vor allem ältere Männer Probleme mit ihrer Sexualität bekommen und ein starkes Verlangen nach minderjährigen Mädchen entwickeln. Es wird davon gesprochen, daß die Dunkelziffer der Väter, die ihre heranwachsenden Töchter mißbrauchen, ungemein hoch ist. Viele davon würden sicherlich in mancherlei Hinsicht von einer Behandlung mit unserem Mittel profitieren, doch müßte das ihrem eigenen Wunsch nach Veränderung entsprechen. Der große französische Homöopath JEAN PIERRE GALLAVARDIN[57] hat in solchen und ähnlichen Fällen den Angehörigen immer wieder einmal empfohlen, den Betreffenden wie auch den Betroffenen homöopathische Globuli heimlich zu verabfolgen. Ich halte diese Vorgehensweise aus verschiedenen Gründen für fragwürdig, jedoch muß sich jeder seine Meinung hierüber selbst bilden.

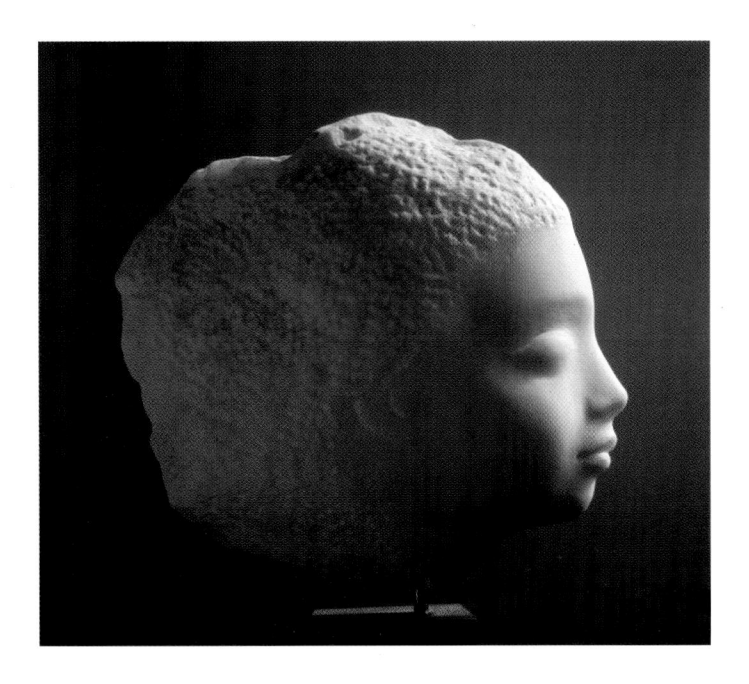

---

[57] GALLAVARDIN, J.P.: *Homöopathische Beeinflussung von Charakter, Trunksucht und Sexualtrieb,* 8. Auflage 1991, Haug-Verlag, Heidelberg.

Stärke und Schwäche

Ich bin
deine Stärke
und ich bin
deine Schwäche.

Hebst du einen Felsblock,
zeigst du Kraft.
Gehst du anderen voran,
zeigst du Stärke.

Kraft, die überheblich wird,
neigt zur Gewalt.
Stärke, die überlegen sein will,
unterdrückt andere.

Ich bin nicht,
was dich verdummt:
Gewalt in Tätigkeit.
Ich bin nicht,
was dich stürzt:
Stärke, die Macht ausübt.

Aber ich bin
das Eine im Anderen:
heilsame Schwäche
nach unbesonnener Kraftvergeudung, –
wieder erwachende Stärke
nach der Besinnung.

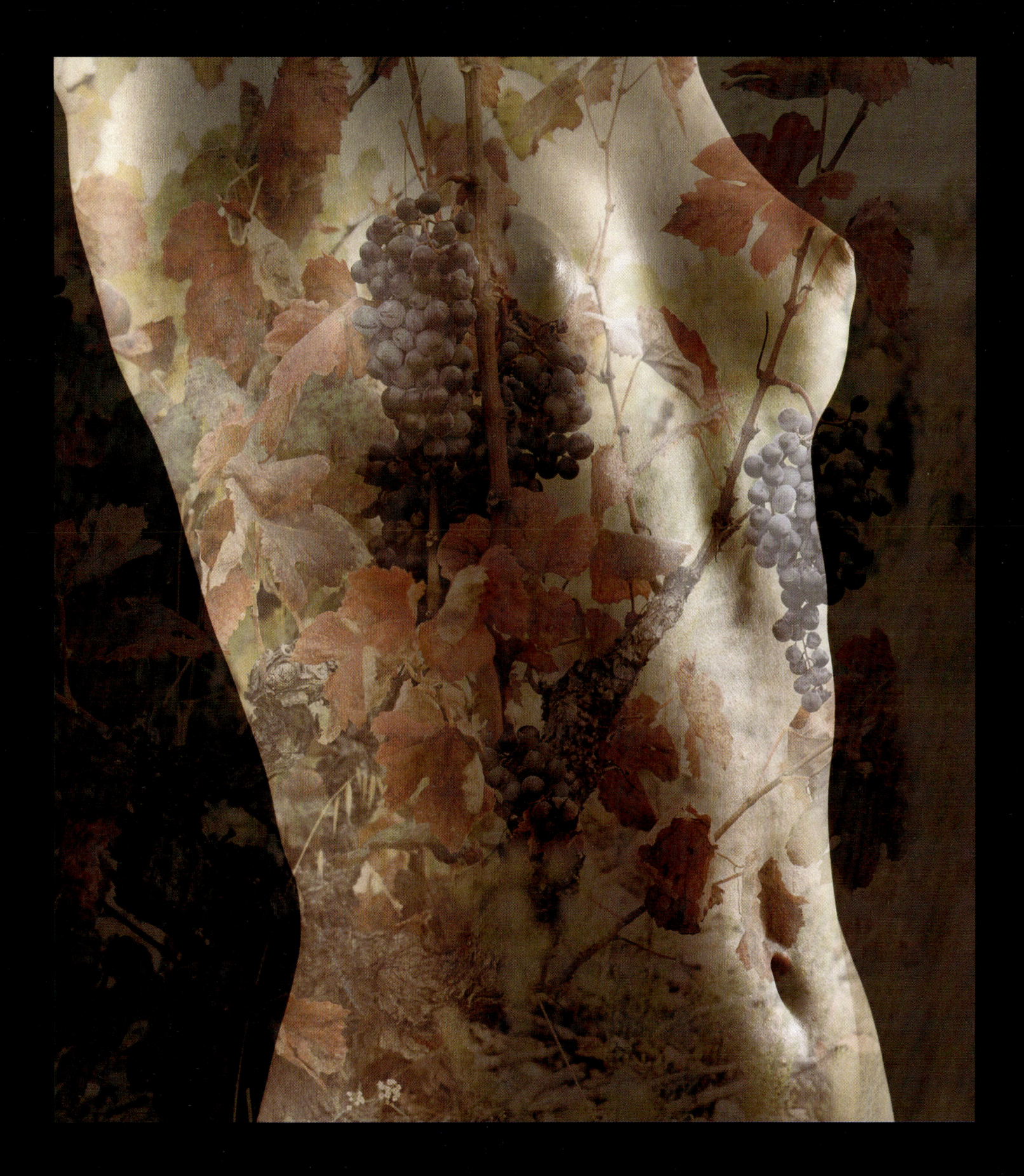

STANNUM – Zinn

»Ich bin ein Geländer am Strome:
fasse mich, wer mich fassen kann! Eure Krücke aber bin ich nicht.«

FRIEDRICH NIETZSCHE
(Also sprach Zarathustra)

Zinn entspricht auf der Ebene der Metalle dem Prinzip JUPITER. Jupiter, das bedeutet Stärke, Güte, Weisheit und Gelassenheit. Hinter der Weisheit des Jupiter-Prinzips stecken göttliche Wirkkräfte, die sich zur Kraft menschlichen Denkens niederschlagen und auf der Ebene der Körperorgane, wie wir gleich sehen werden, hauptsächlich der Leber entsprechen.

Das Zinn hat sich im Gegensatz zum Kupfer ganz aus dem wäßrigen Element zurückgezogen. Man denke nur an die trockene Sprödigkeit von Zinn, das unter Einwirkung von Frost sogar zu Staub zerfällt. Es wohnt ihm jedoch die Fähigkeit inne, plastische Formen aus dem Flüssigen heraus zu gestalten. Wirkt der Kupferprozeß belebend auf den Kreislauf, so gestaltet der Zinnprozeß Organe und Skelettknorpel aus kolloidalen Lösungen heraus. Knorpelmasse stellt, dem Löt-Zinn vergleichbar, eine Verbindung zwischen zwei Knochen her. RUDOLF HAUSCHKA weist darauf hin, daß sogar die Fähigkeit einer logischen Gedankenverknüpfung dem Zinnprozeß zuzuordnen ist, wie er auch »das Gehirn als physisches Gegenbild einer lichtvollen Gedankenwelt« erkennt:

»Heute ist der Thron Jupiters nicht mehr in den Wolken, sondern im menschlichen Gehirn, und hier ist er noch verhangen im Nebel irdischer Gebundenheit.
　Und wenn unsere Gedanken nicht mehr von der Wärme der Begeisterung durchdrungen sind, erfrieren sie zu ›grauer Substanz‹ und zerfallen in atomistische Abstraktionen.«[58]

Auf einer tieferen Ebene entspricht diesem Vorgang das, was mit Zinn unter der Einwirkung von Frost geschieht: Es bilden sich Beulen (»Zinnpest«), welche schließlich aufbrechen und ein graues Pulver entleeren. Diese Signatur macht das Zinn zu einem echten Konkurrenten von **Agaricus** – dem *Fliegenpilz,* wenn es um die Behandlung von Frostbeulen geht. (Beim Fliegenpilz ist es die rote Kappe mit den weißen Flocken darauf, die an frisch gefallenen Schnee erinnern).

PARACELSUS wußte, »daß Luft im Zinn den Körper liefert, sonst aber in keinem Metall«. Das macht die Ähnlichkeit des Zinns mit der Zellatmung der Leber und dem Atmungsprozeß innerhalb der Lunge verständlich.

Eine empfindliche Störung des Atmungsorgans Lunge und der Zellatmung innerhalb der Leber führt zu einer profunden Schwäche mit chronischer Müdigkeit und Erschöpfung. Das kann bis zu einem völligen Kräftezusammenbruch mit ohnmachtsähnlichen Schwächeanfällen gehen. Der Zinn-Patient ist manchmal unfähig, einer geregelten Arbeit nachzugehen. Viele Gedanken durchkreuzen sein Gehirn, er beginnt unterschiedliche Arbeiten, hat aber nicht die Kraft, sie zu beenden.

---

[58] RUDOLF HAUSCHKA: Substanzlehre, S. 220.

Wir finden diese Schwäche in der Folge chronischer Leberentzündungen *(Hepatitiden)* oder bei beginnenden degenerativen Erkrankungen der Lunge. Neben **Kalium carbonicum** und **Phosphor,** ist **Stannum** wahrscheinlich das wichtigste Mittel, welches gefragt sein kann, wenn es um das endgültige Auskurieren einer Tuberkulose-Erkrankung geht. Wir können aber auch bei aufkommender Heiserkeit eines Redners an Stannum denken, bei der meistens Causticum oder Phosphor gegeben wird.

Wegen der stets vorhandenen Schwäche überfällt den Zinn-Patienten die Angst vor einer unheilbaren Krankheit, und das führt uns – sofern er vielleicht auch noch über einen kugelförmigen, schleimig-froschlaich-ähnlichen Auswurf von süßlichen Geschmack klagt – unweigerlich in Richtung Stannum als dem vermutlich besten Simile für seine Beschwerde. Dieser Auswurf kann jedoch auch zäh und fest sein. Auf alle Fälle zeigt der ihn begleitende üble Geruch an, daß Energiemangel und Stagnation in der Lunge herrschen. Aber es fallen auch noch andere Symptome in Verbindung mit Hals und Lunge in den Tätigkeitsbereich von Stannum. Die Spannbreite reicht vom rohen Gefühl im Kehlkopf beim Schlucken, mit Absonderung von Schleimhautfetzen, bis zum wunden Gefühl in der Luftröhre oder stechendem Schmerz in der Brust bei einem äußerst quälenden und erschöpfenden Husten. Dieser Husten kommt langsam, schleichend, und er verliert sich auch nur langsam. Er verschlimmert sich beim Liegen auf der rechten Seite. Dasselbe gilt für die dem Zinn eigentümlichen Schmerzen. Auch bei sich äußerst lang hinziehenden und auszehrenden grippalen Infekten kann man an Stannum denken.

Schwere Schicksalsschläge und ein Mangel an psychischer Robustheit können zu diesem Auszehrungs-Syndrom führen. Notwendige Konfrontationen zur Klärung von Standpunkten werden vermieden. Es hat einem »die Sprache verschlagen«. Man atmet nicht mehr durch und »hustet dem Gegenüber lieber etwas« anstatt beherzt seinen Standpunkt zu vertreten. Eine Art »Handlungslähme« hat sich breitgemacht.

Zinn selbst macht einen relativ grauen und farblosen Eindruck, trägt aber in sich die Organisationskraft, um Farben hervorzuzaubern. Es ist ein Katalysator für Licht und Farbe. Und so bringt es auch wieder Farbe auf die Wangen eines an diesen energetischen Blockaden in Lunge und Leber leidenden Menschen, wenn es von dessen Symptomatik her angezeigt ist. Stannum bringt äußere Kraft zurück und führt zu innerer Stärke.

Ein interessantes Symptom, das sich das Zinn nur mit wenigen anderen Mitteln teilt, ist ein meist nach innen drückender Kopfschmerz, der mit der Sonne steigt und fällt. Ganz allgemein verschlechtert sich der Stannum-Patient parallel mit dem zu- und abnehmenden Tag. Bemerkenswert ist auch ein nagendes Leeregefühl in der Magengegend. Der Stannum-Patient hat das eigenartige Gefühl von Schweißbildung, ohne daß tatsächlich Schweiß in Erscheinung tritt.

Wenn **Sepia** bei Gebärmuttersenkung versagt, kann man an Stannum denken. Es teilt sich den nach unten drängenden Schmerz im Uterus mit dem Tintenfisch.

Eine wichtige Indikation für Stannum bieten darüber hinaus viele ältere, schnell entmutigte Menschen, welche über eine zittrige Schwäche in den Kniegelenken beim Treppensteigen klagen und daran zweifeln, daß es ihnen je wieder besser gehen wird.

Antonie Peppler bringt die Leitidee von Stannum auf den Nenner: »Nicht erlaubter Lebensgenuß«. Die Kraft wurde für andere ausgegeben und für das eigene Wohlergehen ist nichts übrig geblieben. Das Lachen ist ihm vergangen. Dementsprechend verschlechtert Lachen sofort die gesamte Symptomatik. Die potenzierte Arznei trägt die Botschaft an das Bewußtsein heran, sich den Reizen des Lebens wieder zu öffnen und befreit durchzuatmen.

Leidenschaft und Mut

Ich bin
deine Leidenschaft
und ICH BIN,
der dir Leiden schafft,
wenn dein Mut zum
Übermut wird
und deine Demut zum Hochmut.

Wenn aber dein Wagemut wächst, aufzudecken,
wer dir solche Un-Annehmlichkeiten macht,
dann BIN ICH wohl-gemut über deine Entdeckung,
dass es nichts Unangenehmes gibt,
sondern nur Menschen, Tiere und Dinge,
die du nicht annehmen willst,
weil du die Mühe scheust,
dich ihnen ähnlich zu machen,
um sie besser zu verstehen,

bis du deinen Ver-stand
zum Schweigen bringst
und dir bewusst wird,
dass alles gleichermassen kostbar ist,
denn ICH BIN in allem
und ICH BIN diese Kostbarkeit,
bar aller Kosten
und bereit, sich von dir
kosten zu lassen.

Und so BIN ICH
also auch deine Neu-Gier,
dich von MIR ergreifen zu lassen,
damit du be-greifst,
was Ergriffenheit heisst.

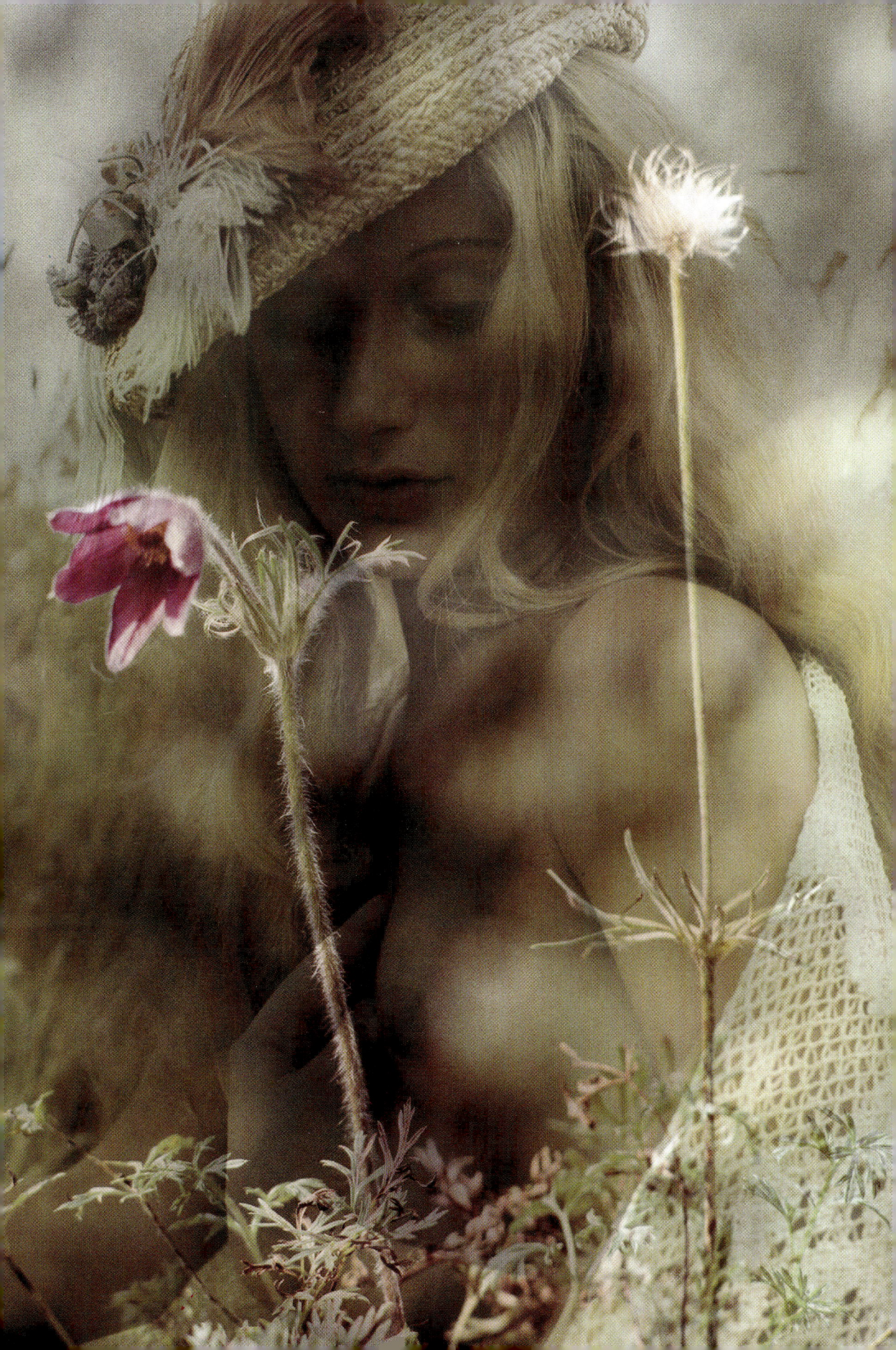

Pulsatilla – die Küchenschelle

ein europäisches Hahnenfußgewächs

*»Ich will Kobolde um mich haben, denn ich bin muthig.
Muth, der die Gespenster verscheucht,
schafft sich selber Kobolde, – der Muth will lachen.«*

FRIEDRICH NIETZSCHE
(Also sprach Zarathustra)

Die Entwicklung von Mut und Leidenschaft – (im besten Sinne dieses Wortes) – ist angesagt für Pulsatilla-Charaktere. Eine übergroße Schüchternheit und Furchtsamkeit, vor allem beim Alleinsein, im Zwielicht und in der Dunkelheit, verhindern die freie Entfaltung des im Kern des Wesens angelegten kreativen Potentials solcher Menschen.

So wie das kleine Pflänzchen Schutz am Boden sucht, sind diese Kinder – und später auch Frauen – sehr anlehnungsbedürftig und abhängig von Trost und Zuwendung.
  Bei Männern findet sich die nach Pulsatilla verlangende Symptomatik seltener, oder sie ist durch erzwungene Anpassung an die Gesellschaftsnormen mit ihrem Leistungsdenken oft unterdrückt.

Alles an diesem kleinen Pflänzchen ist zart und zerbrechlich. Nur 10-20 cm erhebt sich die Küchenschelle auf meist trockenen Wiesen und Kalkböden über den Grund. Feine filigrane Blättchen lassen ein zartes Gemüt ahnen. Die flaumigen Härchen auf dem Stiel, den Blättern, ja sogar an den Außenseiten der zur Glocke geformten, meist blauvioletten Blüten – es gibt auch noch eine weiße und gelbe Varietät – erinnern an Babyhaar oder den blonden Flaum auf sonnengebräunter Haut junger Mädchen, die noch etwas scheu und unsicher unbewußt ihre Entwicklung zur Frau verzögern.

Die im Verhältnis zur übrigen Pflanze große Blüte läßt zwar einen entsprechend starken Bezug zum Geschlechtlichen ahnen, jedoch spielt sich analog hierzu beim artverwandten Menschentypus vielfach dieses Geschlechtsleben nur in der Phantasie ab, aus Angst vor der eigenen dunklen, triebhaften Seite. Das sanfte Violett der Blüte weist auf eine stark vergeistigte Sexualität hin.

Wir können uns diesem kleinen und nichtsdestoweniger höchst bemerkenswerten Pflänzchen aus vielen geistigen Perspektiven nähern. Andernorts habe ich eine psychohomöopathische Schau von Pulsatilla anhand des Märchens *Die Gänsemagd* angeboten. In *Eros und sexuelle Energie durch Homöopathie* wird ausführlich auf die erotischen Komponenten des Mittels eingegangen. Hier nun wollen wir versuchen, zu einer Wesensschau zu gelangen, die vom äußeren Erscheinungsbild der Pflanze und ihren Funktionen ausgeht.

Die Verschlimmerungsmodalitäten der Pulsatilla-Symptomatik ergeben sich aus den Bedingungen zum guten Gedeihen der Pflanze: Sie blüht im Frühjahr, unter Zufuhr von viel Feuchtigkeit und verschließt sich am Abend vor der Kälte der Nacht.
  Dementsprechend finden wir oft ein Eintreten der Symptome im Frühling – auch übertragen im Frühling

eines Menschenlebens –, eine Verschlimmerung durch zuviel Flüssigkeit; ein Pulsatilla-Anwärter trinkt kaum je viel – und eine auffallende Angst vor dem Zwielicht der sich hernieder senkenden Nacht. Trotzdem fühlt sich die Küchenschelle und der ihr ähnliche Mensch immer besser an der frischen Luft und bei Bewegung.

Da die geschlechtsreifen Samen, ähnlich den Schirmchen des Löwenzahns, durch den Wind transportiert werden, muß der Stiel der Pflanze sich vorher gewaltig in die Länge strecken, damit die straußenfederähnlichen Träger des Erbguts überhaupt vom Wind erfaßt werden können. Dieser Stiel wird bei der Samenreife über 30 cm hoch.

Ähnlich verhält es sich mit den Wachstumsvorgängen in der Pubertät: Um sich dem Wind des Lebens auszuliefern, sind Demut und Hingabe an die eigene Bestimmung vonnöten, das Vertrauen in die innere Führung zur Erfüllung des von der Seele vorgegebenen Lebensplans. Dabei muß sich sowohl Körper wie auch Gemüt des jungen Menschen strecken, um zu wachsen, und so kommt es – nicht immer nur bei zart besaiteten Gemütern – eben oft zu den genannten ängstlichen Gefühlen.

Das ist ganz natürlich, denn wenn wir Neuland betreten, wagen wir uns mit dem uns bisher zugänglichen Instrumentarium an Wissen und Können in unbekanntes Gelände vor, um unseren Erfahrungsschatz anzureichern. Diese »Neu-Gier« auf bisher nicht Zugängliches entspricht aber einem Urprinzip der Evolution.

Pulsatilla befindet sich ständig in latenter Erwartungsangst und hat im wahrsten Sinne des Wortes »Schiß« vor allem Neuen. Bei kleinsten Diätfehlern kommt es zu Durchfall. Schweinefleisch und fette Speisen werden im Fragebogen zur homöopathischen Anamnese als unverträglich angegeben: Trost und Unterstützung bessern jedoch sofort die gesamte Symptomatik.

Zu diesem Neuen gehört beim heranwachsenden Menschen auch der Kontakt und die Kommunikation mit dem anderen Geschlecht. Werden Berührungsängste übermächtig, ist jede Beziehung primär gekennzeichnet durch das Wort Vermeidung. So macht sich unter Umständen ein junger Mensch sogar »un-ansehn-lich«, z.B. durch eine *»juvenile Akne«*. Eine unterdrückte, zu schwache, verzögerte und meist schmerzhafte Regelblutung ist dabei beim weiblichen Geschlecht die Folge.

Oder sie reagiert allergisch auf den alljährlich zur Frühjahrszeit stattfindenden »Pollenflug« und produziert – symbolisch für die Angst vor dem männlichen Gegenpol – Symptome von Heuschnupfen.

Da die Pulsatilla-Frau einen unterbewußten Wunsch nach Kindern hegt, dies aber aus Angst vor einer Schwangerschaft nicht zuläßt, kann es sogar zu einem – scheinbar nicht erklärlichen – Austritt von Milch aus den Brüsten kommen.

Beim männlichen Geschlecht stoßen wir bisweilen auf eine Art von »Still-Neid«, nämlich dann, wenn eine Frau dem Baby die Brust gibt und der Mann dadurch das Gefühl hat, zu kurz zu kommen. In solchen Fällen hilft die Küchenschelle auch den Herren der Schöpfung, diese Art von Eifersucht zu transformieren.

So wie sie sich selbst Zuwendung wünscht, überhäuft Pulsatilla auch andere mit ihren Zärtlichkeiten. Es kann vorkommen, daß sie sich gleichzeitig oder kurz hintereinander in zwei Männer verliebt oder sich nicht zwischen ihnen entscheiden kann. Erleben wir sie an einem Tag weinend vor Glück, so kann es sein, daß am nächsten Tag schon Kummertränen fließen. Die Pulsatilla-Frau weint viel, vor allem wenn sie Publikum hat oder von ihren Beschwerden spricht. Dieses merkwürdige Symptom finden wir auch bei **Kalium carbonicum**, **Sepia*** und **Medorrhinum**. Durch emotionale Ausbrüche gelingt es den betreffenden Menschen, den ersehnten Zuspruch zu bekommen.

Ein Zucken der Glieder beim Einschlafen kündet davon, daß die Seele aufmuckt, weil eine direkte Konfrontation mit den zur Bearbeitung anstehenden Themen vermieden wird. In den Träumen der Pulsatilla-Frau spiegeln sich ihre Wunschvorstellungen: Sie träumt von Märchenprinzen, von hüftlangen Haaren, vom Heiraten, von Schwangerschaften und Embryonen, vom Eierlegen, von der Jungfrau Maria, von Räumen voller Männer oder gar von nackten Männern in ihrem Bett. Hinter relativ häufig vorkommenden Träumen von Katzen verbirgt sich der Wunsch nach erfüllter Weiblichkeit und Zärtlichkeit, nach seelischen und körperlichen Streicheleinheiten.

Die Angst vor der eigenen Verantwortlichkeit treibt ein Pulsatilla-Mädchen mitunter zu häufigem Gebet und in einen religiösen Fanatismus. Das ist geradezu ein Leitsymptom, das in dieser Stärke nur **Aurum*** und **Veratrum album***, der *weißen Nieswurz* zu eigen ist. Das kann dazu führen, daß solch ein Menschenkind noch mehr von seiner eigenen Macht abgibt und sich einer religiösen Sekte zuwendet, die ihm diese Verantwortung – und meist noch mehr – nur zu gern abnimmt. Diese Neigung zur inneren »Ohn-Macht« führt dann auch leicht zu äußerlich erkennbaren Ohnmachten, vor allem in überfüllten Räumen und in Kirchen. Pulsatilla zweifelt an ihrem Seelenheil, erwartet Bestrafung und entzieht sich durch »Selbst-Entmachtung«.

Die Blumenseele Pulsatilla wie auch die menschliche Seele warten auf diesen Wind des Lebens, um – sich selbst – zu entbinden, oft auch vom eigenen Zuhause, was mit entsprechenden »Geburtswehen« und Gefühlen von Heimweh verbunden sein kann.

Dieses Warten auf das Wehen des Windes macht den hochpotenzierten Heilstoff dieser Blume – ähnlich **Caulophyllum*** – zu einem gleichermaßen hervorragenden Mittel bei »Wehen-Schwäche« wie auch oftmals bei Heuschnupfen. Pulsatilla kann bei Menstruationsanomalien nach Pilleneinnahme helfen, wie bei unterdrückter Menstruation ganz allgemein. In Sachen Geburtshilfe kann die Macht dieses Heilstoffes sogar so weit gehen, daß der energetisch-informative Anstoß dazu beiträgt, die Querlage eines Kindes auf sanfte Weise zu korrigieren. Dem sanften Wesen entspricht die milde Konsistenz aller körperlichen Absonderungen. Ein Schnupfen zeigt ähnlich weißlich-sahnige bis gelblich-cremige Absonderungen wie ein vaginaler Ausfluß.

Durch ihren besonderen Bezug zum Wasser ist der Säfteleitungsapparat der Pflanze stark gefordert. Das macht die Küchenschelle auch zu einem großen Mittel bei Venen- und Blasenleiden. Die Zufuhr von zuviel Wasser belastet das venöse System dieser Menschen, sodaß es – vor allem in der Schwangerschaft – häufig zu Krampfadern (*Varicosis*), Venenentzündung (*Phlebitis*) oder Blasenentzündung (*Cystitis*) kommt. Das Hochlegen der Beine bessert den hinter dieser Symptomatik steckenden »Aktions-Stau«: Möglichst nicht in Bewegung gehen müssen! ist die unterbewußte Devise. Das Baden leidender Teile lindert – z.B. bei vielfach auftretenden Krampfaderschmerzen – ähnlich **Ledum*** – dem *Sumpfporst* die Beschwerden. Dahinter mag der Wunsch stecken, Klarheit über die nicht bearbeitete Problematik zu gewinnen.

Die glockenförmigen Blüten der Küchenschelle neigen sich sanft nach unten. Dementsprechend zieht der Pulsatilla-Charakter gerne den Kopf ein, ja – er steckt ihn sogar in Vogel-Strauß-Politik am liebsten »in den Sand«.

So sanft dieses Pflänzchen anmutet, so sanft ist auch – meistens – das Wesen des Pulsatilla-Charakters, von einigen schrillen Szenen, leicht hysterischen Ausbrüchen und eifersüchtigen Auftritten einmal abgesehen: Ziemlich schnell ist sie gekränkt, doch wird auch wieder eingelenkt – besonders wenn man ihr Anerkennung zollt und Gelegenheit zum Kuscheln gibt.

Die erwachsene Pulsatilla sucht, – möglichst in gesicherten finanziellen Verhältnissen – eine Familie zu gründen. Sie liebt es, all ihre Lieben stets um sich zu haben und hat gerne eine volle Speisekammer, um dieselben gut zu versorgen. Wir finden sie aber genauso unter Photomodels, wie als Krankenschwester, einfache Landfrau oder Prostituierte.

Auslösende Faktoren einer Pulsatilla-Symptomatik sind unter anderem: Enttäuschter Ehrgeiz, eine Ablehnung durch den Partner während der Schwangerschaft, Eifersucht oder das Flügge-werden der Kinder, die das Haus verlassen. Auch das Gefühl, durch eine Entfernung der Eierstöcke *(Ovarektomie)* an Weiblichkeit eingebüßt zu haben, kann zu Symptomen führen, die nach der Küchenschelle verlangen.

Unter dem Einfluß der potenzierten Arznei beginnt eine Transformation in Richtung zunehmenden Selbstbewußtseins und der Übernahme von Eigenverantwortung. Gleichzeitig wird die Fähigkeit erhöht, sich in den Wind des Lebens zu stellen und sich ihm zu beugen, ohne zu brechen.

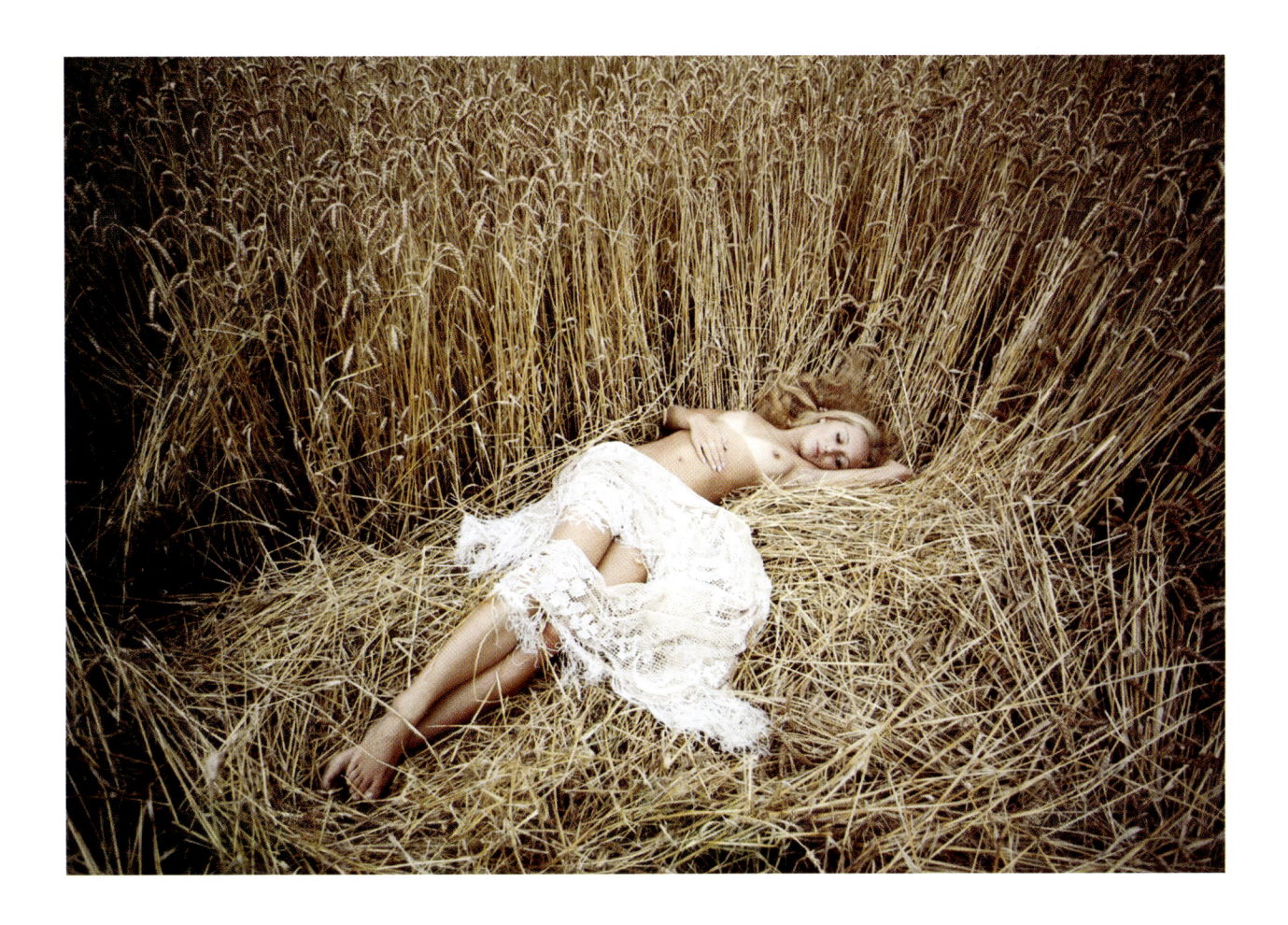

Tugend und Laster

Ich bin
in der Tugend
und ich bin
im Laster.

Wie übertriebene Tugend
den Keim des Lasters in sich trägt,
gebiert Laster im Übermass
die weisse Lilie der Tugend.

Tugend, die ich bin;
erwächst aus lebendiger Kraft,
gepaart mit Reinheit des Denkens.
Laster ist Last
durch Verbrauch dieser Kraft
im Genuss.

Doch, –
wird Tugend dir lästig,
wirf ab diese Last!
Ein Rest von Laster
will gelebt sein,
um los zu lassen, was dich beschwert;
doch erschaffe nicht neues,
während du altem deinen Segen gibst!

Wird Laster faul,
bringt der Same der Unschuld
in dieser Frucht
von selbst die Blume der Tugend
zur Blüte.

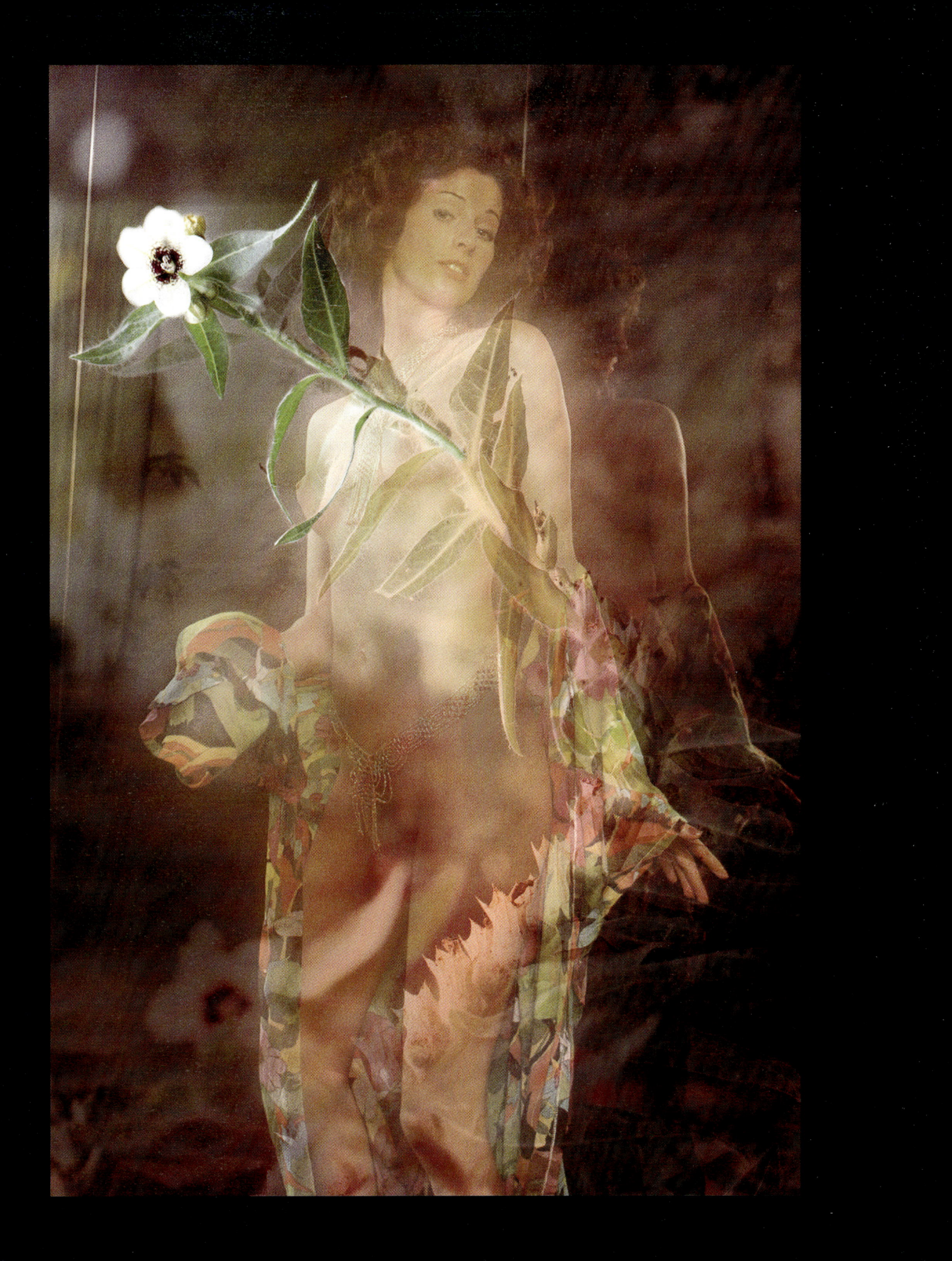

HYOSCYAMUS – das Bilsenkraut,

ein Nachtschattengewächs Asiens, Europas und Nord-Afrikas

»Und selbst wenn man alle Tugenden hat, muß man sich noch auf Eins verstehn:
selber die Tugenden zur rechten Zeit schlafen schicken.«

FRIEDRICH NIETZSCHE
(Also sprach Zarathustra)

Diese zigeunerhaft unbeständige Pflanze, die auf Schuttplätzen, an Gräben oder nahe von Burgruinen auftaucht und übers Jahr schon wieder verschwunden sein kann, ist der vielleicht düsterste Vertreter der Nachtschattengewächse, welche die dämonischen Kräfte des Dunkels auf unserer Erde zum Ausdruck bringen.

Bei ihrem Anblick verspürt auch ein Unbefangener sofort etwas Bedrohliches, jedoch wird er andererseits leicht gefangen genommen sein, von der bizarr-lasziven Eleganz dieses Gewächses, dessen Auszüge (neben Belladonna, Mandragora, Stramonium u.a.) einen Hauptbestandteil der von Hexen verwendeten »Flugsalben« ausmachte, welche sie befähigten, ihren Astralkörper vom grobstofflichen Leib zu trennen, um sich vor allem sexuellen Ausschweifungen hinzugeben.

Die griechische Bezeichnung *Hyoskyamos* – »Saubohne« wurde von dem deutschen Arzt und Kräuterheilkundigen OTTO BRUNFELS (1488-1534) darauf zurückgeführt, daß Schweine Krämpfe bekommen, wenn sie Bilsenkraut fressen.

Wahrscheinlicher ist jedoch die Annahme, daß die schöne Zauberin Circe, welche Odysseus Gefährten in Schweine verwandelt haben soll, diese mit Hilfe eines Bilsenkrauttrankes zu Säuen gemacht hatte bzw. sie an ihre primitivsten Gelüste und Instinkte auslieferte.

Die klebrige Behaarung dieser zottig-wilden Pflanze erinnert an den Bocksfuß des großen PAN, aus dem unter dem Einfluß des Christentums der Teufel wurde, und die fledermausähnlichen, lappig-graugrünen Blätter rufen eine Assoziation zum Grafen Dracula wach. Den von diesem Kraut ausgehenden Geruch vergleicht der Anthroposoph WILHELM PELIKAN mit dem, »den langhaarige, durchnäßte Hunde in die Stube bringen.«[59]

Meist setzt eine erste Blüte dem sprossenden Wachstum des Hauptstammes, auf welchem sie wie aufgepfropft zu sitzen scheint, ein jähes Ende.

Das erinnert an frühreife Kinder, die – in schlechter Gesellschaft verkommener Jugendlicher – sich viel zu überstürzt und unter lieblosen Umständen allerlei obszönen Spielchen hingeben und ihre Lebenskraft dabei verschleudern.

Der düster-violette Rachen dieser leichenhaften Blüte, mit ihrer schwefelgelb bis ockerfarbenen (Hyoscyamus aureus) oder weißen (Hyoscyamus albus) Grundfärbung, welche von einem Netzwerk violetter Äderchen durchzogen ist, erinnert an die durchscheinende Blässe junger Mädchen und Frauen, welche dem Grafen der dunklen Lüste huldigen.

Der Bewegungstrieb der Pflanze in Richtung Licht wird durch diese frühreife Blüte auf dem Hauptstamm fürs erste unterbrochen. Die vegetative Kraft wird gefesselt, ähnlich einem Menschen, der gefesselt ist von seinen eigenen zerstörerischen Leidenschaften, sodaß keine Evolution des Bewußtseins stattfinden kann.

---

[59] WILHELM PELIKAN: *Heilpflanzenkunde I*, S. 175, Philosophisch-Anthroposophischer Verlag Goetheanum, CH-Dornach.

Das Aufwärtsstreben der Pflanze weicht dann wie unter Schock vor dieser Vergewaltigung durch eine Blüte nach den Seiten hin aus und bildet Nebentriebe. Das verleiht dem Gewächs oft den Anschein einer Verkrüppelung.

Ähnlich verhält es sich mit Kindern und Jugendlichen, die ein liebloses Elternhaus frühzeitig zu Seelenkrüppeln verkommen läßt. Auf ihrer Suche nach Liebe geraten sie dann auf Nebengeleise und machen eine Reihe weiterer schlechter Erfahrungen, sodaß sie immer mehr von Mißtrauen und Argwohn geprägt werden.

Auch die normale Spiraltendenz beim Wachstum der Blätter ist beim Bilsenkraut verzerrt. So nimmt dieses Kraut bestimmte planetare Einflüsse und Rhythmen wohl auf, kann sie aber nicht richtig verarbeiten, wodurch es zu diesen Entgleisungen in ihrem Wachstum kommt. Im ganzen gesehen, folgt sie saturninen Kräften.

Durch die meist frühzeitig vom Hauptstamm abzweigenden Nebenäste entsteht das Gegenteil einer nach oben strebenden, zentrierenden Gebärde – nämlich eine trichterförmige Gestalt von saugendem Charakter. Auch hierin äußert sich wieder das verschlingende, egozentrische Wesen dieser Pflanze, welche die den reifenden Kapseln entspringenden Samen nach innen in diesen Trichter wirft. PELIKAN sieht das im absoluten Gegensatz zu der nach außen gerichteten, schenkenden Gebärde eines Obstbaumes.

Die Samen können übrigens unter Licht- und Luftabschluß im Schoß der Erde viele Jahrhunderte überdauern, um dann, eventuell durch Bauarbeiten in der Nähe mittelalterlicher Gemäuer wieder zutage gefördert, aufs neue eine Pflanze ins Leben zu rufen. Das sogenannte Böse ist eben nicht umzubringen und wie alles, was existiert, ein Teil des Lebens.

Der Schwerpunkt der Heilwirkung des potenzierten Stoffes wird darin liegen, eben jene die Seele niederziehenden Kräfte zu überwinden. Dabei wird das Sonnengeflecht dahingehend angeregt, die Ich-Organisation wieder Macht gewinnen zu lassen über das in niedere Regionen der Astralwelten abgeglittene ätherische Doppel eines Menschen.

Situationen, die Hyoscyamus als Heilmittel in potenzierter Form verlangen, treffen wir beispielsweise bei somnambulen Dämmerzuständen mit Visionen und Halluzinationen an, wie sie sich nach einem Schockerlebnis oder nach Drogenmißbrauch einstellen können. Durch den Anstoß der zur Arznei erhobenen Information der Pflanze lernt der Mensch dann, die ihn in eine verkrüppelnde Krampfhaltung zwingenden Kräfte zu überwinden. Dabei findet eine Entkrampfung von Lungen, Herz und Muskulatur der Gliedmaßen statt.

Aus der Wunde enttäuschter Liebe in einem desolaten Elternhaus entwickelt sich eine toxische Mischung verschiedener Wesensmerkmale, welche die amerikanische Psychologin KEN MAGID folgendermaßen beschreibt:

»Arroganz, Schamlosigkeit, Amoralität, Impulsivität, antisoziales Verhalten, Oberflächlichkeit, Charme, Gefühllosigkeit, Verantwortungslosigkeit, Respektlosigkeit, Arglist und die Fähigkeit zu selbstsicherem Auftreten. Solche Menschen gibt es in Gefängnissen und psychiatrischen Anstalten … aber man findet sie genauso in Sitzungssälen, in der Politik oder in jedem angesehenen Beruf. Es ist eine Störung, die sich den herkömmlichen Definitionen von geistiger Gesundheit und Geisteskrankheit entzieht.«[60]

---

[60] Aus ANANDA ZAREN: *Kernelemente der Materia Medica der Gemütssymptome, Bd. I*, S. 157, Verlag Ulrich Burgdorf, Göttingen. Ananda Zaren liefert in diesem Buch auf 46 Seiten eine sehr detailgenaue Zeichnung der psychischen Symptomatik von Hyoscyamus.

Der sich gleichsam selbst besamende Kelch bzw. Trichter, den die Pflanze bildet, läßt einen introvertierten, narzißtischen Charakter vermuten mit einem ausgeprägten Hang zur Befriedigung eigener Gelüste unterschiedlichster Art.

Das schwache Selbstwertgefühl in Verbindung mit der Furcht zu versagen erzeugt ein hochmütiges, skrupelloses, menschenverachtendes Wesen, ohne Sinn für loyales Verhalten. So gesehen, paßt dieses Mittel sehr gut in unsere streitsüchtige Welt, in der viele Menschen zu rücksichtslosen Opportunisten und Geschäftemachern werden.

Wenn durch andere Symptome bestätigt, kann es eine Arznei für Menschen sein, mit einer Neigung zu Gruppensex und Partnertausch oder Eine-Nacht-Affären; für Leute, die Telephonsex betreiben, weil sie Angst vor menschlicher Nähe, Berührung und Enttäuschung haben. Weil sie un-verbindlich bleiben wollen; für Besucher von Swingerclubs, Strip-Lokalen, Peepshows und Porno-Messen; für Sado-Maso-Praktiker mit dem Wunsch, andere zu beherrschen. – Nur wird sich kaum jemand in eine homöopathische Praxis – man muß schon sagen: verirren –, um gerade diese Vergnügungen zu eliminieren. Der Homöopath kann solches Wissen jedoch bei seiner Mittelwahl mit in Betracht ziehen.

Die sexuelle Komponente des Mittels ist außerordentlich stark entwickelt. Mit einem geradezu hypnotischen Blick ergreift ein Hyoscyamus-Charakter von seinem Opfer Besitz. Er – oder sie – sind die geborenen Verführer, versuchen mitunter gar ihren Therapeuten zu umgarnen, um dann womöglich noch erpresserischen Druck ausüben zu können. Sie glauben an ihre Unwiderstehlichkeit und sind entsprechend oft erfolgreich. Hinter der Maske des Don Juan oder der Lolita verbirgt sich aber nur eine abgrundtiefe Einsamkeit. Durch schnelle Eroberungen täuscht sich Hyoscyamus über seine Verlassenheit hinweg und glaubt Kontrolle über seine Geschlechtspartner zu erlangen. In der sexuellen Begegnung wird der Schmerz des Daseins kurzfristig betäubt und ein Hauch von Ganzheit erreicht. Schneller Sex kann jedoch nur vorübergehend als Ventil für die unterdrückte Aggression von Hyoscyamus dienen. Danach werden solche Menschen schnell wieder überflutet von dem Gefühl scheinbarer Sinnlosigkeit des Lebens, von Ekel- und Schuldgefühlen. Bei Hyoscyamus wird – wie Ananda Zaren das nennt – »der Prinz einmal mehr zum Frosch«.

Derlei Betrachtungen führen natürlich weit über jene nachfolgenden Indikationen hinaus, für die der Laie dieses Mittel anwenden wird. Im Sinne eines besseren Verständnisses des zugrundeliegenden Charakters und der universellen Möglichkeiten dieses Heilstoffes schien es mir aber doch angebracht, den Leser mit diesen aus der Signatur der Pflanze bezogenen Hintergründen des Bilsenkrauts bekannt zu machen.
Zum Abschluß noch ein paar Indikationen, für den akuten Fall:
Kent gibt Hyoscyamus bei einer Sprachlosigkeit in der Folge von Schock als einziges Mittel an. Ich hatte in derlei Fällen jedoch immer auch Erfolg mit Opium. Bei stotternden Kindern dagegen steht es nur einwertig verzeichnet, wohingegen man in diesen Fällen eher mit **Stramonium** oder **Causticum** ans Ziel gelangen kann.

Gute Erfolge zeigt es bei einem trockenen, spastischen Husten von Kindern, welcher sich nachts und beim Hinlegen verschlimmert. Anfälle von Erstickung bessern sich eindeutig beim Aufsitzen. Dieses Symptom teilt sich das Bilsenkraut vor allem mit der zarten **Pulsatilla**. Wenn also diese schon erfolglos versucht wurde und überdies eine Neigung zu Absencen mit Zupfen an der Bettdecke oder schreckliche Visionen beim Augenschließen vorhanden sind, wird man fast sicher mit Hyoscyamus eine sofortige Entspannung erreichen können. Ein weiteres Zeichen zur Bestätigung der Indikation ist häufiges Erbrechen nach Nahrungszufuhr oder Getränken.

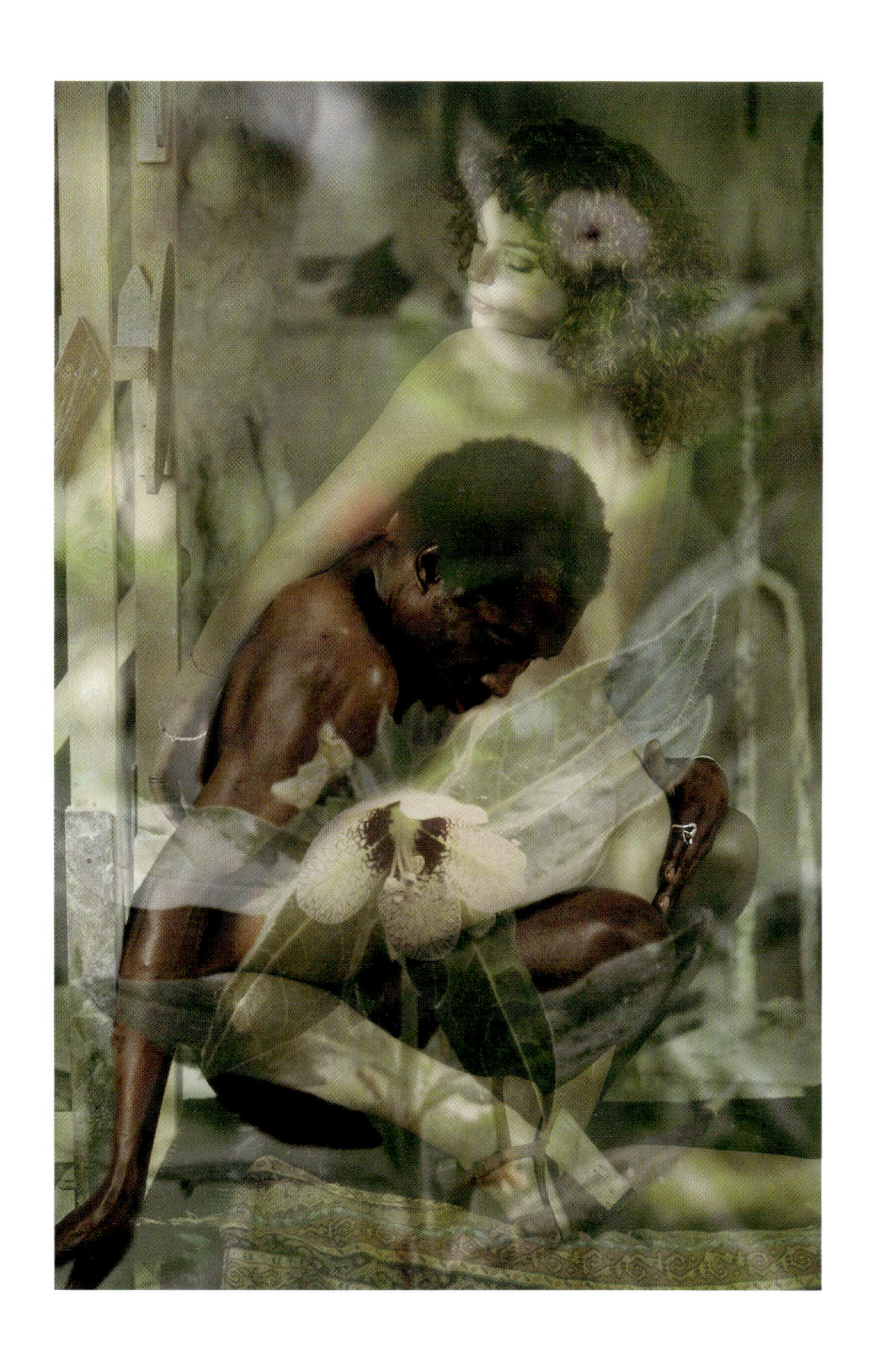

Scham und Reue

Ich bin
nicht dein Fehler,
aber ICH BIN der Grund,
warum du ihn machst.

Was du Fehler nennst,
ist keine Ver-fehlung;
du kannst MICH nicht verfehlen
und du sollst dich deshalb
nicht grämen,
noch schämen.

Scham ist die zartrosa Rose
eingebildeter Schuld,
erblüht in der Morgenröte von Reue,
oder der hitzige Anflug
von nicht eingestandenem Zorn.

Bereue nicht, was du tust,
bereue eher deinen Mangel an Mut,
Fehler zu machen.

Sei verschämt und suche MICH!
Sei un-verschämt und finde MICH!

Beiss' in die goldene Frucht
vom Baum des Lebens, die
ICH BIN, –

oder wie lange noch
willst du die bitteren Äpfel
vom Baum der Erkenntnis pflücken?

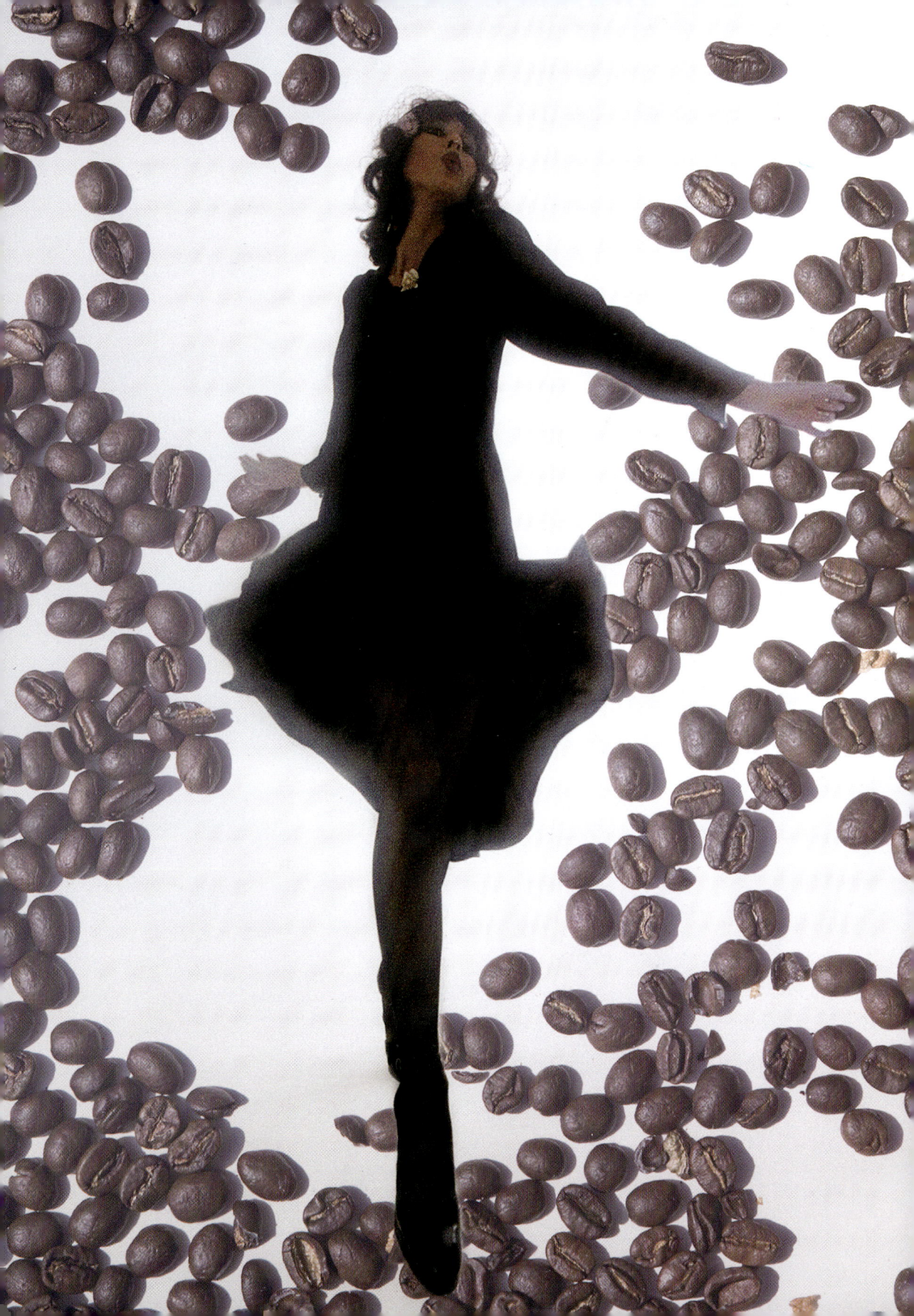

Coffea Cruda – Rohkaffee
eine Rubiacea Afrikas und Südamerikas

»Seit es Menschen giebt, hat der Mensch sich zuwenig gefreut:
Das allein, meine Brüder, ist unsere Erbsünde!
Und lernen wir besser, uns zu freuen, so verlernen wir am besten,
Anderen wehe zu thun und Wehes auszudenken.«

FRIEDRICH NIETZSCHE
(Also sprach Zarathustra)

Einem Coffea-Bedürftigen steigt – ähnlich **Ferrum*** – dem *Eisen* – die Schamesröte ins Gesicht. Schämt sich ein Ferrum-Charakter, so steht dahinter unterdrückter Zorn (Ferrum – Urprinzip MARS) über die Unfähigkeit, sich besser zu artikulieren. Er errötet vor Verlegenheit. Einem österreichischen Pfarrer, der große Schwierigkeiten hatte, seine Predigten zu halten, weil er ständig errötete, konnte ich mit Ferrum-Potenzen vor Jahren gut helfen.

Schämt sich ein Coffea-Patient, so macht er sich Vorwürfe ob der eigenen Unzulänglichkeit seines Handelns. Ein Anwärter auf Coffea muß in besonderem Maße lernen, sich den Situationen des Lebens zu stellen und sich echte Freude zu gönnen, nicht eine durch innere Anspannung erzeugte Exaltation. Was das angeht, gleicht Coffea dem vorbesprochenen **Stannum,** welches sich durch Lachen verschlechtert.

Seine Urheimat hat der Kaffee in der im abessinischen Tafelland gelegenen Provinz Kaffa. Es handelt sich um ein buschartiges Labkrautgewächs, dessen fast das ganze Jahr über sich entfaltende, jasminähnlich duftende Blüten zusammen mit den bipolaren Blättern direkt aus den Haupttrieben der Pflanze hervorkommen. Da ständig neue Blüten erscheinen, erleben wir verschiedene Reifegrade der Früchte nebeneinander. Diese sind zuerst grün, dann gelb, gehen über in ein leuchtendes Orange, bis sie sich schließlich rotviolett färben. Sie beherbergen je ein Samenpaar.

Im Jemen erzählt man sich, ein Ziegenhirte hätte beobachtet, wie seine Ziegen nach dem Genuß der Früchte und Blätter des Kaffeestrauchs außer Rand und Band gerieten. Der Dorfpriester überprüfte die von dem Hirten mitgebrachten Samen am eigenen Leibe und stellte fest, daß seine Merkfähigkeit für lange Gebete unter ihrer stimulierenden Wirkung zunahm. In der Folge wurde Kaffee benutzt, um die logische Denkfähigkeit anzuregen und sich leichteren Zugang zu religiös ekstatischen Zuständen zu verschaffen. Entsprechend den rhythmisch erfolgenden Aktionspotentialen bei der Blatt- und Blütenbildung kommt es unter der Einnahme von Kaffee zu gesteigerten rhythmischen Abläufen der Denktätigkeit. Inzwischen ist Kaffee zu der wohl populärsten psychoaktiven Droge auf der ganzen Welt geworden.

RUDOLF STEINER äußerte sich in einem Vortrag von 22. Oktober 1906 folgendermaßen über die Wirkung des Kaffees:

»Was die Verdauung auf einem gewissen niederen Gebiete ist, das ist die Denktätigkeit auf einem höheren Gebiete. Dasselbe, was Sie in dieser Denktätigkeit bewirken, wenn Sie logische Übungen machen, dasselbe wirkt in der Verdauung ein ganz bestimmtes Substrat. Das ist der Kaffee. Was man dem Magen antut mit dem, was Kaffee ist, das tut man dem Denken an, indem man praktische logische Übungen macht … Der Kaffeegenuß bringt rhythmische Prozesse, wenn der Mensch seelisch nicht stark genug ist, sie zu regulieren, in eine gewisse Regulation hinein.«

Das dem Kaffee innewohnende Gleichgewicht zwischen Kohlehydraten, Eiweiß und Fett bringt – wenn dieser in Maßen genossen – die Ichtätigkeit (Kohlehydrate), den Astralleib (Eiweiß) und den Ätherleib (Fette) in Harmonie zueinander.

Wird dabei allerdings eine vernünftige Dosis überschritten, so gerät der Mensch in eine übersteigerte hektische Betriebsamkeit, als ob er unter Strom stünde. Er wird übersensibel und reizbar, besonders gegenüber Geräuschen, speziell gegen das Schlagen von Glocken oder die Annäherung von Schritten. Die Hauptwirkung des Kaffees ist *neurotrop,* das heißt, das Reizleitungssystem der Nerven wird stark angesprochen und wachgerüttelt. Unter diesem Einfluß bildet sich allerdings auch eine gesteigerte Empfindlichkeit heraus. Die Schutzhaut gegenüber den im Unterbewußtsein abgespeicherten und mit Glaubensmustern unvereinbaren »Fehlentscheidungen« im Leben wird durchbrochen. Es kommt zu Selbstvorwürfen, Gewissensbissen, Scham und Reue. KENT verleiht Coffea in dieser Rubrik seines Repertoriums die höchste Wertigkeit.

Das ist der tiefere Grund, warum die aus dem Rohkaffee gewonnene Arznei diese merkwürdige Modalität einer Verschlimmerung der Symptomatik durch freudige Ereignisse aufweist. Der Coffea-Charakter kann sich ungetrübte Freude nicht erlauben, da er glaubt, erst noch alte Schulden abtragen zu müssen. Ihm graut sonst »vor der Götter Neide«. Das kann bis zur Ohnmacht bei einem freudigen Schock oder einem Kopfschmerz wie von einem eingetriebenen Nagel führen. Coffea ist reizbar, hyperaktiv gedankenschnell und übersensibel, vor allem gegen Geräusche und Schmerzen.

Diese Empfindlichkeit gegenüber Schmerzen, vor allem Gesichtsschmerzen nach geistiger Überanstrengung oder Zahnschmerzen, welche sich durch Zufuhr heißer Getränke verschlimmern, ruft Coffea auf den Plan – besonders dann, wenn **Chamomilla** versagt haben sollte. Die Schmerzempfindlichkeit kann so stark sein, daß der Patient laut schreit. Das kennen wir sonst in dieser Auffälligkeit nur noch von **Aconit***, **Belladonna*** und **Cactus grandiflorus***. In etwas schwächerem Grad noch von **Arsen, Colocynthis** und **Platina.** Ein erinnernswertes Leitsymptom ist außerdem Nasenbluten bei Stuhlgang.

Das andeutungsweise geschilderte Prüfungsbild macht Coffea zu einem großartigen Mittel bei vielen Zuständen von nervlicher Überreizung, wie sie überwachen, nervösen Menschen zu eigen ist, welche vorzugsweise nachts arbeiten und dann womöglich wegen andrängender Ideenfülle oder häufigen Schlafentzugs überhaupt nicht mehr einschlafen können. Ein völliges Aus-der-Fassung-geraten mit exaltiertem Weinen bei einem freudigen Ereignis oder nach Zorn läßt an den Rohkaffee denken.

Frauen mögen sich an Coffea erinnern, wenn sie in große, geradezu hysterische Angst bei einer Entbindung geraten oder jedesmal während der Regel von einer rastlosen und weinerlichen Unruhe hin- und hergetrieben werden. Frau Coffea macht viele Pläne, redet wie ein Wasserfall, klammert sich (ähnlich Pulsatilla) gerne an andere an, jammert und seufzt (ähnlich Ignatia) über Kleinigkeiten, und ist (ähnlich Aconit) von der Gewißheit ihres plötzlichen Ablebens überzeugt, erträgt aber bisweilen eigenartigerweise Gedanken an den Tod ohne Furcht.

Bei drohendem Gehirnschlag wegen geistiger Rastlosigkeit und Übererregbarkeit denken wir an Coffea; ebenso bei asthmatischen Beschwerden nach heftigen Gemütsbewegungen wie auch bei Durchfall durch Überbewertung häuslicher Sorgen oder bei Krämpfen nach einem Lachanfall genauso wie nach Liebeskummer.

Unter der Einwirkung des potenzierten Pharmakons wird der – zumeist weibliche – Patient befähigt, in den Spiegel der Selbsterkenntnis zu blicken und seine alten Muster von Schuld, Scham und Selbstvorwürfen abzubauen und schließlich zu verabschieden.

Absonderung und Sünde

Ich bin
nicht deine Sünde,
deine Ab-Sonderung von MIR.

ICH BIN
nicht dein Eigenwille;
ICH BIN der Wille in dir,
MEINER Ordnung zu folgen,
welche die beste für dich ist.

Absonderung von MIR ist nicht böse,
jedoch führt sie ins Leid,
das ICH BIN in dir,
um dir den Weg nach Hause zu weisen.

Du bist nie verloren,
denn ICH BIN es,
der dich erhöht – wenn
du MICH in dir erniedrigst;
ICH BIN es,
der dich trägt – wenn dir die Beine
den Dienst versagen.

So liebe,
was du bist,
dann liebst du, was ICH BIN in dir,
denn Selbsthass ist,
was dich trennt von MIR,
und somit die einzige Sünde!

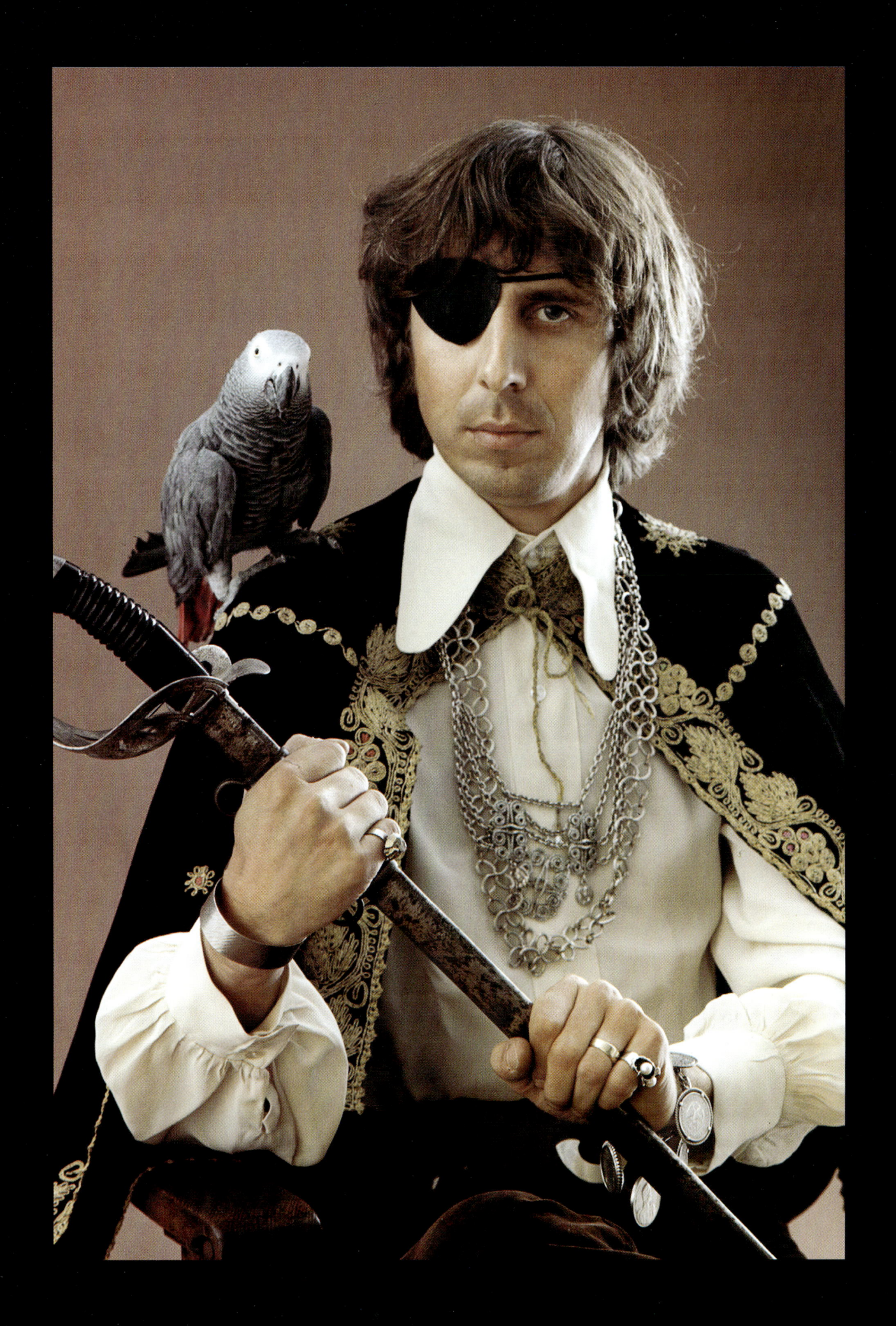

STAPHISAGRIA – Samen des Rittersporn
ein südeuropäisches Hahnenfußgewächs

»... die Sünder und bösen Gewissen!
Glaubt mir, meine Freunde: Gewissensbisse erziehen zum Beißen.«

FRIEDRICH NIETZSCHE
(Also sprach Zarathustra)

Handelt jemand ständig gegen seine innersten Überzeugungen und erkennt schließlich, was er da tut, dann entsteht Zorn gegen die eigenen Fehler und schließlich Selbsthaß. Doch wenn wir uns selbst »nicht gut sind«, wie man in Bayern sagt, dann verachten wir das Göttliche, das in uns allen wohnt und von dem wir ein Teil sind. Haben wir diese Trennung von uns selbst vollzogen, so haben wir uns damit tatsächlich »abgesondert« von der Einheit alles Seienden und damit von Gott. In diesem Sinne wollen wir das Wort Sünde hier verstanden wissen.[61]

Die Empörung über die Mißachtung der eigenen Persönlichkeit, die für das Wesen von Staphisagria so typisch ist, richtet sich also nicht immer in leise klagenden oder unkontrolliert lauten Gefühlsausbrüchen nach außen, sondern viel öfter in stillen Selbstvorwürfen nach innen, gegen die eigene Person. Als »Zorn auf die eigenen Fehler« liest sich das bei KENT. Außer unserer hier behandelten Arznei zieren diese kleine Rubrik nur noch zwei weitere Mittel im 2. Grad und zwar das selbstzerstörerische **Nitricum acidum** und der unvermeidliche **Sulphur**. Der Rittersporn wird aber wohl die Arznei unter den dreien sein, an die wir bei masochistischer Selbstquälerei, zuerst denken.

Wie kommt es dazu? Das Bewußtsein für menschliche Würde und Ehre ist stark ausgeprägt bei einem Staphisagria-Menschen. Nicht von ungefähr trägt dieses Hahnenfußgewächs den Namen »Rittersporn« in Analogie zu einem Ritter, der in früheren Zeiten bei der geringsten Beleidigung seiner Ehre gleich den Degen zog und Genugtuung forderte. Der Minnesänger, der »Kavalier der alten Schule«, der Gentleman – das waren seinerzeit die Anwärter auf Staphisagria.

Wenn die heutige Staphisagria-Persönlichkeit nicht stark genug mit ihrem Selbst verbunden ist, wird sie sich ebenso leicht durch Übergriffe von außen aus der inneren Ordnung werfen lassen. Dies umso mehr, wenn sie in einem Abhängigkeitsverhältnis zu anderen Menschen steht, wie das innerhalb einer Familie oder im Berufsleben häufig der Fall ist. Zwar können wir lernen, immer unbekümmerter über das hinwegzugehen, was andere über uns denken oder sagen, das bedingt aber auch, daß es uns gelingt, immer unabhängiger von äußeren Umständen zu werden.

Die Erstarrung in Empörung resultiert aus einer übersteigerten Erwartungshaltung an die Fairness von Mitmenschen und Umwelt. Wird diese Erwartung nicht erfüllt und die »Beschwerde« darüber nicht geäußert, so stellen sich andere Beschwerden ein.

---

[61] Nach KLUGES *Etymologischem Wörterbuch der Deutschen Sprache* ist Sünde ein germanisches Wort. Es geht auf ein altes Partizip von »sein« zurück: »wirklich wahr seiend«. Daraus entwickelten sich die Bedeutungen »der, der es gewesen ist, der Missetäter, der Schuldige«. Sünde bedeutet also ursprünglich »Schuld an einer Tat«. Nach DUDEN verbindet sich mit dem althochdeutschen Begriff *sunte* von Anfang an eine Übertretung göttlicher Gebote.

Das Haupt-Beschwerdebild von Staphisagria zeigt sich im Verdauungs- und Fortpflanzungssystem sowie an der Haut. Es wird gespeist aus einer Unterdrückung von Emotionen, die um Gefühle der Scham, Schuld und ohnmächtigen Wut kreisen. Die Ursache hierfür haben wir in vielen Fällen in der Kindheit zu suchen. Anstatt systematisch das Selbstbewußtsein des heranwachsenden Kindes zu fordern und durch Lob zu fördern, wurde es frühzeitig, wenn nicht gar durch körperliche Mißhandlung, so doch wenigstens durch abwertende Bemerkungen niedergemacht, die ihm das Gefühl gaben, unfähig und nichtsnutzig zu sein. Das setzt jenen für den chronischen Staphisagria-Menschen typischen, schwelenden Haß in Gang, der dann in Form von Magen- und Darmbeschwerden (z.B. im klinischen Bild eines *Morbus Crohn*), einer sexuellen Neurasthenie, oder stark juckenden Hautausschlägen, imponiert.

Häufige Magen-Darm-Koliken zeigen an, daß etwas »schwer im Magen liegt« und »nicht verdaut werden kann«. Das kann schließlich auch zu einem Gefühl führen, als hinge der Magen erschlafft herunter, weil sich der Wunsch nach »Einverleibung« von Liebe und Zärtlichkeit nie erfüllt hat.

Eine Staphisagria-Persönlichkeit gibt sich oft nicht auf Anhieb zu erkennen. Sie verbirgt ihre unterdrückte Wut hinter einer Fassade aus Freundlichkeit, Hilfsbereitschaft und Duldsamkeit. Man kann sogar auf die Idee kommen, einem besonders friedliebenden Diener der christlichen Lehre gegenüberzustehen, welcher niemanden verletzen will, um selbst nicht verletzt zu werden.

Die Symptomatik des Staphisagria-Charakters – z.B. ein juckender, schorfiger, nässender Ausschlag in den Ohren (wie er auch **Graphit** und **Psorinum** zueigen ist) – macht uns jedoch darauf aufmerksam, daß hier keineswegs allem ein freundliches Gehör geschenkt wird, was da an das Ohr unseres Gegenübers dringt. Bei intensiverer Befragung kann sich herausstellen, daß dieses menschliche Wesen am liebsten »aus seiner Haut fahren« würde, sich das aber aus Angst vor den Folgen einer aggressiven Haltung nicht gestattet. Wo es doch passiert, sind die unkontrollierten Ausbrüche des »Rittersporn-Charakters« ob ihrer zerstörerischen Kraft von dessen Mitmenschen gefürchtet. Der hierdurch zustande gekommene Druckausgleich hält jedoch nie lange an, weil die eigentliche Quelle der Wut nicht ans Licht befördert und versöhnt wird, was übrigens auch nur selten auf psychotherapeutischem Wege gelingt. Viel effektiver und nachhaltiger greift hier die potenzierte Arznei an und führt den Bedürftigen in vergleichsweise kurzer Zeit zu mehr Ausgeglichenheit, Selbstsicherheit und Lebensfreude, weg von der selbstquälerisch – duldenden Haltung.

PHILIP M. BAILEY unterteilt Staphisagria mit Akribie in einen zarten, wilden, sanften und unterdrückten Typus und liefert entsprechende Beispiele und Vergleiche mit Figuren aus Filmen.[15]

Der etwas wildere Ritter wird seinen Sporn vorzugsweise in erotischen Abenteuern und aggressiv gefärbten sexuellen Eskapaden einsetzen und sich damit von seiner eigentlichen Problematik abzulenken suchen. GREGORY PECK als rachelüsterner Cowboy in einem Western-Klassiker, dessen Familie übel mitgespielt worden ist und der nun die Schuldigen sucht und eigenmächtig lyncht, kann vielleicht ebenfalls diesem sogenannten wilden Typ zugeordnet werden.

Der zarte bis sanfte Charakter wird zwar viel von Erotik sprechen, aber eher der Masturbation huldigen und sich dadurch in neue Schuldgefühle hineinmanövrieren. Eine Impotenz bei der realen Konfrontation mit dem anderen Geschlecht kommt dann nicht selten vor.

[62] PHILIP M. BAILEY: *Psychologische Homöopathie, – Persönlichkeitsprofile von großen homöopathischen Mitteln,* Delphi bei Droemer, München 1998.

Der unterdrückte Typ würde wohl am liebsten in der *Isolation* – also »auf einer Insel« – leben, um jeder Konfrontation mit anderen Menschen aus dem Weg zu gehen. Das wäre unter Umständen gar nicht so abwegig. Der unterbewußte Kampf zwischen Angst und Wut käme dann nämlich ans Tageslicht, und der Patient hätte die Chance, zu erkennen, daß sein Zorn sich letztlich gegen ihn selbst und die eigene Unfähigkeit richtet, konstruktiver mit dem gestauten Aggressionspotential umzugehen.

Die mangelnde Fähigkeit, sich im Leben »durchzubeißen«, zeigt sich bei Staphisagria hin und wieder in einem frühzeitigen Verfall der Zahnkronen. Braune, krümelige Zähne lassen (neben **Kreosot** und den Syphilitika, wie **Fluoricum acidum, Mercur** und **Thuja**), hauptsächlich an Staphisagria denken.
    Zysten und Gerstenkörner am Lidrand zeigen an, daß ein kränkender Konflikt sich abgekapselt hat und nicht »ins Auge gefaßt« werden kann.

Die innere Vergiftung des Gemüts, das unterbewußt laufende Programm des Märtyrers zieht entsprechend ähnliche Geschehnisse im Außenbereich eines solchen Menschen an. So fühlen sich besonders Insekten von dieser Art der *Dyskrasis* angelockt und piesacken den *Delinquenten,* der »sich selbst im Stich gelassen hat«. Man sagt, so jemand hätte besonders »süßes Blut«; dabei ist das Gegenteil der Fall: Die Körperchemie ist vergiftet, weil der Mensch »sich giftet«. Es kann auch vorkommen, daß der Patient sich selbst »aus Versehen« Schnittwunden zufügt. Er hat »sich geschnitten«, – als er »an das Gute im Menschen«, an sein Ehrenhaftes glaubte. Staphisagria hilft sowohl gegen Insektenstiche wie gegen Schnittwunden ganz vorzüglich. Ärzte wundern sich immer wieder über das rasche und komplikationslose Verheilen von Narben nach Operationen. Das Stephanskraut, wie Staphisagria auch genannt wird, hat sich vor allem einen Namen gemacht zur Vermeidung von psychischen und physischen Komplikationen nach Operationen im Genitalbereich von Mann und Frau (Stein- und Prostata-Operationen, Beschneidungen, Dammschnitten bei Entbindungen, Folgen von Katheterisierung, demütigenden Behandlungen bei der Entjungferung mit der Folge einer chronischen Reizblase bei Frauen, nach jedem sexuellen Kontakt usw.).

Das unbewußte Märtyrertum von Staphisagria kann so weit gehen, daß er oder sie sich sogar eine der seelischen Verletzung adäquate körperliche Verkrüppelung zuzieht, um seine Unfähigkeit, von der er inzwischen überzeugt ist, unter Beweis zu stellen und nicht mehr in einem über sein Vermögen hinausgehenden Maß von Anverwandten und Freunden gefordert zu werden. Insgeheim sucht Staphisagria ständig Beifall und Lob und legt deshalb oft ein übersteigertes Leistungsbedürfnis an den Tag. Wird ihm die Anerkennung hierfür jedoch zuteil, so können wir ihn bisweilen sogar unwillig erleben, sie anzunehmen; so tief verwurzelt sitzt die Überzeugung von der eigenen Unfähigkeit.

Vor allem der sanfte und stark unterdrückte Typus wird viel Energie zur Aufrechterhaltung seiner psychischen Schutzbarrieren vor Selbsterkenntnis benötigen. Deshalb ist er untertags oft schläfrig, kann aber am Abend trotz Übermüdung nicht einschlafen. Seltsame Wahnideen können von ihm Besitz ergreifen, beispielsweise die Vorstellung, die eigene Frau würde ihm untreu werden und davon laufen. Das zeigt jedoch nur an, wie weit der Betreffende sich selbst schon innerlich abgesondert hat. In einer anderen Zwangsvorstellung sieht er seine Familie Hungers sterben. Darin spiegelt sich sein Groll darüber, daß er als der Alleinversorger für das Wohl der Seinen da sein muß, ohne daß ihm hierbei irgendeine Unterstützung zuteil würde. Bei **Sepia** und Arsen finden wir ähnliche Visionen.
    Diese Sehnsucht nach Unterstützung kann zu Schmerzen im Bereich des Ileo-Sacralgelenks führen, welche sich des Nachts aufbauen und ihn vor allem am Morgen im Bett daran hindern wollen, sich dem Tag zu stellen.

Eine weitere Wahnidee gipfelt in der Vorstellung, er würde sein Vermögen verlieren. Vergleichbare Ängste vor Armut und finanziellem Ruin finden wir vor allem bei **Calcium fluoratum, Psorinum** und **Sepia**.

Als ein Gegenpol zur inneren Wehrlosigkeit, welche jeder Konfrontation aus dem Wege gehen will, sind die Träume von Staphisagria voll von kriegerischem Gemetzel, Messerstechereien, Operationssälen und amputierten Körperteilen. Nacktheit, Vergewaltigung und Sexualität mit Kindern – weil diese, als die körperlich Schwächeren, der eigenen Aggression wehrlos ausgeliefert sind – halten der Persönlichkeit im Traum den Spiegel vor.

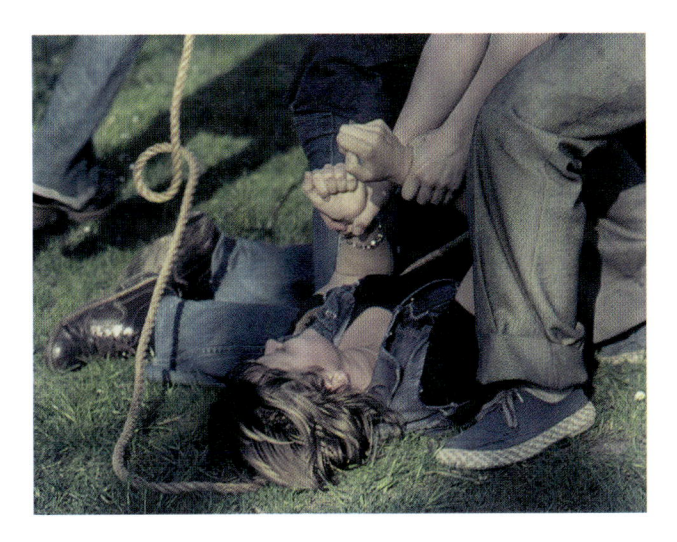

Zustände, die nach Staphisagria als Heilmittel verlangen, können sich auch einstellen, wenn eine große Liebe nicht gelebt, das geliebte Wesen nicht erreicht werden und der Schmerz darüber sich nicht artikulieren kann. Exzessive Masturbation bis zur Schmerzgrenze kann die Folge sein, um eben diesen Schmerz vorübergehend zu betäuben. Der oder die Geliebte werden – weil unerreichbar – idealisiert und auf ein Podest gehoben. Das romantische Schwärmen für den Geliebten, ohne wirklich in Kontakt mit ihm zu treten, eine Sehnsucht nach Einswerdung ohne Erfüllung, die Trennung von einem geliebten Menschen, der einen zutiefst verletzt hat, ein zwangsweises oder selbstauferlegtes Zölibat mit den entsprechenden typischen körperlichen Symptomen, können den Rittersporn als Heilmittel auf den Plan rufen.

Über die auffallenden sexuellen Komponenten des Mittels wurde ausführlich im Eros-Buch von mir berichtet. Auf alle Fälle taucht dieses Pharmakon überall im KENTschen Repertorium dort auf, wo es um die Begriffe »laszive Phantasien«, »Ausschweifung«, »Nymphomanie« und »Masturbation« geht.

Auf der Suche nach Abwechslung und Ablenkung und Heimfindung verfällt Staphisagria unter Umständen sogar Drogen mit bewußtseinsverändernden Eigenschaften, wie Haschisch, Marihuana oder Meskalin.

Ein Kranz feiner Fältchen um die Augen herum in einem ansonsten faltenfreien, jugendlich wirkenden Gesicht kann bisweilen an den Rittersporn denken lassen. Eine Beobachtung dieser Art wird nie als ein sicheres Leitsymptom zu werten sein, aber es führt den agilen Beobachter vielleicht zum Einstieg in einen Fall und kann ihn ermuntern, nach weiteren Symptomen zu fahnden, die seinen Verdacht bestätigen und ihm die Entscheidung für ein Mittel allmählich leichter machen.

WAHRNEHMUNG UND WIRKLICHKEIT

ICH BIN
DEINE HILFE
BEI DER ERSCHAFFUNG DEINER WIRKLICHKEIT.
DEINE WIRKLICHKEIT IST,
WAS DU ERSCHAFFST IN GEDANKEN.

ICH BIN
ABER AUCH WIRK-LICHKEIT,
WELCHE ERWIRKT, WAS DU LEBEN NENNST.
ICH BIN
DAS EWIG WIRKENDE IN DIR UND DEM,
WAS DU WAHR NIMMST;
DESHALB BIN ICH MEHR ALS DAS,
WAS DU WAHRNIMMST.

ICH BIN
WAS BLEIBT,
WENN DU MICH FÜR WAHR NIMMST,
DANN VERWIRKLICHE ICH MICH IN DIR
UND DEINEM SELBST,
DENN ICH BIN
DEINE SELBST-VERWIRKLICHUNG.

»*Der Peyotl führt das Ich zu seinen wahren Quellen zurück.*
Wenn man einen solchen visionären Zustand erfahren hat,
ist es ausgeschlossen, daß man wie zuvor die Lüge
mit der Wahrheit verwechselt.«

ANTONIN ARTAUD
(Die Tarahumaras)

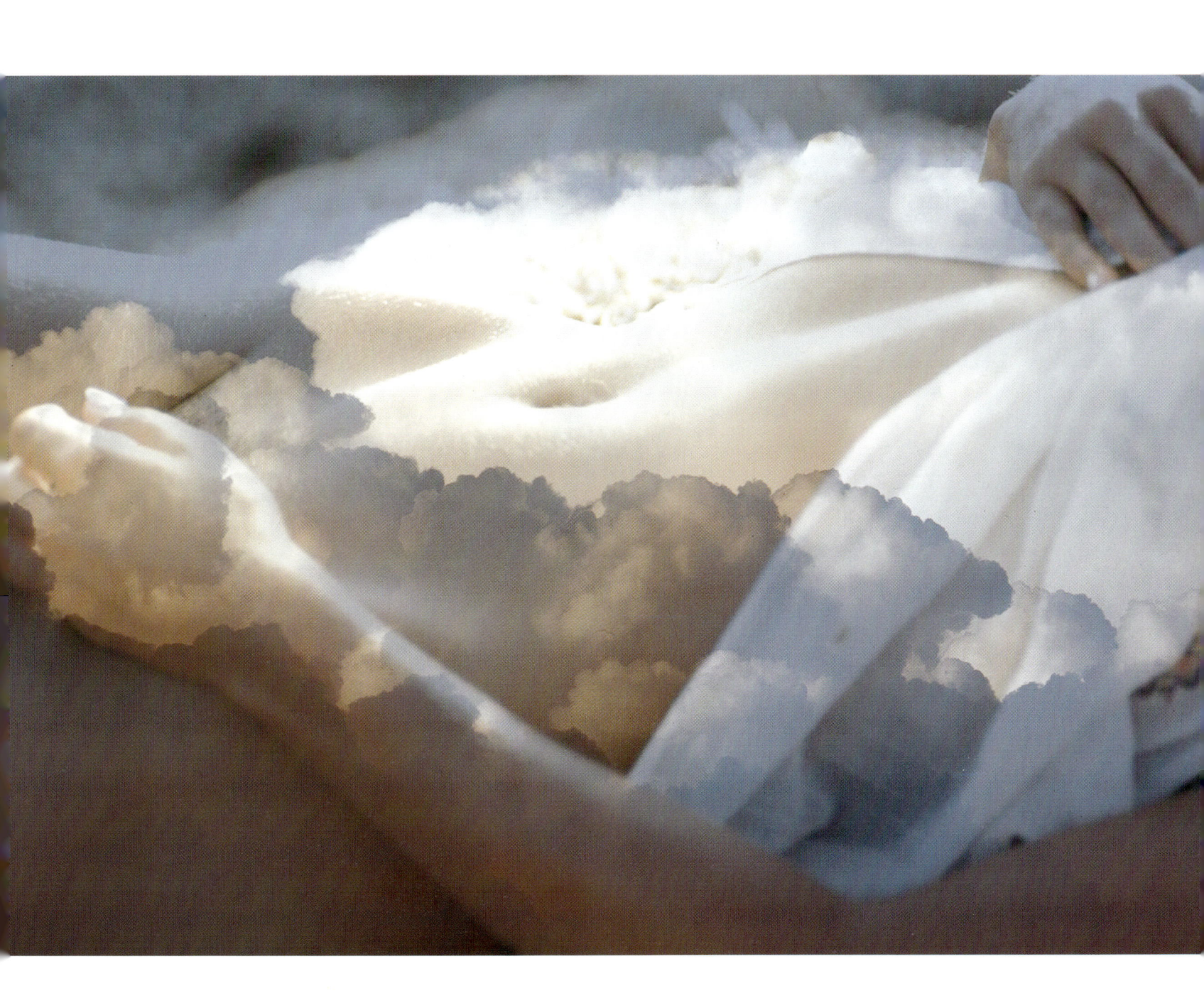

ANHALONIUM – Peyote

ein mexikanischer Echinokaktus (Lophophora williamsii)

Es gibt viele Ebenen von Wirklichkeit. Was unsere Wahrnehmung widerspiegelt, ist nur ein Teil der allumfassenden geistigen Wirklichkeit, die uns umgibt. Je weiter unser Bewußtsein entwickelt ist, umso mehr wird es fähig sein, sich in feinstoffliche Bereiche hinein auszudehnen und umso mehr Wirklichkeitsebenen können wir wahrnehmen.

Das, was in den Repertorien unter der Bezeichnung »Wahnvorstellungen« rangiert, ist auf einer bestimmten Bewußtseinsebene ebenso subjektive Wirklichkeit wie jene Ebenen, die gesellschaftlich als »normal« akzeptiert sind. Wenn also jemand unter dem Einfluß eines Schockerlebnisses oder bewußtseinserweiternder Drogen in Bereiche eindringt, die anderen Menschen verschlossen sind, heißt das nicht, daß diese nicht vorhanden sind, nur weil die Mehrheit deren Existenz leugnet. Ein Mensch, der unter Halluzinationen leidet, hat jedenfalls auf die eine oder andere Weise dazu beigetragen, dieselben dank der ihm innewohnenden kreativen Kräfte zu erzeugen. Aus welchen Gründen heraus das geschieht, ist eine andere Frage. Jedenfalls geschieht ihm das nicht willkürlich, sondern sehr gesetzmäßig, wie man das beispielsweise an den Teufelsvisionen der alten Dame beobachten konnte, deren Geschichte ich bei der Besprechung von Stramonium erzählt habe.

Wir alle hängen ständig irgendwelchen Halluzinationen nach, begeben uns in innere Vorstellungswelten, um Dinge zu erschaffen und in Bewegung zu bringen. Niemand würde auf die Idee verfallen, einen surrealistischen Maler wie DALI, MAX ERNST oder RENÉ MAGRITTE in eine geschlossene Anstalt zu überbringen, nur weil er Visionen auf Leinwände bringt, die sich einem rationalen Zugriff entziehen. Wenn aber jemand auf andere Weise an der Entwirrung seines inneren Chaos arbeitet und dabei womöglich durch zu lautes oder auffallendes Gebaren zum Störfaktor für seine Umwelt wird, ist diese Gesellschaft schnell bereit, ihn zu entmündigen und in die Psychiatrie einzuweisen. Dort wird er dann in vielen Fällen zwar interniert und »ruhig gestellt«, aber nicht ursächlich therapiert, was den Versuch einer Selbstregulation fürs erste zum Erliegen bringt.

Viele potenzierte Mittel der Homöopathie eignen sich in hervorragender Weise als Katalysatoren zur schnelleren Verarbeitung von bedrängenden Visionen und würden so manche Therapie von »Wahnvorstellungen« im landläufigen Sinn abkürzen helfen. Dazu gehören vor allem die uns bekannten »Hexenkräuter« **Belladonna**, **Hyoscyamus** und **Datura Stramonium**. Sodann **Anacardium** – die *»Elephantenlaus«*, ein ostindisches Sumachgewächs, **Veratrum album** – die *Weiße Nieswurz,* **Opium** – der *Schlafmohn,*[63] **Cannabis indica** – der *indische Hanf* sowie seine gezüchtete Abart **Cannabis sativa** und diverse andere.[64]

Man beachte übrigens das völlige Unverständnis der gesetzgebenden Autoritäten, die auf Drängen der *Deutschen Gesellschaft für Klassische Homöopathie* hin zwar ein Mittel wie Opium für unsere Therapie wieder frei-

---

[63] All diese sind ausführlicher beschrieben in *Eros und sexuelle Energie durch Homöopathie,* Andromeda-Verlag, 1998.
[64] Bei Vergiftungen durch mittelamerikanische Varietäten von Datura Stramonium wird der Peyote übrigens als Gegengift *(Antidot)* eingesetzt.

gaben, die Cannabis-Varietäten auch in potenzierter Form bis auf den heutigen Tag jedoch weiterhin unter Verbot halten. Dabei käme gerade diesen eine enorme Bedeutung vorzugsweise in der Nachsorge von gonorrhoischen Erkrankungen zu.

Welche Verdrehtheit des Denkens: Einerseits wird die Wirkung der Hochpotenzen von vielen bestritten, die keineswegs über den Wissensstand verfügen, um das beurteilen zu können. Andererseits werden Hochpotenzen auf den Index gesetzt, weil ein Name auf dem Etikett steht, der den – nicht mehr vorhandenen – Inhaltsstoff als »nicht verkehrsfähig« deklariert.

Hier wollen wir uns ein wenig näher mit **Anhalonium** beschäftigen, weil der Peyote-Kaktus zu Unrecht im Schatten der Betrachtung liegt, was seine homöopathische Verwertbarkeit angeht. Seine in der Hauptsache durch das in ihm enthaltende Meskalin hervorgerufenen psychoaktiven Wirkungen sind dagegen sehr gut erforscht und dokumentiert.[65]

Die von Peyote freigesetzten Energien sind weiblicher Natur. Unter ihrer Wirkung wird nicht die Ratio stimuliert, sondern die Kräfte der Hingabe und Einfühlung in den Kosmos als Ganzes. Seit prähistorischen Zeiten wird Peyote in Mexiko als sogenanntes *Entheogen* – als ein »Mittel zur Wahrnehmung des inneren Gottes« – benutzt. Wer die rohe oder getrocknete Frucht innerhalb eines meditativen Rituals zu sich nimmt, erlangt prophetische Vorausschau und erhält in Sekundenbruchteilen Antworten auf alle essentiellen, ihn bewegenden Fragen. Ein großes Verstehen, jenseits des Verstandes und aller Worte, setzt ein:

»Zeit und Raum wachsen und schrumpfen auf unerklärliche Weise – eine ganze Lebensspanne des Seins, Lernens, Verstehens, zusammengepreßt in ein paar Sekunden der Einsicht, oder die Zeit steht still, bewegt sich überhaupt nicht, eine Minute wird zu einem ganzen Leben.«[66]

Peyote bringt aufgrund seiner Signatur eines Mandala denjenigen, der ihn sich einverleibt, mit zentrierender Kraft zum Mittelpunkt der Welt, dem Ursprung allen Seins und der Erkenntnis seiner eigenen Göttlichkeit. Ein großes »Sich Er-innern« im wahrsten Sinn dieses Wortes, ausgelöst durch ein »Nach-Innen-Gehen«, läßt den Schauenden seine Aufgaben in der Welt erkennen und zeigt ihm das ständige *Panta rhei,* das Fließgleichgewicht alles Seienden. Er erkennt sein wahres, unzerstörbares Wesen, das sich zwischen den ineinander übergehenden Ebenen von Leben und Tod von einer Seite zur anderen bewegt, um immer mehr in Harmonie mit sich selbst und der Schöpfung zu kommen.

Deshalb gilt Peyote bei den Schamanen der Huichol als Nahrung für die Seele und ein wahres Allheilmittel. Das untrügliche Ur-Wissen gibt jedem, der sich ihm anvertraut, seine ganz persönliche Botschaft mit auf den weiteren Lebensweg.

Diese Fähigkeit zur Versöhnung mit den wahren »Kernkräften« des Universums rückt den Peyote-Kaktus in die Nähe der Möglichkeiten von Opium. Die Suche von Menschen, nach dem Sinn ihres Lebens kann hier Erfüllung finden, wenn sie den geeigneten Führer finden, der ihnen den rechten Weg weist. Denn so, wie ein Städter nicht versuchen sollte, ohne das rechte Schuhwerk sowie Seil und Bergführer einen schwierigen Dreitausender zu bezwingen, so sollte auch kein auf diesem Gebiet Unerfahrener sich der Gefahr eines

---

[65] Eine Fülle von Angaben zur rituellen Verwendung von Peyote sowie weiterführende Literaturangaben findet der Interessierte bei RÄTSCH, CHRISTIAN: *Enzyklopädie der psychoaktiven Pflanzen,* AT-Verlag, Aarau, Schweiz, 2. Auflage 1998., S. 326-341.
[66] LAME DEER und ERDOES: *Thaca Ushte – Medizinmann der Sioux,* S. 247f., List-Verlag, München, 1979.

Absturzes in die Schluchten seiner gut unter Verschluß gehaltenen seelischen Tiefenschichten begeben. Zwar ist der eigentliche Führer das in der Droge waltende Urwissen, doch obliegt es der Erfahrung und dem Vertrauen des Probanden, ob er auf dieser Welle reiten kann oder ihr einfach ausgeliefert ist:

»Ein Fläschchen des Mittels ist ein Teil von jener Kraft, die den Erdball aus seiner Richtung tragen und unsere Seele in den Himmel heben kann, und ebenso ein Teil jener ordnenden Hand, ohne die Leben und Gesetz nicht möglich sind.«[67]

Wie man aus Funden in Grabstätten weiß, war Peyote schon von den Azteken verwendet worden. Heute wird der Kaktus in unterschiedlicher Dosierung von den Indianern Mexikos auch für medizinische Zwecke, vor allem zum beschleunigten Ablauf fieberhafter Prozesse, ja wegen seiner sanft antibiotischen Eigenschaften sogar als tägliches Hausmittel eingesetzt. Man verwendet dabei einen Kaltwasserauszug aus Peyotepulver. Frisch geschnittene Scheiben des Kaktus werden bei Kopfschmerzen oder Sonnenstich mit einem Leinentuch auf die Stirn des Leidenden gebunden. Auch der Milchfluß stillender Mütter wird angeregt. Je nach Dosierung stellen sich sanft aphrodisierende oder mystisch-visionäre Zustände ein. Die Lebensenergie erfährt dabei starke Impulse, sich aus den unteren Chakren zu erheben und in den Kopf aufzusteigen. Naturgemäß lösen sich unter der solaren Kraft des Peyote Depressionen auf und der Proband erkennt die Hintergründe der Inszenierung seiner Schwermut. Das rückt den Peyote in die Nähe eines anderen solaren Mittels: **Aurum**.

Je nach dem eigenem Entwicklungsstand wird der westliche Benutzer die psychoaktive Wirkung mit den von Yogis beschriebenen Zuständen des Samadhi (Erleuchtung) vergleichen oder sie einfach als »künstliche Psychose« oder eine Art »Trunkenheit« abtun.

Das bringt uns nun zu den Einsatzmöglichkeiten des Mittels in der Homöopathie, von dem Potenzen ab einer D 4 im Handel sind. Neben den tiefgreifenden, weltraum-umspannenden Eigenschaften des Rohstoffes nehmen sich die Anwendungsbereiche des potenzierten Pharmakons vergleichsweise bescheiden aus.

Eine der wichtigsten Qualitäten dieses Heilstoffes wird wohl darin bestehen, daß der auf dem Weg zu sich selbst bereits Fortgeschrittene, der mit Gefühlen der Trennung von bisher Vertrautem und seiner zwangsläufig damit verbundenen anfänglichen Einsamkeit nicht gut fertig wird, aus seinem scheinbaren Alleinsein ein All-Einigsein machen kann. Ängste lösen sich auf und er findet zu seiner kreativen Kraft. Das Gefühl der Wehmut verschwindet, die eingefahrenen Denkstrukturen und Anhaftungen an gesellschaftlich vorgegebene Normvorstellungen oder liebgewordene Gewohnheiten können leichter aufgegeben werden. Als Belohnung winkt zunehmende geistige Klarheit.

Das Mittel wurde für gut befunden zur Normalisierung von Verzerrungen des Ätherleibs nach traumatisierenden Ereignissen. Ein Gefühl von trunkener Entrücktheit nach einem Unfall kann ebenso gut mit Anhalonium behandelt werden wie mit Opium. Der Betreffende kommt sich dabei vor wie eine Wanderer zwischen den Welten. Er findet weder ganz hinüber noch gewinnt er seine Wurzeln in die Erde zurück (Koma-Patienten). Der Patient spricht davon, erkannt zu haben, daß er unsterblich ist, kann sich aber von diesen Eindrücken nicht lösen und völlig ins Diesseits zurückkehren. Der Bezug zur diesseitigen Realitätsebene ist empfindlich gestört, vertraute Strukturen befinden sich in Auflösung. Es unterlaufen ihm Fehler in der Beurteilung der Zeit: Eine Minute beinhaltet eine Ewigkeit, ein Tag vergeht wie eine Sekunde. Er befindet sich »in einem Land, in dem es immer Nachmittag ist« (Clarke). Die strenge Taktvorgabe von Trommeln oder stark rhythmisierte Musik, vermittelt Sicherheit innerhalb zeitlicher Abläufe. Ein Versuch, den Verstand

---

[67] GÄBLER, HARTWIG: *Aus dem Heilschatz der Natur.* Paracelsus-Verlag, Stuttgart 1965.

dem Willen unterzuordnen oder Gefühl und Verstand zu vereinen, mißlingt. Um sich vor der Beurteilung durch andere zu schützen, verfällt er in Ironie. Eine Verwirrung betreffs der eigenen Identität kann durch die potenzierte Arznei aufgelöst werden.

Das schafft diesem Pharmakon ein wichtiges Einsatzgebiet bei Drogenopfern, vor allem solchen, die sich über die Maßen mit den sogenannten Designer-Drogen wie Ecstasy und anderen MDMA-Trägern[68] sowie LSD abgegeben und sich dadurch allmählich in eine geistige Zerrüttung hineinmanövriert haben. Die Reintegrierung abgespaltener Persönlichkeitsanteile ist ein Bestandteil der Therapie mit Anhalonium. Mir liegen keine Berichte über diesbezügliche Therapien bei »multiplen Persönlichkeiten« vor, doch fände ich einen Versuch mit Anhalonium auf jeden Fall erwägenswert. Im Hintergrund der Entstehung einer multiplen Persönlichkeit finden sich praktisch immer derart stark traumatisierende Ereignisse, daß das Bewußtsein nicht fähig war, alles gleichzeitig zu verarbeiten. So wird die *Persona* aus Gründen des Selbstschutzes in einzelne Teilaspekte zersprengt, welche je nach Situation sogar mit völlig unterschiedlichen Stimmen aus ihr »heraustönen«.

Resignation und Schwermut können sich mit überwältigender Lichtfülle und Euphorie abwechseln, Zustände, die der betreffende Mensch in eine Balance bringen muß. Eine Zwei-Tage-Periodizität kann unter Umständen auffallend sein. Demütiges und gleichgültiges Hinnehmen von Geschehnissen kann abwechselnd auftreten mit einem gesteigerten Drang zur Selbstdarstellung. Die Suche nach sich selbst äußert sich dann als »Selbstsucht«.

Auffallend sind Synästhesien im Bereich der Hörnerven. Jede einzelne Note wird »zu einem Melodiezentrum, welches umgeben zu sein scheint von einem farbigen Hof, der im Rhythmus der Musik pulsiert«.[69] Gegenstände und Buchstaben scheinen verkleinert zu sein, die Artikulation von Gedanken kaum möglich. Es besteht kein Bedürfnis zu reden. Sehr auffallend ist eine ausgeprägte »Hirnmüdigkeit« als Folge von geistiger Überreizung in Verbindung mit gleichzeitig vorhandener Muskelschwäche und einer Unfähigkeit zu geordneten Bewegungsabläufen *(Motorische Ataxie).* Auch bei Dysregulationen der Atmung als Kreislaufstimulans sowie bei anhaltendem Kopfschmerz mit erweiterten Pupillen nach traumatischen Ereignissen können wir an die Arznei Anhalonium denken.

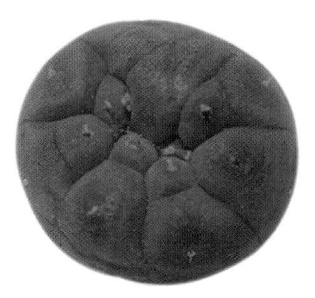

---

[68] 3,4-Methylendioxymethamphetamin
[69] *Homoeopathic World,* in: BOERICKE: *Homöopathische Mittel und ihre Wirkungen,* S. 46.

Zufall und Schicksal

Ich bin
dein Zufall,
bin, was dir zu-fällt
nach geheimem Gesetz,

dein Unvermeidbares,
dein Schick-Sal.
Ich schicke dir salus – »Heil«,
auch wenn du das
nicht gleich erkennst.

Schick-Sal ist
das Salz des Lebens,
mit dem du die Suppe würzt,
die du auslöffelst.

Ge-Schick ist,
was du dir schickst
in Gedanken, die du nicht kennst,
weil du vermeidest,
sehend zu werden.

Stehst du verwundert
oder erschrocken
vor schlechter Ernte,
so ändere die Wahl
deines Saatguts,
das ICH BIN.

Begiesse mit Liebe,
was du gepflanzt,
und ernähre mit Dank
den sprossenden Keim:

Du erntest die Frucht
deiner Wünsche.

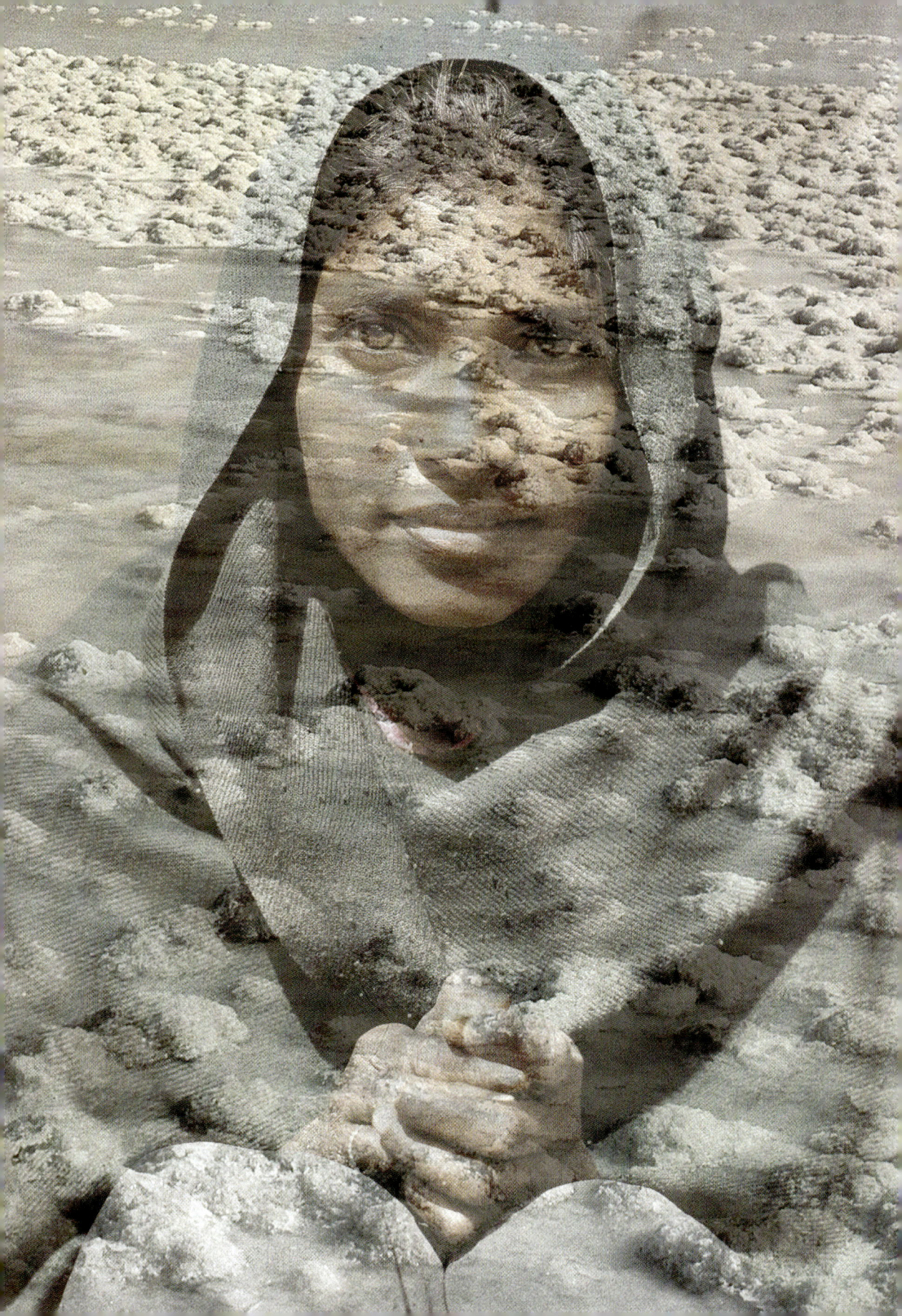

Natrium Muriaticum – Kochsalz

Das Kochsalz wurde ausführlich im Eros-Buch von mir unter dem Begriff der »Frigidität« abgehandelt. Als ein auffallendes Merkmal stellte sich dabei die Charakteristik von Verzicht und Märtyrertum heraus. Versuchen wir hier nun, uns dem Mittel noch von einer etwas anderen Warte her zu nähern. Schon PARACELSUS erkannte die im Salz verborgenen Qualitäten, die jedoch dem Benutzer erst verfügbar werden, wenn dieses Mineral bis in seine geistige Matrix hinein aufgeschlossen wird. Das kann nun auf alchimistische Weise erfolgen oder durch den homöopathischen Potenzierungsvorgang.

Salz repräsentiert sich uns in der undifferenziertesten der platonischen Kristallformen, dem Würfel *(Hexaeder)*. Es ist eines der ältesten Mineralien, die sich auf dieser Erde gebildet haben und die bereits in den Urmeeren gelöst enthalten waren. Vom Beginn der Menschwerdung an sind sie dessen Organismus systemimmanent. Salz ist Bestandteil unseres Blutes und unserer Tränen. Salz bindet Flüssigkeiten, auch die innerhalb des menschlichen Leibes. Stockt der Fluß der Tränen, ist jemand »zur Salzsäule erstarrt« wie Lots Weib, so kann die Information von Salz das starre Gemüt wieder erweichen und den Betreffenden aus seinem Verharren in Kummer und Beschwernis herausholen. Die potenzierte Form dieser einfachen Substanz erweist sich als eines der tiefgründigsten Kummer-Mittel des homöopathischen Arzneischatzes.

Die einfache Form des Salzwürfels steht für die **Schlichtheit und Bedürfnislosigkeit** der meisten Natrium-Charaktere. Das ist ein erstes Hauptmotiv, das Natrium charakterisiert:

»Eines der billigsten Produkte, das überall erhältlich ist und täglich verwendet wird. So viel ist es also wert. Entsprechend sieht das Selbstwertgefühl von Natrium muriaticum aus. Einerseits überall gebraucht, andererseits schlecht bezahlt, dieses Phänomen findet sich besonders stark in Helferberufen. Eine Domäne, in der viele Natrium-muriaticum-Charaktere zu finden sind.«[70]

In der kubischen Gestalt des Salzes finden wir darüber hinaus Entsprechungen zu quadratischen Konstellationen innerhalb individueller Horoskope. Solche Konfigurationen sind von alters her als problematisch bekannt. Sie bedeuten für den Horoskopträger eine Herausforderung, deren Bewältigung zu seinem Lebensplan gehört. Kann er die Problematik durch Lernschritte bewältigen, so ist er seiner eigentlichen Bestimmung als Mensch einen bedeutenden Schritt nähergekommen.

Das heißt nun nicht, daß jeder, dessen Horoskop auffallende Quadraturen zeigt, automatisch Natrium benötigt. Es wäre jedoch sicher eine interessante Aufgabe für einen astrologisch gebildeten Homöopathen, die quadratischen Konstellationen all seiner Patienten, die nun eindeutig Natrium-Fälle waren, auf Ähnlichkeiten untereinander zu untersuchen.

Innere Erstarrung wäre ein zweites Leitmotiv von Natrium. Die kristalline Struktur weist darauf hin. Scheitert der Natrium-Bedürftige an den Herausforderungen des Lebens, so ist es ihm ohne den Anstoß eines seiner Seelenstruktur ähnlichen Prinzips nicht mehr möglich, sich aus seiner Erstarrung zu befreien. Salz schmilzt Eis auf winterlichen Straßen. Dementsprechend kann die geistartig gemachte Natur des Salzes den Eispanzer um eine verhärtete und verbitterte oder in kärglicher Bescheidenheit dahinlebende Seele erweichen.

---

[70]ELKE KRUG: *Natrium muriaticum,* in Zs. *Homöopathische Einblicke,* 25, 1996.

Wer Natrium benötigt, gibt das bisweilen zu erkennen, indem er seine Speisen über Gebühr nachsalzt, was natürlich seine Symptomatik nicht verbessern kann: »Viel hilft – nicht – viel!« Auch ein ständiger »bitterer Geschmack« kündet von einer unterschwellig vorhandenen Verbitterung dem Leben gegenüber. Wer den Geschmacksverbesserer Salz im Übermaß gebraucht, dem wird deshalb noch lange nicht die eigentliche Würze des Lebens zuteil. Ein bisweilen vorhandenes Bedürfnis nach Bitterstoffen in Nahrung und Getränken (Rucola, Chicorée, Tonic water oder Bitter Lemon) entspricht dem unterbewußten Wunsch, durch Ähnliches zu kompensieren. Mitunter finden wir auch außer nach Salz ein abnormes Verlangen nach Brot als einem weiteren schlichten Grundnahrungsmittel.

Der Wunsch hart zu liegen, weil das die oft vorhandenen Rückenschmerzen bessert, ist ebenfalls sehr typisch für die spartanische Kargheit von Natrium und entspricht der selbstauferlegten Härte und Disziplin. Kinder sind nicht selten übergewissenhaft, pflichtbewußt und ängstlich um alles besorgt. Sie ähneln diesbezüglich und nicht von ungefähr bereits der Krebsnosode **Carcinosinum**. Stiller Groll wird allmählich zu einer Art von Dauerweltschmerz hochstilisiert.

Festhalten am Bewährten könnte eine nächste Überschrift lauten. Der Retention von Wasser durch das Salz entspricht die allgemeine »Zurück-Haltung« des Natrium-Menschen. Diese äußert sich zum einen in Form körperlicher Symptome, wie der Neigung zu Ödemen, einer mangelnden Haut und Harnausscheidung wegen mangelhafter Nierentätigkeit. Dem Natrium-Typ geht vieles »an die Nieren«. Natrium ist eines der besten Mittel bei nierenbedingtem *(renalem)* Bluthochdruck und Anämie, die sich auch nach außen in einer auffallenden Blässe der Haut zeigt. Aufmerksam können wir auch durch eine Verstopfung mit charakteristischem »Bällchen-Stuhl« sowie einer unterdrückten Menstruation werden. Ja sogar ein hartnäckiges Festhalten an Schmerzen, wie z.B. bei einer immer wiederkehrenden Migräne, ist sehr typisch für den »Salz-Menschen«.

Zum anderen stehen dahinter entsprechende Gemütssymptome, in denen sich die mangelnde Bereitschaft kundtut, von übernommenen Glaubensmustern abzulassen und sich für das Neue zu öffnen. Natrium kultiviert ähnlich Ignatia stillen Kummer. Er weint entweder unwillkürlich drauflos oder hält Tränen ganz zurück. Es kann sogar vorkommen, daß statt der Tränen Blut aus den Lidern dringt oder trotz großer Trockenheit der Haut eine starke Schweißneigung besteht. Die nicht geweinten Tränen können beim Kind in Form von Bettnässen nach außen dringen. Natürlich wird hierdurch nicht nur ein Überdruck abgelassen, sondern auch auf andere ausgeübt. Die Erwartungshaltung an Mitmenschen und Umwelt ist sehr hoch bei Natrium. Wird sie nicht erfüllt, so leitet das Ego daraus sein Beleidigtsein ab. Deswegen fängt das Kind auch sehr spät an zu sprechen. Es schließt sich nicht nur gern in seinem Zimmer ein, es verschließt sich in sich selbst. Auch in späteren Lebensjahren bleibt Natrium oft wortkarg. Die Blockade des Kehlkopfchakras zeigt sich an einem ständigen Kloßgefühl. Ihm ist »der Bissen im Hals steckengeblieben«. Man könnte auch sagen »er kann vieles nicht schlucken«. Dem homöopathischen Prinzip entsprechend, erleichtert schwermütige Musik seine melancholische Grundstimmung.

Es leuchtet ein, daß bei diesem mangelnden Sinn für reale Weltschau der Sehsinn geschwächt ist, und so finden wir bei Natrium viele gravierende Sehfehler, wie Kurz- und Schwachsichtigkeit, Doppeltsehen, Schielen *(Strabismus)* u.a. mehr. Natrium ist der typische »Schwarzseher«. Deshalb klagt er auch oft über schwarze Flecken oder plötzlich auftretende »Halbsichtigkeit«. Natrium vermeidet auch Augenkontakt und blickt gern zu Boden. So wird »Festhalten« zu einem generellen Zeichen des Natrium-Charakters, der sich einem Elephantengehirn ähnlich einer Kränkung noch lange erinnert und, **Aurum** oder Nitricum acidum vergleichbar, nur sehr schlecht oder gar nicht verzeihen kann, denn er ist geradezu verliebt in seinen Kummer, und es kann geschehen, daß er Versuche gut gesinnter Freunde, ihn da herauszuholen, sogar übelnimmt. Soll diese Eigenschaft gebrochen werden, muß man ihm sozusagen sein »Symptom verschreiben« und ihn im Gegenteil tiefer hineintreiben. Diese Arbeit der Konfrontation mit dem Unerfreulichen in ihm selbst übernimmt die potenzierte Arznei. Die Ecken und Kanten der kristallinen Struktur des Salzwürfels spiegeln ihm seine eigenen Ecken und Kanten, sodaß Seelenkräfte zur Überwindung der erstarrten Strukturen mobilisiert werden können.

Die sich ständig wiederholenden Träume gleichen oder ähnlichen Inhalts, wie sie außer Natrium nur noch **Ignatia** und Arnica zu eigen sind, signalisieren dieses Festgefahrensein, ohne daß neue Wahlmöglichkeiten gefunden werden könnten. Charakteristisch sind wiederkehrende Träume von großem Durst oder von Räubern. Natrium hat Angst, daß sein innerer Schutzwall durchbrochen werden könnte. Die Seele lechzt danach, vom Quell des Lebens trinken zu dürfen. Erst unter der Einnahme des Mittels lösen sich diese Träume auf, woraufhin sich die Veränderung dann auch im äußeren Erscheinungsbild zeigt. Ich habe auf diese Weise schon erlebt, daß aus einem schlichtgekleideten Aschenputtel, einer unauffälligen »grauen Maus« oder einem »häßlichen Entlein« ein strahlender »weißer Schwan« wurde.

Sehr auffallend ist auch das Festhalten an der Trauer über den Verlust geliebter Personen, sei es durch Tod oder die Abkehr eines oder einer Geliebten. »Aufgezehrt von Gedanken, was nun aus ihm werden soll« heißt es bei KENT.

Das, was die ZEN-Buddhisten fordern, nämlich ganz in der Gegenwart zu leben und spontan aus dem Augenblick heraus zu agieren, gelingt dem Natrium-Charakter neben Ignatia und Aurum wohl am schlechtesten. Er will kein neues Saatgut ausbringen, um künftig eine bessere Schicksalsernte einzufahren, und die vorhandene Saat »ver-kümmert« im wahrsten Sinn dieses Wortes im Brackwasser seiner ätzenden Gedankenwelt.

Es dauert lange, sehr lange, vielleicht viele Leben lang, bis der männlichen oder weiblichen Natrium-Natur ohne Hilfe dieser heilsamen Arznei von der Brandung des Lebens die Kanten gebrochen werden.

Das führt uns zur **Berührungsangst** von Natrium. Der eine oder andere meiner Leser wird vielleicht schon einmal in die mit sogenannten Trommelsteinen gefüllten Wühlkästen auf einer Mineralien-Messe gegriffen haben. In einer Rotationstrommel werden durch gegenseitige Berührung aus den kleineren Bruchstücken von Halbedelsteinen wunderschöne »Handschmeichler« geschliffen. Gibt man bereits vorgeschliffene Steinwürfel in die Trommel, so dauert es am längsten, bis deren Würfelgestalt nicht mehr erkennbar ist. Auf ähnliche Weise sträubt sich Natrium gegen Berührung und Veränderung seiner Gestalt. Deshalb läßt er sich auch nicht gern trösten, sondern schmollt nach einer Beleidigung lieber im stillen Kämmerlein bei verschlossener Tür. Bei manchen Kindern finden wir dieses Gebaren stark ausgeprägt. Die außerordentliche Berührungsangst zeigt sich auf andere Weise auch an dem berühmten Symptom, daß er im Beisein Fremder nicht Wasser lassen kann.

Frauen wollen sich ähnlich **Sepia** nicht gern von ihren Männern berühren lassen. Um Berührung durch das, was man gemeinhin »Leben« nennt, zu vermeiden, steigern sich vor allem Teenager sogar in eine Magersucht *(Anorexia nervosa)* hinein, und gerade Natrium hat sich diesbezüglich schon des öfteren als ein hervorragender Blockadebrecher erwiesen. Die innere Wallbildung zeigt sich (ähnlich **Phytolacca*** – der **nordamerikanischen Kermesbeere, Sepia***, dem Element **Tellurium*** und **Tuberculinum***) bisweilen deutlich an der Haut in Form von ringförmigen herpetischen Ausschlägen. Herpesbläschen zeigen sich auch wiederholt an den Lippen. Es wird angegeben, daß die »Lippen beim Küssen schmerzen«. Küsse und Liebkosungen können dem Natrium-Charakter zuwider sein. Der säuerliche Gesichtsausdruck mit »Meerkatzenmund« weist diesbezügliche Ambitionen von Mitmenschen meistens von vorneherein zurück.

Eine Ätiologie für die Entstehung einer Natrium-Konstitution ergibt sich unter anderem aus einem frühkindlichen Verlassenwerden, dem vorzeitigen Tod der Mutter, dem Trauma einer Scheidung der Eltern, einer Umerziehung vom Linkshänder zum Rechtshänder oder einem zu strengen Vater.

Im Augenblick behandle ich eine äußerlich fröhlich erscheinende, schlanke Frau, die von ihrem Vater im frühkindlichen Lebensalter mißbraucht worden war. Hier ein paar Leitsymptome für Natrium aus dem sorgfältig ausgefüllten Fragebogen zur homöopathischen Anamnese: Eine übergroße, schmerzhaft spannende Trockenheit von Haut und Schleimhäuten wie Mund und Vagina kündet von der Abneigung gegen Berührung. Dazu gesellt sich eine abnorme Geräusch- und Geruchsempfindlichkeit. Auffallend: ein ständig vorhandener quälender Durst, der durch Trinken keine Erleichterung findet: »Das Gefühl rauher Trockenheit von Gesichtshaut und Mundhöhle zieht bis in den Hals und inneren Brustraum – als hätte ich rohe Schlehen gegessen ... Brot in würziger Form deckt über Monate hinweg alle Eßbedürfnisse ... Gefühl von Eingeengt sein ... Angst vor Einbrechern ... Angst, den lebendigen Anteil in mir nicht aus meinem inneren Gefängnis befreien zu können. Sobald ich mein Haus verlasse, schaltet mein Organismus auf normal«.

Hier enthüllt sich uns durch wenige Worte eine gequälte, nach dem Salz des Lebens verlangende Kochsalz-Natur in ziemlicher Reinkultur. Das Aufschmelzen der inneren Schutzwälle durch den Heilstoff Natrium muriaticum wird allerdings den Mangel an emotionaler Ernährung im Kindesalter schmerzhaft bewußt werden lassen.

Der Wissensdurstige sei darauf hingewiesen, daß CATHERINE COULTER dieser großen Arznei insgesamt 75 Seiten in ihren *Portraits homöopathischer Arzneimittel I* gewidmet hat und dabei weitere Wesenszüge unter folgenden Überschriften abhandelt: »*Einsamkeit und Isolation; – Hoffnung und Lachen; – Gleichmut; – Integrität; – Antimaterialismus und unkonventionelle Art; – Zuverlässigkeit und Unberechenbarkeit; – Komplizierte Beziehungen; – Der Reformer; – Don Quichote.*«

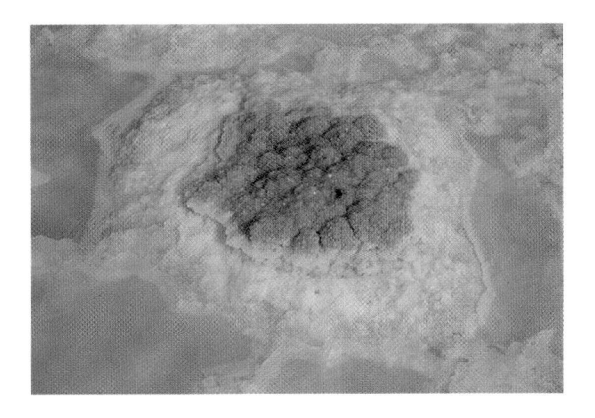

Freiheit und Gebundenheit

Ich bin
deine Freiheit und
ICH BIN deine Gebundenheit.

ICH BIN
die Freiheit deiner Wahl,
dich binden zu lassen,
damit du die Kraft findest,
Anbindung zu überwinden;
deshalb bist du gefesselt von mir:
Es ist die Faszination der Fessel,
hinter der ICH BIN.

Wenn du dich entscheidest,
dann scheidest du dich
von dem Einen für das Andere,
und so BIN ICH
auch in jedem Augenblick
deine Ent-Scheidung:

Setze dir Schranken
in Gedanken,
und ICH BIN deine Beschränkung;
zerstöre deine Begrenzungen,
erlaube dir Ausdehnung,
und ICH BIN
die Grenzenlosigkeit des Alls in dir.

»*Auch was ihr unterlasst, webt am Gewebe aller Menschen-Zukunft;
auch euer Nichts ist ein Spinnennetz und eine Spinne, die von der Zukunft Blute lebt.*«

FRIEDRICH NITZSCHE
(Also sprach Zarathustra)

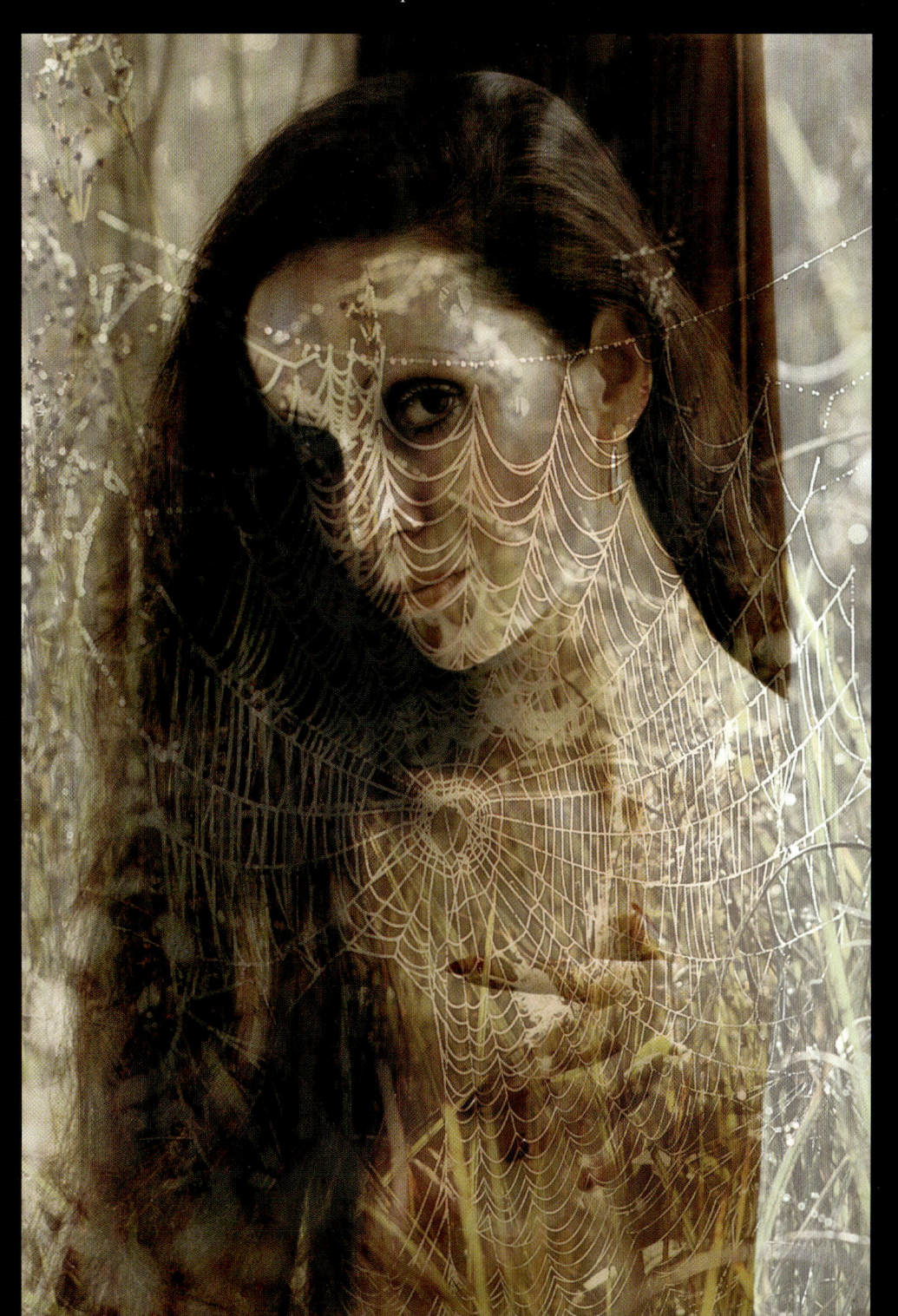

ARANEA DIADEMA – Die Kreuzspinne

> »Frei nennst du dich? Deinen herrschenden Gedanken will ich hören und nicht,
> daß du einem Joche entronnen bist. Bist du ein Solcher, der einem Joche entrinnen **durfte**?
> Es giebt Manchen, der seinen letzten Werth wegwarf, als er seine Dienstbarkeit wegwarf.«
>
> FRIEDRICH NIETZSCHE
> (Also sprach Zarathustra)

Bindung kann Abhängigkeit bedeuten oder auch Freiheit der Entscheidung für eine tiefere Beziehung. Ein symbiotisches Miteinander kann als Beschränkung erfahren werden oder als liebevoller Austausch unterschiedlicher Fähigkeiten und ein gegenseitiges Sich-Zur-Verfügungstellen.

In den Spinnen erkennen wir ein dem menschliches Empfinden und »Be-greifen« sehr fremdes, weit entferntes Lebensprinzip, das von vielen Menschen, ob seines kalt berechnenden, mechanischen Schlächterwesens abgelehnt wird. Versuchen wir, Leben als ein über den persönlichen Tod hinausgehendes ewiges Prinzip zu begreifen, welches sich einmal auf der sichtbaren und gleichermaßen auf der uns nur selten zugänglichen unsichtbaren Seite bewegt, so bekommen wir vielleicht besseren Zugang zu Anteilen der Welt, die wir ängstlich vermeiden oder sogar hassen.

Hinter der Spinne verbirgt sich das Prinzip der großen Mutter, des sowohl gebärenden wie verschlingenden weiblichen Schoßes, der sich das Männliche einverleibt, um es gänzlich in sich hineinsterben zu lassen. Manche Spinnenmännchen lassen sich nach dem Geschlechtsakt von ihren Weibchen verspeisen. Der alte Spruch: »Ich lieb' dich zum Fressen« wird hierbei völlig wörtlich genommen. Was viele Menschen sich wünschen, das völlige Aufgehen im anderen Geschlecht, vollführen diese Spinnen tatsächlich: den totalen Akt. Wer im Krieg liegt mit dem mütterlichen Prinzip – bei Frauen scheint das öfter der Fall zu sein als bei Männern – haßt und fürchtet manchmal Spinnen.

Diese Tiere gleichen kosmischen schwarzen Löchern, die das Alte in sich hineinsaugen, um Neues zu gebären. Sie folgen dem Urprinzip der sich in Wirbeln bewegenden Lebensenergie und vollführen diese Drehbewegung, den »spin«[71] völlig automatisch beim Bau ihrer Netze.

Ist ein Mensch verfangen in einer fixen Idee, aus der er nicht mehr herausfindet, dreht er sich mechanisch und gefühlskalt bei seiner Suche nach sich selbst im Kreise und verfängt sich dabei in einer Sucht, wie dem Rauchen,[72] so können wir an diese Arznei mit dem wohlklingenden Namen denken. Die enorm zerstreute und vergeßliche Aranea lindert durch kompensatorisches Rauchen einen häufig auftretenden migräneartigen Kopfschmerz mit Augenflimmern. Verliert sich unter Einwirkung der potenzierten Arznei die Neigung, zur Zigarette zu greifen, so treten die meist bedrängenden und bislang unterdrückten Seeleninhalte und Konflikte offen zutage, und der Patient kann sich ihnen stellen. Aranea holt »Leichen aus dem Psycho-Keller«.

---

[71] Von engl. *spin*, Substantiv des Verbums to spin, mit der Grundbedeutung »drehende Bewegung«.
[72] Gegen dieses Laster hilft bisweilen **Aranea ixobola** – das aus den Greifwerkzeugen ausgezogene und potenzierte Gift noch überzeugender.

Sind entsprechende Symptome vorhanden, so kann der Leidende durch die potenzierte Arznei wieder mit seinen Herzkräften verbunden werden. Ist die Herzsymptomatik stark ausgeprägt in Form von Brustbeklemmung *(Präcordialangst)* und stark ziehenden Schmerzen von der linken Achselbeuge in den Arm hinein und begleitet von Lähmungsgefühlen, so kann die große Schwester unserer Kreuzspinne, nämlich **Latrodectus mactans** – die *Schwarze Witwe* unter Umständen zum Lebensretter vor einem Herzinfarkt werden.

Die Beobachtung auffallender innerer Erstarrung kann uns einen ersten Hinweis für den Einsatz von Aranea liefern. Sodann gewisse Anzeichen »kaltschnäuziger« sadomasochistischer Anwandlungen hinter welchen ein enormes Haßpotential steckt. Ein gefühlsarmer Intellektueller, der unberührt von der Notlage eines ihm ausgelieferten Abhängigen agiert und diesen opfert, wenn es nur zu seinem eigenen Vorteil ist, kann diesem Typus Mensch zugerechnet werden. Ein eiskalter Dialektiker, der sein Gegenüber in einer Diskussion mit einem genau berechneten Gedanken-Gespinst umgarnt, völlig lähmt und sprachlos macht, läßt an das Wesen der Arachnoiden denken. Ein Hausbesitzer, der seine Mieter mit allen ihm von Seiten des Rechtsweges zur Verfügung stehenden Tricks auf die Straße befördert, um sein Haus gewinnbringend in Eigentumswohnungen umzuwandeln, kann ebenfalls mit einem Spinnenwesen verglichen werden.

Alle Symptome der Aranea-Persönlichkeit werden verschlimmert durch Nässe und Kälte – verständlich, wenn wir an die bereits vorhandene Gefühlskälte und Frostigkeit ihrer Natur denken. Die körperliche Kälte macht sich vor allem im Bauch sowie an Händen und Füßen bemerkbar. Aranea spricht davon, ihre Knochen seien »wie aus Eis« oder einzelne Körperteile fühlten sich an, als seien sie vergrößert. Sie hört die Stimmen anderer Menschen, inklusive ihrer eigenen, wie aus weiter Ferne.

Aranea befindet sich ständig am Rand einer Psychose. Sie wartet geradezu auf Unheil und bemerkt gar nicht, daß sie ständig dabei ist, selbst solches zu erzeugen. So kann sie beispielsweise ihren Lehrer oder Arzt verführen, um ihn danach zu erpressen, ihren Wünschen weiterhin gefügig zu sein. Versucht sich der Mann aus der Verstrickung zu lösen, wird sie drohen, ihn wegen Nötigung vor Gericht zu bringen. Zugrunde liegt diesem Verhalten eine Mischung aus Angst und Haß. Aranea-Frauen haben Männer in den Ruin gebracht. Man denke nur an Salome, die von Herodes das Haupt Johannes des Täufers fordert, weil sie sich von diesem verschmäht fühlte.

Sie empfindet Männer als Bedrohung, fühlt sich aber trotzdem magisch angezogen von der Idee, einem oder mehreren von ihnen hilflos ausgeliefert zu sein, und provoziert deshalb geradezu erotisch verfängliche Situationen, in denen sie sich gerne fesseln und »vernaschen« läßt. Sie genießt aber auch die umgekehrte Situation. In dem Film *Basic Instinct* spielt Sharon Stone solch eine Frau, die sich Männer auf diese Weise gefügig macht, um sie nach dem Sexualverkehr – Liebesakt kann man das nicht nennen – zu erstechen. Das geht so lange, bis sie auf den ihr von der psychischen Grundstruktur her ähnlichen Anwalt Michael Douglas trifft, der diese Neigung in ihr – der Schluß des Films läßt das offen –, dem homöopathischen Prinzip zufolge, vermutlich zum Erliegen bringt.

Aranea kann auch als das Prinzip der bösen Fee gesehen werden, welches innerhalb der Persönlichkeit die vergiftete »Spin-del« bereitstellt, um die eigenen Dornröschenkräfte in einen komatösen Schlaf zu lullen, dessen Bann womöglich erst viele Jahre später durch die Begegnung mit dem »inneren Prinzen« gebrochen wird. Der potenzierte Heilstoff übernimmt in diesem Fall die Rolle des Erweckers und küßt die abgestorbenen Teile wach.

Aranea kann mit Aussicht auf Erfolg durchaus bei einer relativ häufig unter Frauen vorkommenden Spinnen-Phobie eingesetzt werden.

Lust und Schmerz

Ich bin
der Aufruhr in deinem Gemüt, Berührung und Berührt-Sein,
Explosionen von Sonnen in all deinen Zellen.
Lust – durch Kontrollverlust, die sanfte Arznei,
die der innere Arzt dir reicht, um deine Seele zu streicheln.

Ich bin
der gleissende Strom des Lebens in dir,
bin dein goldenes Blut, der Fluss und sein Fliessen
und bin, der dich trägt, wenn du versinkst in mir,
der Ich das alles bin.

Ich bin
dein Schmelzen und bin die Schmelze,
bin Feuer, das deine karmische Last von Äonen läutert.
Aber ich bin auch der Schmerz, bin die beissende Nessel,
die dich peitscht und unerbittlich antreibt,
dein Bestes freizusetzen, das wiederum ich bin.

Und so, wie Ich Glut bin in dir,
bin Ich der Wind, der dich kühlt,
dir die Haut liebkost
und in deinen Haaren spielt.

Ich bin
das tiefgründige Wasser,
das dich an ferne Gestade deiner Seele trägt,
wo ich Erde bin;
Sand, dem du angeschwemmt wirst, um auszuruhen,
auf jenem höher schwingenden Planeten
eines fernen Sonnensystems,
das Ich auch bin,
um dich dort lächelnd zu begrüssen.

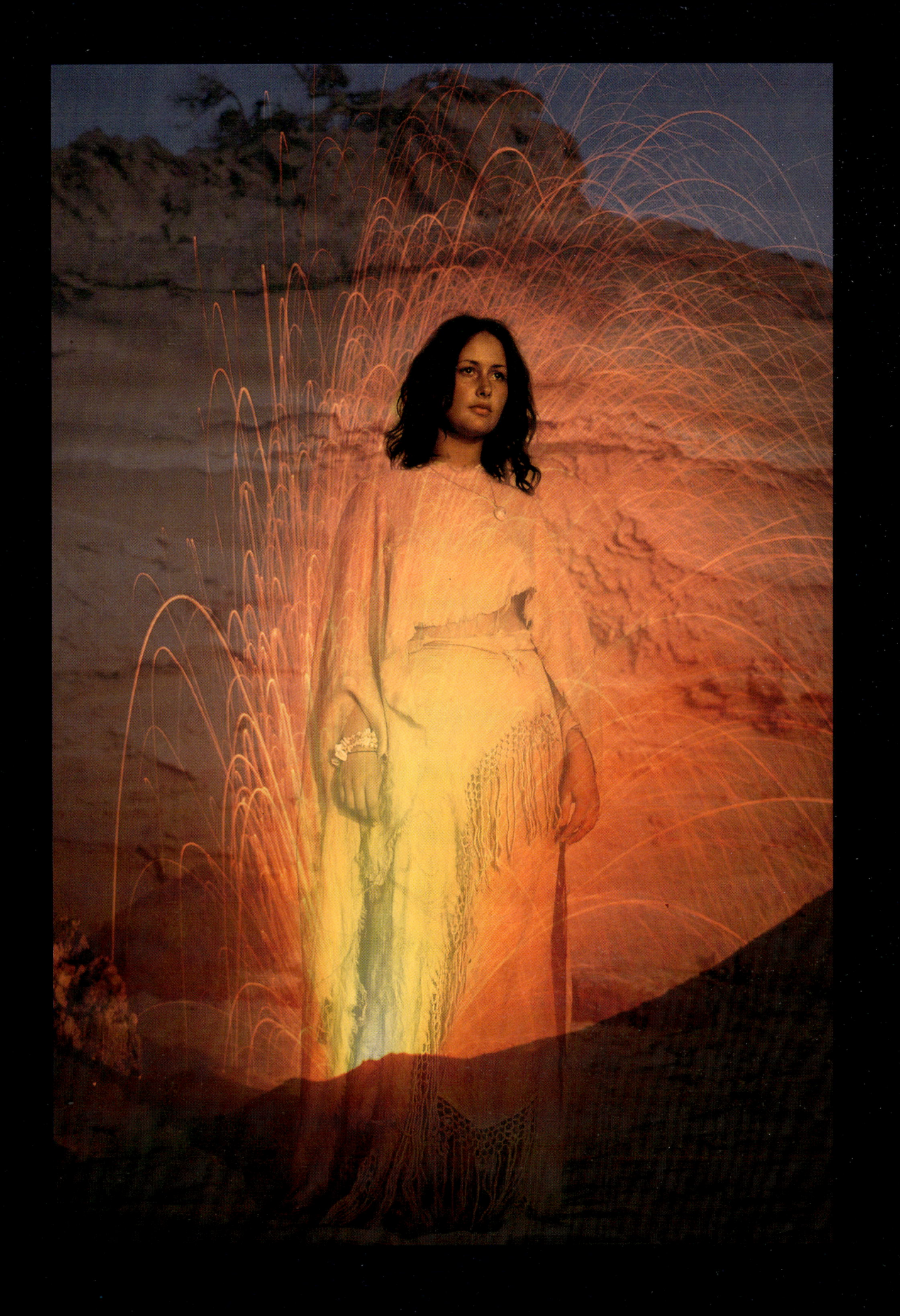

Sulphur – Schwefel

Vulkanische Kraft, geboren aus der Tiefe der Erde, das ist eine Haupt-Signatur des Schwefels, dessen Gestaltwerdung zurückgeht auf die Zeit der Entstehung unseres Planeten. Die durchwärmende Kraft des Schwefels ist ursächlich mit den Stoffwechselprozessen des Lebewesens Erde verbunden und in Analogie dazu natürlicherweise auch mit dem Stoffwechsel des Menschen, denn Schwefel ist von allen Stoffen, neben dem Phosphor, der wohl aktivste. Er steuert vom Stofflichen her den Aufbau der Substanzen innerhalb eines Organismus und sorgt vor allem für eine optimale Verdauung der Eiweißnahrung, in der er immer vorhanden ist.

Schwefel steht darüber hinaus in ursächlicher Beziehung zu Fäulnisprozessen. Er befindet sich in riesigen Mengen, in Form schwefelsaurer Salze, in den Weltmeeren und verbindet sich leicht mit Wasserstoff. Der typische Geruch von Schwefelwasserstoff (H_2S) nach faulen Eiern ist bekannt.

Jeder weiß um die Wichtigkeit einer ungestörten und heiteren Gemütsverfassung während der täglichen Mahlzeiten. Stören wir nun auf die eine oder andere Weise unsere Stoffwechselchemie, sei es durch seelische Erregung während des Essens oder durch immunsuppressive, antibiotische Maßnahmen bei einer Erkrankung so werden die ablaufenden chemischen Vorgänge ebenfalls empfindlich gestört bis unterdrückt. Stagnation, Fäulnis und eine verstärkte Anhäufung freier Sauerstoffradikale werden die Folge sein. Die Zellatmung ist behindert. Der Mensch fühlt sich müde, schlapp und innerlich vergiftet.

Solch ein Terrain ist die Domäne des potenzierten Schwefels, den wir unter der Bezeichnung Sulphur kennen. Aufgrund der ihm innewohnenden Eruptionskraft und seiner innigen Beziehung zu »brütender Wärme«, wie Rudolf Hauschka das nennt, beschleunigt er das Ausbrüten von Krankheit. Unklare, über Jahre hin verschleppte und auf mannigfache Weise unterdrückte Krankheitsbilder artikulieren sich unter Einwirkung der potenzierten Arznei – so diese nicht fähig sein sollte, den Fall an sich zu bereinigen – so klar, daß in vielen Fällen danach ein endgültiges Simile zu erkennen ist.

Der sulphurische Genius entspricht dem alchimistischen Prinzip der Transformation schlechthin, denn Schwefel taucht in vielerlei Metamorphosen auf. Er erscheint sowohl in amorpher und dünn- bis dickflüssiger oder plastischer Form, wie auch in rhombischen oder monoklinen Kristallen oder reiner »Schwefelblüte«. All diese Formen neigen dazu, sich innerhalb geringer Temperaturunterschiede von einer Gestalt in die andere zu verwandeln.

So gesehen, gibt es auch unter uns Menschen viele verschiedene sulphurische Charaktere. Der klassische »Sulphur-Typ«, wie ihn Constantin Hering mit seinem berühmt gewordenen Ausspruch vom »Philosoph in Lumpen« prägte, ist eher selten, wenn wir mal vom armen Studenten oder schmuddeligen Vorstadt-Intellektuellen absehen. Dennoch ist die Riesenarznei Sulphur wohl schon beinahe das am häufigsten geforderte homöopathische Arzneimittel unserer Zeit. Analog zu vermehrten Vulkanausbrüchen, Wirbelstürmen und Flutkatastrophen, mit welcher sich die vergewaltigte Natur gegen den Menschen aufbäumt, bringt der potenzierte Schwefel in vielen Fällen das schwelende Gift innerhalb menschlicher Organismen zum Ausbruch, sei es durch aufbrechende Furunkel, ein heilsames Fieber, eine abführende Diarrhoe oder gesteigerte Harnproduktion.

Das Prinzip Schwefel reguliert den Überdruck im Erdinnern und sorgt für Entlastung über die vulkanischen Schlote; und so ist das Merkmal der »Besserung durch Absonderung« ein generelles Zeichen für die Wirkung von Sulphur. Ein Kopfschmerz, der sich nach Auftreten eines Hautausschlags bessert oder umgekehrt nach Unterdrückung eines solchen auftritt, entspricht ebenso diesem Prinzip wie ein Rheumatismus, der sich durch kräftiges Schwitzen in der Sauna bessert, oder ein Bauchschmerz, der in auffallender Weise abnimmt, wie gleichzeitig vorhandene Hämorrhoiden nach dem Stuhlgang zu bluten beginnen.

Schwefel bringt durch die ihm innewohnenden Wärmekräfte eingefressene, erstarrte und in Stagnation befindliche Zustände zum Schmelzen und in Fluß. Deshalb wurde dieser Versuch über Sulphur dem vorangestellten Gedicht zugeordnet, das sinnbildlich für das sulphurische Wesen steht. Eine Konfrontation mit verdrängten Bewußtseinsinhalten und Vermeidungen, welche letzten Endes in die Stagnation geführt haben, kann unter der Einwirkung des aus dem Schwefel gewonnenen, potenzierten Pharmakons besonders gravierend und schmerzhaft für den Heilsuchenden sein. Dafür fühlt er sich danach aber auch auf eine höhere Stufe des Daseins versetzt, auf welcher er weniger anfällig ist gegenüber der Einwirkung von Viren, Bakterien oder anderen niederen Kleinstlebewesen, welche bisher an seiner Kraft zehrten. Es verwundert also nicht, daß Sulphur neben **Calcium carbonicum** auch als ein Hauptmittel gegen Wurmbefall gilt.

Weil der Schwefel als Substanz so sehr den vegetativen Vorgängen, also der »niederen Natur« zugeneigt ist und höhere Qualitäten der Menschwerdung und Bewußtseinsentfaltung abstößt, ist er eben in seiner vergeistigten Form fähig, der Selbstfindung und Menschwerdung im besten Sinne zu dienen, das Individuum von innen heraus zu reinigen und vieles, was seiner Höherentwicklung im Wege steht, »auszumisten«.

So der nächtliche Traum einer schönen, jungen Frau – äußerlich so gar nicht an Sulphur erinnernd –, welche sich nach der Einnahme dieses Mittels in einem Hospital wiederfand, wo sie kniehoch im Kot watend, mit einer Mistgabel versuchte, den Unrat aus dem Fenster zu befördern. Auf die Frage, ob ihr denn niemand von den anwesenden Krankenschwestern dabei behilflich sei, ward ihr die Antwort: »Nein, das ist alles Dein eigener Mist«. Am Tag darauf setzte dann ein Entgiftungsprozeß auf der körperlichen Ebene ein, der in drastischer Weise nachholte, was der Traum schon angekündigt hatte.
Ein klassisches Leitsymptom für den Einsatz von Sulphur ist übrigens ein – oftmals recht übelriechender – Durchfall, der den Patienten allmorgendlich aus dem Bett hinaustreibt.

Der klassische Anwärter auf diesen Heilstoff ist in seinem Bewußtsein gedämpft. Entsprechend dem noch ungeordneten Chaos der unter der erstarrten Erdkruste brodelnden chthonischen Kräfte liebt er ein ihn umgebendes »schöpferisches Chaos«, wie wir es des öfteren in unaufgeräumten Studentenbuden finden können.

Eine der vielfältigen Facetten von Sulphur spiegelt uns eine Neigung zur Bequemlichkeit, Faulheit und Schlamperei. Die Lust solcher Menschen an der Unordnung, ja sogar am Dreck liegt im Widerstreit mit ihrer Scham ob dieser Zustände. Sulphur räumt nicht gerne auf. Er sammelt alte Sachen, die man »irgendwann brauchen könnte«, deckt sich und seine Wohngemeinschaft mit Möbeln vom Sperrmüll ein, kann fast alles »organisieren«. Wir treffen ihn auf Flohmärkten, in Trödelläden, als Hippie, Schnorrer, struwwelpeterigen Rastafari, Helfer der Menschheit und heiligen Narren mit ungeheurem Geltungsbedürfnis, der jeden duzt, dauernd intellektuell herumschwafelt, aber erschrickt, wenn man ihn beim Namen ruft. Er hat einen Hang zur Heimlichtuerei, greift heimlich zur Flasche, steht morgens nicht auf, wäscht sich nur ungern (»Schmutz ist Schutz«), kratzt sich ständig, legt ein flegelhaftes Gebaren an den Tag, prahlt in der Kneipe gerne mit berühmten Leuten, die er angeblich kennt, und gibt nicht zu, wenn er etwas vermasselt hat. Schimpft solch ein Mensch dazu laut, popelt gern in der Nase, rülpst und furzt auch noch ungeniert vor sich hin und verbreitet dabei einen Geruch nach faulen Eiern, so haben wir den klassischen Sulphur-Typ vor uns.

Solange er es nicht aus eigener Tasche bezahlen muß, hat Sulphur eine soziale Ader. Mit eigenem Geld geht er sparsam um, denn er arbeitet am liebsten nur sporadisch. Termine sind ihm zuwider, Verbote werden übertreten, doch hat er Angst, dabei erwischt zu werden, was sich auch in seinen Träumen spiegelt, in denen er dann um Ausreden ringt. Diese nächtlichen Träume sind überdies voll von Versuchen, zu manipulieren, kleine Gaunereien zu vertuschen, sich vor der Obrigkeit zu verstecken, irgendetwas aufzuräumen oder an etwas herumzufummeln. Sulphur kann dem diesbezüglich Bedürftigen helfen, zur inneren und äußeren Ordnung zu finden.

Entsprechend seiner hitzigen Natur ist ihm ständig zu warm, und so läuft er unter Umständen sogar im Winter nur mit Hemd bekleidet herum, streckt nachts die Füße aus dem Bett, weil sie vor Hitze brennen. Aber es gibt auch den »kalten Sulphur«, dessen Immunsystem nach langer Antibiotikabehandlung darniederliegt und der seither »nicht so recht auf die Beine kommt«.

Kinder, die sich beim Essen ständig bekleckern, mit dem Essen herumspielen, nur das Allernötigste für die Schule machen, ihre Hausaufgaben unordentlich oder gar nicht erledigen, dafür aber ständig Süßigkeiten naschen, sind potentielle Sulphur-Anwärter. Ihnen geht alles »am Arsch vorbei«, es ist ihnen »scheißegal«, was passiert, wenn sie die Schule mal schwänzen. In jedem Sulphur-Kind steckt ein wenig von Huckleberry-Finn, aus MARK TWAINS unsterblicher Lausbubengeschichte, der lieber die Hosentaschen voll von Zeugs hat, als sich auf den sprichwörtlichen »Hosenboden zu setzen«.

In dem köstlichen Film *Zoff in Beverly Hills* erleben wir NICK NOLTE als solch einen Penner, der irgendwann »ausgestiegen« ist. Nach seinem gescheiterten Versuch, sich im Swimmingpool eines wohlsituierten Kleiderbügel-Fabrikanten, dargestellt von RICHARD DREYFUSS, umzubringen, nimmt dieser ihn in seinem Haus auf. In der Folge stürzt er dieses fürs erste in ein vollkommenes Chaos. Dabei bringt er ganz nebenbei die frustrierte Hausfrau – herrlich persifliert von BETTE MIDLER – zum lang ersehnten Super-Orgasmus, wobei hierdurch zusätzlich noch die Springfontäne des Gartenteichs in homöopathische Resonanz gerät und zum hochaufschießenden Erguß kommt.

Zwischendurch vermittelt er zwischen dem schwulen Sohn des Hauses und dessen Eltern und hilft ersterem bei seinem »Coming out«. Den eigenwilligen, jede Nahrung verweigernden Haushund regt er zum Fressen an, indem er sich zu ihm auf den Boden legt und ihm den Napf streitig macht. Danach verwirrt er der heimkehrenden Tochter des Hauses den Kopf und erreicht trotz allem Durcheinander, das er schafft, oder eben gerade durch seine sulphurische Natur ein Aufbrechen der eingefrorenen Verhältnisse in diesem Heim. Als er sich zuguterletzt zusammen mit dem intelligenten – sinnigerweise schwarz-weißen – Hund des Hauses verabschiedet, um sein ungebundenes Straßenleben wieder aufzunehmen, will ihn keiner von den Dreien mehr missen, sodaß er schließlich der Abfalltonne, aus der er gerade die ihm nachgelaufene »Yin-Yang-Promenadenmischung« speisen will, den Rücken kehrt, um sich dem trauten Heim wieder zuzuwenden.

Nick Nolte präsentiert in diesem Film fast sämtliche für Sulphur typischen Verhaltensweisen, Polaritäten und Varianten, wie sie jedem der sogenannten großen Mittel *(Polychreste)* zu eigen sind. Da wird zum einen die egoistisch-in-Besitz-nehmende-Natur des Schwefels vorgeführt, in Verbindung mit ihrem Gegenpol, dem großzügigen Umgang mit Dingen, die nicht sein eigen sind. Aus dem vollbärtigen Stromer wird ein vom

Hausherrn frisch eingekleideter sportlicher Smarty. Sodann seine impulsiv-spontane Art, in Verbindung mit intellektuellem Scharfsinn und Einfühlungsvermögen: Einfach wundervoll, mit welcher Mischung aus psychologischem Feingefühl und chiropraktischer Direktheit er die von fernöstlichen Weisheitslehren angehauchte Bette Midler aus ihrer sexuellen Frustration befreit. Auch an der für Sulphur typischen explosiv-emotionalen Hitze fehlt es nicht in diesem schauspielerischen Bravourstück Noltes, der zuletzt die eleganten Kleider wieder auszieht, um sich in seinen schlapperigen Trenchcoat zu werfen.

Im Leben fast eines jeden Menschen wird Sulphur irgendwann gefragt sein: »Genau so, wie elementarer Schwefel in der Erdkruste unter der Oberflächenvegetation weit verbreitet ist, liegt eine *Sulphur*-schicht unter der Oberfläche der verschiedenen Konstitutionstypen«, konstatiert CATHERINE COULTER.[73] Des Altmeisters Hahnemanns Verdienst war es, die überragende Bedeutung des potenzierten Schwefels als des führenden antipsorischen Mittels der Homöopathie erkannt zu haben. Wenn die Wirkung gut gewählter Arzneien nicht anhält, liegt praktisch immer ein chronisches Miasma zugrunde, das nach spezifischen Blockadebrechern verlangt. Sehr häufig erweist sich Sulphur dabei als das alle anderen überragende Pharmakon.

Auch wenn ein Krankheitsfall über Jahre hin verschleppt wurde, ist oftmals der Einsatz von Sulphur als erstem Mittel gefragt. Auf ähnliche Weise kann der Schwefel einen Fall zum guten Abschluß bringen, wenn Symptome ständig rezidivieren. Eine Mandelentzündung, eine Mittelohrentzündung, eine Blasenentzündung kehren immer wieder. Der Patient »scheint schon fast gesund zu sein, als die Krankheit wiederkommt«, so nannte das der große CONSTANTIN HERING einstmals.

Daß die Schwefelblüte eine großartige Medizin bei vielerlei »Ausblühungen« der Haut ist, braucht kaum erwähnt zu werden. Der Neuling muß sich an anderer Stelle eingehend hierüber informieren. Welch beflügelnden Anschub Sulphur darüber hinaus in der Midlife-crisis von Mann und Frau haben kann, ist dem Eingeweihten ebenfalls bekannt.

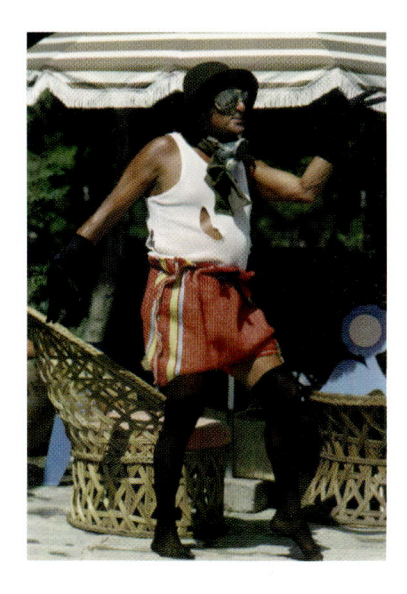

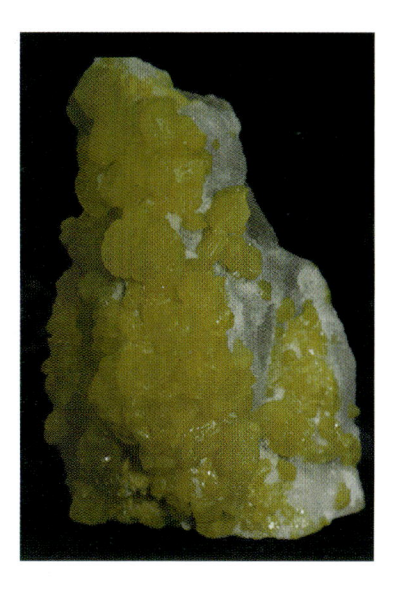

[73] All die verschiedenartigen Wesenszüge des Schwefels präsentiert, mit vielen Beispielen unterlegt, CATHERINE COULTER auf insgesamt 55 Seiten ihrer *Portraits homöopathischer Arzneimittel I,* erschienen im Haug-Verlag, Heidelberg.

Unheil und Heilung

Ich bin
der Heiler in dir, der deinen Zwie-Spalt eint.
ICH BIN herabgestiegen aus den Sphären des schattenlosen Lichts,
um deinen Schatten zu tilgen und BIN dabei unheil geworden,
um dir ähnlich zu sein, denn nur dein Ähnliches ist dir auch heilsam.

Ich bin
deine »Ver-zwei-flung« und BIN die Einigung in dir.
Wenn du dich dafür entscheidest, zu sein, wer DU BIST,
dann BIN ICH der Friede in deinem Herzen.

Heil sein heisst, DU BIST eins mit dir und der Welt, so wie sie ist,
und nicht wie du sie haben willst in deiner Vorstellung,
die dir den Blick für die Wirklichkeit verstellt.

Heil werden bedeutet: du gehst den Weg zu dir selbst
und verwandelst Allein-Sein in All-Einigkeit.

Hast du in deinen Gedanken die Samen des Un-Heils gesät,
wirst du die Früchte der Zwietracht ernten.
Zwietracht heisst: trächtig zu gehen mit den Früchten
der Uneinigkeit, der Furcht und des Zorns.

Und ICH, der ICH deine Verfehlungen BIN,
BIN auch Bogen, Pfeil und Ziel in dir,
das du triffst, – ja, das auf dich zukommt, –
wenn dein Mut und deine Demut dahin wachsen,
den Gott in dir zu erkennen und ihm täglich zu danken
für dein Da-Sein.

Und all deine Fehler sind nur Stufen der Erfahrung,
die du dir wählst, um zu lernen, was ICH BIN in dir:
Unsterbliche Flamme, leuchtend in Glückseligkeit!

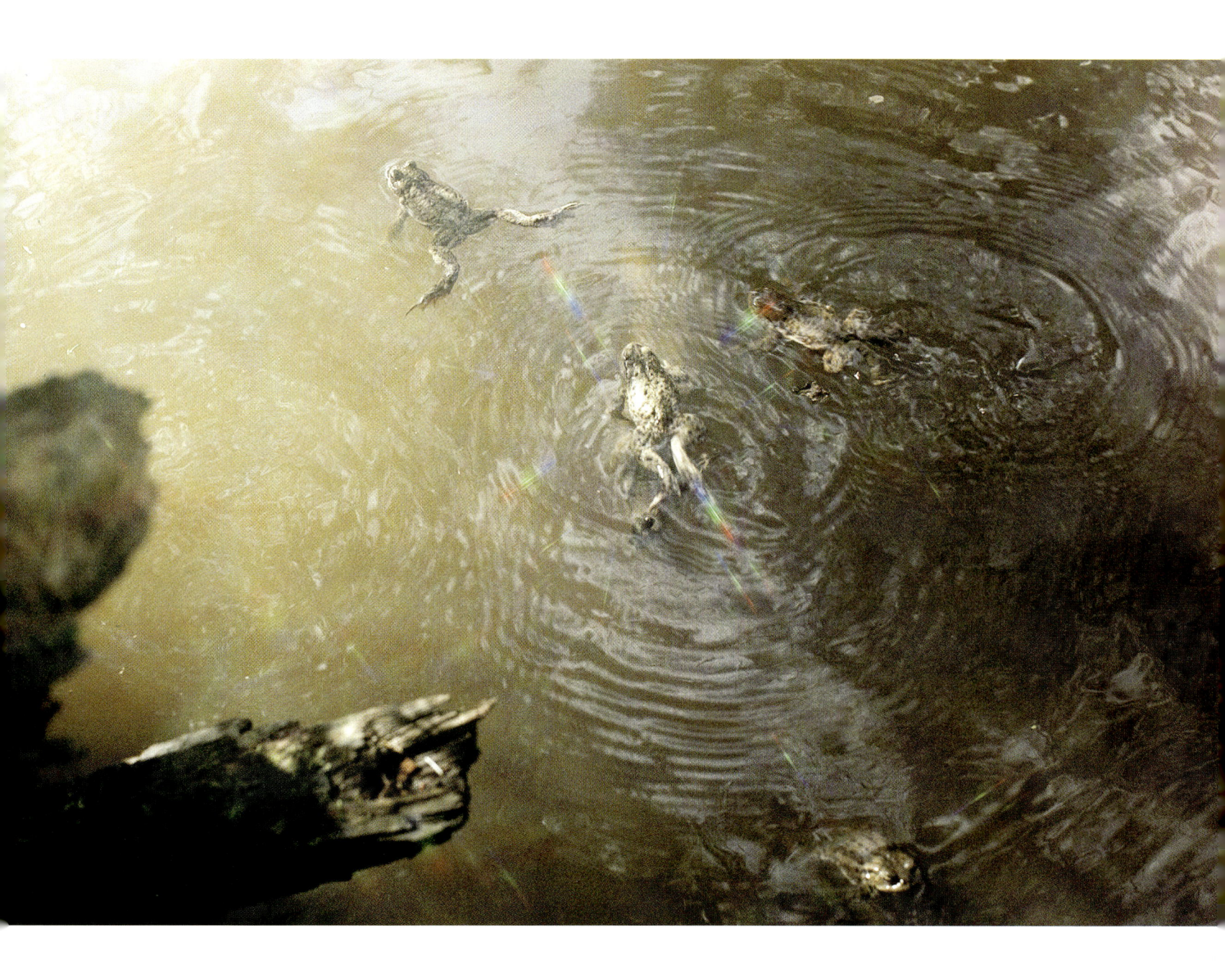

Bufo Rana – die Erdkröte

»Gefährlicher fand ich's unter Menschen als unter Thieren,
gefährliche Wege geht Zarathustra. Mögen mich meine Thiere führen.«

Friedrich Nietzsche
(Also sprach Zarathustra)

Viele merkwürdige Geschichten um Unheil und Heilung durch Kröten ranken sich durch die Jahrtausende. Wir stoßen auf die Kröte in den Mythen der Traumzeit der australischen Aborigenes wie auch in denen der afrikanischen Pygmäen. Nicht zufällig wurden Kröten in Australien wieder angesiedelt und erobern seither unaufhaltsam immer größere Areale im Osten dieses Kontinents.

Daß die Kraft eines emotionsgeladenen Fluchs eine gehaßte Person zur Bußübung in eine entsprechend niedrige Tiergestalt zwingen kann, ist nicht nur Bestandteil der indischen Wiedergeburtslehre.

In bayerischen Sagen tauchen wiederholt Kröten in diesbezüglichem Zusammenhang auf: So heißt es in Sepps »Altbayerischem Sagenschatz«:

»Wer da spricht: ›Handwerksbrotz‹ oder zu einer Weibsperson: ›Du Krot‹, zieht den Vergleich zwischen den zu Mühsal und Arbeit verdammten Menschen und einer armen Seele; denn diese sieht man in eine solche Larve verwunschen. Eine Krot soll man darum nicht erschlagen, sie haben bei noch so häßlicher Gestalt doch wunderschöne Augen. Auf Freithöfen kommen sie am Allerseelentag aus ihrem Versteck und hoffen das Ende ihrer Büßung.«

Oder an anderer Stelle:

»In Benediktbeuern kam einmal die Gredel[74] zur Kirchthür hinein, und legte wie zur Andacht die Brätzel mit fünf Zehen zusammen. Der Meßner sollte sie vertreiben, aber der Herr Pfarrer legte sein Fürwort ein, und so gelangte sie bis an den Altar vor. Dort war die arme Seele erlöst und flog als Taube davon.«

Die Kröte ist viele Millionen Jahre alt und hat sich seither nicht verändert. So wie nach geisteswissenschaftlicher Auffassung die Milch des Schlafmohns, in feinstofflicher Form, gleichsam als eine Art ätherischer Urnahrung, den Planeten Erde überhaucht haben soll und die ersten Menschen teilhaben ließ am intuitiven Wissen um die Einheit alles Seienden, so stammt auch die Erdkröte aus jener archaischen Zeit und verbindet uns mit dem Prinzip der allumfassenden Mutter und der Einheit der Naturreiche untereinander, mit sexueller Energie, Zeugung, Geburt, Schlaf, Traum und Tod.

Sepp berichtet von einer Kröte, die aus dem aufgespaltenen Wurzelstock einer tausendjährigen Eiche im Allgäu hervorkam. Schliemann soll in den Grundbauten von Troja auf zwei lebende Kröten gestoßen sein. Doch damit nicht genug:

»Ein Herr Patterson berichtet in der Londoner Times 1888, eine lebende Kröte gesehen zu haben, welche am 18. September beim Bau einer Eisenbahnlinie in einer Lehmschicht ausgegraben ward … Da nach der Berechnung der Geologen seit der Eisperiode, in welcher diese Lehmschicht abgesetzt wurde, 20 bis 30 Tausend Jahre verflossen sind, reicht ihr Leben hoch über das Alter der Menschheit hinauf … Dennoch ist auch dieser Lebenszeitraum der Kröte nicht der höchste. Geheimrath von Ringseis erzählte

---

[74] Altbayerisch: »Kröte«.

nicht nur, sondern es steht in seiner Lebensbeschreibung aus der Feder seiner Tochter Emilie auch beurkundet, daß der weltberühmte Bildhauer Thorwaldsen in Rom bei der Bearbeitung einer Statue von Carrara-Marmor mit dem Meißel eine Öffnung im Gestein bloß legte, woraus plötzlich eine Kröte hervorkam, die dann noch lange in der Werkstatt des Künstlers herumkroch. Sie stammte mithin aus einer Zeit, wo die Oberfläche der Erde sich noch nicht gerunzelt, die Gebirge noch nicht aufgetürmt waren … Aber derlei Beobachtungen müssen schon früher gemacht worden sein, weshalb man die unsterbliche Seele mit dem Leben der Kröte in Verbindung brachte.«[75]

In dem berühmten »Roman einer Kinderseele in dieser und jener Welt«: *Die drei Lichter der kleinen Veronika,* von MANFRED KYBER gibt es eine Szene, in welcher der Gartenknecht Eriksen bereits die Hacke erhoben hat, um eine große Kröte zu erschlagen, als er – gerade noch rechtzeitig – von Veronika und dem weisen Wanderer Johannes daran gehindert wird. Eriksen ist zornig, weil sein Kind schwer an einem hohen Fieber leidet: »Warum soll ich andere leben lassen … mein Kind ist krank und Gott hilft ihm auch nicht.« »Aber glauben Sie, Gott wird Ihnen eher helfen, wenn Sie Leben vernichten, statt es zu achten?« fragt Johannes Wanderer.
Veronika begreift etwas vom großen Kampf der Geister dieser und der jenseitigen Welt:

»Schau hin, Veronika, das ist der Kampfplatz von Licht und Dunkel, es geht um mehr, als um eine arme geängstigte Kröte, es geht um die Erlösung der Welt, um Schneewittchens Erwachen im gläsernen Sarge.«

Nachdem Eriksen sich überwunden und die Kröte verschont hat, findet sein Kind überraschend Genesung. Es träumte von einer großen Kröte, die zu ihm gekommen war und es ganz gesund gemacht habe:

»›Ich bin, weiß Gott, dankbar‹, sagte Eriksen, ›aber glauben Sie wirklich, daß diese Kröte mein Kind geheilt hat? Solch ein armes, schwaches Geschöpf, und doch muß es irgendwie seine Richtigkeit damit haben.‹
›Sie müssen sich denken, daß alle Kröten von einem gemeinsamen Geist belebt sind, und daß dieser Geist stark sein muß, können Sie sich wohl vorstellen. Er steht der einzelnen Kröte so nahe, als er selber Gott nahe ist, denn Gott ist in ihm und in der angstvollen Kröte von gestern.‹«[76]

Das aus den warzigen Drüsen der Kröte gewonnene hauptsächlich neurotrope Gift bildet den Ausgangsstoff für die Potenzierung. Das Mittel wird zu Unrecht oft von vielen Homöopathen übersehen in Fällen, bei denen es unschätzbare Dienste leisten würde. Der Grund dafür scheint in der Abscheu vor den etwas eklig anzusehenden Geschöpfen zu liegen und in dem Glauben, daß es lediglich angezeigt sei, wenn es sich um geistig minderbemittelte und gleichzeitig sexuell überaktive Personen handelt, welche häufig der Masturbation huldigen. Nun ist das zwar nicht abwegig, weil ja die Kröte selbst nicht gerade eine »Intelligenzbestie« ist, und der überaus starke Geschlechtstrieb der Männchen, die oft in regelrechten Trauben an einem Weibchen hängen, allgemein bekannt ist.

Die wohltuende und erlösende Wirkung des potenzierten Pharmakons geht aber über diese Indikationen weit hinaus. Die Affinität dieser Tiere zum Wasser ganz allgemein sowie ihre Fähigkeit zur Wasserretention in Dürrezeiten macht das Mittel zu einem hervorragenden Heilstoff bei Ödemen, sogenannter Herzwassersucht und Nierenversagen. Schon in der jahrtausende alten Volksheilkunde wurde das Gift in verdünnter Form eingesetzt bei Herzschwäche alter Menschen und allen Arten von Herzerkrankungen, wie Endo-, Myo- und Perikarditis sowie Angina pectoris.
Ein Leitsymptom kann das Gefühl sein, als ob das Herz in Wasser schwämme.

---

[75] SEPP, N.J.: *Altbairischer Sagenschatz zur Bereicherung der indogermanischen Mythologie.* Druck und Verlag von Ernst Stahl, München, 1876.
[76] MANFRED KYBER: *Die Lichter der kleinen Veronika,* S. 125f., Drei Eichen-Verlag, München, 1981.

Hans Wulf von Uslar schildert den Fall einer Frau um Mitte vierzig, die ihren Lebensunterhalt durch Bauchtanz-Unterricht und indianische Trancegruppen-Arbeit verdiente und manchmal »einfach umfiel«, um sich dieser Welt zu entziehen. Erst nach ein paar Versuchen mit anderen Arzneien tauchte hinter den immer eindeutigeren Symptomen umrißhaft Bufo als mögliches Heilmittel auf. Auf eine Dosis in C 1000 entleerten sich die Wasseransammlungen aus den Geweben der Patientin. Sie fand zurück zu einer ursprünglich starken Sexualität und glaubte zu erkennen, daß in ihren Ödemen ihre zurückgehaltenen Gefühle eingesperrt gelegen hatten.[77]

Aber das Wirkungsfeld der Kröte reicht noch viel weiter. So vermittelt diese Arznei manchmal noch in aussichtslos scheinenden Fällen von Brust- und Uteruskrebs, bei Ovarialzysten, Hornhautgeschwüren der Augen, gefährlichen Lymphgefäß- und Nagelbettentzündungen, Furunkeln, malignen Geschwüren und Blutsepsis eine Heilung.

Auch bei Mongolismus, Autismus, Morbus Parkinson kann ein Versuch mit Bufo ins Auge gefaßt werden. Was diese Symptomatik des zurückgebliebenen Kindes betrifft, kommt **Barium carbonicum** der Erdkröte am nächsten. Aufgrund der Signatur ihrer warzenähnlichen Auswüchse hilft Bufo manchmal auch bei Warzen, wenn sonst noch ein paar Symptome passen.

Nicht zu vergessen, die großartige Wirkung des Giftes bei vielen epileptiformen Krampfzuständen. Ein Leitsymptom dabei kann ein Kopfschmerz sein mit dem Gefühl, als ob heißer Dampf aus dem Kopf aufsteigen würde. Die epileptische Aura steigt aus dem Bauch auf.

Hahnemann erkannte in der Epilepsie eine Ausdrucksform von Psora. Formulieren wir das etwas ausführlicher, so könnten wir in der »Fallsucht« auch ein von der Seele installiertes Sicherheitsventil erkennen, welches den von einer Persönlichkeit nicht verkrafteten Überdruck an verdrängten seelischen Inhalten, gestauten Gefühlen und Schreckmomenten in unkontrollierten Zuckungen auszuleiten imstande ist. Der Patient wird dabei wieder kurzgeschlossen mit der archaischen Welt der All-Einigkeit, in der eben die Kröte bis auf den heutigen Tag zu Hause ist, und bezieht aus ihr für eine gewisse Zeitspanne neue Kraft für die Bewältigung seines Alltags.

Wer intellektuelle Kontrolle ausüben möchte, wird durch den Anfall zur völligen Aufgabe dieser Kontrolle gezwungen. Dabei werden alle von der Gesellschaft und einer fadenscheinigen Moral auferlegten Tabus durchbrochen. Die landläufigen Vorstellungen von Recht und Unrecht gelten in dieser jenseitigen Welt nicht. Der Kosmos funktioniert anders. Nicht unmoralisch, aber heilsam amoralisch.

Nun gibt es aber viele Abstufungen dieser Einkehr in die Welt der unzensierten Gefühle. Sie reichen von epileptiformen Krampfzuständen über legasthenische Zustände bis zum Autismus. In dem Film *Rainman* führt uns Dustin Hoffmann die überzeugende Studie eines partiell geistig beschränkten Mannes vor, mit einer genialen, automatisch funktionierenden Hyperbegabung für abnorme Zahlenexperimente, was ihn befähigt, eine Spielbank in arge Bedrängnis zu bringen. Auch eine einseitige Superbegabung kann typisch für Bufo sein.

Um sich mit jener Welt kurz zu schließen und von dort wichtige, vorausschauende und heilsame Informationen mitzubringen, lernt ein angehender Schamane, vorsätzlich in jene Trancezustände zu fallen, die ihm ermöglichen, als ein Wanderer zwischen den Welten zu fungieren.

---

[77] Bufo rana, in: Zs. *Homöopathische Einblicke,* Nr. 36, Dez. 1998.

Bufo kann uns in besonderem Maß dazu bringen, die weißen Flecken auf der Landkarte unserer Seele wahrzunehmen, verdrängte, ungeliebte, ja zutiefst von uns abgelehnte und gehaßte Wirklichkeitsanteile zu reintegrieren. Das funktioniert nach dem Schema: Willst du den Prinz in dir erlösen, mußt du den Frosch (die Kröte) in dir umarmen. Was dabei die Sexualität angeht, so müssen manche Menschen eben viele Frösche küssen, bis einer von ihnen zum Prinz oder zur Prinzessin wird. Das Krötengift konfrontiert uns mit den verschwiegensten und dunkelsten Bereichen unserer triebhaften, tierischen Seite. Nicht umsonst sprechen die alten Texte bezüglich der von mittelalterlichen Hexen angefertigten Liebestränke immer wieder davon, daß diesen auch eine Kröte beizufügen sei.

Wie aus den vorangestellten Berichten über die Jahrtausende lang eingeschlossenen Kröten erkennbar wird, hat Bufo kein Verhältnis zur Zeit. Die Kröte lebt von Ewigkeit zu Ewigkeit.

Lebt ein Mensch völlig ohne Zeitgefühl und zieht sich dabei ständig in sein eigenes inneres Reich zurück, so kann das ein erster und starker Hinweis auf den möglicherweise guten Einsatz von Bufo sein. Manche Bufo-Menschen scheinen in der Zeit um Jahrtausende zurückversetzt und nicht von dieser Welt zu sein.

Sie sprechen auf eine geheimnisvolle Weise mit Steinen, Bäumen, Tieren und können unter Umständen sogar erreichen, daß diese auf telepathische Befehle reagieren.[78] Ähnlich Natrium muriaticum sondert sich solch ein Mensch auch gerne von anderen ab, schließt sich in seinem Zimmer ein und kann völlig aufgehen in einer anderen Realitätsebene oder Phantasiewelt, wie sie z.B. durch Computerspiele vermittelt wird. Man kann also durchaus auch an Bufo denken, wenn die Schulleistungen bei Kindern in bedenklichem Maße zurückgehen, weil diese immer länger mit Computerspielen und Pornoheftchen beschäftigt sind als mit ihren Hausaufgaben.

Die Vergeßlichkeit von Bufo erklärt sich aus dem instinktiven Zurückfallen in den Schöpfungsurgrund, von dessen Perspektive aus vieles unwichtig erscheint, was wir auf unserer vom Überlebenskampf geprägten diesseitigen Realitätsebene als enorm bedeutungsvoll erachten.

Manchmal haftet solchen Persönlichkeiten etwas von einem Schamanen oder einer Hexe an, welche Knochen werfen und daraus weissagen. HANS-WULF VON USLAR, der sich sehr ausführlich mit Bufo beschäftigt hat[79], weist darauf hin, daß vor allem Bufo-Frauen gerne Knochen sammeln und aus Knochen angefertigte Ketten tragen, was bedeuten kann, daß sie ein inniges Verhältnis zur Nachtseite des Lebens, zu Trance- und Traumzuständen und zum Tod haben.

Wo das Verhältnis zur »Großen Urmutter« in auffallender Weise vorhanden oder aber empfindlich gestört ist, wie das bei einem ausgesprochenen Mutterhaß der Fall ist, kann Bufo mit ins Auge gefaßt werden. Zu einem versteckten Mutterhaß kann es kommen, wenn frühkindliche Sexualität, ein Spielen mit den Genitalien von einer puritanischen Mutter entdeckt, hart bestraft und unterbunden wird. Die in der Folge stärker werdenden Triebkräfte stoßen auf ein künstlich errichtetes Tabu, und es entsteht ein profunder Konflikt zwischen Urtrieb und Verbot. Die blockierte Lebensenergie weicht aus und erzeugt auf andere Weise ekstatische Entladungen als über einen Orgasmus. Die Samen für eine der vielen Formen von Epilepsie werden durch Strafen und Verbote im sexuellen Bereich gelegt. So gesehen, ist der epileptische Anfall ein pervertierter Orgasmus.

---

[78] Vergl. den Bericht über FRANCISCO DUARTE in RABA: *Eros und sexuelle Energie durch Homöopathie,* S. 566f.
[79] Zs. *Homöopathische Einblicke,* Nr. 36, Dez. 1998

Die für Bufo so typische Neigung zur häufigen Masturbation kann also auch als ein Schutz vor Konvulsionen betrachtet werden, die unter Umständen sonst einsetzen würden.

Was den Mangel an Liebeszuwendung und die Unterdrückung frühkindlicher Sexualität angeht, gleicht **Thuja** – der *Lebensbaum* – ein wenig dem Krötengift.[80] Doch wird letzteres noch tiefer liegende, urtümlichere Schichten der Persönlichkeit berühren können.

Ähnlich **Psorinum** wirken auch Bufo-Kinder immer ein wenig unsauber. Man kann sie waschen, so oft man will. Sie kommen aus der Dusche und sehen trotzdem grau und schmuddelig aus. Bisweilen erinnern sie von ihrer Physiognomie und Haltung her sogar an einen Frosch. Sie scheinen ständig von einer leichten Trance umfangen, sitzen gerne allein im Dunkeln und dämmern vor sich hin oder lauschen archaischer »Weltmusik«. Bewegen sie sich in der Natur, so haben sie eine ausgesprochene Affinität zu Höhlen. Am liebsten würden sie sich häuslich in einer Höhle einrichten, wie das die Erdkröte tut.

Aus diesem vorsintflutlichen Seinszustand heraus geben Bufo-Menschen bisweilen Koan-artige, scheinbar unsinnige Sentenzen oder Verse zum besten, die aber durch groteske Wortkopplungen Gegensätze einen. Nähert man sich diesen von der rationalen Seite her, so bringen sie den Verstand zum Kollabieren. Wollen wir sie »be-greifen«, so muß das von einer gefühlsmäßigen Ebene aus geschehen. Das ist überhaupt sehr wichtig für das Verständnis dieser archaischen Kröten-Medizin und den ihr zuzuordnenden Menschentyp. Hans-Wulf von Uslar zitiert in seinem Essay über Bufo drei solcher Reime, von denen ich einen sehr typischen hier vorstellen möchte, weil er aus der Ebene des ICH BIN kommt:

»Wer ich binnen?
Das Außen oder das Innen?«

MARTIN HEIDEGGER hätte seine Freude daran.

A. GEUKENS weist in seiner *Homöopathischen Praxis* darauf hin, daß Bufo-Frauen früh schwanger werden. Ältere Frauen suchen sich bevorzugt jüngere Männer und wechseln häufig die Partner. Man kann die manchmal etwas schwabbelige Bufo-Frau in schmuddeligen Swinger-Clubs antreffen, welche ihres höhlenartigen Charakters und der Verschwiegenheit wegen aufgesucht werden, besonders wenn es dort – vergleichbar dem Tümpel der Kröte – auch einen Whirl-pool gibt, denn Bufo sucht die Feuchtigkeit, badet, duscht und trinkt gerne – vorzugsweise Bier. Letzten Endes verschafft ihr aber ihre Promiskuität keine wirkliche Befriedigung. Die findet die Bufo-Frau eher, wenn sie sich in die Natur zurückzieht. Manche Männer empfinden das Wesen solcher Frauen als »verschlingend« und ziehen sich ziemlich schnell wieder zurück. Anders Bufo-Männer:

In meiner Kindheit stieß ich einmal zur Laichzeit im Murnauer Moor auf Tausende von Erdkröten. Die Weibchen trugen gleichzeitig mehrere Männchen auf ihrem Rücken. In diesen Massen war ich den Kröten vorher nie begegnet. Es war ein ziemlich grausiger Anblick, der einen bleibenden Eindruck hinterließ.

In den Träumen von Bufo-Menschen geht es um altes, verlorengegangenes Wissen, um die Urmutter, um Frauen, die ihre Männer Huckepack tragen, um Hexen, Sex, dicke Bäuche, Entbindung und ein Sich-Bewegen innerhalb enger dunkler Labyrinthe.

---

[80] Einen Fall von Warzenbildung im Gesicht in Verbindung mit Mutterhaß habe ich beschrieben unter der Überschrift *Er wollte ein Monster sein,* in: *Homöopathie – das kosmische Heilgesetz,* S. 587ff.

Bei einer Prüfung des auskristallisierten Sekrets von Bufo alvarius – der Colorado-River-Kröte – wurde von einem der Teilnehmer folgende Erfahrung gemacht, über die CHRISTIAN RÄTSCH[81] berichtet:

»Wir saßen mit einigen Freunden im Kreis und rauchten einen Krötenschleim-Joint. Ich nahm einen tiefen Zug und reichte den Joint weiter. Sofort entblätterte sich vor mir ein Mandala. In jeder Ecke saß ein Drache. Im Kreis in der Mitte des Mandalas tobte ein Strudel. Kaum erkannte ich den Strudel, wurde ich auch schon in ihn hineingerissen. Der Strudel drehte sich im Uhrzeigersinn – und doch ging die Zeit rückwärts. In dem Strudel tauchten Drachen, Amphibien und Dinosaurier auf. Auch sie wurden in die Unendlichkeit gerissen. Ich wunderte mich zuerst, daß tibetische Drachen und Saurier zusammen in den Wellen auftauchten, aber mir wurde klar, daß es sich nur um zwei Metaphern desselben Prinzips handelte. Ich wurde immer weiter von der Bilderflut fortgerissen, bis ich endlich am Ziel der Reise angelangt war. Ich saß wie eine Kröte oder wie ein Molch in einem Sumpf des Perms. Um mich herum war schwarzes Wasser. In einem trüben Nebel sah ich gewaltige Farne und Schachtelhalme. Irgendwie kommunizierte ich mit den sonderbaren Amphibien und realisierte, daß ich nicht nur mit den Wesen einer anderen Art, sondern sogar über die Schranken der Zeit, über Jahrmillionen mit ihnen kommunizieren konnte.«

Es geht nicht darum, einen Bufo-Charakter seiner Verbindung mit den intuitiven Schichten seiner Seele zu entwöhnen. Es geht auch nicht darum, ihn schlecht zu machen oder das sogenannte Böse zu eliminieren, sondern ihn mit bisher als verdammenswert angesehenen Regungen zu versöhnen. Das Pharmakon Bufo verbindet die auseinanderklaffenden Extreme von diesseitiger und jenseitiger Welt im Bewußtsein und schafft Möglichkeiten für einen geschmeidigeren Wechsel zwischen beiden Seinsebenen.

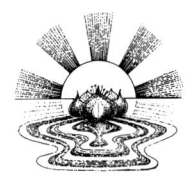

---

[81] CHRISTIAN RÄTSCH: *Enzyklopädie der psychoaktiven Pflanzen*, S. 835, AT-Verlag, Aarau/Schweiz.

Dulden und Geduld

Ich bin
in der Ruhe
und ICH BIN
in der Unrast,
mit der das Ruhelose
heimkehrt zur Rast.

Hab' Geduld!
Dulde, wie die Dinge ihren Weg suchen, –
misch dich nicht ein!

Erdulde Dürre.
Je länger das Bachbett trocken liegt,
umso grösser die Aussicht auf Regen.

Ziehe aus allem Gewinn:
Dürre muss kein Nachteil sein, –
sie führt dich zurück zum Namenlosen
und macht dich tief.
Wasser folgt der tiefsten Rinne im Flussbett.

Die folgende Flut
kann dein Vorteil sein, –
sie schwemmt hinweg,
was den Strom hemmt,
der ICH BIN.

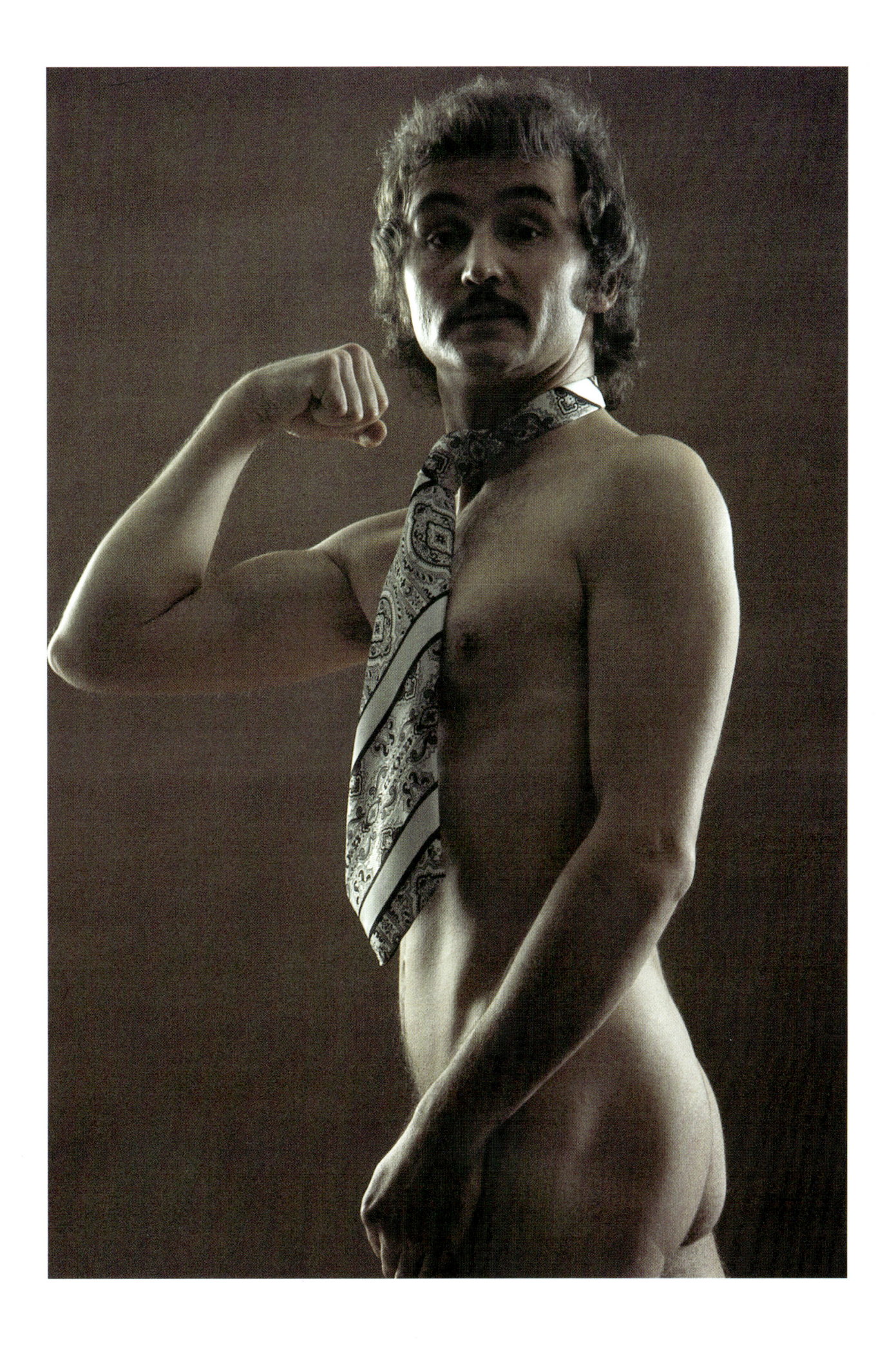

Nux Vomica – Die Brechnuß, –

ein Strychnos-Gewächs Ostindiens

*»Ich verwandele mich zu schnell: mein Heute widerlegt mein Gestern.
Ich überspringe oft die Stufen, wenn ich steige – das verzeiht mir keine Stufe.«*

FRIEDRICH NIETZSCHE
(Also sprach Zarathustra)

Die aus den Samen des Brechnußbaumes gewonnene homöopathische Arznei gilt als eines der größten Polychreste[82] der Materia Medica. Der Baum ist auch unter der Bezeichnung *Strychnos nux vomica* bekannt. Die in den Früchten enthaltenen Samen sind reich an dem Alkaloid *Strychnin,* dessen Vergiftungsbild sich auszeichnet durch Unruhe und Schreckhaftigkeit sowie Muskelkrämpfe, unterbrochen von spastischen unwillkürlichen Bewegungen (sogenannte *tonisch-klonische* Krämpfe). Das Holz des Baumes schmeckt sehr bitter. Es findet in Indien Verwendung als Mittel gegen Schlangenbisse und bestimmte Fälle von intermittierendem Fieber. Eine Abkochung der Blätter wird äußerlich gegen Rheumatismus eingesetzt.

Der Baum wird etwa 10-15 m hoch. Er hat gekreuzt gegenständige Blätter und weiße doldenförmig angeordnete Trichterblüten. Die Frucht erinnert entfernt an eine Orange von schmutzig-gelber Farbe. Sie enthält in der Regel 2-4 aufrechtstehende Samen von etwa Pfenniggröße. Diese sind von aschgrauer Farbe und überzogen mit feinen seidigen Härchen. Sie ähneln kleinen Schüsselchen – (ARNE KRÜGER vergleicht sie mit eingerollten Präservativen)[83] – mit einer ringförmigen Aufwölbung in der Mitte, die ihnen vermutlich den Namen »Krähenaugen« eintrug. Die Schale dieser Samen ist sehr hart und steht unter Spannung, was sich dahin auswirkt, daß sie explosionsartig platzt, wenn die Witterung sich ändert. Besonders wenn es feucht wird, zerbersten die Samen längsseits, um danach auszukeimen. Diese äußere Härte und Spannung der Schale entspricht dem *Nux-vomica*-Menschen, der ebenfalls einen weichen Kern unter harter Schale verbirgt und ständig unter innerer Anspannung steht:

Ins Auge stechend ist die auffällige Ähnlichkeit der Brechnuß-Samen mit roten Blutkörperchen, so man diese unter dem Mikroskop betrachtet. Man kann sich also leicht vorstellen, daß ein Hauptanteil der Vergiftung durch die rohe Droge sich gegen das Blut richtet. Dabei wird die Störwirkung wohl weniger in einer blutauflösenden *(hämolytischen)* Zersetzung zu suchen sein. Vielmehr wird sich der Angriff gegen das Hämoglobin als Sauerstoff-Transporteur und des weiteren gegen die Transmittersubstanzen an den Nervenknotenpunkten *(Synapsen)* richten. Das führt in gravierenden Fällen zum Tod durch Lähmung des Atemzentrums. Bei weniger starker Vergiftung kommt es immerhin zu starken spastischen Konvulsionen, weil der Fluß der Lebensenergie durch die Muskeln blockiert ist. Eine Vergiftung mit Nux vomica ist besonders quälend, weil dabei das Bewußtsein des Opfers voll erhalten bleibt.

---

[82] Ein Mittel das vielen verschiedenen Krankheitszuständen gerecht wird, also eine Arznei mit großer therapeutischer Bandbreite, sozusagen ein »Breitband-Homöopathicum«.
[83] KRÜGER, ARNE: *Nux vomica bei Mensch und Tier,* in: Zs. *Homöopathische Einblicke,* Nr.23, September 1995.

Nach diesen Einsichten werden wir das hauptsächliche Wirkungsgebiet der potenzierten Arznei dort zu suchen haben, wo der Mensch durch eine nicht naturgemäße Lebensweise den Energiefluß in seinem System empfindlich stört, wobei die Zellatmung durch mehr oder weniger starke Genuß- und Umweltgifte zum Erliegen kommt. Im Gegensatz zu *Arsenicum,* das wegen seiner fleischzersetzenden, leichengiftähnlichen Wirkungen mehr als Gegenmittel für biologische Vergiftungen infrage kommt, richtet sich die Wirkung von *Nux vomica* vor allem gegen chemische Gifte und damit natürlich auch gegen Folgen nichtverkrafteter allopathischer Dauerbehandlung durch Chemotherapeutica[84] sowie durch Mißbrauch von Drogen, Nikotin und Alkohol, welche ja ebenfalls die Zellatmung unterbinden und dem Absterben von Geweben Vorschuß leisten.

Natürlich müssen es nicht nur Gifte sein, die von außen auf und in den Menschen eindringen. Vielmehr sind es auch die eigenen Seelengifte, die sich dem körpereigenen Chemismus mitteilen. Die Wirkungen, die dabei den Vergiftungserscheinungen der Brechnuß nahekommen, werden vor allem erzeugt, wenn ein Mensch sich zu sehr durch falschen Ehrgeiz oder ein übersteigertes Leistungsbedürfnis unter psychischen oder auch physischen Druck setzt. Da dies heutzutage, wie es so schön heißt, »gang und gebe« ist, wird *Nux vomica* zu einem der wichtigsten Mittel für den modernen Menschen überhaupt. Selbstverständlich ist es auch nach seinem eigenen Arzneimittelprüfungsbild einzusetzen und nicht nur generalisiert gegen Beschwerden, wie sie durch Arzneimittelabusus oder eine durchzechte Nacht entstehen.

Die Psycho-Gifte, die den Nux-vomica-Menschen zerstören, heißen Ärger, Ehrgeiz, Eile, Krampf und Leistung. Es geht um Gier und Habsucht, um Streit und darum, die Konkurrenz auszuschalten. Äußerer Termindruck schafft inneren Überdruck, der sich vor allem auf den Magen schlägt. Übersprudelnde emotionale Entgleisungen sind an der Tagesordnung. Die sinnbildliche Entsprechung dafür ist die Figur des »HB-Männchens« das »in die Luft geht«. Um eine oberflächliche Besänftigung des aufgeregten Gemüts zu erreichen, findet ein bald gewohnheitsmäßiger Griff zum rauchenden Schnuller des erwachsenen Mannes statt oder zum Flachmann in der Westentasche.

Sich zu bezähmen und Geduld zu lernen ist die größte Herausforderung im Leben des Nux-vomica-Menschen. Dürrezeiten in Demut und ruhiger Selbstdisziplin zu überstehen, ohne seinem Nächsten das Wasser abzugraben, könnte eine täglichen Übung sein.

Nux vomica bekommt viele Aufgaben aufgetragen und arbeitet oft an mehreren Projekten gleichzeitig. Aus Angst, etwas zu versäumen, nimmt er sein Handy womöglich noch mit aufs Klo. Die Gedanken an seine Geschäfte verlassen ihn selbst abends im Bett nicht. Zu später Stunde dreht sich das Gedankenkarussell und hindert am Einschlafen.

Morgens kreist das Zimmer ums Bett herum und zwingt zur Einnahme von Alka Seltzer oder anderen Katermitteln. In der Apotheke ist unser Freund Stammgast. Mittags wird schon mal Fastfood von den Pizza-Flitzern aufs Büro gebracht oder man geht in den Stehimbiß um die Ecke. Die Sekretärin hat den Kaffeekocher immer griffbereit, und der Asbach im Schreibtisch wird nicht alt, geschweige denn uralt.

---

[84] Auf S. 93 von *Homöopathie – das kosmische Heilgesetz,* findet sich eine graphische Darstellung, aus welcher anschaulich hervorgeht, warum durch Mittel der Chemie, welche aus synthetisch zusammengesetzten molekularen Bausteinen bestehen, keine ursächlich heilenden Wirkungen erzielt werden können. Sie entstammen dem Reich absolut toten Materials (Reine Kohlenstoffgerüste aus Schlacken des Steinkohlenteers) und sind somit nicht fähig, auf geistdurchwobene, lebendige Strukturen heilend einzuwirken.

Abends sitzt man noch in der Kneipe, um sich »abzureagieren« und trinkt ein Bier, es können auch zwei oder drei sein und einen Korn dazu, oder zwei – oder gleich einen doppelten und noch einen hinterher, weil sich's auf einem Bein schlecht steht ... oder man geht nach nebenan und flippert oder kämpft verbissen mit seinem Gegenüber am Tischfußball, – quasi als spielerische psychohomöopathische Entsprechung für den täglichen Kampf im Beruf. Am Wochenende können es auch die modernen Gladiatorenkämpfe mit dem Ball im großen Stadion sein, die den Nux-vomica-Mann zu lautstarken Kraftausdrücken anregen. Wenn man »darauf keinen Bock hat«, sieht man sich das Ganze eben in der Glotze an, macht dazu noch eine Flasche auf, mehr oder weniger gleichgültig welchen Inhalts, Hauptsache eines alkoholischen, und zieht sich danach noch 'nen Porno aus der Videothek rein – wenn man nicht gerade selbst live beim Vorspiel mit dem jüngsten »Aufriß« aus der Disco zugange ist.

»Don't worry, be happy« heißt die Parole am Abend und »Halten Sie mich nicht von der Arbeit ab!« am Tage. Der »*Nux-vomica*-Typ« »beißt eine Sache durch«, er reißt sich ständig »am Riemen«, bisweilen auch gern in einer etwas übertragenen Bedeutung. Er hat immer eine Zote oder einen flotten Spruch auf Lager, etwa nach dem Motto: »Was kann ein Tag schon bringen, der mit Aufstehen anfängt!«

In einer köstlichen Karikatur in Prosa von EDELTRAUD und PETER FRIEDRICH über den »Nux-vomica-Menschen« findet sich eine Stelle, die das vorab Gesagte treffend unterstreicht:

»Als er am nächsten Morgen erwachte, war es ihm hundeelend. Er hatte Magenschmerzen und wollte sich übergeben, aber seine Spurts zur Toilette verliefen ergebnislos. Schließlich machte er sich deprimiert zur Arbeit auf. Was war gestern eigentlich los gewesen? Nux versuchte sich zu erinnern, aber er konnte sich nicht richtig konzentrieren. Er war ärgerlich, mürrisch und äußerst schlecht gelaunt, als zu allem Übel auch noch sein Autotelephon läutete.

»Was?« schnaubte er hinein. Die Sekretärin flehte ihn an, sofort in die exotische Abteilung zu kommen. Als er dort eintraf, herrschte ein ziemlicher Andrang. Die Kunden irrten hin und her, sahen sich verlegen um und schienen nach irgend etwas Besonderem Ausschau zu halten. Gerade als auch er sich verwundert umblickte, entdeckte er es. »Erotische Abteilung« stand in großen Lettern am Eingang und an den Fenstern.

»Welcher Trottel hat das fertiggebracht? Es ist die exotische Abteilung und keine erotische Abteilung!« schrie er lauthals.

Der Abteilungsleiter rauschte herbei: »Ich habe hier die handschriftliche Aufzeichnung von Ihnen, Herr Nux. Es ist Ihr Entwurf für die Aufschrift.«

Nux riß ihm den Zettel aus der Hand. Tatsächlich, das war seine eigene Handschrift! Da hatte er beim Schreiben gerade wieder einmal an Sex gedacht.

»Macht nichts. Der Gedanke ist durchaus ausbaufähig. Kommen Sie bitte sofort in mein Büro! Wir müssen eiligst neue Waren auf den Markt bringen, die dieser Richtung gerecht werden. Ich denke da gerade an einen Akt aus Marzipan oder auch aus Kräuterkäse. Die Negerküsse brauchen ein neues Flair und sollten Gesellschaft bekommen, beispielsweise in Form von eßbarer Reizwäsche aus Baiser-Masse. Außerdem hätte das Würstchenangebot seit langem attraktiver gestaltet werden müssen. Wie ich sehe, ist die Nachfrage bereits da. An die Arbeit! Mit einer solchen Abteilung sind wir unseren Konkurrenten wieder um eine Nasenlänge voraus.« [85]

Wir finden solche Menschen in vielerlei Berufen, die an erster Stelle mit der Jagd nach Geld und Ansehen in der Gesellschaft verbunden sind. Es sind Geschäftsleute und Börsenmakler, Journalisten und Reporter, Taxifahrer und Vertreter, Werbemanager, andere Manager und viele mehr. Es sind die »Macher« der Nation, verbissen in ihre Aufgabe, peinlich genau in Kleinigkeiten, pflichtbewußte Pragmatiker, mit einer ständigen Sehnsucht nach Ruhe und dem Verlangen, sich zu entspannen, was allerdings nur vorübergehend und mit Hilfe von Suchtmitteln gelingt. Sie bewegen sich rasch, wirken dabei aber äußerst kontrolliert. Höchstens eine

---

[85] EDELTRAUD u. PETER FRIEDRICH: *Charaktere homöopathischer Arzneimittel I*, S. 317f., TRAUPE-Vertrieb, Peter Friedrich, 85635 Höhenkirchen Sbr., Telefon 0 81 02 / 7 10 17, Fax 17 67.

steile Stirnfalte oder hin und wieder ein Zucken im Gesicht verrät die innere Anspannung eines Menschen, der sich zuviel auflädt. Oft finden wir ihn nörgelnd und kritisierend, wobei er selbst sehr empfindlich und aufbrausend gegenüber dem geringsten Widerspruch reagiert, da er diesen als Widerstand gegen seine Person empfindet.

Er zeigt auch keinerlei Neigung, sich ändern zu wollen oder sein Naturell in irgendeiner Form zu bändigen. Das käme der Aufforderung an einen Leoparden gleich, seine Flecken abzulegen. Da er seine Wut spontan herausläßt, ist er weniger gefährdet, ein Magengeschwür zu bekommen, als beispielsweise *Arsenicum* oder *Lycopodium,* welche ihre Seelenpein in sich hineinfressen. CATHERINE COULTER berichtet von einem Mann, mit dem »Leib- und Magenspruch«: »Ich kriege keine Magengeschwüre, ich *mache* sie.« Nichtsdestoweniger steht das Mittel trotzdem im 2. Grad im KENTschen REPERTORIUM unter »Magengeschwüre«.

»Früh krümmt sich, was ein Häkchen wird – das gilt auch für die rotzfrechen Nux-Bengels, die bereits im kindlichen Alter durch Imponiergehabe auffallen, weil sie herausgefunden haben, daß das eine Methode ist, um sich Aufmerksamkeit und Zuwendung zu verschaffen und an die Energiereservoirs der sie umgebenden Menschen heranzukommen. Das sind jene Jungs, die in der Pubertät zur Bandenbildung und Zerstörungswut neigen. Sie hängen in Discotheken herum, konsumieren frühzeitig Alkohol und Drogen und stehen unter ständiger Walkman-Beschallung, um einer oft allzu harten Realität zu entfliehen. Im Fall solche Kinder und Jugendliche von verständigen Eltern einer homöopathischen Behandlung zugeführt würden – wobei das Mittel in diesen Fällen oft *Nux vomica* heißt –, könnte sicher manche Gewalttat verhindert werden, da die Brechnuß die aufgeregten Gemüter schnell besänftigt. Im Fall einer erfolgreichen Kur berichten dann bisweilen Lehrer, Bekannte und Anverwandte, sie würden »den Jungen kaum wiedererkennen«, er sei ja »wie ausgewechselt und eben doch ein guter Kerl«.

BOMHARDT führt das Märchen *Lumpengesindel* der Gebrüder GRIMM als symbolisch für eine rechte *Nux-vomica*-Gesellschaft an, welche das Hühnchen, das Hähnchen und die Ente in dieser Geschichte verkörpern. Diese kehren in Begleitung einer Nähnadel und einer Stecknadel in einem Gasthaus ein, treiben dort allerlei Unfug und Schabernack, lassen sich ordentlich auftischen und prellen den Wirt schließlich auch noch um die Zeche.

Bomhardt hält darüber hinaus den französischen Schauspieler LUIS DE FUNÉS mit seinem krampfhaft übersteigerten Leistungsbedürfnis und der cholerischen Grotesk-Komik für eine typische *Nux-vomica*-Persönlichkeit.

CATHERINE COULTER sieht eine Persönlichkeit mit *Nux-vomica*-Zügen in NAPOLEON, der nach einem kometenhaften Aufstieg schließlich durch seine krankhafte Gier, seine Bosheit, Gehässigkeit und Eitelkeit zu Fall kam.

ARNE KRÜGER weist darauf hin, daß bei dieser Form der Selbsterhöhung das Arzneimittelbild von *Lycopodium* besser zum Tragen käme[86]: »Beide Mittel haben viele gastrische und hepatische Symptome und mit Macht und Machtmißbrauch zu tun. In ihrem Arbeitsstil zeigen sich aber deutliche Unterschiede. Nux vomica ist sehr fleißig, Lycopodium tut häufig nur so.«

Nux vomica kann natürlich auch wie alle anderen Mittel bei Tieren angewendet werden. Beispielsweise paßt es gut zu Hunden mit auffallendem Imponiergehabe, die unerwünschte Besucher boshaft anbellen und sich

---

[86] Zs. *Homöopathische Einblicke,* Heft 23, 1995, S.23

über jede Kleinigkeit aufregen, oder zu Pferden, die zu Koliken durch Aufregung neigen, leicht ausschlagen und sich schlecht verladen lassen. Auch bei Katzen, die aus Trotz gegenüber scheinbarer Vernachlässigung auf Teppiche pissen, kann man es versuchen. Die Liste ließe sich fortsetzen. Diese Hinweise mögen lediglich als Anregung dienen, auf diesem Gebiet eigene Erfahrungen zu sammeln.

Die klinischen Indikationen sind Legion. Da diese Arznei jedoch eine der wichtigsten für den heutigen Menschen überhaupt ist, wollen wir hier ausnahmsweise einen kurzen Blick auf die durch Nux gegebenen therapeutischen Möglichkeiten werfen, um vor allem dem Neuling der homöopathischen Praxis einen Eindruck von der ungeheuren Bandbreite dieser großen Arznei zu geben:

Zunächst einige Anwendungsmöglichkeiten, was den **Gemütsbereich** betrifft:
- Trunksucht mit Geistesverwirrung und Gedächtnisschwäche nach einer Zecherei (Das Haupt-»Kater-Mittel«)
- Cholerisches Temperament mit Zorn- und Wutausbrüchen
- Selbstmordneigung bei gleichzeitiger Todesfurcht
- Schwermut im Wechsel mit Wut und Mordlust *(*ähnlich: Hepar sulphur*)*
- Pedanterie und »Federfuchserei«
- Argwohn und Mißtrauen
- Hypochondrie
- Kleptomanie (einziges der *Polychreste* im zweiten Grad bei KENT)
- Bei Frauen große Reizbarkeit vor und während der Menstruation mit Neigung, ausfällig zu werden.

Nun einige **Körperliche Symptome**:
- Migräne mit Drehschwindel
- Gastrischer Kopfschmerz mit Ohnmachtsneigung
- Stirnhöhlenentzündung *(Sinusitis frontalis)*
- **Fließschnupfen** mit Besserung bei feuchter, frischer Luft
- Morgenübelkeit mit Brechreiz
- Zahnfleischgeschwüre *(Aphthen)* und *Scorbut*
- Spastischer Husten und Asthma *(Angina pectoris)*
- Chronische **Magenschleimhautentzündung** *(Gastritis)*
- Magen- und Zwölffingerdarmgeschwüre *(Ulcus ventriculi et duodeni)*
- Gastro-cardialer Symptomenkomplex *(Roemheld-Syndrom)*
- Sodbrennen
- **Blähungskoliken**
- Eingeklemmter Leistenbruch; Nabelbruch *(Hernie)*
- Chronische Leber- und Gallebeschwerden; Atrophie und Zirrhose der Leberzellen
- Hepatitis-Nachsorge (**Lycopodium**)
- Blutende Hämorrhoiden und **spastische Verstopfung** *(Obstipation)*, v.a. **bei Reisenden**; (ähnlich in diesem Bereich: ***Alumina, Opium, Platina***)
- Ruhr
- Blasenentzündung *(Cystitis)* bei Prostatavergrößerung
- Menstruationsanomalien *(Dysmenorrhoe)*
- *Cervicalsyndrom, Lumbago* und *Ischias,* durch Spinalirritation der Wirbelsäule
- Neuralgien, Muskelrheuma und Gicht

Generalisierte auch epileptiforme Krampfneigung mit tetanischer Steifheit und gesteigerter Reflexbereitschaft oder auch Empfindungslosigkeit *(Parästhesien)*
Appetitlosigkeit mit Abmagerung und nervöser Schwäche
Chronische Müdigkeit bei allgemeinem Mangel an Lebenswärme.

Nun einige mögliche **Hintergründe und Ursachen,** die einen Einsatz des Mittels rechtfertigen können *(Ätiologie)*:

Folgen von Völlerei sowie übermäßigem Konsum von Alkohol, Nikotin, Kaffee und Drogen

Mißbrauch von Arzneimitteln (Stimulantien oder Beruhigungsmitteln,– bei Frauen auch jahrelanger Konsum der Pille mit Störung des hormonellen Gleichgewichts)

Folgen nicht verkrafteter Narkosegifte

Folgen von gespritztem Obst und chemischer Konservierungsmittel (auch Holzschutzmittel, Lacke, etc.)

Überreizung der Nerven durch Arbeit in Großraumbüros mit Klimaanlagen und unter erhöhter elektrischer Spannung

Folgen von geistiger Anstrengung (z.B. bei Studierenden und Büroarbeitern mit vorzugsweise sitzender Tätigkeit)

Folgen von emotionalen Erregungen (**Ärger,** unerwünschter Berührung etc.)

Schlafmangel durch Nachtarbeit

Zeitverschiebung beim Reisen

Zugluft und Durchnässung

Sitzen auf kalten Steinen, besonders bei warmem Wetter (H.C. ALLEN)

Folgen sexueller Exzesse *(**Phosphoricum acidum, Staphisagria**)*

Zuletzt noch ein paar **Leitsymptome aus dem Gemütsbereich:**

Peinlich genau in Kleinigkeiten *(Arsenicum album)*

Sehr empfindlich gegenüber Geräuschen, Musik und allen äußeren Eindrücken

Schwermütig und ängstlich nach dem Essen, mit Abneigung gegen Gesellschaft

Argwöhnisch und eifersüchtig

Furcht in Menschenansammlungen, vor drohender Krankheit

Gewissensangst und Angst um die Zukunft, verbunden mit Selbstmordgedanken, jedoch fehlt es an Mut zur Ausführung.

Die fett gedruckten Indikationen werden den noch weniger Bewanderten in der homöopathischen Heilkunst am ehesten zu einem Erfolgserlebnis bringen.

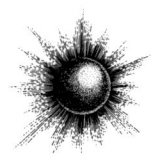

Vertrauen

Ich bin
Vertrauen in MICH und MEINE Handlungen
und Nicht-Handlungen,
in den Pulsschlag und Rhythmus
von Tun und Sein
und komme so immer mehr
vom Tun zum Sein,
zum Tun im Sein,
zum Sein im Tun,
denn ICH BIN
lebendige Meditation in Tätigkeit.

Das Vertrauen
des ICH BIN heisst:
Traue dir selbst,
denn wenn du dich traust,
dir zu vertrauen,
werden dir andere vertrauen
und wenn du dir vertraust,
wirst du anderen trauen.

Lass dich nicht trauen
mit einem Mann – einer Frau –,
solange du dem ICH BIN
in dir nicht traust,
aus Mangel an Vertrauen
zu dem was DU BIST:
ein kosmisches Wesen
von soviel Vollkommenheit
wie du dir zugestehst, –
wie du zu dir stehst.

Wir sind alle EINS:
Du kannst dich nicht
von dir selber scheiden!

»Nur als Abbild der höchsten Tugend kam Gold zum höchsten Werthe.
Goldgleich leuchtet der Blick dem Schenkenden.
Goldesglanz schließt Friede zwischen Mond und Sonne.«

FRIEDRICH NIETZSCHE
(Also sprach Zarathustra)

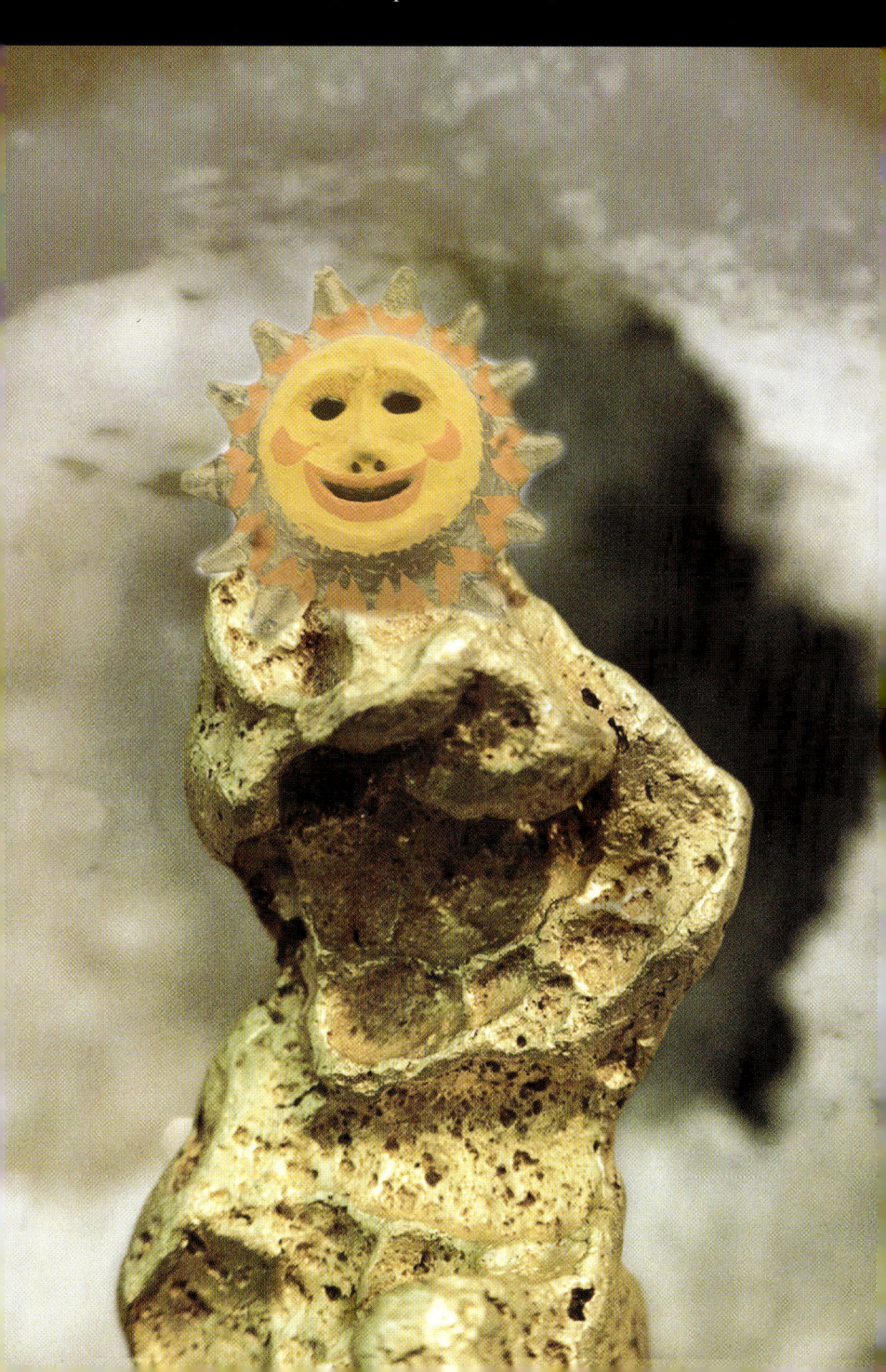

Aurum – Gold

Mangel an Selbstvertrauen ist das Grundproblem von Aurum. Selbstvertrauen hier verstanden als Mangel an *religio* zum Schöpfungsurgrund und zum eigenen SELBST, zur ICH-BIN-Gegenwart, zum Denken mit dem Herzen. »Religiöse Affektionen« heißt das ursprünglich bei KENT. Hier finden wir Aurum im Kursivdruck, also zweiwertig.

Sonne, Gold und Herz gehören zusammen. So wie das solare Prinzip sich auf der Himmelsebene in unserem strahlenden Fixstern manifestiert, so verkörpert es sich auf der Ebene der Metalle im Gold und auf der Ebene der Körperorgane im Herzen und in den Augen. »Wär' nicht das Auge sonnenhaft, die Sonne könnt' es nie erblicken«, erkannte GOETHE mit der ihm eigenen Klarsicht.

Bei Problemen, die nach dem Pharmakon Gold verlangen, haben wir es also vorzugsweise mit Störungen am Herzen und den Augen zu tun. In zweiter Linie auch mit Knochen- und Gelenkschmerzen. Chronische Herzbeschwerden bei im Gram versteinerten Menschen verlangen nach Aurum. Ein sehr auffälliges und typisches Leitsymptom ist ein Gefühl, als ob das Herz aufhörte zu schlagen. Unterdrückte Gefühle äußern sich als Blutandrang zum Kopf, sodaß solch ein Mensch sich auf einer Gratwanderung zwischen Herzinfarkt und Gehirnschlag *(Apoplektischem Insult)* bewegt.

Gold schafft die Verbindung zwischen Dunkelheit und Licht, führt den Leidenden zurück ins Licht und zur Herzenswärme, wenn er sich in der Dunkelheit des eigenen Ego verrannt hat. Jedoch – wer nur dem Licht zustrebt, wird zuerst mit der eigenen Dunkelheit konfrontiert.

Weil Aurum das Licht sucht, finden wir solche Charaktere oft im Klerus, als Priester, Bischöfe, Kardinäle, was natürlich nicht heißt, daß jeder Pfarrer automatisch Gold braucht. Es sind meist etwas schwergewichtige, füllige Menschen, die gerne dem Rotwein zusprechen, was man an ihren knolligen, roten Nasen ablesen kann. Aurum trinkt, um die Last der ihm aufgebürdeten Pflichten zu vergessen. Er – oder sie – bevorzugt feine, vornehme Kleidung, neigt zu ungehaltenem und aufbrausendem Verhalten, was ihm noch mehr die Röte in das – oftmals etwas gedunsene – Gesicht treibt. Es ist der typische Hochdruck-Patient *(Hypertoniker)*, der seine Emotionen nur mühsam unter Kontrolle halten kann. Seine dogmatischen Glaubensmuster erlauben ihm jedoch nicht, seinen Zorn gegen andere zu richten. Er selbst ist das Opfer seiner Aggression. Ein ringförmiger Kopfschmerz, der ihm einer Krone gleich aufs Haupt drückt, ist das Resultat dieser Anstrengung, seine Emotionen unter Kontrolle zu halten.

Der Aurum-Mensch bemüht sich um die Läuterung seines Zorns im Gebet. Lautes Gebet und Bewegung an frischer Luft erleichtern seine Beschwerden. Es scheint, als wolle er durch Beten die Verantwortung für sein Handeln einer höheren Autorität zuschieben. Hinter der Maske eines krampfhaften Lachens verbirgt er seine Unfähigkeit zu weinen. Aurum klagt und zeigt dadurch an, daß er Veränderungen wünscht, ohne selbst in Aktion gehen zu wollen. Sein innerer Überdruck löst sich bisweilen durch lautes Schreien im Schlaf.

Sehr typisch ist ein ständiges Fragen, ohne die Antwort des Gesprächspartners abzuwarten. Man könnte dahinter die Bemühung vermuten, sich nicht auf einen Standpunkt festzulegen. Man kann auch eine Abhängigkeit vom Zuspruch des Gegenübers darin sehen. Von Kindesbeinen an sind Abhängigkeiten vom Denken anderer gezüchtet worden, meist in Richtung einer Überbewertung äußeren Erfolges und materieller Werte.

Durch die verbale Technik ständigen Fragens wird von vornherein auch Widerspruch verhindert, denn Aurum verträgt absolut keine Kritik. Er ist sofort schwer beleidigt, wenn seinen Ansichten widersprochen wird. Fest eingefahrene theoretische Strukturen stützen seine verdrehte Wertehierarchie.

Gold ist noch schwerer als Blei. Es ist diese Signatur der Schwere, die dem »Gold-Menschen« anhaftet; eine Schwermut, die bis zu dem Wunsch führt, sich umzubringen, vorzugsweise durch einen Sturz aus dem Fenster oder von einer Brücke. Neben **Natrium sulphuricum*** ist **Aurum*** das einzige dreiwertige Medikament in dieser Repertoriums-Rubrik. Es gibt Charaktere, die ebenfalls dazu neigen, sich zu entleiben, doch mangelt es ihnen an Mut, den Gedanken in die Tat umzusetzen. Aurum spricht unter Umständen nicht einmal darüber. Er tut es einfach aus dem Gefühl heraus, sein Leben verpfuscht zu haben und neu anfangen zu wollen.

Menschen, die dem Tanz ums goldene Kalb huldigen, die durch steten Fleiß auf Kosten der Gesundheit Wohlhabenheit erlangt haben, können zu den Anwärtern auf Aurum zählen. Ebenso Menschen, die frühzeitig in eine Überforderung hineingetrieben wurden, Geschäftsleute, Bankiers, Anhänger elitärer Clubs, Unternehmer, die viel Verantwortung zu tragen haben, oder die »an gebrochenem Herzen« leiden, verursacht durch bittere Enttäuschungen, einen finanziellen Ruin oder den Verlust einer Liebesbeziehung.

Die Überbetonung der Wichtigkeit diesseitiger Güter und materieller Absicherung führt zu einer Ausblendung des Erkennens höherer Wirklichkeitsebenen, und so findet sich manchmal ein merkwürdiges Zeichen bei einem Aurum-Bedürftigen, welches, so vorhanden, einen sicheren Hinweis für die Wirksamkeit des Mittels bedeutet: Er sieht nur die untere Hälfte der Gegenstände, das obere Gesichtsfeld ist ihm verdunkelt.

»Zuviel Gold bringt also das Geistwesen Mensch in Widerspruch mit seiner geistigen Existenz«, sagt der Anthroposoph WILHELM PELIKAN.[87] Und »Goldene, das heißt von Herzenskräften durchströmte Weisheit wird nötig sein, um die Erdenverhältnisse in harmonisches Gleichgewicht zu bringen.«[88]

Unter der Einwirkung des Heilstoffes Gold findet eine verstärkte Konfrontation mit verdrängten Konfliktinhalten und unterdrückten Schuldgefühlen statt. Der Charakter – hier verstanden in seiner griechischen Urbedeutung als *charakter* – ein »geprägter Panzer gegen Gefühle« – beginnt von seinem Herzen her zu gesunden. Eine seelische Katharsis findet statt. Die schrecklichen Träume lösen sich auf. Zorn, Hochmut, Geringschätzung und Schwermut weichen allmählich einer etwas heitereren Gemütsverfassung. Die inneren Lichter werden umgestellt vom Kopf- zum Herzdenken.

Unter diesen Gesichtspunkten wird potenziertes Gold sicher zu einem immer interessanter werdenden Pharmakon in unserer von Habgier und Gewinnsucht geprägten Zeit und den daraus resultierenden Leiden der Menschen:

»*Nach Golde drängt, am Golde hängt doch alles! – Ach wir Armen!*«, läßt GOETHE sein Gretchen zu Faust sagen.

---

[87] in: WILHELM PELIKAN: *Sieben Metalle – Vom Wirken des Metallwesens in Kosmos, Erde und Mensch.* Verlag Goetheanum, CH-Dornach.

[88] Der Interessierte lese nach, was RUDOLF HAUSCHKA auf den Seiten 255-261 seines Buches *Substanzlehre* über Gold aus geisteswissenschaftlicher Sicht geschrieben hat. Verlag Vittorio Klostermann, Frankfurt am Main.

Meditation

Ich bin
der Ur-grund für dein Da-Sein,
der Grund, warum deine Seele
das Ur-Bild des Menschen berührte.

Ich will mich
durch dich erkennen,
deshalb gehst du den Weg der Erkenntnis,
nimmst Kenntnis von allen Erscheinungen,
die Ich bin:

Ergründe dein Sein,
gehe dir selbst auf den Grund,
Ich bin nicht un-ergründlich!

Es ist einfach:
Schliesse die Augen und fühle den Grund,
auf dem du sitzt oder liegst oder stehst –
und auf die eine oder andere Weise –
versinke darin,
werde zum Stuhl, der Ich bin;
werde Erde, auf der du liegst, die Ich bin:
Sei gründlich in deiner Beobachtung,
die Ich ebenfalls bin –
und allmählich – vielleicht –,
komme ich dir entgegen – mehr oder weniger
vorder-gründig –, hinter-gründig –, unter-gründig –,
und – wenn du dann vergessen hast –
wer du bist, – warum du bist –,
werde verrückt –,
lass dich von Mir ver-rücken, – jetzt –
erkennst du, was du bist,
und wer Ich bin
und bist selbst
grund-los glücklich!

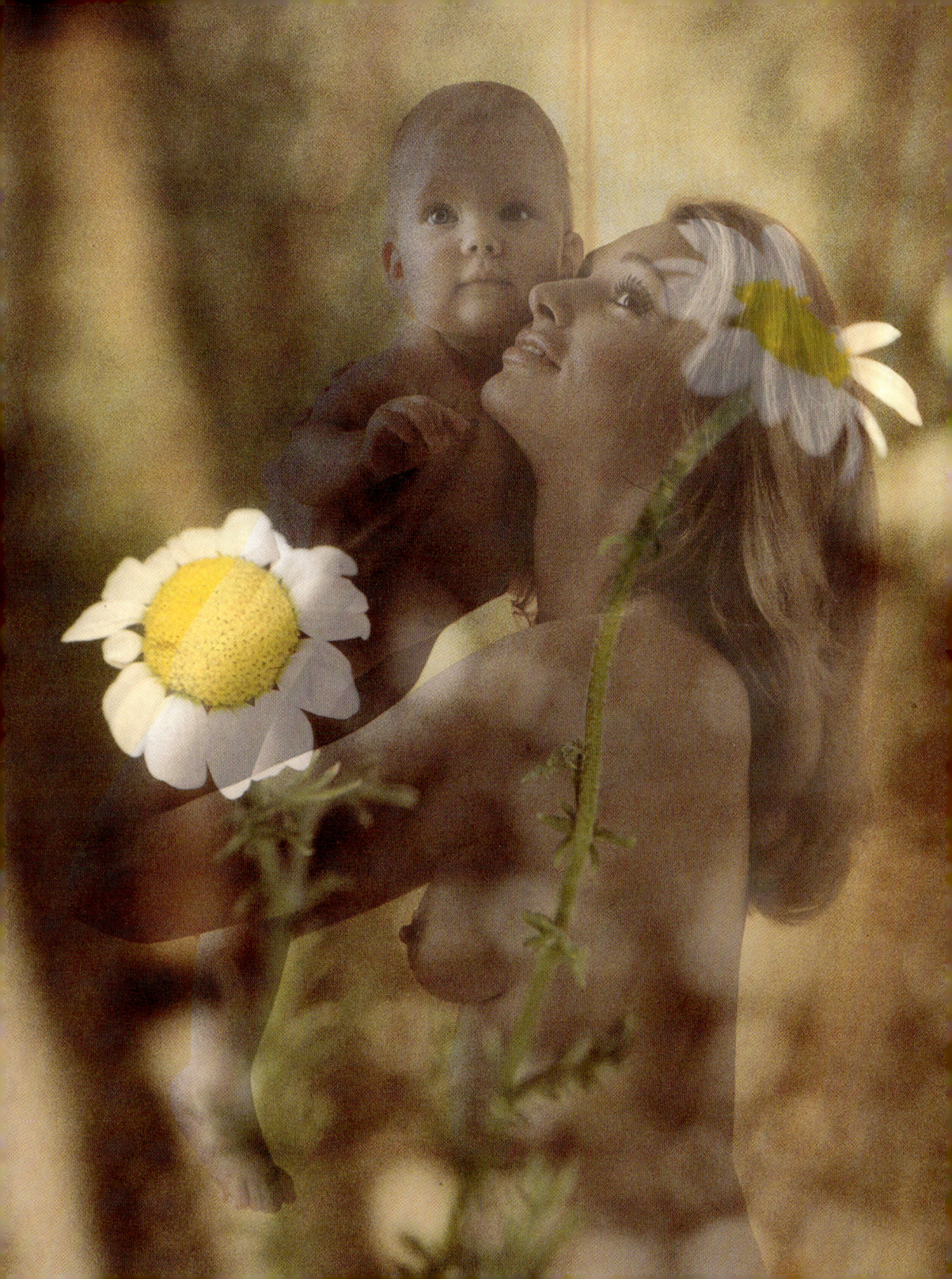

CHAMOMILLA – Die echte Kamille

ein Korbblütler Europas und Vorderasiens

Die echte Kamille finden wir als Begleitpflanze auf angelegten Äckern und Getreidefeldern sowie an Wegrändern und auf Schutt- und Ödplätzen. Die kraftvollsten Heilwirkungen zeigten früher jene Pflanzen, die als Begleiter des lebenspendenden Getreides anzutreffen waren. Heute tauchen sie kaum noch auf diesen Feldern auf.

Ihr ursprünglicher Name **Matricaria** verweist auf das Haupt-Einsatzgebiet der Kamille. Das lateinische Wort *mater* – »Mutter« und *Matrix* – »Mutter-Stamm«, zeigt an, daß sie als Phytotherapeuticum vor allem bei Krankheiten von Mutter und Kleinkindern zur Anwendung kam, was nach wie vor der Fall ist.

Frauen, deren Leiden entstanden, weil sie sich der strengen Zucht eines Klosterlebens unterworfen hatten, welches ihnen Mutterfreuden untersagte, fanden durch diese zarte Pflanze oft Linderung bei Schmerzen und Krampfleiden des Unterleibs. Bei unerträglichen Geburtsschmerzen, schlechter Milch in den Brüsten oder einer Gallenkolik durch unterdrückten Zorn, findet das weibliche Geschlecht nach wie vor vielfach Erlösung durch Chamomilla. Diese ist (neben Coffea) auch eines der besten Schlafmittel, wenn aus Trotz das eigene Leid aufrechterhalten wird. Er oder sie schwitzen an bedeckten Körperstellen. Die Bearbeitung ihres Problems bringt sie zwar in Schweiß, aber sie wollen »trotz-dem« nicht, daß das von anderen bemerkt wird.

Nach dem alten Gesetz, daß der betreffende Heilstoff meist dort anzutreffen ist, wo er am meisten gebraucht wird, berichtet Emil Schlegel, wie er im Jahre 1909 im Hof des berühmten Mailänder Hospiz stand und mit Erstaunen beobachtete, daß »der Boden innerhalb der Frauenabteilung ganz mit Kamillen und Hirtentäschel überzogen war,« beides Pflanzen zur Regelung abnormer Menstruationsbeschwerden. Er stellte daraufhin die Frage in den Raum: »Sollte Duft des Bodens und der Lüfte, sollten menschliche Ausleerungen so herausfordernd auf die Natur wirken?«[89]

Fassen wir die ganze Pflanze ins Auge, so fällt als erstes ihre zartgliedrige Struktur auf. Die grazilen, gefiederten Blättchen wirken beinahe wie das verzweigte Geäst von Nervenfasern, welche gleich Antennen mit mimosenhafter Feinfühligkeit jedes Umweltsignal aufzunehmen imstande sind, um es sodann ins Innere ihres Pflanzenleibes weiterzuleiten. Sie fühlen sich glatt und schmiegsam an. Diese Sensibilität und Reizbarkeit findet ihre Entsprechung bei ähnlichen Überempfindlichkeiten des Menschen gegenüber unserer irdischen Wirklichkeitsebene und ihren Herausforderungen.

    Ein Mangel an innerem Einverständnis mit dieser Welt, erzeugt Ärger und gebiert Trotzhandlungen. Solch ein Verhalten finden wir vor allem bei Neugeborenen, die sich trotz äußerer Abnabelung nicht aus dem ihnen vertrauten Urgrund lösen wollen. Sie fühlen sich der menschlichen Gemeinschaft noch nicht zugehörig, begehren entsprechend dagegen auf, sind kratzbürstig und schreien wie am Spieß.

---

[89] Emil Schlegel: *Religion der Arznei*, S. 122, Verlag Johannes Sonntag, Regensburg 1987.

Ihr innerer Schmerz über den Verlust der Geborgenheit des mütterlichen Schoßes läßt sie laut und ausdauernd schreien. Spielsachen, die man ihnen reicht, werden weggeworfen. Kleinkinder in diesem Zustand bringen Eltern an den Rand ihrer Belastbarkeit, bis hin zu Impulsen von Gewalttätigkeit gegenüber dem kleinen Wesen. In ihrer Verzweiflung spricht eine Mutter davon, daß sie ihr Kind manchmal »an die Wand werfen könnte«, weil man ihm »nichts recht machen kann«. Die innere Revolte des zornigen Gemüts führt zu übergroßer Schmerzempfindlichkeit.

Nur auf dem Arm der Mutter beruhigt sich das Kind. Kaum legt sie es ab, geht das Geschrei wieder los. Chamomilla hilft Kleinkindern meist hervorragend bei Blähungskoliken, Magen-Darmkrämpfen in Verbindung mit einem grünlichen Durchfall, »wie Rührei mit Spinat« sowie bei Schmerzen, die durch das Hervorkommen der Zähne verursacht werden, wie diese Arznei überhaupt ein hervorragendes Schmerzmittel, ganz speziell bei Zahnschmerzen ist. Ein sicheres Leitsymptom ist eine rote, heiße Backe, während die andere weiß bleibt. Benommenheit bei den Schmerzen ist ein Leitsymptom.

Ähnlich sind, was diesen Bereich des Schreiens bei Kleinkindern angeht: **Borax,** (das Kind hat Angst vor nach unten führenden Bewegungen, Lift etc.) **Cina** (bei Wurmleiden), **Jalapa,** die Knolle eines mexikanischen Windengewächses (vor allem bei allnächtlichem Geschrei), **Lac caninum** (Schreien, verursacht durch zu frühes Abstillen), **Rheum** – der *Rhabarber* (bei säuerlichen Durchfällen), **Calcium phosphoricum** und **Carcinosinum** (bei konstitutioneller Schwäche).

Betrachten wir die Blüten genauer, so sehen sie aus wie kleine Sonnen, inmitten eines Strahlenkranzes weißer Blütenblätter, die sich im Lauf der Zeit nach unten biegen, wobei sich das goldgelbe Köpfchen immer herausfordernder nach oben wölbt, um alles einzusaugen, was ihm aus dem Kosmos an Information eingegeben wird. Die Blüten strömen den uns bekannten balsamischen Duft aus, der ein aufgereiztes Gemüt beruhigen kann. Ihr Hauptwirkstoff ist das durch Dampfdestillation gewonnene tiefblaue Öl Azulen. Es übt – schon aufgrund seiner blauen Farbe – einen besänftigenden und desinfizierenden Einfluß aus.

Wenn wir die feste Haube der Blüte mit dem Fingernagel zerteilen, bemerken wir, daß die in den Stengel übergehende Basis, auf der die Geschlechtsteile in Form der Staubgefäße sitzen, im Gegensatz zu der unarzneilichen *Hundskamille* (Anthemis arvensis) innen hohl ist. Man kann darin die Entsprechung zu einer winzigen Gebärmutter erblicken, und so werden die Namensgebung und Anwendung der Kamille in der Volksmedizin noch verständlicher.

Wie bei vielen homöopathischen Heilstoffen entfaltet die Kamille ihre tiefere, bis ins Gemüt reichende Arzneikraft erst in der potenzierten Form. Dabei zeigt sich, daß sie generell eines der großen Mittel bei Krampf- und Schmerzzuständen ist, welche durch eine übergroße Reizbarkeit des Gemüts erzeugt werden. Chamomilla fördert die meditative Gelassenheit, wie sie in den vorangestellten Versen beschrieben wurde. Glücksgefühl entsteht durch die bewußte Wahrnehmung der inneren Fließbewegung der Lebensenergie. Verkrampfung bedeutet ein Verharrenwollen in einem Zustand, welcher mit den Anforderungen der Gegenwart nicht übereinstimmt. Die natürlichen Fließkräfte werden unterbunden. Es entstehen Abwehrmechanismen gegenüber Veränderung. Chamomilla dient der Lösung solcher Blockaden, wie sie durch Zorn, Ungeduld oder auch Demütigung entstehen können. Die potenzierte Kamille paßt nicht zu sanften und nachgiebigen Charakteren.

FEUERLAUF

ICH BIN
NICHT DIE AUSGEBURTEN DEINER GEDANKEN,
DIE NÄCHTE DEINER ANGST.

ICH BIN ABER
GEDANKENLEERE
BEIM BETRETEN DER GLUT;
DEINE HINGABE
AN DAS »UN-BE-GREIFLICHE«.

ICH BIN
MEHR ALS DER, DER DA DENKT;
ICH BIN
MEHR ALS DER, DER DA FÜHLT.

ICH BIN
MANJUSCHA – »MENSCH«, –
»GEISTWESEN« – EINGEBETTET INS ALL!

»Verbrennen mußt du dich wollen in deiner eigenen Flamme:
wie wolltest du neu werden, wenn du nicht erst Asche geworden bist!«

FRIEDRICH NIETZSCHE
(Also sprach Zarathustra)

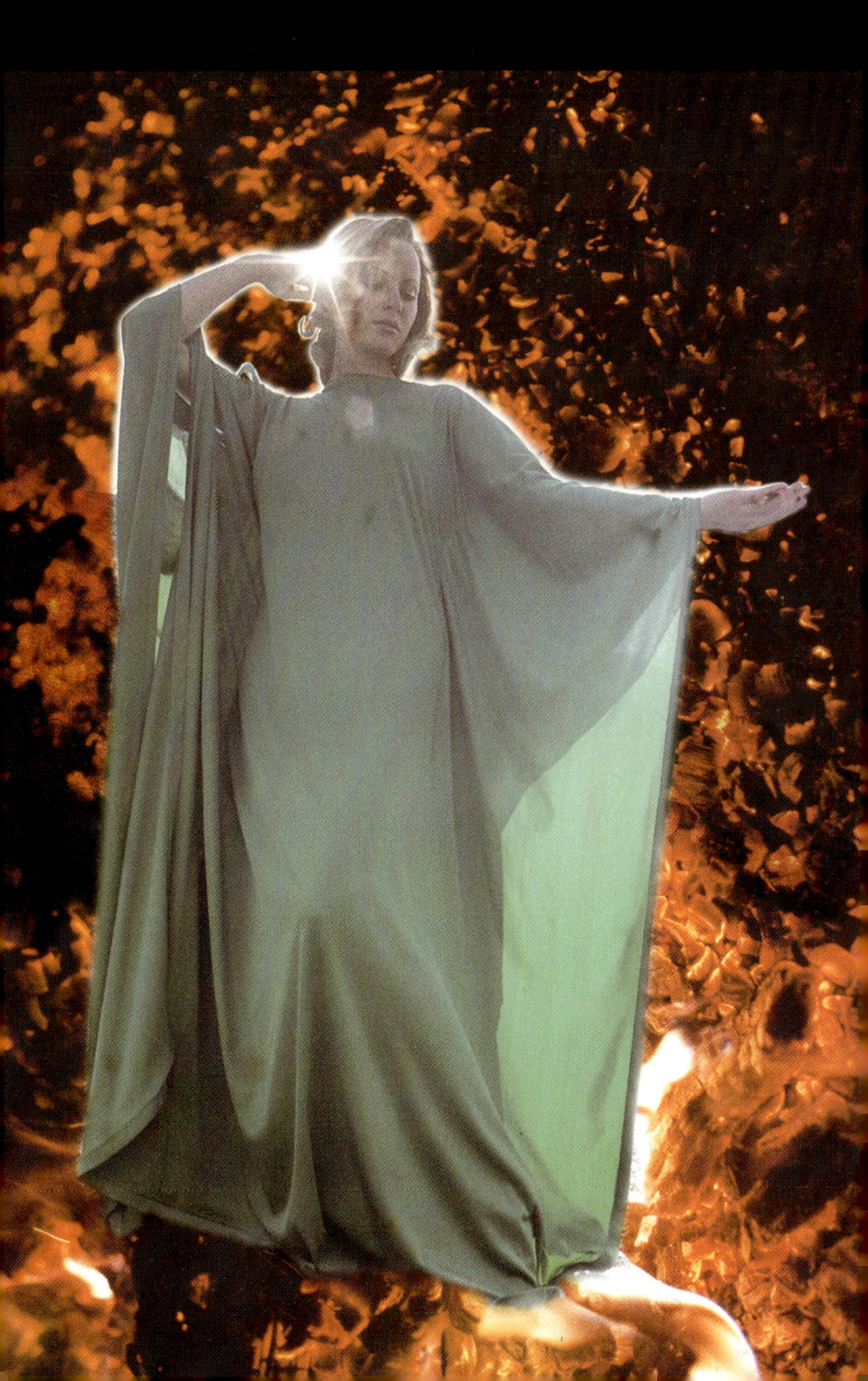

Argentum Nitricum – Silbernitrat oder Höllenstein

*»Muth nämlich ist der beste Totschläger, – Muth, welcher angreift:
denn in jedem Angriffe ist klingendes Spiel.«*

Friedrich Nietzsche
(Also sprach Zarathustra)

Der Mond ist dem Sonnenlicht auf der Ebene des Himmels ein Spiegel. Die Signatur der Spiegelbildung, welche auch dem Silber zu eigen ist, bildet die Grundlage der photographischen Platte bzw. des Filmmaterials. Spiegeln wir uns selbst etwas vor, erschaffen wir also in unserer Phantasie Bilder von uns bedrängenden Zuständen, so verfallen wir einer »Ver-blendung« und erzeugen auf diese Weise das Gefühl, das wir Angst nennen.

Lunares Prinzip – die Kräfte des Mondes – und Silber im Bereich der Metalle gehören zusammen. Dem entspricht auf der Körperebene das Gehirn. Gefühle der Angst nähren sich aus dem Spannungsbogen zwischen Wahnvorstellung und Realität. Die Aufrechterhaltung dieser Hochspannung kostet viel Energie.

Lunatic, das ist im Englischen kein Mondsüchtiger, sondern ein Wahnsinniger. *Lunacy* – das ist der »Wahnsinn«. In der Urbedeutung dieses Wortes sind die Zusammenhänge zwischen Silber, Mond und Irresein versteckt enthalten.

Angst ist das hervorstechende Merkmal des Höllensteins, der mitten durch die Hölle der Ausgeburten eigener Gedankenwelten führt. »Was wäre, wenn … ?« oder: »Es könnte doch folgendes passieren …« oder: »Stell dir mal vor … « sind typische Redewendungen, mit denen wir Unheil geradezu heraufbeschwören. Angst kommt von Enge. Es ist diese Einengung auf geistig vorprogrammierte Katastrophen, welche die Schöpferkraft vieler Menschen in außergewöhnlichem Maße beansprucht, sodaß es ihnen dann an der für andere Aufgaben benötigten Energie mangelt.

Ganz besonders macht sich das in Prüfungssituationen bemerkbar. Wir verstehen darunter Kulminationspunkte geistiger Beanspruchung, in denen alles an Wissen und Können innerhalb begrenzter Zeit und auf eingeengtem Raum aktiviert werden muß, was man sich vorher mehr oder weniger mühsam angelernt hat. Ist solches Wissen lediglich »eingetrichtert« und nicht durch lebendige Anschauung oder Erfahrung »be-griffen«, entsteht automatisch die angstvolle Erwartung zu versagen.

Hier kann Argentum nitricum den Vorhang vor dem geistigen Horizont wegziehen und zur inneren Ruhe führen. Die lunare Kraft schafft einen Ausgleich zwischen rationaler, linker und intuitiver rechter Gehirnhälfte und schließt den Menschen kurz mit der Welt der Ideen und »Ein-Fälle«. Er muß sich also nichts mehr »ver-sagen« und wird somit auch nicht versagen – weil er nunmehr »etwas zu sagen« hat.

Andere Herausforderungen erleben wir in Situationen, welche dazu angetan sind, das bisherige Bewußtsein durch eine neue Erfahrung zu erweitern und auf diese Weise zum inneren Wachstum und zu mehr Selbstsicherheit beizutragen. Wer zum ersten Mal mit einem Fallschirm abspringt oder sich am Bungee-Seil von einer Brücke stürzt, befindet sich in solch einer Lage. Feuerlauf stellt eine weitere Situation ähnlicher Art dar, von denen es viele gibt. Wer sich zum Stuntman berufen fühlt, hat die Angst zum ständigen Begleiter. Er kann sie jedoch durch konstantes Körpertraining und streng kalkuliertes Risiko in Schach halten. Da er sich seiner Angst freiwillig stellt, benötigt er die Hilfe der ihn unterstützenden Arznei nicht.

Wer zum ersten Mal über glühende Kohlen läuft, muß zuerst die Vorstellung aus seinem Gehirn verbannen, daß das »nicht geht«. Argentum kann dabei helfen, solche Situationen zu meistern, denn erst einmal wird der Proband überschwemmt werden mit Gefühlen von Schmerz, Bildern von verbrannten Fußsohlen und darüber hinausgehenden Befürchtungen aller Art. Eine der wichtigsten, zu überwindenden Hürden ist es, eine innere Übereinkunft mit sich selbst zu treffen, daß es nichts zu beweisen gibt, weder anderen, noch sich selbst. Erst danach ist man fähig, seine innere Stimme zu vernehmen und notfalls auch einfach vor der ausgebreiteten Glut sitzen zu bleiben.

Als ich von einer ehemaligen Teilnehmerin meiner homöopathischen Colloquien vor Jahren eingeladen war, an ihrem ersten Feuerlauf-Seminar teilzunehmen, brauchte ich damals Argentum nicht mehr. Das Spiegelkabinett meiner Ängste hielt mich drei Tage vorher umschlossen. Als ich mit mir abgemacht hatte, daß es mir egal ist, was andere von mir halten oder über mich sagen, wenn ich nicht über die Glut laufe, war der Bann gebrochen, ich konnte ganz spontan den Feuerteppich betreten und genoß es, im Anschluß daran noch zweimal und später des öfteren die Begegnung mit diesem Element zu suchen.

Metallisches Silber bildet sich auf der stofflichen Ebene bisweilen in Form sogenannter Silberlocken heraus. Diese erwecken in ihrer eingefrorenen Bewegung den Eindruck von Schlangen. Es wird verständlich, warum der Genius des Silbers die Kraft hat, die durch Angst in ihrer Bewegung behinderte Schlange der Lebensenergie zu reaktivieren. Träume von Schlangen – wie immer diese im Einzelfall gestalttherapeutisch auch zu deuten wären – weisen unter Umständen auf Argentum nitricum als eine Arznei, welche eine Wende herbeiführen kann. Lediglich **Lac caninum** und **Ranunculus sceleratus,** der *Gifthahnenfuß,* haben diese Schlangenträume außer dem *Höllenstein,* ebenfalls zweiwertig in ihrem Prüfungsbild.

Das Grundmuster von Argentum nitricum ist also bestimmt durch Gefühle von Angst und Furcht. Es entspricht einem Sturz aus großer Höhe mit einem entsprechendem Verlust an Bewußtheit, Intuition und Vertrauen in die Führung der ICH BIN-Gegenwart. Der Patient setzt sich selbst unter Druck und befindet sich immer in Hetze. Die Schlange Zeit scheint entweder »dahinzuschleichen« oder »davonzulaufen«. Der typische Argentum-nitricum-Patient ißt und spricht hastig. Seine Augen eilen unstet von einem Gegenstand zum anderen. In einer Diskussion eilt er ebenso sprunghaft von einer Thematik zur anderen aus Angst, nicht alles unterzubringen, was er sagen will. Er ist meist dünn, ja dürr, was aber nicht heißen will, daß wir nicht auch bei ausgesprochen Wohlbeleibten Erfolg mit dieser Arznei haben können, wenn gute Symptome für ihren Einsatz sprechen und die Ängste lediglich gut hinter Schutzwällen aus Fett versteckt sind. Mit seinen pessimistischen Ansichten und seinem Argwohn kann er seinen Mitmenschen arg auf die sprichwörtlichen »Nerven fallen«. In äußerer Entsprechung zu seiner Schwarzseherei erleben wir ihn des öfteren total in Schwarz gekleidet.

Das übliche Lampenfieber vor einer Vorstellung und die bekannten Prüfungsängste sind noch die geringsten Anfechtungen für einen Argentum-nitricum-Menschen. Da ist die Angst vor Krankheit, weswegen er – im Extremfall – gerne in der Nähe eines Krankenhauses wohnt. Sodann die Furcht vor Brücken, Gerüsten, Skiliften oder engen Räumen *(Claustrophobie)*. Mit dem Aufzug aufs Empire-State-Building in New York zu fahren und dort auf der höchsten Plattform zu stehen kann für ihn zum Höllentrip werden, da er zusätzlich Angst an hohen Orten und auf menschenüberfüllten Plätzen *(Agoraphobie)* hat. Im Kino wird er stets einen Platz am Rand bevorzugen, damit er sich nicht von Menschen umzingelt fühlt und im Fall eines Brandes den Raum noch rechtzeitig verlassen kann. Der Aufenthalt in großer Höhe weckt seine unterbewußte Selbstmordneigung. Ähnlich **Aurum, Belladonna** und **Nux vomica** ist er gefährdet, sich hinabzustürzen. Dazu gesellt sich manchmal ein Verfolgungswahn, der ihn antreibt, in unbekannten Straßen eine schnellere Gangart einzulegen. Sogar Häuser scheinen ihn erdrücken zu wollen, die Zimmerwände rücken näher, bilden scheinbar Risse, Hände greifen daraus hervor. ROMAN POLANSKIS geniale frühe Filmstudie *Ekel* über eine immer tiefer in Psychose geratende Frau, die in ihrer Jugend in eine inzestuöse Verbindung mit ihrem Vater verstrickt war und sich deshalb von allem Geschlechtlichen abgestoßen fühlt, zeichnet solch eine Situation nach, in der die subjektive Kamera entsprechend dem allmählichen Verfall der Hauptdarstellerin ihren psychischen Niedergang aus immer tieferen Blickwinkeln erfaßt, bis sie sich zuletzt mit dieser zusammen am Boden bewegt. CATHERINE DENEUVE brilliert in der Rolle dieser Frau.

Die Angst in der Prüfung des Lebens »durch-zu-fallen« führt zu Durchfall. Der chronische Argentum-nitricum-Patient hat nach jeder kleinen Aufregung »Schiß«. In vielen Fällen von *Morbus Crohn* kann der Höllenstein deutlich Erleichterung, wenn nicht gar Heilung bringen. Allerdings erfordert das dann die Konfrontation mit den dahinter versteckten zwanghaften Impulsen, Haß- und Schuldgefühlen, die nicht verdaut werden können. Eine Neigung zu lautem, leerem Aufstoßen kann uns auf die Notwendigkeit des Einsatzes des Höllensteins bringen.

Heiserkeit vor einer Rede, um dieselbe nicht halten zu müssen, kann ähnlich wie durch Argentum metallicum auch durch das Salz des Silbers weichen.

Ebenso kann Flugangst (ähnlich Aconit) unter seiner Einwirkung einer ausgeglichenen Haltung weichen.

Aufgrund der Spiegelwirkung des Silbers hat es natürlicherweise auch eine Affinität zum menschlichen Reproduktionssystem. Vor allem metallisches Silber kann bei Schmerzen und Entartungen von Hoden und Eierstöcken ursächlich Hilfe bringen. Vor Jahren konnte ich mit Hilfe von Argentum nitricum einen Polizisten nicht nur von seinen ihm selbst unerklärlichen Angstzuständen und seiner Dauer-Diarrhoe befreien, sondern auch von einem Mangel aktiver Spermien *(Oligospermie)* bei gleichzeitig vorhandener linksseitiger Hodenschwellung.

Es gehören also sowohl Argentum metallicum wie auch Argentum nitricum ganz eindeutig zu der großen Gruppe antisykotischer Mittel. Sogar der Schulmediziner steht der letzteren Arznei nicht ablehnend gegenüber. Benützt er sie doch in vergleichsweise massiver Konzentration, um gonorrhoischen Augenentzündungen *(Blepharitis)* des Neugeborenen zu begegnen. Das greisenhafte Aussehen des Neugeborenen, wie es im übrigen auch typisch für **Medorrhinum** ist, kann uns auf diese Spur bringen. Auch der gelbliche Ausfluß bei Mann und Frau in der Folge einer sykotischen Belastung kann im potenzierten Silbersalz sein Heilmittel finden. Ein Gebärmutterhalscarcinom deutet auf ein massives Trauma in Verbindung mit Sexualität. Argentum nitricum wird hier vielleicht nicht allein heilend sein, kann aber den Weg ebnen helfen.

Die Süße des Lebens ist am Argentum-nitricum-Bedürftigen vorbeigegangen. Er sucht nach Liebe, doch seine Angst vor allem und jedem ermöglicht ihm nur, sie sich in Form von Süßigkeiten, vorzugsweise Zucker, Speiseeis und Schokolade einzuverleiben. Belohnt sich jemand vor allem am Abend mit ein bis zwei Tafeln Schokolade, so ist daraus eine akute Angst vor einer anstehenden Veränderung – oft das Verlassen einer unerträglichen familiären Situation – abzulesen. Das bereitet Kopfschmerzen, meist halbseitig und logischerweise schlimmer an der Sonne als beim Mondenschein. Solche Gegebenheiten sind vielen von uns recht geläufig, und Argentum nitricum kann hier wirklich ganz entscheidende Hilfestellung leisten.

Auslösende Momente für eine Symptomatik, die nach dem Silbersalz verlangt, kann ein Geburtstrauma sein, z.B. ein Abtreibungsversuch oder eine komplizierte Entbindung. Aus einer metaphysischen Schau heraus könnte man natürlich feststellen, daß hier eine noch junge Seele erst gar nicht aus der Geborgenheit des mütterlichen Schoßes heraus und in die Enge des Geburtskanals hinein will, hinter dem sich die Schwierigkeiten des irdischen Lebens auftun werden. Kopfsprünge ins warme Wasser geheizter Schwimmbäder können eine gute Übung für solche Menschen sein, um die Scheu, sich dem Leben hinzugeben, zu überwinden.

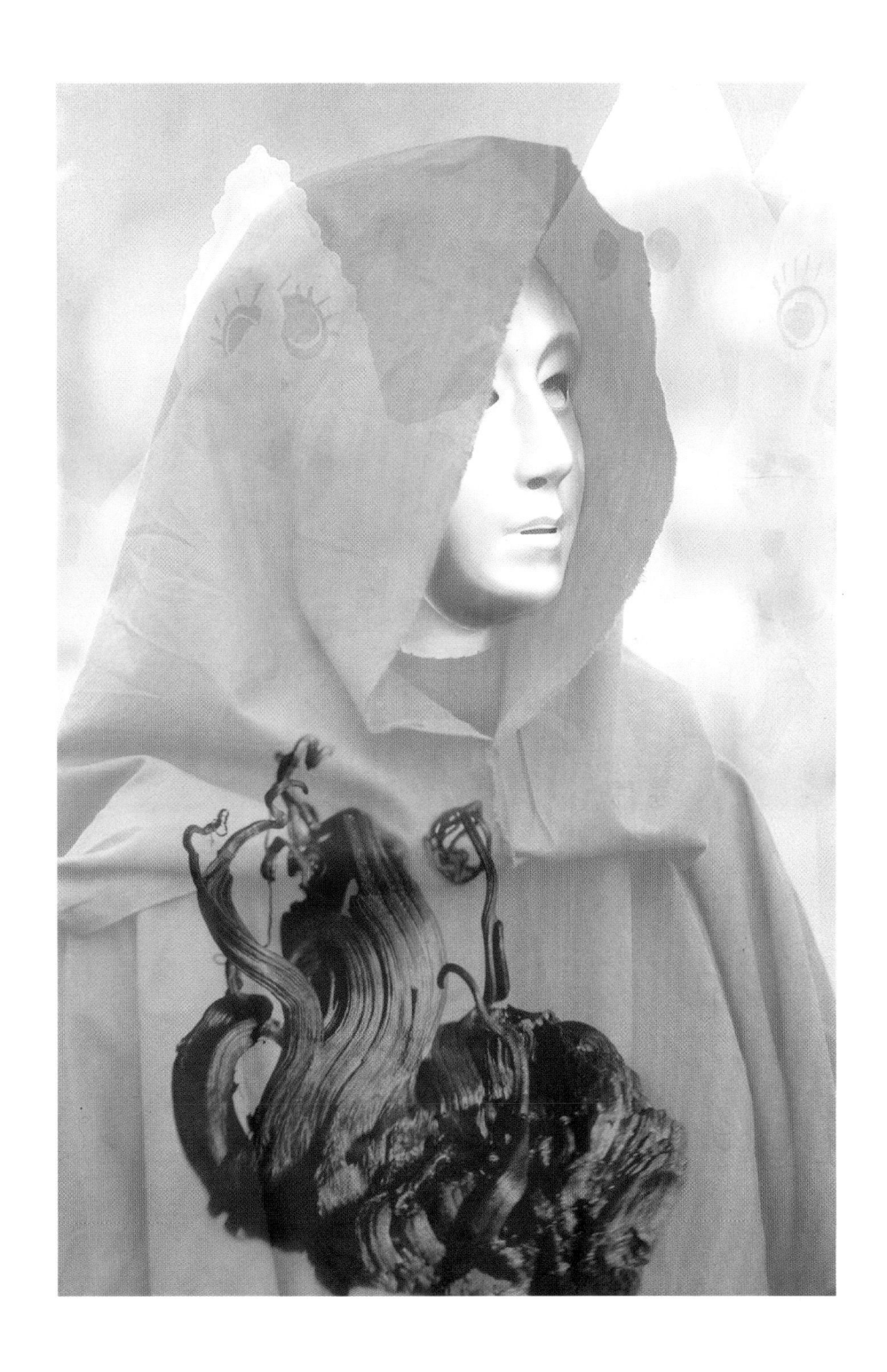

Stein der Weisen

Lebenslänglich:
Streifzüge durch ferne Länder, –
die Suche nach dem Stein der Weisen,
mühsam und notwendig,
deine Not zu wenden.

Die Suche endet
vor deiner Haustür
auf der Reise zu dir.

Im Herzinnenraum
die Begegnung:
ICH BIN
der Stein in der Hand eines Kindes
bei deiner Heimkehr.

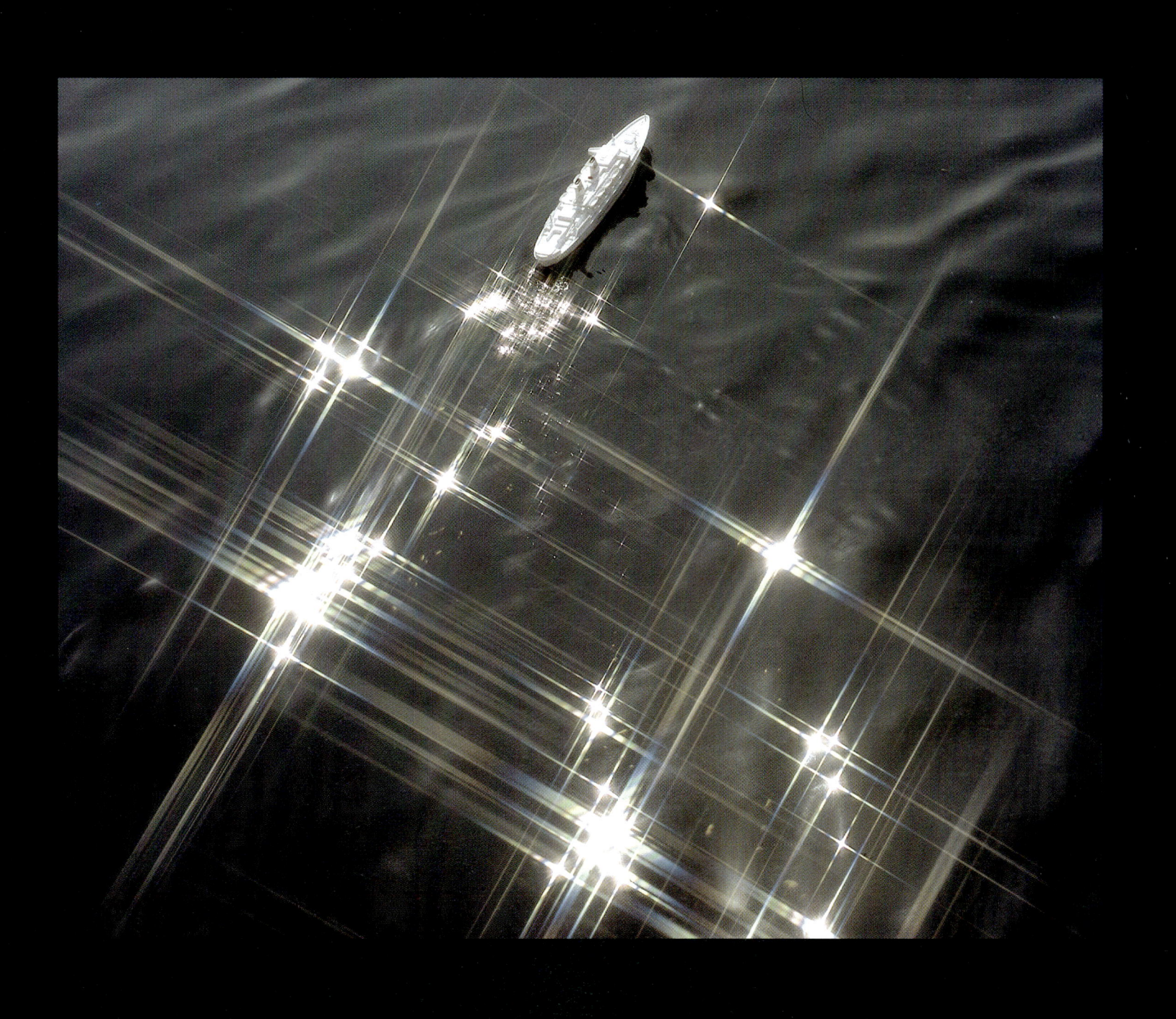

TUBERCULINUM – Nosode aus einem tuberkulösen Abszeß

Was ist das, der »Stein der Weisen«? Was war bei den Alchymisten damit gemeint? Wohl war es auch ein Katalysator, um Metalle wie Blei durch eine Metamorphose zu schicken und zu Gold zu verwandeln. Blei ist ja seiner Natur nach eigentlich krankes Gold. Die Herstellung dieses materiellen Katalysators erforderte viele Jahre und oft genug ging ein Leben darüber zugrunde. Bestimmte Substanzen wurden langwierigen Prozeduren der Calcination, Destillation und monatelanger Reifung unterworfen, wobei immer wieder das Reinere vom Unreinen geschieden wurde. Letztendlich wurden die voneinander getrennten und gereinigten Bestandteile wieder miteinander vereinigt. Gold war nicht das eigentliche Ziel der Alchymisten. Es entstand, – gewissermaßen als Nebenprodukt – auf dem jahrelangen Weg, den der Adept »das Große Werk« nannte.[90] Viel wichtiger war dem Alchymisten seine eigene innere Reinigung und Verwandlung. Es war die Suche nach dem Selbst, nach der göttlichen ICH BIN-Gegenwart – im Grunde nichts anderes, als die vielbeschriebene und so selten erlebte Erleuchtung, zu der es ebenso viele Wege wie Menschen gibt. Letzten Endes kann dann sogar ein einfacher Kieselstein zum Auslöser für ein ganz persönliches Erleuchtungserlebnis werden, wie in dem nächtlichen Traum einer Patientin, der in meine vorangestellten Zeilen mit eingeflossen ist.

Auf ihrer Suche nach persönlicher Vollkommenheit verirren sich viele Menschen in einer Sucht. Was suchen sie? Das was ihnen fehlt, um wieder rund und glücklich zu sein.

In diesem Zusammenhang ist eine Stelle in PLATONS *Gastmahl* interessant, an der ARISTOPHANES von den ursprünglich einmal vorhandenen runden Menschen spricht, in denen die beiden Pole des Männlichen und Weiblichen vereint waren. Nachdem diese den Göttern ähnliche Rasse jedoch dem Hochmut verfiel, beschloß Gottvater ZEUS, sie zu schwächen und zerteilte einen jeden von ihnen in eine männliche und eine weibliche Hälfte mit der Androhung, sie in weitere Bestandteile zu zerlegen, falls sie nicht von ihrem sträflichen Treiben, gegen die Götter zu stürmen, ablassen würden.

Dieses schöne Gleichnis für den Verlust der Einheit negiert noch die in späterer Zeit übernommene Ansicht vom Menschen als einem *Individuum* – einem »Unteilbaren«. Wie wir an Beispielen sogenannter multipler Persönlichkeiten sehen, ist dieser Ausdruck nur zum Teil richtig, denn unter bestimmten traumatischen Bedingungen kann ein Bewußtsein in noch weitere Teilaspekte auseinanderbersten, um die Überlebensfähigkeit und Gesamtökologie der *Persona* aufrechtzuerhalten.

Fortan waren nun also die beiden Teilpersönlichkeiten ständig bemüht, die ihnen fehlende »bessere Hälfte« zu finden, um sich mit ihr zu vereinigen und dadurch wieder rund zu werden. Die Antriebskraft zu diesem Bestreben liefert *Eros,* der schöpferische Urtrieb. Sind wir verliebt, so ist »die Welt rund«, wir »können die ganze Welt umarmen«, und sind wieder »eins mit uns und der Welt«. Hier nun beginnt die Kunst der Alchemie der Persönlichkeit, wie sie uns die Tarotkarte *Die Kunst* vor Augen führt, welche die gegensätzlichen Pole im Feuer der Liebe eint. Das geht über die geschlechtliche Vereinigung hinaus, es sei denn, es gelingt den Liebenden, dieses Feuer nicht in einem Orgasmus zu Asche werden zu lassen, sondern zur Ekstase zu steigern.

Wer das verwirklicht, benötigt irgendwann den Partner nicht mehr, denn dieser hat den im jeweiligen Gegenüber angelegten gegengeschlechtlichen Teil durch seinen Liebesdienst derart aktiviert, daß nun jeder

---

[90] Eine ausführlichere Beschreibung dieser Vorgänge findet der Interessierte in: *Homöopathie – Das kosmische Heilgesetz,* S. 97-105.

der beiden in sich selbst wieder rund geworden ist. Der spanische Maler JEAN MIRO hat diese Vision in seinem Bild *Der Sonnenschlucker* auf ebenso einfache wie geniale Weise zum Ausdruck gebracht: Ein rundes Strichmännchen hat die Sonne verschluckt und trägt sie fortan in seinem Bauch.

Wer sich bei seiner Suche nach fehlenden Teilen im Außen verliert, anstatt den geheimnisvollen Weg nach innen anzutreten, der endet in mannigfachen und unterschiedlichsten Süchten. Man versucht dabei, sich die Liebe und Süße des Lebens durch äußere Schein-Erfüllungen einzuverleiben. Das führt vom Hunger nach Süßigkeiten – (**Tuberculinum** taucht in dieser Repertoriumsrubrik im Fettdruck auf) – über die Zigarette als den Schnuller des Erwachsenen bis hin zu Alkohol, Sex und Drogen. Tuberculinum führt oft ein Doppelleben. Wirkt er tagsüber durchaus bieder, so kann er – ähnlich Thuja – nachts wild und ungestüm seiner anderen Natur frönen. Eine klassische Tuberculinum-Studie haben wir in THOMAS MANNS *Der Zauberberg*, wobei es in diesem Roman um die Beobachtung des Verhaltens tatsächlich an Tuberkulose Erkrankter der sogenannten feinen Gesellschaft geht.

Die tuberkulinische Persönlichkeit gleicht einem Traumtänzer, der sich von den Seifenblasen seiner Visionen nährt. *Inspiration* ist das Leit-Thema im Lebensplan von Tuberculinum, womit im ursprünglichen Sinn das »Einhauchen des göttlichen Geistes« gemeint ist. Landläufig verstehen wir darunter ein »Einatmen«. Die Atemluft mit der ihr innewohnenden Lebensenergie ist jedoch nicht unser eigen. Sie muß auch wieder ausgegeben werden. Ist das Gleichgewicht von Geben und Nehmen im Bewußtsein eines Menschen gestört, so kommt es zu Auswirkungen im Bereich der Lunge. Auch die Kontaktfreudigkeit oder -vermeidung kann über Lungenreaktionen abgelesen werden, wie die Ausdrücke »er hustet ihm was« oder »es hat ihm den Atem verschlagen« belegen. Auf dem Boden solcher Diathesen können weitere Anfälligkeiten aufblühen, als akute Lungenentzündung (durch Unterkühlung), chronische Bronchitis (bei miasmatischer Belastung), Asthma-bronchiale (auf psorisch-allergischer Grundlage) oder aktive Tuberkulose. Stehen wir bei der Lungenentzündung einer lebendigen Reaktion mit regenerativen Tendenzen gegenüber, so müssen wir in der TBC ein degeneratives, substanzzerstörendes Geschehen erkennen.

In ihrem unstillbaren Erlebnishunger sucht nun die tuberkulinische Persönlichkeit durch häufigen Wechsel von Berufen, Wohnungen, geographischen Örtlichkeiten und Geschlechtspartnern oder durch psychedelische Drogen ihre innere Leere zu überdecken. Das Verlangen nach Liebe kann jedoch auf diese Weise keine dauerhafte Erfüllung finden. Das innere Gehetztsein, die ständige »Verausgabung« in der falschen Richtung führt zu einer Schwächung der Lunge. Der Tuberkuliniker will möglichst viel Welt inhalieren, aber nichts zurückgeben – nicht einmal die Luft zum Atmen, an der wir alle teilhaben. Das Element Luft wird zum Lebenselixier. Tuberkuliniker[91] – (für den homöopathischen Neuling: Nicht Tuberkulosekranke) – entwickeln oft frühzeitig eine Leidenschaft für das Fliegen, mit dem Drachen, dem Segelflugzeug oder ganz generell. Das entspricht ihrer Sehnsucht, dieser Welt zu entfliehen und sich »in Luft aufzulösen« oder unendliche Freiheit zu genießen. Wir erinnern uns an REINHARD MEYS bekanntes Lied: »Über den Wolken muß die Freiheit wohl grenzenlos sein.«

Tuberculinum gesteht sich seinen Dominanzanspruch nicht ein. Er flüchtet gern in die Welt der Ideen. Eine äußerliche »Engbrüstigkeit« straft seine innere Aufgeblasenheit Lügen. Weil er seine Mitmenschen psychisch und emotional ausbeutet, wird er letztlich selbst zur Beute und schwindet dahin. Der alte Ausdruck für

---

[91] Mehr über dieses Miasma in *Homöopathie – das kosmische Heilgesetz*, S. 612-622.

Tuberkulose, nämlich »Schwindsucht«, steht für dieses Dahinschwinden. Tuberculinum inhaliert wie ein Staubsauger, frißt wie ein Wolf und bleibt dennoch eine – oftmals leicht hüstelnde – Bohnenstange. Weil er nicht »zu einer Sache stehen« kann, »ver-schwindet« er auch immer wieder. Niemand hält ihn so leicht »bei der Stange«, es sei denn für den berühmten One-Night-Stand. Dabei kann es sogar vorkommen, daß er – ständig »auf dem Sprung« – seine Socken anbehält, wie um sich möglichst schnell wieder »auf die Socken machen« zu können.

Empfindet er eine Beziehung als zu beengend, so daß ihm »die Luft wegbleibt«, »reißt er aus«. Das ist ganz wörtlich zu verstehen, denn Reisen ist des Tuberculinums Lust. Er ist – so es seine finanziellen Mittel erlauben – der typische Globetrotter und Spielsüchtige. Ja sogar in der Figur des Heiratsschwindlers können wir ihn entdecken. Die Sehnsucht, endlich eine Heimat zu finden, wird, so er in einem sicheren Hafen gelandet scheint, sofort wieder »auf's Spiel gesetzt«.

In dem FRANCOIS TRUFFAUT-Film von 1977, *Der Mann der die Frauen liebte,* erleben wir solch einen Charmeur, dessen einziger Lebensinhalt Frauen sind. Um hinter die Ursache seiner Leidenschaft zu kommen, schreibt er seine Memoiren. In seiner Jugendzeit war ihm eines Tages aus einem Koffer auf dem Schrank eine Flut von Photographien und Briefen der zahlreichen Liebhaber seiner Mutter entgegengefallen. Mit ihnen hatte sie ihre Zeit verbracht, während er als Kind fast immer allein gelassen worden war. Er erkennt, daß er es bei seiner Suche nach entgangener Liebe letztlich nicht anders macht als sie, denn auch in seinem Schrank türmen sich die Photos und Briefe der vielen Frauen, die er erobert hatte. Er stirbt nach Publikation seines Buches an den Folgen eines Unfalls.

Wurde der Tuberkuliniker in seiner Kindheit von den Eltern frühzeitig verlassen oder hat sich ein Elternteil durch Scheidung von der Familie abgesetzt, so kann das Trennungstrauma dazu führen, daß er dieses Muster übernimmt. Seine unterdrückte Wut läßt ihn nachts mit den Zähnen knirschen, laut im Schlaf schreien, oder schweißnaß erwachen. Auch hinter frühkindlichem Bettnässen steckt oft das Aufbegehren des Tuberkulinikers gegen die elterliche Vernachlässigung oder ausgeübten Druck von Seiten der Eltern. (Hat man bei Bettnässerkindern keinen Erfolg mit den üblichen meist wirksamen Mitteln wie **Causticum** oder **Phosphoricum acidum,** so sollten wir immer auch einen Versuch mit Tuberculinum in Erwägung ziehen). Häufig läßt er seine Wut jedoch auch in schrillem Geschrei heraus, ist unleidlich, permanent unzufrieden, mißmutig und streitsüchtig. Er tut stets das ausdrücklich Verbotene und entspricht ganz dem Bild des »schwer erziehbaren Kindes«. Sein erstes Wort ist häufig ein »Nein«!

Der Ideenreichtum des Tuberculinum-Kindes ist beachtlich. Es kann ein geradezu übersteigertes Leistungsbedürfnis an den Tag legen, um seine Vorstellungen in die Tat umzusetzen. Der erwachsene Mensch bringt sogar Opfer hierfür und reibt sich auf bis hin zur Selbstzerstörung. Hat er erreicht, was er wollte, langweilt es ihn aber recht bald. Innere Unruhe und Rastlosigkeit treiben ihn sofort weiter und zum nächsten Projekt. Von ihrer Kunst besessene Künstler verzehren sich manchmal geradezu selbst, indem sie die Flamme ihrer Schöpferkraft in verstärktem Maß zum Lodern und frühzeitigen Verlöschen bringen. FRANZ SCHUBERT, NOVALIS, RILKE dienen als einige wenige Beispiele hierfür. Sie kommen, kometengleich, steigen zu heller Leuchtkraft auf und schwinden dahin, »ver-schwinden« wieder.

Die Störung des Verhältnisses des Tuberkulinikers zum weiblichen Gegenpol macht ihn vielfach allergisch gegenüber einem Urbild des Weiblichen, der Hauskatze. Ein Ekel vor Katzen oder eine Katzenhaar-Allergie in Verbindung mit asthmatischen Beschwerden oder einem Heuschnupfen kann uns an Tuberculinum denken lassen, selbst wenn die KENT-Rubrik »Heuschnupfen« dieses Mittel gar nicht enthält. Ebenso auffallend ist oft eine unerklärliche Angst vor Hunden, vielleicht weil durch ihren Anblick eine unbewußte Erinnerung an die eigene tierisch-triebhafte Seite angesprochen wird.

Dem wachsamen Beobachter fällt darüber hinaus ein weiteres, sehr merk-würdiges Symptom auf: Der Tuberkuliniker vertauscht bisweilen Wörter, wobei er seine geheimen Gedanken bezüglich dessen, was er gerade betrachtet, enthüllt. PETER FRIEDRICH lieferte diesbezüglich die köstlichen Beispiele vom Autoverkäufer, der einer etwas offenherzig gekleideten Dame gegenüber meinte: »Bei diesem Wetter ist dieser Sportwagen mit dem aufklappbaren Décolleté ideal«, während er einem gerade rauchenden Kunden einen anderen Wagen mit den Worten offeriert: »Ich hätte da einen günstigen viertürigen Aschenbecher anzubieten.«[92]

In solchen verbalen Eskapaden teilt sich uns ebenfalls das innere Gehetztsein mit, dem Tuberculinum ausgeliefert ist. Die Selbsterziehung zur gedanklichen Disziplin ist eine der großen Herausforderungen im Lebensplan solcher Menschen. Gleichzeitig sollten wir nicht übersehen, welch große Antriebskraft für schöpferische Ausdrucksmöglichkeiten auf vielerlei Gebieten, vor allem in der Kunst, aus dieser inneren Unruhe erwächst. Wenn gut nach dem Simile-Gesetz gewählte andere Arzneien nicht oder nur kurzfristig Besserung bringen und sich stets eine Erkältung bei der geringsten Unterkühlung einstellt oder bei Frauen immer die Brüste vor der Menstruation anschwellen, sollten wir stets auch diese große Nosode im Auge behalten. Vor allem gilt das natürlich, wenn es in der näheren oder weiteren Verwandtschaft oder bei den Vorfahren jemals einen Fall von Tuberkulose gegeben hat.

Dem Tuberkuliniker haftet in besonderem Maße etwas Faustisches an. Nichts befriedigt ihn endgültig. Gelingt es ihm, seine Kreativität unter Kontrolle zu bringen und nicht nur für egoistische Zwecke zu nutzen, sondern etwas für die Gemeinschaft Sinnvolles zu schaffen, hat er einen wesentlichen Schritt in Richtung einer alchemistischen Verwandlung seiner Persönlichkeit getan: »Das ist der Weisheit letzter Schluß: Nur der verdient sich Freiheit wie das Leben, der täglich sie erobern muß.«

Zuerst muß er sich täglich selbst geistiges Neuland erobern. Sodann kann er, sich besinnend und aus der Fülle seines Wissens und seiner Erfahrung schöpfend, beglückt für andere tätig werden, bis er gleich Faust zum gegenwärtigen Augenblick sagen wird: »Verweile doch! Du bist so schön!.«

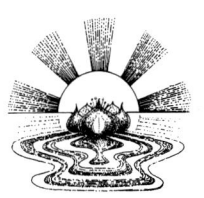

---

[92] EDELTRAUD und PETER FRIEDRICH: *Charaktere homöopathischer Arzneimittel*, S. 487.

Ernte

ICH BIN
DEIN SCHATZ,
FREIGELEGT VON DER PFLUGSCHAR
IM ACKER DES TRAUMLANDS.

ICH BIN
DEIN HAUS MIT DEN VIELEN WOHNUNGEN,
VON DENEN DU DIE MEISTEN NICHT BE-WOHNST,
WEIL ES DIR UN-GEWOHNT IST,
SOVIEL IN BESITZ NEHMEN ZU DÜRFEN.
GEWÖHNE DICH DARAN:
ICH BIN
DAS UN-GEWÖHNLICHE!

BIN KORNFELD, ÄHREN UND BROT FÜR DICH,
BIN REBSTOCK, TRAUBEN, KELTER UND WEIN.
ERLAUBE MIR,
IN DIR ZU WOGEN UND ZU RANKEN,
DAMIT DIE ERNTE, DIE ICH BIN
GUT WERDE.

ERLAUBE MIR,
DICH SO ZU VERGÄREN,
DASS DEIN WEIN MIR ZUR FREUDE GEREICHT,
WENN ICH DICH TRINKE.

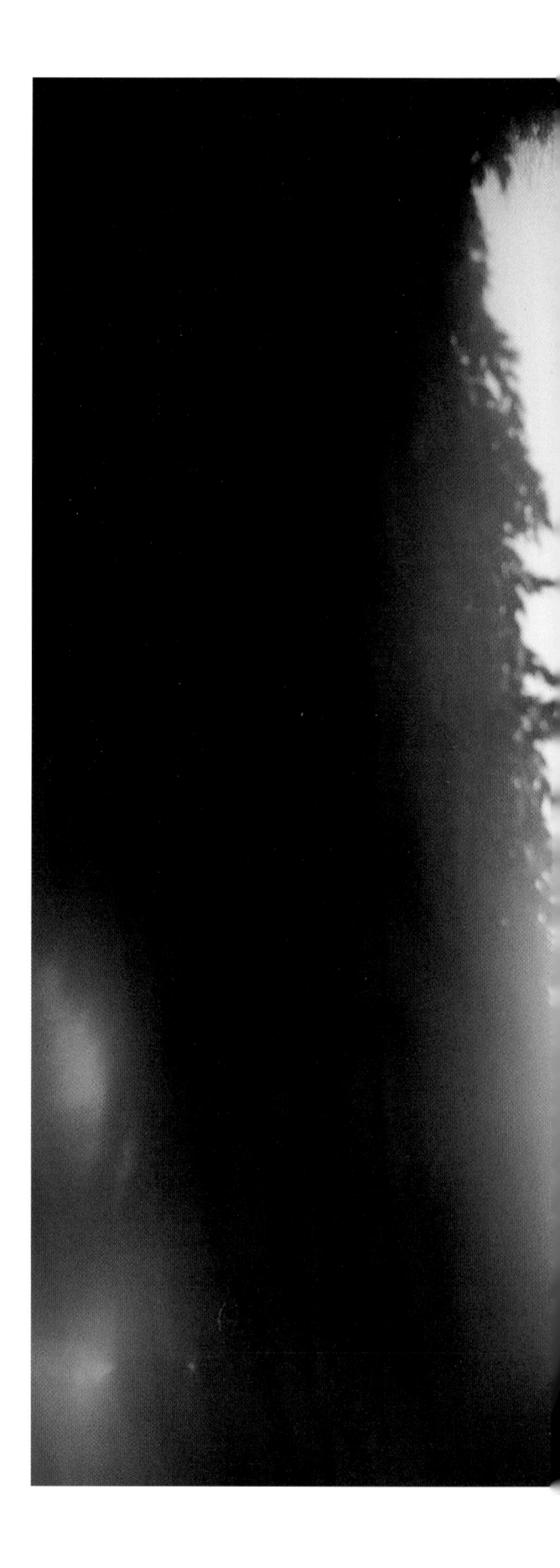

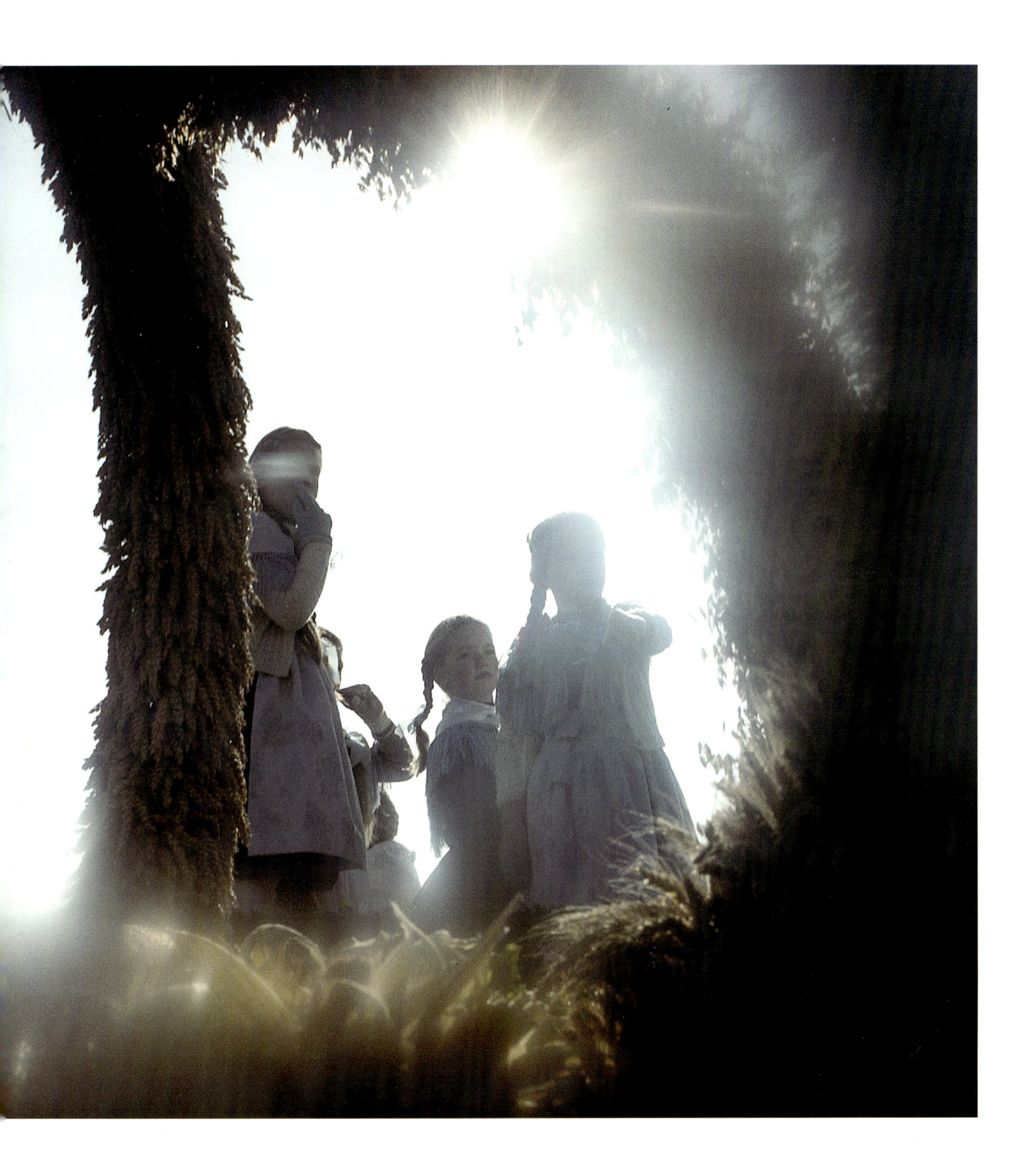

Secale Cornutum – das Mutterkorn

ein Getreide-Pilz im Roggenkorn

Was wir säen, werden wir ernten – so das eherne hermetische Prinzip von Ursache und Wirkung. Nach einem altbayerischen Mythos sollen in alten Zeiten die Ähren des Getreides bis auf den Boden gereicht und den Menschen mit einer Überfülle an Korn beglückt haben. J.N. Sepp weiß in seinem *Altbairischen Sagenschatz* folgendes hierüber zu berichten:

»In der Umgegend des Berchtesgaden weiß das Volk eine heilige Sage zu erzählen … Im Paradiese nehmlich oder am Anfang aller Zeiten hatte der Allmächtige den Menschen das Getreide als vornehmste Nahrungsfrucht in solcher Fülle mitgetheilt, daß die Ährenbüschel dutzendweis an einem Halme hingen. Aber erzürnt über den menschlichen Undank, riß Gottvater eine nach der andern ab und so fielen sie auf der weiten Erde ab. Schon war er an der obersten und letzten: da legte die himmlische Mutter Fürsprache ein, damit die Körnlein wenigstens den Vögeln in der freien Natur zum Futter dienen möchten: und so ist die Brodfrucht auch den Menschen erhalten geblieben.

Maria tritt hier ohne weiteres an die Stelle der Isis Demeter, welche die Aehre, wie Osiris Dionysos den Weinstock pflanzt. Es sind die höchsten Gottesgaben, welche in Eden weit üppiger und von selber wuchsen, und die Jungfrau mit der Aehre als Sternbild erinnert noch an jene Zeit. Jetzt muß der kärgliche Ertrag im Schweiße des Angesichts dem Boden abgerungen werden: nur ausnahmsweise erneuert sich der Paradiesessegen. Ich besitze noch einen Kupferstich mit dem Weizenfeld in der Aernte und einer Aehre im Vordergrund als die wahrhafte Abbildung einer neunfachen Kornaehre, dergleichen in diesem 1727 jahr zu Pardubiz in Böhmen ein großer Acker voll gewachsen.« [93]

Ein schönes Beispiel für die zunehmende geistige Verwahrlosung des Menschen, die das entschwinden läßt, was nicht genug gewürdigt wird.

Nicht mehr wegzudiskutierende Ergebnisse belegen den Zusammenhang zwischen liebevoll »besprochenem« Gemüse und dem »ent-sprechenden« Ertragssteigerungen sowie einer besseren Qualität der Früchte. Ein Rest davon ist uns in der alljährlich stattfindenden Segnung der Felder und dem Erntedankfest erhalten geblieben. Was darüber hinaus möglich ist, belegen zahlreiche andere Beispiele, von denen der Findhorn-Garten nur eines ist.

Vor Jahren war ein genialer Akupunkteur aus Singapur bei mir zu Gast, der die folgende Geschichte zum besten gab: Er besaß zu Hause einen Garten, in dem ein Mangobaum stand, den er sehr liebte. Pünktlich jedes Jahr bescherte ihm dieser Baum eine Fülle von Früchten. Da der Mann beschlossen hatte, für einige Zeit nach Deutschland zu kommen, die Reise aber schon um die Weihnachtszeit stattfinden sollte, war er traurig darüber, seine geliebten Mangos nicht mehr genießen zu können. Spätestens seit Christopher Birds Versuchen bezüglich der Möglichkeit mentaler Einflußnahme auf Pflanzen weiß man, daß Pflanzen Gedanken lesen und telepathische Botschaften empfangen können. Es ist wohl nicht anders zu erklären, wenn man erfährt, daß dieser Baum seinen normalen Rhythmus beschleunigt hatte, um unserem Akupunkteur noch zum Weihnachtsfest – also zwei Monate früher als üblicherweise – die begehrten Früchte zu präsentieren.

Wie unter vielen weißen Schafen immer auch wieder einmal ein schwarzes auftaucht, um dem gegensätzlichen Pol Ausdruck zu verleihen, so finden wir – heutzutage seltener als früher – auf Ähren von Roggenfeldern vereinzelt die schwärzlichen Kolben des sogenannten Mutterkorns *(Claviceps purpurea)*. Die Namensgebung erfolgte wohl ursprünglich deshalb, weil es als Opfergabe der Bauern an die »Mutter des Korns«, also das matriarchalische Prinzip des Reifens, betrachtet wurde.

---

[93] J.N. Sepp: *Altbairischer Sagenschatz zur Bereicherung der indogermanischen Mythologie.* Druck und Verlag Ernst Stahl, München 1876.

So wie Leprakranke von der Gesellschaft »ausgesetzt« wurden, wird in ähnlicher Weise ein alter Mensch oft von der jüngeren Generation an den Rand gedrängt, oder er macht sich selbst zum schwarzen Schaf, zum Einzelgänger, zum »Giftpilz«. Das entspricht dem eigentlichen Genius hinter dieser Arznei.

Das kann bei einem Menschen dieser Art sogar so weit gehen, daß er (ähnlich Hepar sulphur) am liebsten mit dem Messer auf seine Mitmenschen losginge. Zumindest überhäuft er seine Verwandten mit Spott und bissiger Ironie, weil er »nicht dazugehört«. In seiner Verzweiflung neigt er zum Selbstmord durch Ertränken. Innerlich schäumt er vor uneingestandener Wut und kann sich auf diese Weise konfrontiert sehen mit der Wahnidee, sein Zimmer bestehe aus Schaum einer bewegten See. Das in seiner Seele angereicherte Gift führt zu inneren Entzündungen mit der Neigung zu geschwürigen Entartungen und Lähmungen von Organen, die »so nicht mehr weitermachen wollen« (ANTONIE PEPPLER).

Heutzutage werden gleich mehrere Arzneien aus diesem Schmarotzerpilz gewonnen, so das Histamin (um die Wehentätigkeit der Entbindenden zu stimulieren), das Methergin (um den Uterus danach zur schnelleren Kontraktion anzuregen) und das Hydergin (gegen vorschnelle Alterungsprozesse), wobei man sich, ohne es zu ahnen, bereits auf annähernd homöopathischem Gelände bewegt.

Ich erinnere mich daran, in meiner Jugendzeit die schwarzen Schlauchpilze gesammelt und in der Apotheke abgegeben zu haben, um damit ein wenig Geld zu verdienen. Damit sich der Pilz etablieren kann, bedarf es besonderer klimatischer Bedingungen. Auf einen regnerischen Frühling muß ein windiger Sommer folgen, damit die Sporen sich ausbreiten können und dann wiederum ein feuchter Herbst.

Sowohl Roggen wie Mais sind Urnahrungsmittel, in welche die Lebensenergie in besonders konzentrierter Form Eingang gefunden hat. In alten Zeiten, vorzugsweise im antiken Griechenland, wurden vielerorts in einem rituellen Akt den schwarzen Böcken der Herde die Sünden des Dorfes aufgebürdet in dem Bewußtsein, daß diese sie schon »ver-tragen« würden. In Analogie hierzu, so will es scheinen, verdichtet eine unsichtbare Hand die dunklen und schädlichen Tendenzen innerhalb des morphogenetischen oder astralen Feldes im Korn in jene dunklen Giftpilze hinein, um das Feld selbst weitgehend rein zu erhalten. Das Myzel der Pilze befällt den Fruchtknoten der Blüte, schwärzt ihn ein, vergrößert ihn sodann zu einer schwarzen Keule von der vielfachen Größe eines Roggenkorns und härtet diese aus. Diese Tendenz zur Sklerosierung gehört ebenso wie deren dunkelpurpurne Farbe mit zur Signatur des Pilzes und macht die hochpotenzierte Arznei zu einem wichtigen Mittel bei Arteriosklerose und Hypertonie.

Secale zeigt eine gewisse Verwandtschaft zu einem anderen Getreidepilz, nämlich **Ustilago Maydis** – dem *Maisbrand.* Beide steigern sie anfänglich die sexuelle Erregung und erzeugten bei Prüfungen einen Hang zur Masturbation, Ustilago in noch stärkerem Maße als Secale. Betrachten wir die phallusähnliche Gestalt dieser Schmarotzerpilze, so nimmt das nicht weiter wunder. Von einem Gebrauch als Aphrodisiakum wird aber dringend abgeraten.

Vergleichbar zur mittelalterlichen Beulenpest stellen diese parasitären Pilze, von denen es rund 20 Arten gibt, eine Art Getreidepest dar. Hat sich der Pilz nämlich erst einmal eingenistet, verwandelt er nicht nur das einzelne Korn, sondern überprägt sehr oft die ganze Ähre mit seiner Information. Daraus gebackenes Brot sieht grau aus und riecht fischig. Im Mittelalter waren Vergiftungen großen Ausmaßes durch Unachtsamkeit und Unwissenheit während der Verarbeitung des Korns die Folge. Ganze Familien sind damals in ein »gellendes Inferno« gestürzt, wie HAROLD HANSEN das nennt. Als »Antoniusfeuer« sind die grauenvoll brennenden Schmerzen bekannt geworden, welche sich von der Wirbelsäule her ausbreiten und sehr typisch sind für diese Vergiftung. Sinnigerweise wurde der HL. ANTONIUS zum Schutzpatron des eisigen Nervenfeuers gewählt. Dieser soll etwa im Jahre 251 n. Chr. geboren sein und viele Jahre seines Lebens als Einsiedler in einer Höhle nahe Alexandrien in der ägyptischen Wüste verbracht haben. Wüsten sind arm an äußeren Reizen und deshalb gut geeignet zur inneren Einkehr, weil alle Projektionen sofort auf einen selbst zurückfallen. Es finden also nach einiger Zeit, auch ohne den Einsatz von Drogen, starke Konfrontationen mit innerlich unverarbeiteten Themen, Wunschvorstellungen und Sehnsüchten statt. Diese sind als die Versuchungen des St. Antonius in die Geschichte eingegangen und wurden vielfach künstlerisch dargestellt. Die meist auf Gemälden festgehaltenen Visionen des Antonius ähneln nun auf verblüffende Weise den Berichten derer, die in späteren Jahren an Ergotoxin-Vergiftungen litten, vor allem was die Bedrohung durch zahlreich aus dem psychonoetischen Raum auftauchende Tiere, wie Löwen, Tiger, Schlangen oder Drachen angeht, die da brüllen, knurren, heulen und zischeln.

Im Jahr 1691 sind in Salem, Massachusetts, Massenvergiftungen vorgekommen, bei denen scharenweise Menschen ums Leben kamen. Nachdem die Krankheitszeichen in besonders starkem Maße bei jungen Frauen auftraten und dabei keine gedankliche Verbindung zum Verzehr der verseuchten Backwaren hergestellt wurde, hielt man die Frauen für vom Teufel besessen und es kam zu Hexenprozessen, in deren Verlauf viele von ihnen hingerichtet wurden. Ein dort ansässiger Pfarrer namens DEODART LAWSON beschrieb die auftretenden Symptome bei den armen Opfern folgendermaßen:

»Ihre Bewegungen muten übernatürlich an und sind von solcher Eigenart, daß gesunde Menschen ihre Körper niemals in der gleichen Weise verrenken könnten. Ebenso übernatürlich ist die von ihnen ausgehende Heftigkeit, die in großem Maße die Kraft derselben Person übersteigt, wenn sie sich in ihrem normalen Geisteszustand befindet.«[94]

Es ist auffallend, daß das Auftreten des Antoniusfeuers in Europa vor allem mit der Zeit der Hexenprozesse zusammenfällt, und man kann sich des Eindrucks nicht erwehren, daß womöglich ganze Scharen dieser »Hexen« auch deshalb verbrannt wurden, weil sie an dieser der Epilepsie ähnlichen Erkrankung litten, die damals nur als »Pakt mit dem Teufel« erklärt werden konnte.

Die am besten dokumentierte Mutterkornvergiftung in unserem Jahrhundert ereignete sich im Jahr 1951 in dem französischen Dorf Pont-St. Esprit. Hunderte von Menschen erkrankten damals an ergotoxisch vergiftetem Brot. Diese grausige Geschichte wurde ziemlich ausführlich von HAROLD E. HANSEN beschrieben und kann im einzelnen in seinem Buch *Der Hexengarten* nachgelesen werden.

Es wird von Würgegefühlen berichtet, hervorgerufen durch eine Hemmung der Herz-Lungentätigkeit, von schwarzen Blasen auf der Haut, von ungehemmtem Redefluß und einer ausgeprägten Kontaktfreudigkeit der Menschen untereinander. Dazu kam es immer wieder zu schrecklichen Halluzinationen vor allem in Verbindung mit Tieren und übermenschlicher Körperkraft, welche die Menschen unter anderem befähigte, Zwangsjacken zu zerreißen und stählerne Gitterstäbe von Haftzellen zu verbiegen.

Je nach verzehrter Menge gibt es eine akute *(Ergotismus gangraenosus)* und eine mehr chronische Verlaufsform *(Ergotismus convulsivus)*, die der Epilepsie sehr ähnlich ist, mit dem Unterschied, daß die Betroffenen bei vollem Bewußtsein bleiben.

---

[94] Aus HAROLD E. HANSEN: *Der Hexengarten,* S. 116, Verlag Trikont/Dianus, München, 1981.

Der Pilz enthält eine Reihe von Ergotoxinen, welche für dunkle Sickerblutungen und fundamentale Zerstörungen von Geweben und Nervenzellen verantwortlich sind. So erklären sich die blitzartigen Eis- und Feuerströme, welche die Befallenen durchzucken. Sodann verfärbt sich die Haut, wird zunächst gelblich und pergamentartig, dann kohlschwarz, woraufhin auf eine gespenstische und schmerzlose Weise einzelne Glieder an den Gelenken einfach abfallen. Wir werden kaum je die Gelegenheit haben, einen Leprakranken zu behandeln, bei dem so etwas in ähnlicher Weise vorkommt. Aber das muß auch nicht sein: Beim allmählichen Auftauchen bräunlicher »Altersflecken« auf der Haut sollte man Secale bereits ein wenig im Auge behalten.

Auch ist es einen Versuch wert, bei degenerativen Rückenmarkserkrankungen mit Absterben der Extremitäten infolge massiver Durchblutungsstörungen und einer Auflösung von Nervenzellen das potenzierte Pharmakon einzusetzen. Manches Raucherbein könnte wahrscheinlich vor der Amputation bewahrt werden, wüßte der davon Betroffene um die Möglichkeit einer solchen Therapie. Daß ungeachtet dessen die geistige Störung, also die Ursache seiner Sucht behandlungsbedürftig ist, versteht sich von selbst.

Hohe Potenzen können überdies im einen oder anderen Fall versucht werden bei energetischen Verzerrungen des Ätherleibs, wie sie als Folgeerscheinungen von Horror-Erfahrungen auftreten können, die vor allem durch nicht verkraftete LSD-Trips ausgelöst wurden. Nicht jeder weiß, daß LSD als 25. Substanz der Lysergsäure-Derivate aus dem Mutterkorn erstmals im Jahr 1943 von ALBERT HOFMANN isoliert wurde, der damals unter der Obhut des Schweizer Sandoz-Konzerns arbeitete. Durch einen unfreiwilligen Selbstversuch wurde Hofmann mit den starken psychedelischen Wirkungen dieses Stoffes konfrontiert. Dank der Extraktion des reinen Lysergsäure-Diäthylamids aus allen anderen Mutterkorn-Alkaloiden waren die dabei entstehenden Visionen frei von zerstörerischen körperlichen Erscheinungen. Immerhin wird jedoch die Produktion des Enzyms Serotonin im Gehirn gehemmt, welches unter anderem die Funktion hat, das Zentrale Nervensystem vor überschießenden Reaktionen durch plötzliche, nicht zu verkraftende Bewußtseinsschübe zu bewahren. Durch LSD öffnen sich die Schleusen an den Schutzwällen vor verdrängten, zumeist traumatischen Inhalten. Deswegen kann reines LSD zwar erfolgreich als Katalysator in der psychotherapeutischen Arbeit eingesetzt werden, der Patient sollte dabei aber aus den oben genannten Gründen überwacht werden. Sind die den Normalbedingungen angepaßten Synapsenkreise einmal überschritten, so ist das Bewußtsein nicht länger eingesperrt durch vorgeschriebene Denkweisen und auferlegte gesellschaftliche Zwänge, sondern fähig, das All frei schweifend zu erkunden. Nicht jeder hält das aus dem Stand heraus aus:

»Diese dem bewußten Bemühen verschlossen bleibenden ›Tore und Pfade‹ und die in den Märchen oft auch erwähnten endlosen (Tunnel)gänge in die Feenwelten sind, anatomisch gesehen, nichts anderes als das Corpus Callosum, das Verbindungsstück zwischen unseren beiden Gehirnhälften.

Die Entdeckung, daß, wie es viele Mystiker formulieren, in der kosmischen Schau ›alles mit allem‹ zusammenhängt, also mikrokosmisches Geschehen (auf der Ebene menschlichen Handelns) makrokosmische Vorgänge zu beeinflussen scheint und umgekehrt, erschreckt den, der sich das erste Mal in solche Ebenen begibt, zutiefst – und wie immer wieder berichtet wird – existentiell: Die geschaute neue/alte Welt erscheint dann oft in paranoider Weise blasphemisch verzerrt und obszön überlagert.«[95]

Spätestens hier erkennt der auf dieser Reise in seinen inneren Kosmos befindliche Mensch erschauernd, daß der an den Beginn dieser Betrachtungen gestellte Spruch von geistiger Saat und erlebter Ernte, nicht aus der Luft gegriffen, sondern kosmisches Gesetz ist, was bedeutet, daß er der Erzeuger seines eigenen Schicksals ist.

---

[95] HAROLD E. HANSEN: *Der Hexengarten,* S. 154.

Um auf die Einsatzmöglichkeiten von Secale in Form homöopathischer Dynamisationen zurückzukommen: Der Secale-Mensch hat sich selbst zum schwarzen Schaf der Gesellschaft gemacht. Er ist kein bewußter Aussteiger, der die Einsamkeit sucht, um »zu sich zu kommen«. Es ist der Außenseiter, der sich absondert, weil er innerhalb der Ellbogengesellschaft nicht zurechtkommt, überall aneckt und sich dabei »schwarz ärgert«. Secale ist innerlich erstarrt. Er fühlt sich, als sei er bereits tot. Belastet er sein System zusätzlich zu seiner seelischen Vergiftung auch noch mit Nikotin, indem er kettenrauchend durch die Gegend zieht, um seinen Unmut abzuwürgen, so wird er in besonderem Maße zu einem Anwärter auf Secale werden.

Periphere und cerebrale Durchblutungsstörungen gehören heutzutage zu den Haupteinsatzgebieten für Secale. Es müssen nicht einmal immer alte Menschen sein, welche von den arzneilichen Qualitäten dieser Arznei profitieren. Gar nicht so selten berichten auch jüngere Leute schon über ein Absterben der Hände, mit Blutleere in den Fingern – die berühmten weißen bis bläulichen »Leichenfinger« *(Digiti morti)*.

Abgemagerte, wie ausgemergelte Personen, mit schmalen, bläulichen Lippen in einem verfallenem Gesicht, die trotzdem von übermäßigem Durst und Appetit geplagt sein können, werden von den arzneilichen Qualitäten des Mutterkorns profitieren. (Es besteht große Lust nach ausgefallenen Leckerbissen, sauren oder süßen Sachen und nach Limonade). Die Sprache kann sich verändern in Richtung einer tieferen Stimmlage. Ein sardonisches, vollkommen unkontrolliertes Lachen kündet, so vorhanden, von einer toxischen Situation. Ein häufiger Mißbrauch von Jodpräparaten kann beispielsweise zu einer Secale-Symptomatik führen.

Die Patienten sprechen von Zuckungen, »elektrischen Funken« (ähnlich **Agaricus**, – dem *Fliegenpilz*), Taubheitsgefühlen, Ameisenlaufen im (verfallenen) Gesicht mit bläulichen Lippen oder in den Gliedmaßen, einem ständigen Absterben der Hände *(Morbus Raynaud)*. Die Haut wird pergamentartig hart und runzelig *(Sklerodermie)*. In der weiteren Folge kann es dann zu Geschwüren kommen mit einer Neigung zu dunklen Sickerblutungen und nekrotischem Gewebszerfall *(Gangrän)*.

Auffallend ist die innere Kälte dieser Menschen in Verbindung mit Brenn-Schmerzen oder brennender Hitze bei Fieber. Interessanterweise berichtet der dieses Heilmittels Bedürftige beispielsweise von rheumatischen Schmerzen, die durch Anwendung äußerer Kälte besser werden. Er ist eiskalt, will aber trotzdem nicht bedeckt sein. Das warme Bett wird als unangenehm empfunden. Hier gereicht die äußere Kälte der inneren Erstarrung zum lindernden Homoion. Deshalb zieht sich Secale gerne aus, ja, es besteht geradezu ein Hang zum Exhibitionismus, nackt zu sein und mit den Genitalien zu spielen. (Ähnlich sind, was das betrifft: Belladonna, Hyoscyamus, Mercurius solubilis, Phosphor, Stramonium). Das sexuelle Verlangen ist zwar gesteigert, aber sexuelle Kontakte machen ihn vergeßlich.

Die bereits erwähnten, dunklen Sickerblutungen sind sehr typisch für dieses Pharmakon. Sie können als Nasenbluten auftreten oder in Form von Blutungen aus Mund, After oder Scheide. Secale gehört deshalb auch zu den wichtigen Mitteln zur Verhinderung von Aborten, vor allem im dritten Monat. (Interessanterweise ist ihm **Ustilago** – der Maisbrand diesbezüglich ebenbürtig). Auch bei Menstruationsanomalien in Form von dunklen, klumpigen Blutungen denke man also durchaus nicht nur an **Sepia** und **Sabina** oder **Lachesis**, **Crocus sativus** – den *Safran,* denn auch was das angeht, sind die beiden Getreidepilze Secale und Ustilago wieder zweiwertig mit von der Partie.

Komatöse Zustände mit Delirien kommen heute seltener vor, waren aber früher während des gefürchteten Kindbettfiebers an der Tagesordnung. Vor Hahnemann's Zeit hätte das – ironischerweise Mutterkorn getaufte – Mittel in homöopathischer Aufbereitung Wunder wirken können, so man es denn gekannt und eingesetzt hätte. Der Bereich Schwangerschaft und Geburt stellt aber nach wie vor ein wichtiges Anwendungsgebiet für diesen Heilstoff dar. Krampfneigung anstelle von Wehen, übermäßige, dunkle Blutungen bei der Entbindung und danach – kalter Schweiß und große Schwäche bis hin zur Ohnmachtsneigung während der Wehen – durch Nachwehen verursachte Schmerzen in der Gebärmutter beim Stillen – all das läßt uns an Secale cornutum denken.

Vor vielen Jahren behandelte ich eine Patientin mit typischen Anzeichen für Secale cornutum, wenngleich in abgeschwächter Form. Als sich auf intensives Nachfragen herausstellte, daß sie unter dieser Symptomatik erst seit ihrer letzten Entbindung litt, bei der offenbar diesbezüglich des Guten zuviel getan worden war, erhielt sie Secale in einer LM-18, was sie sie binnen weniger Tage vollkommen von diesen üblen »Nachwehen« befreite.

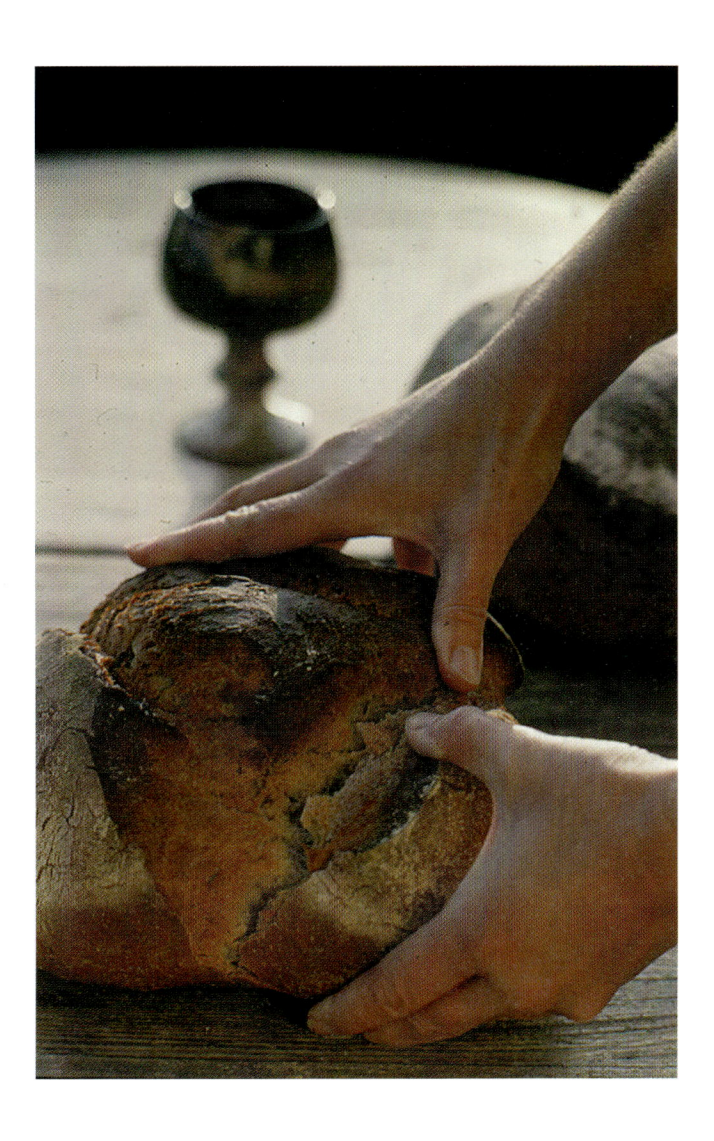

Chaos und Kosmos

Ich bin
dein Chaos,
der Zerfall deiner wohlgehüteten Ordnung;
doch ICH BIN auch
dein Kosmos,
das Erwachen des leichteren,
lichteren Lebens in dir,
das erst wächst,
wenn Altes zerbricht.

Du kannst
die liebevoll ordnende Hand nicht erkennen,
denn deine Ordnung ist nicht MEINE Ordnung,
aber so, wie ICH über den Untergang
von Galaxien wache,
so gebäre ICH MICH auch in neuen Sonnen
des gestirnten Himmels,
der ICH BIN
in dir.

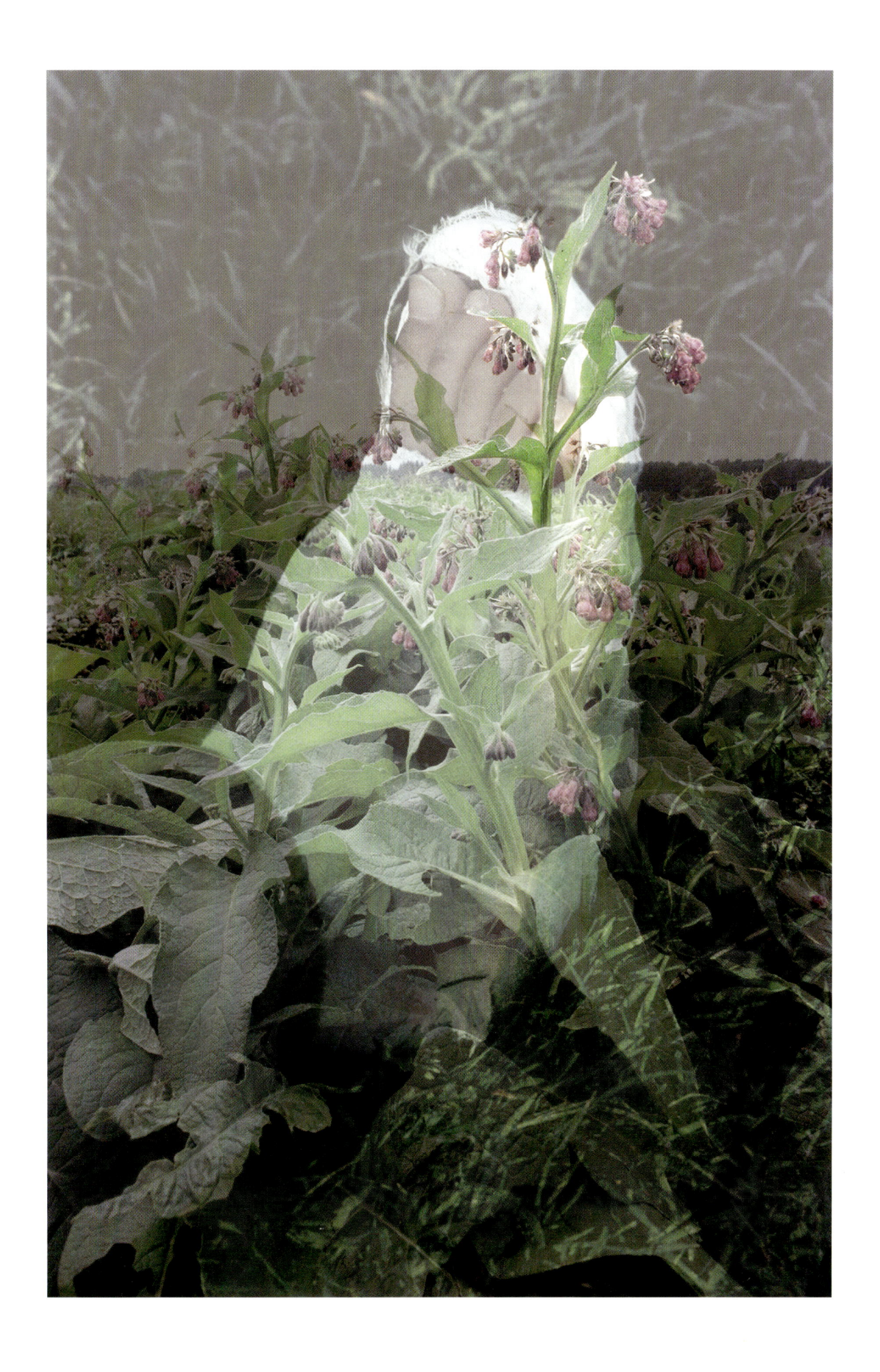

Symphytum – Beinwell oder Wallwurz

ein europäisches Borretsch-Gewächs

»Ich sage euch:
man muß noch Chaos in sich haben, um einen tanzenden Stern gebären zu können.
Ich sage euch: ihr habt noch Chaos in euch.«

Friedrich Nietzsche
(Also sprach Zarathustra)

Wenn wir aus dem Teufelskreis der Bewertung bestimmter Gegebenheiten nach den Kriterien von Gut und Böse herauskommen wollen, sollten wir zunächst versuchen zu erkennen, was denn als »das Gute« an einem Zustand oder einer Entwicklung herausgelesen werden kann, die wir geneigt sind, als un-annehmbar, un-angenehm, schlecht oder böse zu bezeichnen. Gut und Böse sind relative Begriffe, die abhängig sind von religiösen Dogmen und gesellschaftlichen Moralbegriffen. Im Kosmos aber herrscht keine Moral, zumindest keine, die sich nach den landläufigen menschlichen Vorstellungen richtet. So sind also auch die von uns als chaotisch bezeichneten Zustände keine auf ewig fixierte Un-ordnung, sondern fließende Übergänge von einer Plattform niederer Bewußtheit zu einer Ebene höheren Daseins. Eine Raupe macht chaotische Zustände durch, nachdem sie sich in einem Cocon eingesponnen hat. Sie löst sich fast völlig auf, damit das Neue, der Schmetterling von höherer Hand aus ihr geformt werden kann. Das Gleichnis von der Raupe zum Schmetterling gilt analog für alle Seins-Ebenen.

Mathematische Hochrechnungen auf der Grundlage strömungsphysikalischer Gesetzmäßigkeiten erlauben es, aus gegenwärtig vorhandenen chaotischen Zuständen die vom Kosmos angestrebte künftige Neuordnung bereits herauszulesen.

Unterstellen wir, daß sich das Göttliche in uns durch Erfahrung bereichern will, so können wir vielleicht unser Einverständnis geben zu den für uns schmerzhaften Erlebnissen, die wir bislang als schlecht oder böse zu bezeichnen geneigt waren.

Untersuchen wir diese Behauptungen auf der Ebene von Unfall-Ereignissen, dann läßt sich bei genügender Sorgfalt erkennen, daß keiner der sogenannten Un-Fälle willkürlich geschieht, sondern von langer Hand durch innerseelisch ablaufende Prozesse vorbereitet wird, wobei es dann gleichgültig ist, wer beispielsweise formaljuristisch »schuld« an einem Autounfall ist. Das Opfer sucht sich seinen Täter. Ich spreche hier aus eigener Erfahrung. Wobei ich betonen möchte, daß unsere Seelen lange Geduld mit uns haben und wir immer wieder Hinweise bekommen, wenn wir in der »zweiten Aufmerksamkeit« nur wach genug sind. Wie schon gesagt: es gibt immer zwei Möglichkeiten zu lernen: freiwillig oder durch Leid. Ich bin bei vielen Patienten den zu einem Unfall führenden Vorbedingungen nachgegangen und behaupte, daß jede dieser kleineren oder größeren Katastrophen[96] durch Steuerungsmechanismen auf höheren Ebenen vorbereitet wird. Kommt der Mensch rechtzeitig zur Einsicht, daß er an seinem Verhalten oder Leben etwas ändern muß, und folgt er dieser Aufforderung seiner inneren Stimme, so kann er die zwangsweise Wendung vermeiden, weil der not-wendige Lernprozeß gemacht wurde.

---

[96] Un-Heil, Zerstörung, Zusammenbruch, Wendung, Umkehr, von griech.: *kata* = »entgegen, gegen« und *strephein* = »drehen, wenden, umkehren«.

Eine Gemeinsamkeit liegt allen Unfällen zugrunde: Es besteht fast in jedem Fall ein Konflikt zwischen Glaubensmustern, denen »hart-näckig« Folge geleistet wird und dem sanften Weg der Führung durch das eigene Hohe Selbst, die Ebene der ICH-BIN-Gegenwart. Wird durch den Zusammenbruch eine innere Umkehr aus der Sackgasse, in die ein Mensch sich verrannt hat, erreicht, so ist es der Seele egal, ob und wie sehr der Körper leidet. Wer wollte aus dieser Sicht einen Unfall noch als schlecht oder böse hinstellen? Zugegeben: Es fällt uns mehr als nur schwer, solch eine Betrachtungsweise aufrechtzuerhalten angesichts der schrecklichen Verstümmelungen, denen wir uns in den Unfall-Krankenhäusern gegenübersehen. Denken wir an das vorbesprochene Gesetz von geistiger Aussaat und entsprechender Ernte, so können wir uns höchstens damit zufriedengeben, daß beispielsweise ein Minen-Opfer irgendwann einmal selbst sehr viel Gewalt gesät haben muß, um solch schreckliches Unheil auf sich zu ziehen.

Es scheint Ausnahmen von dieser Regel zu geben – wenn das Unfallopfer selbst ein Opfer für einen anderen Menschen oder eine größere Gruppe von Menschen bringt, um diese zu retten. Das erinnert mich an den Satz irgend eines mir nicht mehr geläufigen Meisters von annähernd folgendem Inhalt: »Jede Art von Leidvermeiderei zeigt an, daß der, welcher sie betreibt, ein grundsätzlich Uneingeweihter ist.«

Wenn es nun also Strömungen gibt, die alte, überholte Strukturen zerbrechen, um Neues, den herrschenden Umständen entsprechend Besseres zu formen, dann muß es auch Mittel geben, um Schmerz zu lindern und das Neue zu verfestigen, damit es für eine Weile Bestand hat. Hier nun stoßen wir aus der Sicht der Klassischen Homöopathie auf unsere Hauptverletzungsfolgemittel: **Arnica** für Blutergüsse und Verletzung von Weichteilen, **Hypericum**, das *Johanniskraut,* für Verletzungen von Nerven (mit den charakteristischen Gefühlen von Taubheit und Ameisenlaufen), **Rhus toxicodendron** – den *Giftsumach* bei Folgen von Überheben, Verzerren, Verreißen – was sich in der Hauptsache auf Sehnen, Bänder, Fascien und Muskeln auswirkt, **Ruta graveolens**, die *Weinraute,* bei Verletzung von Knochenhäuten sowie auf jene Mittel, die sich zur schnelleren Konsolidierung von Knochenbrüchen als hilfreich erwiesen haben: **Silicea, Calcium phosphoricum** und schließlich **Symphytum** – den *Beinwell.*

Kann man Hypericum als das »Arnica der Nerven« bezeichnen, so Symphytum ganz sicher als ein »Arnica der Knochen«. *Sym-phytein* – heißt wörtlich übersetzt »zusammen-wachsen«. Die griechische Bezeichnung deutet darauf hin, daß diese Pflanze und die ihr innewohnenden Kräfte bereits im alten Griechenland bekannt gewesen sein mußten, und in der Tat stoßen wir auf den Beinwell schon bei dem altgriechischen Militärarzt DIOSCURIDES, der die Wall-Wurz in seiner *De Materia Media Libri* lobt, und der hatte bestimmt viel mit Verletzungen zu tun.

Die heilige HILDEGARD VON BINGEN gab dem Beinwell die lateinische Bezeichnung *Consolida,* was wiederum nichts anderes heißt als »zusammenfügen«.

Es gibt übrigens viele Arten von Symphytum. Die wohl bekannteste neben unserer einheimischen kommt aus Sibirien. Diese – Symphytum asperum – hatte ursprünglich rote und blaue Blüten in ein und derselben Dolde. Sie wird inzwischen in großen Mengen in Canada angebaut und trägt seither den Namen Symphytum peregrinum – »Beinwell, der aus der Fremde kommt« Unter der Bezeichnung Comfrey ist sie auch hierzulande bekannt geworden. Der englische Name »Comfrey« entstand als ein Kürzel aus den lateinischen Worten *cum* und *firma,* was zu deutsch »mit Festigkeit« übersetzt werden kann und wiederum auf die verbindenden Eigenschaften der Pflanze hinweist. Unter dem Titel *Comfrey – Wiedergeburt einer Heilpflanze* gibt es ein aufschlußreiches und empfehlenswertes kleines Buch von LOTHAR SCHLOSS.[97] Von unserem Symphytum officinale gibt es sowohl eine Varietät mit weißen wie mit violetten Blütenständen.

---

[97] Im Selbstverlag der Comfrey-Vertriebsgesellschaft, 83346 Bergen im Chiemgau.

Welch geheimnisvolle Kräfte verleihen nun dieser Pflanze solch außergewöhnliche Fähigkeiten zur Wundheilung speziell der Knochen?

Der Name Wallwurz kommt von »wallen«, einem alten Begriff für »heilen«. Eine »Heilwurz« ist also diese Wallwurz. Es scheint ein intuitives Wissen darüber vorhanden gewesen zu sein, daß Heilung etwas mit Wallung zu tun hat, nämlich dem Strömen der Lebensenergie, welche den Fluß der Säfte in einem Organismus zur schnelleren Bewegung anregt. Im Fall komplizierter Knochenbrüche werden somit sowohl die knochenbildenden Zellen *(Osteoblasten),* wie die für den Abbau und Abtransport schadhaften Materials verantwortlichen *Osteoklasten,* zu verstärkter Tätigkeit angeregt.

Unsere Arznei wird aus den Wurzeln der Pflanze hergestellt und zwar bevor diese zur Blüte gelangt. Diese Wurzeln können außerordentlich stark und dick werden und sind von einer glatten, schwarzen Haut umgeben. Wenn wir diese abschaben oder solch eine Wurzel brechen, dringt ein klebriger Pflanzenschleim hervor, der die Finger leimartig überzieht. Die Wurzel steht also für beides: Brüchigkeit sowohl wie gewebeverbindende und heilende Eigenschaften des ihr entquellenden Schleims.

Dieser enthält einen Stoff namens Allantoin, der Wunden schnell heilen läßt. Im Wissensschatz des Volkes war Allantoin, wenn auch sicher nicht unter dieser Bezeichnung, wohlbekannt. Man wußte, wenn Fliegen-Maden auf Wunden herumkriechen, so bestehen gute Chancen auf Heilung, denn die von ihnen produzierten Absonderungen beinhalteten eben diesen Stoff. Das war auch den Indianern bekannt, welche diese kleinen Hilfsgeister auf ihre Verletzungen legten. LARREY, der Leibarzt Napoleons, verfuhr mit ihnen auf die gleiche Weise.

Des weiteren enthält der Schleim wie auch die Wurzel hohe Anteile an Kieselsäure (Acidum silicicum), welche – wie man aus der Betrachtung verkieselter Baumstämme weiß –, die Fähigkeit besitzt, Substanzen auszuhärten. Kieselsäure bildet sich, wie man am Bergkristall gut beobachten kann, gerne in spitzen kristallinen Formen aus. Beim Beinwell entsprechen dem die unzähligen, rauhen Borstenhaare an Blättern und Stengeln.

Die ausgewachsene Pflanze kann bis zu einem Meter hoch werden. An den dicken kantig-fleischigen Stengeln laufen die großen Blätter zusammen und bilden an diesen herablaufende Rippen, die wie Verstrebungen bei einem Gerüstbau wirken. Mit dieser Geste scheint die Pflanze ihre zusammenhaltende Kraft auszudrücken, und an dieser Signatur können wir eine Ähnlichkeit zum Stützgefüge der Spongiosabälkchen innerhalb eines Knochens ablesen.

Was die Herstellung eigener Präparate – Tinkturen wie auch Salben – aus Symphytum angeht, so mache sich der Leser am besten vertraut mit den reichhaltigen Angaben hierzu bei SUSANNE FISCHER-RIZZI.[98] Die Anwendungsgebiete sowohl von Comfrey wie von Symphytum officinale gehen über die Behandlung von Knochenbrüchen weit hinaus. Sie können sogar noch bei Abszessen, Arthrosen und Knochenkrebs mit eingesetzt werden: Der abgekapselte Zorn und unterbewußt ablaufende gärende Gedanken an Verletzungen sitzen ihm »in den Knochen« und hemmen die persönliche Entwicklung.

Die ganze Pflanze untersteht ebenso wie die Knochenbildung dem saturninen Prinzip. Die innere Beziehung ist also schon von daher gegeben. Saturngeprägte Pflanzen haben oft rauhe Oberflächen und dunkle Blüten, die sich nach unten neigen (Vergl. Aconit, Belladonna, Hyoscyamus und andere). Ihrer Natur gemäß

---

[98] SUSANNE FISCHER-RIZZI: *Medizin der Erde,* Irisiana-Hugendubel-Verlag, München 1994.

öffnen sie sich nicht zum Licht hin. Für Astrologen interessant ist es, die Beziehungen zwischen Saturn (dem abbauenden, zerstörenden Prinzip), Uranus (jener Kraft, die für plötzliche Veränderungen sorgt) und Mars (dem Aggressionspotential) in den bei einem Unfall vorherrschenden Konstellationen zu untersuchen. Sie werden dann auf übergeordnete, einander ähnliche Gesetzmäßigkeiten stoßen.

Das über die Jahrhunderte hinweggetragene, große empirische Wissen über Symphytum hat wohl dazu beigetragen, daß dieses Mittel bis auf den heutigen Tag nicht wirklich nach den Kriterien der Klassischen Homöopathie durchgeprüft wurde.

Selbst mein großer Lehrer, der berühmte Schweizer homöopathische Arzt ADOLF VOEGELI, erwähnte einmal, daß Symphytum eines der wenigen Mittel sei, das seine gute Wirkung eher als ein Phytotherapeuticum, also in Form von Tinkturen und niederen Potenzen verrichte. Das ist sicher richtig, soweit es sich dabei vor allem um die Kallusbildung im gebrochenen Knochen handelt. Ich habe jedoch festgestellt, daß hohe Potenzen ebenso wirksam sind, vor allem bei Verletzungen des Auges, bei denen KENT dieses Pharmakon noch über **Arnica, Euphrasia, Ledum** und **Staphisagria** stellt.

Darüber hinaus sind, wie BRUNO VONARBURG betont, vor allem zwei psychische Symptome markant, nämlich einmal, daß der Patient lange an unangenehmen vergangenen Ereignissen festhält, was im Falle eines Unfalles nicht verwunderlich sein dürfte. Somit sind hohe Potenzen sicher von großem Nutzen, um sich von diesen traumatischen Inhalten zu lösen. Das andere merk-würdige Symptom: Der Patient zupft sich ständig an der Nase.

Ich vermute – und ANTONIE PEPPLER scheint das zu bestätigen –, nämlich daß Symphytum in höheren Potenzen einer Persönlichkeit helfen könnte, sich nicht bis zum »Zusammenbruch« im wahrsten Sinne dieses Wortes zu verausgaben, sondern rechtzeitig eine Wende hin zu mehr Selbstachtung und Selbstliebe zu vollziehen, bevor es zu einer Katastrophe – vielleicht in Form eines Unfalls – kommt. »Leiden bis zum Zusammenbruch« heißt es bei ihr, mit der Botschaft: »Werde selbst aktiv und lasse dich nicht von außen bestimmen!« Unfälle stehen am Ende einer Ereigniskette, bei denen die bisherige Persönlichkeitsstruktur unter der Last selbst – oder fremdauferlegter Bürden am Zusammenbrechen ist:

»Nach Symphytum officinale zeigt sich, daß die Persönlichkeit so vom Leid geprägt ist (Hamamelis), daß von ihrer Individualität nichts mehr übrig ist (Aurum). Selbständiges, aktives Handeln wurde unterlassen (Calcium), lebendige Gefühle in Denkstrukturen (Silicea) und illusorische Konzepte (Conium) verwandelt. Alles wurde starr und verbogen, bis das Leben die Person scheinbar gebrochen hat.«[99]

Der Knochenbruch ist nur noch die letzte Konsequenz dieser Entwicklung.

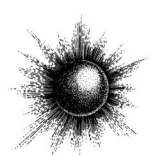

---

[99] ANTONIE PEPPLER: *Die psychologische Bedeutung homöopathischer Arzneien, Bd. 1,190 Arzneien*, S. 387, CKH Verlag, Antonie Peppler, 63920 Großheubach.

Tod und Leben

Ich bin
das Tor des Todes,
das zum Leben führt,
die Süsse der Empfindung des Hin-Scheidens,
gepaart mit der Sicherheit des Empfangen-Werdens.

Ich bin
Hingabe
an die Schwere von Körper und Gemüt,
aus der heraus
sich die heitere Gelassenheit
der Seele gebiert.

Ich bin
ewige Verwandlung,
das Weitergehen in Sphären ohne Schmerz,
wo Leben sich durch den Trichter des Todes
in reine Liebe und neues Leben
hinein ergiesst.

*»Viele sterben zu spät, und Einige sterben zu früh.
Noch klingt fremd die Lehre: ›stirb zur rechten Zeit!‹«*

FRIEDRICH NIETZSCHE
(Also sprach Zarathustra)

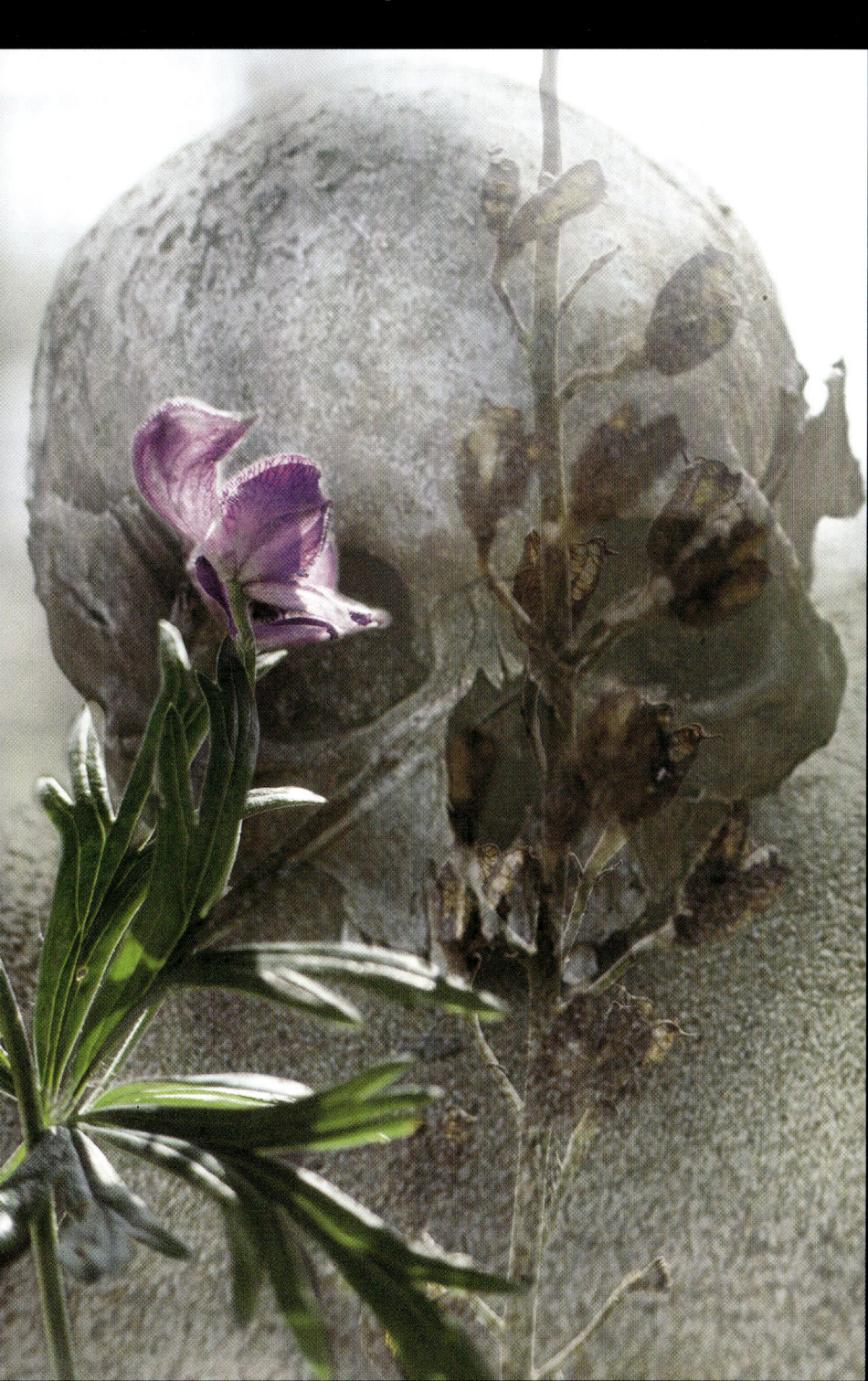

Aconitum Napellus – Der blaue Eisenhut
ein mitteleuropäisches Hahnenfußgewächs

Conium Maculatum – Der gefleckte Schierling
ein europäisch-asiatisches Doldengewächs

»Sterben heißt, nicht nur die Seele,
sondern auch sein klingendes Instrument mit ihr aus dem Körper entlassen –
und es wird ohne jede Anstrengung dahinsegeln wie ein Adler
und nichts wird verlorengehn.«

Herbert von Karajan

Aconit und Conium sind Antipoden – und doch verbindet sie einiges. Aconit – das ist hitzig-akute Entzündung, Conium – das bedeutet Kälte und Verfall. Schon aus dem Klang der beiden Wörter können wir das heraushören. Beide haben mit Tod und Todesbedrohung zu tun. Aconit hat Angst vor dem Tod, spricht davon, daß er an einer Krankheit, einem heftigen Fieber, einem apoplektischen Insult sterben wird; ja, er sagt sogar die Stunde voraus – ein sicheres Zeichen für den Einsatz des blauen Sturmhuts, wie man ihn auch nennt. Nur **Arsen** hat ähnlich starke Angst vor dem Hinscheiden, und hohe Potenzen dieses Stoffes lindern die Bedrängnis der letzten Stunde. Conium verhält sich dem Tod gegenüber wesentlich gelassener. Man denke nur daran, mit welch stoischer Ruhe Sokrates den Schierlingsbecher austrank, sodann mit seinen Freunden zusammensaß und ruhig darüber berichtete, wie sich die Lebensenergie allmählich von der Peripherie seines Körpers aus zurückzog, bis sie zuletzt auch das Herz verließ.

Der sogenannte Tod findet dann im Fall von Conium durch Lähmung des Atemzentrums statt, wonach der Astralleib sich vom Körper lösen kann.

Wir erinnern uns an Hahnemanns Erkenntnis: Die Ursache der Krankheit liegt in der leidenden Lebenskraft. Da die Lebenskraft identisch ist mit der sexuellen Energie, bedeutet ein Verlust an Lebenskraft auch immer einen Rückgang der sexuellen Kraft und des erotischen Verlangens. Immer öfter liest der homöopathische Behandler in den vom Patienten ausgefüllten Anamnese-Journalen von einem Verlust des Verlangens, und immer stehen dahinter massive Konflikte, Ängste, Sorgen oder seelische Verletzungen. Sie bilden die Grundlage für einen Rückgang der Lust und gleichzeitig eine mehr oder weniger ernst zu nehmende mögliche Entartung der Gewebe in Richtung einer Wucherung ihrer Zellen *(Neoplasmaphase)*. Conium ist eines der wichtigsten Mittel gegen Folgen abgewürgter Energie im Beckenraum.

Weitere zur Anwendung kommende Mittel bei unterdrückter Sexualität, sind in der Reihenfolge ihrer Wichtigkeit: **Camphora*** – der *Kampferbaum,* **Lyssinum*** – die *Tollwutnosode* und **Pulsatilla*** – die *Küchenschelle.* Sodann **Apis** – die *Honigbiene* (vor allem bei Witwen), **Carbolicum acidum** – die *Karbolsäure,* **Helleborus-niger** – die *Christrose,* **Lilium tigrinum** – die *Tigerlilie,* und **Phosphoricum acidum** – die *Phosphorsäure* – um nur die wichtigsten zu nennen. In *Eros und Homöopathie* werden diese und andere Arzneien diesbezüglich genau unter die Lupe genommen.

Vor Jahren behandelte ich eine Patientin in mittleren Jahren. Sie litt unter anderem an einem kindskopfgroßen Uterus-Myom in Verbindung mit ständigen Blutungen und sollte deswegen operiert werden. Durch Conium und Calcium carbonicum in LM-Potenzen bildete sich die bedrohliche Situation zurück, bis aus dem Myom nur noch ein taubeneigroßes Myömchen geworden war. Es tauchte aber unmißverständlich der Hintergrund der Störung auf. Ein sexueller Konflikt mit ihrem Ehemann, den die Frau nicht lösen konnte oder wollte. Aus der Ehe auszubrechen war ihr aufgrund ihrer Erziehung ebenfalls unmöglich. So kam es zu keiner vollständigen Heilung, weil der eigentliche Konflikt ungelöst blieb.

Aconit und Conium stehen sich gegenüber. Entzündung und Krebs ebenfalls. Schon RUDOLF STEINER hatte in den zwanziger Jahren des 20. Jahrhunderts auf den Gegensatz zwischen hitziger Fieberreaktion und Stagnation, Erstarrung und Kälte beim cancerogenen Geschehen hingewiesen.

Paßt Aconit auf zahlreiche Ängste bezüglich der gegenwärtigen oder kurzfristig bevorstehenden Situation (z.B. Herzstiche bei Flugangst – will nicht in das Flugzeug einsteigen, oder Angst auf öffentlichen Plätzen – ähnlich Argentum nitricum), so eignet sich Conium eher für chronische Beschwerden und schleichende, mehr oder weniger gut versteckte Ängste, die oft erst in voller Wucht zutage treten, wenn der körperliche Knoten sich auflöst. Das ist mitunter ganz wörtlich zu nehmen, z.B. wenn ein Tumor in der weiblichen Brust verschwindet und die dahinterliegende Angst zutage tritt, nicht mehr begehrenswert genug zu sein, die zärtliche Berührung des Mannes zu vermissen.

Die Auseinandersetzung mit dem Tod ist das zentrale Problem von Aconit. Die Angst kann derart überhand nehmen, daß sich ein Mensch scheut, über eine Straße zu gehen, weil er befürchtet, nicht genügend respektiert und überfahren zu werden. Seine negativen Gedankengebäude kosten ihn sehr viel Energie, sodaß er schnell am Kopf fröstelt und sich deshalb auch leicht erkältet. Er ist empfindlich gegen kalten, trockenen Wind (ähnlich Silicea), welcher einen trockenen, hackenden Husten auslösen kann, und neigt zu krampfendem Kopfschmerz bei einem nur palliativ, aber nicht ursächlich behandeltem Katarrh. Auch eine Trigeminus-Neuralgie durch kalte Luft (ähnlich Causticum) mit einem Wechsel von Schmerz und Taubheitsgefühlen *(Parästhesien)* kann Aconit wohltuend beeinflussen oder ganz zum Verschwinden bringen.

Die Angst von Aconit basiert auf schlechten Erfahrungen und Erschütterungen in der Vergangenheit, die unbewußt abgerufen werden und die gegenwärtige Situation überprägen. Das bringt diese Arznei in die Nähe von Opium. Der Mensch glaubt nicht daran, daß ähnliche Ereignisse auch einmal einen glücklicheren Verlauf nehmen könnten, und verzichtet lieber ganz darauf zu handeln. Um seine bösen Vorahnungen zu vertuschen, zieht er manchmal alles ins Lächerliche, oder er fängt vieles an und vollendet es nicht aus dem Glauben heraus, es würde »ja sowieso wieder schiefgehen«.

Aconit erschrickt sehr leicht und heftig, ist dann vor Schreck wie gelähmt. Als Auslöser genügt unter Umständen schon ein Polizeiauto mit Blaulicht und Sirene. Derartige Angstschübe können einen akuten Asthmaanfall auslösen, wobei dann Aconit das Mittel der Wahl ist.

Das Gefühl, eine Aufgabe nicht bewältigen zu können, ohne Macht zu sein, kann ihn oder sie einer Ohnmacht nahe bringen. In einem solchen Fall bewirkt ein Kügelchen Aconit C30 oder C200 auf die Zunge meist Wunder. Auf einmal wird der Kopf klar, und man findet den Mut, eine Entscheidung zu treffen.
Man betrachte die dürren Klappern der Samenkapseln auf unserem Eingangs-Bild, die dem von den Wassern des Inari-Sees freigespülten Totenkopf vom Wesen her doch recht ähnlich sind.

Das Hin- und Hergeschüttelt-Sein zwischen Angst und Zorn führt bisweilen zu einem merkwürdigen Symptom, das wir schon bei Chamomilla kennengelernt haben: Eine Backe ist hektisch gerötet und heiß, während die andere blaß und kalt ist. Ähnlich Arsen ist die Angst nachts im Bett besonders groß, Fieberschübe und Schüttelfrost besonders stark. Berührung ist dem Aconit-Patienten unerträglich. Er kann auch Schmerzen nicht ertragen, schreit vor Schmerz.

Ich erinnere mich eines Patienten, der vor lauter Angst seit Jahren sein Haus nicht verlassen hatte. Er mußte versorgt werden. Ein Hypnosetherapeut überwies ihn an mich, weil auch diese Therapie versagt hatte. Um mir einen ersten Eindruck zu verschaffen, fahre ich zu ihm und untersuche die Reflexzonen an den Füßen. Der Ballen eines Zehs war derart empfindlich, daß der Mann aufschrie. Ich äußerte meinen Verdacht, daß ein Backenzahn unter Eiter stehe. Er glaubte das nicht. Ich gab ihm eine Dosis Aconit C 200. Am nächsten Tag war die Angst wie weggeblasen, dafür hatte der Mann jetzt Zahnschmerzen und erhöhte Temperatur. Er war fähig, selbständig zum Zahnarzt zu gehen, der auf sein Drängen hin den fraglichen Zahn zog und den Patienten sofort an die Kieferchirurgie weiterschickte, weil ihm der Eiter nur so entgegengequollen war.

Ganz anders ein Conium-Patient. Wenn man ihn fragt, wann er zuletzt ein Fieber gehabt hat, so kann er sich gar nicht mehr daran erinnern. »Ach Gott, das ist schon ewig her!« oder ähnliches, hören wir dann. Wenn es gelingt, Fieber in einem Conium-Patienten auszulösen, hat man ihn damit meistens schon ein beträchtliches Stück aus einer lebensbedrohenden Erstarrung herausgeführt.

Conium ist eine der Hauptarzneien bei krebsartigen Leiden, vor allem der Drüsen. Egal, wo immer der Krebs sitzt, der Schierling kann – in Verbindung mit anderen Arzneien (ähnlich: **Carbo animalis**) – vielleicht noch die rettende Umkehr und Einsicht erreichen. Es ist ja immer auch ein Wettlauf mit der Zeit in solchen Fällen, und viel hängt davon ab, wann ein Patient uns aufsucht. In diesem Zusammenhang ist u.a. das Mittel **Alcangrol** der Firma SOLUNA erwähnenswert, welches den Schierling in alchemistisch-spagyrischer Weise aufbereitet enthält und mit dem oft noch erstaunliche Erfolge erzielt werden können.

Auch die spagyrische Blutanalyse nach JÜRGEN HEINZ empfiehlt sich, weil diese nicht nur eine wesentlich präzisere Diagnose jedes einzelnen Organs erlaubt, als das mit den üblichen Methoden möglich ist, sondern zugleich auch noch die spezifischen spagyrischen Mittel erkennen läßt, welche im vorliegenden Fall helfen können.[100]

Der Schierling ist das große Mittel für alte Leute, die er unter Umständen noch einmal »dem Tod von der Schippe« holt, um ihnen einen beschaulicheren Rest des Lebens zu bereiten. Wenn ein alter Mensch darüber klagt, daß »die Beine nicht mehr so recht mitmachen« (Lähmungsgefühle, häufiges Stehenbleiben-müssen), oder er des öfteren von einem Drehschwindel befallen wird *(Menièrscher Symptomenkomplex),* dann kann der potenzierte Schierling fast sicher seine wohltuende Kraft entfalten. Diese Schwindelgefühle sind übrigens schlimmer beim Hinlegen oder im Bett.

Wenn ein Mann berichtet, daß seine Ehefrau dazu neigt, sich durch »Frustkäufe« Ersatzbefriedigungen für unausgelebte andere Bedürfnisse zu verschaffen, wenn eine Frau darauf hinweist, daß ihr Mann sich – gleich Sokrates – nur noch in philosophischen Tiraden ergeht oder verschrobenen Ideen nachhängt, sollten wir aufmerksam werden und Conium als eine Möglichkeit mit auf dem inneren Bildschirm erscheinen lassen.

---

[100] *Homöopathie – das kosmische Heilgesetz,* S. 103-107.

Die Schwäche von Conium ist generell. Sie verschlimmert sich bei der geringsten Anstrengung. Die Lider sind bleischwer, der Schlaf überfällt ihn, wann immer er die Augen schließt.

Wenn das sexuelle Verlangen zwar noch vorhanden, aber die Kraft geschwächt ist und Männer keine Kontrolle mehr über den Samenerguß haben, kann Conium im Wechsel mit **Selen** wahre Wunder wirken.

Beide Mittel helfen (ähnlich **Barium carbonicum***, **Digitalis*** und **Staphisagria**) gleichzeitig auch ursächlich bei seniler Prostatahypertrophie. Ein Zeichen hierfür ist der aussetzende Harnstrahl. Selbst bei einer bereits beginnenden Verhärtung der Hoden ist unbedingt an Conium zu denken. Man behalte hierbei jedoch auch immer eine sehr wahrscheinliche sykotische Anlage mit den entsprechenden im KENTschen Repertorium ausgewiesenen Mitteln im Auge.

Wenn eine Frau nach dem Abstillen oder nach einer Quetschung durch Stoß oder Fall zur Knotenbildung in der Brust neigt, sollte der Schierling das erste Mittel sein, das uns in den Sinn kommt. Wieviele Brustamputationen könnten vermieden werden, würde das Bewußtsein der Bevölkerung um die Möglichkeiten der homöopathischen Heilkunst weiter entwickelt sein.

Conium führt heraus aus Wehrlosigkeit, Depression und Trauer über den Verlust an Zärtlichkeit und Berührung, schmilzt Panzerungen auf und bringt eingesperrte Gefühle wieder zum Fließen. Eigene Wünsche und Bedürfnisse, die schon gar nicht mehr erkannt wurden, melden sich, und der Mensch bekommt den Mut, sie für sich in Anspruch zu nehmen. Der – besonders nach der Anstrengung des Stuhlgangs – jagende Puls beruhigt sich. Das beim Husten gelöste Sputum wird nicht mehr hinuntergeschluckt, sondern ausgeworfen. Der Mensch »schluckt nicht mehr alles«. Kurzum, die Lebensgeister erwachen noch einmal.

Es können neue Strategien im Umgang mit anderen entwickelt werden, welche von der Schiene der Überfreundlichkeit abweichen und erlauben, auszusprechen was man denkt, ohne Rücksicht auf scheinbare Einbußen an Respekt. Vielleicht entfernen sich daraufhin ein paar Menschen aus dem Umfeld, weil sie damit »nicht mehr zurecht kommen«, aber das ist egal. Wir sind alle nicht auf dieser Welt, um immer so zu sein, wie unsere Umwelt sich das vorstellt, sondern um unserem Lebensplan bestmöglich nachzukommen und dieses Erdenrund irgendwann mit dem guten Gefühl zu verlassen, im Sinne des ICH BIN alles gegeben und ausgeschöpft zu haben, was unser Potential im jeweiligen Augenblick zuläßt. Das klingt vielleicht egoistisch, aber ohne ein gesundes Maß an Eigenliebe und Willfährigkeit gegenüber den Eingaben der inneren Stimme, welche über die Einflüsterungen der Umwelt zu stellen sind, ist ein Überleben und eine innere Zufriedenheit nicht möglich.

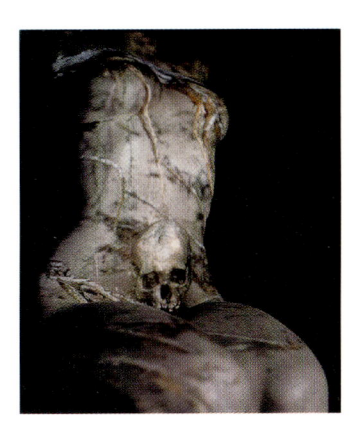

Liebe und Gnade

Ich bin
der stete Fluss,
der dich durchfliesst,
ohne dass es dir bewusst ist.

Ich bin,
was du in dir erwecken kannst,
wenn du erwachst
aus deinem Dämmer.
Wenn du dich
meinem Strömen anvertraust,
führe ich all dein Wasser
ins Meer der Liebe,
das ich bin.

Ich bin
der immer volle Krug,
der dir zu trinken gibt,
wenn dich dürstet,
und ich bin Brot,
das du essen kannst,
wenn dich hungert.
Der Duft all der Speisen aus Licht,
die ich bin – ist
un-beschreiblich!

Ich bin
die Versöhnung
des Unversöhnlichen in dir und
ich bin
dein Vergeben falscher Vorgaben,
dein Verzeihen, wenn du mich
im Anderen bezichtigst.

Ich bin
nicht dein Betrug,
aber ich bin
die Auswirkungen deines Betrugs
in dir selbst,
denn du kannst mich
nicht betrügen.

Ich bin
die Faust,
die dich zu Boden schmettert
und beschwert,
damit du mich wieder erkennst
ohne Beschwerde.

Ich bin
der Schmied,
der dich einschmilzt und schmiedet
auf dem Amboss seiner Liebe
mit dem Hammer seines Willens,
der dir im heilig-heilsamen Feuer
die Schlacken deiner Unvernunft
ausbrennt,
um dich zu verklären,
bis du klar bist und leuchtend
wie ein edler Stein,
geboren aus Druck, Dunkelheit
und Glut, die ich bin:

Aber ICH werde
dir das alles nicht antun,
nichts aus dir herausdrücken,
was du nicht aus-drücklich
von MIR verlangst, denn

ICH BIN
auch Gnade,
die sich ereignen darf
und dir zu eigen wird,
wenn du beinahe schon
geklärt bist,
ICH aber BIN
unerklärlich!

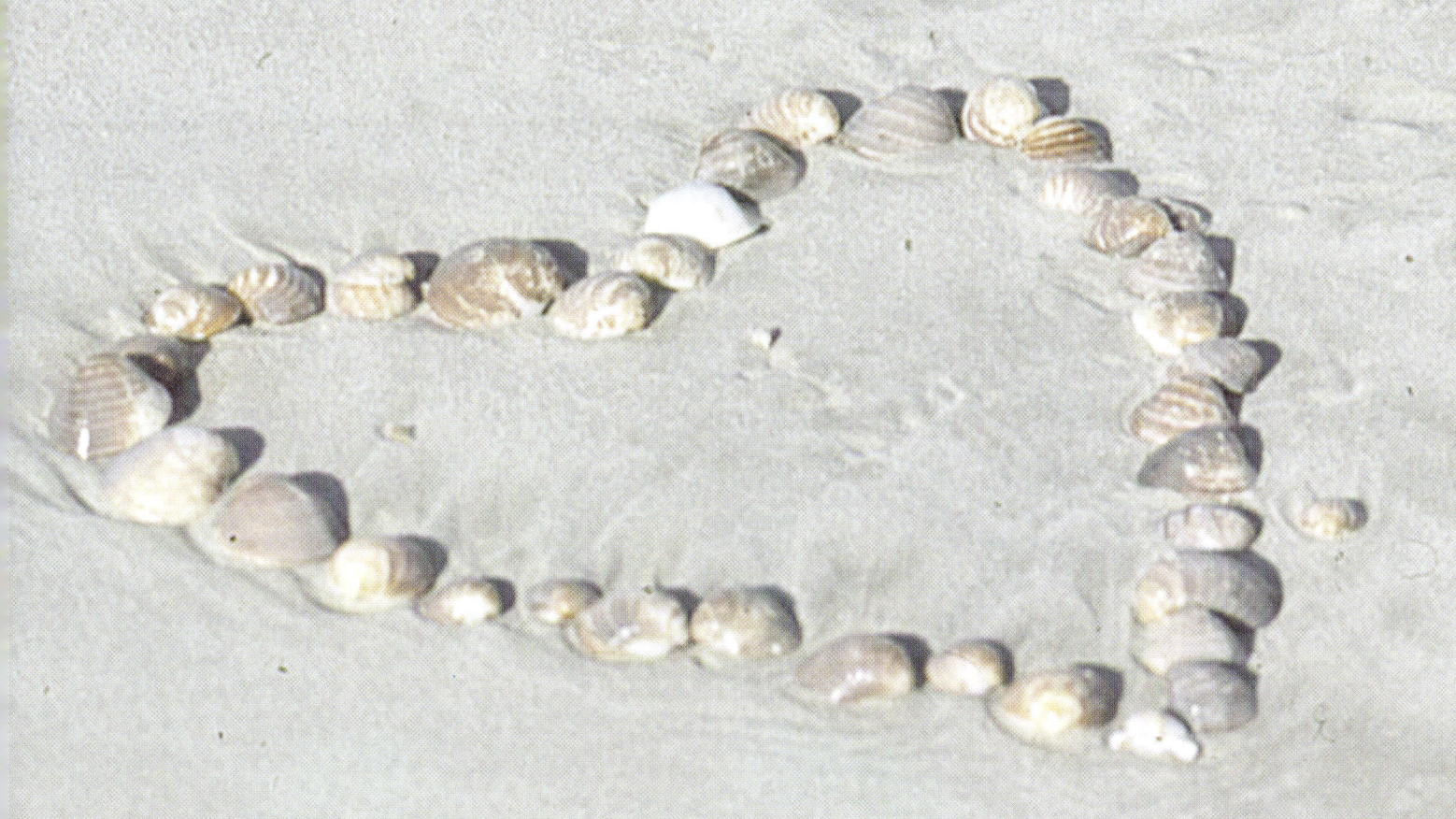

CARCINOSINUM –
Nosode aus einer Krebsgeschwulst der weiblichen Brust

»Ihr haltet es mit euch selber nicht aus und liebt euch nicht genug:
nun wollt ihr den Nächsten zur Liebe verführen und euch mit seinem Irrthum vergolden.«

FRIEDRICH NIETZSCHE
(Also sprach Zarathustra)

Sehen wir in Conium – dem Schierling eine Pflanze für einen Endzustand vor uns, wie wir ihn in der Krebsgeschwulst erkennen, so haben wir in Carcinosinum eine Arznei aus einem Endprodukt – eben dem Tumor – zur Korrektur eines noch latenten, zerstörerischen Anfangszustands. Das Pharmakon Carcinosinum gewinnen wir aus dem potenzierten Gewebe einer Krebsgeschwulst der weiblichen Brust. Es ist eine Arznei gegen die frühzeitige Erstarrung eines Menschen, der schon als Kind und in jungen Jahren durch zahlreiche Vorschriften eingeengt und in ein Korsett von Pflichterfüllung und Verzicht eingezwängt wird, sodaß dadurch die für ihn mögliche optimale Entwicklung gehemmt wird.

Wenn solch eine Geschwulst als ein Symbol für den Mangel an Zuwendung, Liebe und Zärtlichkeit gelten kann, dann wird die bei der Potenzierung freiwerdende Information des Mangels und der eingesperrten Gefühle in einem Menschen, dessen Leben von ständigem Verzicht geprägt ist, etwas bewegen können. Das sollten wir jedenfalls annehmen dürfen, wenn wir uns an die homöopathische Grundidee halten.

Es ist aber nicht, wie man glauben könnte, so, daß Carcinosinum im manifesten Krebsfall eingesetzt werden sollte – genausowenig wie der Homöopath Tuberculinum bei aktiver Tuberkulose oder Medorrhinum bei florider Gonorrhö einsetzen wird. Das entspräche einer Verkennung der geistigen Gesetze der homöopathischen Heilkunst.

Wie schon an der *Eugenischen Kur*[101] ersichtlich, dienen die großen Nosoden der Bereinigung von hereditären miasmatischen Belastungen, in denen sich immer auch das spezifische gesellschaftliche Potential widerspiegelt, das einen Ausbruch der entsprechenden Krankheit mit ermöglicht.

Vielmehr haben wir hier tatsächlich eine der seltenen Möglichkeiten zu präventiver Homöopathie vor uns. Es heißt ja des öfteren, diese unsere Heilkunst sei keine Vorsorgemedizin, sondern habe sich jeweils nur an der bestehenden Symptomatik und den kausalen Zusammenhängen zu orientieren. Das ist sicher richtig. Doch verhindern wir bei einer optimalen Similefindung gleichzeitig das Auftauchen vorprogrammierter Folgeschäden, wie sie auftreten können, wenn nicht auf diese Weise vorgegangen worden wäre. Ich erinnere an den Satz RUDOLF STEINERS, der von »halluzinatorischen Heilungen« der Schulmedizin im Gegensatz zu den »helianthischen Heilungen« der Homöopathie sprach. Somit ergibt sich aus jeder homöopathischen Heilung gleichzeitig auch eine Entlastung des gesamten Organismus, was einer echten Vorsorge für die Zukunft entspricht. Im alten China galt ja nicht der als der beste Arzt, welcher bestehende Krankheiten zur Auflö-

---

[101] Eine Möglichkeit, während der Schwangerschaftsmonate durch Verabfolgung der großen Nosoden an die werdende Mutter auf den Foeten einzuwirken, und zwar in Richtung einer Befreiung von erbbedingten Krankheitsdiathesen.

sung bringt, sondern derjenige, der die sich anbahnenden Entwicklungen in Richtung Krankheit schon Jahre vorher erkennt und entsprechende Maßnahmen trifft, damit das Verhängnis abgewendet werden kann. Das sind jene Ärzte, die von Gott zum Heiler berufen sind.

Nachdem nun jeder Leidende zu einem Therapeuten findet, der ihm gemäß dem Stand seines Bewußtseins zukommt, darf es als ein Gnadenakt angesehen werden, wenn ein Patient den Weg zu solch einem Heiler findet. DASKALOS sah Gnade als ein Geschenk Gottes an, das sich dann ereignen darf, wenn neun Zehntel eines durch Krankheit provozierten Lernprozesses erfüllt sind und der betreffende Mensch nicht mehr Gefahr läuft, in seinen alten Fehler zurück zu fallen.

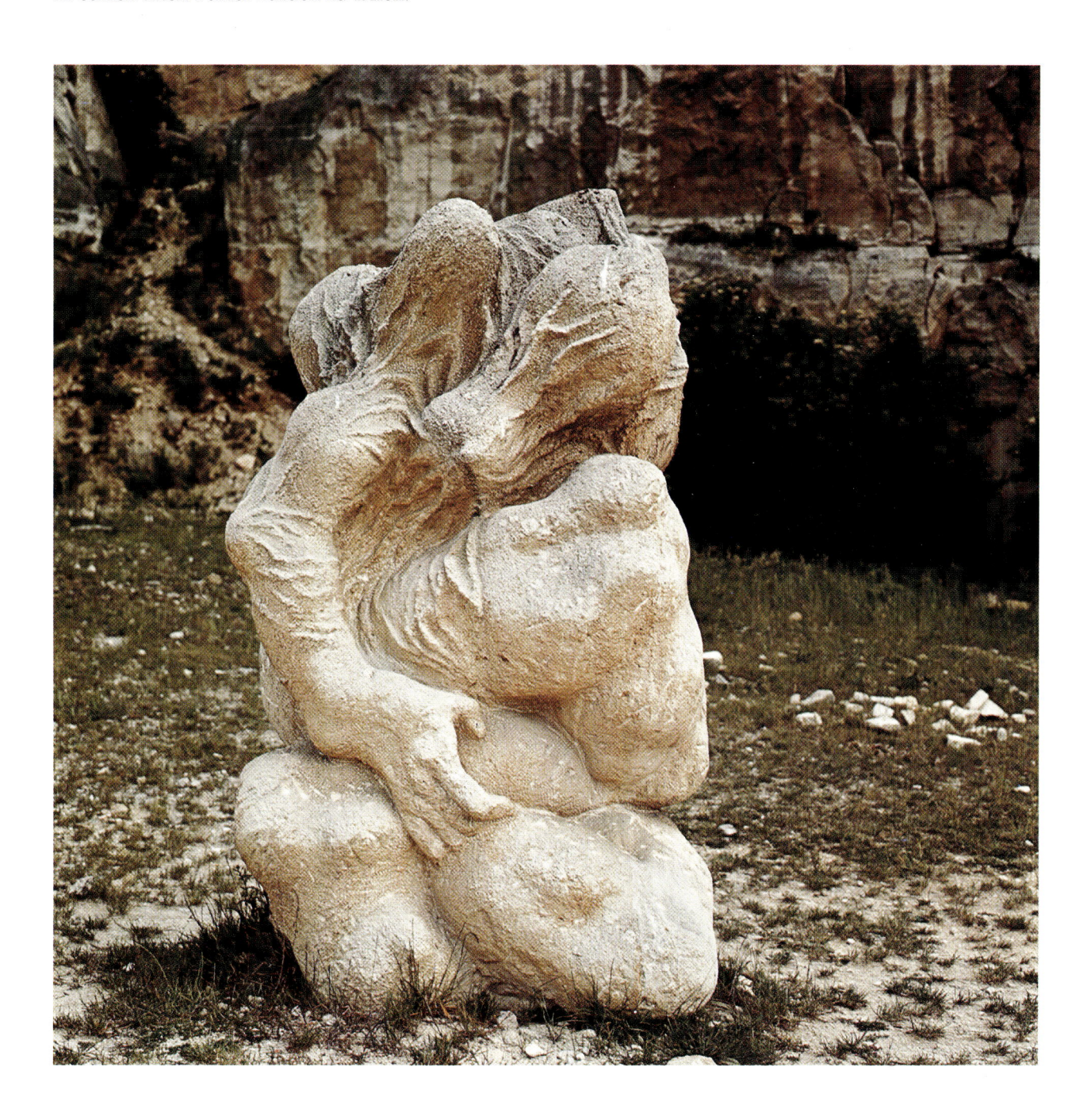

In diesem Sinne kann Carcinosinum eine Gnaden-Arznei sein. Sie verhindert eine Entwicklung, die zwar in späteren Jahren nicht unbedingt zu einem manifesten Krebs führen muß, es jedoch in vielen Fällen kann.

Nach allem Vorangesagten dürfte nicht nur klar geworden sein, daß Gesundheit ein relativer Begriff ist. Wir befinden uns in einem steten Fluß von Gesundheit zu Krankheit und umgekehrt, entsprechend dem Tempo, mit dem wir bereit sind, uns für neue Seins- und Erlebnisbereiche zu öffnen. Der Zustand, den wir Gesundheit nennen, hat in jedem Fall auch zu tun mit einem optimalen Energiefluß innerhalb des Systems Mensch, wie er nur stattfinden kann, wenn das Individuum sich in einem harmonischen, seelisch-körperlichen Gleichgewicht befindet. Das wiederum kann eine Persönlichkeit nur, wenn sie die Möglichkeit zur Entfaltung ihres kreativen Potentials erhält. Ihre kreativen Ausdrucksmöglichkeiten werden dabei umso stärker sein, je freier die Lebensenergie sich im Organismus dieses Menschen bewegen kann. Werden seine Möglichkeiten zur Selbstentfaltung stark eingeschränkt, so wird gleichzeitig die energetische Versorgung einzelner Teile des Organismus behindert bis blockiert. So gesehen, befinden wir uns alle ständig in einem mehr oder weniger stark ausgeprägten Zustand von *Präkanzerose,* also einem Krebs-Vorstadium. Dabei wird die energetische Abschnürung gesetzmäßig immer an der Stelle erfolgen, die einem emotionalen Frustrations- oder Schockzustand entspricht, sowie einem Defizit in bestimmten Bewußtseinsbereichen. Ich erinnere an den Begriff der »Organsprache« und die in den alten Ausdrücken der Umgangssprache verborgenen Wahrheiten vom »Dorn im Auge«, dem »Stein im Magen«, der »Laus über der Leber« und viele andere.

Der Balanceakt zwischen Liebe und Selbsthaß ist die Herausforderung unseres Lebens. Das unsichtbare Seil, welches unser Dasein für uns gespannt hält, kann nur heil überschritten werden, wenn die Stange, mit der wir das Gleichgewicht zu halten versuchen, nicht nach der einen oder anderen Seite kippt und uns zu Fall bringt. Dann nämlich werden wir zum »Fall« im Sinne der pathologischen Betrachtungsweise.

Die Enden der Balancestange heißen »Geben« und »Nehmen«. Immer dann, wenn dieses Gleichgewicht empfindlich nach der einen oder anderen Seite gestört ist, fallen wir aus der kosmischen Ordnung und bewegen uns mehr oder weniger stark in Richtung auf eine Entartung unseres Zellenstaates zu.

THORWALD DETHLEFSEN vergleicht das explosive Zellwachstum bei einem Krebsgeschehen mit Bürgern eines Staates, die nicht mehr dem übergeordneten Ganzen dienen wollen, sondern rücksichtslos ihre egoistischen Interessen verfolgen. Sie vereinigen sich zu faschistischen Verbänden und versuchen den Staat auszubeuten, so wie eine Krebszelle ihren Wirt ausbeutet. Warum tun sie das? Aus Wut darüber, unattraktive Arbeiten für andere leisten zu müssen:

»Der Mensch ist zwar nicht begeistert, sein Leben für das Leben der Krebszelle zu opfern, doch die Körperzelle war auch nicht begeistert, ihr Leben für den Menschen zu opfern. Die Krebszelle hat gleich gute Argumente wie der Mensch, nur ihr Standpunkt ist ein anderer. Beide wollen leben und ihre Vorstellungen von Freiheit verwirklichen ...

Die Krebskrankheit ist Ausdruck unserer Zeit und unseres kollektiven Weltbildes. Wir erleben in uns als Krebs nur das, was wir selbst ebenfalls leben. Unser Zeitalter ist gekennzeichnet durch die rücksichtslose Expansion und Verwirklichung der eigenen Interessen. Im politischen, wirtschaftlichen, ›religiösen‹ und privaten Leben versuchen die Menschen ihre eigenen Ziele und Interessen ohne Rücksicht auf (›morphologische‹) Grenzen auszubreiten, versuchen, überall Stützpunkte ihrer Interessen zu gründen (Metastasen) und nur ihre eigenen Vorstellungen und Ziele gelten zu lassen, wobei man alle anderen in den Dienst des eigenen Vorteils stellt (›Schmarotzerprinzip‹) ...

Der Krebs braucht nicht besiegt zu werden – er muß nur verstanden werden, damit auch wir uns verstehen lernen. Daß die Menschen doch immer ihre Spiegel zertrümmern wollen, wenn ihnen ihr Gesicht nicht gefällt! Die Menschen haben Krebs, weil sie Krebs sind.«[102]

---

[102] THORWALD DETHLEFSEN/RÜDIGER DAHLKE: *Krankheit als Weg – Deutung und Be-deutung der Krankheitsbilder,* S. 340ff., Bertelsmann-Verlag München, 1983.

Das ist also die eine Seite der Krebsgenese: Das übermäßig in Richtung Nehmen verschobene Gleichgewicht, ohne daß ein Ausgleich im Geben erfolgen würde. Die andere Seite des Januskopfes oder – um im Bild zu bleiben – der Balancestange ist genau so gefährlich und wird uns von Dethlefsen vorenthalten: Ein übermäßiges und falsch verstandenes Geben in Form eines »Nur-Dienen-Wollens« inmitten einer größeren Einheit, wie beispielsweise einer Familie.

Damit wären wir nun bei der Ausgangssituation angelangt, die einen Einsatz der Nosode **Carcinosinum** als gerechtfertigt erscheinen läßt, und das ist: Ein ständiger Verzicht auf Freude und Entwicklung der eigenen Identität. Sei es, daß Versuche zu schöpferischem Selbstausdruck zu gelangen, sofort von den Eltern unterdrückt werden, weil diese ihr Kind ihren Vorstellungen gemäß formen und in eine bestimmte Richtung lenken wollen – das kann soweit gehen, daß das Kind gezwungen wird, einen Beruf zu erlernen, der nicht seinem Naturell entspricht –, oder sei es, daß jede eigenständige Äußerung von anderen belächelt und herabgewürdigt wird.

Funktioniert das Kind nicht den Erwartungen seiner Eltern und Vorgesetzten entsprechend, so wird es wiederum mit Liebesentzug bestraft, was dem inneren Absterbeprozeß weitere Nahrung zuführt. Es »krebst« dahin. Sich im Krebsgang bewegen bedeutet, man »re-signiert«, geht rückwärts, setzt sein Signum nur unter Bekanntes, einigermaßen Vertrautes oder als sicher Erscheinendes. Das erinnert an Sepia, doch geht es beim Tintenfisch um verletzte Würde, bei Carcinosinum um unterbundene Kreativität. Solch ein Mensch wird frühzeitig darauf getrimmt, die Meinung anderer zu akzeptieren. Er oder sie mögen innerlich anders denken, erscheinen als reserviert und skeptisch, mucken aber nicht auf. Sie kauen lieber an den Nägeln oder reißen sich die Haut nahe der Fingernägelansätze ab, bis das Blut darunter hervortritt.

Eine deutliche Änderung des Beschwerdebildes von Carcinosinum vollzieht sich am Meer. Meist geht es ihm – ähnlich Medorrhinum – dort besser, – wohl wegen der Urgewalt des Elements Wasser, das alle Informationen in sich birgt, welche das Leben braucht, um sich zu entfalten. Manchmal geht es aber auch schlechter, weil die potenzierte Lebendigkeit des Ozeans einen zu krassen Gegensatz zur eigenen gezügelten Energie darstellt. Dafür geht es ihm dann während eines Gewitters wieder besonders gut. Carcinosin liebt Gewitter, vermutlich weil der Himmel ein »Donner-Wetter losläßt«, – stellvertretend für die eigene Unfähigkeit hierzu. Danach allerdings, wenn Blitz und Donner aufhören, fühlt er sich meist noch schlechter.

Interessant ist auch, daß sich Carcinosin instinktiv in lebensfrohe Farben kleidet, als ob es ahne, daß ihm diese Belebung gut tut. Die bevorzugten Töne bewegen sich zwischen Rot und Dunkelrot, weil diese Farben besonders gut der inneren Erstarrung entgegenwirken.

Noch etwas ist bemerkenswert: Die außerordentliche Tierliebe von Carcinosinum. Auch hierdurch kommt das innere Verlassenheitsgefühl von solchen Kindern zum Ausdruck. Zwar haben sie – ähnlich Tuberculinum manchmal Angst vor Hunden –; im großen und ganzen suchen sie jedoch nach einem Gegenüber, mit dem sie Zärtlichkeit und Liebe austauschen können. Wer kennt sie nicht, die jungen Mädchen, die nicht einschlafen, bevor sie nicht ihre Katze im Arm halten. Wo ihnen auch das nicht erlaubt ist, müssen möglichst viele Stofftiere diese Lücke füllen. (Chronische Schlaflosigkeit verlangt manchmal nach Lachesis oder Staphisagria. Es kann jedoch auch Carcinosinum sein).

So ist auch die früh erwachende Sexualität mit dem Wunsch zur Selbstbefriedigung wohl als ein Sicherheitsventil gegen die einsetzende Erstarrung zu sehen. Wird dieses Ventil ebenfalls unterdrückt und tabuisiert, sind die Weichen noch eindeutiger in Richtung einer späteren kanzerogenen Entartung gestellt, vor allem dann, wenn in der familiären *Anamnese* – (genau eigentlich: »Die Erinnerung der Seele an ihre vorgeburtlichen Ideen«!) – Krankheiten wie Krebs, *Diabetes* (genau eigentlich: »Zuckerharnruhr« = ein »Durchfall der Liebe«!) oder *Mononukleosen* (Pfeiffersches Drüsenfieber) sowie häufige frühkindliche Lungenentzündungen, an der Tagesordnung waren.

Wenn nach dem ersten Lebensjahr eines Kleinkindes zu beobachten ist, daß dieses noch immer nicht anders als nur in Knie-Ellenbogenlage einschlafen kann, oder es nächtelang schreit und weint und weder **Chamomilla** noch **Jalapa**, – ja nicht einmal ein tieferschürfendes mineralisches Mittel wie **Calcium carbonicum** eine anhaltende Änderung erzielen kann, so kann man entweder an **Medorrhinum** denken oder an die über die Idee von Psorinum noch hinausgreifende große antipsorische Nosode – eben dieses Carcinosinum.

Schon KENT hatte erkannt, daß wir in der Erscheinung, die wir Krebs nennen, ein Endstadium unterdrückter Psora vor Augen haben.

Vor Jahren sah ich einen Fernseh-Bericht über ein Kinder-Krebskrankenhaus, in dem sowohl Eltern wie Ärzte mehr oder weniger ratlos der Tatsache gegenüberstanden, daß – wie aus den Aussagen heraus zu hören war – viele Kinder nach vorangegangenen, jahrelang rezidivierenden Erkrankungen, welche stets immunsuppressiv behandelt worden waren, plötzlich in eine Neoplasmaphase verfielen. Natürlich passiert das nicht bei jedem Kind, das mit antibiotischen Maßnahmen therapiert wird. Nur bieten solche einen besonders guten Boden für derlei Stoffwechselentgleisungen, die gewissermaßen bereits mit besonders schwerem miasmatischem Gepäck auf dieser Erde angetreten sind.

Bei Kindern, die für den »Gnadenakt Carcinosinum« prädestiniert scheinen, handelt es sich vorwiegend um solche, die wir in die Kategorie »pflegeleicht« einstufen würden; Kinder, die »wohl-erzogen«, überaus höflich, scheu und zurückhaltend sind. Frühzeitig werden ihnen von Seiten der Eltern Lasten aufgebürdet, die für ihre zarten Schultern zu schwer sind. Dabei kann es vorkommen, daß sie – wegen häufiger Abwesenheit der Eltern – nicht nur ihre eigenen Sachen in Ordnung halten müssen. Es kann sich bei einer Befragung auch herausstellen, daß sie zusätzlich und neben ihren Hausaufgaben auch noch zu waschen, zu bügeln oder die jüngeren Geschwister zu versorgen haben.

Diese Kinder haben frühzeitig gelernt, auf alles Acht zu geben, möglichst nichts kaputt gehen zu lassen. Wo es doch einmal geschieht, bekommen sie den »eisigen Blick« von Seiten eines Elternteils zu spüren und machen sich unnötig lange Selbstvorwürfe. Sie sind behutsam, bescheiden, unaufdringlich, frühreif, aber nicht altklug, und erledigen ihre Schularbeiten selbständig und gewissenhaft. Auf Verbote oder familiäre Streitereien reagieren sie sehr empfindlich. Sie sind ungeheuer harmoniebedürftig und versuchen, jeder Auseinandersetzung aus dem Wege zu gehen. Carcinosinum-Kinder trösten zu wollen ist genauso unsinnig, wie Natrium-Kinder in den Arm nehmen zu wollen, und macht alles nur noch schlimmer. Am besten man läßt sie in Ruhe, bis sie von selbst wieder aus ihrem Zimmer auftauchen. Dort vergraben sie sich in eines ihrer zahlreichen Bücher (»Leseratten«) oder hören Musik. Sehr oft und gerne tanzen sie zu Musik. Es scheint, als reagierten sie ihren – ihnen nicht einmal bewußten Frust – an der Musik ab und würden sich beim Tanzen energetisch wieder aufladen. Das erinnert stark an **Tarantula hispanica**, welche ihre selbstzerstörerischen Impulse auch entweder in Arbeitswut oder durch Tanzen kompensiert. Jedoch werden dabei nicht die eigenen Wünsche wachgetanzt, denn Wünsche für sich selbst scheinen Carcinosinum-Bedürftige gar nicht zu haben. Wenn man sie fragt, was sie sich denn wünschen würden, wissen sie es oft nicht. Träumt *Pretty Woman* **Pulsatilla** den Traum vom Märchenprinzen, so Carcinosinum höchstens den, es allen recht gemacht zu haben. Ähnlich **Ignatia** oder **Natrium** können diese bedauernswerten Menschenkinder oft nicht einmal weinen. Das ist sehr bedenklich, weil es anzeigt, daß die emotionalen Fließkräfte bereits am Erstarren sind. Carcinosinum ist seelisch »im Keller« und fühlt sich deshalb in Kellergewölben und fensterlosen Räumen besonders schlecht.

Die Ordnungsliebe von Carcinosinum-Kindern ist fast noch pedantischer, als die von **Silicea.** In ihren Kleiderschränken herrscht peinliche Akkuratesse und Sauberkeit. Ihr Putzfimmel kann mitunter geradezu zwanghaft sein. Ich kenne ein junges Mädchen in meinem näheren Umfeld, das nicht mehr weiter ißt, wenn sich ein Familienmitglied etwas von ihrem Teller genommen hat. Die Mutter dieses Mädchens würde sich nie an den Tisch setzen, bevor sie ihn abgewischt hat. Dieser übermäßige Sauberkeitsfimmel scheint daher zu rühren, daß schon in der Anal-Phase versucht wurde, Kontrolle und Druck auszuüben, um das Kind möglichst frühzeitig sauber zu bekommen. Ein typisches Leitsymptom von Carcinosin: der vergebliche Stuhldrang bei erwachsenen Menschen liegt wohl öfter hierin begründet, als man annimmt: Aus Angst vor Schelte wird Stuhl unterdrückt. Später ist es dann zum eingefressenen Programm geworden.

Auffallend ist außerdem, daß die Kinder auch in anderen körperlichen Bereichen bereits derart reaktionslos sind, daß sie keine Neigung zeigen, die üblichen Kinderkrankheiten zu absolvieren, die ja aus der Sicht der Klassischen Homöopathie eine Chance darstellen, sich von miasmatischen Belastungen zu befreien. Dabei stehen bestimmte Krankheitsneigungen zu ihnen entsprechenden Miasmen in Beziehung. So wirkt beispielsweise hinter Masern das tuberkulinische, hinter Windpocken vorwiegend das sykotische und hinter Scharlach das syphilitische Miasma. Hinter einer Erkrankung wie Polio verbergen sich alle drei Miasmen, und wenn das eine oder andere Kleinkind derart vorbelastet ist, so kommt es mit ziemlicher Sicherheit zu Lähmungserscheinungen nach dieser Impfung.[103]

Kinderkrankheiten stellen also ein natürliches Fegefeuer dar, in dem das dahinter zum Vorschein kommende Miasma gleichsam verbrannt wird: ein von der Seele inszenierter, gnadenvoller Reinigungsprozeß, der durch Impfungen und Immunsuppressiva auf weiter Ebene unterdrückt wird. So gesehen, darf also der Satz aufgestellt werden: Impfungen dienen der Verschleppung von miasmatischen Anlagen oder in der Sprache des Volkes: Impfungen fördern ererbte Schäden. Nach BUCHWALD leisten Impfungen somit auch dem zunehmenden Auftreten von Legasthenie Vorschub.

Wir erkennen Carcinosinum-bedürftige Kinder mitunter an einer bläulichen Einfärbung der äußeren Hornhaut der Augen (»blaue *Skleren*«), oder mehr oder weniger runden bräunlichen Flecken auf der Linse des Auges *(Lentigos)* sowie an einer Haut, die »wie Milchkaffee« erscheint und an zahlreichen Stellen pigmentierte Hautmale *(Naevi)* aufweist. Dies kann ein Hinweis sein, ist jedoch keine Bedingung.

Wir können an diesen profunden Heilstoff auch denken, wenn – ähnlich Tuberculinum – gut gewählte vorangeschickte Mittel keinerlei Wirkung zeigen oder diese viel zu schnell verpufft. Man könnte deshalb mit Fug und Recht Carcinosinum in die Rubrik »Reaktionslosigkeit« des Repertoriums mit aufnehmen.

In späteren Jahren leidet solch ein vom Verzicht auf das Leben gezeichneter Mensch unter stark ausgeprägter Vergeßlichkeit. Letztlich liegt diese darin begründet, daß er seine eigene Identität verloren oder nie wirklich kennengelernt hat. Die Seele versucht Korrekturen anzubringen und läßt ihn vieles vergessen, was in der Rangordnung der Wichtigkeiten nach hinten rutschen soll. Das wird aber so nicht verstanden, denn »im Namen der Liebe« geht das eigene »Selbst-Veständnis« verloren.

Ähnlich Tuberculinum fängt auch Carcinosinum vieles an, bringt es aber fast nie zu Ende. Kommt das bei Tuberculinum von dem inneren Getriebensein, so ist es bei Carcinosinum, als könne sich dieser Charakter gar nicht gönnen, mit irgendeiner Sache Erfolg zu haben, geschweige denn im Rampenlicht zu stehen. Bricht

---

[103] GERHARD BUCHWALD: *Impfen – das Geschäft mit der Angst,* Knaur, München.

sein Identifikationsobjekt zusammen, so steht der ganze Mensch fürs erste hilflos da. Ähnlich **Staphisagria** und **Nitricum acidum** ist auch Carcinosinum zornig auf seine eigenen Fehler, aber zu fremdbestimmt, um sie selbständig korrigieren zu können. Seine zweifellos vorhandene Kreativität verwandelt sich in Autoaggression. Carcinosin ist allergisch gegenüber sich selbst.

Die nächtlichen Träume eines Anwärters auf Carcinosinum sind angefüllt mit Situationen von Prüfungen oder Vorbereitungen zu verreisen, wobei man aber mit dem Packen nicht fertig wird. Das innerlich mitgeschleppte Gepäck ist zu belastend, als daß Veränderungen ohne Hilfe von außen möglich wären. Auch Träume von Mord sind häufig. Der Träumer begeht einen Mord und wacht entsetzt auf. Genau das ist gemeint: Er ist dabei, sich selbst umzubringen und soll endlich aufwachen. Der Traum zeigt es ihm so deutlich, um ihn wachzurütteln. Große, anhaltende Müdigkeit zeigt an, daß zuviel Energie gebraucht wird, um alle Emotionen unter Kontrolle zu halten. Nur aus einer unterschwellig immer vorhandenen extremen Reizbarkeit kann man das herauslesen.

Eine typische Carcinosinum ähnliche Situation erleben wir in dem Film *Wilde Erdbeeren* von INGMAR BERGMANN. Der erfolgreiche und in Ehren ergraute emeritierte Professor hat sich emotional bereits »ums Leben gebracht«: Der Film beginnt mit einem Traum, in dem er sich selbst im Sarg liegend erblickt, während wir in Zwischenschnitten eine Kirchturmuhr ohne Zeiger sehen, die anzeigt, daß er aus der Zeitlichkeit ausgetreten ist. Im Verlauf des Films träumt er verschiedene Prüfungssituationen, die ihm verdeutlichen, daß er zwar versucht hat, die an ihn gestellten Erwartungen zu erfüllen, die aber Zweifel in ihm aufkommen lassen, ob er dabei nicht durch die Prüfungen des Lebens gefallen ist. Auch in diesem Film geht es um eine Reise. Eine Fahrt mit dem Auto zu einer Ehrenfeier des Professors. Durch die Liebe seiner Tochter kann er sich letzten Endes mit seinem Leben und den von ihm getroffenen Entscheidungen versöhnen.

Haben wir in dem Märchen von der *Gänsemagd* das klassische Pulsatilla-Märchen vor uns[104], so entspricht Carcinosinum wohl am ehesten dem *Aschenputtel*. »Für euch bin ich doch sowieso nur die Putzfrau«, ist die typische, ironisch-resignierte Redewendung einer Frau, der Carcinosin bestimmt gut tun würde. Ausgenutzt und von den Stiefschwestern zu niederen Arbeiten herangezogen, gleicht Aschenputtel sehr einem jungen Menschenkind, wie wir es oben näher beschrieben haben. Das ändert sich erst, als es eines Tages in den Ballsaal des Schlosses hineinsieht und dadurch die Möglichkeiten eines anderen Lebens überhaupt zum erstenmal wahrnimmt. Wünsche werden wach, wenn Bedürfnisse geweckt werden.

So sehr die Fernseh-Werbung oft übers Ziel hinaus schießt, um unsere Bedürfnisse für Dinge zu wecken, die wir eigentlich gar nicht brauchen, so sehr wird der in spartanischer Kargheit Lebende durch die Konfrontation mit Dingen, die ihm die Lebensgeister wecken, zur belebenden Freude finden. Der Tanzschuh, in den die hochmütigen und neidischen Schwestern nicht hineinpassen, ist das Symbol für die Erweckung zur eigentlichen Lebendigkeit von Aschenputtel, quasi eine Hochpotenz des »Lebens an sich«. Wir erinnern uns: Carcinosinum-Anwärter tanzen gerne.

Der homöopathische Tanzschuh für den Carcinosinum-Bedürftigen ist diese potenzierte Nosode. Sie ist das Gnadengeschenk, unter dessen Einfluß die erstarrte Seele auftaut. Was tut es, wenn das Töchterchen dann mal statt lauter Einser und Zweier mit nach Hause zu bringen, auch des öfteren eine Drei oder Vier im Zeugnis stehen hat. Durchfallen tut sie deshalb noch lange nicht. Vor allem nicht in den Prüfungen und Herausforderungen, die das Leben stellt, denen sie sich nun besser »stellen« kann.

[104] Im einzelnen beschrieben in: *Homöopathie – das kosmische Heilgesetz,* S. 560 ff.

Unter der Einwirkung dieser großen Arznei werden vielleicht zuerst einmal die ungeweinten Tränen zutage kommen. Danach beginnt sich der Mensch innerlich aufzurichten und auf seinen eigenen Wert zu besinnen. Als nächstes werden Eltern oder Freunde bemerken, daß er oder sie sich nicht mehr alles gefallen läßt, seine Meinung äußert und diese auch vertritt. Sodann erfolgt vielleicht die Feststellung, der betreffende Mensch sei in letzter Zeit »recht schwierig« geworden, und so wird es deswegen auch mal die eine oder andere Auseinandersetzung geben, aber das alles trägt im Grunde zur Selbstfindung und Verlebendigung des »Aschenputtels« bei. Lediglich das Gleichgewicht von Geben und Nehmen wird hier zurechtgerückt, und schon manches nur scheinbar »häßliche Entlein« hat sich unter Einwirkung von Carcinosin und anderen Folgearzneien zum glänzenden Schwan entwickeln dürfen.

Die Auswirkungen göttlicher Gnade kommen meistens zum Tragen, ohne daß es den Betroffenen überhaupt bewußt wird. Wer im Bedarfsfall und, durch glückliche Umstände bedingt, Carcinosinum zum rechten Zeitpunkt in seinem Leben erhält, gehört auf jeden Fall zu den Begünstigten.

Zum Aspekt der Gnade paßt die folgende Geschichte, die sicher dem einen oder anderen meiner Leser schon bekannt ist. Gleichwohl sei sie hier noch einmal vorgetragen:

    Ein Mann, dessen Leben zu Ende ging, träumte, er schaue zurück auf seinen Lebensweg. Entlang eines endlos scheinenden Sandstrandes erblickte er zwei Paar Fußspuren, die parallel nebeneinander verliefen. Er wußte sich verbunden mit der einen Spur und glaubte in der ihn begleitenden, den Abdruck von Gottes Fuß zu erkennen. Immer dann jedoch, wenn es in seinem Leben bergab gegangen war, er gelitten und gedarbt hatte, brach diese Spur ab und er vermeinte nur noch seine Fußeindrücke zu sehen.

»Warum, mein Gott«, so formte sich die Frage in ihm, »warum hast Du mich in den schweren Zeiten verlassen?«

Tief aus seinem eigenen Inneren vernahm er daraufhin eine Stimme, welche ihn antwortete: »Du interpretierst es falsch, mein Sohn. In den Zeiten der Not habe ich dich getragen.«

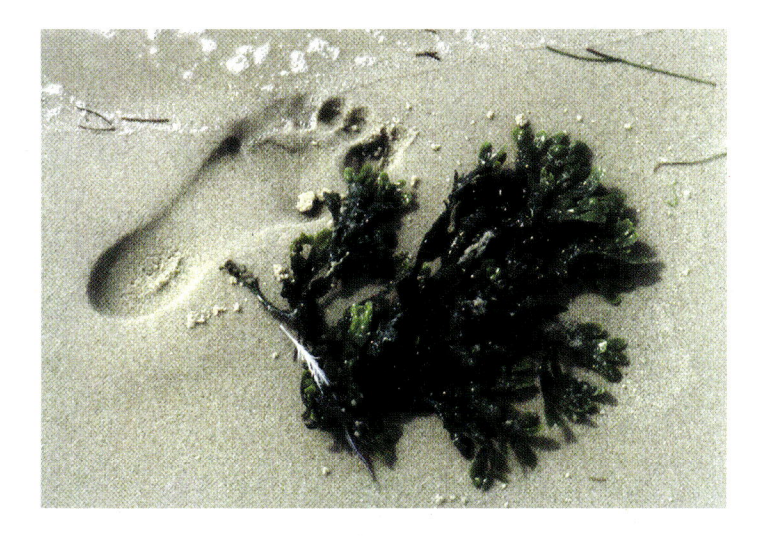

MEISTERSCHAFT

ICH BIN DER ICH BIN und all mein Streben
geht heim zu DIR, von Tod zu Leben
BIN ICH der Augenaufschlag meiner Seele
und BIN der Klang in DEINER Kehle.

Das Wasser BIN ICH, BIN die Glut,
die Felsen schmilzt in ihrer Flut;
ICH BIN der Tropfen, der den Stein
der Abwehr höhlt, jahraus – jahrein.

DU willst mich läutern, willst mich krönen,
DU setzt ein Ende allen Dramen,
denn es sollen in DEINEM NAMEN
Gegensätze sich versöhnen:

ICH BIN gering und BIN doch gross
und BIN geborgen in DEINEM Schoss;
ICH BIN die Liebe, BIN mein Hass,
nach eigenem Befehlserlass.

ICH BIN die Fülle und die Leere,
ICH BIN die Leichtigkeit und Schwere,
ICH BIN der Schmerz und BIN die Lust
und immer mehr wird mir bewusst:

ICH BIN, was denkend ich erzeuge:
Mein Glück, mein Leid oder Entsetzen,
die Einheit hinter Gegensätzen,
vor der ich staunend mich verbeuge.

ICH BIN der Geist der Schöpferkraft,
der wissend zeugt, was er erschafft.
ICH BIN die violette Flamme,
die alles tilgt, was ich verdamme.

ICH BIN die schimmernde Verklärung,
die von mir nimmt, was mich beschwert,
und alle karmische Verjährung
in ihrem milden Schein verzehrt.

ICH BIN das schattenlose Licht,
vom Anbeginn der heilen Welt,
das unversehens aus mir bricht
und meine Finsternis erhellt.

ICH BIN Erkenntnis und BIN Klarheit,
ICH BIN Erleuchtung und BIN Wahrheit,
ICH BIN die Einigung der Zweiheit,
ICH BIN die Neugeburt der Freiheit.

ICH BIN mein Wesen, BIN mein Wille,
ICH BIN der Sturm und BIN die Stille.
ICH BIN der Schöpfer meiner Welt
und dessen, was sie aufrecht hält.

ICH BIN das Lachen und das Weinen,
die Tränen, welche beides einen;
ICH BIN die Hölle, BIN mein Krieg
und BIN mein Himmel, BIN mein Sieg

über mich selbst und fühle ständig:
Ich werde immer mehr lebendig.
ICH BIN allein und doch all-einig,
ICH BIN der Weg und ICH BIN steinig.

ICH BIN die Blindheit, BIN die Sicht,
ICH BIN das Wort und der es spricht,
BIN Durst und Hunger und Entblössung
und auch die Quelle der Erlösung.

ICH BIN der Saum von DEINEM Kleid
und BIN doch eigene Seligkeit,
Hingabe, Demut und Genuss, –
BIN die Geliebte und der Kuss.

ICH BIN der Glanz in DEINEM Blick
und BIN mein eigenes Geschick,
mein Bogen, Pfeil und auch das Ziel:
Der Meister, der zum Himmel fiel.

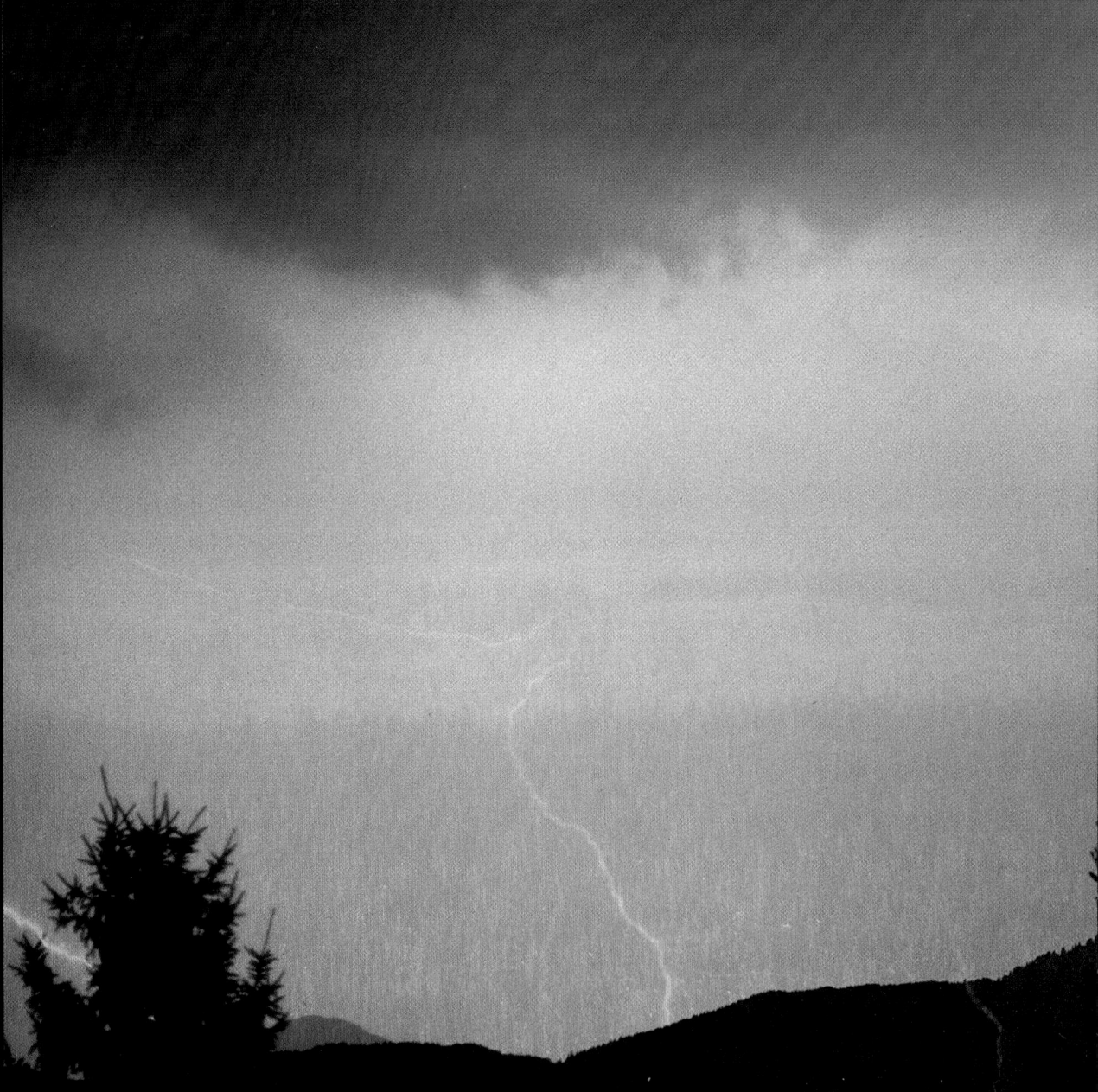

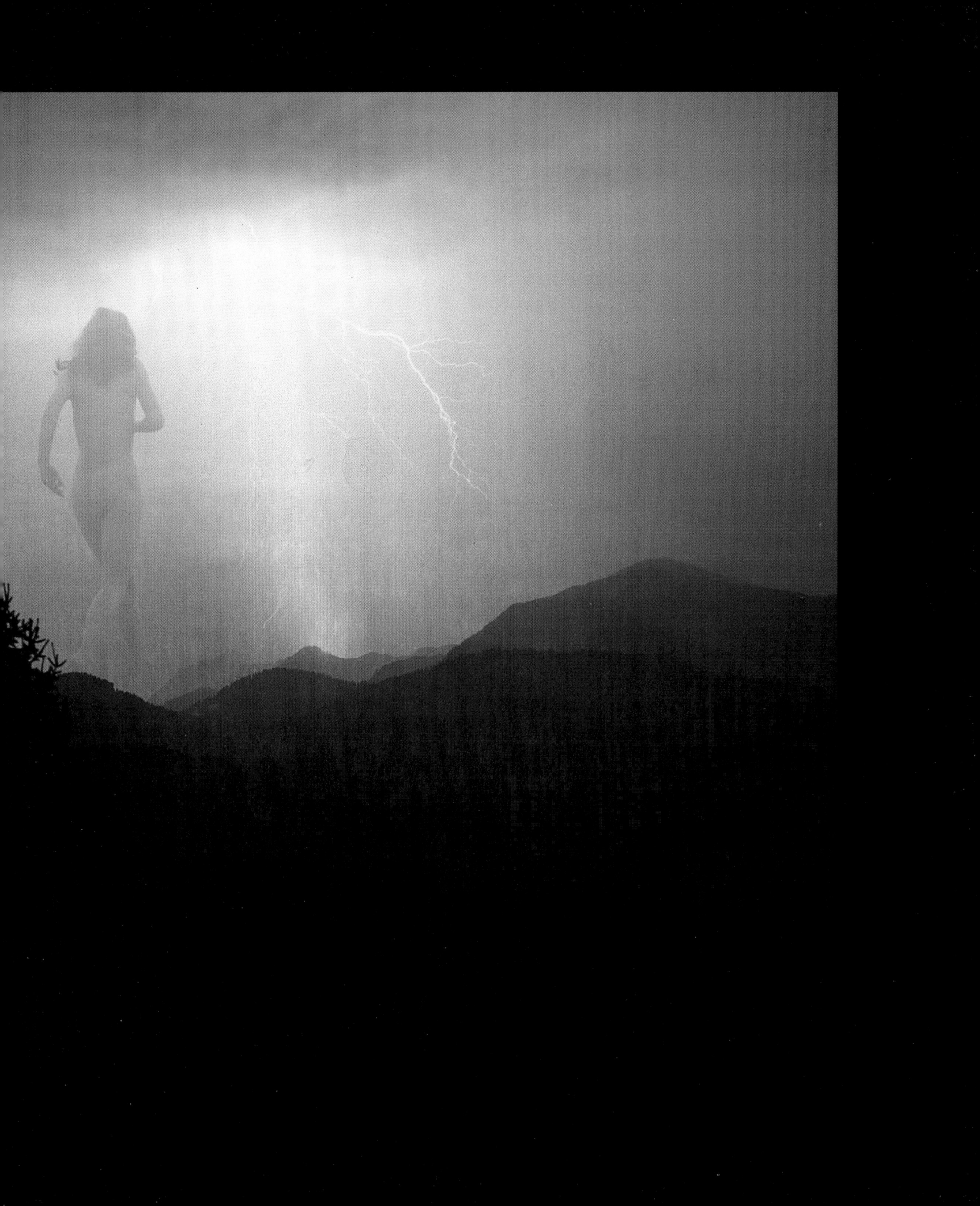

Phosphor – Gelber Phosphor

»Arzt hilf dir selber; so hilfst du auch deinem Kranken noch.
Das sei deine beste Hülfe, daß er Den mit Augen sehe, der sich selber heil macht.«

Friedrich Nietzsche
(Also sprach Zarathustra)

Meisterschaft – was bedeutet das? Viele nach ihrer geistigen Heimat Suchende glauben, Meisterschaft sei gleichbedeutend mit sogenannter Erleuchtung. Sie sind bestrebt, diese zu erlangen, und machen diesbezüglich alle möglichen Anstrengungen. Doch durch Bemühungen des Ego läßt sich Erleuchtung nicht erlangen, da genau in diesem Zustand das eigene Ich verschwunden ist. Das Ego gleicht also dem Meerungeheuer Scylla aus der Odyssee, das den Wanderer zu verschlingen droht. Doch Charybdis, der gefährliche Meeresstrudel auf der anderen Seite der Meerenge, ist nicht minder gefährlich: Wenn nun das Ego scheinbar aufgegeben wird, indem der Suchende sich durch falsch verstandenes Dienen-wollen den himmlischen Lorbeer erringen will und sich deshalb in die totale Demutshaltung begibt, so wird er – wie wir bei der Betrachtung von Carcinosinum gesehen haben – ebenfalls verschlungen. Ein »guter Mensch« sein zu wollen bringt uns der Erleuchtung nicht näher.

Die allmächtige Gegenwart des ICH BIN, welche eben jenem Seinszustand entspricht, sollte nicht deshalb, weil hier das Wörtchen »ICH« vorkommt, mit einer Instanz des Ego verwechselt werden.

Ich verstehe unter Meisterschaft zunächst die Fähigkeit, uns selbst immer besser zu beherrschen, um eine Entgleisung der Säfte im Sinne einer *Dyscrasis* des Hippokrates schon im Ansatz zu verhindern und somit der Hydra *Psora* möglichst keine Chance mehr zu geben. Sodann die Kräfte der Natur zu beherrschen, indem wir ihre Gesetze immer besser verstehen und anwenden lernen und uns diesen Gesetzmäßigkeiten im Sinne der »sieben Hermetischen Prinzipien« fügen.[105] Dann aber ist es schon wieder kein Herrschen mehr: Der Kosmos erlaubt, daß wir uns seiner bedienen, wenn wir die in ihm herrschenden Gesetzmäßigkeiten beachten und nicht gegen sie verstoßen. Sonst werden wir selbst verstoßen – aus jenem Seinszustand, den wir Paradies – den »Garten der Seligen« – nennen.

Früher oder später werden wir alle »erleuchtet« sein, weil es ganz einfach im Ziel der Schöpfung begründet liegt, uns jenem beglückenden Zustand näher zu bringen. Interessanterweise ist es jedoch weder förderlich, noch sinnvoll, die eigene Entwicklung gewaltsam zu beschleunigen – solange wir sie nur nicht behindern. Durch übersteigerte Bemühungen in dieser Richtung findet eher das Letztere statt. Eine Blume blüht auch zu dem ihr angemessenen Zeitpunkt, nicht vorher und nicht nachher.

Wer sich auf diesem Weg verrannt und die Schlange der Lebenskraft vielleicht zu früh geweckt hat – eventuell durch leichtsinnige Kundalini-Übungen oder eine übersteigerte und unsachgemäße Anwendung heiliger Mantren – und von ihr gebissen wurde, für den kann der Licht-Träger **Phosphor** unter Umständen zu

---

[105] Das Prinzip der Geistigkeit, das Prinzip der Entsprechung, das Prinzip der Schwingung, das Prinzip des Rhythmus, das Prinzip der Polarität, das Prinzip des Geschlechts und das Prinzip von Ursache und Wirkung. Näheres hierzu in *Homöopathie – das kosmische Heilgesetz*, 1. Auflage, S. 303-313.

einem Rettungsanker in der stürmischen See werden. Im *Kosmischen Heilgesetz* habe ich solch einen Fall ausführlich beschrieben.[106] Wollen wir also diesen Mittelriesen Phosphor, dem ich mich anderweitig schon des öfteren gewidmet habe, zum Abschluß dieses Buches ein wenig aus dieser Sicht beleuchten.

Im Gegensatz zum bodenständigen Calcium carbonicum haben wir in dem unbeständigen Phosphor geradezu einen Himmelsstürmer vor uns. Phosphor entzündet sich selbst vor lauter Begeisterung und er verbrennt sich auch selbst. Verglichen mit den radioaktiven Elementen, die mitunter lange Zerfallszeiten haben, hat es der Phosphor sehr eilig, um sich zu verzehren und »in den Himmel zu kommen«. Seine Sehnsucht nach Erleuchtung und Rückkehr in den paradiesischen Zustand erinnert manchmal ein wenig an Stramonium. Doch haben die beiden Mittel außer ihrem gemeinsamen Hang zum Exhibitionismus und ihrer Angst vor Dunkelheit ansonsten nicht so sehr viele Berührungspunkte.

Ist auch der phosphorische Mensch förmlich durchdrungen von künstlerischer Begeisterung und erotischer Ekstase – so zündet er aus Mangel an Willen zur eigenen Bezähmung seine Kerze an zwei Enden gleichzeitig an. Er ist das Glühwürmchen am warmen Juli-Himmel, das in ekstatischem Tanz zwischen dem schweren Parfum der in die Nacht hinein geöffneten Blütensterne hin- und hertaumelt und sich zur Musik der Mondschein-Sonate wiegt, die ein lauer Wind aus dem nahen Schloß über den sommerlichen See weht. Dazu kostet er gern einen aromareichen Gran-Reserva mit »langem Abgang« aus mundgeblasenem Glas und flirtet mit einer oder mehreren der ihn stets umschwärmenden Damen, wobei er engelhafte Mädchenfrauen bevorzugt. Seiner Natur entsprechend, werden es aber vorwiegend Strohfeuer-Liebschaften sein, denen der Phosphoriker huldigt. Er ist leicht sexuell erregbar und »kommt schnell«, manchmal – in der Hitze des »Liebesgefechts« – zu schnell. Sex ist zwar seine Lieblingsbeschäftigung, doch ist er wegen seiner in jeder Hinsicht schnellen Entflammbarkeit auch schnell erschöpft. So es der Geldbeutel erlaubt, steigt er gerne in teuren Hotels ab und mietet dort in jedem Fall lieber eine Suite als ein Zimmer. Ein Diner bei Kerzenschein und ein Sektfrühstück auf französische Art gehören aber in jedem Fall dazu.

In seiner Neigung zur Grenzenlosigkeit liebt Phosphor Brüderlichkeit und freie Liebe (auch unter Männern), Nacktkultur, Tantra, Meeresleuchten und Ekstase. Sein Verlangen nach Berührung, täglichen Streicheleinheiten und »Austausch von Magnetismus« ist bemerkenswert. Er – oder sie – lieben einfühlsame Massagen, sind aber dabei sehr empfindlich, fühlen sich leicht gekitzelt und brechen in Lachanfälle aus. Glaubt Phosphor sich nicht geliebt, so verfällt er leicht in Depression. Wird er dagegen geliebt, fühlt er sich schnell »aufgefressen von anderen«. In einer Liebesbeziehung kann er oder sie sich vollkommen an das geliebte Gegenüber verströmen. Ästhetik geht ihm über alles. Phosphor braucht die »schöne Atmosphäre«, schläft gern »mit schönen Menschen«, und ein narzißtischer Hang zur Selbstbespiegelung ist unverkennbar.

In den Filmen und Photographien von DAVID HAMILTON haben wir ein optisches Äquivalent zum Wesen von Phosphor. Viel phosphorisches Temperament wird in dem Film *Der Club der toten Dichter* frei, und in der Komödie *Pretty Woman* zeigt RICHARD GERE Ansätze zu phosphorischem Verhalten.

Wie unser vorangestelltes Bild zeigt, hat »der Lichtträger« einen innigen Bezug zu elektrischen Phänomenen. Im Gegensatz zu Carcinosin, fürchtet sich Phosphor – aufgrund seiner übergroßen Sensibilität – meist vor einem Gewitter. Es kann aber auch das Gegenteil vorkommen. Berührt er Gegenstände, so zieht er häufig Funken aus diesen heraus, was ihn allerdings in seiner Lebenskraft schwächt. Bisweilen kann der Eindruck

---

[106] S. 370-380.

entstehen, ein phosphorischer Mensch sei eigentlich gar nicht voll inkarniert, nur auf der Durchreise und schon wieder unterwegs zu den Sternen. So können wir Phosphor davon sprechen hören, er glaube, seine Seele wolle den Körper verlassen. Es nimmt also nicht weiter wunder, daß solch ein Luftikus auch großes Interesse an Ufologie hat und allem anderen, das mit Außerirdischen zu tun hat.

Phosphor finden wir häufig unter Künstlern, die sich mit glühender Hingabe ihrer Kunst widmen, als Schauspieler oder Leiter spiritueller Seminare. Sie sind gewandte, aber gefallsüchtige Redner, verstehen sich als Mittler zwischen den Welten, sprechen auch schon mal mit der Feen- und Engelwelt und stehen auf jeden Fall gern im Rampenlicht. Aber auch das Reden schwächt den Phosphor-Menschen, und so wird er – ähnlich **Argentum metallicum** und **Causticum** leicht heiser und hüstelt vor sich hin. Der nahe Bezug zu Tuberculinum und häufigen Lungenbeschwerden ist unverkennbar.

Phosphor ist hilfsbereit, einfühlsam, tierlieb und voller Mitgefühl und nimmt andere Menschen durch sein freundliches Wesen gefangen. Er kann stundenlang meditieren, meidet aber seine eigenen Schattenseiten. Phosphor hat ähnlich **Carbo vegetabilis, Causticum, Pulsatilla** und **Stramonium** Angst in der Dämmerung. Deswegen ist das Mittel auch im Fettdruck in der Rubrik »Schlafwandeln« *(Somnambulismus)* sowie zweiwertig unter »Hellsichtigkeit« *(Clairvoyance)* zu finden.

Phosphor ist von zartem Wesen, eher schmalbrüstig als athletisch, meist hellhäutig, mit feinem »Engelshaar«, langen Wimpern und feingliedrigen Fingern. Beide Geschlechter bevorzugen helle Kleidung in leuchtenden Farben. Mitunter lieben sie es sogar, ganz in Weiß zu erscheinen, wie in der Werbung für *Raffaello*. Sie neigen zu Sommersprossen und bekommen schnell einen Sonnenbrand. Das heißt nun freilich nicht, daß jede Rothaarige mit Sommersprossen Phosphor braucht. Wenn solch ein ätherisches Wesen jedoch während der Befragung kund tut, daß alle Arten von Seefisch seine Lieblingsspeise sind und es ständig – aber vor allem nachts – übergroßen Durst auf eiskalte Getränke habe, jedoch Gefahr laufe, diese gleich wieder zu erbrechen, dann wird – was immer sonst noch an Symptomatik vorhanden ist – der luziferische Phosphor mit Sicherheit eine wunderbare Arbeit in diesem Organismus verrichten können.

Der Körpersymptome sind viele. Wir müssen uns darüber im klaren sein, daß Phosphor als Substanz eine furchtbarer Zerstörungskraft im menschlichen Organismus ausübt. Die zahlreichen Opfer von Phosphor-Bomben im letzten Weltkrieg sind dafür ein schreckliches Mahnmal. So gesehen kann sich die Heilwirkung des potenzierten Pharmakons von Zerstörungen der Knochen über degenerative Veränderungen innerer Organe wie Lunge, Bauchspeicheldrüse, Leber, Magen- und Darmtrakt bis hin zu zahlreichen Anomalien des Auges und entsprechenden Sehstörungen erstrecken. Vor allem bei Netzhautablösung *(Ablatio retinae)* und Blutungen des Augenhintergrunds sollte man den Lichtträger »im Auge behalten«. Was ein Schulmediziner nicht für möglich hält: eine Netzhautblutung ist – je nach ihrem Charakter im Einzelfall – tatsächlich durch Mittel wie **Phosphor, Lachesis, Belladonna** und andere nicht nur ohne Laser-Koagulation zum Stillstand zu bringen, sondern ursächlich auszuheilen.[107] Allerdings wird dabei in jedem Fall der psychische Hintergrund zum Vorschein kommen, der dem Leidenden schmerzlich ins Bewußtsein bringt, was er bislang nicht »anschauen« oder anerkennen konnte.

Lichtblitze beim Augenschließen aufgrund einer degenerativen Veränderung des Sehnerven, grüne oder rote Punkte beim Lesen, farbige Ringerscheinungen um künstliche Lichtquellen, das alles läßt Phosphor als Heilmittel wahrscheinlich erscheinen. Dabei ist es dann nicht immer vonnöten, daß der oben beschriebene »Phosphor-Idealtyp« vor uns steht, damit das Mittel seine wohltuende Wirkung entfalten kann.

---

[107] Vergl. Fall: »Sie ist wie vom Blitz getroffen« in *Homöopathie – das kosmisches Heilgesetz,* S. 504 ff.

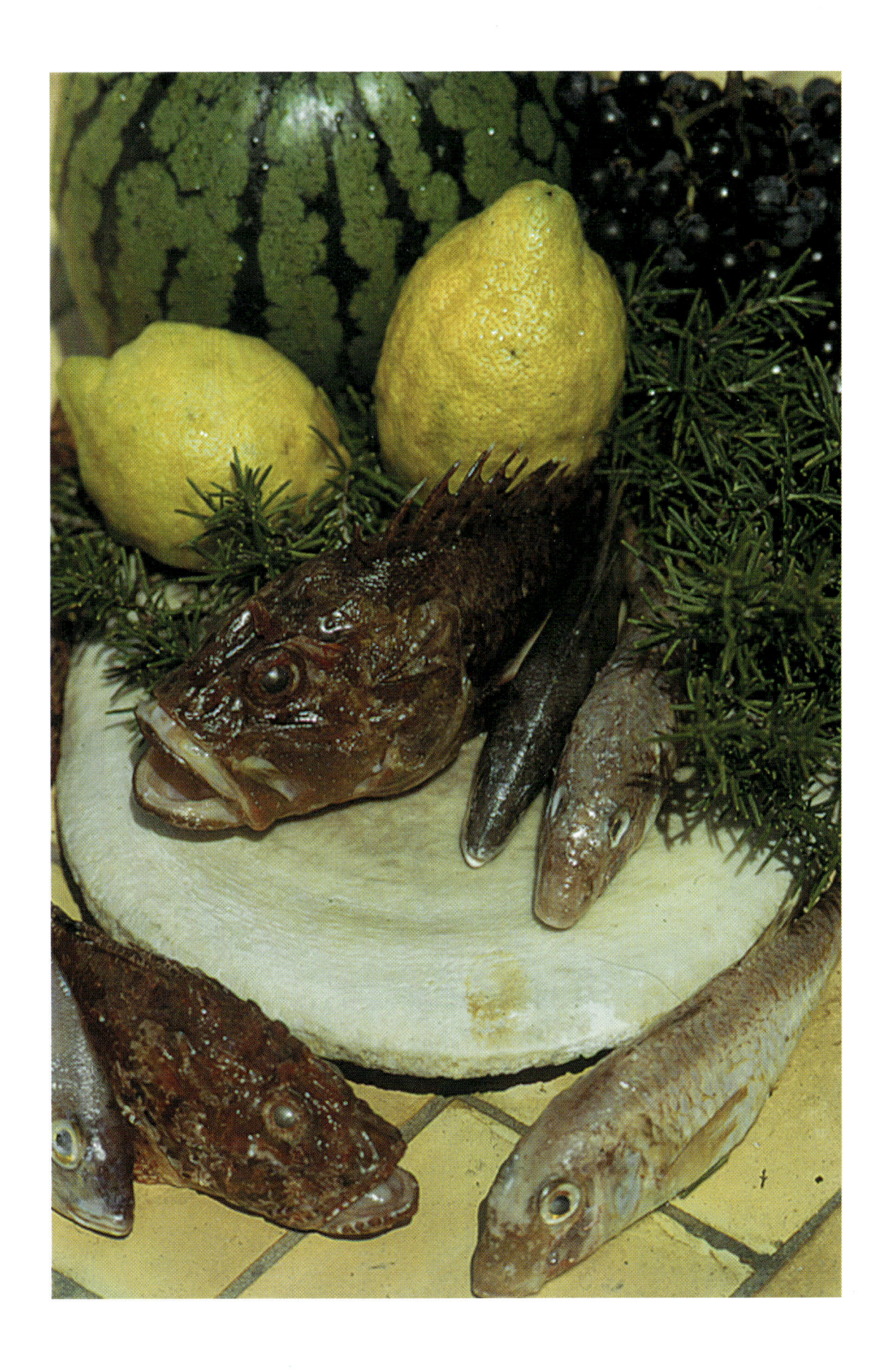

Da substantieller Phosphor einen direkten Angriff auf die roten Blutkörperchen startet, sind bestimmte Formen von Anämie, besonders wenn sie mit einer Neigung zu überstarken Blutungen einhergehen, der Phosphortherapie zugänglich. Wir erkennen das z.B. an häufigem Nasenbluten, einer nicht zum Stillstand kommenden Blutung nach einer Zahnextraktion oder ähnlich starken Blutungen an anderen Körperstellen. Das Blut, das nach Phosphor verlangt, ist hellrot.

Phosphor ist eines jener Hauptmittel das bei brennenden Schmerzen zur Anwendung kommen kann (**Arsenicum album, Cantharis, Causticum** und **Sulphur** sind die anderen »Brenner«).

Phosphor errötet leicht. Zahlreiche Hautausschläge und Anomalien der Haut können, so die übrige Symptomatik übereinstimmt, nach Phosphor verlangen und durch diese Arznei aufgelöst werden. Das kann von einer bloßen Überempfindlichkeit gegen Wolle bis zur Ausbildung eines Blutschwamms *(Hämangiom),* dem Albinismus einzelner Hautpartien *(Vitiligo),* der gefürchteten Fischschuppenkrankheit (Ichthyosis) oder sogar einem Melanom gehen.

Der Phosphor-Mensch bevorzugt es, beim Schlafen auf der rechten Körperseite zu liegen. Die Linkslage ist ihm fast unmöglich. Kinder schlafen – ähnlich Causticum – nur ein, wenn ein kleines Licht brennt oder die Tür einen Spalt breit zum Raum der Erwachsenen geöffnet bleibt. Sobald die Vögel draußen zu zwitschern anfangen, ist der phosphorische Typ ebenfalls glockenwach.

Die nächtliche Traumwelt von Phosphor ist im schlimmsten Fall geprägt von Bildern verbrannter Städte und Visionen vom Gefressen-werden durch schwarze Tiere, Seeungeheuer und Wale. Unwillkürlich denken wir an die Geschichte von *Jonas und dem Wal,* wenn es um die Träume von Phosphor geht. Ein Phosphor-Anwärter träumte jüngst davon, daß er einen großen Fisch gefangen hatte. Als er ihn mit dem Messer öffnete, konnte er daraus ein Baby (sein eigenes inneres Kind) befreien. Ein paar Nächte danach träumte er von einem großen Fisch, der sich in der Luft vor seinem Schlafzimmerfenster schnalzend hin- und herbewegte, ein für den Träumer Unheil verkündendes Zeichen. Er sah darin eine Warnung, daß er – dringend wieder »Luft zum Atmen« brauche, so wie der Fisch Wasser, um existieren zu können.

Interessanterweise und zur großen Bestürzung unverbesserlicher Homöopathie-Gegner zeigen Phosphor-Potenzen sogar beim Einsatz in Kläranlagen signifikante Wirkungen. Der mit einer Professur an der Fachhochschule Würzburg-Schweinfurt-Aschaffenburg betraute EBERHARD SCHADLICH führte eine Versuchsreihe durch, die das bestätigte:

»In der Anwendung homöopathischer Potenzen in der Abwasserreinigung lassen sich ungeahnte Möglichkeiten vermuten. Es handelt sich hier um ein Verfahren zur Unterdrückung des Entstehens von Phosphorverbindungen in Abwässern.«[108]

Logischerweise waren die Wirkungen von Potenzen bis hin zum C 1000 besonders in jenen Klärbecken abzulesen, in welchen sich bereits die gefürchteten Phosphor-Schwimmschlämme gebildet hatten. Es darf angeführt werden, daß das Wort »Unterdrückung« wohl etwas fehl am Platze ist, wenn wir uns auf dem Gebiet der *Homoeopathia divina* bewegen. Vielmehr sollten wir eher von einer katalysatorischen Wirkung der Phosphorpotenzen sprechen, welche – ihrer Natur gemäß – die schnellere Transformation der Schlämme besorgen.

---

[108] Dargestellt in: Allgemeine Homöopathische Zeitung für wissenschaftliche und praktische Homöopathie, 4/97, Haug-Verlag, Heidelberg

Die chemische Phosphatfällung – überwiegend mittels Eisenchlorid – ist nämlich bis auf den heutigen Tag noch immer die gängige Methode. Sie führt aber ihrerseits zu einer vermehrten Belastung der Umwelt durch Aufsalzung und erhöht außerdem den Anfall der Schlämme. Und hier schließt sich der Kreis:

Es scheint der sanfte Weg sinnvoller Einflußnahme zur Gesunderhaltung von Mensch und Heimatplanet GAIA wieder einmal in einer allumfassenden homöopathischen Betrachtungsweise zu liegen und nicht in einer Kampfansage an die von der Spezies Mensch selbst verursachten Desaster.

Das Ähnliche wird sich seinem Ähnlichen zuneigen und es in liebevoller Umarmung anregen, neuen Ufern zuzueilen. Ich glaube, wir dürfen getrost darauf vertrauen, daß das Prinzip der Entsprechung nicht nur für die Bereiche des Mikrokosmos gilt, sondern sich bis hin zu unseren galaktischen Brüdern in den von uns noch unerforschten Tiefen und Weiten des Raums fortsetzt, in den wir uns alle sicher eingebettet wissen:

Wie immer einmal wieder bringt das wohl JOHANN WOLFGANG VON GOETHE am schönsten zum Ausdruck wenn er seinen Faust sagen läßt:

»Es kann die Spur von meinen Erdentagen nicht in Äonen untergehn«.

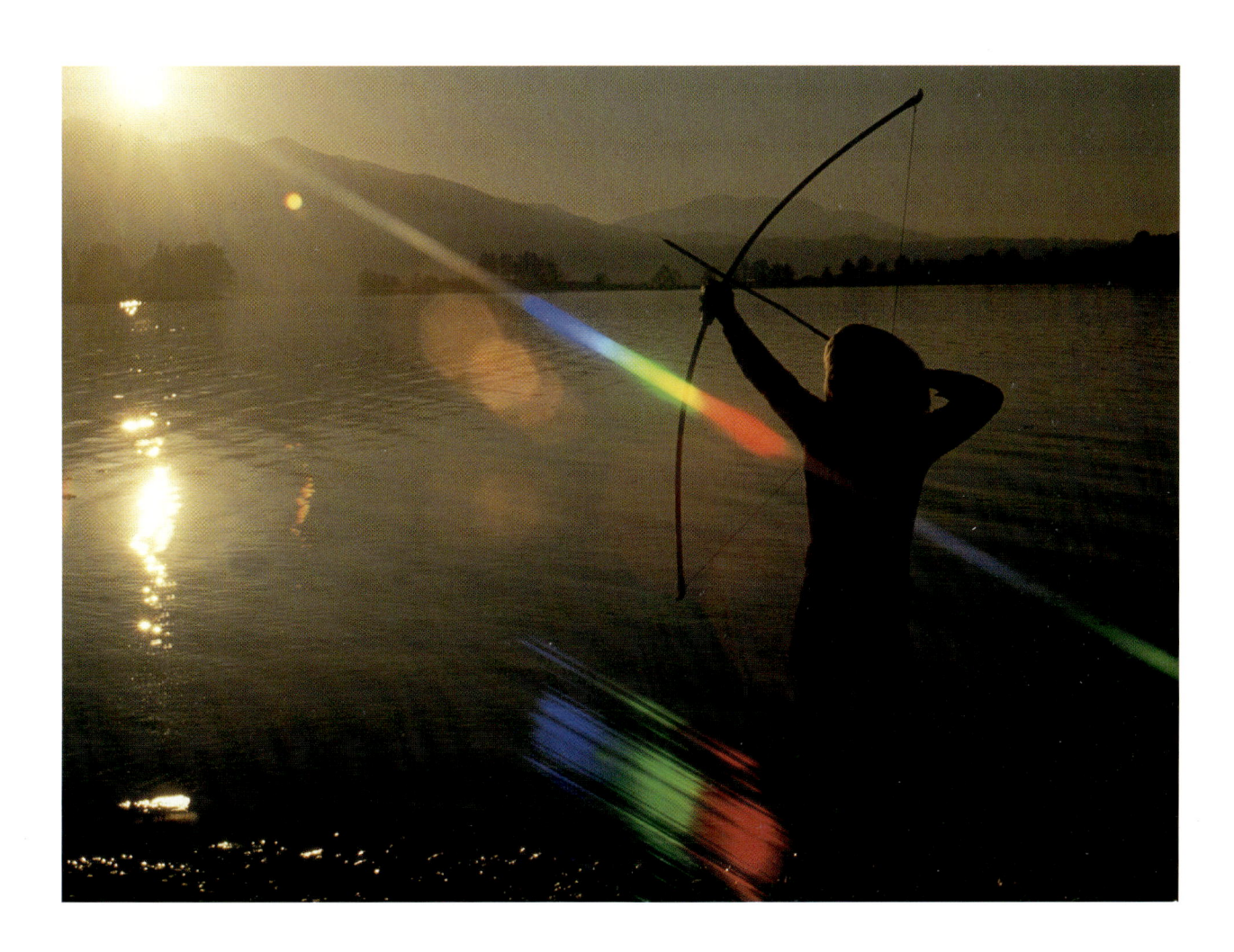

*«Denn dass der Mensch
erlöst werde von der Rache:
das ist mir die Brücke
zur höchsten Hoffnung
und ein Regenbogen nach
langen Unwettern.«*

Friedrich Nietzsche
(Also sprach Zarathustra)

433

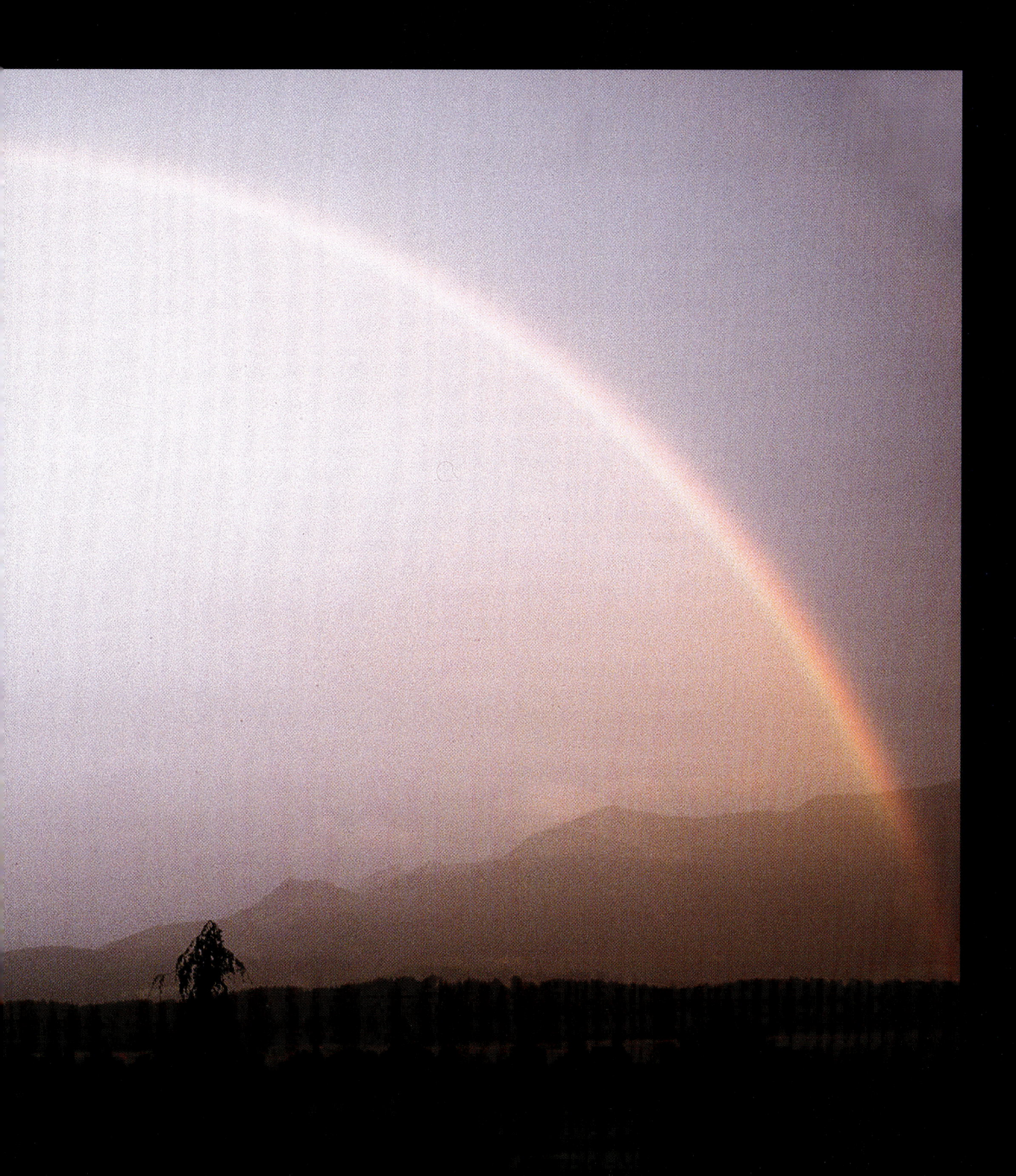

BIBLIOGRAPHIE

1. Homöopathie
    A. Grundlagen
    B. Arzneimittellehren und -Bilder
    C. Repertorien
    D. Signaturenlehre
    E. Sexualität
    F. Lexika

2. Anthroposophie
3. Psychotherapie
4. Träume und Traumarbeit
5. Kulturgeschichte – Mythologie – Philosophie
6. Dichtung – Bildende Kunst
7. Erotik und Sexualität
8. Energie – Wirtschaft
9. Physik – Metaphysik – Naturmystik
10. BACH-Blüten-Therapie

1. HOMÖOPATHIE

A. Grundlagen
Theorie und Praxis

ALLEN, JOHN HENRY	Die chronischen Krankheiten – Die Miasmen, 355 S. Verlag René von Schlick, Aachen.
BUCHWALD, GERHARD	Impfen – das Geschäft mit der Angst, Reihe: Alternativ Heilen, Knaur, München.
FRITSCHE, HERBERT	Die Erhöhung der Schlange – Mysterium, Menschenbild und Mirakel der Homöopathie, Verlag Ulrich Burgdorf, Göttingen.
HAHNEMANN, SAMUEL	Organon der Heilkunst, 327 S., Haug-Verlag, Heidelberg.
DERSELBE	Die Chronischen Krankheiten – ihre eigentümliche Natur und homöopathische Heilung, Haug-Verlag Heidelberg.
RABA, PETER	Homöopathie – Das kosmische Heilgesetz, 738 S., reich bebildert, 1.Aufl. 1997; Andromeda-Verlag, Murnau.
ROY, RAVI UND CAROLA	Selbstheilung durch Homöopathie, 1.Auflage, 416 S. 1988, Verlag Droemer Knaur, München.
VOEGELI, ADOLF	Heilkunst in neuer Sicht. Ein Praxisbuch. 7. Aufl. 1991, Haug-Verlag, Heidelberg.

B. Arzneimittellehren und -Bilder

BOERICKE, WILLIAM — Homöopathische Mittel und ihre Wirkungen. Materia Medica und Repertorium, 574 S., 5. erweiterte und verbesserte Aufl. 1995, Verlag Grundlagen und Praxis, Leer (eine praktische Taschenbuchausgabe).

DERSELBE — Handbuch der Homöopathischen Materia Medica, Quellenorientierte Neuübersetzung, 2. erw. Aufl. 855 S., 1997, Haug-Verlag, Heidelberg.

BOMHARDT, MARTIN — Symbolische Materia Medica, 2.Aufl. 1994, Verlag Homöopathie + Symbol Martin Bomhardt, Berlin.

COULTER, CATHERINE R. — Portraits homöopathischer Arzneimittel I u. II, Zur Psychosomatik ausgewählter Konstitutionstypen, 4. Aufl. Haug Verlag Heidelberg, 1995.

FISCHER-RIZZI, SUSANNE — Medizin der Erde, Irisiana-Hugendubel-Verlag, München 1994.

FRIEDRICH, EDELTRAUT UND PETER — Charaktere homöopathischer Arzneimittel, 2.Aufl. 1992, Traupe-Vertrieb Friedrich, Ahornring 85, 85635 Höhenkirchen Sbr. ISBN 3-9802834-02.

PEPPLER, ANTONIE — Die psychologische Bedeutung homöopathischer Arzneien Bd. 1,190 Arzneien, CKH-Verlag, 63920 Großheubach, 1. Aufl. 1998.

RÄTSCH, CHRISTIAN — Enzyklopädie der psychoaktiven Pflanzen, AT-Verlag, Aarau, Schweiz, 2. Aufl. 1998.

STÜBLER, MARTIN; WOLFF, OTTO — Sepia und Spinnentiere, Vorträge Krankenhaus Lahnhöhe, 13./14.10.1984, 56 S. Hrsg. Quadrivium Verein zur Förderung ganzheitlicher Heilkunde e.V. in Lahnstein, Telefon 0 26 21/ 91 50.

DIESELBEN — Tierische Gifte in der Therapie unter besonderer Berücksichtigung von Lachesis und Apis, Vorträge Krankenhaus Lahnhöhe, 1./2.Okt.1983

ZAREN, ANANDA — Kernelemente der Materia Medica der Gemütssymptome, Bd. I u. II, Verlag Ulrich Burgdorf, Göttingen 1994.

C. Repertorien

KENT, JAMES TYLER — Kents Repertorium der homöopathischen Arzneimittel, neu übersetzt und hrsg. von Dr.med. Georg von Keller und Künzli von Fimelsberg, 2.Aufl. 1977, Haug-Verlag, Heidelberg
Bd. 1, 532 S.: GEMÜT, SCHWINDEL, KOPF, SCHLAF, ALLGEMEINES, EMPFINDUNGEN, MODALITÄTEN
Bd. 2, 728 S.: RUMPF, GLIEDMASSEN, FROST, FIEBER, SCHWEISS, HAUT, GESICHT
Bd. 3, 872 S.: AUGEN, OHREN, NASE, MUND, HALS, ATMUNG, HUSTEN, MAGEN, ABDOMEN, REKTUM, STUHL, HARNORGANE, GENITALIEN.

BARTHEL, HORST UND KLUNKER, WILL — Synthetisches Repertorium in 3 Bd.
Bd. 1, Gemütssymptome, 1432 S.
Bd. 2, Allgemeinsymptome, 826 S.
Bd. 3, Schlaf, Träume, Sexualität, 809 S.
1992, Haug-Verlag, Heidelberg.

PENNEKAMP, HEINRICH	**Kinderrepertorium** nebst pädagogischen und therapaeutischen Hinweisen, 668 S., 1. Auflage 1997, Pennekamp Medizinische Daten Technik – Verlag, 21756 Isensee (Osten), Landstraße 24, Telefon und Fax 0 47 76 / 83 10 43. **Anm.:** Dieses Repertorium ist gut für interessierte Laien geeignet. Es ist nach Schlagworten in alphabetischer Reihenfolge gegliedert und gibt darüber hinaus eine Fülle therapeutischer Hinweise.

Englischsprachige Repertorien im indischen Nachdruck

KENT, JAMES, TYLER	**Repertory of the Homoeopathic Materia Medica with Word Index,** Jain-Publishers, New Delhi. (Anm.: Es ist dies mein »Lieblings-Kent«. Sehr hilfreich ist bisweilen das Stichwort-Verzeichnis. Für den auch nur einigermaßen mit der englischen Sprache Vertrauten ist dieser KENT – schon wegen des günstigen Preises – gegenüber den deutschen Ausgaben sehr zu empfehlen).
SRIVASTAVA, G. D. UND CHANDRA, J.	**Alphabetical Repertory of Characteristics of Homoeopathic Materia Medica.** 1571 S., 1. Aufl. 1990, Jain-Publishers, New Delhi.

D. Signaturenlehre

HAUSCHKA, RUDOLF	**Substanzlehre.** Zum Verständnis der Physik, der Chemie und therapeutischer Wirkung der Stoffe. 10. Aufl. 1990, Verlag Vittorio Klostermann, Frankfurt a.M.
PABST, G. HRSG.	**Köhler's Atlas der Medizinalpflanzen** in naturgetreuen Abbildungen mit kurz erläuterndem Texte, Reprint von Auszügen aus dem Gesamtwerk nach der dreibändigen Originalausgabe aus den Jahren 1887, 1889 und 1898, Lizenzausgabe mit Genehmigung des Verlags Th. Schäfer, Hannover im Weltbildverlag Augsburg, 1997.
PARACELSUS	**Sämtliche Werke,** nach der 10-bändigen Huserschen Gesamtausgabe (1589-1591) zum ersten Mal in neuzeitliches Deutsch übersetzt. Mit Einleitung, Biographie und erklärenden Anmerkungen versehen von Bernhard Aschner, 4 Bde. Jena 1926-1932 (Nachdruck).
DERSELBE	**Werke,** Hrsg. von Will-Erich Peukert, 5 Bde., 1965, Verlag Schwabe und Co, Darmstadt.
PELIKAN, WILHELM	**Heilpflanzenkunde, Der Mensch und die Heilpflanzen Bd. 1-3,** Auflagen von 1962-88 Philosophisch-Anthroposophischer Verlag Goetheanum/Dornach (Schweiz).
SCHLEGEL, EMIL	**Religion der Arznei,** – Signaturenlehre als Wissenschaft, 6. Aufl. 1987, 326 S., Verlag Johannes Sonntag, Regensburg.
VONARBURG, BRUNO	**Homöotanik,** – Farbiger Arzneipflanzenführer der Klassischen Homöopathie, Bd. 1, Zauberhafter Frühling, 286 S. Bd. 2, Blütenreicher Sommer (in Vorbereitung) Bd. 3, Farbenprächtiger Herbst, 264 S. Bd. 4, Extravagante Exoten (in Vorbereitung) Haug-Verlag, Heidelberg.

E. Sexualität

GALLAVARDIN, J.-P.	**Homöopathische Beeinflussung von Charakter, Trunksucht und Sexualtrieb,** 8. Aufl. 1991, 110 S., Haug-Verlag, Heidelberg.

RABA, PETER	Eros und sexuelle Energie durch Homöopathie, unter besonderer Berücksichtigung der sieben Todsünden, mit Photographien von Adrian Bela Raba und Peter Raba, 1. Aufl. 1998, 816 S., Andromeda-Verlag, 82418 Murnau.

F. Lexika

HERMANN, URSULA	Knaurs etymologisches Lexikon, Droemer Knaur, München, 1983.
PSCHYREMBEL, WILLIB.	Klinisches Wörterbuch mit klinischen Syndromen, Verlag Walter de Gruyter, Berlin – New York

2. ANTHROPOSOPHIE

HAUSCHKA, RUDOLF	Substanzlehre, – Zum Verständnis der Physik, der Chemie und therapeutischer Wirkungen der Stoffe, 10. Aufl. 1990, Verlag Vittorio Klostermann, Frankfurt a.M.
DERSELBE	Ernährungslehre, Vittorio Klostermann, Frankfurt a.M.
PELIKAN, WILHELM	Sieben Metalle, – Vom Wirken des Metallwesens in Kosmos, Erde und Mensch, hrsg. von der naturwissenschaftlichen Sektion der Freien Hochschule GOETHEANUM. 232 S., 4. Aufl. 1981, Philosophisch-Anthroposophischer Verlag Goetheanum, Dornach/Schweiz.
DERSELBE	Heilpflanzenkunde, Der Mensch und die Heilpflanzen Bd. 1-3, Auflagen von 1962-88, Philosophisch-Anthroposophischer Verlag, Dornach.
STEINER, RUDOLF	Sämtliche Werke, Rudolf-Steiner-Verlag CH-4143 Dornach.

3. PSYCHOTHERAPIE

BAILEY, PHILIP M.	Psychologische Homöopathie – Persönlichkeitsprofile von großen homöopathischen Mitteln, 543 S., 1988, Delphi bei Droemer, München.
WHITMONT, EDWARD C.	Psyche und Substanz. Essays zur Homöopathie im Lichte der Psychologie C.G Jungs. 270 S., 2.Auflage 1996, Verlag Ulrich Burgdorf, Göttingen.
WOLINSKY, STEPHEN	Quantenbewußtsein. Das experimentelle Handbuch der Quantenpsychologie. 296 S., 1. Auflage 1994, Verlag Alf Lüchow, Freiburg.

4. TRÄUME UND TRAUMARBEIT

Auch hier nur ganz wenige Werke aus der großen Fülle vorhandener Literatur, soweit sie von Belang sind für die in diesem Werk vorgetragenen Methoden des NLP und der Gestalttherapie bei der Traumarbeit.

ARISTOTELES	Über Träume und Traumdeutung. In: Kleine Naturwissenschaftliche Schriften, Langenscheidt, Berlin-Schöneberg, Bd. 25.
GARFIELD, PATRICIA	Kreativ Träumen, 273 S. Ansata-Verlag, Interlaken, 1980.
DIESELBE	Der Weg des Traum-Mandala. 251 S., 1981, Ansata-Verlag.

JUNG, CARL GUSTAV	Die Wirklichkeit der Seele. Über psychische Energetik und das Wesen der Träume. Von Traum und Selbsterkenntnis, Walter-Verlag, Freiburg
PERLS, FRITZ	Gestalt-Therapie in Aktion. 292 S., 3. Aufl. 1979, Verlag Klett-Cotta, Stuttgart.
WEINREB, FRIEDRICH	Traumleben. Überlieferte Traumdeutung, Bd. I-IV. Thauros-Verlag, 1979. (Eine Lizenzausgabe ist erhältlich beim Diederichs-Verlag, München, unter dem Titel **Kabbala im Traumleben des Menschen**. Diederichs Gelbe Reihe 1994).
WHITMONT, EDWARD C.	Träume – Eine Pforte zum Urgrund, 270 S., Verlag Ulrich Burgdorf, Göttingen. (Eine der solidesten Beschreibungen von Möglichkeiten der Traumarbeit nach C.G.Jung).

5 KULTURGESCHICHTE – MYTHOLGOGIE – PHILOSOPHIE

BHAGWAN, S. RAJNEESH	Mit Wurzeln und mit Flügeln – ZEN-Geschichten, Edition Lotos, Freising 2. Auflage 1982.
BEHRENDT, J. ERNST	Nada Brahma – Die Welt ist Klang, Insel-Verlag, Frankfurt 1983.
BIBEL	Die Merian-Bibel mit Kupferstichen von Matthäus Merian, Parkland 1964.
BUTTLAR, JOHANNES VON	Drachenwege – Strategien der Schöpfung, Herbig, München, 1990.
DERSELBE	Adams Planet – Das Paradies lag auf Phaeton, Herbig, München 1991.
DERSELBE	Die Methusalem-Formel, Bettendorf'sche Verlagsanstalt, 1994
DERSELBE	Gottes Würfel – Schicksal oder Zufall?, Herbig, München 1992
DETHLEFSEN, THORWALD/ DAHLKE, RÜDIGER	Krankheit als Weg – Deutung und Be-deutung der Krankheitsbilder. Bertelsmann-Verlag München, 1983.
DAHLKE, RÜDIGER KLEIN, NIKOLAUS	Das Buch vom esoterischen Wissen, 896 S. 1997, Wilhelm Heyne-Verlag, München.
GIBRAN, KAHLIL	Der Prophet, Wegweiser zu einem sinnvollen Leben, Walter-Verlag, Olten und Freiburg i.Br., 9. Aufl. 1978.
FRITSCHE, HERBERT	Tierseele und Schöpfungsgeheimnis, Rupert Verlag, Leipzig, 1940.
GIMBUTAS, MARIJA	Die Zivilisation der Göttin, 580 S., 475 Abb. und **Die Sprache der Göttin**, 416 S., 600 Abb., Verlag 2001, Frankfurt.
GOLAS, THADDEUS	Der Erleuchtung ist es egal, wie du sie erlangst, Sphinx-Verlag, Basel.
GÖTTNER-ABENDROTH, HEIDE	Für Brigida, neun Essays, und **Für die Musen**, Neun Essays, Verlag 2001, Frankfurt.
HADULLA, MICHAEL/ WACHSMUTH, JÖRG	Homöopathische Archetypen bei Homer – Eine Archäologie der Seele, 316 S. mit 62 Abb., 1996, Haug-Verlag, Heidelberg
HELMRICH, HERMANN E. HRSG.	Kybalion. Eine Studie über die hermetische Philosophie des alten Ägyptens und Griechenlands, akasha-Verlagsgesellschaft, München 1981, in Lizenz des Arcana-Verlags, Heidelberg.
HERMANN, URSULA	Knaurs etymologisches Lexikon, 1982, Verlag Droemer Knaur, München.

HESEMANN, MICHAEL	Kornkreise – Die Geschichte eines Phänomens, ,2. Aufl. 1996, Verlag Die Silberschnur, 56564 Neuwied.
KANT, IMMANUEL	Kritik der ästhetischen Urteilskraft (1790), Kant Werke in 6 Bdn. Hrsg. v. Wilhelm Weischedel, Bd. V, Darmstadt 1983.
KING, GODFRÈ RAY	Reden über ICH BIN, über SAINT GERMAIN-VERLAG, H.J Starczewski-Verlag, Im Silbertal 4a, 56203 Höhr-Grenzhausen.
KUPRIAN, HERMANN	Die Proligion des ICHBIN – Einsichten, J.G. Bläschke-Verlag, Darmstadt.
KYBER, MANFRED	Die drei Lichter der kleinen Veronika, Drei Eichen-Verlag, Mü. 1952.
LURKER, MANFRED	Lexikon der Götter und Symbole der alten Ägypter, Scherz-Verlag, Bern-München-Wien, 1998.
LUTZ, CHRISTIANE	Jeder ist Herakles – Süchtig handeln oder zum Ich entscheiden, Bonz-Verlag, Leinfelden-Echterdingen, 1997.
MANSFIELD, VICTOR	Tao des Zufalls – Philosophie, Physik und Synchronizität. Diederichs New Science, München 1998.
MARCINIAK, BARBARA	Boten des Neuen Morgens, Hermann Bauer-Verlag, Freiburg, 1995.
MARKIDES, KYRIACOS DERSELBE DERSELBE	Der Magus von Strovolos, Knaur-Esoterik, München 1988 Heimat im Licht, Knaur-Esoterik, München 1988 Feuer des Herzens, Knaur-Esoterik, München, 1991
MONOGHAN, PATRICIA	Lexikon der Göttinnen, Scherz Verlag , Bern-München-Wien, 1997.
MORTON, CHRIS UND THOMAS, CERI LOUISE	Tränen der Götter – Die Prophezeiung der 13 Kristallschädel, Scherz-Verlag, München.
MULFORD, PRENTICE	Der Unfug des Sterbens, Verlag Albert Langen, München.
NOVALIS	Geheimnisvolle Zeichen, – Alchemie, Magie, Mystik und Natur bei Novalis Edition Leipzig,1998.
PLATON	Das Gastmahl, in Sokrates im Gespräch, Fischer-Bücherei Nr. 24, 1954.
RANKE-GRAVES, ROBERT VON	Griechische Mythologie, Quellen und Deutung Bd. 1, 337 S. u. Bd 2., 396 S. Rowohlt-Verlag, Reinbeck bei Hamburg.
SEDIQ, MILO	Theorien über die Kornkreise, Verlag Bimax Neue Medien, 86669 Königsmoos.
SEPP, N. J.	Altbairischer Sagenschatz zur Bereicherung der indogermanischen Mythologie, Druck und Verlag von Ernst Stahl, München, 1876
STERNEDER, HANS	Der Wunderapostel, esotera-Taschenbuch, Verlag Herrmann Bauer, Freiburg i. Br.
TI TONISA LAMA	Das Felsenkloster – eine wahre Begebenheit aus dem alten Tibet, Ch. Falk-Verlag, Seeon, 1994.
WEINREB, FRIEDRICH DERSELBE	GottMutter – Die weibliche Seite Gottes, Thauros-Verlag, 88168 Weiler Schöpfung im Wort, Thauros-Verlag, 88168 Weiler im Allgäu, 1994.

6. DICHTUNG – KUNST – NATUR

BACH, RICHARD	Die Möwe Jonathan, Ullstein-Verlag, Berlin,. 1970.
BLOSSFELD, KARL	Urformen der Kunst – Wundergarten der Natur, Das fotografische Werk in einem Band, mit einem Text von Gert Mattenklott, Schirmer/Mosel, 94.
GÄBLER, HARTWIG	Aus dem Heilschatz der Natur, Paracelsus-Verlag, Stuttgart 1965.
GREY, ALEX	Sacred Mirrors – die visionäre Kunst des Alex Grey, Verlag Zweitausendeins, Frankfurt, 1. Aufl. 1996.
GOETHE, J. W. v.	Faust, in Goethe's Sämtliche Werke, 1851, J. G. Cotta'scher Verlag, Stuttgart und Tübingen.
HAECKEL, ERNST	Kunstformen der Natur, Prestel-Verlag, München 1998.
HOMER	Odyssee, nach der Übertragung von Johann Heinrich Voss, 282 S. Goldmann-Verlag, München.

7. EROTIK UND SEXUALITÄT

AIVANHOV, OMRAAM MIKHAEL	Liebe und Sexualität, 306 S. Bd. 14 der Gesamtwerke, 2.Auflage 1987, Prosveta-Verlag S.A.-B.P.12 – Fréjus, France, oder über Edis-GmbH, Daimlerstr. 5, 82059 Sauerlach, Telefon 0 81 04/66 77, Fax 66 77-99 (Die Edis Verlagsauslieferung verfügt über das Gesamtwerk von Aivanhov).
DERSELBE	Die Sexualkraft oder der geflügelte Drache, TB 205, Prosveta Deutschland Verlag, Gemmiweg 4, Telefon 74 27/91035, Fax 9 10 99 oder über Edis GmbH wie oben.
BHAGWAN, S. RAJNEESH	Tantrische Liebeskunst, 226 S., 2. Auflage 1982 Sannyas-Verlag, Meinhard-Schwebda, Csachen-Mühle, Tel. 03 66 52/2 59 06, Fax 2 80 29.
KRISHNA, GOPI	Kundalini – Erweckung der geistigen Kraft im Menschen. 5. Auflage, 215 S. 1993, Scherz-Verlag, Bern-München-Wien (Neuausgabe der 1968 erschienenen Erstausgabe im Otto Wilhelm Barth-Verlag).
RODEWALD, ROSEMARIE	Magie, Heilen und Menstruation, Verlag Frauenoffensive, München 1978.

8. ENERGIE-WIRTSCHAFT

BINSWANGER, H. CHR.	Die Magie des Geldes – Deutung und Kritik der modernen Wirtschaft, Stuttgart 1985.
HILSCHER, GOTTFRIED	Energie für das 3. Jahrtausend – Innovation statt Strukturelle Ignoranz, Verlag für Außergewöhnliche Perspektiven 1996 Wiesbaden.
MANNING, JEANE	Freie Energie – Die Revolution des 21. Jahrhunderts, Omega-Verlag, Gisela Bongart und Martin Meier GbR, Krefelder Straße 81, 40549 Düsseldorf, ISBN 0-89529-713-2
OPITZ, CHRISTIAN	Unbegrenzte Lebenskraft durch Tachyonen, Hans-Nietsch, Freiburg
SIGMA, RHO	Forschung in Fesseln, Ventla-Verlag Wiesbaden, 1972

9. PHYSIK – METAPHYSIK – NATURMYSTIK

Ash, David & Hewitt, Peter — Wissenschaft der Götter – Zur Physik des Übernatürlichen, 216 S. 5. Auflage, 1992, 2001-Verlag, Frankfurt a. M.

Braden, Gregg — Das Erwachen der neuen Erde – Die Rückkehr einer vergessenen Dimension, Hans Nietsch-Verlag, 79098 Freiburg, 1999.

Frisell, Bob — Zurück in unsere Zukunft ... Die MER KA BA: Ein Schlüssel zu höheren Dimensionen, 2. Aufl. 1996 E.T.-Publishing Unlimited, Postf. 63, 74567 Fichtenau, über Michaels Vertrieb, Sonnenbichl 12, 86971 Peiting.

Gehringer, Petra — Geomantie – Wege zur Ganzheit von Mensch und Erde, Neue Erde-Verlag, Saarbrücken, 1998.

Hansen, Harold A. — Der Hexengarten, Verlag Trikont-Dianus, München, 1981.

Hoffmann, Herbert — Wege des Heilens, Hans Nietsch-Verlag, Freiburg, 1998.

Jahn, Robert G. und Dunne, Brenda J. — Der Einfluß von Gedanken auf Geräte – über die Rolle des Bewußtseins, Verlag 2001, Frankfurt.

Kamp, Mathias — Revolution in der Medizin. Rehabilitation eines Verkannten, Ärztliche Dokumentation der Heilung auf geistigem Wege, Verlag Grete Häusler, c/Rosemarie Prömpers, 41844 Wegberg.

Kükelhaus, Hugo — Fassen – Fühlen – Bilden, Gaia-Verlag Köln, 6. Aufl. 1995.
Derselbe — Organ und Bewußtsein, ebenda.
Derselbe — Unmenschliche Architektur, ebenda.

Lorber, Jakob — Erde und Mond, Lorber-Verlag, Bietigheim/Württ. 1969.

Lovelock, Jim E. — Unsere Erde wird überleben. Gaia – eine optimistische Ökologie. München 1982

Pogacnik, Marko — Elementarwesen – die Gefühlsebene der Erde, Knaur-Verlag, München 1997.

Seiler, G. Susanne — Gaia – Das Erwachen der Göttin – Die Verwandlung unserer Beziehung zur Erde, Aurum-Verlag, Braunschweig, 1991.

Sheldrake, Rupert — Das schöpferische Universum – Die Theorie des morphogenetischen Feldes, Ullstein-Verlag, Berlin.
Derselbe — Das Gedächtnis der Natur, – das Geheimnis der Entstehung der Formen der Natur, Piper-Verlag, München.

Tompkins, Peter; Bird, Christopher — Das Geheimnis der guten Erde, Knaur-Verlag, München o.J.

10. BACH-BLÜTEN-THERAPIE

Hackl, Monika — Bach-Blütentherapie für Homöopathen, 126 S., 3. erweiterte Auflage, 1997, Sonntag Verlag, Stuttgart.

Scheffer, Mechthild — BACH-Blüten-Therapie, Theorie und Praxis, 22. Aufl., 303 S. Hugendubel-Verlag, München.
Dieselbe — Lehrbuch der Original Bach-Blütentherapie; mit über 100 Fallstudien. Jungjohann Verlagsgesellschaft, Neckarsulm.

Hinweise zu einzelnen Bildern

	Vor- und Nachsatz: Wurzeln in die Erde und Flügel in den Himmel – Das Feuer des Lebens, Ölgemälde des Autors, 1980.
S. 10/11	Bronzeplastik *Homme pussant la porte* des französichen Bildhauers PUSTEGUY, aufgenommen im Gelände der Wiener Secession im Jahr 1969.
S. 20	Detail eines Freskos in Pompeji.
S. 21	Wandmalerei einer arkadischen Landschaft, Museo Nationale, Neapel, aufgenommen 1966.
S. 22/23	Eingang zu den von ANDRÉ HELLER für die Firma Swarowski gestalteten unterirdischen Kristallwelten in Wattens bei Innsbruck.
S. 31	Elfenreigen, anläßlich der Aufführung des Sommernachtstraums von WILLIAM SHAKESPEAR im Seidl-Park, Murnau, August 1999.
S. 40/41	Blitze über dem Heimgartengebiet bei Murnau/Oberbayern.
S. 44	Die Sonnenfinsternis vom 11. August 1999 in München.
S. 67	Baum des Lebens, Ölgemälde des Autors, 1982.
S. 79	Schattenfigur, aufgenommen im Stadtmuseum München.
S. 94	Wurzelplastik aus einem Gebirgsbach bei Murnau.
S. 97	Wachsfigur der Architektin und Städteplanerin MERETE MATERN, aufgenommen auf ihrem Gelände am Garmpoint (Chiemsee).
S. 98/99	Detail eines Freskos in einer etruskischen Grabkammer.
S. 106	Pompejanisches Fresko.
S. 108/109	Palmblätter und indische Miniatur einer Palmblattlesung, aufgenommen bei JOHANNES VON BUTTLAR, Schloß Bartenstein.
S. 112/113	Indische Schulkinder bei Dharamsala.
S. 119	Statue des Dionysos (Bacchus) in den Vatikanischen Museen, Rom, aufgenommen 1966.
S. 126/127	Das Säulenrelief des Hlg. SYMEON in Syrien lieferte den Hintergrund für diese Seite über die Kundalini-Energie.
S. 129	Detail eines pompejanischen Freskos.
S. 137	Hermes/Merkur in den Vatikanischen Museen, aufgenommen 1966.
S. 141	Albrecht Dürer, Zeichnung, mit Kreide gehöht.
S. 143	Italische Wandmalerei, Museo Nationale, Neapel, aufgenommen 1966.
S. 148	Alchemistische Darstellung solarer und lunarer Säfte, Laboratorium SOLUNA, Donaumünster/Tapfheim.
S. 151	Pompejanisches Fresko, Detail.
S. 158	Manieristische Monumentalfigur im *Parco dei mostri*, des Grafen Orsini, nördlich Rom.
S. 181	Club Mediterrané, 1973, Gregolimano, Griechenland.
S. 195	Schlange, Holzplastik des Autors, Blattgold und Pflanzenfarben.
S. 197	Feuertänzer in Ceylon.
S. 218	Schmetterlingstanz, Club Mediterrané, Gregolimano, Griechenland, 1973.
S. 228	Detail einer Aufnahme für die AGFA-GEVAERT AG: Ausstellung unter dem Titel *Phantastische Reise* auf der *photokina* 1970.
S. 227	Marionette.
S. 249	Torso aus Eichenholz des ungarischen Bildhauers BÉLA RAFFAY.
S. 263	»Ohr«, Bronze, des österreichischen Bildhauers KURT GOEBEL, 1969.
S. 265	Detail eines Grabreliefs auf dem alten Schwabinger Friedhof am Josephsplatz, München.
S. 289	Darstellung einer Pontinischen Wölfin mit Romulus und Remus, den sagenhaften Begründern der Stadt Rom. Kleine Skulptur im Garten der Villa Adriana, Tivoli bei Rom.
S. 301	Verkieselter Ammonit (Placenticeras Meeki), aus der Korite Mine, Lethbridge, Alberta/Canada.
S. 303/307	Skulpturen des Münchner Bildhauers GEO GOIDACI, Carrara-Marmor, 1999.
S. 351	Hippie-Mädchen auf Formentera/Balearen.
S. 415	Steinplastik eines unbekannten Künstlers im Steinbruch von St. Margarethen, Niederösterreich.
S. 432	Regenbogen über dem Heimgartengebiet bei Murnau.

Bilder aus anderen Quellen:

Die Aufnahmen der Grasdorfer Platten auf S. 59 und 60, wurden zur Verfügung gestellt von Dr. Johannes Roemer-Blum, Tübingen.
Die Aufnahmen der Monolithen von Avebury auf den S. 50 und 51: Adrian Bela Raba, ebenso das Portrait von Peter Raba auf S. 4.
Die Aufnahme von Cactus grandiflorus, der »Königin der Nacht« auf S. 177, mit freundlicher Genehmigung von Jochen Leidel, Annweiler.
Als Hintergrund für das Symbolbild **Sepia** auf S. 211 diente das Gemälde eines Tintenfischs in Schmeil-Brohmers Tierkunde, Drittes Heft, Verlag Quelle & Meyer, Leipzig 1913.
Als Hintergrund für das Kapitel **Homöophilie in der Architektur** S. 28/29 diente eine Darstellung des Kieselskeletts eines Radiolars, gezeichnet von dem Naturforscher ERNST HAECKEL, die ebenfalls Schmeil-Brohmers Tierkunde entnommen wurde.

SEMINARE

Peter Raba hält Seminare in Klassischer Homöopathie und psychohomöopathischer Arbeit mit Träumen ab. Besonders begeistert die Teilnehmer immer wieder seine Fähigkeit, über die Borderline der reinen Homöopathie hinauszugehen und durch eine Verknüpfung unterschiedlicher Wissensgebiete neue Einsichten in die Zusammenhänge hinter der Welt der äußeren Erscheinungen zu erschließen. Dabei wird offenkundig, daß das homöopathische Heilgesetz – weit über die Anwendung mit Arznei hinausgehend – in viele Bereiche unseres Lebens und Daseins hineinspielt. Diese Kurse sind nicht nur für Insider gedacht. Sie richten sich besonders auch an interessierte Laien und mündige Patienten, die mehr und mehr Einblick in das kosmische Heilgesetz Homöopathie gewinnen möchten. Trotz aller damit verbundener Vorbehalte wird der Mensch von heute die Sorge um sein seelisches und leibliches Wohlbefinden immer mehr in die eigenen Hände nehmen und das kostbare Instrument seines Körpers entsprechend pflegen müssen. Positive Ansätze hierzu sind vorhanden. Immer öfter werden Anleitungen zur Selbsthilfe von den Menschen ergriffen. Peter Rabas zeitlos wertbeständige und informationsgeladene Bücher sowie seine Einführungs- und Fortgeschrittenen-Seminare zur angewandten Arzneimittel- und Miasmenlehre verstehen sich als ein Beitrag hierzu.

DIE EINZELNEN SEMINARE:

HOMÖOPATHIE I

Grundlagen: Die vier Säulen der Homöopathie:

1. Die leidende Lebenskraft als Ursache der Erkrankung
2. Das Ähnlichkeitsgesetz
3. Die Arzneimittelprüfung am gesunden Menschen
4. Die geistartig gemachte Wirkung der Arznei

Die sieben hermetischen Prinzipien
Die unterschiedlichen Phasen einer Erkrankung nach H.H. Reckeweg
Impfungen, ja oder nein?
Das Organon der Heilkunst von Samuel Hahnemann und das Repertorium von James Tyler Kent
Erste Hinführung zu einer Erkenntnis der Signaturen von Arzneien

Zu welcher Arznei greife ich im akuten Fall bei

einem Schock, einem Unfall, einem Sonnenstich, einer Fleisch- oder Fischvergiftung um vielleicht den Urlaub zu retten, bei Brand- Schürf- und Stichwunden, Bissen giftiger Tiere, bei Schnupfen, Husten und grippalem Infekt mit seinen mannigfachen, unterschiedlichen Symptomen, bei Brechdurchfall, Alkoholkater, bei Liebes- und sonstigem Kummer, bei Schlaflosigkeit oder einem Herzanfall bis zum Eintreffen des Notarztes. Lernen Sie die Signaturen und Leitsymptome der wichtigsten Heilstoffe kennen und prägen sich deren Indikationen anhand anschaulich und humorvoll dargebotener Fallgeschichten für immer ein.
Nach absolviertem Kurs können Sie ihre eigene Haus- und Reiseapotheke im Lederetui nach Raba in einer der auf diese Dienstleistung spezialisierten Apotheken abrufen.

HOMÖOPATHIE II

Die Signatur der Arznei
Vertiefte Arzneimittelbilder und Fallschilderungen.
Die Aufnahme einer sachgemäßen Anamnese im Sinne der Klassischen Homöopathie am Beispiel des großen Fragebogens zur homöopathischen Anamnese von Peter Raba, – auf Wunsch mit Life-Anamnesen der Teilnehmer.
Erste Repertorisationsübungen am konkreten Fall.

Dieses Seminar bietet sich vor allem für Teilnehmer an, welche Kurs I absolviert haben und somit schon ein wenig vertraut sind mit den Grundlagen der Homöopathie. Es bietet auch die Möglichkeit zum Erfahrungsaustausch über Erfolg oder Nichterfolg in bestimmten Fällen. Wünsche der Teilnehmer, bestimmte Themenkreise betreffend, können berücksichtigt werden. Besonderer Wert wird auf die Fragetechnik innerhalb der Anamnesearbeit gelegt sowie auf eine vertiefte Betrachtung der Signatur der Arzneimittel nach äußerer Gestalt und innerer Funktion. Das Wort *Anamnese* soll hierbei nicht nur im üblichen Sinn als die »Aufnahme der Krankengeschichte« verstanden werden, sondern in seiner Urbedeutung als – die »Erinnerung der Seele an ihre vorgeburtlichen Ideen«.

HOMÖOPATHIE III

Eros und sexuelle Energie durch Homöopathie

Ich freue mich, dieses Sonder-Seminar anbieten zu können, das aus dem Blickwinkel der Klassischen Homöopathie bisher noch von niemandem zusammenfassend behandelt wurde . Ein Thema, das in der letzten Zeit, wie nie zuvor von den Medien, – allen voran dem Fernsehen – breitgetreten wird. Wohl wegen der Einschaltquoten wird dabei jedoch immer nur die lustbetonte Seite der Erotik beleuchtet oder die mehr oder weniger bizarren Spielarten sexuellen Lustgewinns. Daß es auf diesem Gebiet trotz aller Aufklärung immer noch unendlich viel Verklemmung und Leid gibt, davon ist nicht die Rede. Sicher auch deshalb, weil man – abgesehen von psychotherapeutischer Hilfe – nicht die Spur einer Möglichkeit hat, solchen Problemen wirkungsvoll zu begegnen. Nur wenige werden wissen, daß die Homöopathie seit nunmehr 200 Jahren über ein ganzes Arsenal von Arzneien verfügt, um die vielfältigen psychischen und physischen Störungen im Zusammenhang mit sexueller Problematik bei Mann und Frau ursächlich und an der Wurzel anzugehen. Unter Eros soll in diesem Zusammenhang vor allem auch schöpferische Triebkraft verstanden werden.
Das Thema ist unglaublich vielgestaltig und in der Hauptsache werden die Teilnehmer selbst bestimmen, worauf Schwerpunkte gelegt werden. Unter anderem wird zu reden sein von den vielfältigen Hintergründen der Impotenz beim Mann und der Frigidität der Frau, über miasmatische Zusammenhänge bei Sterilität, über Sexualität und Aggression, sowie eventuelle Folgen durch Unterdrückung des sexuellen Verlangens. Auch die wichtigsten Pharmaka bei Menstruationsanomalien, zur Verhinderung von Fehlgeburt und zur Erleichterung der Entbindung sowie die Mittel für Mutter und Kind nach derselben, können zur Sprache kommen, falls gewünscht. Akute Probleme nach Sterilisation und chronische Probleme nach Entfernung der Gebärmutter sowie andere Verletzungen kommen ebenfalls nicht zu kurz. Wenn die Zeit es erlaubt, werden auch Mittel bei Lernschwierigkeiten, Begabungssperren, Hyperaktivität unserer Schulkinder genannt. Ich würde mich sehr freuen, wenn zu diesem wichtigen Seminar besonders viele Interessierte erscheinen und verspreche Euch wie immer lebendige Wissensvermittlung und heitere Kurzweil.
Wichtige Anmerkung: Die Intimsphäre der Kursteilnehmer bleibt gewahrt.

HOMÖOPATHIE IV

Psycho-Homöopathie: Träume als psycho-homöopathische Gleichnisse

mit praktischen Übungen in NLP und Gestalt.
Unsere nächtlichen Träume gleichen Spiegelscherben, in denen Konfliktinhalte und Teilaspekte einer Persönlichkeit sichtbar werden. In diesem Seminar lernt der Teilnehmer, wie er durch die eigene Deutung seiner Träume zu neuen Verhaltensstrategieen gelangen kann, die zu einem versöhnlicheren und erfolgreicheren Umgang mit sich selbst und seinen Mitmenschen führen werden.

- 1. Tag, vormittags: Theorethischer Teil mit Fallbeispielen.
- 1. Tag, nachmittags: Praktischer Teil mit gestalttherapeutischer Arbeit am einzelnen Teilnehmer.
- 2. Tag, vormittags: Fortsetzung der vorangegangenen Arbeit mit Vorstellung einer Technik aus dem Neurolinguistischen Programmieren (NLP), dem sogenannten Reframing. Das Arbeiten mit nichtveröffentlichten Inhalten.
- 2. Tag, nachmittags: Arbeit der Teilnehmer in Dreiergruppen unter Supervision

(Anmerkung: Teilnehmer die selbst nicht aktiv in die Traumarbeit einsteigen wollen, profitieren genauso von diesem Kurs, da aufgrund des gleichnishaften Charakters der angesprochenen menschlichen Urprobleme zur eigenen Problematik, Anstöße zur persönlichen Veränderung über das Unbewußte gesetzt werden).

HOMÖOPATHIE V

Die sieben Todsünden und die Miasmen,- homöopathische Möglichkeiten zur Ausheilung chronischer Krankheiten

In diesem spannenden Seminar geht es um die Aufdeckung der Hintergründe, welche letztlich zu jenen Erscheinungen führen, die wir als die »chronischen Krankheiten« bezeichnen. Diese hängen ursächlich zusammen mit dem Begriff der sogenannten Dyskrasis – (der »Säfteentmischung«), den der altgriechische Arzt HIPPOKRATES geprägt hatte.
Von scheinbar irreparablen körperlichen Siechtümern wie chronischen Arthritiden oder vielerlei Arten von Neurodermitiden und anderen allergischen Erscheinungen, bis hin zu Neoplasmen und zur Unfruchtbarkeit sowie Verhaltensstörungen – wie beispielsweise Hyperkinese, Depressionen oder Begabungssperren bei Schulkindern – spannt sich der Bogen jener über das Erbgut an Kind und Kindeskinder weitergegebenen Anfälligkeiten für ganz bestimmte Krankheitserscheinungen, welche in ihrer spezifischen

Ausdrucksform typisch sind für das eine oder andere *Miasma*. Oberflächlich übersetzt heißt das Wort soviel wie »Schandfleck«. In seiner tieferen Bedeutung kommt es einer »geistigen Entweihung« gleich, wie sie entsteht, wenn der Mensch durch geistige Fehlhaltungen nachdrücklich und wiederholt gegen die Gesetze der Schöpfungsordnung verstößt. In engem Zusammenhang damit stehen die 7 Todsünden, welche ausführlich mit ihren wahlanzeigenden homöopathischen Arzneien besprochen werden.

Diesbezüglich interessant ist, daß der Begründer der Klassischen Homöopathie, der deutsche Arzt und Chemiker Samuel Hahnemann (1755-1843), solange keine nachhaltigen Erfolge bei seiner Behandlung chronischer Krankheiten verzeichnen konnte, bis er seine Überlegungen zur Psora- und Miasmenlehre in die Therapie mit einbezog. Auch darf es uns nachdenklich stimmen, daß Kinderkrankheiten als ein Selbstregulationsmechanismus der Natur zur Befreiung von miasmatischen Belastungen anzusehen sind.

VERANSTALTER, SEMINARORT UND PREIS

Bayern

über Soulfit-Factory, Frau Tina Hötzl, Franz Paulstraße 12 A, 82290 Landsberied,
Telefon (0 81 41) 35 76 16, Fax (0 81 41) 34 68 22, e-mail: soulfit@t-online.de

oder:

über Asklepios-Kreis, Freie Akademie für Homöopathie und Naturheilkunde, Gerhard Stöhr,
Ziegelei 4, 86865 Markt Wald, Telefon (0 82 68) 90 49 05 oder 07, Fax (0 82 68) 90 49 06

Baden-Württemberg

über Venta-Seminargruppen für interaktive Medizin, Frau Susanne Fischer,
Rosentalstraße 56, 70563 Stuttgart, Telefon (07 11) 7 35 51 33, Fax (07 11) 7 35 51 34

Rheinland-Pfalz

über Frau Gisela Kopetschny, Etangerstraße 3, 67480 Edenkoben,
Telefon (0 63 23) 20 53, Fax (0 63 23) 98 11 87, Mobil: (01 72) 6 20 69 69,
e-mail: KOPETSCHNY.LEBENSBERATUNG@t-online.de, www.kopetschny-lebensberatung.de.

oder:

über MAHALO-Institut, Frau HP Mechtilde Wiebelt, Jakobspfad 8, 76779 Scheibenhardt,
Telefon (0 72 77) 91 92 80, Fax (0 72 77) 91 92 81; e-mail: mwiebelt@t-online.de.

oder:

Über Zentrum für natürliche Heilmethoden, Frau Michaela Adam-Horst, Auf der Weide 10a,
67363 Lustadt, Telefon (0 63 47) 91 80 07, Fax (0 63 47) 9 20 87, e-mail: info@zfnh.de; www.zfnh.de.

Niedersachsen

über Frau HP Claudia und Peter Küsters, Praxis für Kinesiologie und Naturheilkunde, Hertzstraße 18,
38104 Braunschweig, Telefon (05 31) 2 50 41 81, Fax (05 31) 2 37 18 33, e-mail: cp.Kuesters@web.de.

über Frau HP Heide Brose, Mittelstraße 33, 31303 Burgdorf, Telefon (0 51 36) 87 88 97, www.hp-brose.de.

Die Seminare finden an Samstagen und Sonntagen jeweils von 10 bis 12 und 14 bis 18 Uhr mit Kaffeepausen statt. Die Preise variieren im Schnitt je nach Veranstaltungsort von 150 bis 180 Euro.

Peter Raba

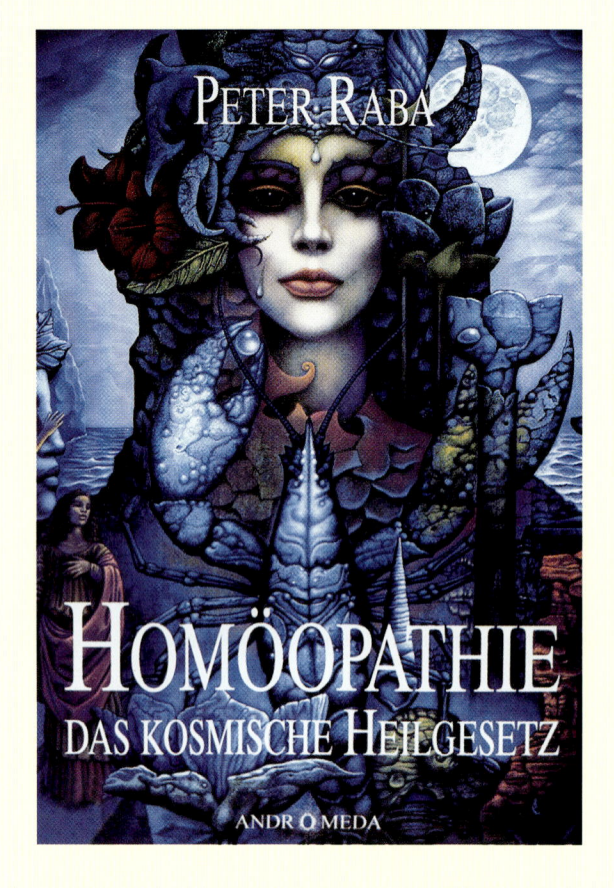

HOMÖOPATHIE – DAS KOSMISCHE HEILGESETZ

2. Auflage 2001, 738 Seiten gebunden, Bibliophile Ausstattung in dunkelblauem Balacron mit Goldprägung und drei Lesebändchen, reich illustriert mit Bildern aus älteren und neueren Quellen, sowie zahlreichen Farbfotografien des Autors.

Farbiger Schutzumschlag
Sternzeichen KREBS nach einem Ölgemälde von Albert Belasco, London.

Mit einem Vorwort von
Dr. med. Otto Eichelberger, dem Begründer und Ehrenvorsitzenden der Deutschen Gesellschaft für Klassische Homöopathie.

ISBN 3-932938-93-3 · 95 €

Durch die Lektüre des allumfassenden Werks *Homöopathie – Das kosmische Heilgesetz* lernen Sie von Grund auf verstehen, was Homöopathie ist und kann. Sie erweitern dabei nicht nur Ihre Weltschau, sondern werden vielfach in eigener Regie handlungsfähig. Sie beginnen den Sinn hinter einer bestimmten Krankheit zu erkennen und welche Korrekturen in Ihrem Leben vonnöten sein mögen, damit Seele und Körper wieder ein harmonisches Ganzes bilden. Der um die Entwicklung der Homöopathie in Deutschland verdiente Otto Eichelberger, München, über dieses Buch: »Das vorliegende Werk präsentiert die erste Zusammenschau vielfältiger homöopathischer Phänomene in Medizin, Psychologie, Kunst und Alltagsleben, bis hinein in die Welt unserer Träume. Es stellt die Quintessenz der 25-jährigen Erfahrung Peter Rabas mit der »Reinen Lehre« Samuel Hahnemanns dar, die er uns hier aufs Kunstvollste vorführt.
Das Buch für interessierte Laien und mündige Patienten. Die Grundlage zum Verständnis des Gesetzes der heilenden Ähnlichkeit auf allen Ebenen des Seins. Elegant in der Sprache, wissenschaftlich genau, spannend, witzig, lehrreich. Umfassende Information für den Anfänger, tiefgreifende Bereicherung für den Fortgeschrittenen. Anwendbares Wissen für alle. Mit vielen Geschichten leidender Menschen – auch von Kindern und Tieren –, die über die Homöopathie dauerhaft Heilung fanden. Schrittweise wird der Leser zur heilenden Arznei geführt. Jeder Fall ein kleiner Krimi. Sogar die apokalyptischen Themen AIDS und Radioaktivität erscheinen in einem völlig neuen Licht. Fast unnötig zu sagen, daß auch die psychologischen und esoterischen Aspekte – im besten Sinne dieses inzwischen etwas abgegriffenen Wortes – ausgelotet werden.
Das Buch darf wohl heute schon als ein künftiges Standardwerk dieser Heilkunde und -kunst angesehen werden. Die vielen Bilder und nachdenkenswerten Zitate sowie die kostbare Ausstattung lassen es darüber hinaus auch als ein schönes Geschenk erscheinen. Viel Weisheit, Wissen und Erfahrung in komprimierter und künstlerisch aufbereiteter Form.«
Dr. med. Otto Eichelberger,
München, Zweimalige Nominierung zum Alternativen Nobelpreis »Klassische Homöopathie«.

Peter Raba

EROS UND SEXUELLE ENERGIE DURCH HOMÖOPATHIE

unter besonderer Berücksichtigung der sogenannten 7 Todsünden

2. Auflage 2001, 816 Seiten, 112 Farb- und S/W-Bilder aus älteren und neueren Quellen; bibliophile Ausstattung, gebunden, Balacron in Pompeijanisch-Rot mit Goldprägung und drei verschiedenfarbigen Lesebändchen.

Farbiger Schutzumschlag: Leda, nach einem Gemälde von Albert Belasco, London; Vorwort von Dr. med. Otto Eichelberger.

ISBN 3-932938-38-0 · 95 €

»Gongschlag; Dieses Buch ist genial! Es wird sich als das vielleicht progressivste Werk zur Behandlung der von Rudolf Steiner bereits in den zwanziger Jahren prophezeiten Dämonisierung der Sexualität herausstellen. Eine Fundgrube für den mündigen Patienten, ebenso wie für den versierten homöopathischen Behandler.«
Dr. med. Otto Eichelberger, München

»… eine gelungene Kombination aus fachlicher Kompetenz, poetischem Stil und ästhetischer Gestaltung. Ein Muß für die Bibliothek des Homöopathen, eine empfehlenswerte Bereicherung für Therapeuten aller Couleur und sogar eine genußvolle und gut verdauliche Kost für interessierte Laien. Die Fülle der Information erspart manche Potenzpille und kostspielige Seminare.«
Dr. med. Henning Alberts, Stuttgart

»Ein ausgesprochen interessantes Buch! Ein unserer Gesellschaft weitgehend noch fehlender Ganzheitsgedanke durchzieht das gesamte Werk und führt zu ›bedenkens-werten‹ und ›merk-würdigen‹ ›Ein-Sichten‹ sowohl für Laien, als auch für Fachkreise.«
Prof. HP Hartmut Brasse, Unna

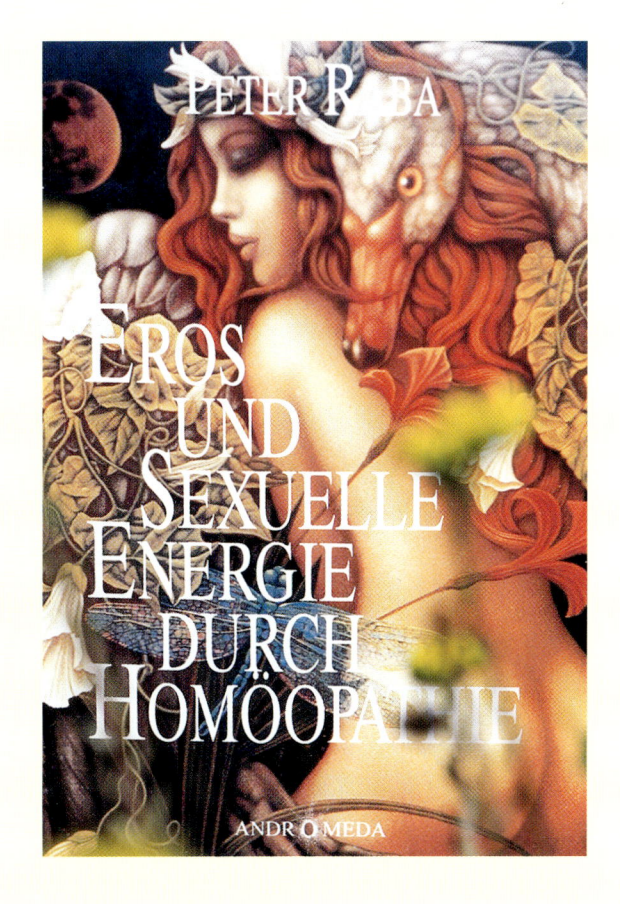

»Congratulations! Man liest und liest … Wie breit ist der Horizont dieses Autors, – es ist ein Genuß!«
Dr. med. Susanne Häring-Zimmerli, Schweiz

»Die beiden Bücher: Das kosmische Heilgesetz und Eros und Homöopathie sind wirklich ›Das Duo‹ der heutigen Homöopathie und der Medizin der Zukunft.«
Dr. Wolf Friederich, München

»Ich freue mich, in Zukunft aus der Fülle des dargebotenen Wissens und Könnens in diesem Werk schöpfen zu dürfen und werde es meinen Schülern wärmstens ans Herz legen.«
HP Andreas Krüger, Berlin

»Reich gefüllt mit Wissen, geschrieben mit glühendem Herz; Aphrodite und die Musen lenkten ihm Herz und Verstand, begeistert den Leser mit Bildern, Ideen von Weisen und Genien. Alles ein Rausch für die Sinne und heilt in der Liebe den Schmerz mit Homöopathie.«
Dr. med. Willibald Gawlik, Greiling

Peter Raba

GÖTTLICHE HOMÖOPATHIE

2. Auflage 2003, Großformat 24 x 28 cm, bibliophile Ausstattung, Leinen mit Goldprägung und farbigem Schutzumschlag nach einem Gemälde von Albert Belasco.

456 Seiten, mit 150 Farbphotographien und panoptischen Ideogrammen zu den Arzneimittelbildern.

Lesebändchen

99 €

ISBN 3-932938-03-8

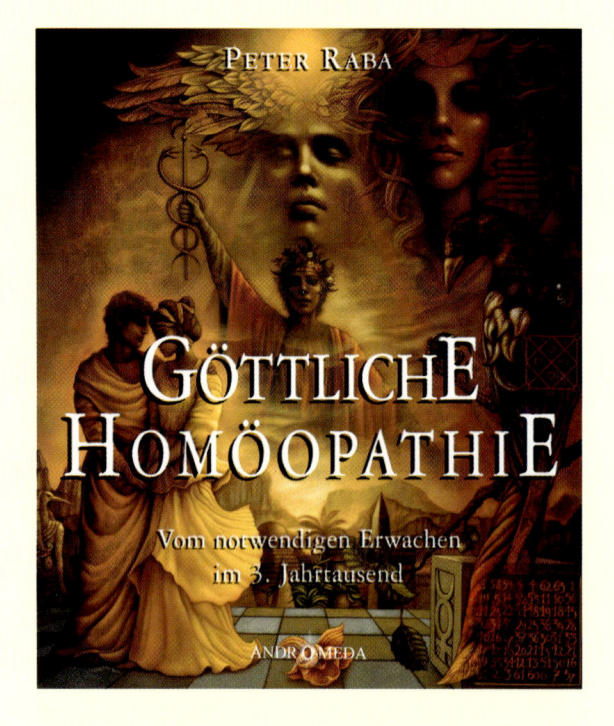

Dr. med. Otto Eichelberger
Zweimalige Nominierung für den Alternativen Nobelpreis
Klassische Homöopathie:

»Nach *Homöopathie – Das kosmische Heilgesetz* und *Eros und sexuelle Energie durch Homöopathie* ist dies nun das 3. Werk des Allround-Talents Raba, der hier alle Register seines Wissens, Könnens und seiner Erfahrung zieht, um den Leser und Betrachter dieser bibliophilen Kostbarkeit sowohl vom Text wie vom Bild her in seinen Bann zu schlagen.

Klare Wissenschaftlichkeit und Physik auf der einen Seite, Lyrik, Mystik und Naturerkenntnis auf der anderen: Welch wundervolles Kaleidoskop homöopathischer Heilkunst! Hinter der äußeren Ästhetik, offenbaren sich zeitlose Mandalas innerer Schönheit. Man kann in diesem Werk lesen. Man kann daraus lernen. Man kann es aber auch einfach nur genießen. Von welcher Seite auch immer man sich seinem Inhalt nähert, es enthält für jeden faszinierende Facetten von eindringlicher Leuchtkraft. Der Versuch eines medizinisch-literarischen Gesamtkunstwerks, in dem eine global und universell gesehene Homöopathie einer beseelten Natur- und Geisteswissenschaft, Psychologie, Poesie und Photographie die Hand reicht.

Auch in diesem Werk schüttet Raba reichhaltige Arzneikenntnisse für jedermann aus dem Füllhorn seiner jahrzehntelangen Erfahrung aus. Die Lektüre selbst – und das ist überraschend – wird zu einem Stück ursächlich wirkender Therapie.

Wahrscheinlich die derzeit schönste, aufwendigste und sorgfältigst gearbeitete Publikation über die Homoeopathia divina – die ›Göttliche Heilkunst‹.«

Dr. med. Willibald Gawlik
(Arzt für Allgemeinmedizin, Homöopathie und Naturheilverfahren, Greiling):

»Sie müssen dieses Buch lesen, damit Sie wissen, was Sie wissen müssen, um den Menschen zu helfen, aus dem gehetzten Leben den Weg zurückzufinden zur Windstille der Seele. Eine denkwürdiger Abschluß dieses Jahrhunderts in punkto homöopathischer Heilkunst und ein hoffnungsvoller und weitreichender Ausblick ins nächste Jahrtausend. Da ist im ersten Augenblick die äußere Form und Aufmachung, die schon erfreuliche Aspekte erwarten läßt. Dann die unglaublich schönen Bilder, die immer wieder erstaunlichen Hinweise auf literarische, philosophische, theologische und anthroposophische Texteinfälle und eigene Gedichte, die den Leser in die Tiefe des Weltgeschehens hineinführen und stets neue Weichen stellen im Gleiswerk der Gedanken. Und nicht zuletzt der eigentliche Inhalt und besonders der Gehalt der Texte, die mit unglaublicher Leichtigkeit Fenster und Türen der Seele öffnen können, ja noch mehr, nicht nur Licht in Hülle und Fülle hereinlassen, sondern auch dürrem Gedankenholz wieder Blätter wachsen lassen oder ein Feuer entfachen, an dem man sich nicht nur die Hände wärmen kann.«

Dr. med. Susanne Häring-Zimmerli
(Gynökologie und Homöopathie, Schweiz):

»Die ›Göttliche Homöopathie‹ ist in der Tat das Geschenk eines Genies an die Menschheit des 3. Jahrtausends.«

Nach dem großen Erfolg der GÖTTLICHEN HOMÖOPATHIE I, ist nun eine GÖTTLICHE HOMÖOPATHIE II unter dem Titel HOMÖOVISION erschienen.

Peter Raba

HOMÖOVISION

Homöopathie diesseits und jenseits des reinen Arzneiprinzips zur Konfrontation mit dem Schattenreich der Seele. Pan-optische Signaturen photographiert von Peter Raba und Adrian Bela Raba

Bd. 5 der Reihe HOMÖOTHEK

ISBN 3-932938-04-6 · 99 €

300 farbige Einzelbilder, 336 Seiten, Format 24 x 28 cm

»Dieses Buch ist ungewöhnlich. Es rüttelt auf. Es macht wach. Worte und Sätze, wie mit dem Meisel aus dem Urgestein unseres Daseins geschlagen. Raba macht das Goethe-Wort von der Naturbetrachtung mittels »anschauender Urteilskraft« wahr. Hier wird Wissenschaft wieder in ihrer ursprünglichen Bedeutung verstanden, als eine »Lehre des Erkennens« der Wirkkräfte hinter der äußeren Wirklichkeit. Raba seziert Realität mit dem Skalpell der Erkenntnis. Er tut dies in der unverkennbaren und für sein Schaffen und Wirken charakteristischen Handschrift, – in Worten und photographischen Ideogrammen von bestechender Ästhetik. Dies alles jenseits einer Homöopathie reiner Arzneimittel. Das Wort selbst wird in den Stand eines heilsamen Homoions für die Seele erhoben. Trotzdem kommt auch die Arzneibetrachtung nicht zu kurz. Zu jedem Schlagwort – und hier schlagen einem die Worte in ihrer Urbedeutung ins Gesicht – gibt es Querverweise zu passenden Heilstoffen, wie z.B. für Handlungslähme, Angstneurosen, Zwangsvorstellungen, Klammerreflexe, Depressionen, Überanstrengung, Vergeßlichkeit, Sexualprobleme, Psychokrebs, innere Drachen, und vieles mehr.

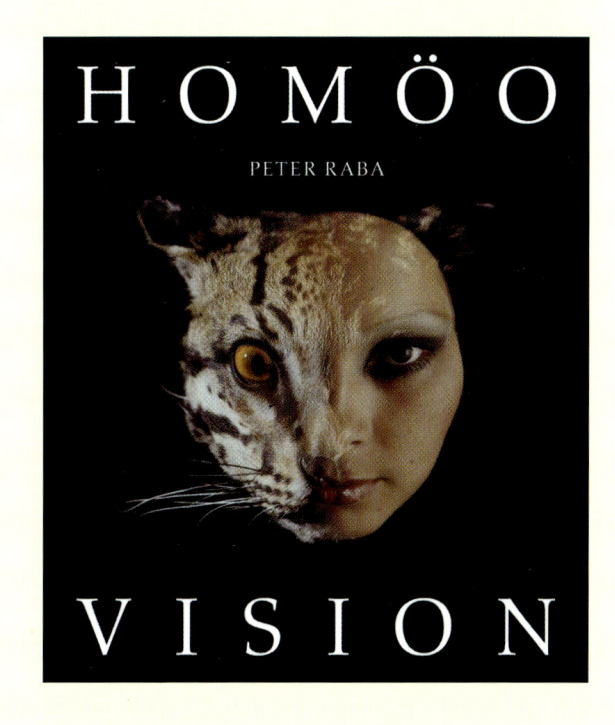

Interessant auch, daß viele sogenannte »kleinere Mittel« eine Würdigung erfahren, vor allem was ihre psychologischen Hintergründe angeht, die sich aus ihrer Signatur erklären, sodaß sich Ansatzpunkte für einen lohnenwerten Einsatz bei Schutzwallbildungen vor tiefliegenden Wunden und eingefahrenen Verhaltensmustern ergeben. So z.B. Castoreum canadense, Daphne indica, Flor de Piedra, Formica rufa, Hippomanes, Juglans regia, Mandragora, Ovi gallinae pellicula, um nur einige zu nennen.

Darüber hinaus werden Begriffe wie Anamnese, Dynamis, Homoion, Dyskrasis, Psora und die Miasmen auf eine überraschend neue und erregende Weise dargestellt und von einer hohen Warte aus durchschaubar gemacht.

Es ist die Kür eines großen homöopathischen Denkers, Dichters und Lichtbildners, der nach über 25-jähriger therapeutischer Bemühung um den kranken Menschen, zu größtmöglicher Einfachheit im Ausdruck hingefunden hat.«

Dr. med. Henning Alberts
(Facharzt für Neurologie und Psychiatrie, Stuttgart)

Peter Raba

SCHLANK UND SUCHTFREI DURCH HOMÖOPATHIE

Ursachenbehandlung für Körper, Geist und Seele mit 150 symbolischen Photographien des Autors zur Verdeutlichung der Signatur der Arzneien.

Bibliophile Ausstattung, Balacron mit Goldprägung, Schutzumschlag nach dem Gemälde MERLIN von Albert Belasco.

456 Seiten, bebildert, 75 €

ISBN 3-932938-33-X

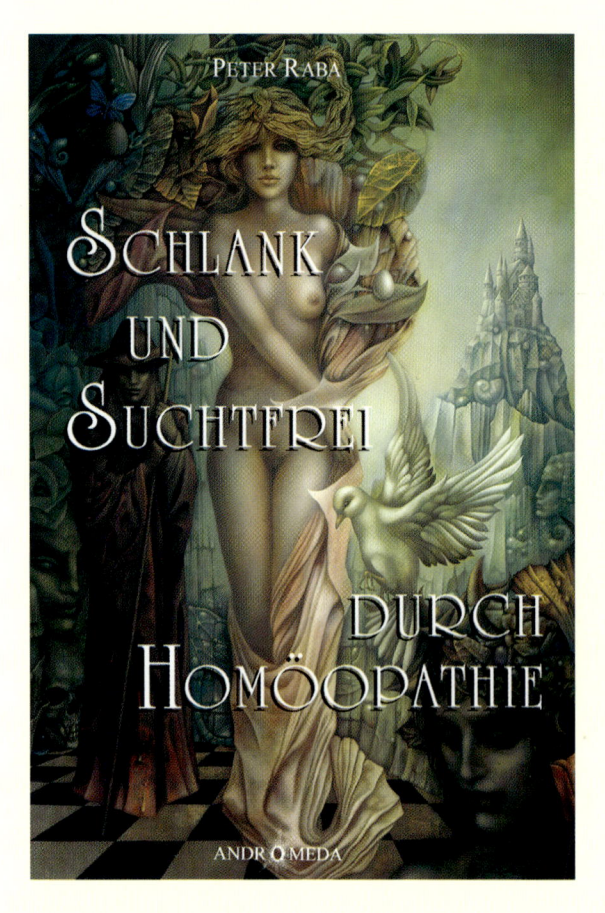

Stimmen der Fachwelt:

»Endlich! Die Antwort der Klassischen Homöopathie auf die unzähligen Angebote zum Abnehmen durch unterschiedlichste Maßnahmen. Gewaltkuren und Diäten. Aber nicht nur das: Homöopathische Therapie sämtlicher gesellschaftlich akzeptierter und nicht akzeptierter Süchte wie Fettsucht *(Adipositas)*, Magersucht *(Anorexia nervosa)* in Verbindung mit krankhafter Freßsucht *(Bulimie)*, Alkoholismus, Rauchen und Drogenkonsum. Der »Karajan der Homöopathie«, Autor des Hits *Eros und sexuelle Energie durch Homöopathie*, gibt hier sein in über 25 Jahren gesammeltes Wissen weiter an Therapeuten aller Couleur sowie an interessierte Laien und mündige Patienten. Sucht, gesehen und verstanden als die Suche der Seele nach Freiheit und Liebe. Ein überaus wichtiges Buch für Jedermann.«

Dr. med. Henning Alberts, Stuttgart
(Facharzt für Neurologie und Psychiatrie)

»Die größte Macht der Welt ist das pianissimo!« sagt uns Maurice Ravel. Also das Kleine, das Hochpotenzierte, wie wir es in unseren Arzneimitteln finden. Welch ein mächtiges Instrument schenkt uns hier die Schöpfung. Auch in diesem Buch fällt wieder die besondere Fähigkeit Rabas auf, über die Borderline der Homöopathie hinauszugehen und Puzzlesteine aus allen großen Wissensgebieten zu einer Einheit zusammenzufügen. Über die Fülle des Informationsgehalts hinaus wird dieses Buch zu einer äußerst spannenden Lektüre.
Wie auch in anderen Büchern Rabas sind die eindrucksvollen symbolischen Photographien zur Signatur und besseren Einprägsamkeit der Arzneien ein wichtiger Bestandteil seines Werkes. Mit diesem Buch setzt Raba einen weiteren Meilenstein auf der via regia der Homöopathie im neuen Millenium.«

Dr. med. Willibald Gawlik, Greiling
(Arzt für Allgemeinmedizin, Homöopathie und Naturheilverfahren)

Peter Raba

LAURAS VAGINA-DIALOGE

Homöopathisches Tagebuch einer sexuellen Obsession.

416 Seiten mit 40 farbigen Symbolbildern zur Signatur der Arzneimittel sowie weiteren zahlreichen Aufnahmen in Duoton von Peter Raba zur Charakterisierung der Wandlung innerer und äußerer Landschaften.

Trotz der sensationell kostbaren Aufmachung in bekannter Qualität, nur 59,- €

ISBN 3-932938-96-8

»Urknall und Morgenröte einer neuen, revolutionären Medizinliteratur! Noch dazu aus der Reihe der Komplementärwissenschaften, der Homöopathie. Endlich kommt hier auch einmal der kranke Mensch zu Wort und bringt sein Krankheitsbild dem Leser eindringlich nahe, und das in geradezu atemberaubender Offenheit. In diesem jüngsten Buch aus der unermüdlich sprudelnden Wunderquelle Peter Rabas, wagt eine schriftstellerisch hochbegabte Patientin unter seiner Obhut und behutsamen Führung, sich seelisch vollkommen zu entblößen. Ein erregender, aufwühlender, vulkanischer Eindruck. Pornographie? – Nein – ›Babylonisches Verhalten‹ – ähnlich unserem Zeitgeist. Einmal mehr wird hier deutlich, daß es primär immer unser Ziel sein muß, den ganzen Menschen zu behandeln und nicht ›die Krankheit‹. Rabas therapeutische Intermezzi sowie die kongenialen ›photographischen Impressionen und Ideogramme‹, sind wie immer eine Klasse für sich: Jedes Bild ein funkelnder Edelstein. Über die Fachwelt hinaus hat sich Peter Rabas breit gefächertes künstlerisches Genie seit Jahren bemerkbar gemacht und mit bisher sechs Werken zur Klassischen Homöopathie etabliert.«
Dr. med. Willibald Gawlik
(Ehemals Vorsitzender des Deutschen Zentralvereins homöopathischer Ärzte)

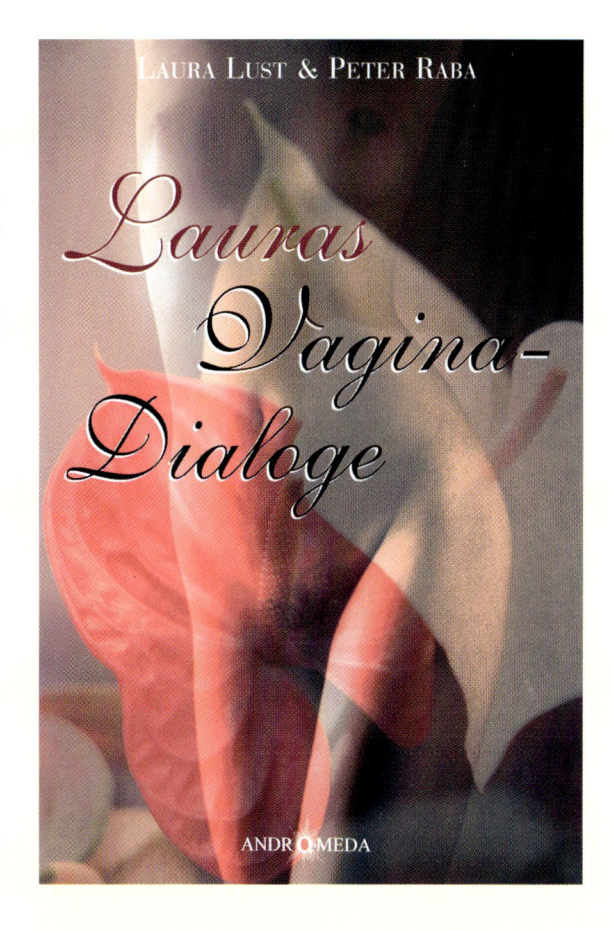

Jeweils ein Kapitel von Laura steht im Wechsel mit ausführlichen therapeutischen Intermezzi von Peter Raba. Folgende Arzneimittel, welche direkt oder indirekt zu diesem Fall in Beziehung standen, erfahren eine ausführliche Würdigung: **Anacardium**, **Belladonna**, **Lilium tigrinum**, **Opium**, **Hyoscyamus**, **Aranea diadema**, **Platina**, **Cuprum**, **Tulipa** und **Lac caninum**. Über die künstlerische Schönheit hinaus, eine ebenso spannende wie wichtige Lektüre und ein gleichnishaft Ähnliches für die im Geschlechterkampf verlorengegangene Würde vieler Frauen.

PETER RABA

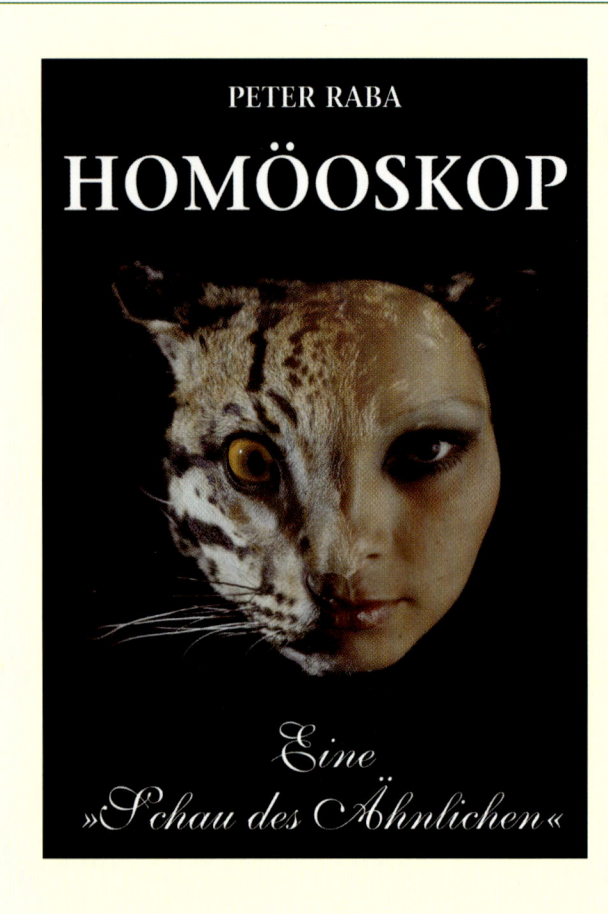

HOMÖOSKOP

HOCHWERTIGER KUNSTDRUCK

in Form eines immerwährenden Kalenders mit ausgewählten homöopathischen Arzneien und ihren Beziehungen zu archetypischen menschlichen Fehlhaltungen.

Format 45 x 60 cm

39 €

Januar	*Gefrorene Tränen*	Ignatia
Februar	*Maskierte Wut*	Hepar Sulfur
März	*Bodenständige Verletzlichkeit*	Calcium Carb.
April	*Verkappte Leidenschaft*	Thuja
Mai	*Lustvoller Trieb*	Hyoscyamus
Juni	*Sehnsuchtsvolle Lichtsuche*	Stramonium
Juli	*Träumerisches Vergessen*	Opium
August	*Lodernde Begeisterung*	Phosphorus
September	*Glutvolles Fegefeuer*	Belladonna
Oktober	*Erwachende Stärke*	Stannum
November	*Kalter Schauer*	Dulcamara
Dezember	*Erglühende Herzenswärme*	Cactus grand.

Die zwölf Kalender-Blätter geben einen Ausschnitt wieder aus dem von der Grafischen Kunstanstalt J.C. Huber produzierten und vom Andromeda-Verlag herausgegebenen Milleniumswerk des Klassischen Homöopathen PETER RABA, das erstmals im Jahre 2000 unter dem Titel *Göttliche Homöopathie* erschienen ist.

Es handelt sich um symbolische, »pan-optische« Bilder, welche jeweils einen markanten Wesenszug einer bestimmten homöopathischen Arznei zum Ausdruck bringen. Der an der spezifischen Arzneiwirkung näher Interessierte, findet eine reichhaltige Legende zu dem dargestellten Heilstoff auf der Rückseite der betreffenden bildlichen Darstellung. Die großformatigen Abbildungen auf edlem Papier eignen sich hervorragend zur Einrahmung für eine Bildergalerie z.B. innerhalb von Praxisräumen oder anderen Räumlichkeiten.

Peter Raba

LORI UND LURANO

ein Märchen von
Fröschen und Menschen für Kinder
von 10 bis 110 Jahren und mehr

Schöne Ausstattung mit
25 Farbphotographien, 115 Seiten,
Format ca. 21,5 x 24 cm

ISBN 3-932938-02-X

19 €

Im Jahr 1988 erschien die Erstausgabe dieses »Öko-Märchens« in Buchform. Einer Eingebung folgend, fertigte ich hiervon auch eine Bühnenfassung als Comedia-del-arte-artiges Maskenspiel in 4 Akten an. Vom tenor her eine heiter-besinnliche Groteske mit leicht esoterischem Einschlag, die auf verschiedenen Realitäts-Ebenen spielt: einer diesseitigen Wirklichkeit, einmal gesehen aus der Erlebniswelt der Frösche, – die hier als die letztlich weiseren dargestellt sind, sodann aus der – etwas beschränkteren – menschlichen Sicht, und darüber hinaus auch noch auf der Ebene der Träume und visionären Kraft. Die Dramaturgie lebt von der optischen und inhaltlichen Verflechtung dieser verschiedenen Ebenen. Die Geschichte handelt von Fröschen und Menschen in einem kleinen verschlafenen Dorf, welches den Anschluß an die große Welt sucht. Dabei prallen unterschiedliche Meinungen und Interessen aufeinander. Die anstehenden Veränderungen bringen den Lebensraum der Frösche im nahen Moor durcheinander, aber altes Wissen um die Kraft der Imagination und die Macht der Liebe hilft ihnen, die Situation zu meistern, die unterschiedlichen Meinungen zu versöhnen und das ihnen drohende Unheil weitgehend abzuwenden. Die zu Beginn noch kämpferische Haltung der Frösche weicht unter Anleitung des uralten Kaule, ihrem schon x-mal inkarnierten Meister, Magier und Propheten, einer einsichtigeren Haltung, geboren aus dem allmählichen Verständnis, daß Kampf kein Mittel ist, um zu siegen. Der ebenso »aufgeweckte« wie tagträumerische und der Sprache der Tiere kundige Schuljunge Lori korrespondiert auf telepathischem Wege mit Lurano, dem Anführer der Frösche, der diese Ideen in die Tat umsetzt. Quintessenz des Ganzen: Ein Gleichnis für die unerkannte Schattenseite in jedem Menschen, verbunden mit der stillschweigenden Aufforderung: Willst Du den Prinz in Dir erlösen, mußt Du den Frosch in Dir umarmen!

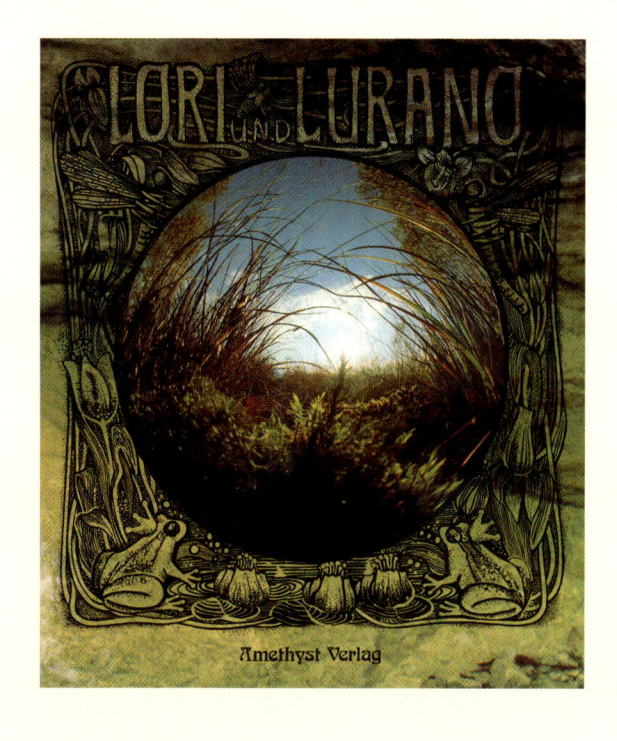

Dieses moderne Märchen mit realem Hintergrund wurde vom ehemaligen bayerischen Umweltminister Alfred Dick mit einem besonderen Lob bedacht und als Lektüre für die bayerischen Schulen empfohlen.

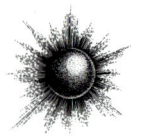

Großer Fragebogen zur homöopathischen Anamnese

nach Peter Raba

ANDROMEDA

---

*»Krankheitssymptome sind Leuchtfeuer
der Seele im Konflikt von Gut und Böse,
im Kampf mit unerträglicher Wirklichkeit.
Krankheit ist der Schiffbruch des Körpers
im Meer der Veränderung,
Fieber das Fegefeuer
auf dem Weg zur Erneuerung.*

*Homöopathie ist Katalysator
im Prozeß der Evolution alles Lebens.
Der Unmündige kapituliert
vor der Wucht selbsterzeugten Schicksals.
Ein Künstler sucht und findet Lösungen
aus der Verstrickung.
Allein – wir sind alle Künstler!«*

Peter Raba

Wenn Sie am 48-seitigen Fragebogen zur homöopathischen Anamnese nach Peter Raba interessiert sind, stecken Sie einfach 10 € in Form eines Geldscheins oder Schecks in einen Briefumschlag, versehen mit Ihrer genauen Anschrift und Telefonnummer und Sie bekommen den Fragebogen (inkl. Patienteninformation) umgehend vom Verlag zugesandt.

**ANDROMEDA-Verlag
für geisteswissenschaftliche und
ganzheitsmedizinische Literatur**

**Peter Raba
82418 Murnau-Hechendorf
Telefon (0 88 41) 95 29
Telefax (0 88 41) 4 70 55**

Peter Raba

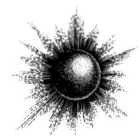

Für den Patienten

Wissenswerte Vorbemerkungen
und notwendige Erläuterungen
zum Ausfüllen des Fragebogens
zur homöopathischen Anamnese

ANDROMEDA

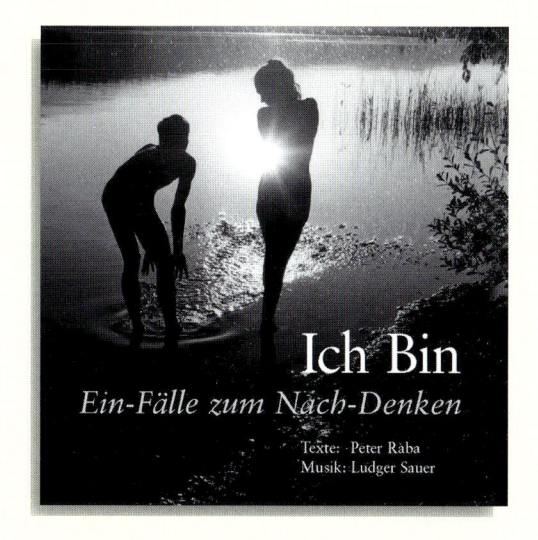

Auf Wunsch vieler Teilnehmer an meinen Seminaren, hatte ich zusammen mit dem Augsburger Komponisten und Musikverleger Ludger Sauer, vor einigen Jahren beschlossen, einen Teil der in dieser GÖTTLICHEN HOMÖOPATHIE veröffentlichten Gedichte aus der Bewußtseinssphäre der ICH-BIN-Gegenwart auf einer Musikkassette zu präsentieren.

Diese Aufnahme wurde mittlerweile digitalisiert und kann jetzt ebenso wie die Meditationskassette DIE WASSER DES HADES auf je einer CD angeboten werden.

Die Entstehung der ICH-BIN-Gedichte wurde auf Seite 153 des vorliegenden Werks GÖTTLICHE HOMÖOPATHIE eingehender beschrieben.

Die Idee zu den *Wassern des Hades* kam mir anläßlich eines Griechenlandaufenthalts im Jahr 1993. Von alters her huldigen viele Griechen dem Brauch einer rituellen Reinigung. Wenn jemand beschlossen hat, sein Leben von Grund auf neu zu gestalten, begibt er sich zum Fluß Acheron, der in den Bergen bei Amoudia entspringt und mit dem Hades (griech.: *Aides* = »Das Verborgene« – »die Unterwelt«) in direkter Verbindung steht. Dort taucht er zur Gänze unter, versöhnt sich mit seiner Vergangenheit und wäscht alles von sich ab, was ihn bisher daran gehindert hat, sein Leben besser zu gestalten.
Auf der CD wird der Akt des Untertauchens zu einer Zeitreise durch die eigene innerseelische Wirklichkeit. Mittels bestimmter Techniken aus Gestalttherapie und Neurolinguistischem Programmieren (NLP) erhält der Meditierende Anschluß an sein kreatives Zentrum und kann bei völliger Freiheit seiner Gestaltungsmöglichkeiten, innere Aufräumungs- und Klärungsarbeiten vollziehen.
Interessant ist, daß der Komponist Ludger Sauer seinerzeit berichtete, es wolle ihm zu meinem Text partout keine Musik einfallen. Erst Wochen später, stieß er auf eine Komposition, welche er bereits Jahre vorher aufgenommen hatte. Zu seiner Überraschung ließ sich diese ohne daß er die geringste Veränderung hätte vornehmen müssen, mit dem Text verbinden und verschmolz dabei mit diesem zu einer Einheit.

Seither berichteten mir immer wieder Hörer dieser Aufnahme, es wäre nicht nur das Beste dieser Art, was sie je gehört hätten, ihr Leben habe sich tatsächlich seither auch in erstaunlicher Weise zum Positiven hin verändert.

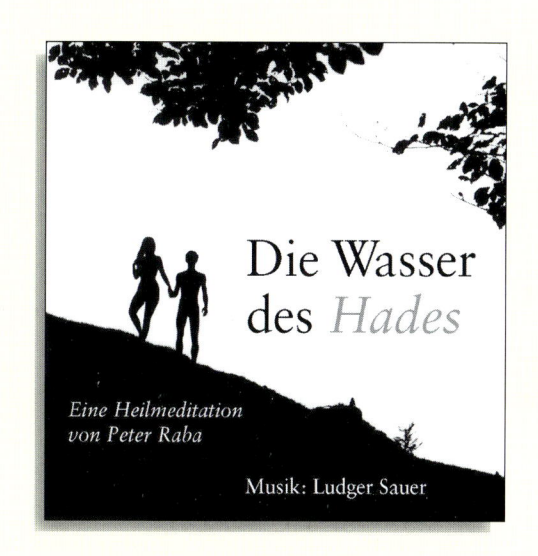

Beide CD's können über den Andromeda-Verlag, Telefon (0 88 41) 95 29, zum Preis von je 19 Euro bestellt werden.

Die Titelbilder entstammen dem mittlerweile legendären Foto- und Gedichtband »Eva & Er« (1968) von Peter Raba.

Zehn handsignierte Restexemplare können zu einem Preis von 98 Euro ebenfalls über den Verlag bestellt werden.

Erscheinungstermin Spätherbst 2003

Willibald Gawlik

HOMÖOPATHIE BRAUCHT MUSEN

Homöopathische Einblicke –
Therapeutische Durchblicke –
Persönliche Rückblicke

mit Bildern und einem Vorwort
von Peter Raba

ISBN 3-932938-77-1

(Noch keine Preisangabe möglich)

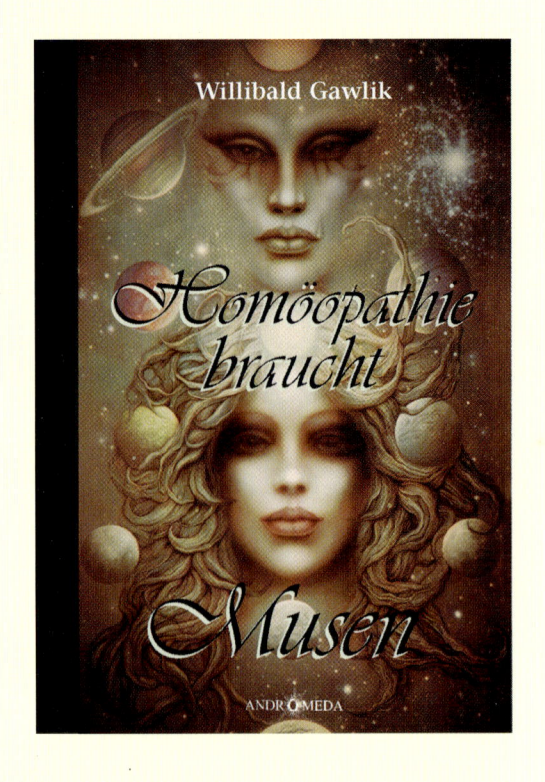

Bei aller Erfahrung, souveräner Hierarchisierung von Symptomen sowie dem Erkennen kausaler Hintergründe und miasmatischer Zusammenhänge, ist der Homöopath – so er denn ein echter Heilkünstler sein will – angewiesen auf eine Quelle künstlerischer Inspiration und das sind seine Musen. Einer unserer letzten großen Humanisten, der Homöopathie-Gigant GAWLIK, unternimmt hier den kühnen Versuch, uns auf Verbindungen zwischen den einzelnen Musen und den großen Arzneiwesenheiten hinzuweisen. Dabei geht es immer wieder auch darum, den Blick zu schärfen für die Substanz auf der materiellen Ebene und ihrer wesenhaften Essenz auf der vergeistigt-spirituellen, also der Ebene der »geistartig gemachten Wirkung der Arznei«, wie Hahnemann das nannte.
Wie bereits aus dem Untertitel hervorgeht, folgt die Struktur dieses Buches einem rhythmischen Wechsel von Einblicken, Durchblicken und Rückblicken, welche kunstvoll miteinander verwoben sind und einander sinnvoll ergänzen. So liegt der zweite Schwerpunkt dieses mythisch-literarisch-homöopathischen Gewebes auf den therapeutischen Durchblicken, also anwendbarer Homöopathie. Aus dem reichen Erfahrungsschatz dieses großen Therapeuten werden ausgewählte Themenbereiche mit präzisen Angaben zu einzelnen Mitteln in telegrammstilartiger Kurzform angesprochen, welche dieses Buch auch zu einem kaum entbehrlichen Nachschlagewerk werden lassen, wenn es um Leiden geht, wie die von hyperkinetischen Kindern mit Aufmerksamkeitsdefizit-Syndrom (ADS), Legasthenie oder einer Begabungssperre. Unter anderem wird unser Blick auf Mittel gelenkt, wie sie infrage kommen zur Erlösung von psychischen und physischen Traumata, wie beispielsweise den seelischen Verkümmerungen und Persönlichkeitsspaltungen von Kriegs- und Nachkriegsgeschädigten. Den dritten Schwerpunkt bilden die Kapitel zu Marksteinen der persönlichen Lebensgeschichte von Willibald Gawlik. Auch in diesem, ganz vom allseits bekannten Feuerwerk gawlikscher Erzählkunst geprägten Teil, leuchtet immer wieder die Homöopathie in unterschiedlichen Facetten auf, dargeboten in unvergeßlichen Erinnerungen des Autors, wie z.B. an seine homöopathische Errettung aus Umnachtung nach einer Enzephalitis im Krieg, welches Erlebnis ihm schließlich zur Initialzündung der Erkenntnis der Möglichkeiten dieser Heilkunst wurde, – oder der Geschichte von winzigen Zitronenschnitzen als Beweis für die Wirksamkeit pianissimoartiger Vitamingaben, um wenigstens zwei dieser Anekdoten anzusprechen.
Alles in allem ein wundervolles Mosaik gelebten Lebens, reicher Erfahrungen und geschauter geistiger Wirklichkeiten.

Peter Raba

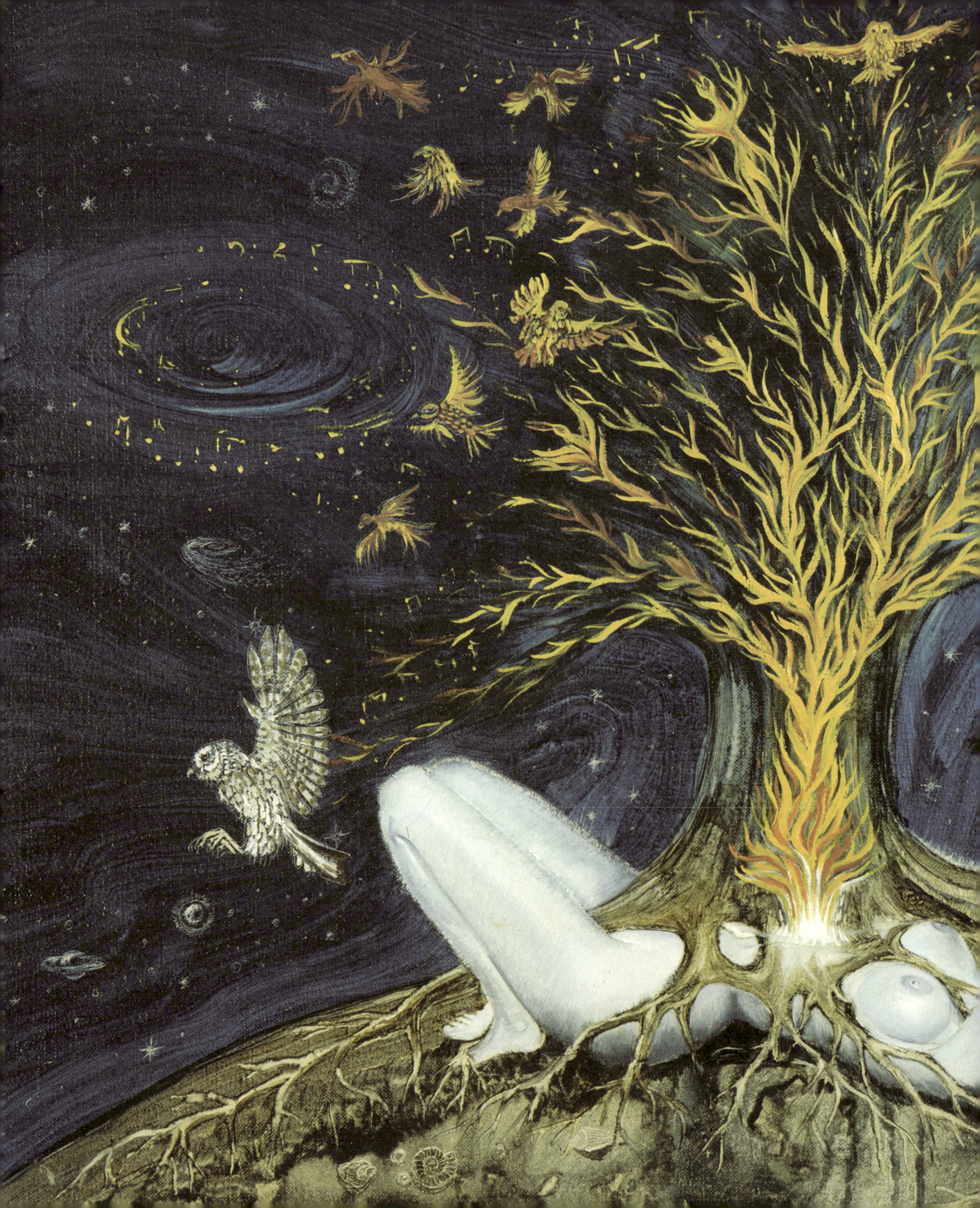